임상적용을 위한 PNF

INDEX

임상적용을 위한

PNF

모든 치료사를 위한
새로운 해결법

물리치료사
국제 PNF협회 인정 상급 강사
松田 現 GEN MATSUDA

우영근 외 옮김

영 문 출 판 사

■ **옮긴이** (가나다 순)

김좌준 춘해보건대학교 물리치료과 교수
문상현 바른움직임연구소 소장
박성훈 유성한가족요양병원 재활센터팀장
송귀빈 PT REd Academy 대표
우영근 전주대학교 물리치료학과 교수
이서영 경기도의료원 포천병원 물리치료사
이창렬 나사렛대학교 물리치료학과 교수
황혜선 강동우리들요양병원 재활치료실장

RINSYO NI YAKUDATSU PNF text by **Gen Matsuda**

Original Japanese edition published by Motion and Medical Publishers Co., Ltd.
Kanagawa
Korean language edition published by Yeong Mun Publishing Company, Inc,

임상적용을 위한 PNF

2024년 10월 10일 초판 인쇄
2024년 10월 17일 초판 발행

지 은 이 : Gen Matsuda
옮 긴 이 : 우 영 근 외
발 행 인 : 박 병 조
발 행 처 : 도서출판 영문출판사
등　　록 : 1987년 12월 21일 제2-419호
주　　소 : 서울시 강남구 삼성로 118길 8
전　　화 : (02) 514-5590, 776-5590
팩　　스 : (02) 756-8943
E-mail : yeongmunsa@empal.com
홈페이지 : www.ymsbook.net
정　　가 : 50,000원
ISBN 978-89-7224-571-1 93510

※ 파본은 교환해 드립니다.

발행에 즈음하여

이번에, 일본인 강사 최초의 한 사람에 의한 PNF의 저서 "임상적용을 위한 PNF"를 출판할 수 있게 되었음을 매우 기쁘게 생각합니다. 이 책이 완성되기까지에 많은 시간이 걸렸으나, 참된 의미로 임상에 도움이 되는 훌륭한 책으로 만들어졌다고 생각합니다.

필자인 마쓰다 겐 선생과는, 오래 사귀어 왔는데, 선생의 임상에 대한 열의와 깊은 탐구심에는 언제나 감명을 받았고, 그 참마음이 넘쳐흐르는 인품도 포함하여, 최고의 임상가의 한 사람이라 생각합니다. 그러한 마쓰다 선생이 집필한 이 책의 편집에 관여하게 된 것을 매우 자랑스럽게 생각합니다.

이 책의 원고를 처음으로 보았을 때, 이것은 물리치료 역사에 반영될 가치 있는 한 권의 책이 될 것이라고 확신하였습니다. 그 이유는, 우리 치료사들에게, 어느 영역에 있어도 반드시 도움이 되는, 깊은 지식과 통찰력이 담겨져 있기 때문입니다. 원고 전체를 다 읽었을 때, "나야말로 이 책의 편집에, 있는 힘을 다하고 싶다"고 강력히 생각하여 편집부에 요청하였습니다. 그리고 마쓰다 선생과 많은 논의를 통해 이 책을 완성시킬 수 있었습니다. 여러분이 이 책을 읽어가는 동안에, 내가 PNF에서 발견한 매력을 느낄 수 있을 것입니다.

물리치료사를 비롯한 많은 치료사는, 가동범위, 근력, ADL의 평가를 시행하여, "관절 각도가 건강한 쪽보다 딱딱하기 때문에 가동범위 운동을 한다", "근력이 약하기 때문에 강화를 한다", "몸 구르기를 할 수 없기 때문에 몸 구르기 연습을 한다", "잘 걸을 수 없기 때문에 걷는 연습을 한다"와 같은 맹목적인 재활을 하고 있는 것이 현 상황이 아닐까요? 나에게는 이러한 일이 전문적이라 말할 수 있다고는 도저히 생각할 수 없습니다. 다시 말하면, 이러한 일을 하여, 가족에게, 그리고 자기 자신에게, 정말 긍지를 갖고 일을 할 수 있는지, 극히 의문으로 생각합니다.

이 책에는, 활동을 개선하기 위한 다양한 운동치료(variation)나 기법이 풍부하게 게재되어 있습니다. 게다가, 이들 운동치료를, 어떠한 때에, 어떠한 목적으로 시행하는지, 체계적으로 보여주고 있습니다. 어느 치료사에게도 임상의 서랍을 증가시켜주는 도구가 된다고 강력하게 생각하였습니다. 이에 더해서, PNF의 80년 이상에 이르는 역사의 위대함을 깨달았습니다. 전체를 다 읽고나면, 여러분도 "대단하다!"고 느낄 것입니다.

편집에 관여한 한 사람의 치료사로서, 이 책이 여러분의 임상에 새로운 가능성을 제공하고, 그리고 참된 전문가에의 길을 추구하는데 얼마간의 도움이 된다면, 이보다 더 큰 기쁨은 없습니다. 그리고 그것이 실현될 것을 마음으로부터 믿고 있습니다.

컨디션 연구소 소장

소노베 토시하루(園部俊晴)

그 손을 무기로 삼고 싶은 사람, 모여라

이것은, 내가 강습회를 알릴 때 사용하는 문구입니다.

남보다 갑절이나 소심한 성격인 나는, 예전부터 임상에서 만나는 환자들을 대면하는 것이 너무 두려워 어쩔 수가 없었습니다. 더 나아가서는, 임상 자체가 두렵다고 느꼈습니다.

임상 현장이란, 어떠한 사람이 어떠한 것을 요구해 올지도 모르는, 마치 전쟁터 그 자체인 것입니다. 이 전쟁터에서의 공포를 이겨내기 위해, 나는 앞뒤를 생각하지 않고 도수적으로 억지로 싸우는 것이 아니라, 자기 자신의 손을 무기로 삼을 수밖에 없다는 것을 깨달았습니다.

지금, 이 책을 가지신 여러분의 대부분은, 치료사로서 매일 환자와 마주보고 있는 분이라 생각합니다.

- 이제까지, 들어본 적이 없는 호소의 말을 들으면 어떡하지?
- 어제 열심히 생각하여 치료하였으나, 오늘 다시 악화하였다는 말을 들으면 어떻게 하지?
- 문제가 있는 부위는 명백하지만, 그것을 낳게 하는 방법을 모른다.

이와 같이, 경험이 적은 치료사일수록 고민이 많을 수밖에 없을 것입니다. 어떤 사람은 선배와 상의하고, 또 어떤 사람은 인터넷으로 정보를 수집하고, 그리고 어떤 사람은 밖으로 나가 적극적으로 IPNFA® 교육에 참가함으로써 기술을 높일지도 모릅니다.

이들은 모두 올바른 행동입니다.

이러한, "자기의 가치를 높인다"는 작업을 함에 있어서, 가장 중요한 측면을 응원하기 위해 이 책을 저술했습니다. 그것이 자기의 이 손을 무기로 삼는다는 것입니다.

2010년에 국제 PNF협회(IPNFA®) 인정 강사(instructor)가 된 이래, 이제까지 65회에 걸쳐, 일본이나 이웃 한국에서도 국제 PNF협회(IPNFA®) 인정 기초과정(10일간)을 가르쳐 왔습니다. 그렇게 많은 횟수를 가르치는 가운데, 그 내용도 크게 변화하고 있습니다. 이 책은, 그 10일 동안에 내가 가르치는 내용의 현 상황을 그대로 드러내고 아낌없이 거의 모두를 망라하고 있습니다.

이 책을 구입해주신 여러분의 그 손이 임상의 무기가 되어, 치료사로서의 성장에 공헌할 수 있다면 그보다 행복한 일은 없습니다. 또한 그렇게 되기를 믿고 있습니다.

2023년 9월 길일
물리치료사
국제 PNF협회 인정 상급 강사

마쓰다 겐(松田 現)

역자 서문

이 책의 저자 마쓰다 겐 선생님과는 20여 년 전 한일 PNF 심포지엄때 처음 만나 알게 된 것으로 기억한다. 이후로 지속적인 심포지엄과 국제 강사 모임에서 만나면서 인연을 이어왔다. 그렇기 때문에 이 책은 더 의미가 있었으며, 책을 살펴보면서 겐 선생님의 말투나 인성이 느껴지는 느낌을 받았다.

물리치료사로서 고유수용성신경근촉집법을 배우고 널리 알리고자 노력하는 사람으로서 이 책을 통해 교육에서 배운 내용을 더 오랫동안 기억하고 적용할 수 있도록 겐 선생님의 많은 노력을 느낄 수 있었다. 역자 및 감수자인 저 또한 국제 PNF 협회 인증 강사로서 겐 선생님이 쓴 내용을 읽어가면서 마치 교육생들에게 친절하게 하나하나 알려주는 느낌을 받았다.

책을 집필하고 구성한다는 것은 쉽지 않은 일이다. 하지만 책은 많은 사람들이 읽고 그 내용을 좀 더 오랫동안 기억하고 이해하여 많은 환자에게 적용할 수 있도록 해 줄 수 있는 아주 좋은 도구가 될 수 있을 것이다.

이 책의 저자 마쓰다 겐 선생님은 국제 PNF 협회 인증 강사로서 국제 PNF 협회의 기본 과정의 내용을 담아 가능한 많은 치료사들이 그들이 배운 내용을 오랫동안 기억할 수 있게 구성하였다. 또한, 국제 PNF 협회 인증 기본 강좌의 내용뿐만 아니라 상급 과정의 내용도 배울 수 있게 쉽게 설명식으로 책을 집필하였다.

고유수용성신경근촉진법은 1940년대부터 발전해 온 물리치료 영역의 대표적인 치료방법이다. 신경계 환자뿐만 아니라 근골격계 등 다양한 환자들에게 적용할 수 있으며, 지금 현재 전세계에 있는 치료사들과 환자들을 위해 효과적인 방법으로 사용하고 있다. 국제 PNF 협회 인증 강사들은 고유수용성신경근촉진법의 철학을 하나의 치료 개념의 철학뿐만 아니라 본인 인생의 철학으로 생각하고 책임감을 가지고 교육에 임하고 있다. 이러한 교육을 통하여 많은 치료사들이 담당하고 있는 환자들의 삶의 변화에 영향을 줄 수 있도록 노력하고 있다.

고유수용성신경근촉진법은 움직임이 잘 나타나지 않거나 조절하기 어려워하는 환자들에게 어떻게 하면 쉽게 움직임을 만들어내어 그들이 원하는 활동의 영역뿐만 아니라 사회참여 부분까지도 가능하게 해 줄 수 있는 치료사의 큰 치료적 도구가 될수 있다.

최선의 노력으로 책을 살펴보았지만, 미흡한 부분이 있을 것이라 생각된다. 하지만, 번역에 있어 미흡한 점이 있더라도 가능한 의미 전달에 적합하도록 교정하였으며, 이러한 것은 고유수용성신경근촉진법의 문제가 아님을 다시 한번 강조한다.

길지 않은 물리치료사 경력이지만 고유수용성신경근촉진법을 만난 것은 물리치료사 인생의 행운이며 행복이다. 고유수용성신경근촉진법은 후배 및 고유수용성신경근촉진법을 경험하지 못한 많은 치료사에게 진심을 담아 추천할 수 있는 치료개념이라고 자신한다.

끝으로 이 책을 활용하는 독자들의 끊임없는 조언과 충고를 부탁드리며 이 책이 나오기까지 수고를 아끼지 않은 영문출판사 박병조 사장님을 비롯한 직원분들에게 감사의 뜻을 전합니다.

역자대표 **우영근**

이 책을 이용하기 위한 안내문

1. 도표 내 화살표에 대해서

이 책의 도표 내에 배치되어 있는 화살표는, 아래의 의도를 나타내고 있습니다.

- ← 치료사의 도수적 유도방향(원심성 수축의 의미도 나타낸다. ECC)
- ← 능동운동의 방향(구심성 수축의 의미도 나타낸다. COC)
- ⇐ 운동이나 상태의 방향
- ← 신장 방향
- ↔ 등척성 수축 ICP
- ←↔→ 등장성 혼합 COI

2. 부록 Web 동영상에 대해서

아래 항목에 대해 충분히 이해한 후, 웹 동영상을 이용하십시오.

- 이 책에서 해설하고 있는 증상 사례와 수기(조작)를 인스트럭션 비디오로서 web 동영상으로 제공합니다. 동영상은 해당 페이지의 QR 코드를 통해 접속하여, PC, 태블릿 PC, 스마트폰 등으로 시청해주시기 바랍니다.
- 웹 동영상을 재생할 때 통신료는 시청자 부담이 됩니다.
- 제공되는 웹 동영상은, 예고 없이 변경, 수정, 제공이 중단될 수 있습니다.
- 면책사항
  - 웹 동영상을 참고로 하여 발생한 결과에 대해서는 저자 및 출판사 모두 책임을 지지 않습니다.
  - 웹 동영상은 서적 부록이기 때문에, 사용자 지원 대상에서 제외됩니다.

Contents 차례

특별제공 자료

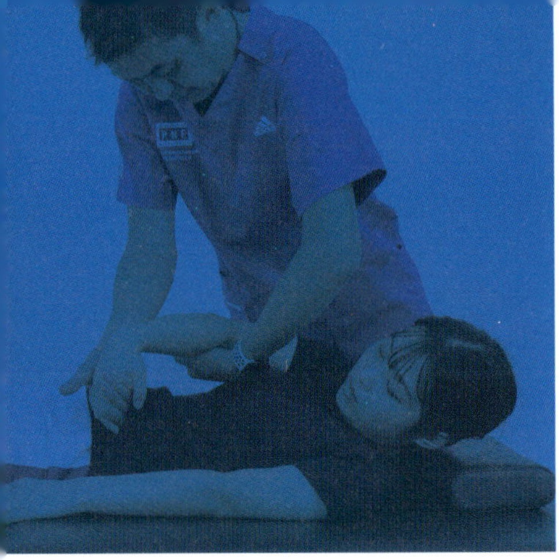

Part 1

제 I 부

PNF란 무엇인가?

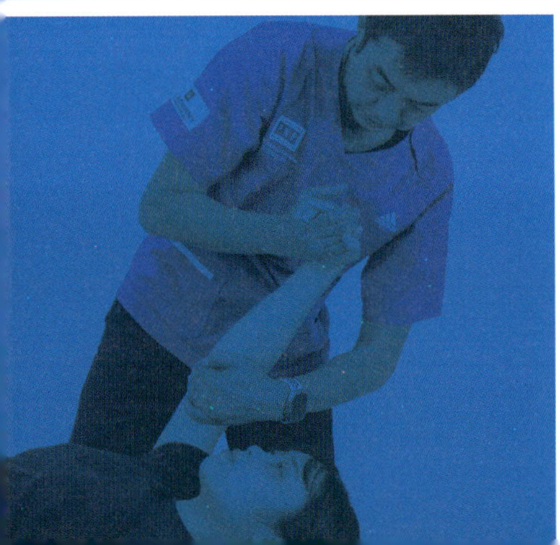

Part 1

제 I 부 PNF란 무엇인가?

1장 PNF란

Proprioceptive Neuromuscular Facilitation

서문

PNF란 Proprioceptive Neuromuscular Facilitation의 머리문자를 배열한 약어입니다. 우리말로 하면 "고유수용성신경근육촉진법"이 되며, 주로 고유수용기를 촉진하고, 신경 · 근육의 연결을 좋게 함으로써 신체 기능과 움직임을 개선하기 위한 일련의 도수기법을 말합니다.

그 역사는 길며, 1940년대에서 시작되어, 우리 치료사에게 세계적으로 퍼진 도수기법으로서는, 가장 역사가 긴 도수기법의 하나라고 할 수 있습니다. 현재는 트레이너 또는 물리치료사, 정형외과의사 등에 의해 세계 중에서 널리 사용되고 있습니다. 또한, 그 적응범위도 넓고, 근육의 기능 향상과 유연성 개선, 스포츠 퍼포먼스 향상, 마비성 질환의 동작 개선, 근골격 질환이 있는 관절의 사용 방법과 동작의 개선 등에 효과가 있어, 다양한 분야에서 사용되고 있습니다.

PNF의 창시자 Maggie Knott(물리치료사)는, PNF에 대해서 다음과 같은 말을 남기고 있습니다. "고유감각기(고유수용기) 자극을 통해 신경근육 메커니즘의 반응을 촉진하거나 빠르게 하는 방법" "Methods of promoting or hastening the response of the neuromuscular mechanism through stimulation of proprioceptors"(Knott, Voss1968)[1].

이 말의 참된 의미를 이해할 수 있도록, 제 I 부에서는 "PNF란 무엇인가"에 대해서, 알기 쉽게 설명하고 있습니다.

1. 먼저 PNF의 개념을 이해하자!

먼저, PNF의 "P: Proprioceptive" "N: Neuromuscular" "F: Facilitation", 각각의 머리문자 단어에 대한 의미를 설명합니다. 이것으로 PNF 개념을 대략적으로 이해할 수 있다고 생각합니다 그림 1-1 .

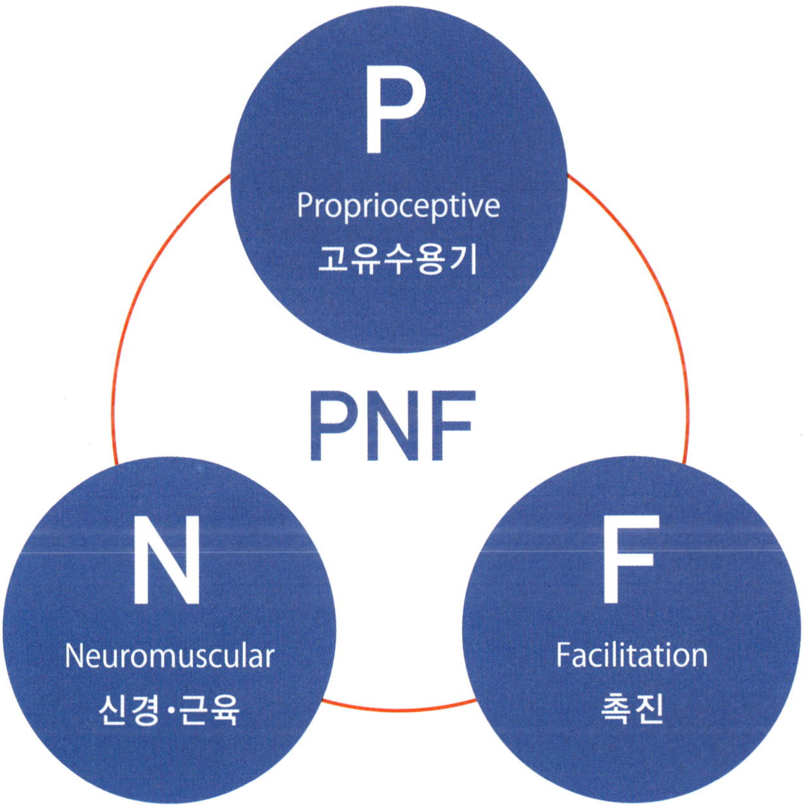

그림 1-1 PNF 머리문자 단어의 의미

1) PNF의 "P": 고유수용기·고유감각

먼저 PNF의 "P"에 대해서 설명합니다. "P"는 Proprioceptive의 머리문자이고, 우리말로 하면, "고유수용기" "고유감각(고유수용감각)"이 됩니다. Sherrington은, 고유감각에 대해서 "**자기 자신의 신체 움직임을 느끼는 감각**"이라 언급하고 있습니다. 즉, 인간은 눈을 감고 있어도 자기의 신체 각분절 위치 또는 움직임을 느끼거나, 중력의 영향에 의한 신체의 기울기 또는 균형을 느낄 수 있고, 이들을 느끼는 감각의 총칭이 고유감각에 해당합니다. 또한 그러한 관절 위치감각, 운동감각만이 아니라 운동에서는, 근육 수축이나 신장에 의한 신체의 움직임을 느끼는 것 또는 적절한 근육 수축을 일으키기 위한 부하감각도 고유감각에 포함됩니다.

이들 고유감각에 의해, 인간은 신체의 위치, 움직임, 가속, 저항, 중력 등을 느끼면서, 어떤 환경에서도 자기 자신의 신체 상태를 상상할 수 있는 것입니다. 이 신체 이미지에 대한 것을 신체도식(body schema)이라 합니다.

PNF에서는, 이 고유감각에 자극을 입력하여, 신체 기능과 움직임 개선을 도모합니다. 예를 들면, 근육에 대한 작용을 생각하면, 그 작용으로서 아래의 효과를 기대할 수 있습니다 표 1-1 .

표 1-1 PNF의 근육에 대한 작용

- 근육이 작용하는 타이밍을 적절히 한다.
- 작용하고 있지 않은 근육을, 작용케 하여, 힘을 넣는 방법을 이해한다.
- 근육 출력을 적절히 한다(필요한 만큼 근육 출력을 한다)
- 근육 자체의 협응성, 관절 움직임의 협응성 개선
- 자세(form)(정렬) 학습

이들은 어느 것도 고유감각에 작용하고 있다 할 수 있습니다.

주된 고유수용기는, 근육, 힘줄, 관절 내에 있으며, 그림 1-2 와 같은 수용기가 있다는 것이 현재까지 알려져 있습니다.

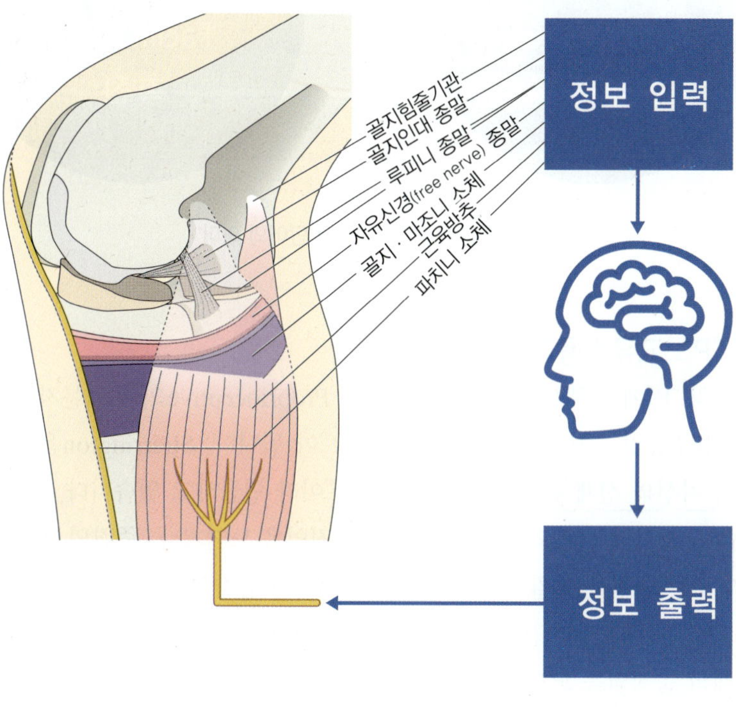

그림 1-2 감각수용기로부터의 입출력 이미지

2) PNF의 "N": 신경·근육

다음으로 PNF의 "N"에 대해 설명합니다. "N"은 Neuromuscular의 머리문자이며, 우리말로 하면 "신경 · 근육"이 됩니다. PNF는 근육에 접근하여, 근육 활동이나 반응을 변화시킵니다. 감각수용기로부터의 정보는, 신경을 경유하여 뇌에 입력됩니다. 그리고 그 정보는 뇌에서 일단 처리된 후, 재차, 신경을 경유하여 근육으로 출력됩니다. 이와 같이 감각수용기에 발생한 정보는, 신경을 통해 뇌와 근육을 왕래함으로써, 근육을 활동시켜 동작 · 행동이 시행되고 있는 것입니다. 즉, 이 입력과 출력의 끊임없는 전달(catch ball)에 의해 인간은 움직이고 있습니다 그림 1-3 .

PNF에서는, 이 입력과 출력의 전달이 잘 시행되고 있지 않은 사례에 대해, 이 전달이 보다 정상적으로 시행되는 것을 돕습니다. 이것에 의해 상실된 운동기능을 보다 효율적으로 회복하는 과정에 공헌할 수 있습니다. 덧붙여 말하자면, 일반적으로는 정상이라 생각되는 대상자에 대해서도, 이 신경 · 근육을 경유하는 전달 기능을 높이는 것도 제공합니다. 이것은, 건전한 사람이나 스포츠 선수일지라도, 100% 효율적인 신경 · 근육의 입력과 출력이 시행되고 있는 것은 아니기 때문입니다. 따라서, PNF는 건강한 사람들에게도, 보다 효율적인 신경 · 근육의 전달 기능을 발휘하기 위해 도움이 될 수 있습니다. 즉, 그 적응으로서, 모든 인간이 대상이라고도 말할 수 있는 것입니다.

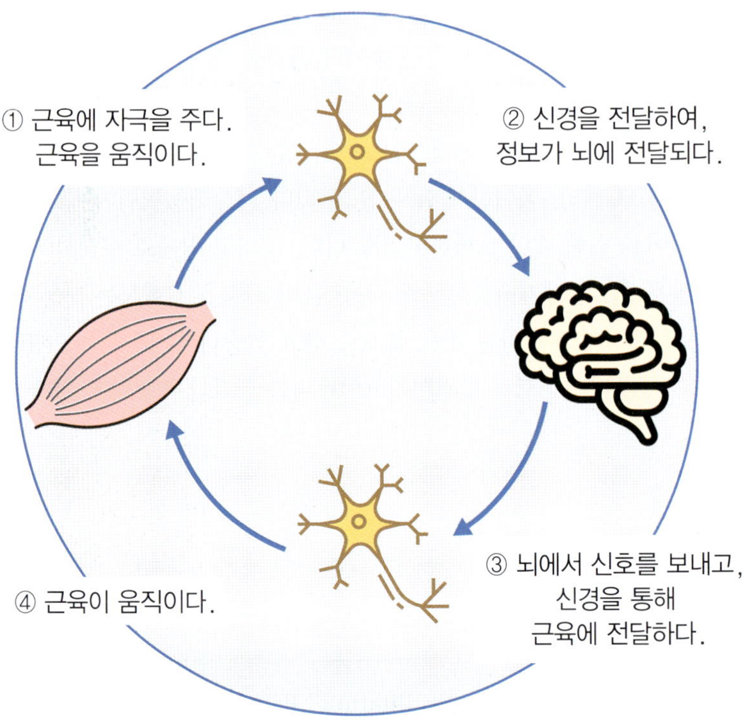

그림 1-3 감각수용기로부터의 입출력 이미지

3) PNF의 "F": 촉진

마지막으로 PNF의 "F"에 대해 설명합니다. "F"는 Facilitation의 머리문자이며, 우리말로 하면 "촉진"이 됩니다. 지금 현재의 상황을 "변화"시켜, 다른 단계로 진행하는 과정을 PNF에서는 촉진이라 부르고 있습니다. 눈앞에 있는 대상자는 항상 "변화"를 원하고 있으며, 이에 부응하는 것이, 우리 치료사들의 역할이자 사명이 됩니다.

PNF에서는 특히 근육을 촉진하여, 다양한 운동과 동작에서의 문제점과 과제를 해결하는 것을 목표로 하고 있습니다.이 기법에서는, 근육을 "신장"시키고, 같은 쪽 및 반대쪽 근육을 "수축"시키며, 다시 "이완", "압축"이나 "견인"을 시킴으로써, 고유수용기를 자극하여, 신경 · 근육의 기능을 촉진합니다. 이것에 의해, 근력, 협응성, 수축의 타이밍, 반응속도, 이완, 유연성, 신장성 등 근육 기능이 개선되는 것이 기대됩니다.

이상, PNF의 "P : Proprioceptive", "N : Neuromuscular", "F : Facilitation" 각각의 머리문자의 의미에 대해 설명하였습니다. 요약하면, PNF란, 〈P〉고유수용기를 자극함으로써, 〈N〉신경이나 근육의 작용을 개선시켜, 〈F〉신체기능을 변화시키는 개념이라 할 수 있습니다.

우리 치료사들이 진료하는 대상자는, 예를 들면, 일어날 수 없는, 일어설 수 없는, 걸을 수 없는, 계단을 오를 수 없는, 자세를 조절할 수 없는 등 다양한 문제나 과제를 안고 있습니다. PNF 개념은, 이들 문제나 과제를 신경생리학적인 접근법에 기초하여 분석하고, 개선하는 것입니다. 대상자의 상태에 따른 운동이나 훈련을 제안함으로써, 기능 향상이나 증상 개선을 목표로 하고 있습니다.

PNF 강사(instructor)는, 이 개념에 기초하여, "할 수 없었던 것이 할 수 있게 되다", "할 수 있었던 것을 더 빨리, 용이하게 할 수 있게 되다", "수행능력이 향상되다" 등의 실현을 목표로 하고, 이를 위해 매일 노력하고 있습니다. 그리고 실제로 이러한 실현을 경험하고, 그 식견을 많은 치료사에게 전달함으로써, 그들이 시술을 시행하는 대상이 되는, 보다 많은 분들의 증상 개선에 공헌하는 것을 목표로 하고 있습니다. 따라서, PNF 강사는, 스스로의 경험과 지식을 계속적으로 발전시키고, 더 나은 치료를 제공하기 위해 계속 노력하고 있습니다.

참고 · 인용문헌

1) Proprioceptive Neuromuscular Facilitation : Patterns and Techniques. Bailliere Tindall.1968
2) Sherrington, C.S. : The integrative action of the nervous system. New Haven. YaleUniversity Press.1906

2장 PNF 철학

PNF Philosophy

PNF를 사용하여 치료를 진행시켜가는 가운데, 몇 가지 기본적인 사고방식이 있습니다. 이 기본적인 사고방식은 "PNF 철학(PNF Philosophy)"이라 불리고 있습니다. 이 철학은, "치료에 대한 사고방식"이기도 하고, "치료의 구성"이나 "치료에 대한 의미"를 포함하는 중요한 것이며, 우리들 PNF 강사가 소중히 하고 있는 것입니다. 필자 자신도, 치료사로서 망설임이 생겼을 때, 이 철학으로 되돌아가면, 나아갈 방향을 나침반처럼 제시해줍니다. 그래서, PNF를 학습하는 모든 치료사에게 이 철학을 알려주고 싶다고 필자는 생각하고 있습니다.

PNF 철학은, 크게 5개 항목으로 나뉩니다. 이들에 대해 아래에 하나씩 설명해가겠습니다 표 2-1 .

표 2-1 PNF 철학의 큰 항목

1) 긍정적 접근법 Positive approach
2) 기능적 접근법 Functional approach
3) 집중 훈련을 통해 잠재능력을 유도하다.
   Mobilize reserves potentials by intensive training
4) 사람의 전체 이미지를 보다. Consider the whole person
5) 운동학습과 운동조절이론의 이용
   Use of motor learning and motor control principles

1. 긍정적인 접근법 Positive approach 그림 2-1

A. 강하고, 좋은 신체 요소를 치료에서 사용한다

어떤 대상자라도 좋은 부위라는 것이 있습니다(뇌졸중에서의 비마비 측, 다리를 다쳤을 경우의 팔 등).

PNF 치료는 마비나 근력저하를 일으키는 부위 자체에 집착하지 않고, 좋은 부위를 이용하여 나쁜(약한) 부위에 어떻게 효과를 파급시킬 수 있는지를 생각합니다.

B. 대상자가 할 수 있는 활동이나 자세는 무엇인지를 생각하고, 할 수 있는 것부터 시작한다

치료사는 대상자가 할 수 없는 것에 집착하기 쉬우며, 치료를 진행하는 데 있어서의 어려움을 대상자가 능력이 없다는 것으로 귀결시키는 경우가 있습니다.

그러나, 적은 가능성 중에서도 어떠한 활동이라면 할 수 있는지, 어떠한 자세라면 할 수 있는지를 생각해가는 것이 필요합니다.

C. 성공을 얻기 위해 준비한다

PNF 창시자 Maggie Knott의 말이 여기에 남아있습니다. 치료사는 치료할 때, 만반의 준비를 하고, 대상자의 희망을 실현할 수 있도록 도와야 합니다.

그리고, 결과를 진지하게 받아들이고, 결코 편의적으로 해석하지 않도록 합니다. 모든 해답은 대상자가 알려준다는 생각으로 매일 한 사람 한 사람에 대한 치료에 임해야 합니다.

D. 간접적 치료도 효과적이라면 사용한다

PNF에서는 방산(irradiation)이라는 자극 전달을 치료에서 사용하는 경우가 많습니다. 간접적인 치료는, 직접적으로 시행할 때에 통증이 출현하는 증상 사례나, 마비 등으로 직접적으로는 잘 움직임을 끌어낼 수 없는 경우에 선택됩니다.

직접적 치료도, 간접적 치료도, 모두 선택할 수 있는 것이 우리의 강점입니다.

E. 불필요한 통증을 유발하지 않도록 유념한다

치료과정에서 불가피한 경우를 제외하고는, 대상자의 통증을 유발하지 않도록 주의해야 합니다. 통증이 나타나면 방어적 근육 수축 등이 발생하여, 장기적으로는 마이너스가 되는 경우가 많기 때문입니다.

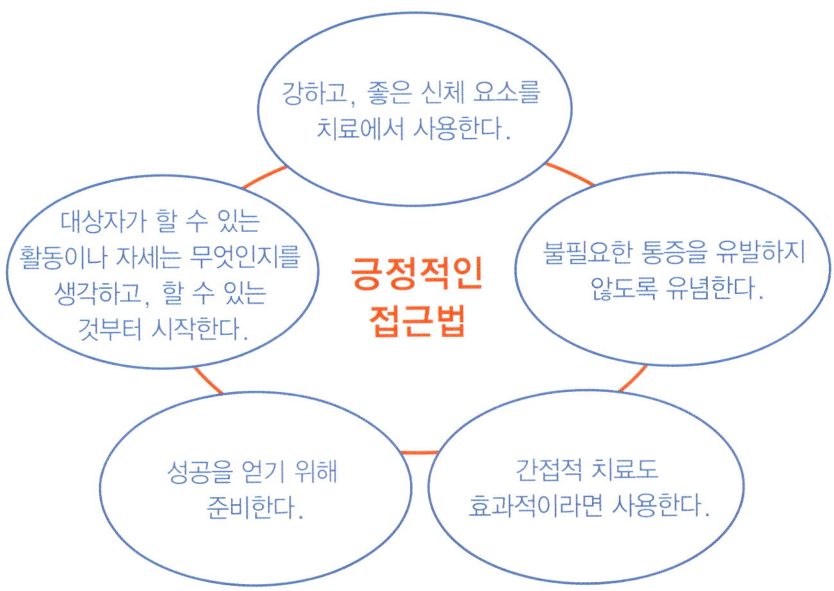

그림 2-1 긍정적인 접근법

2. 기능적인 접근법 Functional approach

A. 치료는 구조 수준 및 활동 수준에서 시행한다 - ICF의 이용 그림 2-2

예를 들면 넙다리네갈래근(대퇴사두근)의 근력저하를 나타내는 변형성 무릎관절증으로 계단을 내려갈 때 무릎 통증이 인지되는 경우, 넙다리네갈래근이라는 구조나 근력과 같은 기능에만 집중할 것이 아니라, 계단 내려가기라는 활동수준에도 관심을 가져야 합니다. 또한, 재활 초기단계부터 출퇴근 시에 전철역 계단을 이용하는 등의 참여수준을 염두에 둔 운동치료 내용을 제공해야 합니다.

또한 이와는 반대로, 단순히 함께 산보를 하는 것이나, 생활 속에 들어가서 케어를 하는 것을 재활로 바꿔놓아서는 안 됩니다. 우리들 치료사는 무엇이 원인으로 대상자의 활동수준 문제가 일어나고, 어느 기능을 해결하면 그것이 해소되는지를 생각하여, 실행하는 존재가 되어야 하는 것입니다.

기능 · 구조 수준에 치우치거나(관절가동범위[ROM]나 근력에만 집착하는 등), 또한 반대로 활동 수준에 치우치는(단지 서기만 하다, 단지 걷기만 하다 등 원인을 추구하지 않는) 것이 아니라, 반드시 양쪽에 주목하는 치료를 하도록 합니다.

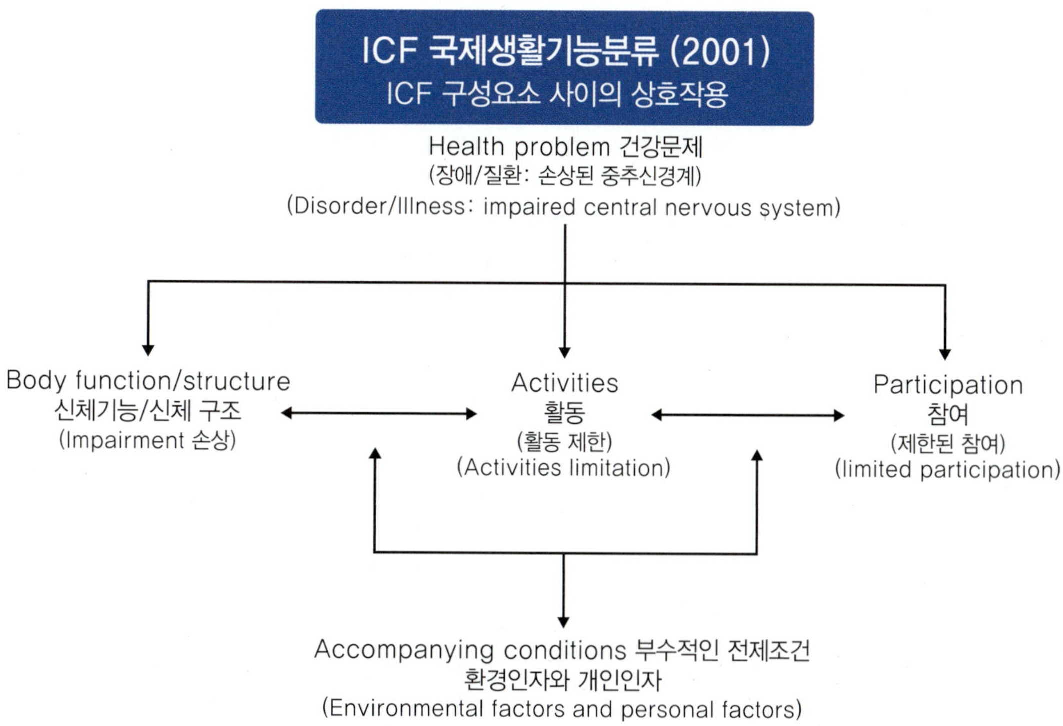

그림 2-2 ICF 국제생활기능분류(2001) 인용

B. 실제 일상생활 동작이나 활동과 직결된 평가와 치료를 시행한다

대상자가 실제로 일상생활에서 하는 동작이나 활동을 중시하는 것이 중요합니다. 앞서 언급한 단일의 근육을 강화하는 것에만 집착하거나, 우선 몸통이 약하기 때문에 몸통을 촉진하는 것이 아니라 하나하나의 운동이 모두 그 대상자가 실제로 어려움을 겪고 있는 동작이나 활동으로 연결될 수 있도록 프로그램 계획을 해야 할 필요가 있습니다.

C. 참여수준에 연결하기 위한, 대상자에게 적합한 기능(능력) 수순을 고려한다

그림 2-3

어떤 하나의 운동 과제(task)를 대상자에게 시행시킬 때, 처음부터 그 과제의 난이도가 반드시 적절한 것은 아닙니다. 과제가 지나치게 어려운 경우는 쉽게, 지나치게 쉬운 경우는 어렵게 설정을 변경해야 하고, 이것 또한 치료사의 중요한 업무 중 하나가 됩니다.

언제나 고려해야 할 것은, 더 어려운 과제라도 이 사람이라면 할 수 있는 것이 아닌지 하는 것입니다. 그렇게 함으로써 그 대상자의 잠재능력을 끌어낼 가능성이 넓어집니다. 치료사의 업무는, 운동과제를 생각하고, 그 난이도를 생각하는 것이라 할 수 있습니다. 쉽게 할 수 있는 과제(예를 들면 양 다리에 의한 브리지)를 100회 시행하는 것보다, 어렵지만 어떻게든 할 수 있는 과제(예를 들면 한쪽 다리에 의한 브리지)를 5회 시행하는 편이, 그 후의 변화나 촉진의 가능성을 느끼겠지요?

그리고 항상 대상자의 참여수준을 의식하고, 그것에 맞는 프로그램을 만들어갑니다.

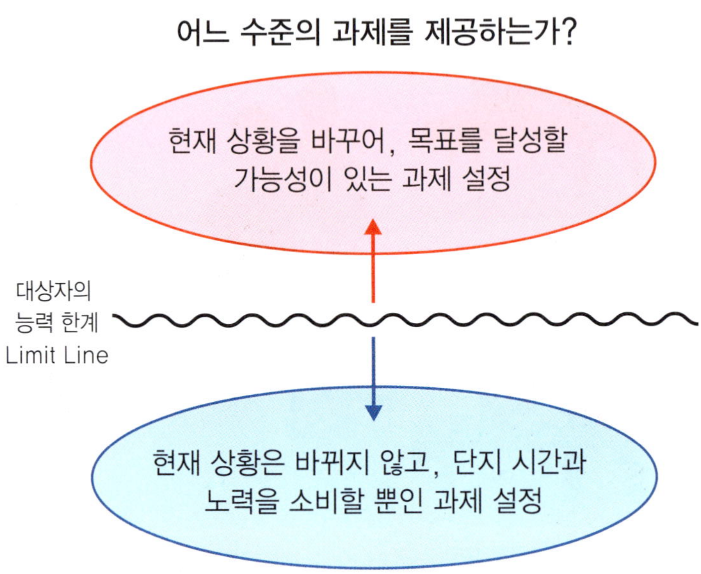

하나의 과제를 제공하였을 때, 그것이 능력한계에 대해 어느 위치에 있는지를 이해하여, 과제 난이도를 높이거나 낮추거나 하는 것이 치료사로서의 중요한 업무가 된다.

그림 2-3 대상자에게 적합한 기능(능력) 수준을 고려한 과제 설정

3. 집중적 훈련을 통해 잠재능력을 유도하다
Mobilize reserves potentials by intensive training

A. 대상자의 적극적인 참여

모든 대상자에게, 적극적으로 치료에 참여할 수 있는 환경을 조성한다는 것은 상당히 어려운 일입니다. 그러나 어떤 경우에도 신체적 상황을 바꾸는 것은 결국 대상자 자신이라는 생각을 가져야 하며, 자신이 잘 하고 있다는 자만심은 버려야 합니다.

B. 집중적 훈련 반복과 변화(자세·활동·환경을 바꾸다)

여기서 말하는 "집중"이란, 1회의 치료에서는 하나의 목적을 가져야 하고, 다양한 자세나 방법을 사용하면서 그 목적을 향해 집중한 치료를 한다는 의미입니다.

대상자가 누운 자세 수준에서 달성할 수 있었던 근력 발휘가 선 자세나 보행으로는 발휘할 수 없다는 고민을 자주 듣고 있습니다. 중력이나 체중 등의 영향, 닫힌(폐쇄) 운동연쇄(CKC)와 열린(개방) 운동연쇄(OKC)에서의 차이, 근육수축 타이밍의 지체 등을 고려하면서, 누운 자세에서 선 자세에 이르기까지 그 사이에 다른 자세는 집어넣을 수는 없을까 등 다양한 관점에서 해결방법을 찾아낸다, 그것이 치료가 됩니다 그림 2-4 .

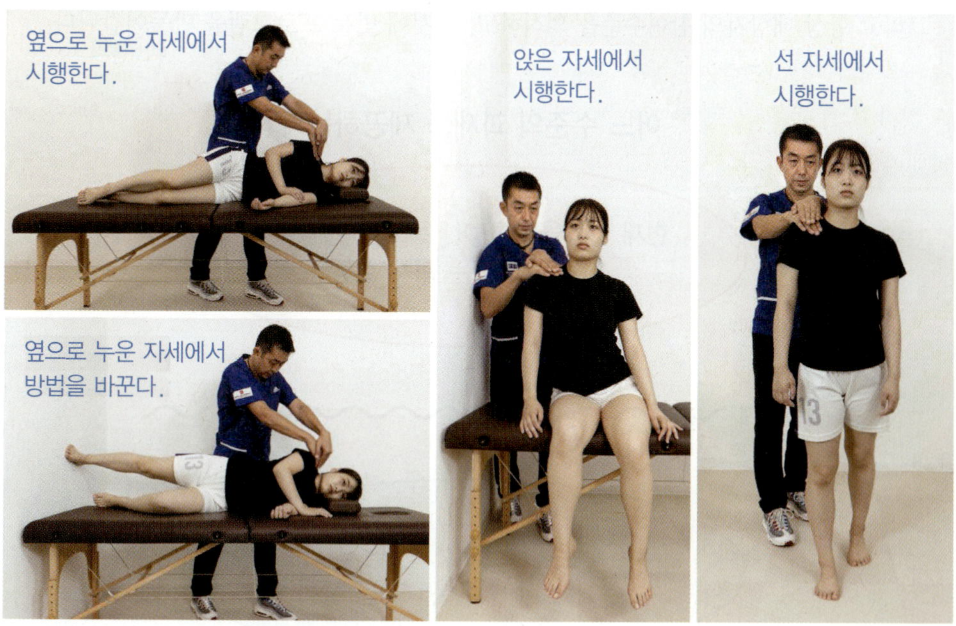

그림 2-4 대상자의 목적에 맞춘 집중적 훈련

C. 보조적인 훈련 프로그램(가정 프로그램, 가족의 참여)

치료를 시행한 결과, 통증이 경감하거나, 걷는 모습이 변화하는 일은 흔히 경험합니다. 그러나, 다음날 그 효과는 얼마만큼 지속되고 있는 것일까요?

대부분의 경우, 효과는 어느 정도 남아 있습니다만, 감소를 시작하고 있는 것이 보통입니다. 2~3일 지나면, 그 대상자 자신이 아무것도 하지 않으면, 효과는 거의 없어져 있는 일도 많습니다. 즉, 치료 효과를 지속시키기 위해서는, 적어도 3일 간격으로 치료해야 합니다.

그러나 실제로는, 특히 외래진료 등에서는, 1주일에 1회 내지는 2주일에 1회밖에 치료할 수 없는 경우도 많을 것입니다. 이러할 때 필요한 것이 가정 프로그램, 즉 자가훈련(역주: independent training: 독립적으로 하는 훈련)이 됩니다.

자가훈련에서 틀에 박힌 일반적인 운동과 같은 내용은 무의미합니다. 치료에 있어서 큰 테마를 정하여, 맨투맨으로, 핸즈 온(hands on)으로 한 내용을 어떻게 해서 스스로, 핸즈 오프(hands off)에서 시행하게 할 수 있는지를 생각하는 것이 자가훈련이 되어야 하며, 필요하다면 가족으로부터도 협력을 받을 수도 있습니다.

4. 사람의 전체 이미지를 보다 Consider the whole person

A. 평가와 치료에서(직접적 치료와 간접적 치료)

평가 또는 치료 실행에서, 어느 한 신체 부위의 치료에 얽매이는 것이 아니라, 사람의 전체 이미지를 고려하여 치료 방향을 설정하는 것이 중요합니다 그림 2-5 .

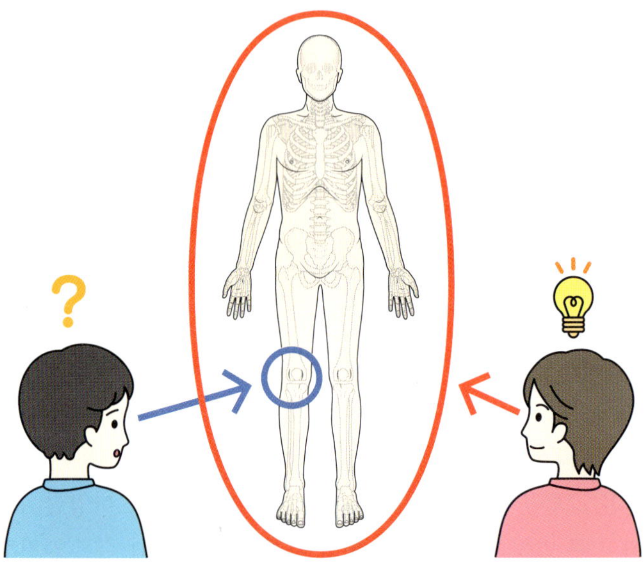

그림 2-5 사람의 전체 이미지를 고려하여 치료 방향을 설정한다.

문제가 되어있는 대상자의 상황을 개선하기 위해, 어느 신체 부위의 어떤 작용을 변화시키면 되는가, 그것을 생각하는 과정을 임상 추론(Clinical Reasoning)이라 부릅니다. 임상 추론을 할 수 없는 치료사는, 대상자를 좋게 할 수 없습니다. 그리고 임상 추론을 시행한 다음에 필요한 것이 사람의 전체 이미지를 보는 시야의 넓이가 됩니다.

환부에 직접적으로 치료를 하는 것이 좋은지, 아니면 간접적으로 치료하는 것이 좋은지, 치료 순서로서 몸통을 먼저 치료하는 것이 필요한지, 등등 고려해야 할 점은 매우 많지만, "그 이유"를 항상 생각하는 자세가 중요합니다. "그 이유(어째서)"의 해답을 항상 대상자와 공유하여, 치료를 진행시키도록 합니다.

B. 환경적·개인적 인자(신체적·정신적)

어느 대상자에게도 환경적 또는 개인적인 배경이라는 것이 있으며, 단순히 신체 상황을 개선하는 것만으로는 모든 문제가 해결되지 않는 경우도 많습니다.

눈앞에 있는 대상자를 개선하기 위해서는, 그 사람을 에워싸는 모든 요인을 고려해야 하며, 이를 위해서는, 필요하다면 재활치료사 이외의 직종, 간호사, 의사, 사회복지사 등 그 사람을 에워싸는 모든 직종과 연계하여 정보를 공유해야 합니다.

5. 운동학습과 운동조절이론의 이용

Use of motor learning and motor control principles

A. 운동학습 단계를 이해하고, 받아들인다 그림 2-6

운동학습에서는, 학습하는 과제를 반복해서 실행하는 것이 원칙이 됩니다. 하지만, 행위를 단순히 반복하는 것만으로는 1차 운동영역의 확장은 일어나지 않아, 학습 효과를 기대할 수 없습니다. 과제를 반복하는 과정에서 고안이나 시행착오를 하는 것이 중요하게 작용하는 것입니다.[1)]

"연습은 반복 없는 반복이다"라는 말은 과제 습득을 위해서는 시행착오를 겪으면서 하는 반복이 필수적이라는 것을 표현한 문장입니다.

무언가를 학습하고 익히기 위해서는, 몇 가지 단계를 거쳐야 한다고 합니다. 첫 번째 단계를 **인지단계**라 하고, 과제를 이해하고, 의식과 주의를 많이 필요로 하는 단계입니다. 이 단계는 성공과 실패의 편차가 큰 반면, 수행능력의 향상 정도, 개선율이 높다는 특징이 있습니다.

골프 초보자들은 그립을 잡는 방법, 선 위치, 움직임 방법 등 다양한 주의를 기울이고, 공을 맞히기도 하고 못 맞히기도 합니다. 이와 마찬가지로, 기술 습득은 하루 만에 어느 정도 가능하다는 것을 상상하시면 이해가 쉽다고 생각합니다.

그 다음 단계를 **연합단계**라 합니다. 연습을 계속해가는 동안에 점차 의식이나 주의력이 줄어들고, 향상되어 가는 단계입니다.

이 단계는 수행능력의 편차가 감소하지만, 향상 정도나 개선율도 감소하는 것이 특징입니다.

마지막 단계를 **자율단계**라 합니다. 과제가 보다 의식하지 않고도 가능해지며, 이 때문에 이중과제(double task)도 가능해지는 단계입니다. 같은 행위를 몇 번이나 반복해서 수행하다보면, 보다 효율적이고 적은 노력으로 같은 행위를 반복적으로 수행할 수 있게 됩니다. 이 단계에 도달하기까지 수천, 수만 번의 반복이 필요하다고 합니다.

운동학습에서 중요한 것은, 그 학습과정이 치료사에게도 적용된다는 것입니다. 치료사도 면허를 취득한 직후에는 인지적 단계에 머물러 있어, 제대로 치료하기 어려운 것이 보통입니다. 하지만, 어떤 한 가지 기법을 철저하게 반복해서 하다 보면, 무의식적으로 치료를 하는 것이 점점 가능해집니다. 그렇게 되면, 대상자의 사소한 변화를 알아차리거나, 고안할 점(저항의 방향과 양, 아이디어 등)이 떠오르면서, 치료의 효율성이 높아지는 경우가 있습니다. 어떤 일이든 계속한다는 것이 중요합니다.

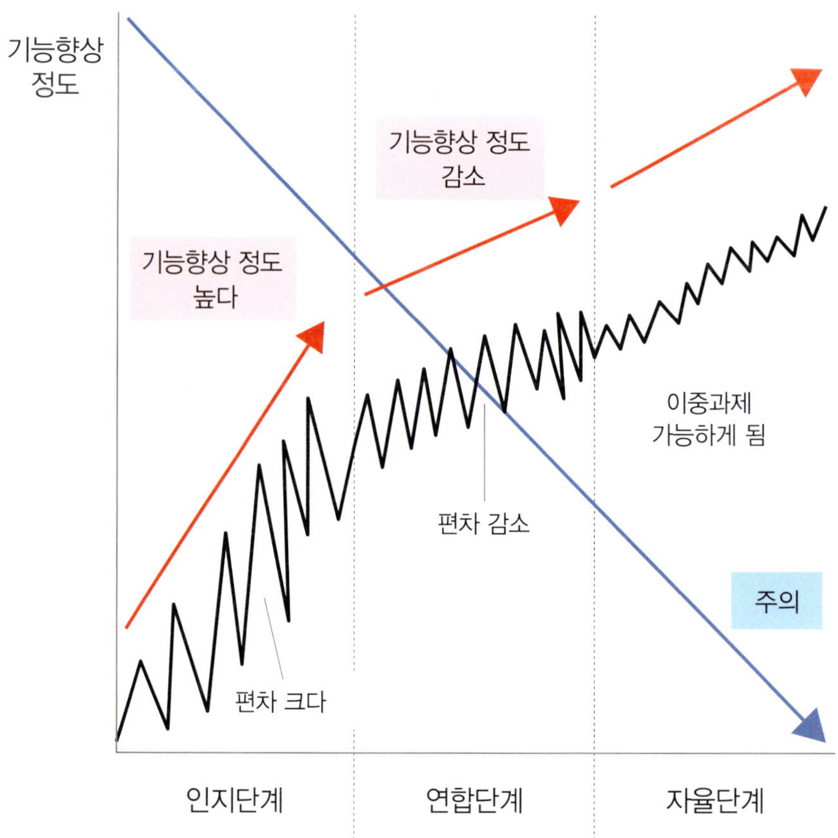

그림 2-6 운동학습의 단계[2)]

B. 운동조절 이론을 이용한다

PNF에서의 운동조절이론의 이용이란, 아래의 4단계를 고려한 치료를 시행하는 것을 의미합니다.

① **가동성** Mobility
② **안정성** Stability
③ **안정성을 기반으로 한 운동성** Mobility on Stability
④ **숙련성** Skill

이것은 인간이 태어나서부터 거치는 발달단계에도 기초한 것이며, 1회의 치료에서의 테마로도 될 수 있는 것입니다 그림 2-7 .

가동성이란, 움직임이 있는지 아닌지에 대한 것을 말하고, 관절가동범위가 부족한 경우에는, 먼저 그 가동범위 제한을 제거한 후에 다음 과제로 진행하게 됩니다.

생후 3개월 무렵까지 영아의 움직임은 반사를 기반으로 하고 있으며, 목적이 없는 운동을 하고 있습니다. 이 무렵의 긴장 발달은 굽힘 방향이 중심이 됩니다.

안정성의 정의는 "중력 하에서 자신의 체중을 지탱할 수 있는" 상태를 말하며, 아기가 몸을 뒤집어 엎드린 상태에서, 자신의 양손으로 상체를 들어 올린 상태를 상상하면 쉽게 이해할 수 있을 것입니다. 엎드린 상태에서 양손을 짚고, 머리나 몸통을 들어 올리려고 함

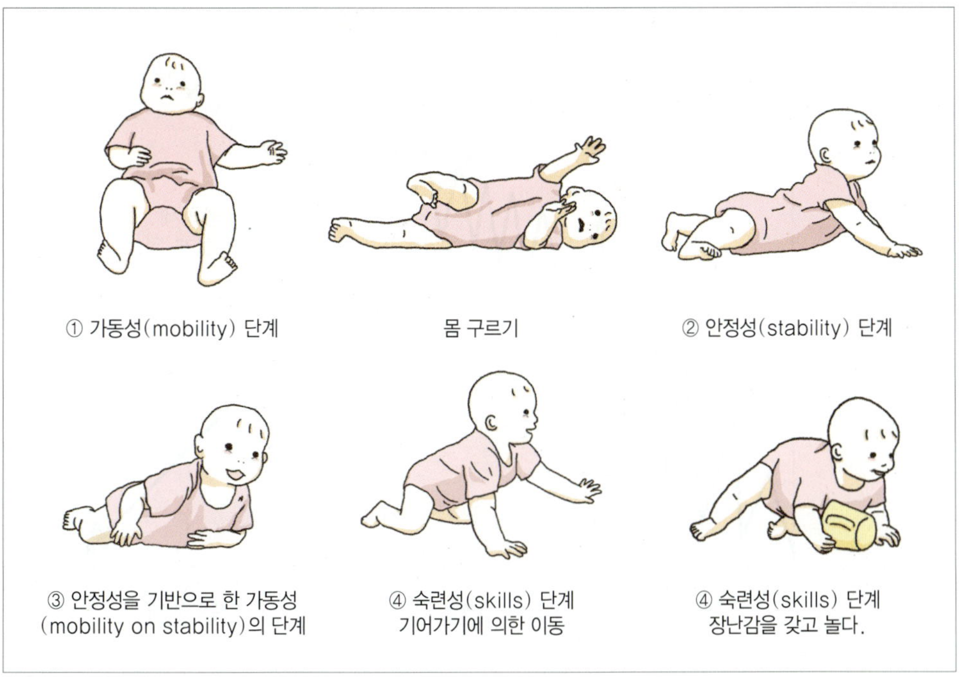

그림 2-7 운동발달에서 본 운동조절의 각 단계

으로써 폄근(신근)군의 작용이 활성화됩니다. 배근육(복근)과 등근육(배근)의 동시수축이 필요하게 됩니다.

다음의 **안정성을 기반으로 한 가동성**은, 매우 중요한 단계이며, 인간이 움직이고 있을 때는 반드시 신체의 어딘가는 안정되어 있고, 어딘가 다른 부분이 움직이고 있다고 합니다. 보행 시의 입각단계와 유각단계로 생각하면 이해하기 쉬울 것입니다. 이것을 동적 안정성(dynamic stability) 또는 조절된 가동성(controlled mobility) 등으로 부르기도 합니다. 재활 대상자에서는, 근력저하 등으로 인해 입각단계에서의 안정성이 상실되어 있는 경우가 많습니다. 하지만, 안정성을 너무 강조하다 보면 동상(bronze statue)처럼 움직일 수 없게 되는 경우가 있습니다. 안정성도 중요하지만, 이와 동시에 운동성으로서 기능하는 부위가 있어야만 비로소 동작의 의미를 이루는 경우가 많습니다. 신체의 어느 부위가 안정되어야 하는가, 어디가 움직여야 하는가를 생각하여 치료를 시행합니다.

마지막 **숙련성**이란, 동작이 더 빠르고 쉽게 할 수 있는 것, 실제 활동에 더 가까운 것을 가리킵니다. 손가락 끝 등의 정교한 동작에는 몸쪽 부분의 안정성이 필요하기 때문에, 안정성이 있는 속에서의 운동성의 연장선상에 숙련성이 있다고 할 수 있습니다.

임상에서 생각하는 것 같은 결과가 나오지 않을 때는, 중력중심 이동이 불충분하여 안정성을 만들 수 없는 것은 아닌지, 안정성과 운동성의 전환이 잘 되지 않는 것은 아닌지 등, 운동조절을 바탕으로 한 고찰을 하는 것이 중요합니다. 애초에 이 대상자에게는 운동성이 필요한지, 안정성이 필요한지, 안정성이 있는 상태에서의 가동성이 필요한지 등, 그날 그때의 치료에서 중요한 주제를 설정할 때에도 도움이 되는 사고방법이 됩니다.

이상이 PNF 철학의 전모가 됩니다. 우리들 치료사는, 이 철학을 중요시함으로써, 우리들이 대상자에게 무엇을 해야 하는지, 그 목적을 명확히 할 수 있습니다. 그리고 철학에 기초하여, 치료 목적이나 방향성을 대상자와 공유하면서, 더 효과적인 치료계획을 세우는 것이 중요합니다.

철학은 어떤 종류의 가치관이나 신념을 나타내고 있습니다. 이에 더해서, 모든 치료사 공통의 사고방법이나 원칙이 포함되어 있습니다. 치료사로서의 망설임이 생겼을 때도, 이 철학에 되돌아감으로써, 진행해야 할 방향을 나침반처럼 나타내어 보여준다고 필자는 생각하고 있습니다.

참고 · 인용문헌

1) Bernstein N.A.: The Co-ordination and Regulation of Movements.Pergamon Press, Oxford.1967
2) Fitts P. and Posner M.I.: Human Performance. Brooks/Cole Publishing. 1967

3장 기본 원리와 절차

Basic Principles and Procedures

PNF에는, 그 기술의 이론적 기반으로서 기본 원리와 절차(Basic Principles and Procedures)라 불리는 것이 있습니다 그림 3-1 .

기본 원리란, 인간이 원래 갖고 있는 반응 특성을 이용해 뇌(중추신경계)에 자극을 주는 것이며, 외수용성과 고유수용성 자극으로 나뉩니다. 알기 쉽게 말하면, **"인간의 어디에(무엇에) 대해서 자극을 주는지"**를 보여주는 것입니다.

이에 반해서, 기본 절차란, 기본 원리를 이용해 **"어떻게 반응시키는지"**를 가르쳐주는 방법을 말합니다.

대상자의 고민을 해결하기 위해, 신체적 변화를 일으키게 하려고 할 때, 어떠한 방법을 선택하는가는 각 치료사에게 맡겨져 있습니다. 치료사는 대상자의 상태를 파악하고, "최상의 방법이란 무엇인가"를 추론하여 결단을 내립니다. 그때, 대상자의 어디에 (무엇에) 작용을 가하는 것이 가장 적절한지를 생각하는 단서가 되는 것이 기본 원리이며, 어떠한 방법을 사용하여 변화를 일으키게 하는지를 생각하는 단서가 되는 것이 기본 절차가 됩니다.

이 항목에서 설명하는 "기본 원리와 절차"는 PNF 기술의 기반이 되는 것이기는 하지만, PNF에 한정되지 않고, 모든 치료사의 치료 기술에 응용할 수 있는 중요한 개념이 됩니다. 이를 위해 충분히 음미하여 읽으면서 이해를 심화시켜준다면 다행으로 생각합니다.

기본 원리

〈외수용성 자극〉

1. 촉각 자극 Tactile stimulation
2. 청각 자극 Auditory stimulation
3. 시각 자극 Visual stimulation

〈고유수용성 자극〉

4. 저항 Resistance
5. 견인 Traction
6. 압축 Approximation
7. 늘임과 신장 자극 Elongation and Stretch stimulation

기본 절차

1. 강화 – 가중 Reinforcement – Summation
2. 패턴 Patterns
3. 타이밍 Timing
4. 신체역학 Body mechanics
5. 방산 Irradiation

그림 3-1 **기본 원리와 절차**(Basic Principles and Procedures)

1. 기본 원리

[외수용성 자극] 외수용기에 대한 자극을 말한다.

몸 밖으로부터의 자극에 반응하는 수용기를 외수용기라 합니다. 대표적인 것으로는, 촉각, 청각, 시각, 압각, 통각, 온도감각을 느끼는 수용기 등을 열거할 수 있습니다. PNF에서는, 고유수용기만이 아니라, 외수용기에 대해서도 자극을 가하여, 운동의 촉진을 도모합니다.

1) 촉각 자극 Tactile stimulation

수용기

촉각은 피부로 감지합니다. 피부에 분포하는 다양한 종류의 수용기는, 다양한 기능을 가지고 있으며, 주로 다음 수용기가 있습니다 그림 3-2 .

1) 기계 수용기(Mechanoreceptors): 피치니 소체, 메르켈 세포, 마이스니 소체, 루피니 종말, 자유신경 종말이 모낭 주위에 분포되어 있습니다. 이들은 압력의 변화를 감지합니다. 또한, 이들은 일그러짐이나 일그러짐의 속도도 감지합니다.
2) 온도감각 수용기(Thermoreceptors): 피부 온도의 변화를 감지합니다.
3) 유해 수용기(Nociceptor): 피부의 침해자극을 감지합니다.

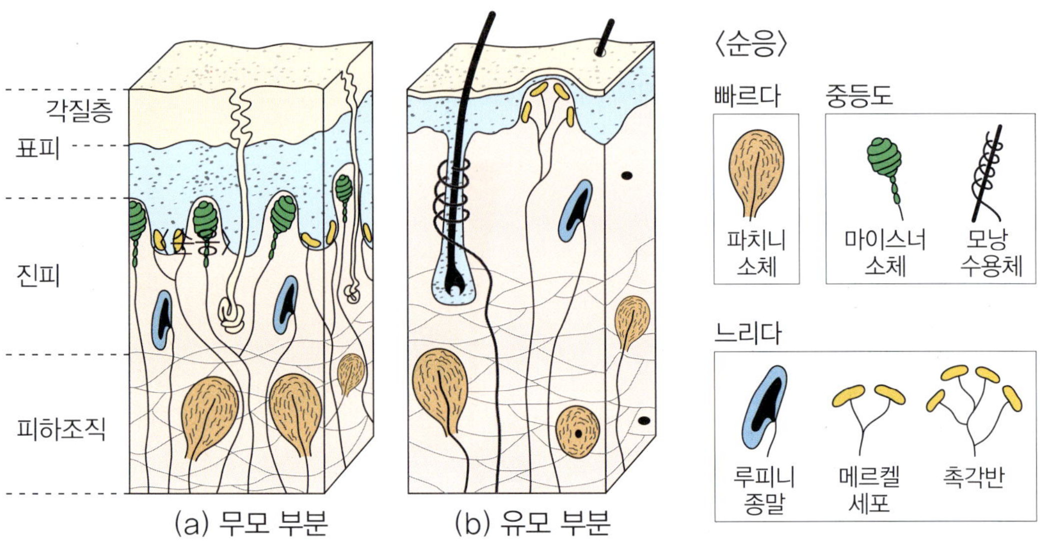

그림 3-2 피부에 분포하는 다양한 수용기

자극 입력 방법

촉각 자극은 신체의 운동 행동에 영향을 미칩니다. 운동 방향에 대한 피부 접촉은 외수용성 촉진 메커니즘에 의한 감각 입력을 추가합니다. 따라서, 일하는 근육에 대한 도수 접촉은 근육수축을 증폭시킵니다(skin–muscle–reflex).

PNF에서는 벌레근(충양근) 쥐기(lumbrical grip)라 불리는 특징적인 접촉방법을 사용합니다. 이 접촉 방법은 치료사 자신의 손가락과 손목관절을 안정시킬 수 있습니다(엄지와 나머지 네 손가락, 새끼두덩[소지구]에 의한 3점 고정). 또한, 이 접촉 방법은 치료사가 보다 효율적으로 저항을 가할 수 있도록 도와줍니다 그림 3-3 · 그림 3-4 .

벌레근 쥐기에서 팔이나 다리의 먼쪽 부분을 잡을 때에는 엄지손가락을 벌려(외전시켜) 사이를 뗍니다.

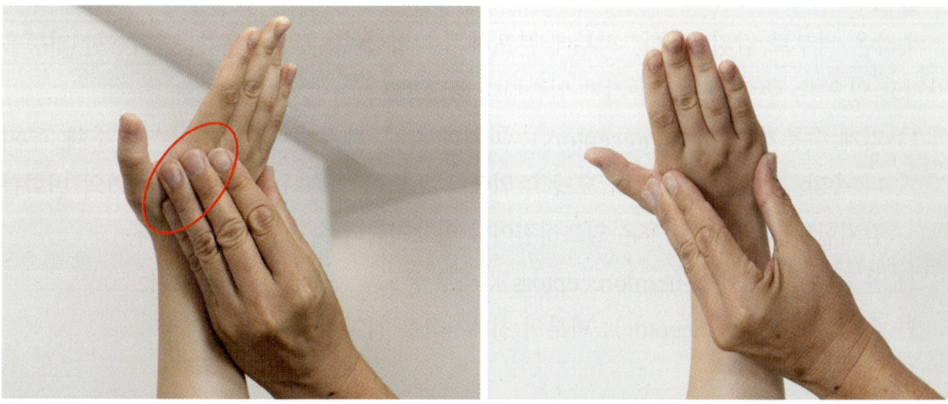

팔 패턴의 먼쪽 쥐기(distal grip)로 손등 부분을 잡는다.
엄지와 나머지 네 손가락, 새끼 두덩에 의한 3점 고정
이 패턴에서의 가장 압력을 가하고 싶은 부위는 대상자의 둘째 손가락 손허리뼈(중수골)의 엄지손가락 쪽이 된다.

그림 3-3 팔 패턴을 시행할 때 치료사가 손을 사용하는 방법

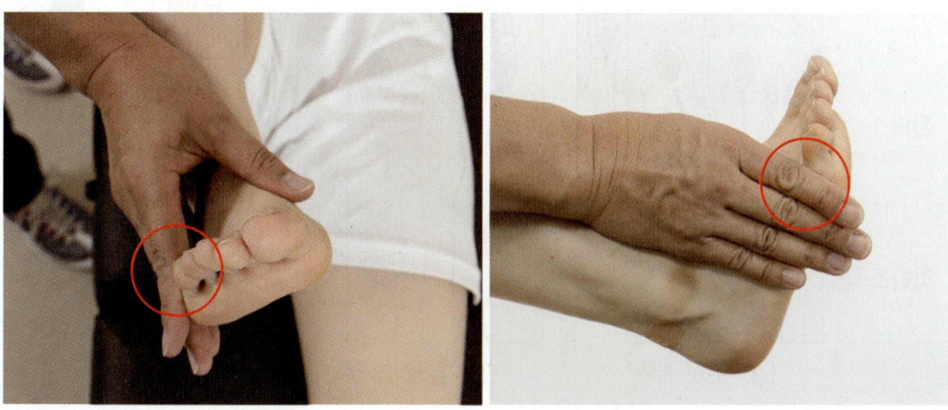

다리 패턴의 먼쪽 쥐기로 발등 부분을 잡는다.
엄지와 나머지 네 손가락, 새끼 두덩에 의한 3점 고정
이 패턴에서의 가장 압력을 가하고 싶은 부위는 대상자의 다섯째 발가락 MP관절 가쪽이 된다.

그림 3-4 다리 패턴을 시행할 때 치료사가 손을 사용하는 방법

어깨뼈(견갑골) 주변이나 골반 등 면이 넓은 것에 도수 접촉을 할 때는, 엄지손가락은 모음(내전)을 시켜 컵 모양으로 하여 잡는다 그림 3-5 .

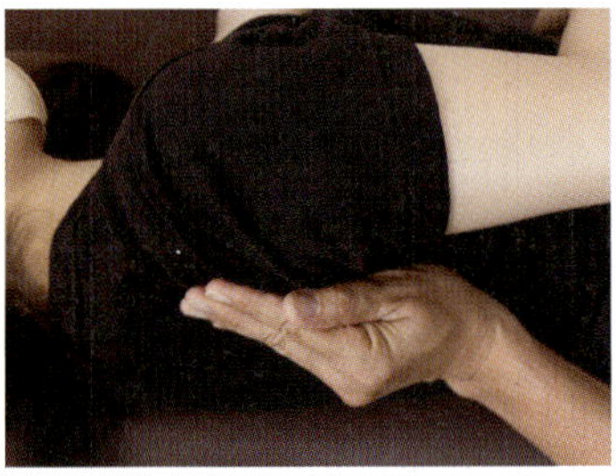
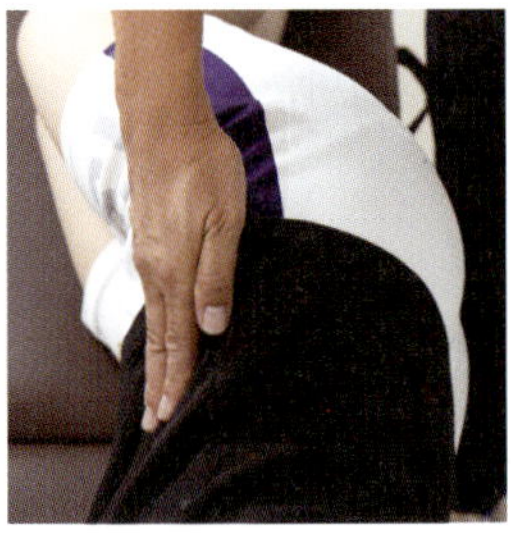
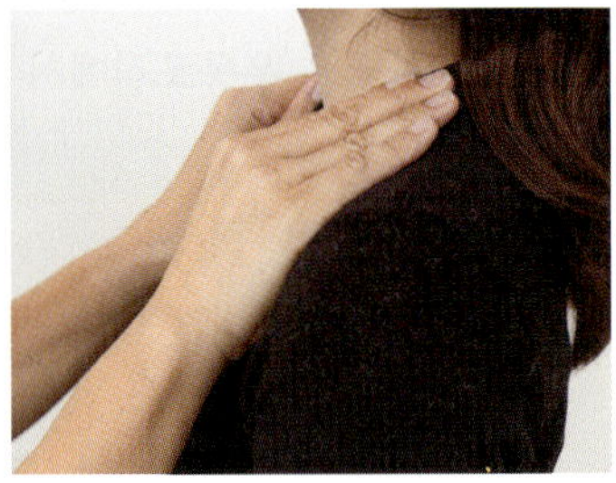

어깨뼈 골반 몸통

면이 넓은 것에 대해서는 엄지손가락의 모음(내전)을 시켜 손을 컵 모양으로 한다.

그림 3-5 면이 넓은 부위에 대해 치료사가 손을 사용하는 방법

더 나은 촉각 자극을 주는 것은, 심리적으로도 좋은 영향을 미칩니다. 도수 접촉은 대상자가 기분 좋게 느낄 수 있어야 하며, 불쾌한 도수 접촉을 주었을 경우, 치료 결과가 양호할 수 없습니다.

치료에서, <u>운동에 대한 저항을 줄 때는, 그 운동 방향 쪽만 만져야 한다는</u> 것에 유의했으면 합니다. 그래야 대상자가 어느 방향으로 움직여야 되는지 이해할 수 있습니다. 예를 들어, 팔을 굽힘 · 벌림 · 가쪽회전을 시킬 때에는, 대상자의 팔 위 가쪽 부문만을 접촉하도록 유념합니다. 예를 들어, 대상자의 손목을 잡는 것 같은 접촉 방법은 여러 방향의 면을 만지게 되므로, 대상자는 어느 방향으로 움직여야 하는지 이해하기 어렵습니다 그림 3-6 .

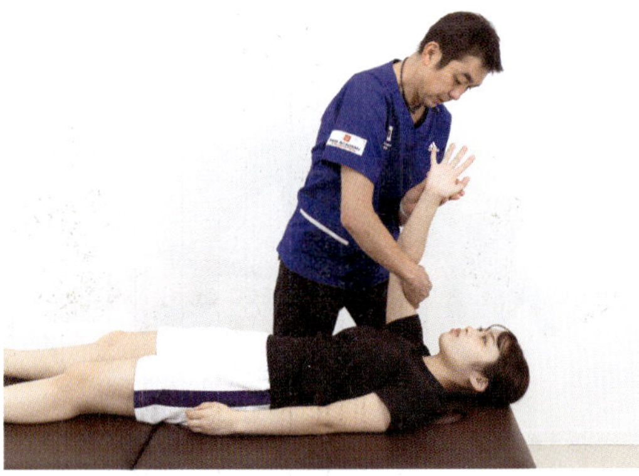

그림 3-6 팔을 굽힘·벌림·가쪽회전시킬 때에 치료사가 접촉하는 방법

또한, 가능하다면 주동근을 만지는 것도 의식적으로 해야 합니다. 주동근을 만짐으로써, 더 많은 수축을 유도할 수 있고, 치료사가 수축을 느낄 수도 있습니다.

PNF에서는, 각 패턴의 항목에서 촉각 자극을 "도수 접촉(manual contact)"이라 합니다. 도수 접촉이라고도 하고, 그립(grip)이라고도 하여, 여러 강사가 서로 다른 용어로 표기하지만, 이 책에서는 도수 접촉(manual contact)으로 통일합니다.

2) 청각 자극(Auditory stimulation) (구두 지시: Verbal command)

수용기

음파는 고막을 통해 속귀(내이)로 전달되고, 청각 수용기의 달팽이(와우)에 입력됩니다. 청각 자극은 운동조절에서 중요합니다.

자극 입력 방법

청각자극으로서, 주로 구두 지시를 통해 아래의 3개 자극을 입력합니다.

i) **정보** informationh

대상자에게, 무엇을 해야 하는가, 언제 그것을 하는가, 한 일이 좋았는지 어떤지 등 다양한 정보를 구두로 전달할 수 있습니다.

ii) **조절** modulation

시행한 조절이 잘 되지 않았을 때, 구두 지시로 미세조정을 할 수 있습니다. 예를 들면, “조금만 더 팔꿈치를 펴시오” 등, 등장성 혼합(combination of isotonics)으로 등척성 수축(ICP) · 구심성 수축(COC) · 원심성 수축(ECC)을 시킬 때에는, 구두 지시가 없으면 곤란해집니다 그림 3-7 .

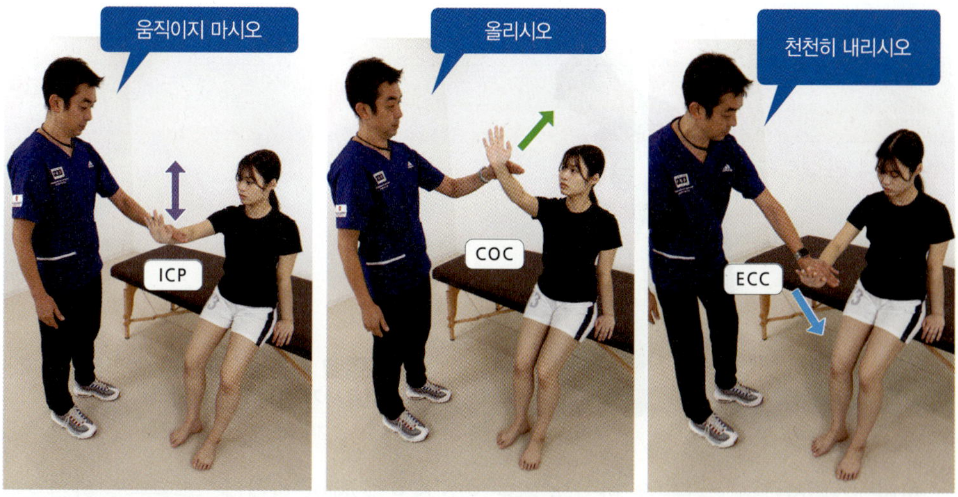

등척성 수축(ICP) 구심성 수축(COC) 원심성 수축(ECC)

그림 3-7 등장성 혼합(combination of isotonics)에서의 구두 지시

ⅲ) 리듬 rhythm

동적 반전(dynamic reversal)으로 방향을 전환시킬 때는, 구두 지시가 없으면 과제의 난이도가 상당히 올라갑니다 그림 3-8 . 또한, 특히 보행이나 무용 등 반복성이 있는 동작을 보조하는 데 매우 효과적입니다. 파킨슨병의 사례에 대해, 메트로놈을 사용하여 보행 리듬을 획득하는 것도 청각 자극의 이용입니다.

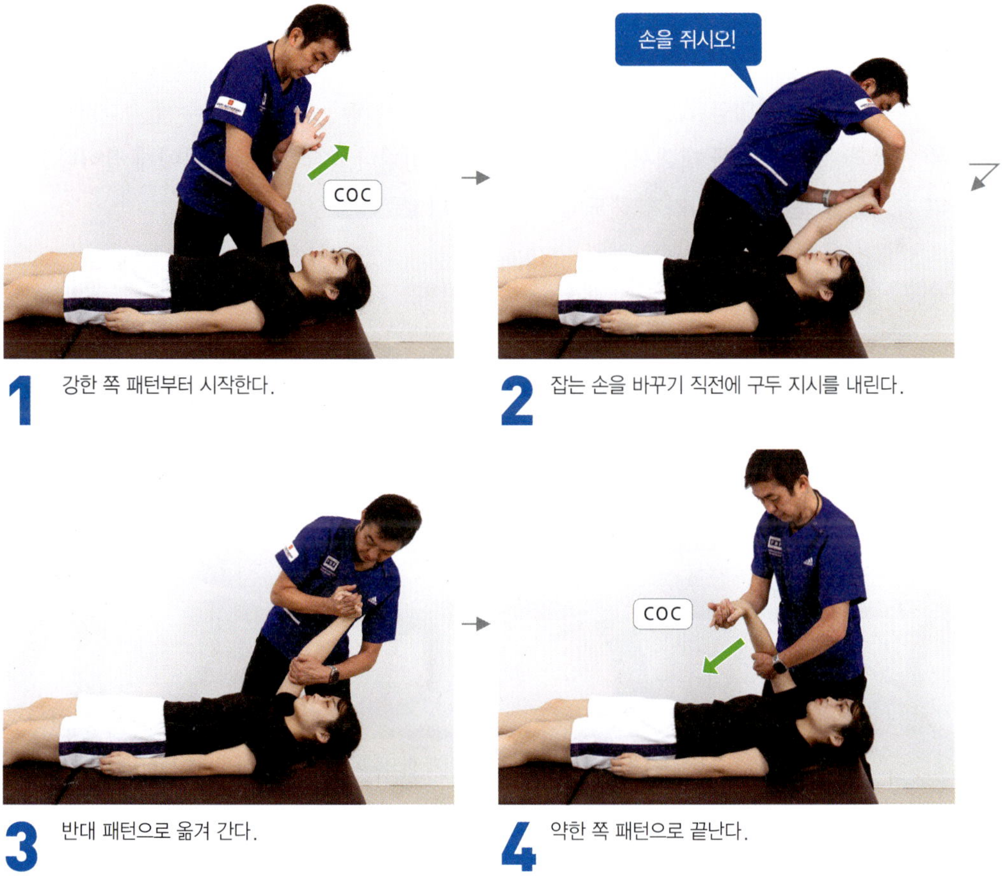

1 강한 쪽 패턴부터 시작한다.

2 잡는 손을 바꾸기 직전에 구두 지시를 내린다.

3 반대 패턴으로 옮겨 간다.

4 약한 쪽 패턴으로 끝난다.

그림 3-8 동적 반전에서의 구두 지시

또한 중요한 것으로서, 운동 반응은 목소리의 톤(tone)에 영향을 받는다는 것을 알아두어야 합니다. 소리나 목소리의 조절은 대뇌변연계에 큰 영향을 주기 때문입니다.

날카롭고 강한 톤 〉〉〉 보다 강력한 근육활동이 필요할 때
보통의 톤 〉〉〉 운동을 유지하고 싶을 때
부드러운 톤 〉〉〉 대상자가 두려움이나 통증을 느끼고 있을 때

구두 지시는 간단하고 명료하며, 정확하고 이해하기 쉬워야 하며, 적절한 타이밍에 주는 것이 중요합니다.

또한, 구두 지시의 주된 용도는, ① 준비, ② 시작, ③ 수정입니다.

3) 시각 자극 Visual stimulation

수용기

시각 정보는, 안구 망막 내에 있는 광전성(photoelectric) 수용기에 입력됩니다. 시각을 통한 감각 입력은 올바른 방향, 올바른 자세, 올바른 동작을 이해하는 데 도움이 됩니다. 시각은 공간에서 위치를 인식하거나, 정보를 수정할 수 있는 중요한 감각이기 때문입니다.

감각 입력 방법

시각에 의한 되먹임(feedback)은, 더 강력한 근육 활동을 유발할 수 있습니다. 특히, 목 근육과 몸통 근육에 대해서는 두드러지게 나타납니다. 따라서, 대상자에게 팔이나 다리의 움직임을 눈으로 따라가게 해도 좋을 것입니다 그림 3-9 .

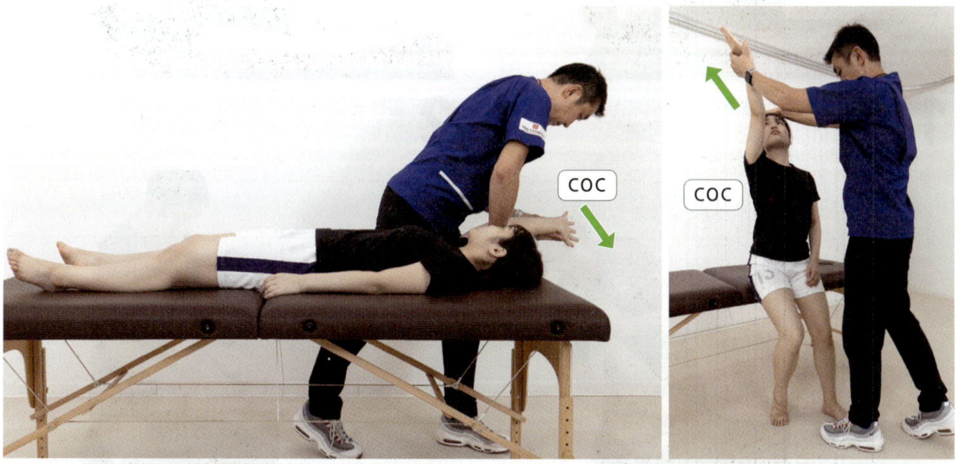

팔 굽힘 · 벌림 · 가쪽회전 패턴으로 눈으로 손을 따라가게 함으로써 몸통 폄근군이 강력하게 작용한다.

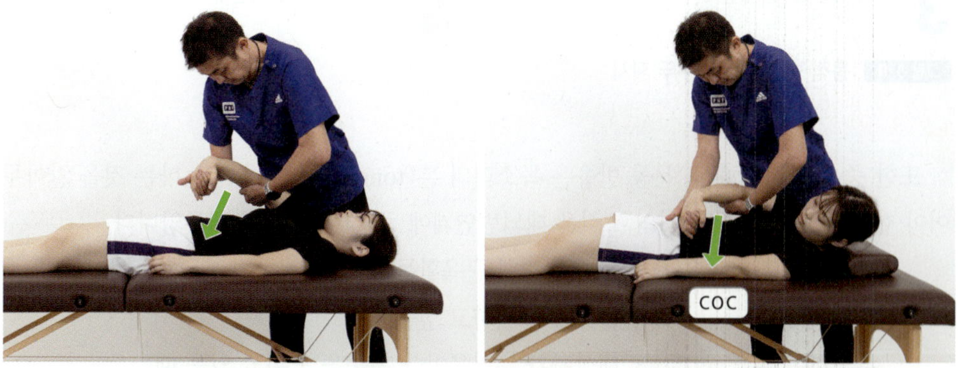

팔 폄 · 모음 · 안쪽회전 패턴으로 눈으로 손을 따라가게 함으로써 몸통 굽힘근군이 강력하게 작용한다.

그림 3-9 시각에 의한 되먹임

또한, 시각은 때때로 고유수용성 감각에 대한 편리하고 효과적인 보상이 될 수 있습니다. 예를 들어, 고유수용성 감각이 저하된 중추신경계 질환 환자가 움직일 수 있는 것은, 시각에 의한 보상이 효과적으로 작용하기 때문일 수 있습니다. 하지만, 고유수용성 감각에 대한 자극 입력이 필요한 대상자에게는 그 존재가 방해가 될 수 있으므로 주의가 필요합니다.

보상에 의해서도 움직이면 좋다고 평가하는지, 그것에 의해 고유수용성 감각이 작용하지 않는 상태라면 나쁘다고 평가하는지는, 그 대상자의 상황에 달려 있습니다 그림 3-10 .

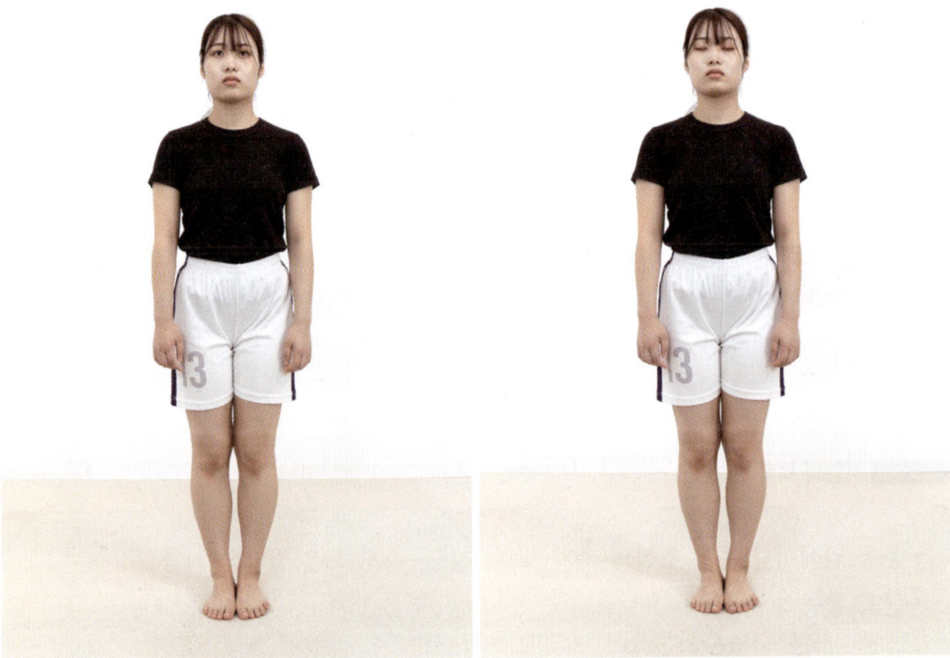

서 있는 자세에서 균형을 평가하기 위한 양 다리를 펴서 붙인 선 자세.
눈을 뜬 상태와 눈을 감은 상태에서 시행한다.

그림 3-10 시각을 이용한 선 자세에서의 균형 평가

테스트해 보자!!

한쪽다리로 선 자세를 취하고, 그 다음에 눈을 감아보십시오. 즉시 균형을 상실한 사람은 평소부터 시각 우위로 균형을 잡고 있고, 균형이 깨지지 않는 사람은 고유감각 우위일 수도 있습니다. 어느 쪽이 좋다고 단언할 수는 없지만, 상황에 따라서는 시각정보의 유무에 따른 균형을 확인하는 것도 필요합니다.

[고유수용성 자극] 고유수용기, 고유수용감각에 대한 자극을 말한다.

다음으로, PNF의 핵심인 신체 내부의 고유수용기에 대한 자극 입력에 대해 설명합니다. PNF에서는, "저항", "견인", "압축", "신장" 등의 자극을 가하여, 운동의 촉진을 도모합니다.

4) 저항 Resistance

수용기

저항을 감지하는 수용기로는, 근육방추, 골지힘줄기관이 있습니다. 1940년대에 Gellhorn은 저항에 대한 연구를 했습니다.[1] 이 연구에서 그는 저항이 근육 수축에 미치는 영향에 대해 증명했습니다. 만일, 저항(외력)이 없었다면, 강조한 강한 근육 활동은 어려울 것이며, 저항이 생리학적으로 운동단위의 활동 증가를 촉진합니다.

자극 입력 방법

우리가 PNF를 사용할 때, 저항 자극은 가장 많은 목적으로 사용되며, 그 목적은 표 3-1 과 같습니다.

표 3-1 저항의 목적

- 운동 인식이나 운동 조절의 촉진(방향, 강도, 속도 등을 전달한다).
- 근육 활동의 촉진
- 근력 · 근육 지구력의 강화
- 패턴의 움직임(그루브)에의 유도
- 이완(수축 후의 이완)
- 방산(Irradiation)

저항의 양은 치료 목적에 따라, 그리고 대상자의 능력과 자세, 지레의 팔(lever arm) 길이에 따라 달라집니다. 따라서, PNF에서는 대상자의 상황에 맞는 **적절한 저항(Optimal Resistance)**을 사용합니다.

적절한 저항이란, 대상자가 원활하게 협응하여 움직일 수 있는 정도의 저항을 말합니다. 정적인 활동에서는, 대상자가 원하는 위치에서 멈출 수 있는 정도의 양이 됩니다. PNF에서는 도수에 의한 저항이 사용됩니다. 도수 저항의 장점은, 목적으로 하는 움직임에 자유자재로 맞출 수 있다는 것으로, 우리는 저항의 양과 방향을 대상자의 능력이나 목적에 따라 바꿀 수 있습니다. 또한, 저항을 사용하고 있는 동안, 치료사는 대상자의 근육

수축의 양과 질을 지속적으로 되먹임을 할 수 있습니다.

적절한 저항은 또한, 신체의 다른 부위에 대한 근육 활동을 일으킵니다. 이것을 **방산**이라 부릅니다. 어떠한 저항도 방산을 일으키지만, 패턴을 이용해 저항이 대각선상 패턴의 움직임 궤도 안(그루브[groove] 내의 움직임)에 있으면, 참여하는 근육군이 많아지기 때문에 가장 강력해집니다.

중요개념!!

저항의 방향은, 대상자가 시행하는 운동 방향과 반대방향이 됩니다. 일반적으로 중력에 대항하는 항중력(anti-gravity) 활동이 구심성 수축만이 되기 때문에 움직이기 쉽고, 중력과 같은 방향의 종중력(중력에 따르는) 활동에서는 구심성 수축과 원심성 수축의 가능성이 있기 때문에 운동을 인식하는 것이 어려워지고, 보상이나 잘못된 움직임이 일어나기 쉬워집니다. 중력의 영향을 잘 생각하여 저항을 줍니다 그림 3-11 .

PNF에서는, 도수 저항을 사용하는 것이 특징이지만, 저항은 "어느 방향으로", "어느 정도의 힘을 넣어야 하는지"를 전달하는 도구로서 사용하는 것이지, 저항 운동을 이용하는 것에 의해 근력 강화를 도모한다는 단순한 생각에 기초하는 것은 아닙니다. 즉, "근력 강화를 도모한다"라기보다는, "능동운동보다 저항운동이 더 쉽게 움직일 수 있다"는 표현이 더 적절합니다.

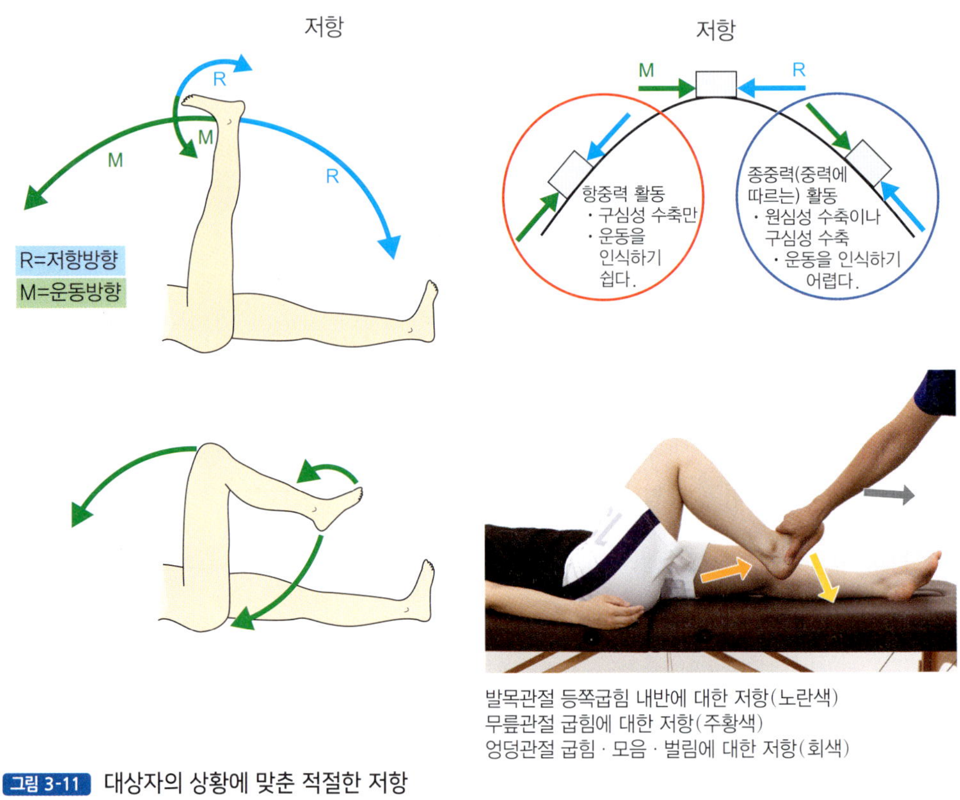

발목관절 등쪽굽힘 내반에 대한 저항(노란색)
무릎관절 굽힘에 대한 저항(주황색)
엉덩관절 굽힘 · 모음 · 벌림에 대한 저항(회색)

그림 3-11 대상자의 상황에 맞춘 적절한 저항

5) 견인 Traction

수용기

견인을 감지하는 수용기에는, 관절주머니나 인대에 존재하는 기계수용기가 있습니다 그림 3-12 . 예를 들면 보행의 유각단계에서 다리나 팔 흔들기, 투구 동작의 팔 등에서 견인이 일어나, 관절주머니 내의 압력을 감소시킵니다.

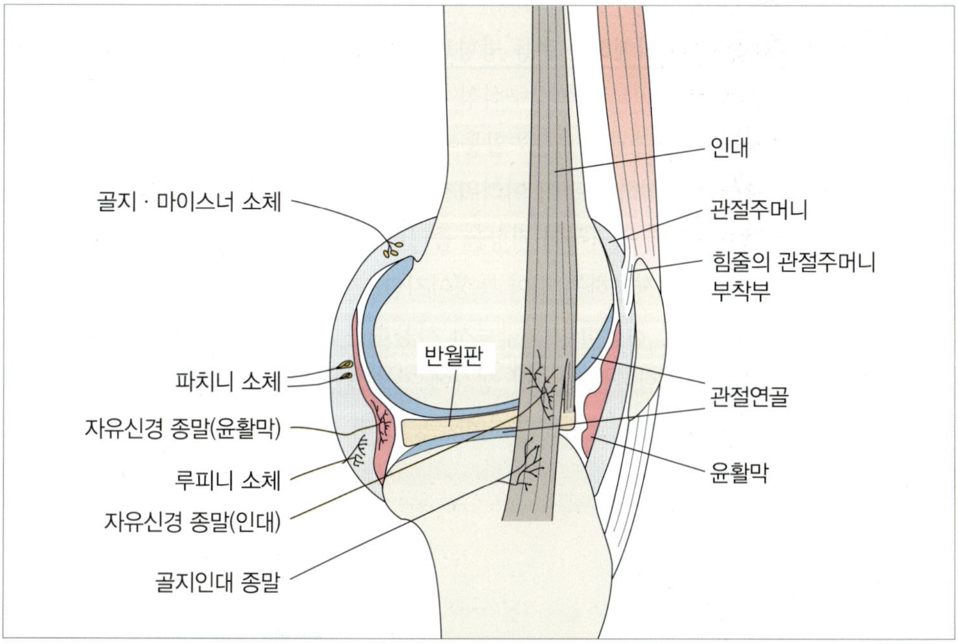

그림 3-12 관절주머니나 인대에 존재하는 기계수용기

자극 입력 방법

견인은 구심성 근육 수축에 도움이 됩니다. 따라서, PNF에서는 주로 "근육 반응과 운동성 촉진", "통증 경감"을 목적으로 견인을 사용합니다. 또한, "운동 범위 내"와 "운동 시작 영역의 위치"의 두 가지 장면에서 사용되는 경우가 많기 때문에, 이 두 가지 장면에서의 견인 자극을 입력하는 방법에 대해, 다음 페이지에서 설명합니다.

• 운동 범위 내에서 입력하는 방법

동작 중에는 견인이 구심성 수축의 도움이 됩니다 그림 3-13 . 또한, 통증에 관해서는, 관절에 부딪침(impingement) 등의 문제가 있는 경우, 그 통증을 경감시킬 수 있습니다.

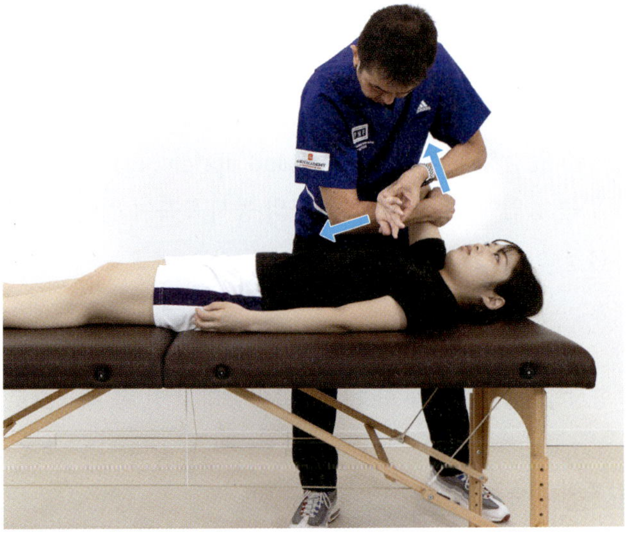

먼쪽 쥐기(distal grip)에서 저항을 가함과 동시에 몸쪽 쥐기(proximal grip)는 견인을 가한다.

그림 3-13 운동 범위 내에서 입력하는 방법

• 운동 시작 영역에서 입력하는 방법

운동을 시작할 때에 견인을 함으로써, 구심성 근육 활동 촉진의 준비를 할 수 있습니다.

근육방추 외에도 관절주머니 내에 존재하는 수용기도 자극을 주기 때문입니다. 초기 신장(initial stretch)을 사용해서 근육군을 신장시키지만, 동시에 관절에는 견인이 가해지는 것으로 해석할 수 있습니다 그림 3-14 .

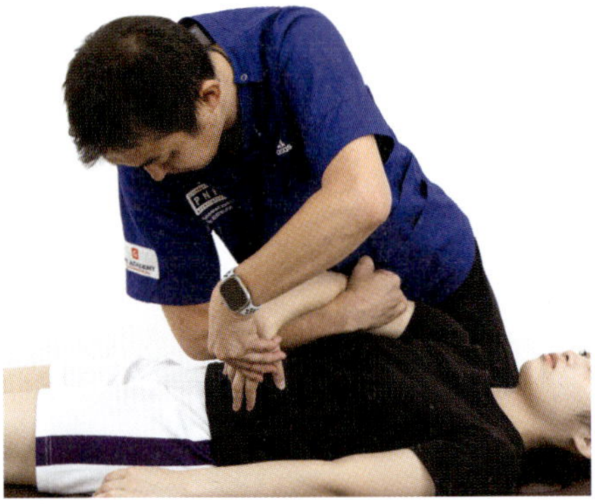

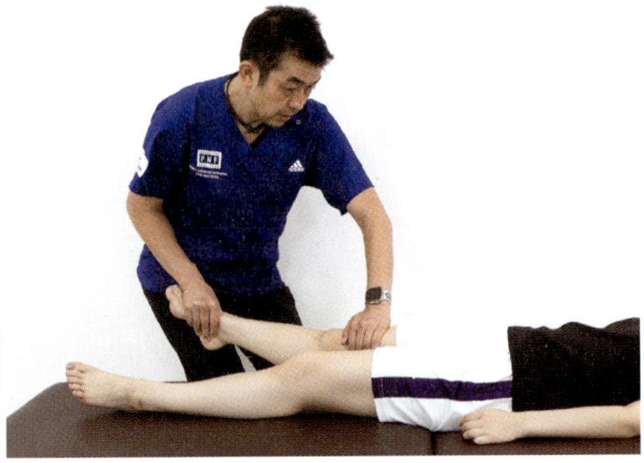

시작 자세에서 초기 신장을 가하는 일이 많은 패턴, 동시에 관절에는 견인이 가해진다.

그림 3-14 운동 시작 영역에서 입력하는 방법

6) 압축 Approximation

수용기

압축을 감지하는 수용기에는, 관절주머니와 인대에 존재하는 기계적 수용기가 있습니다.

압축은 관절에 대한 자극입니다. 일상생활에서 우리는 이미 압축을 받고 있습니다. 중력과 자신의 체중이 신체에 대해 항상적인 압축력이 되고 있어 이것에 의해 체중 부하 구조는 성립되어 있습니다.

인간이 수직으로 앉거나, 서거나 할 때에, 압축은 자세반응을 위한 생리학적 자극으로 되어 있는 것입니다. 따라서, 압축은 안정성과 직립(stability and uprighting)을 증가시킵니다. 치료사가 압축을 가하고 있는 동안에, 주동근과 길항근의 동시 수축이 일어난다고 생각되고 있습니다.

자극 입력 방법

PNF에서는, 주로 "안정성의 향상", "체중부하와 항중력 근육활동의 촉진"을 목적으로 압축 자극을 입력합니다.

PNF에서는 세 가지 유형의 압축이 사용됩니다.

표 3-2 PNF에서의 세 가지 유형의 압축

1. 느린 압축(Slow Approximation)
2. 빠른 압축(Quick Approximation)
3. 유지되는 압축(Maintained Approximation)

이들 방법 중에서, 특히 "빠른 압축"은 근육 반응을 끌어내고자 할 때나 반사적인 움직임을 촉진하려고 할 때 사용됩니다 그림 3-15 .

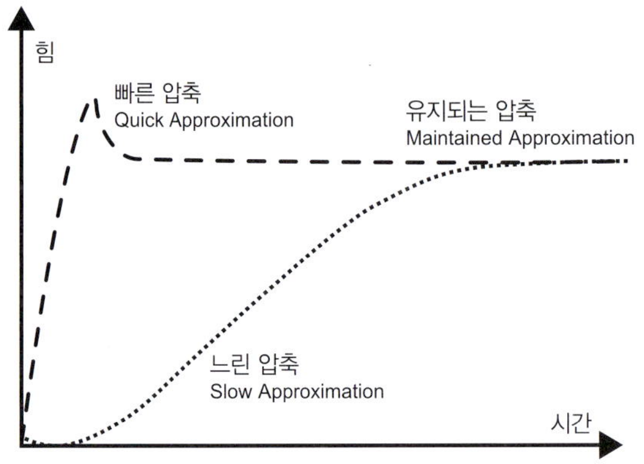

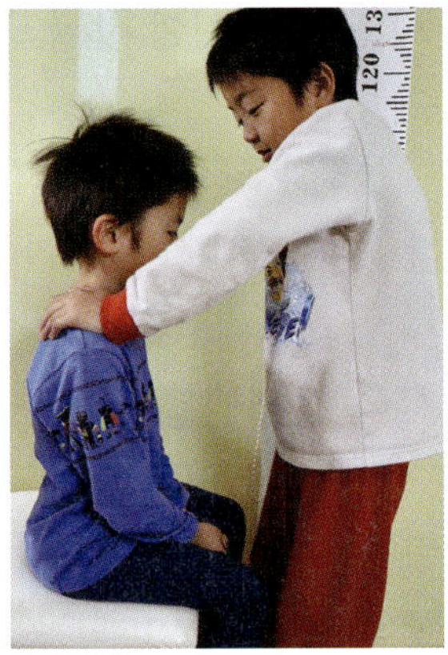

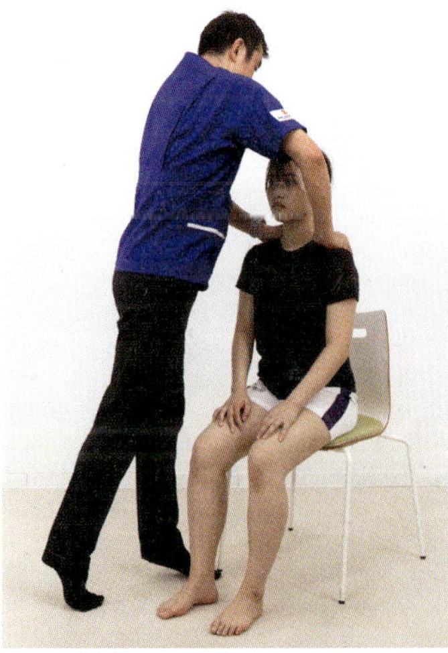

양 어깨에서 몸통에 대한 압축

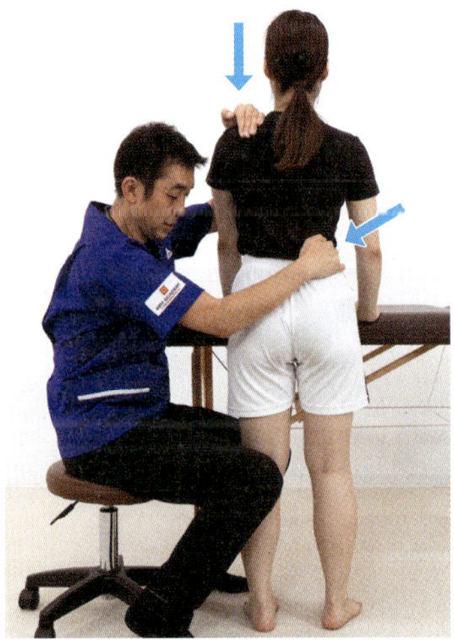

오른손은 왼쪽 중간볼기근에 대한 저항
왼손은 왼쪽 발 부위에 압축

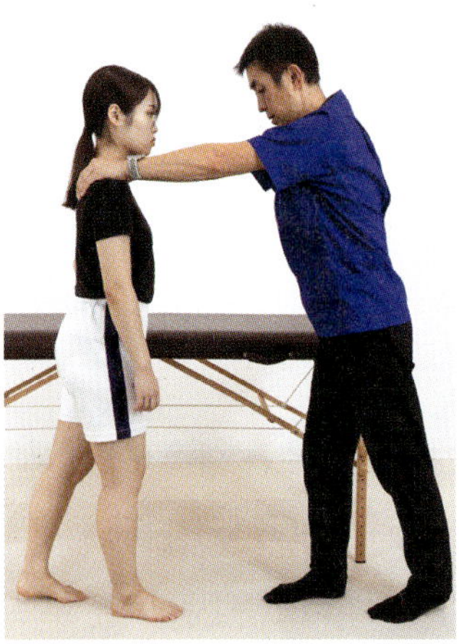

오른쪽 다리 방향으로 중력중심 이동

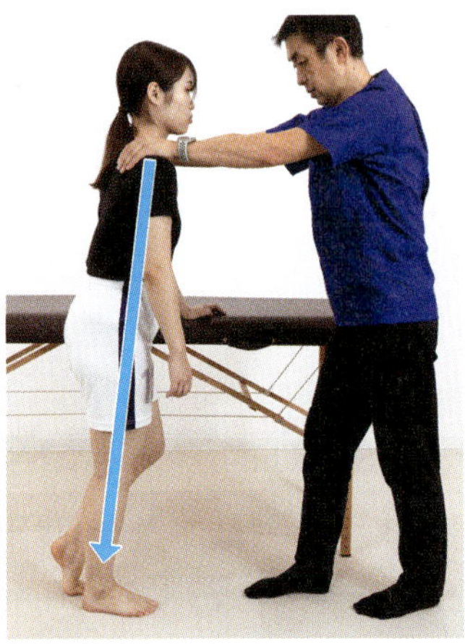

휘두르는 순간에 입각쪽으로 빠른 압축

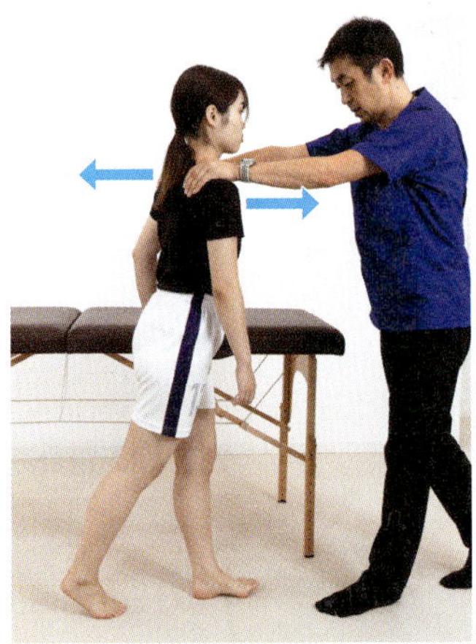

오른쪽 어깨를 앞으로 내밀고, 왼쪽 어깨를 뒤로 당김으로써 몸통 회전을 유도하면 스윙을 하기 쉽다.

그림 3-15 빠른 압축을 사용한 예

7) 늘임과 신장 자극 Elongation and Stretch stimulation 수용기

늘임과 신장 자극을 감지하는 수용기에는, 근육방추와 방추속근육(추내근)섬유 내의 핵주머니 · 핵사슬섬유가 있습니다.

자극 입력 방법

근육이나 근육 연쇄가 신장되면, 분절 단위의 반사활(반사궁)을 통해 근육방추가 촉진됩니다. 이로 인해 근육수축이 더 빨리 일어나게 됩니다. 이것이 신장 자극의 응용을 설명할 때 가장 기본이 되는 부분입니다. 치료사에 의해 근육 연쇄를 신장시켜서 반응을 얻는 것은, 신장반사를 일으키기도 하고, 단순히 그 근육군을 자극하는 것이 되기도 합니다. 투구 동작이나 발차기 동작과 같은 반복되는 동작에서는 길항근은 나중에 일어날 수축을 위해 신장(stretch)을 통해 준비됩니다. 근육방추의 신장은 근육수축을 촉진시키는 데 도움이 됩니다 그림 3-16 .

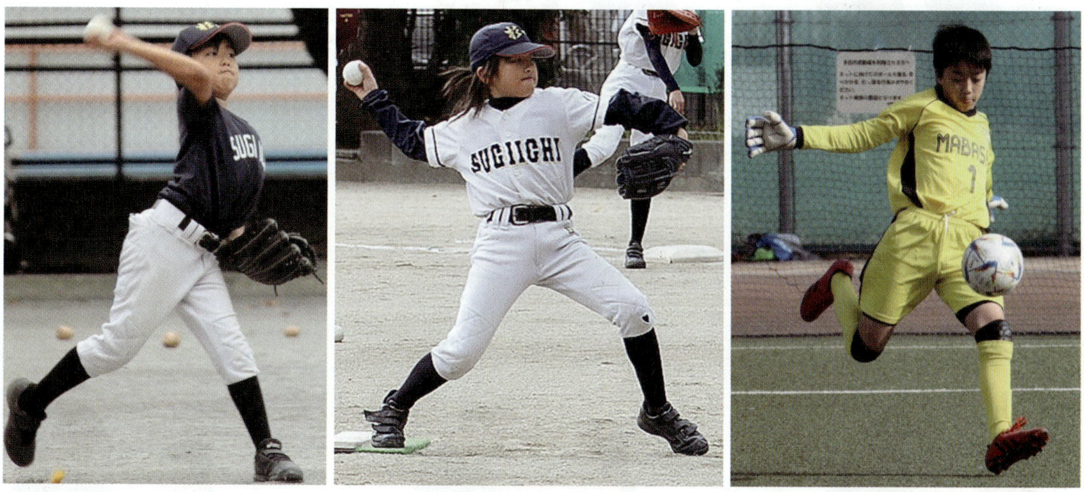

투구 동작이나 발차기 동작에서는 근육을 잡아 늘인 상태로 하여 준비한다.

그림 3-16 늘임과 신장 자극

늘임(Elongation)과 신장(Stretching)이라는 말은 영어 사전적으로는 양쪽 모두 "신장"이라는 의미입니다. 그러나, PNF에서는 이 두 가지를 나눠서 파악하고 있습니다.

늘임(Elongation)이란, 근육의 이는곳(기시: origin)/닿는곳(정지: insertion)을 분리시켜, 그 장력을 느낄 때에 사용합니다. 예를 들면, 팔다리 패턴의 시작자세에서 주동근군이 잡아 늘여져 있는 상황 등입니다.

신장(Stretching)이라는 말은, 일반적으로는 지속적 신장의 의미로서 사용되는 경우가 많지만, PNF에서는 근육이 늘어난 상태에서부터 약간 신속하게 사용하는 신장에 대한 것을 가리킵니다. 즉, PNF에서 말하는 신장이란 빠른 신장(Quick Stretching)에 대한 것을 가리킵니다. 빠른 신장을 사용한 예로서는, 초기 신장(Initial Stretching)이나 재신장(Re-stretching)이 있으며, 각각 그림 3-17 과 그림 3-18 에 나타내고 있습니다. 다만, 빠른 신장은, 통증이 있는 부위나 뼈가 유합하기 전의 골절 부위 등에서는 사용하지 않습니다.

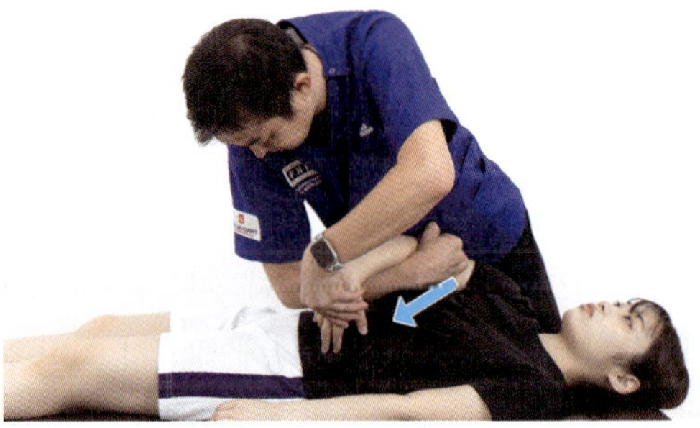
근육군이 충분히 늘여진 상태에서 빠른 신장을 가한다.

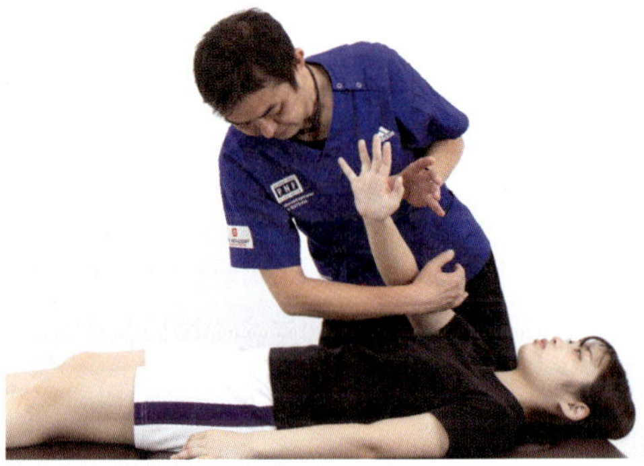
반응이 나타나는 경우는 손을 떼기도 한다.

그림 3-17 초기 신장을 팔 굽힘·벌림·가쪽회전 패턴으로 사용한다.

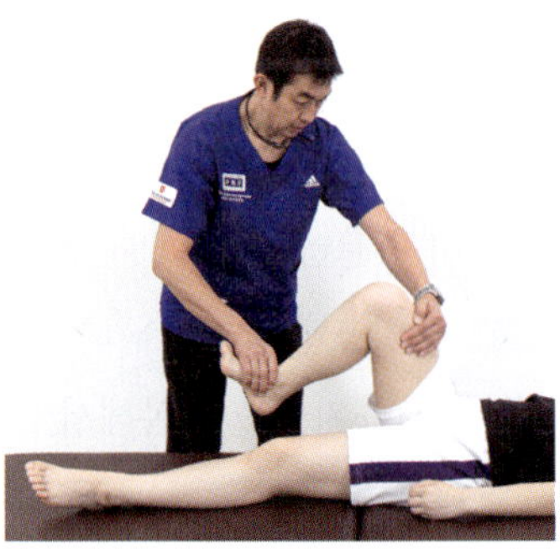
엉덩관절 굽힘 또는 무릎 굽힘의 활동이 부족한 경우

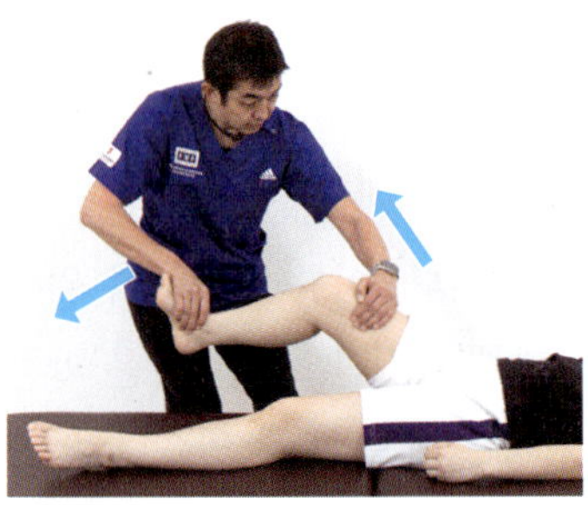
신체 전체를 사용하여 빠른 신장

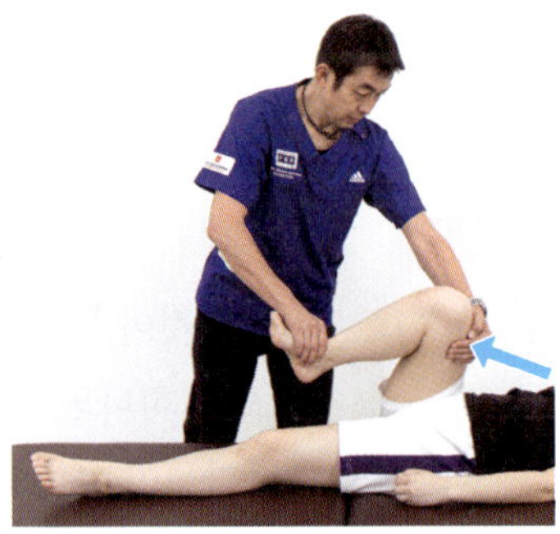
그 후의 반응을 기다려 저항을 계속 가한다.

그림 3-18 재신장을 다리 굽힘·모음·가쪽회전 패턴으로 사용한다.

2. 기본 절차

PNF에서는, 대상자에게 운동이나 동작을 시킬 때, 기본적으로 아래의 5단계로 반응을 이끌어냅니다. 이 항목에서 소개하는 다섯 가지 절차(방법)는 지금까지 설명한 기본 원리를 이용하여 "어떻게 반응시키는지"를 가르쳐 줍니다.

치료사는, 대상자의 상태를 파악하고, 이 다섯 가지 방법 중에서, 특히 중요시해야 할 방법을 추론합니다. 이것은 결코 하나만의 방법에 집중한다는 의미는 아니지만, 치료사가 항상 목표 의식을 가지고 대상자의 반응을 이끌어내는 것이 중요합니다. 이때, 대상자의 어디(무엇에)에 적용하는 것이 가장 적절한지를 생각하는 단서가 되는 것이 기본 원리이며, 어떤 방법을 사용하여 어떻게 반응하게 할 것인지를 생각하는 단서가 되는 것이 이 항목에서 설명하는 기본 절차가 됩니다.

1) 강화-가중 Reinforcement-Summation

강화란, 더 새로운 것이 추가되어 더 강력하게 만드는 것을 의미합니다. 자극은 신체의 다른 분절의 새로운 활동에 의해 강화됩니다. 치료사는 더 강한 근육군에 대해서 저항을 줌으로써, 더 약한 부분을 강화하려고 합니다. 그렇게 함으로써, 우리는 공동근군의 활동에 의한 근육 수축의 강화를 얻을 수 있는 것입니다.

강화의 목적은 가중 반응입니다. 하나의 단수축(twitch contraction)이 끝나기 전에 다음의 자극을 가하면, 개개의 단수축의 효과가 겹치기 때문에 수축력은 증가합니다. 이것을 가중이라 합니다. 신경생리학적으로 가중 이론은, 시간적 가중과 공간적 가중에 의해 설명되고 있습니다.

i) 시간적 가중 Temporal summation

자극의 수는 하나이지만, 같은 자극을 한 번이 아닌 두 번 세 번 반복함으로써 강화하고자 하는 것이 시간적 가중입니다. 이를 이해하기 위해 그림 3-19 를 참조하기 바랍니다. 신경세포에 하나의 자극이 가해진 것만으로는 작은 파동으로 끝나지만, 자극을 반복해서 가하면, 파동이 가중되어 커지는 것을 알 수 있습니다.

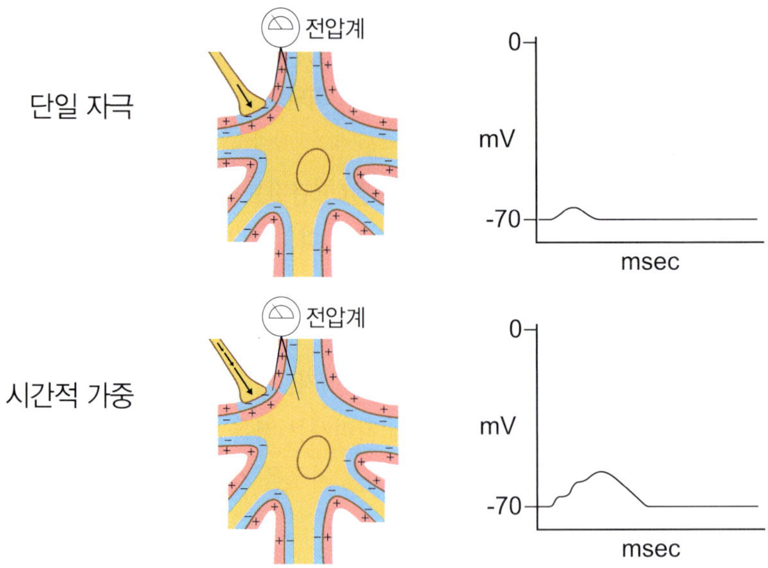

그림 3-19 신경세포에 가해지는 시간적 가중

ii) 공간적 가중 Spatial summation

자극의 수는 복수이며, 하나의 자극이 아니라 많은 자극을 주는 것으로 강화를 시도하는 것이 공간적 가중입니다. 이를 이해하기 위해 그림 3-20 을 참조하기 바랍니다. 신경세포는 서로 다른 부위로부터 단발적인 자극이 가해진 것만으로는 각각이 작은 파동으로 끝나지만, 복수의 부위로부터 동시에 자극이 겹침으로써 그 파동이 가중되어 커진다는 것을 알 수 있습니다.

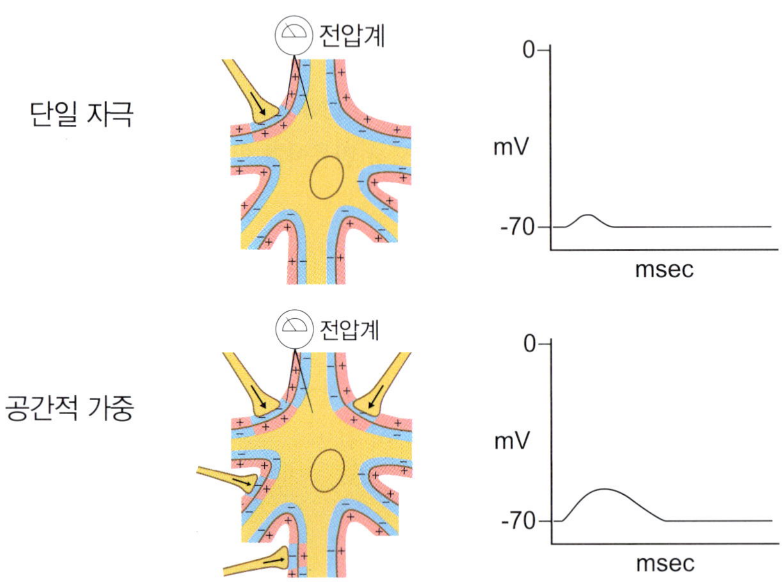

그림 3-20 신경세포에 가해지는 공간적 가중

여러분은, 대상자에게 강화(촉진이라고 표현해도 좋을 것 같습니다)를 하려고 생각할 때, 어떤 방법을 사용하십니까? 라고 질문을 받으면, 즉시 답변할 수 있습니까? 실제의 임상에서는, 이러한 질문에 대해서 적절한 언어화로 회답할 수 있는 것이 중요하다고 필자는 생각하고 있습니다.

예를 들면, 브리지 동작을 시행하여 엉덩관절(고관절) 폄근군(신전근군) 강화를 하려고 할 때, 1회만 시행하고 끝내는 치료사는 거의 없다고 생각합니다. 5회, 10회, 그것을 2세트, 3세트로 시행함으로써 강화하려고 할 것입니다. 즉, 시간적 가중을 시행하고 있는 것입니다. 그리고 그 동작에 저항을 가하려고 할 때, 우선 대상자에 접촉함으로써 촉각 자극이 들어가고, 저항으로 두 번째 자극이 됩니다. "자, 올리시오!"라 구두 지시를 하면 귀에서부터 들어오는 청각 자극이 되고, 경우에 따라서는 빠른 신장을 더해서 반응을 일으키려고 할 것입니다. 이와 같이 동시에 몇 개나 되는 자극을 가하는 것은 공간적 가중에 해당합니다.

어떻습니까? 시간적 가중이나 공간적 가중이라 말하면, 어렵게 느껴지지만, 여러분의 매일의 임상에서 당연히 시행하고 있는 일이라고 생각하지 않습니까? 그것을 언어화하여, "어디(무엇에)에", "어떻게" 자극을 입력시키는지를 생각하면서 시행하는 것이 중요합니다. 즉, 반복하는 횟수나 동시에 입력하는 자극의 수를 무심코 정하는 것이 아니라, 의미나 목적을 갖게 하여 추론하면서 치료하는 것이 중요하다고 필자는 생각하고 있습니다.

2) 패턴 Patterns

인간의 몸에는 206개의 뼈가 있고, 640개의 근육이 있다고 합니다. 그리고, 보행 시에 한 걸음을 내딛기 위해서는 약 200개의 근육이 관여한다고 합니다. 이처럼, 근육은 단독으로 작용하는 것이 아니라, 협동근과 함께 작용합니다. 이를 통해, 동작은 더욱 강력하고 기능적으로 수행하는 것이 가능해집니다.

PNF 패턴은 대각선적 · 나선적인 운동입니다. PNF에서 이 운동을 도입하는 것은 인간의 신체 구조가 대각선, 나선형으로 움직이도록 만들어져 있고, 일상생활이나 스포츠에서 그러한 움직임이 자연스럽기 때문입니다.

PNF 패턴은, **"굽힘(굴곡)/폄(신전)", "벌림(외전)/모음(내전)", "안쪽회전(내회전)/가쪽회전(외회전)"**의 3개 평면의 움직임이 항상 혼합된 활동이 됩니다. 또한 그 움직임에는 "일측성(unilateral)"과 "양측성(bilateral)"이 있으며, 다시 양측성 움직임에는 "대칭성(symmetrical)", "비대칭성(asymmetrical)", "대칭성 상반성(symmetrical reciprocal)", "비대칭성 상반성(asymmetrical reciprocal)"이 있으며, 구분해서 사용합니다.

PNF에서는 대각선상에서 신체가 가장 협응하여 움직일 수 있는 궤도를 그루브(groove)라 부르고 있습니다.※ 패턴은 그루브를 따라서 움직이며, 그 방향은 모든 근육군이 적절하게 신장되는 것 같은 방향입니다 그림 3-21 . 그 그루브를 따라가는 선을 기준으로 하여, 거기서부터 평행이 되는 선을 기준으로 하는 패턴도 있습니다 그림 3-22 .

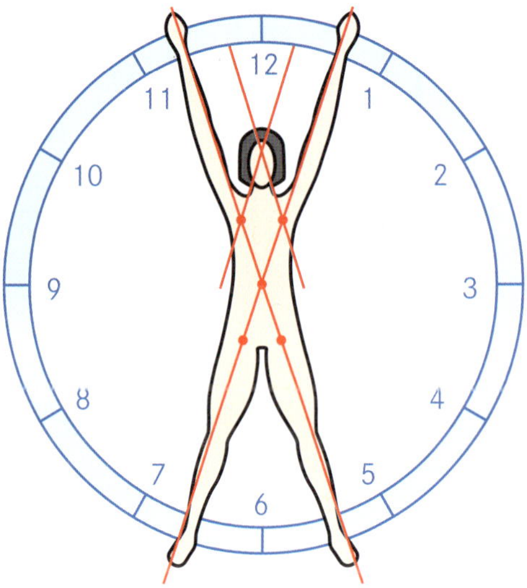

그림 3-21 그루브의 기준 방향[2)]

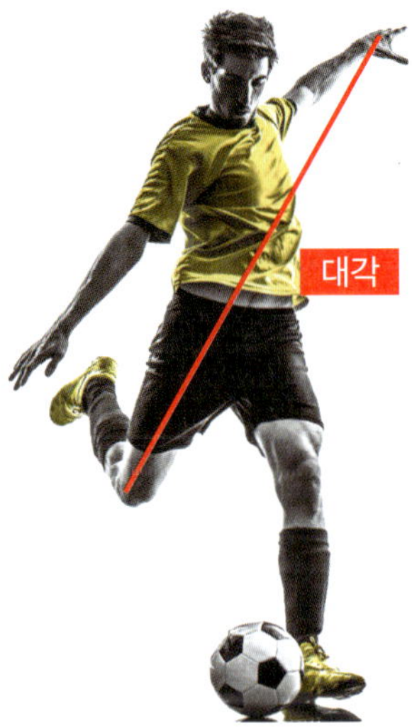

그림 3-22 축구에서 그루브를 따라가는 기준선

PNF 패턴의 가장 큰 장점은 운동연쇄(Kinetic Chain)를 효과적으로 작용시킬 수 있다는 점에 있습니다. 예를 들어, 편마비로 인해 손가락 폄이 잘 나오기 어려운 경우, 손가락 폄만을 내는 것이 아니라 손목관절 등쪽굽힘(배굴), 아래팔(전완) 뒤침(회외), 팔굽관절 폄, 어깨관절 가쪽회전 등 "동반자"로서 힘을 끌어내는 협동근이 있습니다. 이러한 협동근을 패턴 안에서 혼합하여 자극을 가함으로써, 효과적인 촉진을 시행할 수 있는 것입니다.

※ 그루브(Groove)란, 직역하면 축음기 음반(gramophone record)의 고랑이나 상궤(normal course)라는 뜻입니다. 원래는 재즈(Jazz)에서 사용되던 단어로서, 다양한 악기가 "잘 연주될 수 있다"는 것을 의미합니다. 그루브의 기준이 되는 것은 어깨관절과 반대의 엉덩관절(고관절)을 연결한 선입니다.

잼(jam) 등의 병뚜껑이 딱딱하게 굳어서 열리지 않을 때, 어떻게 열려고 합니까? 몸 앞쪽으로 가져와서 몸을 구부리고, 배에 힘을 주어 열려고 하지 않습니까? 자연스럽게 운동연쇄를 사용하는 좋은 예라고 할 수 있습니다 그림 3-23 .

잊지 말아야 할 것은 치료사에게는 PNF 패턴을 할 수 있는 것이 목표가 아니라, 대상자의 희망을 실현하는 것이 목표입니다. 이 때문에 기본적인 PNF 패턴이란, 사과나무에 비유하면, 나무의 뿌리나 줄기에 불과하고, 그 맛있는 사과(대상자의 희망)를 먹기 위해서는 다양한 연구가 필요합니다 그림 3-24 .

대상자는 개인마다 모두 다릅니다. 즉, 한 사람 한 사람이 똑같을 수는 없기 때문에, 상대가 다르면 무엇인가 패턴을 실행하는 데 있어서 연구할 점이 필요하게 됩니다.

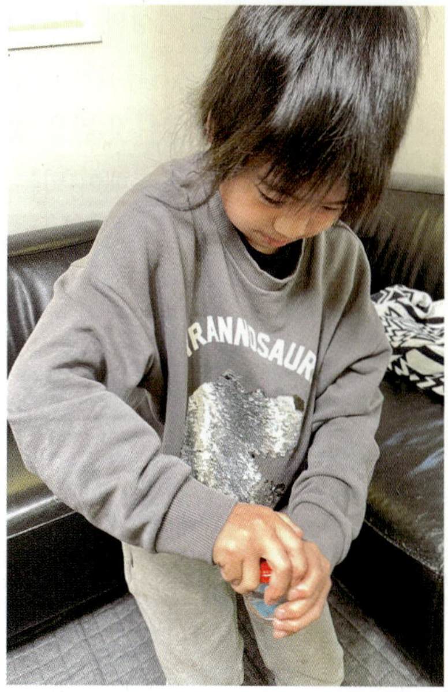

딱딱하게 굳어진 병을 열 때는 몸을 구부린다.

그림 3-23 딱딱하게 굳어진 병을 열 때의 자연스런 운동연쇄

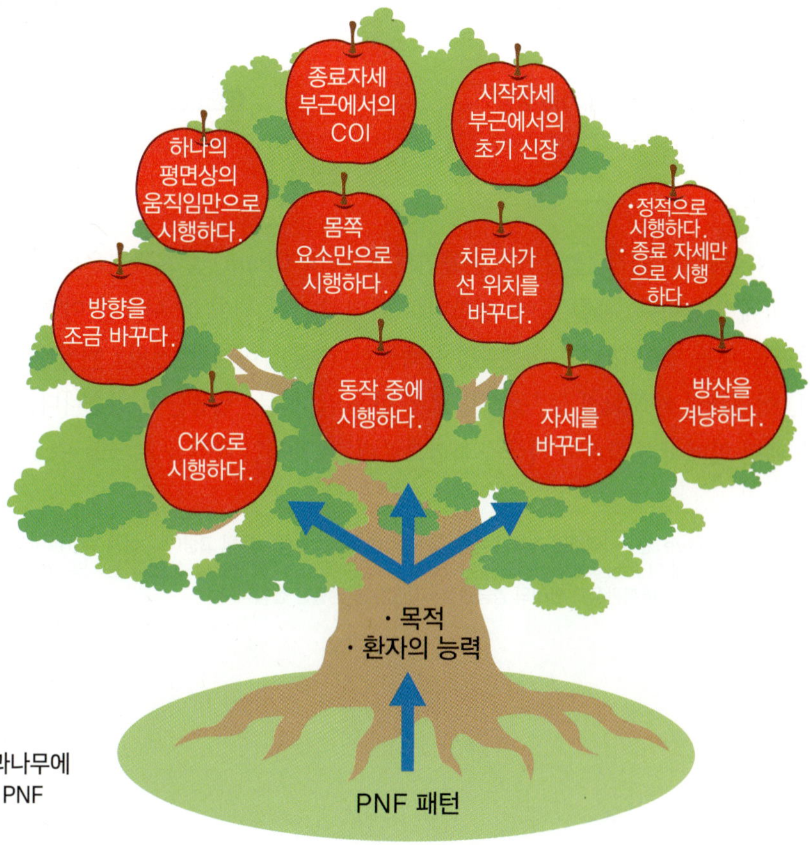

그림 3-24 사과나무에 비유한 기본적 PNF 패턴

요점

O-ring test 그림 3-25는, 근육반사 기능을 이용하여, 인체의 에너지 균형, 영양상태, 알레르기 반응 등을 평가하는 기법입니다. 이 테스트에서는, 대상자가 엄지와 집게손가락으로 반지(ring) 모양으로 연결하고, 힘을 주어 손가락을 닫은 상태를 유지합니다. 치료사는 다른 손으로 환자의 손가락을 열려고 시도함으로써, 신체의 반응을 평가합니다.

PNF의 창시자 Maggie Knott가 패턴의 우위성을 설명하기 위해 시행하고 있었다고 합니다. 손가락 굽힘은 복부 근육의 운동 연쇄가 작용하는 위치라면 더 강력한 힘이 나옵니다. 이 테스트는 과학적으로 입증되어 있지 않아, 신뢰성이나 재현성이 확립되어 있지는 않지만, 임상 현장에서는 어떤 시사점을 줄 것이라 필자는 생각합니다.

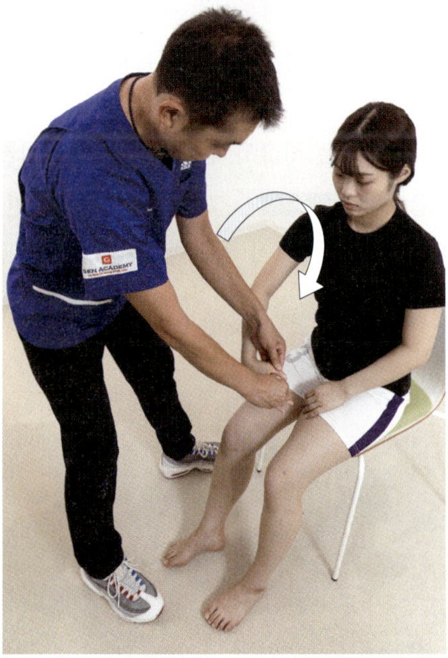

반대쪽 엉덩관절 앞 부근이라면 엄지와 집게손가락으로 만든 링(ring)을 떼어 놓을 수 없다.

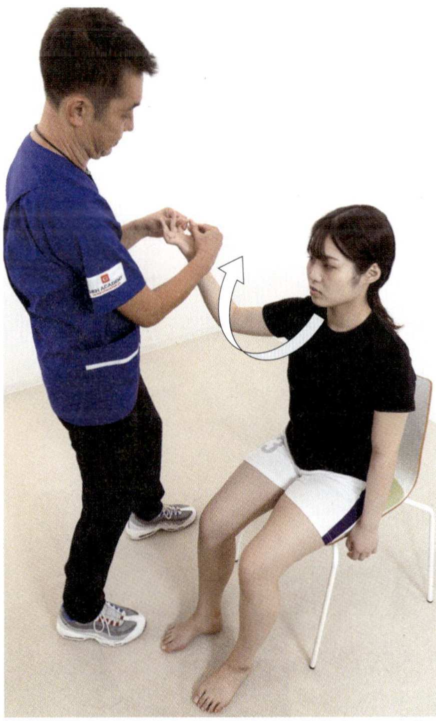

어깨관절 안쪽회전이 없는 위치로 하면 운동연쇄가 작용하지 않아 떼어 놓는 것이 가능해진다.

그림 3-25 O-ring test

3) 타이밍 Timing

정상적인 동작에서는, 근육 활동이 원활하게 연속적으로 일어납니다. 그리고, 협응된 동작에서는 그 연속성을 정확하게 새기고 있습니다.

또한 많은 협응된, 효율적인 동작은 먼쪽(원위)에서 몸쪽(근위)으로 향해 일어나며, 이것을 **정상적 타이밍(Normal Timing)**이라 부릅니다. 예를 들어, 팔다리 패턴에서는 먼쪽에서 동작이 발생하고, 먼쪽 요소(손가락과 손목관절, 발가락과 발목관절)는 패턴의 전체 영역 중에서 처음 1/3일 때 완성됩니다.

강조의 타이밍 Timing for emphasis

PNF 패턴의 정상적 타이밍은, 어떤 특정 운동 요소를 강조하기 위해 수정할 수 있습니다. 이것을 강조의 타이밍(Timing for emphasis)이라 합니다. 강조의 타이밍은, "근력 강화", "관절가동범위 개선", "피로의 경감", "방산의 효과" 등 어떤 특정 기능에 관련하여 패턴을 적응시킬 목적으로, PNF 테크닉과 혼합하여 사용됩니다.

예를 들어, 패턴의 모든 다른 요소(강한 요소)는 등척성 수축을 시켜, 강조하려고 하는 관절(약한 요소)만을 동적으로 움직이는 경우가 있습니다. 이것은 패턴의 협동근을 잘 작용시키고 싶을 때나 강조하고 싶은 움직임에 대해서 더 많이 입력시키고 싶을 때 사용됩니다.

팔꿈치를 굽히면서 하는 굽힘 · 벌림 · 가쪽회전 패턴을 사용하여 어깨관절 가쪽회전을 강조하기 위해, 재신장(re-stretching)을 시행합니다 그림 3-26 . 그동안, 강한 요소인 어깨관절 굽힘 · 벌림, 팔굽관절, 손목관절의 요소는 등척성 수축을 일으킨 상태 그대로 유지됩니다.

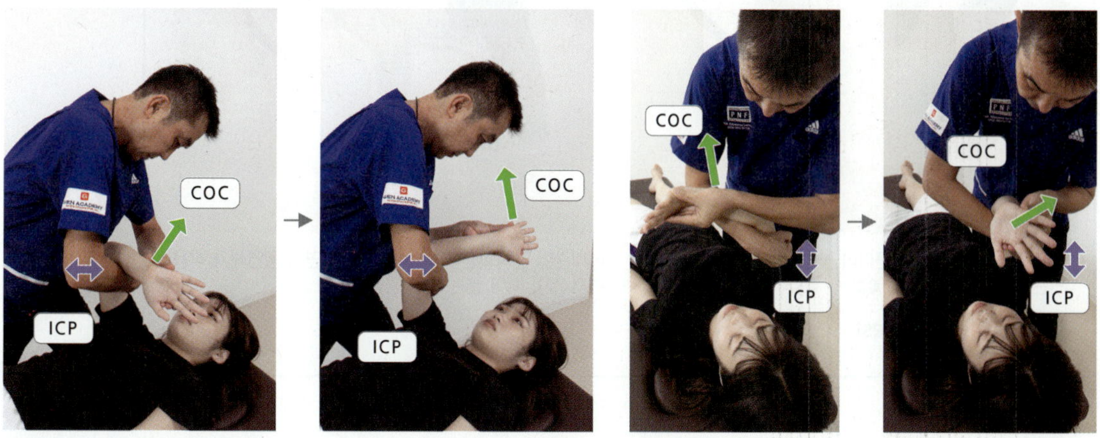

등장성 혼합이나 재신장을 시행한다.

그림 3-26 팔꿈치를 굽히면서 하는 굽힘·벌림·가쪽회전 패턴을 사용하여 어깨관절 가쪽회전에 대한 강조의 타이밍

무릎을 굽히면서 하는 굽힘 · 벌림 · 안쪽회전 패턴을 사용하여 발목관절 등쪽굽힘 · 외반에 대해서 재신장이나 등장성 혼합을 시행합니다 **그림 3-27** . 그동안, 엉덩관절 굽힘 · 벌림 · 안쪽회전, 무릎관절 굽힘의 요소는 등척성 수축을 일으킨 상태 그대로 유지됩니다.

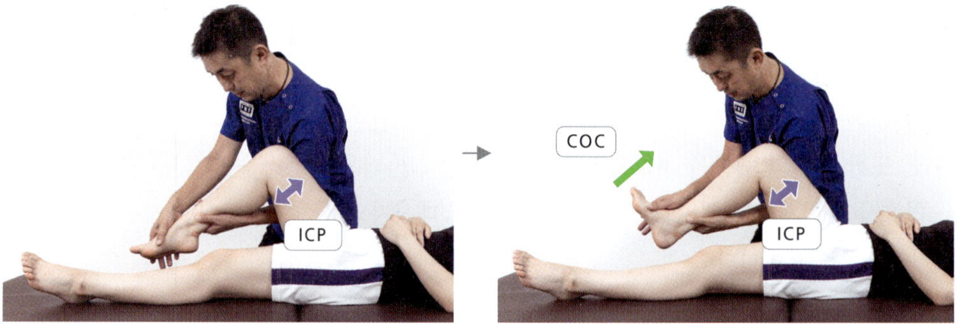

등장성 혼합이나 재신장을 시행한다.

그림 3-27 무릎을 굽히면서 하는 굽힘·벌림·안쪽회전 패턴을 사용하여 발목관절 등쪽굽힘·외반에 대한 강조의 타이밍

또한, "강한 신체 부위를 이용하여 약한 신체 부위에 PNF 기법을 사용한다"는 것으로는 양측성 패턴 중에서 강한 쪽은 등척성 수축을 시켜 고정시키고, 약한 부위에만 등장성 혼합이나 반복적 신장을 시행한다는 방법도 강조의 타이밍이라 부르는 경우가 있습니다 **그림 3-28** . 다만, 이 사고방식은 각 강사에 따라 견해가 다를 수 있으므로, 필자의 생각으로서 기억해 두시기 바랍니다.

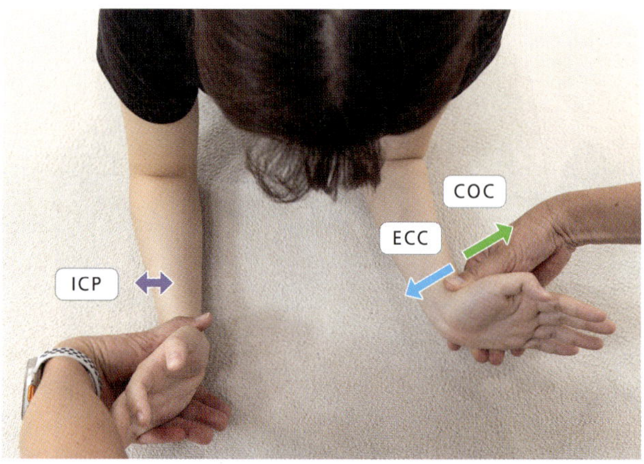

강조의 타이밍
강한 오른쪽은 고정해 두고, 약한 왼쪽에 대해서 기법을 시행한다.

그림 3-28 양측성 대칭성 패턴을 사용한 어깨관절 가쪽회전근의 촉진

4) 신체역학 Body mechanics

치료사가 몸을 좋은 위치에 두고, 좋은 방향을 향해, 잘 움직이는 것은 대상자의 좋은 반응과 효과를 얻기 위한 요점이 됩니다. 이 모든 것을 통틀어 신체역학(Body mechanics)이라 부릅니다.

치료사는 대상자의 그루브(groove) 안에 있는 것이 이상적입니다. 그리고 치료사의 중력중심(복장뼈[흉골]의 방향)이 목적으로 하는 움직임과 대각선상을 향하고 있는 것이 중요합니다 그림 3-29 .

치료사는 무릎관절과 엉덩관절을 잘 사용하면, 더 안정적이고 부드럽게 움직일 수 있습니다. 또한 자신의 체중을 저항으로 사용할 수 있다면 더욱 안정감을 얻을 수 있습니다.

치료사의 신체 위치와 신체 역학만이 아니라, 대상자의 신체 역학(어떤 자세로 누워 있는지 등)도 중요합니다.

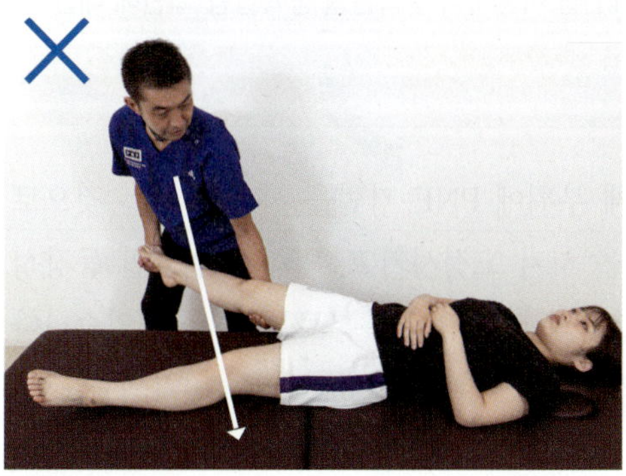

치료사의 중력중심이 그루브 위에 없어 손으로 저항을 가하고 있다.

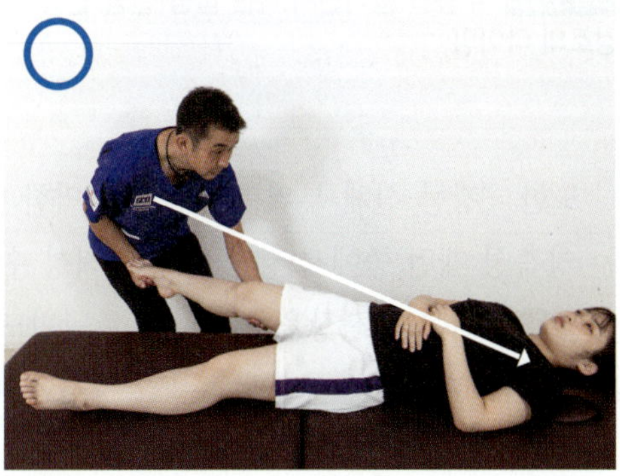

치료사의 중력중심이 그루브 위에 있어, 다리나 몸 전체로 저항을 가하고 있다.

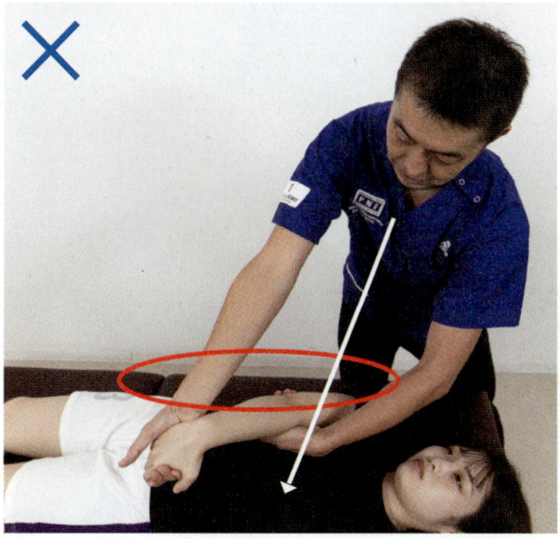

대상자가 침대 가장자리에 있지 않아 그루브에 들어갈 수 없어 손으로 저항을 가하고 있다.

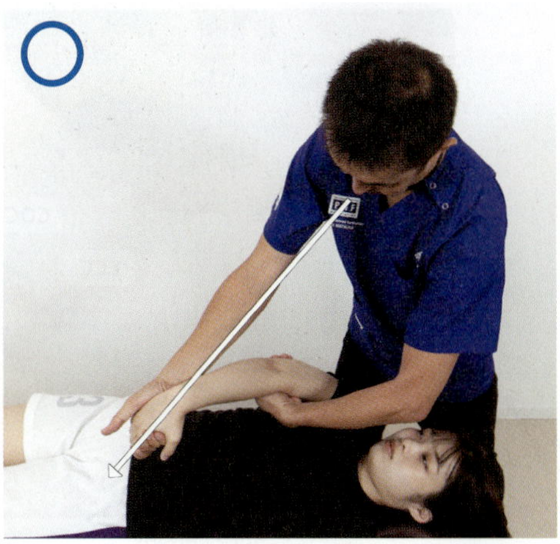

대상자가 침대 가장자리에 있어 그루브에 들어가, 체중을 뒤쪽으로 기울임으로써 저항을 가하고 있다.

그림 3-29 PNF를 시행할 때의 치료사와 대상자의 신체역학

5) 방산 Irradiation

방산이란 자극에 대한 반응의 확산을 말합니다. 인간의 몸은 근육 연쇄, 근막 연쇄가 있어, 어떠한 하나의 움직임을 하면 그 근접 관절은 물론 반응하고, 그 자극이 강하면 강할수록 멀리까지 그 영향을 미칩니다. 그리고, 그 반응은 협동근 안이나 패턴의 움직임 속에서, 촉진(수축)과 억제(이완)에 의해 나타납니다.

게다가 그 반응은 자극의 강도나 지속 시간의 증가라는 형태로 나타납니다.[3] 방산을 만들어내는 것은 운동에 대한 저항입니다. 그리고, 어떤 특정 패턴에 의해, 특정 근육의 활동 증가가 일어납니다.[4]

방산에 의해, 근육 활동은 보다 강한 부위에서 약한 부위로 파생됩니다. 그리고 방산은 근육 협응을 유발하고, 이것에 의해 협응된 근육은 더 강하게 수축합니다.

방산을 사용하는 이유는, 몇 가지가 있는데, 하나는 직접적으로 치료하면 통증이 있는 경우입니다. 예를 들어, 변형성엉덩관절증(고관절증)으로 엉덩관절 벌림근(외전근)의 근력 저하가 있어 강화가 필요한 증상 사례의 경우, 직접 엉덩관절 벌림 운동을 시행하면 통증이 발생하여 잘 할 수 없는 경우가 있습니다. 그러나, 반대쪽 다리의 벌림 운동을 시행하여 해당 부위를 고정해 두면, 통증이 일어남이 없이 벌림근을 촉진할 수 있는 경우가 있습니다 그림 3-30 .

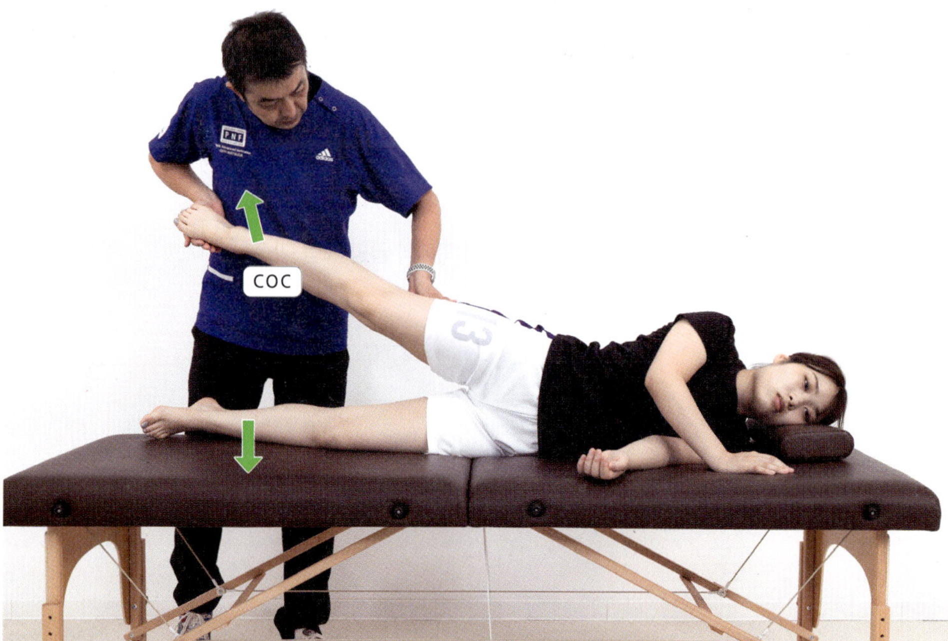

오른쪽 다리 폄 · 벌림 · 안쪽회전 패턴을 옆으로 누운 자세(측와위)에서 시행한다.
밑으로 되어있는 다리가 고정으로서 작용하여, 통증 없이 강화를 할 수 있게 된다.

그림 3-30 옆으로 누운 자세에서의 오른쪽 다리 폄·벌림·안쪽회전 패턴

근육 긴장이 항진하여 있는 경우입니다. 요컨대, 직접 시행해도 치료효과를 별로 바랄 수 없는 상황에서 높은 효과를 발휘하는 경우가 흔히 있습니다. 마비 측의 수의성이 낮은 경우, 강한 신체 부위인 비마비 측에 대해서 저항운동을 시행함으로써, 마비측의 수의성을 향상시키는 방법이 있습니다 그림 3-31 .

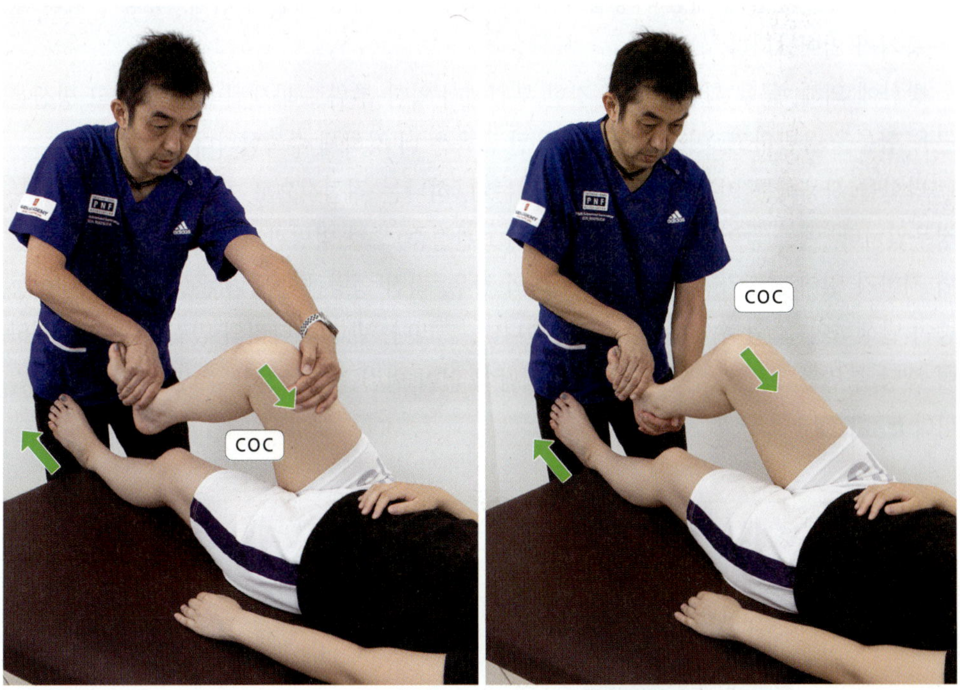

(오른쪽) 비마비 측 (왼쪽) 마비 측으로서 마비 측에 수의성이 부족한 경우, 비마비 측의 굽힘 · 모음 · 가쪽회전 패턴을 강하게 시행함으로써 마비 측 다리 장축 방향의 폄을 이끌어내려고 한다.

그림 3-31 마비 측의 수의성을 향상시키기 위한 비마비 측에의 굽힘·모음·가쪽회전 패턴

반대로, 예를 들어, 마비 측 팔의 근육 긴장이 높은 경우는, 마비 측을 아래로 한 옆으로 누운 자세에서 비마비 측 팔이음뼈(견갑대)의 패턴을 시행함으로써, 그 후의 이완을 기대하는 방법이 있습니다 그림 3-32 . 이와 같이, 억제를 목적으로 방산을 이용하는 경우는, 목표로 한 부위는 바닥 면이나 벽 등에 붙인 닫힌(폐쇄) 운동연쇄의 상태에서 시행하는 경우가 많습니다.

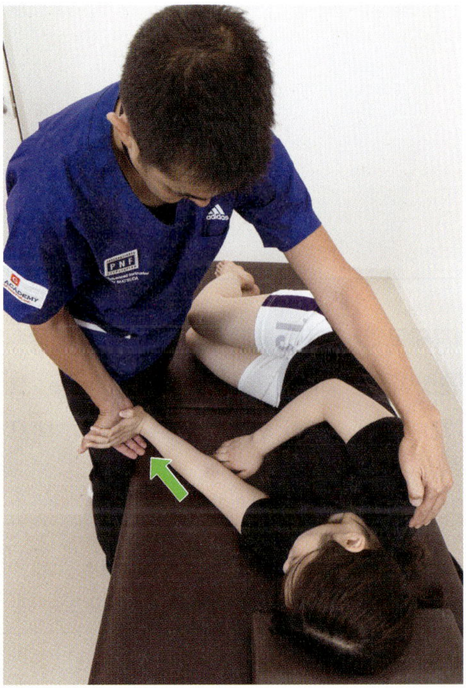

왼쪽이 마비 측으로서, 마비측 아래 절반의 옆으로 누운 자세에서 비마비측 어깨 뒤쪽 올림에 의해 마비 측 손 부위를 밀어붙여 그 후의 손가락 근육 이완을 목표로 한다.

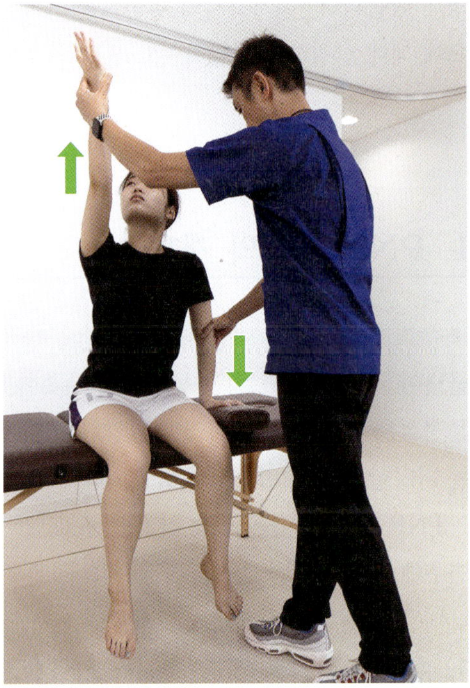

오른쪽이 마비 측으로서, 앉은 자세에서 비마비 측 팔의 굽힘 · 벌림 · 가쪽 회전에 의해 마비 측 손 부위를 밀어붙여 그 후의 손가락 근육 이완을 목표로 한다.

그림 3-32 이완을 목적으로 한 닫힌 운동연쇄를 사용하는 방법

참고 · 인용문헌

1) Gellhorn E : Proprioception and the motor cortex. Brain. 1949
2) Susan S.Adler,Dominiek Beckers,Math Buck : PNF in Practice, An Illustrated Guide,Fourth edition. Springer. 2014
3) Sherrington, C.S. : The integrative action of the nervous system. New Haven. YaleUniversity Press. 1906
4) Kabat H : Proprioceptive facilitation in therapeutic exercise, 2nd ed,Waverly Baltimore. 1961

4장 기법과 실기의 개요

제 I 부에서는, “1장 PNF란”, “2장 PNF 철학”, “3장 기본 원리와 절차”의 흐름으로 설명해 왔습니다. 여기까지의 설명에 근거해, 제 I 부의 마지막에, PNF의 기법과 실기의 개요에 대해 간결하게 전달하려고 생각합니다.

1. PNF 기법의 개요

우리 치료사들의 대상자는 다양한 문제점을 가지고 있습니다. 예를 들어, 마비가 있는, 근력이 저하하여 있는, 가동범위가 부족한, 협응성이 저하하여 있는, 통증이 있는 등, 그 문제점은 다양합니다. 이러한 다양한 문제에 다각도로 대응하기 위해, 현재까지 PNF에서는 다양한 기법이 만들어져 왔습니다.

PNF 기법은, 아래의 세 가지 범주로 나뉘고, 총 10가지의 기법이 있습니다. 이 세 가지 범주에 대해 간략하게 설명하겠습니다.

1) 주동근 기법 Agonist Techniques 그림 4-1

한 방향의 근육군만을 사용하는 방법입니다. 즉, 한 방향으로의 근육 수축이나 신장을 효과적으로 이끌어내는 기법입니다.

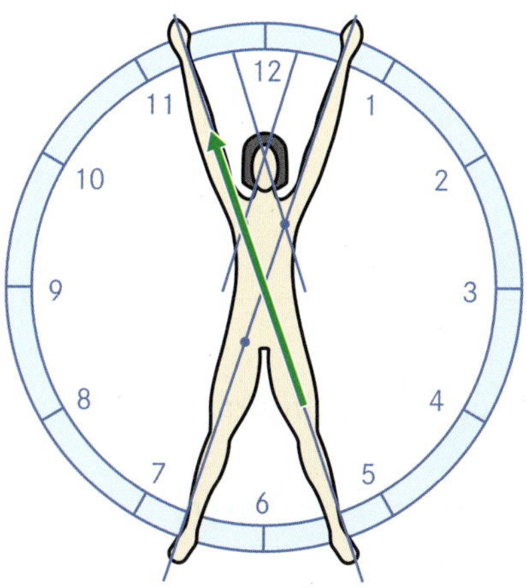

한 방향의 근육군만을 사용하는 방법

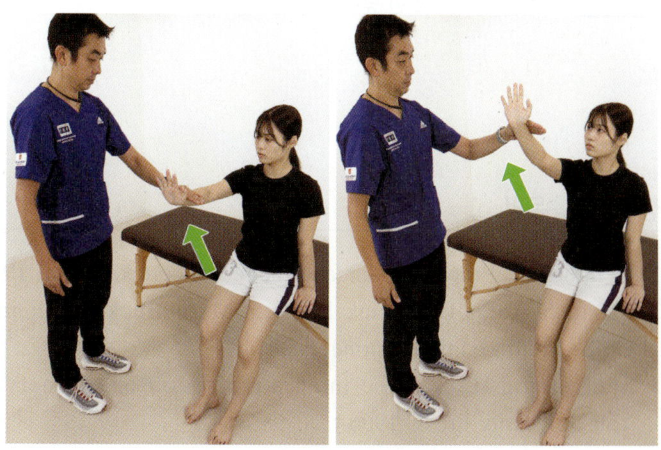

팔의 굽힘 · 벌림 · 가쪽회전 패턴의 운동을 시행하는 경우

그림 4-1 주동근 기법의 예

2) 길항근 기법 Antagonist Techniques 그림 4-2

주동근과 길항근 모두를 사용하는 방법입니다. 반전 기법(reversal technique)이라고도 부릅니다. 이 기법에서는, 길항근이 수축함으로써 얻어지는 작용을 효과적으로 이용함으로써, 목표로 하는 근육의 수축이나 신장을 이끌어내는 기법입니다.

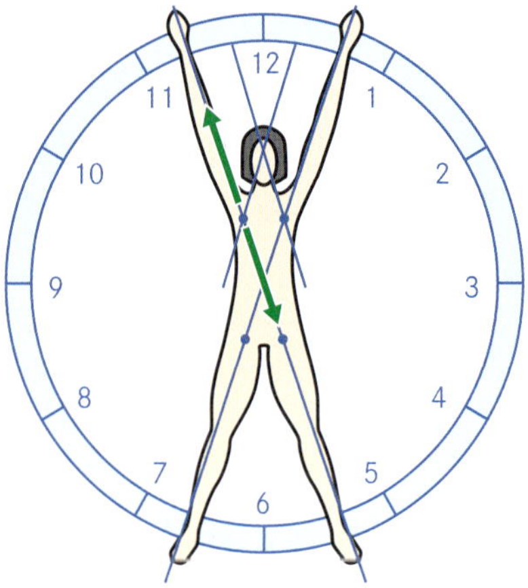

주동근과 길항근 모두를 사용하는 방법

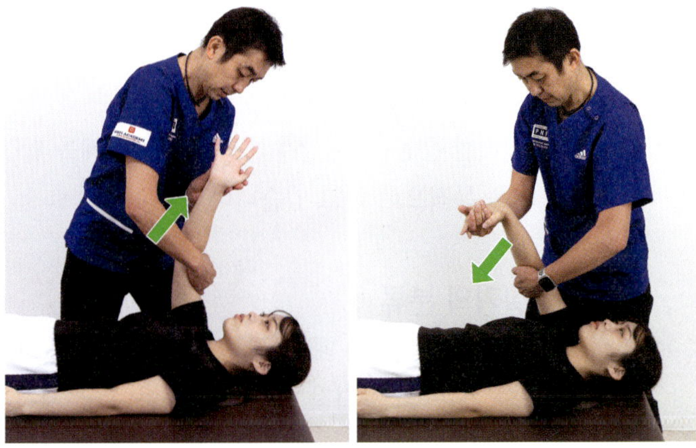

팔의 굽힘 · 벌림 · 가쪽회전 패턴과 폄 · 모음 · 안쪽회전 패턴의 운동을 시행하는 경우

그림 4-2 길항근 기법

3) 이완 기법 Relaxation Techniques 그림 4-3

가동범위 제한에 대해 근육의 이완을 목적으로 하는 방법입니다. 신장(stretching) 기법이라고도 합니다.

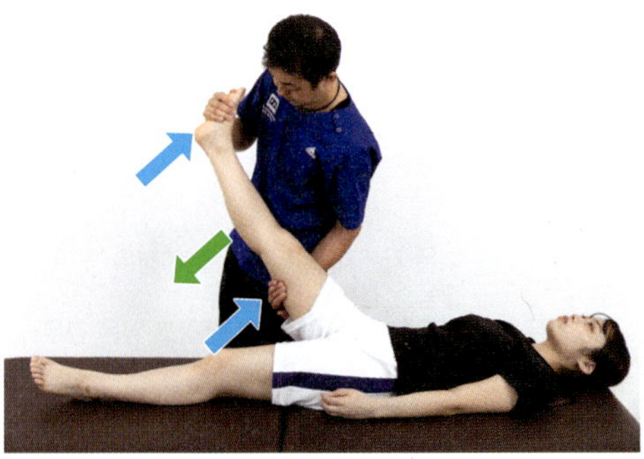

a: 등척성 수축

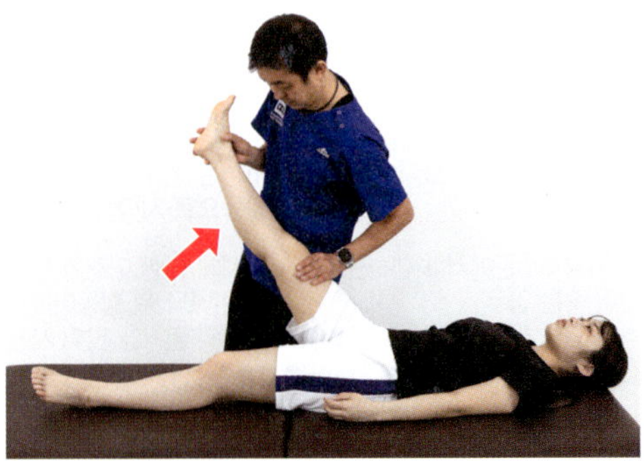

b: 신장 조작

그림 4-3 이완 기법의 예

PNF 기법의 목적과 방법, 그리고 신경생리학적 기전을 확실하게 이해함으로써, 임상 현장에서 어려움에 처했을 때에 이들 기법이 여러분을 도와줄 것입니다. 또한, "제Ⅱ부 제1장 PNF 기법"에서 상세하게 설명합니다.

2. PNF 실기의 개요

1) PNF 실기

PNF 실기는, 대상자의 근육을 반복적으로 수축 · 이완시킴으로써, 신체의 기능을 개선하는 것을 목적으로 합니다. 여기서 말하는 기능의 개선이란, 근력이나 가동범위만이 아니라, 근육과 근육의 협응성, 운동마비, 감각장애, 동작을 저해하는 다양한 요인의 개선 등이 포함되어 있습니다.

일반적으로, PNF 실기는, 대각선, 같은 쪽 선 및 고정 등의 운동을 이용하여 시행됩니다. 이러한 운동은, 대상자의 근육과 신경계를 활성화시켜 정상적인 운동 학습으로 유도하는 것을 목적으로 하고 있습니다.

2) 실기의 분류

PNF 실기는, "① 패턴", "② 매트 활동", "③ 보행"의 세 가지로 분류되어 있습니다. 대상자의 기능적 · 사회적 상황은 다양하며, 문제점이나 치료 목표도 개별적으로 다릅니다. 따라서, PNF 강사는, 대상자의 상황에 따라, 이들 세 가지 실기 중에서 적절한 운동을 선택하여 제공하고 있습니다 그림 4-4.

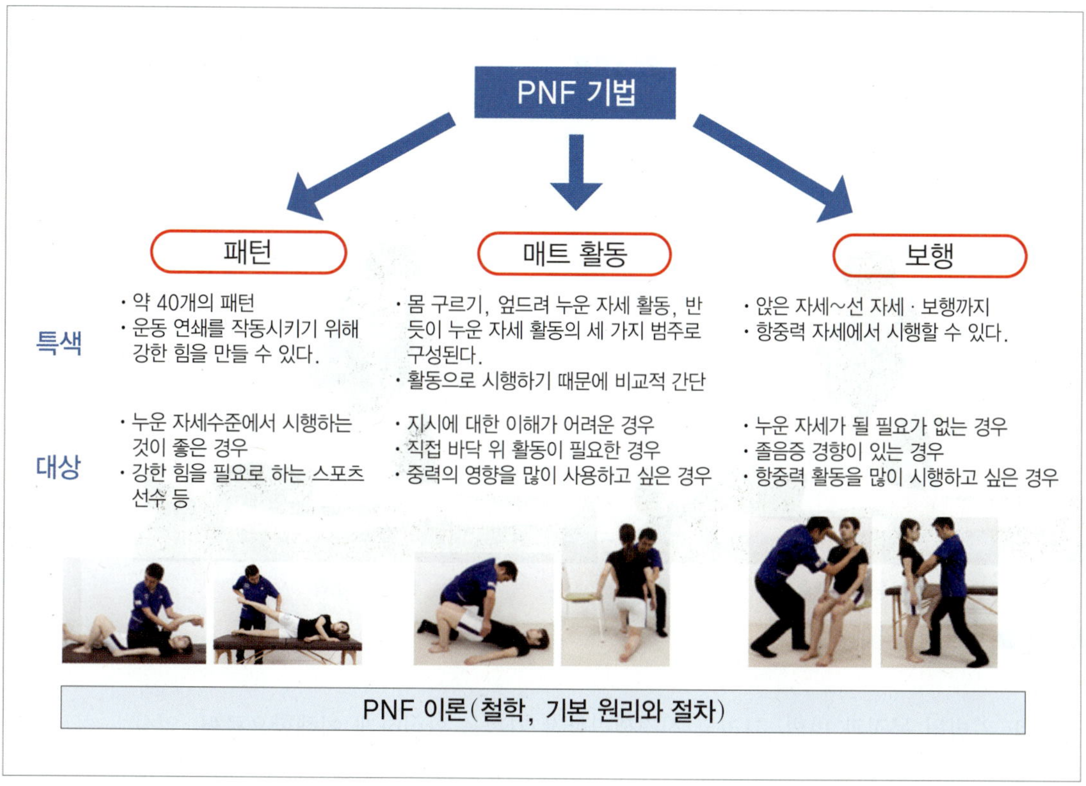

그림 4-4 PNF 치료의 개요

그러나, 선택한 운동을 시행할 때는, 한 가지 방법만으로는 문제를 해결하거나 치료 목표를 달성하기 어려운 경우가 있습니다. 그래서, PNF의 선구자들은 위에서 언급한 많은 기법을 개발하였고, 이들을 활용함으로써 "패턴", "매트 활동", "보행" 등의 운동에서 발생하는 문제를 극복해 왔습니다.

이 단계에서는, 우선 PNF의 실기에는, "패턴", "매트 활동", "보행"의 세 가지가 있고, 이들 운동에서 발생하는 과제를 효과적으로 극복하기 위해, 많은 기법이 있다는 것을 알고 있어야 합니다.

이 항목에서는, 아래에 "① 패턴", "② 매트 활동", "③ 보행"의 세 가지 실기에 대해 간결하게 설명합니다.

① 패턴

"패턴" 운동은, 운동연쇄를 작용시킬 수 있다는 것이 가장 큰 장점입니다. 따라서, 어느 대상자에게나 적응이 가능하지만, 운동선수 등 강한 힘을 만들어내야 하는 분들에게 특히 적합합니다. 또한 "패턴"을 시행할 때는, 보통 침대에 누워서 시행합니다. 즉 지지기저면이 넓은 환경에서 시행하는 운동이 됩니다. 따라서 누운 자세에서 치료를 해야 하는 증상이 심한 대상자에게도 적응증이 있습니다. 다만, 이 경우, "패턴"의 모든 요소를 사용하는 것이 아니라 필요한 요소만 사용하는 것이 일반적입니다.

② 매트 활동

"패턴"은 운동 방향과 구성요소 등이 다소 복잡하여 고령자나 지시를 이해하는 데 어려움이 있는 사람들에게는 적합하지 않습니다. 반면, "매트 활동"은 몸 구르기, 일어나기 등 활동을 지시하기만 하면 되기 때문에, 패턴에 비해 난이도가 낮습니다. 병원에서 운동치료 등을 시행하는 경우 등에서는, "매트 활동"이 더 적합하다고 할 수 있습니다.

③ 보행

PNF 실기에서의 "보행"은 앉은 자세보다 지지기저면이 좁고 중력중심이 높은 위치에서 하는 활동을 가리킵니다. 따라서, 누워서 어떤 운동을 할 필요가 없는, 증상이 심하지 않은 대상자에게는 이 실기를 선택합니다. 게다가, 누운 자세를 취하면, 졸음증 경향이 있는 대상자의 경우에도 이 실기를 선택하도록 하고 있습니다.

"담당하고 있는 사례에서, 근력이나 관절 가동범위에는 문제가 없는 사람에 대해서, 어떻게 원인을 파악하여 어떻게 치료해야 할지 모르겠다"라는 고민이, 특히 젊은 치료사에게는 많은 것 같습니다.

인간의 몸은 관절의 가동범위가 있고, 근력만 있으면 문제없이 움직일 수 있는 것은 아닙니다. 근육과 근육의 협응성, 적절히 힘을 "빼는" 필요성, 힘을 주는 적절한 타이밍 등 신체 기능적인 측면에서만 보더라도, 다양한 활동을 저해하는 요소들이 많이 존재합니다. 이러한 것들에 대해서도 치료사가 주목함으로써, 신체가 효율적으로 움직인다는 것이 어떤 것인지를 이해할 수 있게 됩니다.

그래서, 우선은 이러한 문제점에 주목하고 평가하는 것이 우리 치료사들에게 요구되고 있습니다. 그리고 문제점을 발견하고, 그 후에 그 문제를 해결하고 싶을 때, 여러분은 내놓을 수 있는 몇 가지 무기를 가지고 있습니까? PNF에 10가지 기법, 40가지 패턴, 매트 활동, 보행 중재 등이 있는 것은, 그 문제를 해결할 수 있는 방법을 여러 방향에서 생각할 수 있도록 하기 위함입니다.

PNF는 치료사의 임상을 "도와주는" 무기라고 필자는 그렇게 느끼고 있습니다. 이러한 것을 바탕으로, 드디어 다음의 제 Ⅱ 부에서, "1장 PNF 기법", "2장 PNF 패턴", "3장 매트 활동", "4장 보행"에 대해서 설명합니다. 여러분의 임상에 도움이 되는, 그리고 평생 도움이 되는 무기가 될 것을 약속드립니다.

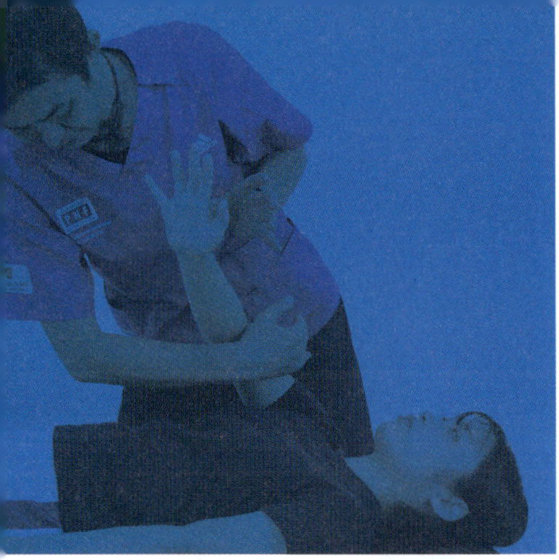

Part

2

제 II 부

PNF의 기법과 실기

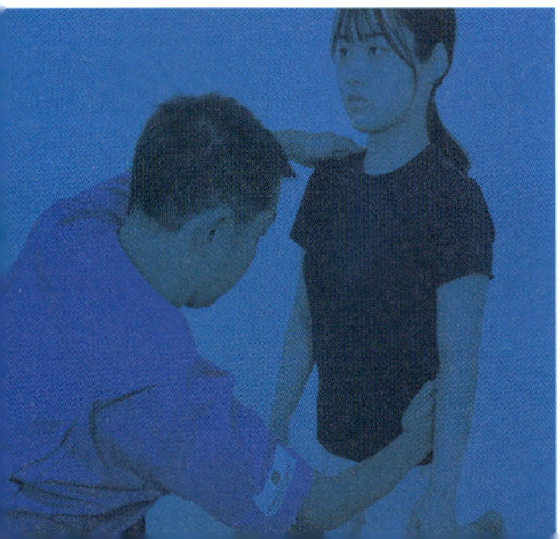

1장 PNF 기법

PNF Techniques

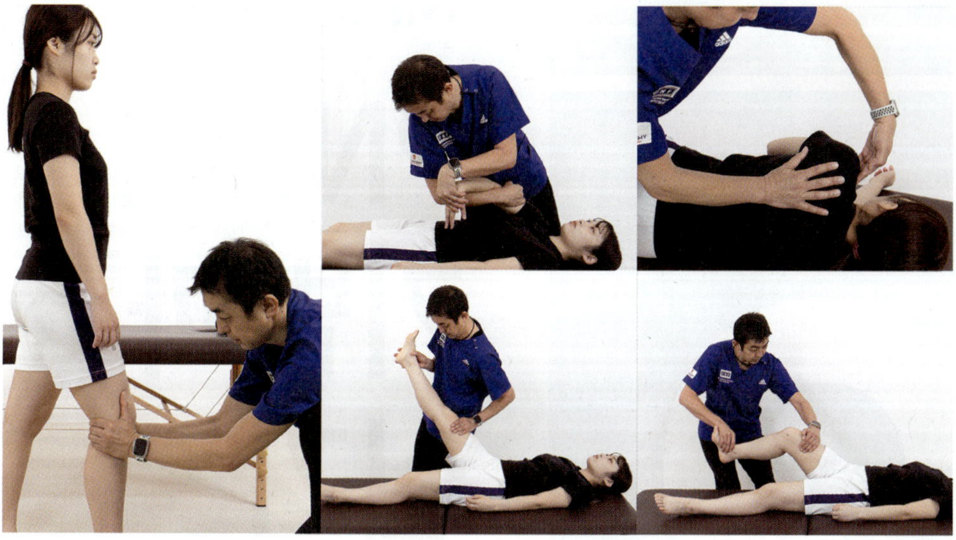

PNF 개념이 탄생한 이후, 대상자가 갖고 있는 다양한 문제점에 대응하기 위해, 많은 시행착오가 반복되어 왔습니다. 예를 들어, 대상자의 문제점은, 마비가 있는, 근력이 저하하여 있는, 가동범위가 부족한, 협응성이 저하하여 있는 등, 매우 다양합니다. 따라서, 단순한 패턴이나 동작만으로는 대응할 수 없는 경우도 많으며, 이에 대한 대응에는 다각적인 응용력이 요구됩니다. 이러한 배경에서, 현재까지 PNF에서는 다양한 기법이 개발되어 왔습니다. 그 대표적인 것이 이 장에서 설명하는 10가지 기법입니다.

PNF 실기에는, "패턴", "매트 활동", "보행"이 있는데, 이 장에서 소개하는 10가지 기법을 패턴이나 매트 활동이나 보행의 치료에 추가하여 사용함으로써, 이러한 실기에서 목표로 하는 동작이나 운동을 보다 효과적으로 이끌어낼 수 있게 됩니다. 그리고, 이러한 것이 많은 대상자의 문제 해결에 도움이 될 것입니다.

PNF 기법은 크게 아래의 3가지 범주로 나뉩니다. 즉, 10가지 기법은, 이 세 가지로 구분할 수 있는 것입니다.

1. 주동근 기법(Agonist Techniques): 한 방향의 근육군만을 사용하는 방법입니다. 즉, 한 방향으로의 근육수축이나 신장을 효과적으로 이끌어내는 기법이며, 아래의 다섯 가지 방법이 있습니다.

① 율동적 개시(Rhythmic Initiation)
② 등장성 혼합(Combination of Isotonics)
③ 복제(Replication)
④ 초기 신장(Initial Stretching), 또는 가동범위 시작에서부터의 반복 신장(Repeated Stretching from beginning of range)
⑤ 재신장(Re-Stretching), 또는 가동범위를 통한 반복 신장(Repeated Stretching through range)

2. 길항근 기법(Antagonist Techniques): 주동근과 길항근을 모두 사용하는 기법입니다. 반전 기법(Reversal Techniques)이라 부르는 경우도 있습니다. 이 기법에서는, 길항근이 수축함으로써 얻어지는 작용을 효과적으로 이용함으로써, 목표로 하는 근육의 수축이나 안정성을 이끌어내는 기법이며, 아래의 세 가지 방법이 있습니다.

이 기법의 기반이 되는 이론은 "연속적 유도(Successive induction)라 하고, 길항근(강한)의 최대 흥분 후에 주동근(약한)의 최대 흥분이 일어나게 됩니다).[1)]

⑥ 동적 반전(Dynamic Reversals)
⑦ 안정적 반전(Stabilizing Reversals)
⑧ 율동적 안정화(Rhythmic Stabilization)

3. 이완 기법(Relaxation Techniques): 가동범위 제한에 대해서 근육의 이완을 목적으로 하는 방법입니다. 신장 기법(Stretching Techniques)이라 부르는 경우도 있습니다. 이 기법으로서, 아래의 두 가지 방법이 있습니다.

⑨ 수축 · 이완(Contract Relax)
⑩ 유지 · 이완(Hold Relax)

각 기법에서 중요한 것은 이름을 기억하는 것이 아니라, 어떠한 목적으로 시행하는 기법인지를 기억하는 것입니다. 그 다음으로 중요한 것은, 그 기법이, 어떠한 방법으로 시행하는 기법인지, 주의할 점은 무엇인지를 이해하고 시행하는 것입니다.

목적과 방법을 확실히 기억함으로써, 임상 현장에서 어려움에 처했을 때에 이들의 기법이 여러분을 도와줍니다.

1. 주동근 기법 Agonist Techniques

Check
율동적 개시

1) 율동적 개시 Rhythmic Initiation

이 기법은, 새로운 패턴이나 동작을 학습할 때 사용됩니다. 운동을 시작할 때에 리듬을 이용하여 근육의 긴장이나 이완을 조절하고, 운동 패턴을 학습하는 것을 돕는 기법입니다. 이 과정은 4개의 단계로 진행됩니다.

i) 목적, 대상, 적응

- 운동이나 패턴 등을 모르는 경우에 가르치고 싶을 때
- 처음 하는 동작이나 활동을 시행하는 경우
- 운동속도가 너무 빠르거나 느린 경우에 대해 적정화하고 싶을 때
- 근육 긴장이 높은 경우의 이완으로서
- 얼마나 스스로 움직일 수 있는지 모르는 경우의 도입으로서

ii) 방법

다음 4가지 단계를 순서대로 시행합니다.

제1단계: 수동적 운동(Passive)
제2단계: 능동 보조운동(Active assistive)
제3단계: 저항운동(Resistive)
제4단계: 자율운동(Independent)

- **제1단계(수동적 운동)**: 제1단계는 수동적 운동입니다. "지금부터 이런 운동을 실시합니다."라는 것을 알려주면서 시행합니다. 이때, 실제로 가동범위가 얼마나 되는지, 근육 긴장이 높은지 낮은지, 그 운동을 대상자는 인식하고 있는지 등을 확인하면서 시행합니다. 이 단계는 가급적 1~2회 정도만 하고, 바로 다음 단계로 넘어갑니다.

- **제2단계(능동 보조운동)**: 수동적 운동에서 제2단계 능동 보조운동으로 전환합니다. "그럼, 함께 움직여 주시오", "이 동작을 혼자 할 수 있나요?" 등의 말을 건네며 스스로 움직이게 하고, 그 동작의 수행이 잘 이루어지고 있는지를 치료사는 끝까지 파악해야 합니다. 어디까지나 "스스로 움직인다"는 것이 중요하기 때문에 그 점을 알려주어야 합니다.

  그리고 손을 잡고 보조를 하면서도 가능하면 점차적으로 저항을 가합니다.

- **제3단계(저항운동)**: 저항운동으로도 가능하다고 판단되면, 제3단계인 저항단계로 넘어갑니다.

  저항운동 시에는 운동 방향만 만지는 것이 중요합니다. 저항운동이라는 자극을 통해 운동을 기억하게 합니다.

  저항을 가할 때는 갑자기 강한 저항을 가하지 않도록 주의해야 합니다. 상대방의 능력에 맞춰 저항을 서서히 강하게 해주어야 운동을 잘 이끌어낼 수 있습니다.

  원래의 위치로 되돌릴 때는, 수동적으로 하는 것이 이 기법의 기본입니다.

- **제4단계(자율운동)**: 마지막으로, 저항을 점차 줄여가면서 운동을 계속하고, 촉각 자극만으로 운동을 할 수 있게 되면 손을 떼고, 대상자가 스스로 방금 학습한 운동을 하는 것이 제4단계의 자율운동이 됩니다.

ⅲ) 주의할 사항

- 제3단계의 저항운동을 시행한 후, 등장성 혼합으로 전환하는 등의 방법도 고려할 수 있기 때문에, 제4단계의 자율운동은 선택사항으로 되어 있습니다. 임상적으로는 이 율동적 개시의 제3단계부터의 등장성 혼합이라는 흐름은, 필자 자신도 일상의 임상에서 많이 이용하는 혼합(Golden Combination)이므로, 기억해두면 좋다고 생각합니다.
- 다만, 운동을 익히는 것이 이 기법의 가장 중요한 목적이기 때문에, 기본적으로는 마지막에는 자율운동까지 시행해주기 바랍니다.

iv) 사용하는 예

- 어깨 앞쪽 올림을 처음으로 시행하기 때문에, 대상자가 어느 정도 스스로 움직일 수 있는지 모른다고 말할 때 사용합니다 그림 1-1.

1 먼저 수동적으로 움직이는 것에 의해 가동범위나 근육긴장 상태 등을 확인한다. 이때는 어디를 만져도 상관없다.

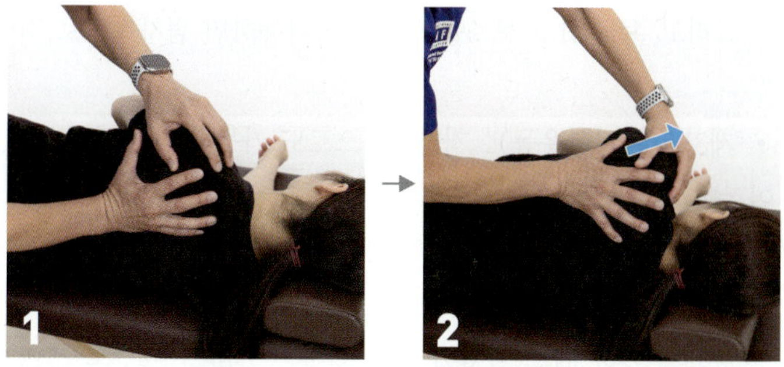

2 대상자 자신에게도 움직이게 하고, 그것을 약간 돕는다. 가능하다면 조금씩 저항을 가한다.

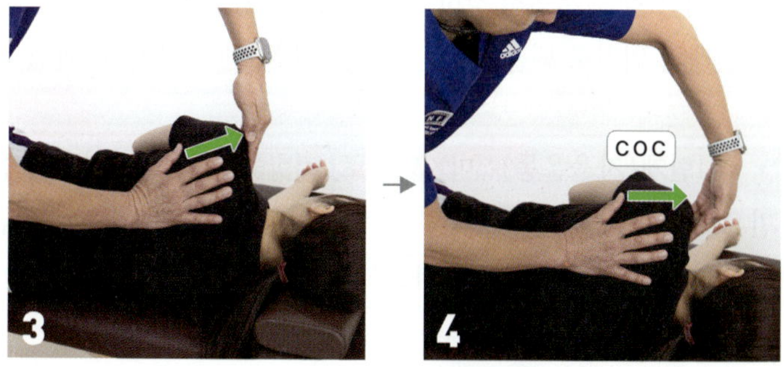

3 서서히 저항운동을 시행한다. 이때는 운동방향만을 만지도록 한다.

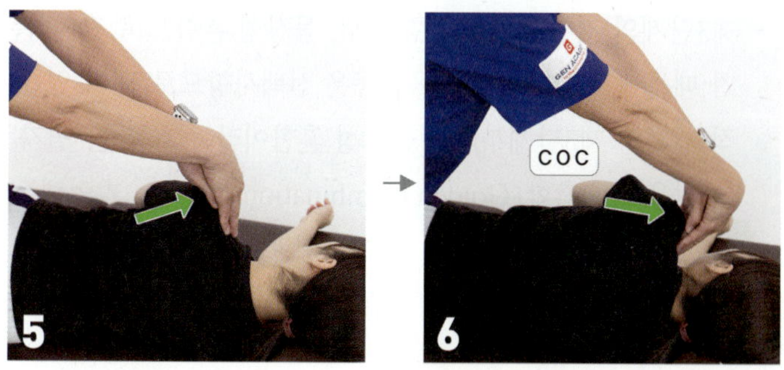

4 서서히 저항을 적게 해가고, 마지막에는 촉각자극만을 주며, 최종적으로는 손을 떼고 스스로가 시행하게 한다.

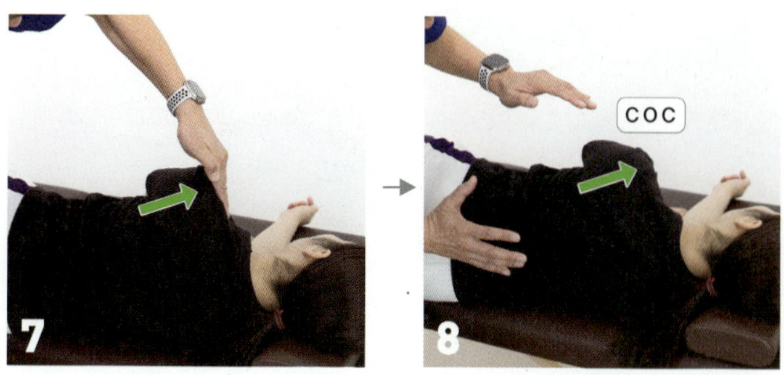

그림 1-1 율동적 개시

2) 등장성 혼합 Combination of isotonics

Check
등장성 혼합

이 기법은, 하나의 동작 안에서 구심성 수축 · 원심성 수축 · 등척성 수축을 혼합하여 시행시키는 방법이 됩니다. 쉽고 효과적으로 근육을 촉진할 수 있는 이점이 있습니다.

i) 목적, 대상, 적응

- 근력 강화 · 근육 지구력 향상
- 협응성(근력출력 조절 능력)의 개선
- ADL 동작에의 응용

ii) 방법

- 어느 하나의 동작 안에서, 구심성 수축 · 원심성 수축 · 등척성 수축을 조합하여 시행하도록 하는 방법입니다. 등척성 수축부터 시작하면, 대상자의 근육 출력이나 지시에 대한 이해의 정도 등을 평가할 수 있기 때문에 쉽게 시작할 수 있습니다.
- 운동범위, 저항 강도, 속도, 반복하는 횟수 등은 목적에 따라 설정합니다.
  등척성 → 구심성 → 등척성 → 원심성처럼 동일한 패턴만 해도 되는 경우도 있습니다.
  하지만, 더 임팩트가 있는 자극 입력으로 하려면 동일한 패턴을 피하는 것이 좋습니다.
  다음으로 무엇이 올 것인지? 모르는 상황으로 하는 편이 집중력이 높아집니다.
- 원심성 수축 때에 종중력(중력에 따르는) 운동이 되면, 운동 인식이 어려워지므로 주의가 필요합니다. 근력이 매우 약한 대상자의 경우는 종중력 운동이 적합한 경우도 있지만, 대부분의 경우는 항중력 활동이 되는 편이 간단히 근력 강화를 시행할 수 있는 일이 많습니다.

iii) 주의할 사항

- 근력 강화가 목적인 경우의 원심성 수축은, 최대 근력에 가까운 근력을 발휘하는 동안에 원심성 수축을 일으킬 필요가 있습니다. 따라서, 저항이 일정하고 대상자가 힘을 뺌으로써 원심성 수축이 되는 경우에는, 움직임 조절의 연습은 된다 해도 근력 강화로 이어지기 어려우므로 주의가 필요합니다.

<10 : 10의 법칙> 그림 1-2

치료사의 힘을 10으로 등척성 수축이 이루어지고 있다면, 대상자가 내는 힘도 10이라는 뜻입니다.

치료사의 힘이 10인 상태에서 구심성 수축이 일어난다는 것은 대상자의 힘은 10 이상, 11, 12....가 된다는 것을 의미합니다.

그리고 치료사의 힘이 10을 유지한 채로 천천히 내려가는 원심성 수축이 일어난다는 것은 대상자의 힘은 10 이하라는 것을 의미합니다.

이것도 훌륭한 등장성 혼합이긴 하지만, 힘을 빼는 것에 의해 일어나는 원심성 수축으로는 근력 강화는 기대할 수 없습니다.

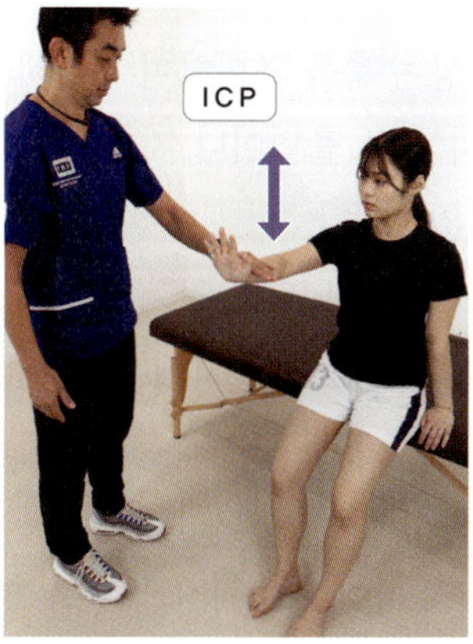

치료사의 힘 : 대상자의 힘
10 : 10
등척성 수축(ICP)

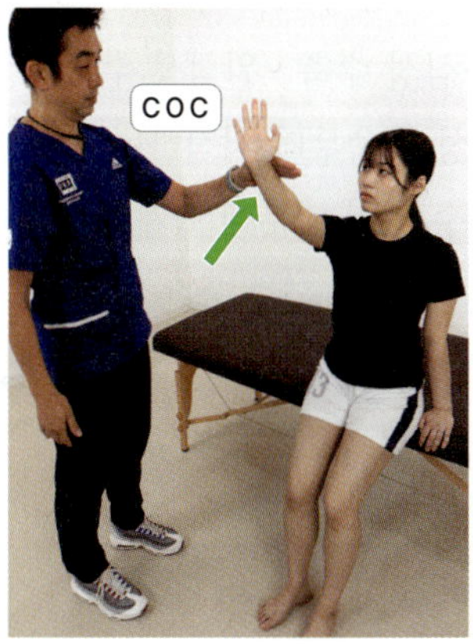

치료사의 힘 : 대상자의 힘
10 : 10 이상
구심성 수축(COC)

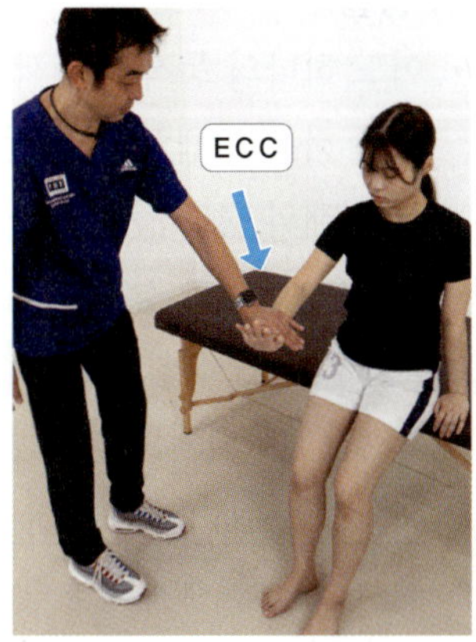

치료사의 힘 : 대상자의 힘
10 : 10 이하
원심성 수축(ECC)

그림 1-2 10 : 10의 법칙

- 근력 강화를 위한 원심성 수축을 하려면, 대상자의 힘보다 치료사의 힘이 더 강해져서 발생하는 (정지상태가 되는 것이 어려울 정도의) 힘이 필요합니다 그림 1-3.

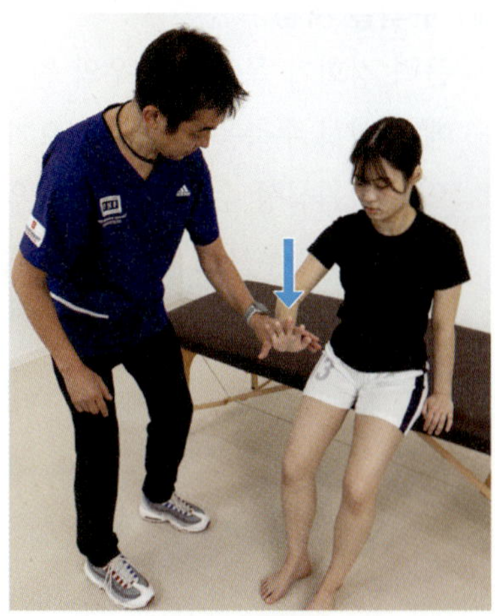
치료사의 힘 : 대상자의 힘
10이상 : 10
원심성 수축

그림 1-3 근력 강화를 위한 원심성 수축

iv) 사용하는 예

- 넙다리네갈래근(대퇴사두근)의 근력 저하에 대해서, 무릎을 펴면서 하는 다리 폄 · 벌림 · 안쪽회전 패턴의 최종 범위에서 시행합니다. 이 경우는 종중력(중력에 따르는) 활동이기 때문에 근력이 매우 저하한 대상자나 수술 후에 체중 부하를 할 수 없는 경우 등에 사용합니다 그림 1-4.

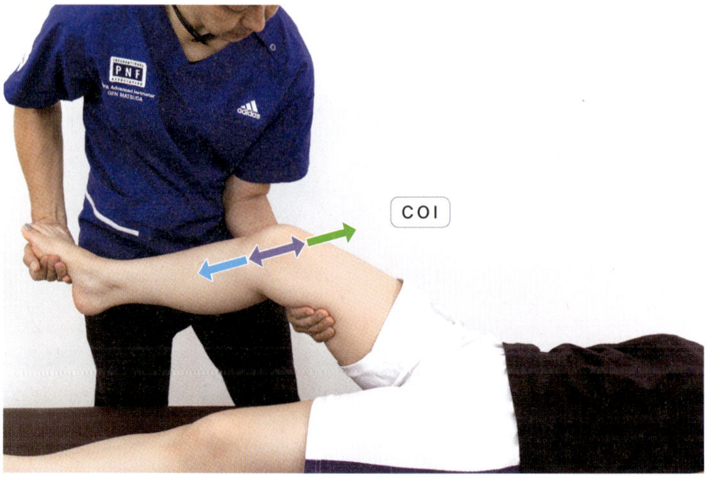

그림 1-4 최종 범위 부근에서의 등장성 혼합(combination of isotonics)

- 체중 부하를 할 수 있다면, 서 있다가 앉는 동작으로 구심성 수축과 원심성 수축을 혼합하는 것이 근력 강화로서는 더 간단합니다 그림 1-5.

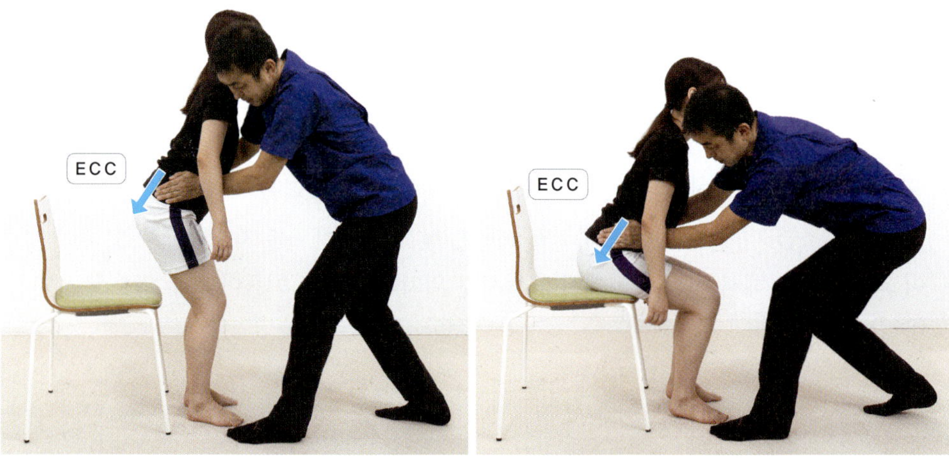

선 자세에서 앉은 자세가 될 때 저항을 가하여 원심성 수축을 시행한다.

그림 1-5 서 있다가 앉는 동작에 의한 근력강화운동

Check

복제

3) 복제 Replication

이 기법은, 습득하고자 하는 패턴 운동이나 동작이 최종적으로 도달하는 "장소"나, 하나의 "자세"를 학습하는 것을 목적으로 하고 있습니다. 이를 위해, 습득하고 싶은 운동이나 동작의 종료 자세나 목적으로 하는 자세에서의 근육의 촉진으로 시작하여, 시작 자세에서 종료 자세까지의 운동이 단계적으로 운동범위를 넓혀, 전체 가동범위에서 목적으로 하는 위치의 학습이 가능해지도록 합니다.

i) 목적, 대상, 적응

- 어느 특정 관절 위치나 자세, 동작의 한 장면 등 하나의 "장소 · 지점"을 기억하게 하고 싶은 경우
- 그 "장소 · 지점"을 대상자가 스스로 인식할 수 있는지, 심부감각의 평가로서 시행하고 싶은 경우

ii) 방법

- 일단 수동적으로 기억시키고자 하는 위치로 가져옵니다. 또는 양호한 유도하고 싶은 자세를 만듭니다.
- 그 위치나 자세에서 다양한 자극을 입력합니다. 예를 들어, 저항, 언어적 자극, 시각 자극, 압축 및 견인 등의 관절 자극 등입니다. 입력하는 자극의 수와 양은 치료사가 적절하게 판단하기 바랍니다.
- 그 후, 처음에는그 위치 · 자세에서 조금만 이동시켜, 스스로 최초의 위치로 되돌아오도록 지시합니다. 이때 치료사는 손을 떼고, 대상자의 능동운동으로 되돌아가게 합니다. 촉각 자극이나 저항은 위치를 찾는 데 도움이 되므로, 이유가 없는 경우는 사용하지 않도록 하기 바랍니다.
- 만일 원래의 위치로 되돌아갈 수 없는 경우는 목표로 한 위치에서의 자극 입력이 부족하거나, 도달하여 있지 않았을 가능성이 있습니다. 이 때문에, 다시 한 번 같은 것을 반복하거나, 다른 방법으로 위치를 기억하게 할지를 판단하기 바랍니다.
- 원래의 위치로 되돌아갈 수 있었던 경우도, 재차 자극 입력을 시행하여, 앞서 움직인 거리에서 조금 더 멀리 떨어진 곳까지 이동시켜, 되돌아가도록 지시하십시오.
- 이 과정을 반복해서 점점 멀리에서 기억시킨 위치나 자세로 되돌아갈 수 있도록 해가는 방법이 됩니다.

<기억시키고 싶은 지점을 Tokyo역이라 하여, 신칸센(新幹線)의 역을 예로 들다> 그림 1-6

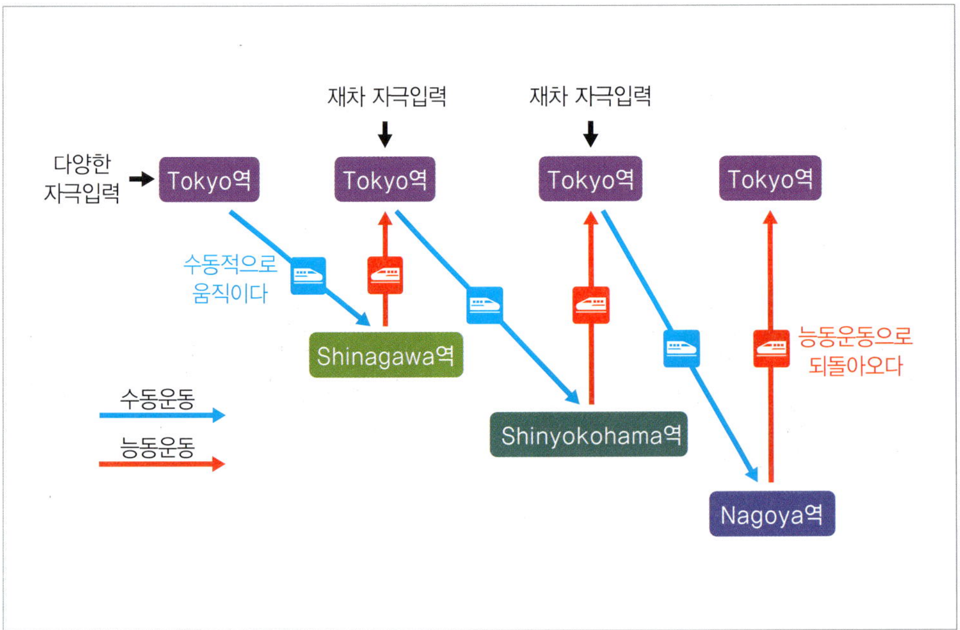

그림 1-6 복제(replication) 방법의 이미지

iii) 주의할 사항

- 일단 이동시킨 위치에서 원래의 위치로 돌아갈 때, 손을 떼고 능동운동으로 되돌아오게 하는 것이 중요합니다. 다만, 처음에는 어렵다면 능동보조운동이나 저항운동으로 되돌아가는 방법을 시도해도 좋을지도 모릅니다.

iv) 사용하는 예

- 어깨 뒤쪽 내림의 최종 영역을 모르는 대상자에게 그 위치를 가르쳐주고자 하는 경우 사용합니다 그림 1-7 .

1 수동적으로 뒤쪽 내림의 최종 영역으로 가져온다.

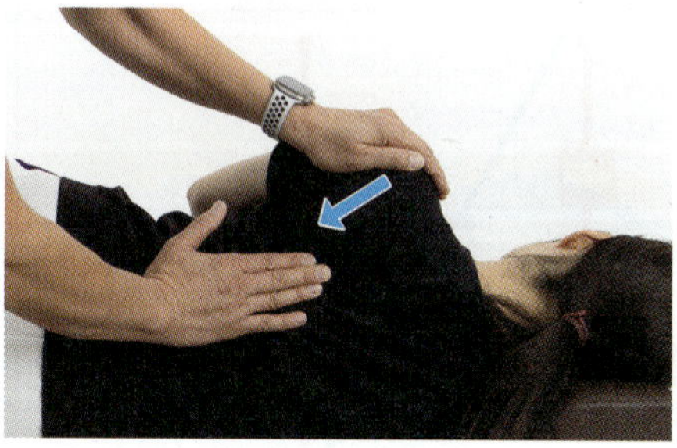

↓

2 그 위치에서 다양한 자극을 입력한다.

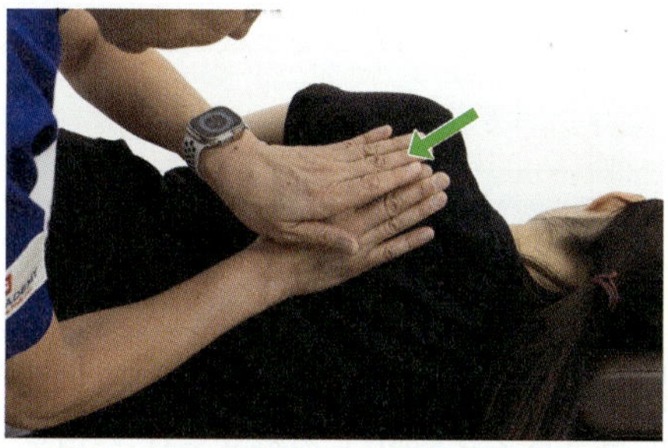

↓

3 수동적으로 조금 앞쪽 올림 방향으로 움직인다.

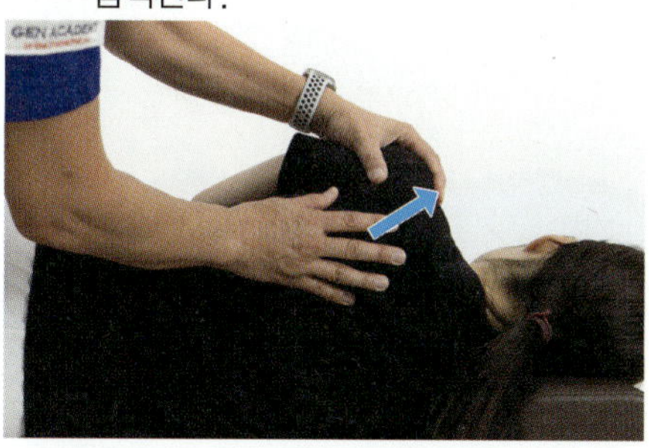

↗

4 앞서 자극 입력한 뒤쪽 내림의 위치로 스스로 되돌아가게 한다.

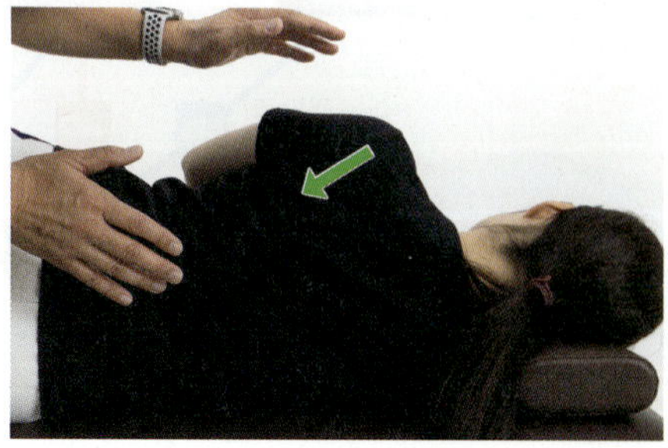

↓

5 재차 뒤쪽 내림 최종 영역에서 자극 입력

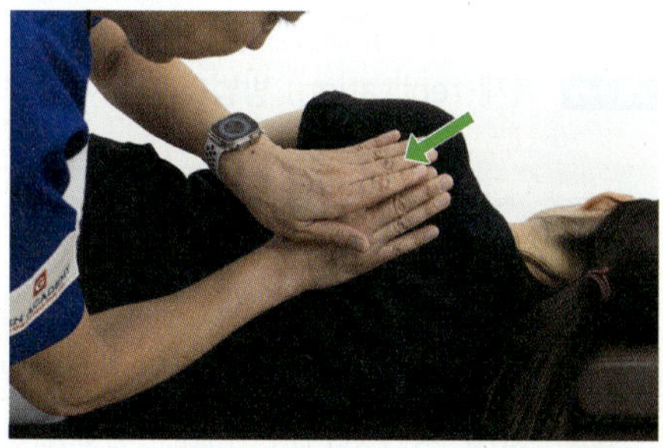

↓

6 앞서보다도 많이 수동적으로 움직인다.

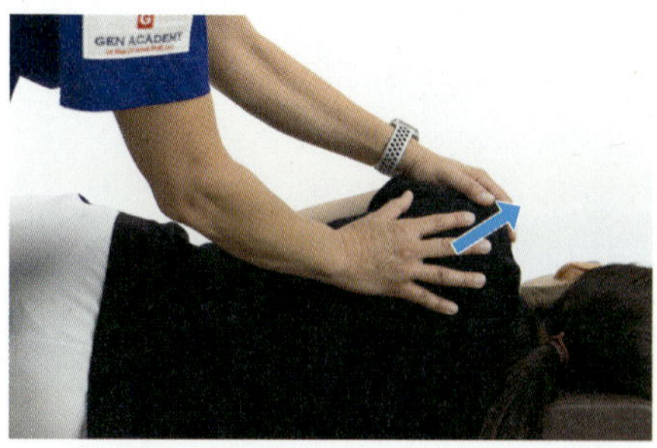

↓

7 스스로 되돌아오게 한다.

그림 1-7 어깨 뒤쪽 내림 최종 위치를 기억하기 위한 복제

- 앉은 자세가 좋지 않은 경우에 사용합니다 그림 1-8 .

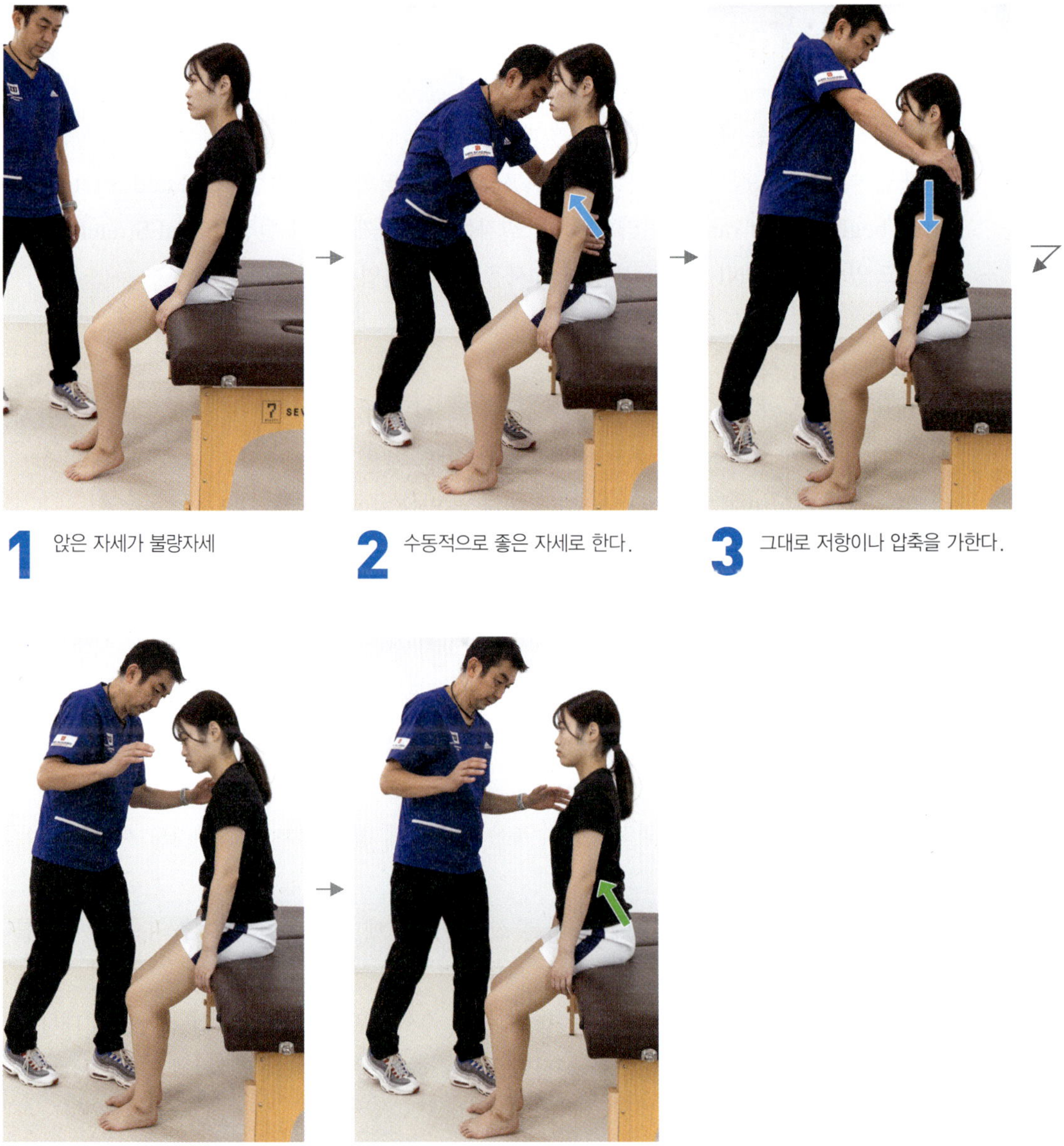

1 앉은 자세가 불량자세

2 수동적으로 좋은 자세로 한다.

3 그대로 저항이나 압축을 가한다.

4 일단 원래의 불량자세로 접근시킨다.

5 스스로 좋은 자세로 되돌아가게 한다.

그림 1-8 앉은 자세에서 좋은 자세를 기억하기 위한 복제

Check

초기 신장

4) 초기 신장 Initial Stretch

이 기법은, 운동을 시작하기 전에 근육을 가볍게 신장시킴으로써, 근육 내 고유수용기가 자극되어, 그 근육이 반응하기 쉬워진다는 원리에 기초하고 있습니다. 이 기법을 적절히 사용함으로써, 근육의 반사기능을 활용하여, 운동 범위나 힘을 향상시키거나, 마비 근육이 다시 활동하는 데 도움이 될 수 있게 됩니다.

또한 이 기법의 정식 명칭은 가동범위 시작에서부터의 반복 신장(Repeated Stretching from beginning of range)이라 하지만, 필자는 간결하게 "초기 신장(Initial Stretch)이라 부르고 있습니다. PNF에서는 빈번하게 사용되는 기법입니다.

i) 목적, 대상, 적응

- 마비 질환(뇌졸중, 척수 손상, 척수 수술 후, 다발성경화증 등)의 초기 또는 회복단계에서, 근육의 수의수축을 충분히 시행할 수 없는 경우
- 근육수축 타이밍의 지체나 외부 힘에 대한 반응의 지체가 있는 경우

ii) 방법

- 충분히 근육이 신장된 상태에서, 패턴의 시작자세에서 시행하는 경우는, 그 패턴의 모든 요소에 대해, 치료사의 신체를 사용하여 빠른 신장(quick stretch)을 줍니다. 각종 동작으로 시행하는 경우는, 목표로 하는 근육의 반응을 이끌어내고자 할 때 빠른 신장을 줍니다.
- 빠른 신장을 준 후에, 수의적으로 수축을 일으키게 하는 경우와 아무것도 시키지 않는 경우가 있습니다.
- 수의수축을 일으키고자 할 때는, 빠른 신장과 동시에 "자, 올리시오" 등의 구두 지시를 주어 움직임을 이끌어냅니다.
- 수의수축을 일으키지 않아도 되는 경우는, 그 후에 일어나는 움직임이나 반응에 대해서 아무것도 하지 않는, 또는 약간 움직임을 보조하는 등의 방법은 목적에 따라 치료사가 그 이용방법을 판단합니다.

iii) 주의할 사항

- 통증이 있는 경우, 골절 후 적절한 시기가 경과하지 않은 경우, 불안정한 관절, 연부조직 손상, 말초신경 손상 등이 있는 경우는 주의하면서 시행하거나, 다른 방법을 검토하는 것이 현명합니다.

iv) 사용하는 예

- 편마비 회복단계에서 손목관절 등쪽굽힘(배굴)이나 손가락 폄의 수의성이 낮은 경우에, 팔 굽힘 · 벌림 · 가쪽회전 패턴의 시작자세에서 시행합니다 그림 1-9 .

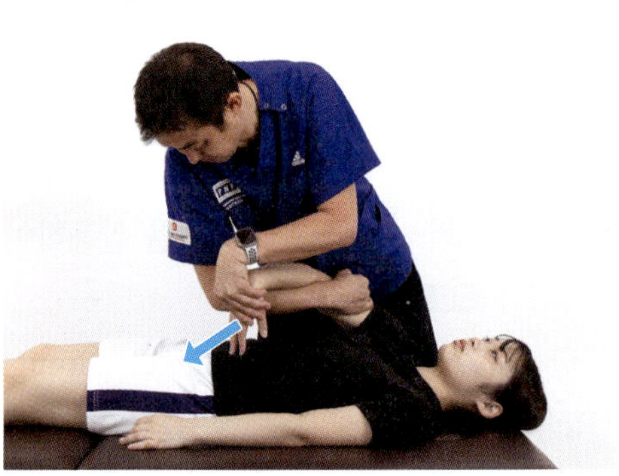
근육군이 충분히 늘어난 상태에서 빠른 신장을 가한다.

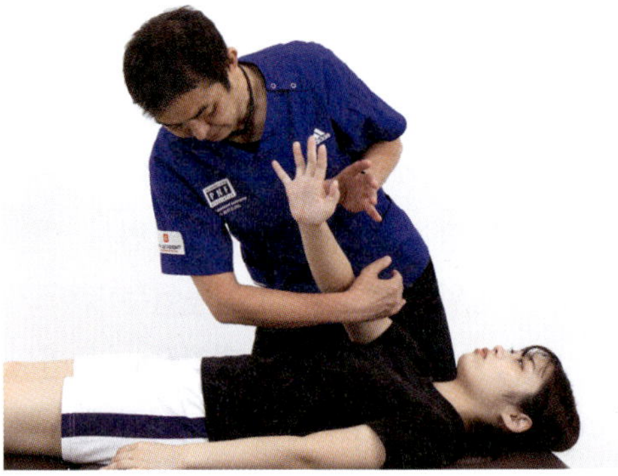
반응이 나타나는 경우는 손을 뗀다.

그림 1-9 초기 신장을 사용하는 예

- 뇌졸중 편마비나 척수 손상, 허리뼈(요추) 수술 후 등으로 발목관절 등쪽굽힘이 나오기 어려운 경우에 대해서 무릎을 굽히면서 하는 다리 굽힘 · 벌림 · 안쪽회전 패턴의 시작자세에서 시행하는 경우가 있습니다 **그림 1-10**.

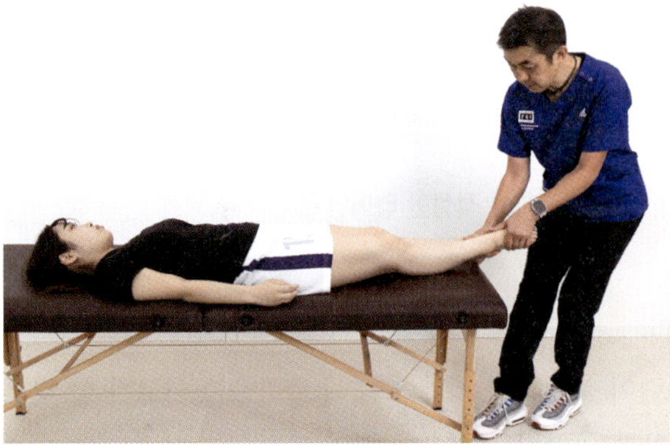

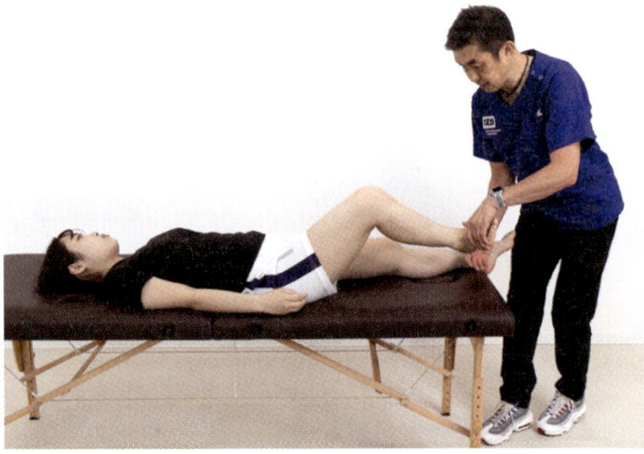

그림 1-10 무릎을 굽히면서 하는 다리 굽힘·벌림·안쪽회전 패턴에 의한 초기 신장

Check

재신장

5) 재신장 Re-Stretch

이 기법도 또한, 근육에 신장을 가함으로써 근육 내의 고유수용기가 자극되어, 그 근육이 반응하기 쉬워진다는 원리에 기초하고 있습니다. 초기 신장이 운동을 시작하기 전에 신장을 가하는 것에 반해서, 재신장은 운동을 시행하고 있는 상태에서 신장을 가하는 것이 특징이라 할 수 있습니다. 이 기법을 적절히 사용함으로써, 근육의 반사기능을 활용하여, 운동의 범위나 활동을 더욱 높이는 것이 가능해집니다 그림 1-11 .

또한, 이 기법의 정식 명칭은 가동범위를 통한 반복 신장(Repeated Stretch through range)이라 하지만, 필자는 간결하게 "재신장(Re–Stretch)"이라 부르고 있습니다.

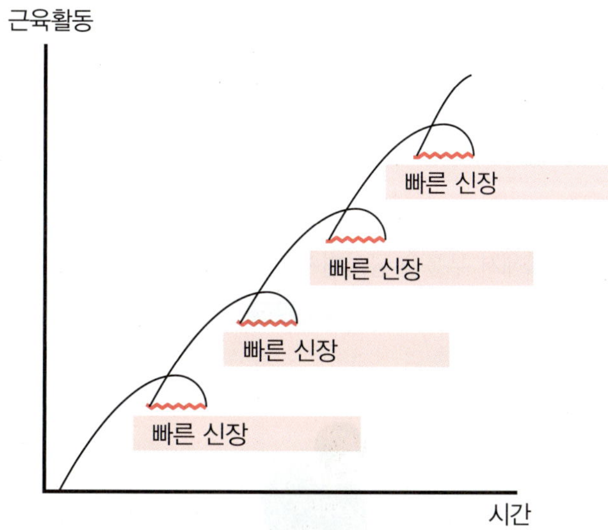

그림 1-11 재신장을 시행하는 적절한 타이밍

i) 목적, 대상, 적응

- 마비성 질환으로 동작 시에 근육 출력이 불충분한 사례에 대해 출력을 높이고자 할 경우
- 근골격계 질환으로 현저한 근력 저하가 인지되는 경우에 근력 강화의 수단으로서
- 운동방향이 잘못되어 있는 경우에 방향을 수정하는 수단으로서

ii) 방법

- 운동을 시행하고 있는(근육이 수축하려 하고 있는) 상태에서, 근육 활동을 더욱 높이고자 할 때 그 근육군을 잡아 늘이기 위한 빠른 신장을 해줍니다.
- 기본적으로는 운동에 관여하는 모든 근육군이 적응이 됩니다. 이때, 치료사의 손만이 아니라, 몸 전체를 사용하여 빠른 신장을 줍니다. 그 방향은 PNF 패턴이라면 시작자세로 되돌아가는 방향이 됩니다.

iii) 주의할 사항

- 대상자는 운동 중에 반대 방향으로 움직이게 하려고 하면 운동을 멈추는 경우가 많기 때문에, 미리 운동을 멈추지 않도록 요청함과 동시에 "더 힘을 내십시오.", "자! 올리시오." 등의 구두 지시를 빠른 신장과 동시에 주면 좋을 것입니다.
- 빠른 신장을 준 후는, 자연스럽게 일어나는 반응을 기다려도 되고, 그 후의 근육 활동을 보조할 수도 있습니다. 그 후의 반응을 기다렸다가 신장 자극이 효과적인지 아닌지를 느끼는 것이 중요합니다.

iv) 사용하는 예

- 편마비 등으로 보행 시 엉덩관절 굽힘 · 무릎관절 굽힘의 활동이 부족한 경우, 무릎을 굽히면서 하는 다리 굽힘 · 모음 · 가쪽회전 패턴의 도중에 이 기법을 시행합니다 그림 1-12 .

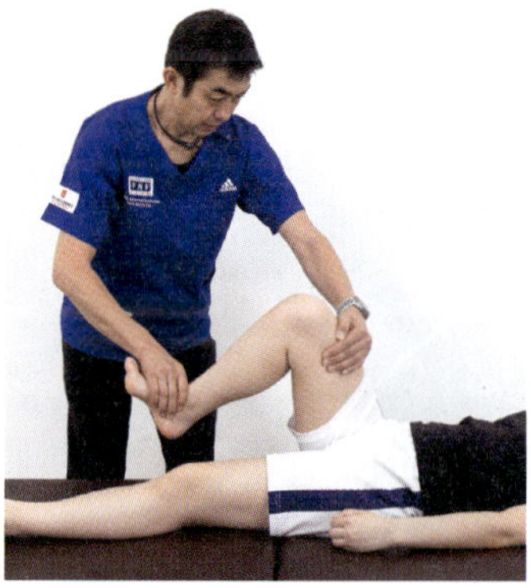
엉덩관절 굽힘이나 무릎 굽힘의 활동이 부족한 경우

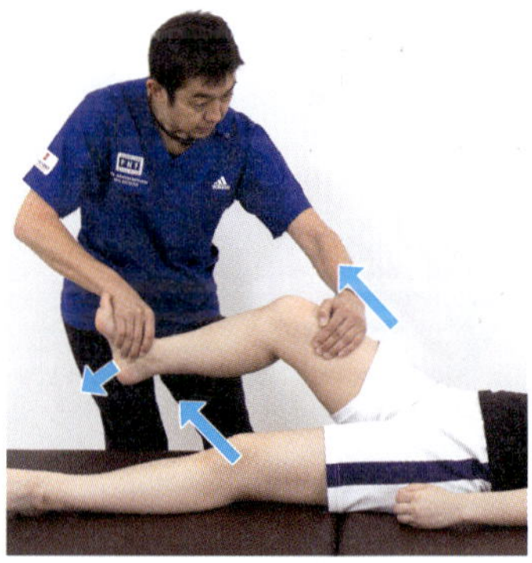
몸 전체를 사용하여 빠른 신장

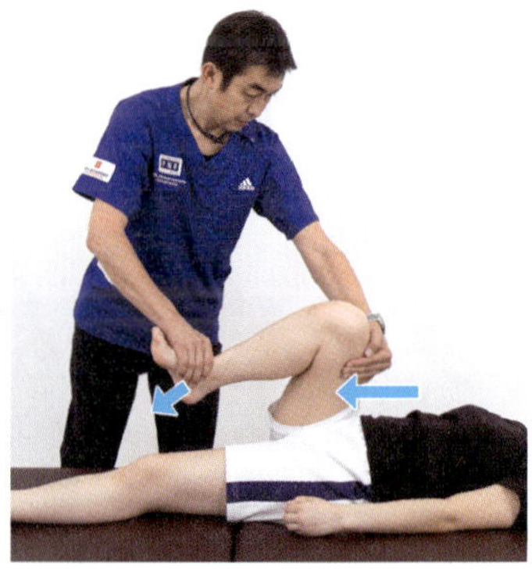
그 후의 반응을 기다려서 저항을 계속 가한다.

그림 1-12 재신장

2. 길항근 기법 Antagonist Techniques

Check

동적 반전

6) 동적 반전 Dynamic Reversals

이 기법은, 수축 중인 근육 방향을 반전시키는 것으로, 같은 운동 범위 내에서 주동근의 수축과 길항근의 수축(각각의 근육의 수축과 이완)을 반복하는 것을 의미합니다. 예를 들어, 어느 특정 관절의 움직임(팔의 굽힘 등)을 시행하기 위한 근육을 먼저 수축시키고, 그 후 바로 반대방향 근육(이 경우는 팔의 폄근)을 수축시킵니다.

이와 같이, 근육수축의 방향을 반전시킴으로써, 운동 조절 기능을 촉진하고, 근육수축 조절 능력을 높이는 효과가 있습니다.

i) 목적, 대상, 적응

- 반전동작(reverse motion: 보행 시의 팔 흔들기, 발차기 동작, 투구 동작 등)으로 운동의 전환을 신속하게 하고자 할 경우
- 경직(rigidity)이 있는 파킨슨병 등으로 인해 전환 동작이 둔한 사례에 대해서, 그 협응성을 향상시키고자 할 경우
- 주동근과 길항근 중, 어느 쪽인가 한쪽만이 근력 저하를 일으키고 있을 때에, 근력 강화를 시키고자 할 경우

ii) 방법

- 어느 한 방향의 운동에서, 쉬게 하지 않고 길항 방향의 운동으로 전환시킵니다.
- 강한 주동근과 약한 길항근인 경우에는, 강한 주동근부터 시작하기 바랍니다.
- 동작을 원활하게 전환하기 위해 먼저 구두 지시를 내리고, 그 후 잡은 손을 전환하면 좋을 것입니다 그림 1-13.

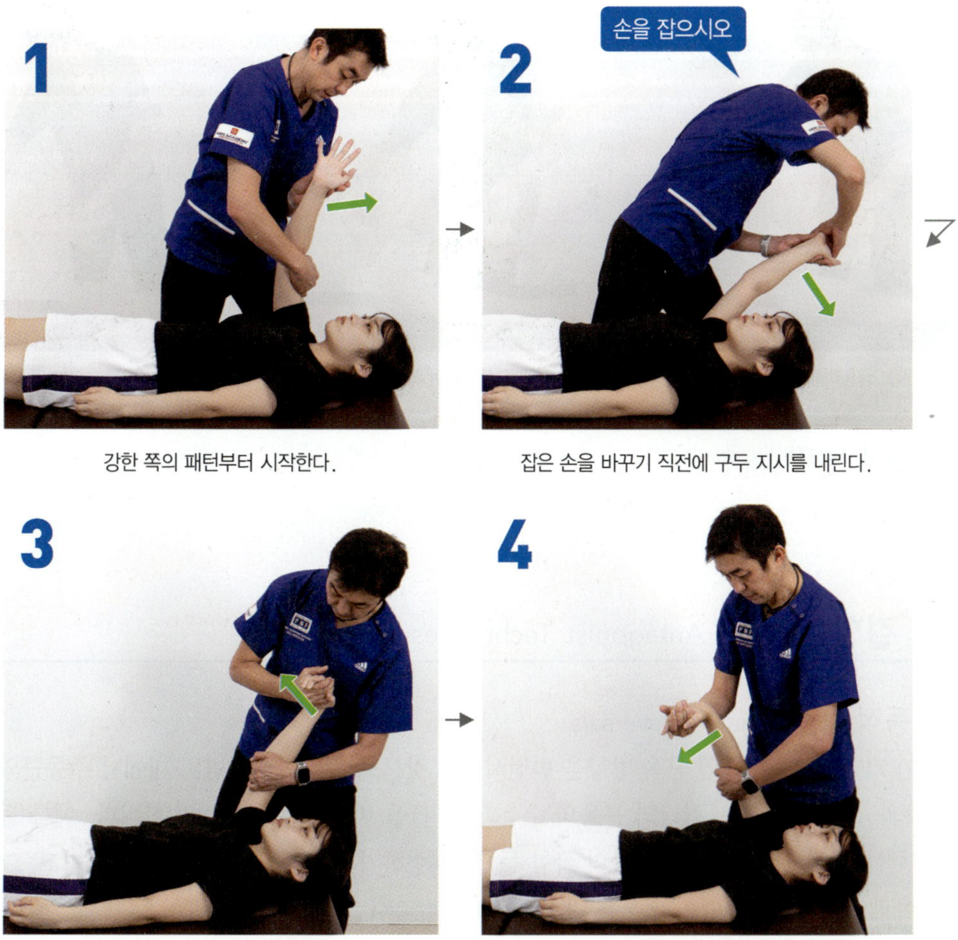

1: 강한 쪽의 패턴부터 시작한다.
2: 잡은 손을 바꾸기 직전에 구두 지시를 내린다.
3: 반대의 패턴으로 옮겨간다.
4: 약한 쪽 패턴에서 끝난다.

그림 1-13 동적 반전

ⅲ) 주의할 사항

- 여러 번 반복할 수도 있고, 한 번만 전환하고 끝낼 수도 있습니다.
- 반복 횟수는 정해져 있지 않습니다.
- 운동범위도 목적에 따라 좁고 빠르게 하는 경우와, 넓고 크게 하는 경우가 있습니다.

ⅳ) 사용하는 예

- 편마비로 발목관절 등쪽굽힘(배굴)의 활동이 발목관절 바닥쪽굽힘(저굴)의 활동에 비해 부족하고, 또한 동시에 전환이 느려 보행 시 유각 단계에서의 발가락 걸림이 발생하는 경우에, 다리 폄 패턴에서 굽힘 패턴과 함께 혼합하여 사용하는 경우가 있습니다 그림 1-14.

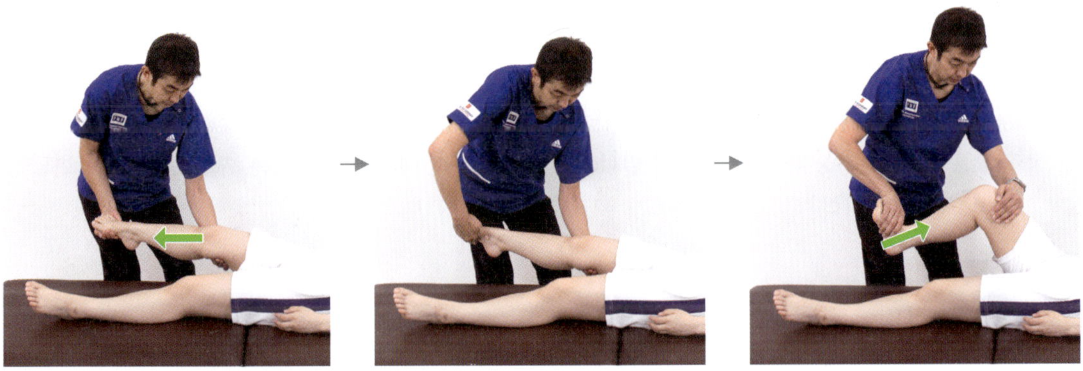

강한 쪽 패턴부터 시작 → 먼쪽 쥐기를 딴 손으로 바꿔 쥔다. → 약한 쪽 패턴을 시행한다.

그림 1-14 다리 폄 패턴에서의 굽힘 패턴

- 다리 패턴은, 폄도, 굽힘도, 먼쪽 쥐기(distal grip)가 같은 손이 되기 때문에 시행하기 어려운 경우도 있습니다. 이때는, 좌우의 손으로 폄과 굽힘을 양쪽 먼쪽 만으로 조절하면 좋을 것입니다 그림 1-15.

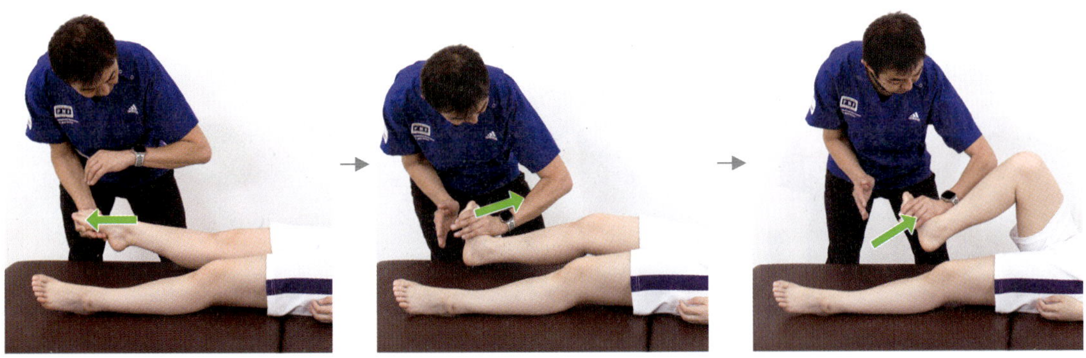

강한 쪽 패턴부터 시작 → 먼쪽 쥐기를 오른손에서 왼손으로 변환 → 약한 쪽 패턴을 시행한다.

그림 1-15 먼쪽만으로 조절하는 동적 반전

Check

안정적 반전

7) 안정적 반전 Stabilizing Reversals

이 기법 역시, 수축 중인 근육 방향을 반전시키는 것이지만, 동적 반전과는 달리, 관절 운동을 멈춘 상태, 또는 좁은 범위에서만, 주동근의 수축과 길항근의 수축을 반복합니다. 특정 체위만으로 근육수축의 방향을 반전시킴으로써, 관절의 안정성을 보다 효과적으로 높이는 것을 기대할 수 있습니다.

ⅰ) 목적, 대상, 적응

- 신체의 특정 부위에 불안정성이 있어, 안정성을 필요로 하는 경우
- 바람직한 정렬로 수정하였을 때에, 그 새로운 부위를 기억해줬으면 하는 경우

ⅱ) 방법

- 주동근과 길항근을 번갈아 수축시키려고 하는 기법입니다 그림 1-16.
- 이때 **도수 접촉은 변환시켜**, 어느 쪽부터 저항을 가하고 있는지를 분명히 합니다.
- 몸통 등 넓은 면을 번갈아 수축시키려고 하는 경우는, 한 손씩 변환하여, 근육수축이 가급적 끊어지지 않도록 합니다.
- 팔다리 등과 같은 지레의 팔(lever arm)이 긴 대상자인 경우는, 먼쪽부터 먼저 변환시킵니다.

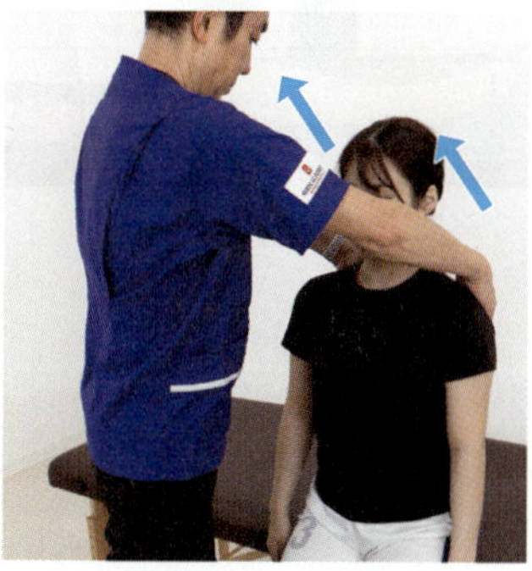

1 등근육군(dorsal muscles)에 대한 자극

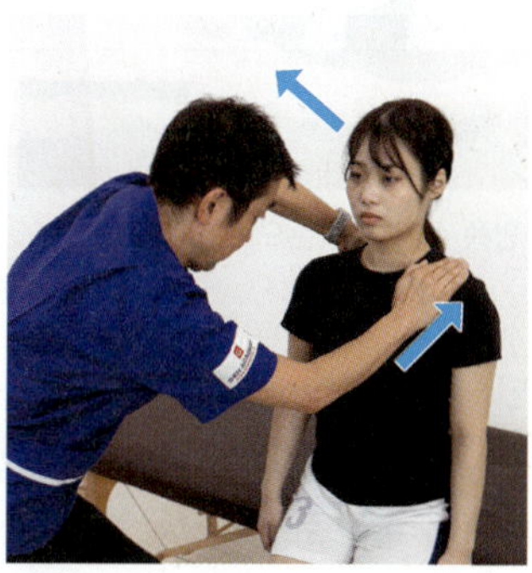

2 한 손씩 딴 손으로 바꿔 잡는다.

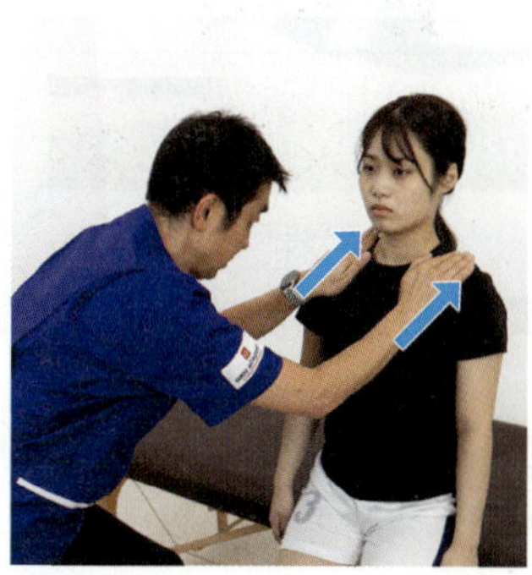

3 복부근군에 대한 자극

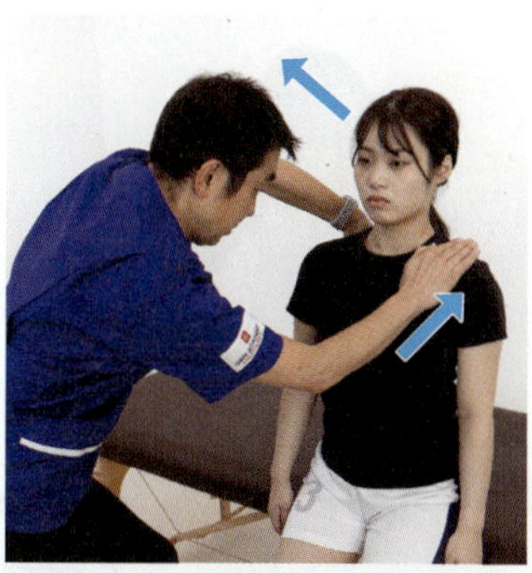

4 한 손씩 딴 손으로 바꿔 잡는다.

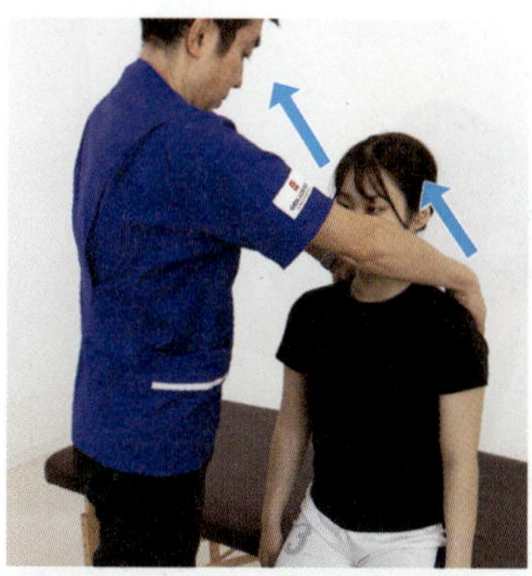

5 등근육군에 대한 자극

그림 1-16 불안정한 몸통에 대한 안정적 반전

- 변환시키는 속도는 목적이나 대상자의 능력에 따라 빠르게 하거나, 느리게 할 수 있습니다.
- 예를 들어 "지금부터 누르는 방향을 반대방향으로 할 테니, 이에 대응해 주십시오" 등이나 구두 지시를 정중하게 내리면 난이도는 낮아집니다.
- 반대로 수준이 높은 대상자나 스포츠에서의 수행능력 향상으로 연계시키고자 할 경우는, 굳이 구두 지시를 내리지 않고, 도수 접촉만을 변환시켜 난이도를 올려도 좋을 것입니다.

ⅲ) 주의할 사항

- 어느 방향에서 눌러도 같은 위치에 머물러야 한다는, 기본적인 요구사항을 이해하기 어려운 경우에는, 적응으로 되지 않습니다.
- 어깨관절 등 절구관절(구관절)인 경우, 주동근과 길항근뿐만 아니라 다양한 방향에서 저항을 가할 수도 있습니다.

ⅳ) 사용하는 예

- 회전근개(rotator cuff) 파열 수술 후 등에서, 어깨관절에 불안정성이 남아있는 경우에 시행할 수 있습니다. 완전한 옆으로 누운 자세(측와위)보다는 반 옆으로 누운 자세로 함으로써, 제로 포지션(zero position)이 중력의 영향을 가장 적게 받는 체위가 됩니다 그림 1-17.

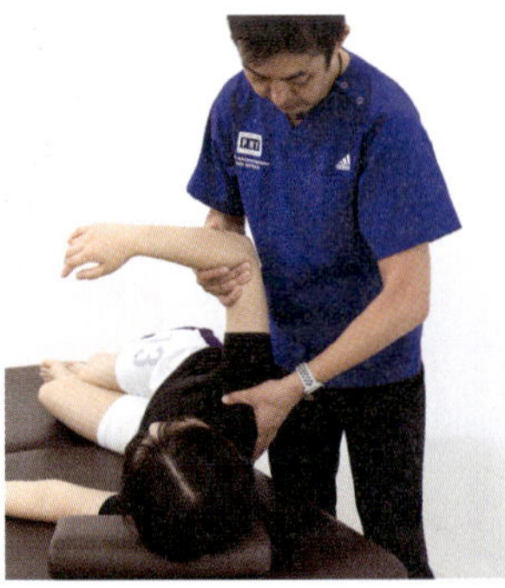

1 제로 포지션으로 한다.

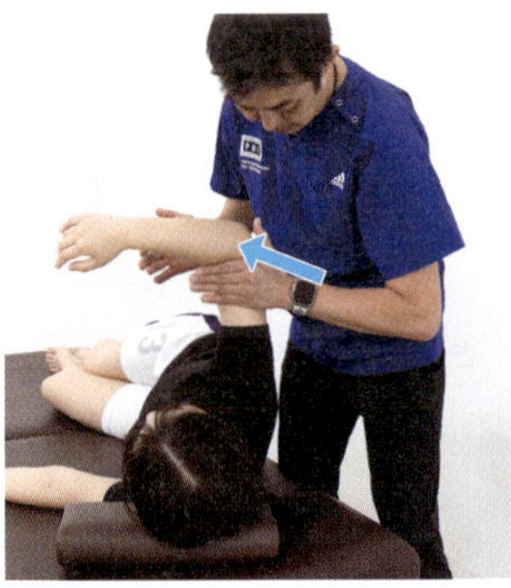

2 굽힘 · 벌림으로의 자극

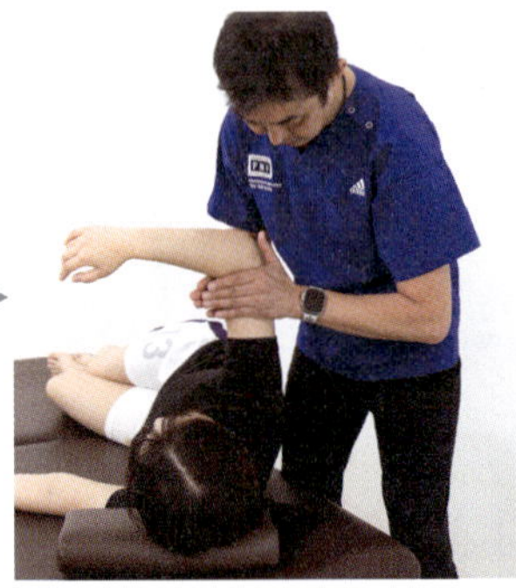

3 손을 바꿔 잡는다.

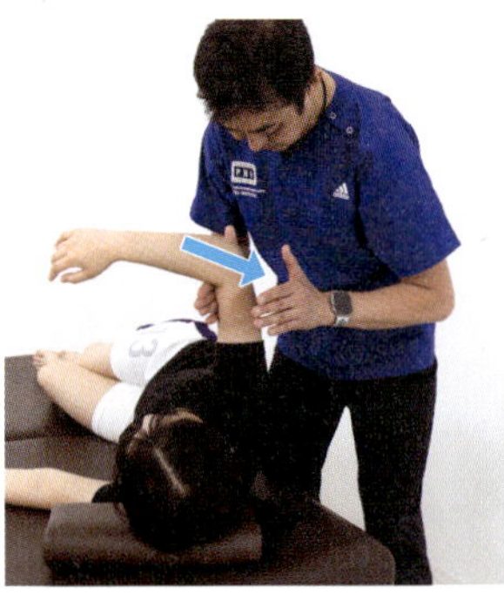

4 폄 · 모음으로의 자극

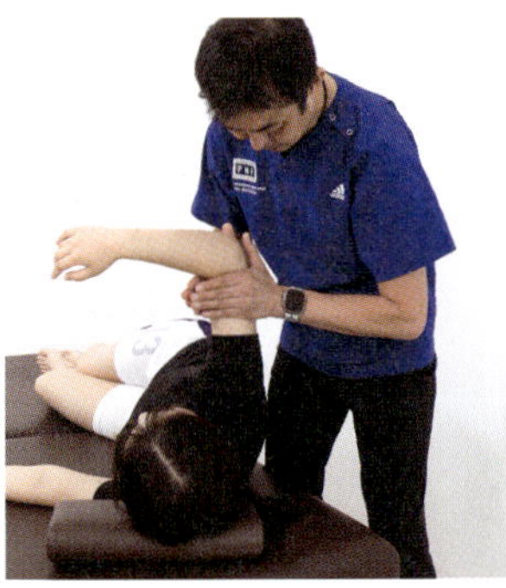

5 손을 바꿔 잡는다.

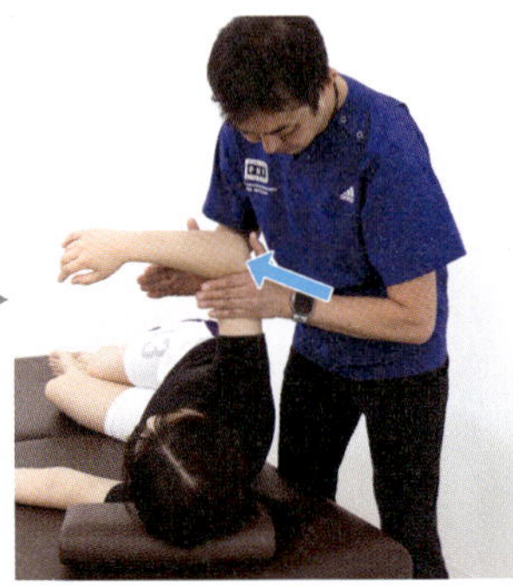

6 굽힘 · 벌림으로의 자극

그림 1-17 안정적 반전을 사용하는 예

- 무릎관절 수술 후 등으로 무릎관절 주위에 불안정성이 있어, 무릎 안쪽 변위(Knee in)가 있는 사례에서는, 양호한 체위로 되돌려서 이 기법을 시행하는 경우가 있습니다.
- 근력 저하가 있는 사례에서는 반듯이 누운 자세에서 시행하지만, 일자로 선 자세(tandem standing: 한걸음 내디딘 선 자세)로 시행하면 더욱 효과적입니다 그림 1-18 .

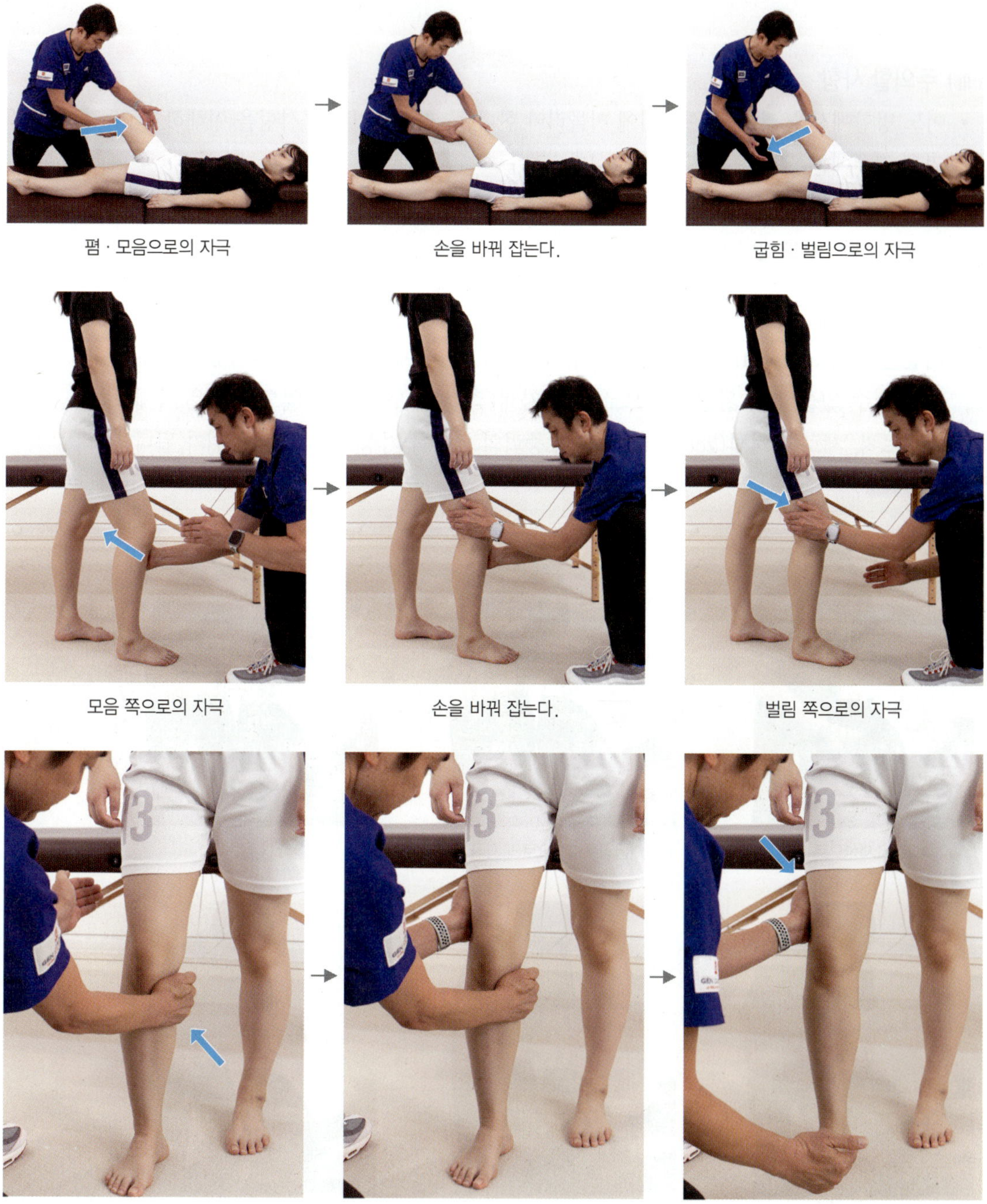

펌 · 모음으로의 자극 → 손을 바꿔 잡는다. → 굽힘 · 벌림으로의 자극

모음 쪽으로의 자극 → 손을 바꿔 잡는다. → 벌림 쪽으로의 자극

모음 쪽으로의 자극 → 손을 바꿔 잡는다. → 벌림 쪽으로의 자극

그림 1-18 각각의 사례에 맞춘 안정적 반전

8) 율동적 안정화 Rhythmic Stabilization

Check!!

율동적 안정화

이 기법은, 근육수축 중에 운동 저항을 여러 방향으로 전환시키는 것입니다. 일반적으로는, 운동이 정지하여 있는 상태나 한정적인 범위에서 시행됩니다. 안정적 반전과 유사하지만, 이 기법에서는 도수 접촉을 변환시킴이 없이, 다양한 방향으로의 운동 전환이 시행됩니다. 이것에 의해, 여러 방향의 근육수축과 이완이 반복되어, 운동의 조절기능이 향상합니다. 이 기법은 특정 방향만이 아니라, 여러 방향으로의 운동을 전환함으로써, 관절의 안정성을 더 효과적으로 향상되는 것을 기대할 수 있습니다.

i) 목적, 대상, 적응

- 안정성을 필요로 하는 사례에서, 한층 더 압력 변화를 인지할 수 있는 능력이 있는 경우
- 스포츠에서 수행능력을 향상시키고자 하는 경우
- 관절 주위근육 유연성을 내고자 하는 경우

ii) 방법

- 도수 접촉을 변환시키지 않고, 압력의 방향만을 변화시킵니다.
- 따라서, 주동근과 길항근이나 다양한 방향에서 누를 수 있는 곳을 파악합니다.
- 대상자에게는 "이제부터 여러 방향에서 누르겠으니, 지금의 이 장소에서 움직이지 않도록 하시오" 등의 지시를 내립니다.
- "그러면 이제부터 다른 방향으로 바꿉니다" 등의 예측적인 구두 지시를 처음에는 사용하는 경우가 많습니다.
- 난이도를 더욱 올리기 위해서는 구두 지시를 없애는, 압력의 변환 속도를 빠르게 하는, 변환하는 리듬을 일정하게 하지 않는 등의 방법이 있습니다.

iii) 주의할 사항

- 실조(ataxia)와 같은 불안정성에는 적합하지 않다는 사고 방법도 있으나, 실조의 정도도 다양하기 때문에, 일률적으로 사용할 수 없다고는 말하기 어렵습니다. 임상적으로는 가벼운 실조 증상에는, 이 기법이 효과적이라는 것도 많이 경험합니다.
- 도수 접촉을 변환시키는 안정적 반전 쪽이 난이도가 낮다는 의견도 있으나, 임상적으로는 잡는 손을 변환시킬 때에 힘이 빠져버리는 경우도 흔히 있습니다.
- 안정성을 위한 기법을 두 개 다 사용할 수 있으면 좋습니다.

iv) 사용하는 예

- 안정적 반전에서 소개한 사용예는 율동적 안정화에도 그대로 적용이 됩니다 그림 1-19 · 그림 1-20.
- 회전근개 파열 수술 후 등, 어깨관절의 불안정성에 대해 시행합니다.

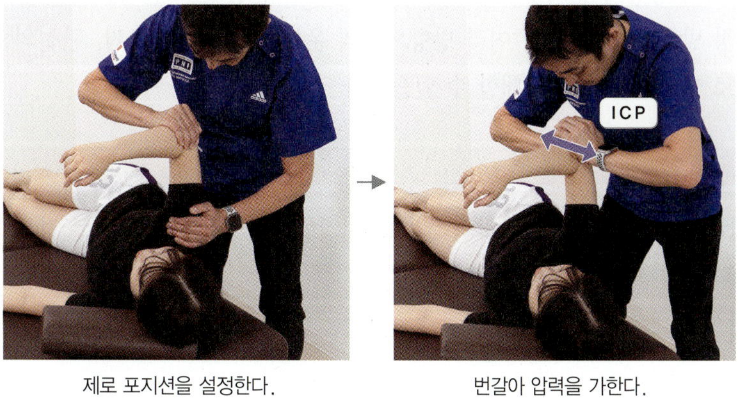

그림 1-19 율동적 안정화를 사용하는 예

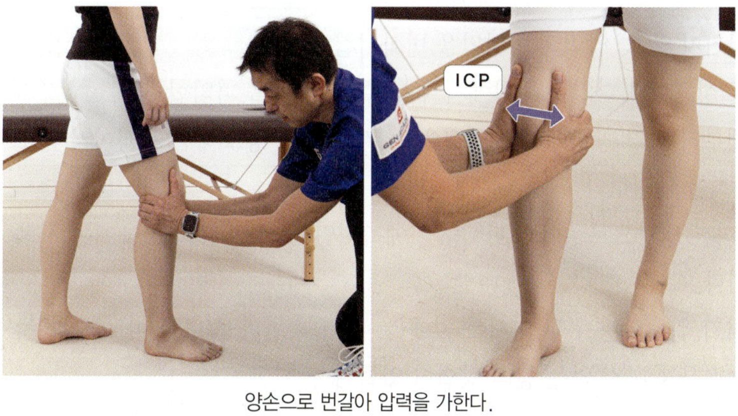

그림 1-20 무릎관절 주위의 불안정성에 대한 율동적 안정화

3. 이완 기법 Relaxation Techniques

Check!! 수축 · 이완

9) 수축 · 이완 Contract Relax

이 기법은, 근육이 수축한 후에 이완하는 신경생리학적인 작용을 이용합니다. 예를 들어, 특정 근육을 수축시키고, 그 후에 일어나는 이완(relax)을 이용하여 근육에 신장을 가합니다. 이것에 의해, 신장(stretch) 효과가 증대하고, 근육 유연성과 움직임 범위가 향상됩니다.

i) 목적, 대상, 적응

- 근육을 신장시키고자 하는 경우
- 가동범위 제한이 있는 경우(근육이 단축하여 있는 것이 원인이다)

ii) 방법 그림 1-21

• 다음 순서로 시행합니다.

1 신장하고자 하는 근육을 최대한으로 잡아 늘인 위치로 합니다.

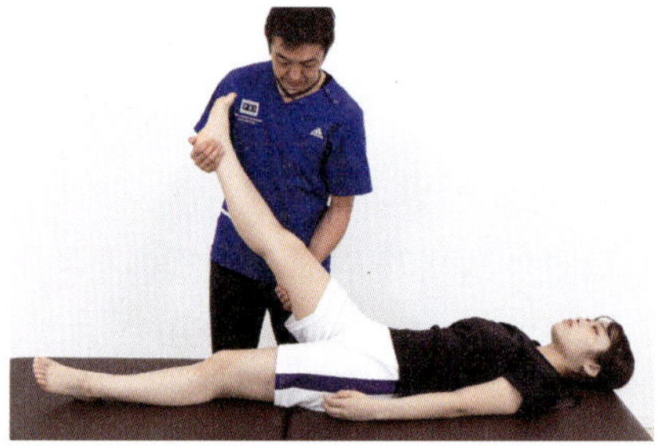

2 그 근육을 수축시킵니다. 강도는 최대 근력의 20%, 시간은 적어도 3초 이상이라는 보고가 있습니다.[2] 구두 지시는 "누르시오"와 같은 능동적인 것으로, 기본적으로는 움직임은 내지 않는 등장성 수축(Isotonic hold)을 시행시킵니다.

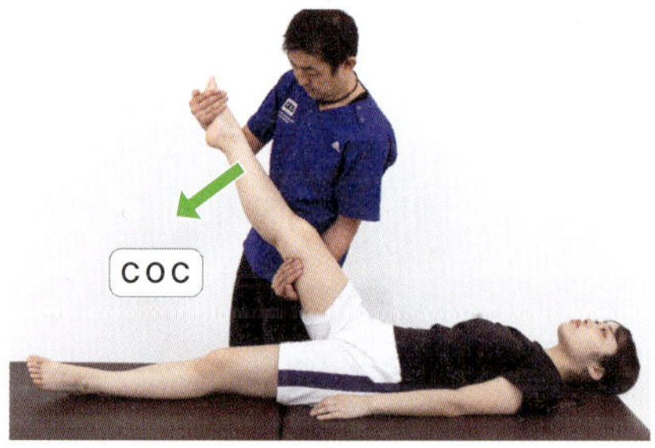

3 그런 다음에, 충분히 쉬게 합니다. 이것은 후방전(Afterdischarge)※이 진정되기를 기다리기 위해서입니다.

※ **후방전(Afterdischarge)이란**
신경생리학에서 사용되는 용어이고, 특정 신경 자극이 정지된 후에도 신경세포가 활동(전기적인 활동이나 신호의 송출)을 계속하는 현상을 가리킵니다. 즉, 자극이 끝난 후에도, 신경세포로부터의 출력(방전)이 계속되는 것을 말합니다.

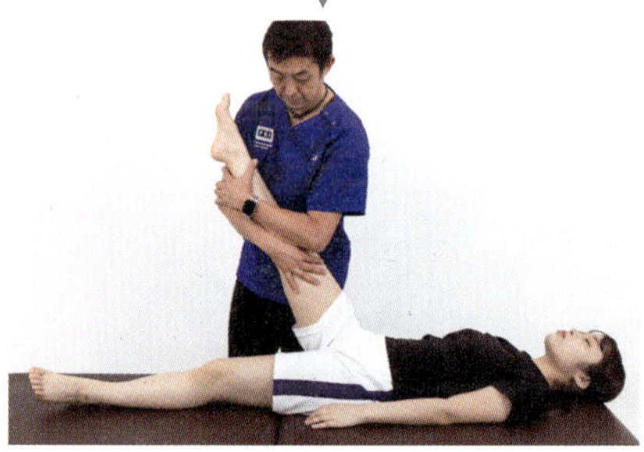

4 신장된 근육이 수축함으로써, 등척성 수축 후 이완(PIR: Post Isometric Relaxation)※의 작용에 의해 근육이 이완하므로, 새로운 신장 범위까지 가져갑니다. 가져가는 방법은 수동적이라도 상관없습니다만, 더 효과를 만들어내기 위해 능동 보조 운동을 시키는 경우가 많습니다.

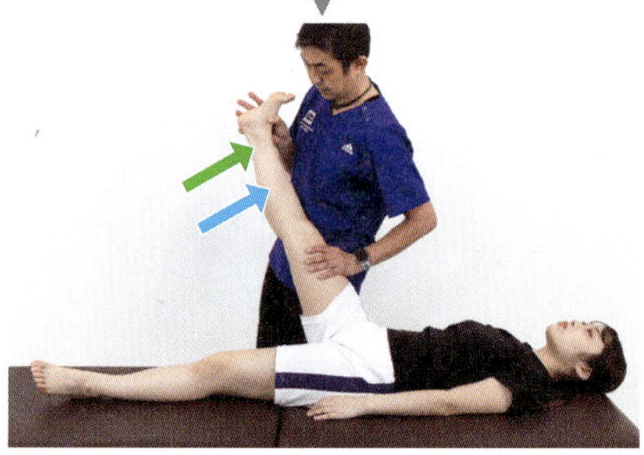

※ **등척성 수축 후 이완법(PIR)이란**
체코공화국의 레비트(Karel Lewit)와 얀다(Janda)에 의해 개발된 기법입니다. 이 기법은, 등척성 수축을 이용하여, 신경계의 조절을 이용한 근육의 이완법입니다. 개별적 근육에 대해서 약간의 등척성 수축을 시행시키고, 그 후 이완을 시행함으로써, 근육 긴장을 억제합니다. 이른바 신장(stretch)과는 달리, 어디까지나 이완을 목적으로 하는 기법입니다.

5 **4**에서 **2**로 되돌아가서, 이 순서를 반복하면서 신장성을 개선합니다.

그림 1-21 수축·이완

- 앞에서 언급한 방법은 **직접적 방법**이라 불리고, 신장하고자 하는 근육에 대해 직접 수축을 시킨다는 것으로부터 그 이름이 붙여졌습니다. 순서는 같지만, 2에서 길항근을 수축시키는 경우를 **간접적 방법**이라 합니다. 간접적 방법은 상반억제의 원리를 이용하고 있습니다.

iii) 주의할 사항

- 직접적 방법과 간접적 방법에서는, 직접적 방법이 더 효과가 높습니다.
- 직접적 방법을 사용하면 바로 근육이 경련을 일으키는 것 같은 경우에는, 간접적 방법을 선택하는 것이 좋을 것입니다.

iv) 사용하는 예

- 어깨관절주위염에서 어깨관절 굽힘 · 벌림의 가동범위 제한이 있는 경우에, 폄 · 모음 · 안쪽회전 패턴의 시작자세에서 이 기법을 시행하는 경우도 있습니다 그림 1-22.

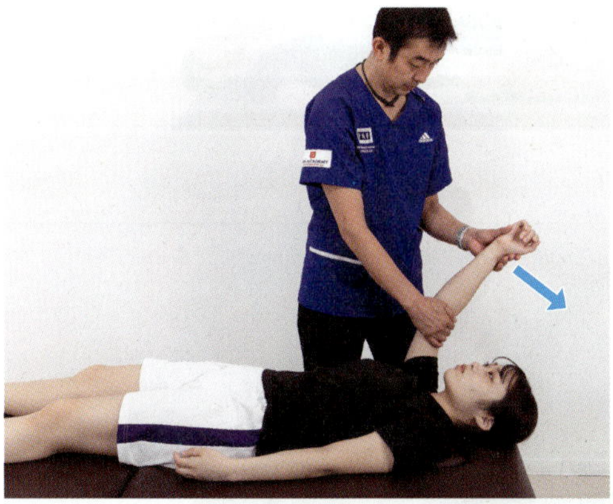

1 최대 신장위치로 가져간다.

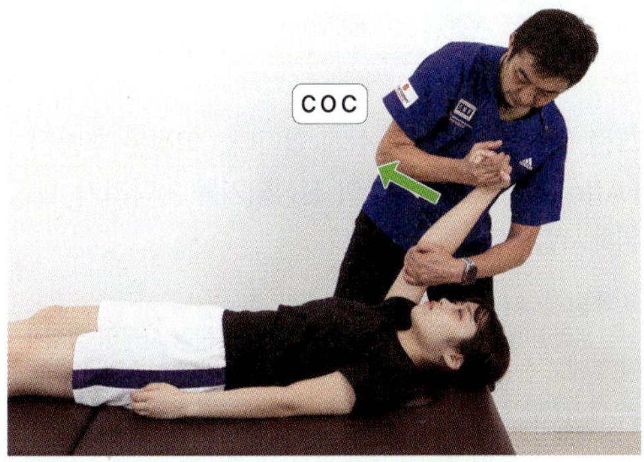

2 등장성 수축(움직임은 없다)이 일어나게 한다.

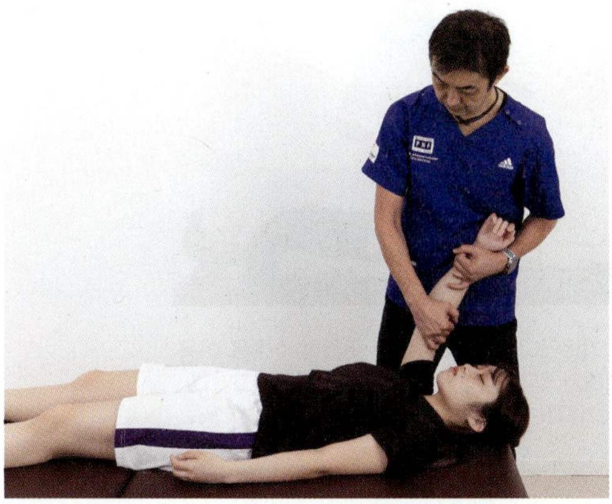

3 충분히 쉬게 하여 후방전이 진정되는 것을 기다린다.

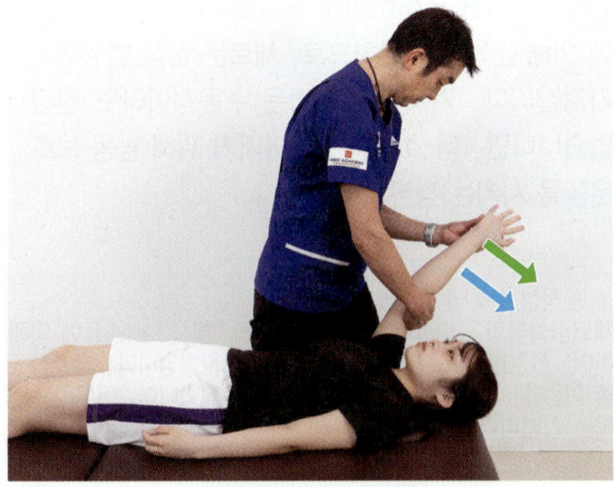

4 새로운 신장 영역까지 가져간다(능동 보조운동).

그림 1-22 어깨관절 굽힘·벌림 가동범위 제한에 대한 수축·이완을 사용하는 예

10) 유지 · 이완 Hold · Relax

Check!!

유지 · 이완

이 기법도, 근육이 수축한 후에 이완하는 신경생리학적인 작용을 이용합니다. 예를 들어, 특정 근육을 수축시키고, 그 후에 발생하는 이완(relax)을 이용하여 근육에 신장을 가합니다. 수축 · 이완과 유사하지만, 수축 · 이완(contract · release)이 대상자에게 지시하여 능동적으로 근육수축을 촉진하는 것에 반해서, 유지 · 이완은 치료사가 움직이는 것을 대상자에게 멈추도록 지시함으로써 수동적인 근육수축을 촉진합니다. 능동적인 근육수축을 촉진하는 수축 · 이완과, 수동적인 근육수축을 촉진하는 유지 · 이완의 양쪽을 잘 구분해서 사용하여 이용함으로써, 효과적인 근육 긴장의 완화나 신장이 얻어져야 할 것입니다.

i) 목적, 대상, 적응

- 근육에 통증은 있으나, 신장하고 싶은 경우
- 힘이 매우 강력한 대상자나 체격이 치료사에 비해 매우 큰 대상자 등에서, 수축 · 이완으로는 유지하는 것이 어려운 경우

ii) 방법 그림 1-23

• 다음 순서로 시행합니다.

1 신장하고 싶은 근육을 최대한으로 잡아 늘인 위치로 합니다

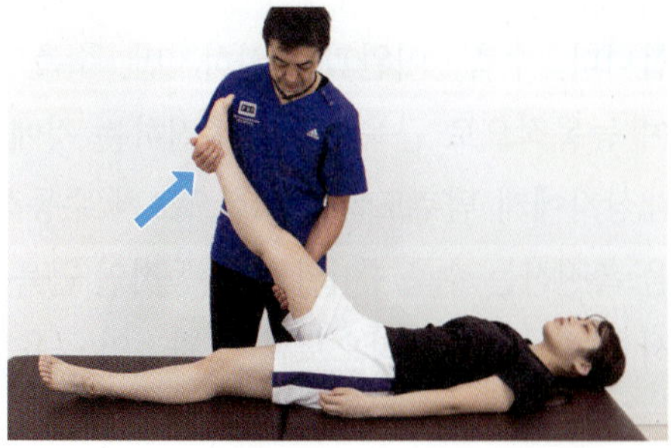

2 그 근육을 수축시킵니다. 이때의 구두 지시는 "멈추시오", "움직이지 마시오"라는 수동적인 것이기 때문에, 치료사가 1의 힘을 넣을 때 1의 힘, 2의 힘을 넣으면 2의 힘이라는 식으로 대상자가 치료사에게 맞추려고 합니다. 이때, 대상이 되는 근육은 등척성 수축을 하게 됩니다. 대상자에게는 치료사가 내는 힘을 감지하여, 그것에 맞추는 능력이 요구됩니다.

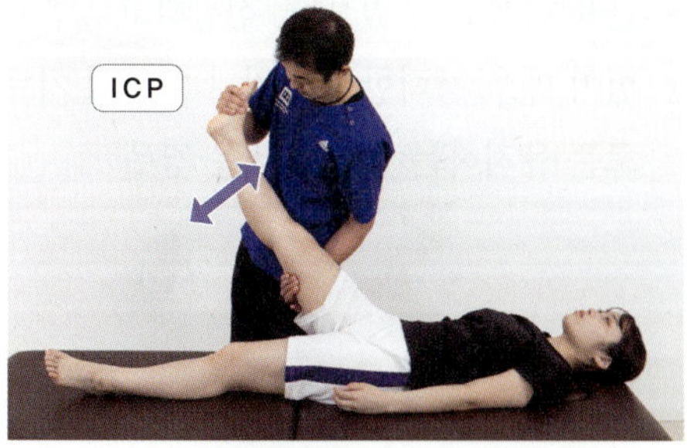

3 충분히 쉬게 합니다.
이것은 후방전이 진정되는 것을 기다리기 위해서입니다.

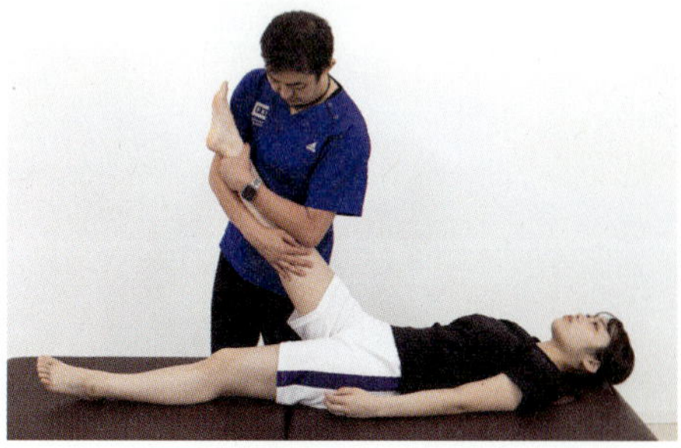

4 신장된 근육이 수축함으로써, 등척성 수축 후 이완 작용에 의해 근육이 이완하기 때문에, 새로운 신장 영역까지 가져갑니다.

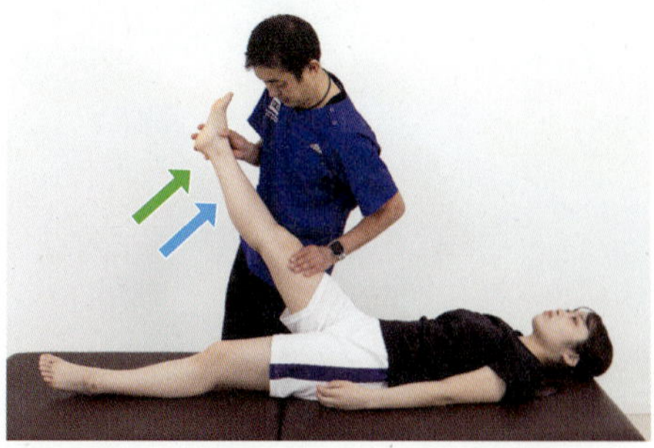

5 **4** 에서 **2** 로 되돌아가서, 근육이 이완할 때까지 이 순서를 반복합니다.

그림 1-23 유지·이완(hold·relax)

- 앞에서 언급한 방법은 **직접적 방법**이라 불리며, 신장하고 싶은 근육에 대해서 직접 수축시킨다는 것 때문에 그 이름이 붙여져 있습니다. 순서는 같지만, 2 때에 길항근을 수축시키는 경우를 **간접적 방법**이라 합니다. 간접적 방법은 상반억제의 원리를 이용하고 있습니다.

iii) 주의할 사항

- 직접적 방법과 간접적 방법에서는, 직접적인 방법이 효과가 높습니다.
- 이완 기법의 실제 응용으로서는, 먼저 수축 · 이완(contract · relax)의 직접적 방법을 시행해보고, 통증이 있거나 힘을 지나치게 많이 넣은 때에 유지 · 이완(hold · relax)의 직접적 방법을 시행합니다.
- 그리고, 그래도 통증을 느끼는 것 같은 경우에 유지 · 이완의 간접적 방법을 시행하여 봅니다.
- 수축 · 이완의 간접적 방법은 이론상 성립은 하지만, 실제 임상에서는 시행할 이유가 별로 발견되지 않기 때문에 시행하는 일은 적습니다.

iv) 사용하는 예

- 뒤넙다리근(hamstring)에 근육 파열(muscle rupture)의 기왕력이 있고, 약간의 상처가 남아있지만 유연성을 개선하고 싶다는 경우에 다리 패턴으로 이 기법을 시행하는 경우가 있습니다.

이상, PNF의 10종류의 기법에 대해 상세히 설명하였습니다. 우리들이 직면하는 대상자의 문제나 과제는 다양하며, 대상자의 상태에 맞춰서 효과적인 기법을 선택할 수 있는 능력이 요구됩니다. 그리고, 각각의 임상 장면에서 이들 기법을 효과적으로 이용할 수 있다면, 그 효과를 느낄 수 있어야 할 것입니다. 덧붙여 말하면, PNF 역사의 중량감도 실감할 수 있을 것입니다.

자, 이제부터 본격적으로 PNF의 실제적인 실기에 들어갑니다. 제2장에서는 PNF의 정수(essence)인 "패턴"에 대해 설명합니다. PNF에는 많은 패턴이 존재한다는 것에 놀랄지도 모릅니다. 그러나, 많은 패턴 중에서 필요한 패턴을 선택하고, 이들을 혼합하여, 목표로 하는 움직임이나 신체의 사용방법으로 적응시킴으로써, 마비성 질환에 의한 협응 운동의 상실, 수술 후 기능부전(근력 저하나 비정상 운동), 비정상 보행 패턴의 개선, 스포츠 수행능력 향상 등, 여러 갈래에 걸치는 응용이 가능해집니다.

게다가, 제3장에서는 "매트 활동", 제4장에서는 "보행에 대한 PNF"에 대해서, PNF 기법이 어떻게 활용될 수 있는지를 구체적으로 설명합니다. PNF 개념을 이용하여 각각의 동작을 이끌어냄으로써, 그 자리에서 동작이 변용하는 것을 느끼게 될 것입니다. 또한 이 과정을 통해, 동작분석에 대한 중요성을 새삼 이해할 수 있게 됩니다. 따라서, 우리들 치료사가 하는 일은, 기능을 평가하고, 활동을 관찰하며, 개개의 대상자에게 무엇을 촉진하면 되는지를 생각하고 시행하는 것이 직무라고 재인식하게 될 것입니다. PNF 개념을 현장에서 응용하여 시행하는 가운데, 여러분은 임상에서 많은 깨달음이 생기고, 그것이 많은 대상자의 문제 해결에 도움이 될 것이라 강력하게 믿습니다.

그러면, 앞으로의 내용을 재미있게 읽어보시기 바랍니다.

참고 · 인용문헌

1) Sherrington, C.S. : The integrative action of the nervous system. New Haven. Yale University Press. 1906
2) M.J. Sharman : PNF Stretching, Mechanisms and Clinical Implications. Sports Med. 2006

2장 PNF 패턴

PNF Patterns

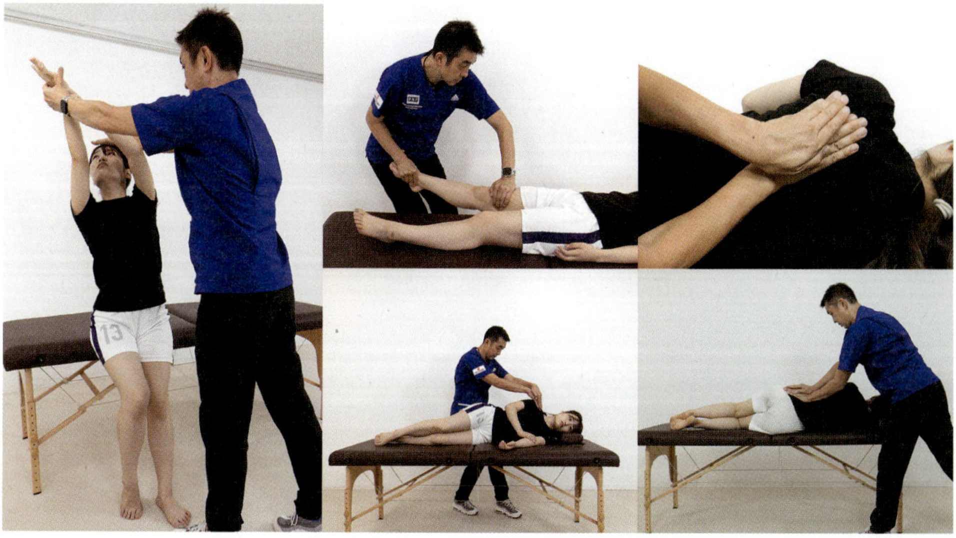

PNF 패턴은, 신체 각 분절의 움직임을 촉진하기 위한 협동운동, 집합운동 패턴이며, 나선과 대각선 요소를 가진 패턴 운동을 기본으로 하고 있습니다. 이것은 인간에게 움직이기 쉬운 패턴의 사고방식에 기초하여 개발되었으며, 운동생리학적인 다양한 검증을 통해 현재의 패턴이 확립되었습니다.[1) 2)]

신체 동작은 한 근육의 작용만이 아니라, 복수 근육의 협동운동(synkinesis)에 의해 시행되고 있습니다. 따라서, 근육군이 서로 협동하면서 타이밍에 맞춰 잘 작용할 수 있도록 신경을 촉진시켜가는 것은, 움직임의 용이성을 높이고, 수행능력 향상에도 연계됩니다. PNF 패턴은 이러한 협동운동이 더 효율적으로 시행될 수 있는 것 같은 **운동 연쇄가 작용하기 쉬운 혼합이며**, 신경의 촉진을 가능케 해줍니다. 이 때문에 실제의 임상에서는, 마비성 질환으로 상실된 협동운동 개선, 수술 후의 기능부전(근육 출력이나 비정상 운동) 개선, 비정상 보행 개선, 스포츠 수행능력 향상 등, 폭넓은 응용이 가능해집니다.

PNF 패턴이라 하면, 팔이나 다리의 대각선상 운동만을 상상하는 치료사가 많을지도 모릅니다. 그러나, 사실은 팔이음뼈나 다리이음뼈 등을 포함하여, 매우 많은 패턴이 있습니다. PNF 강사는, 이러한 많은 패턴 중에서 필요한 패턴을 선택하고, 다시 혼합하면서, 목적으로 한 움직임이나 신체 사용방법으로 변형시켜 갑니다.

이 항목에서는, "팔이음뼈", "다리이음뼈", "몸통" ,"팔", "다리", "목 부위(경부)", "양측성"으로 구분하여, PNF 패턴을 설명하고 있으므로, 대상자의 상태나 기능에 맞춰, 효과적인 패턴을 활용해주시면, 반드시 여러분의 임상에 도움이 될 것입니다.

1. 팔이음뼈(견갑대)의 움직임을 촉진하고, 팔이음뼈에서 신체 각 부위를 촉진하는 패턴

◉ 어깨 앞쪽 올림 Scapula Anterior Elevation

Check!

어깨 앞쪽 올림

1) 구체적 방법

i) 시작자세: 옆으로 누운 자세 그림 2-1

대상자의 척추를 3평면상에서 중간위치로 온 힘을 다해 접근시켜 옆으로 누운 자세(측와위)를 취합니다. 이때, 아래가 되는 어깨뼈(견갑골)가 뒤쪽으로 당겨지기 쉽고, 게다가 목뼈(경추)는 펴지기 쉽기 때문에 주의하기 바랍니다.

치료사는 대상자의 뒤쪽에 서서, 그루브(groove)※ 위에 위치합니다. 양손을 모아 벌레근 쥐기(손은 컵 모양)로 하여 봉우리(견봉) 앞면을 만집니다.

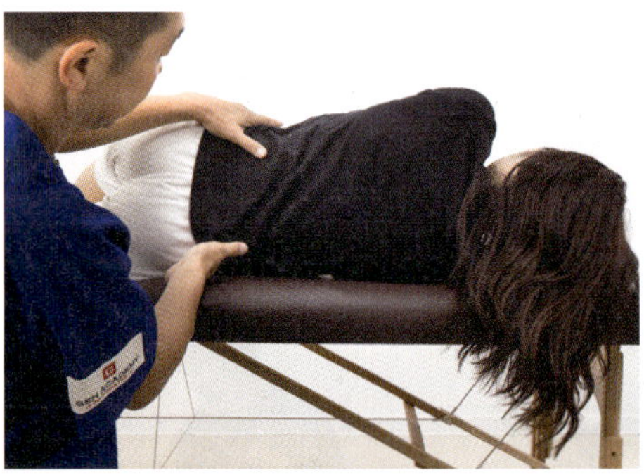

허리뼈가 옆으로 굽지 않는 옆으로 누운 자세를 취한다.

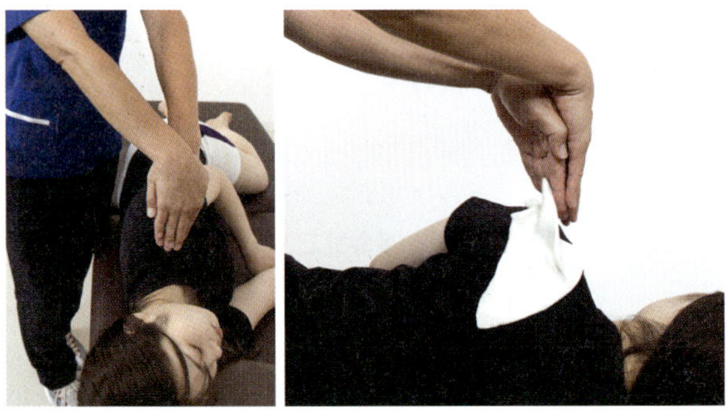

치료사는 대상자의 뒤쪽에 서서, 그루브 위에 위치한다.

그림 2-1 어깨 앞쪽 올림 조작의 시작자세

※그루브란
PNF에서는 대각선상에서 신체가 가장 협응하여 움직일 수 있는 선에 대한 것을 그루브라 부르고 있다. 그루브의 기준이 되는 것은 어깨관절과 반대의 엉덩관절을 연결한 선이며, 그 선을 기준으로 거기서부터 평행이 되는 선을 기준으로 하는 패턴도 있다.

ii) 방법 그림 2-2

관점 ①　　관점 ②

1 봉우리(견봉) 앞면에 댄 치료사의 손을 뒤 아래쪽으로 당기고, 어깨뼈를 내림(하제) · 모음(내전) · 아래쪽 회전을 하여 목 부위 앞면의 근육을 늘입니다(elongation).

2 대상자에게는 봉우리 앞쪽 부분을 앞 위쪽으로 운동하도록 지시하고("어깨를 뺨에 접근시켜주세요"라 하는 것 같은 지시도 효과적입니다), 어깨뼈를 올림(거상) · 벌림(외전) · 위쪽 회전 방향으로 운동을 시켜 저항을 가합니다.

3 운동을 계속하고, 어깨뼈를 올림 · 벌림 · 위쪽 회전의 최종 영역까지 저항을 가합니다.

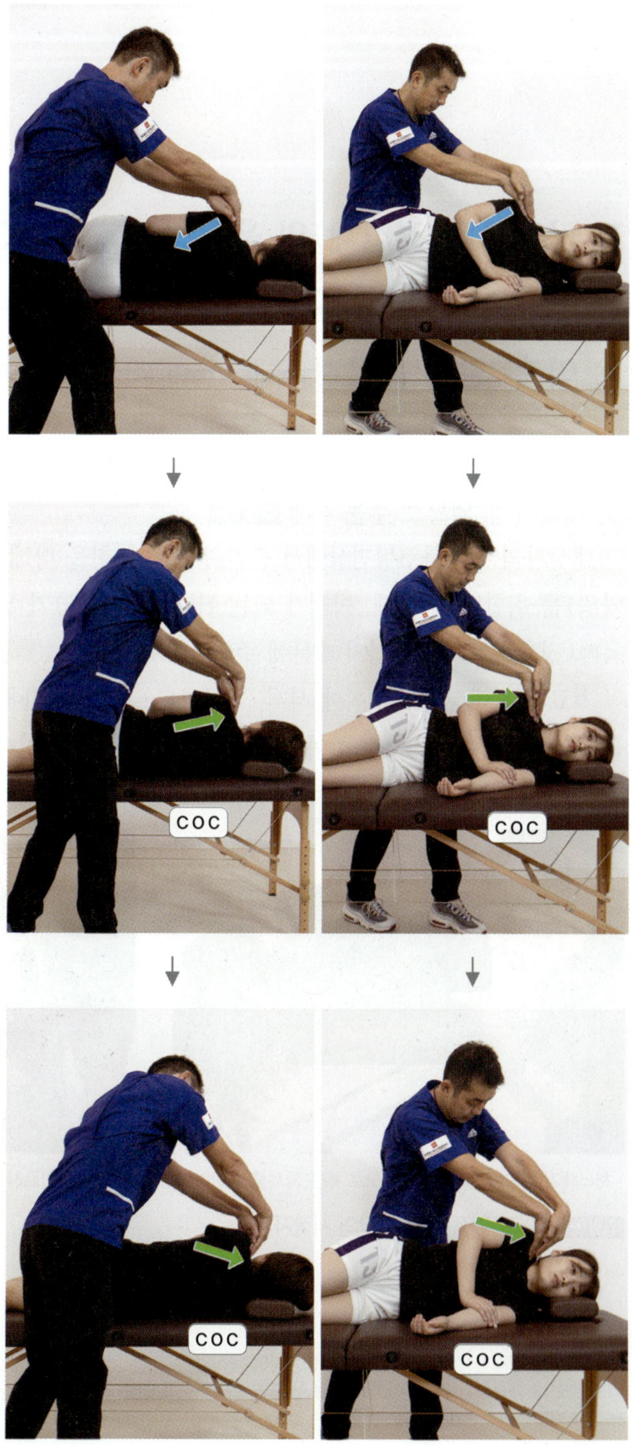

그림 2-2 어깨 앞쪽 올림 조작의 실제 순서

2) 임상에서 사용하는 빈도: A

직접적으로는 몸통의 항중력 폄을 만들기 위해, 간접적으로는 같은 쪽 다리 발바닥에의 방산을 목표로 하여 사용하는 등 사용 빈도가 높은 패턴이 됩니다.

3) 패턴의 구성요소

어깨뼈: 올림 · 벌림 · 위쪽 회전

4) 임상에서 사용하는 예

- 무릎 수술 후 등에서 보행의 입각 시에 불안정성이 있는 경우에, 같은 쪽 다리 발바닥을 벽 등에 접지하여 다리 폄(발바닥 방향으로의)의 방산을 목표로 하여 사용할 수 있습니다 그림 2-3 . 이때는 보행에서의 입각 중기(MSt)~입각 말기(Tst)를 의식하여 발을 놓는 위치를 결정합니다. 발바닥과 벽 사이에 체중계를 둠으로써 부분 부하의 대상자에게도 사용하는 것이 가능해집니다.

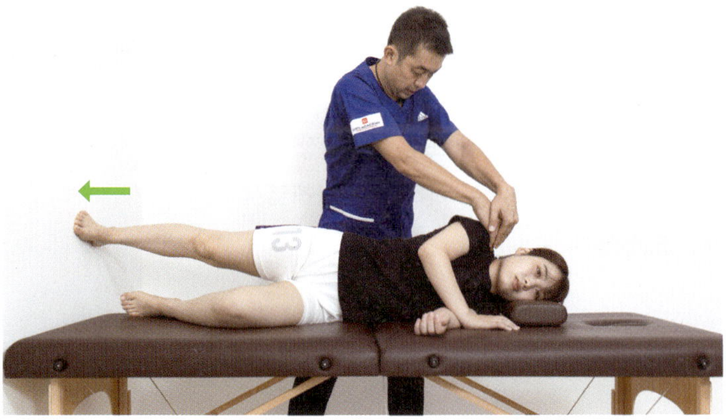

a. 발바닥으로 벽을 민다.

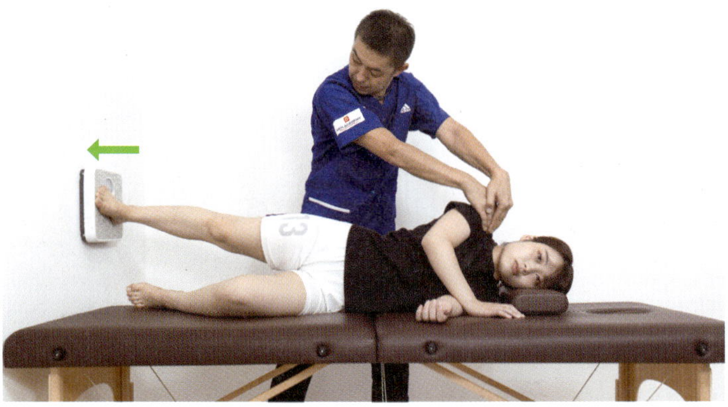

b. 발바닥으로 체중계를 밀어 되먹임을 한다.

그림 2-3 같은 쪽 다리 발바닥을 접지하여 다리의 폄과 동시에 시행하는 응용

- 허리부위 척주관협착증 등으로 보행 입각 시에 아래로 깊이 내려가는(가라앉는) 경우에, 같은 쪽 골반 뒤쪽 내림 패턴과 동시에 시행하는 방법이 있습니다 그림 2-4 . 또한, 이와 같이 패턴을 혼합하여 시행하는 방법은 PNF에서는, 혼합 패턴(Combination Pattern)이라 합니다.

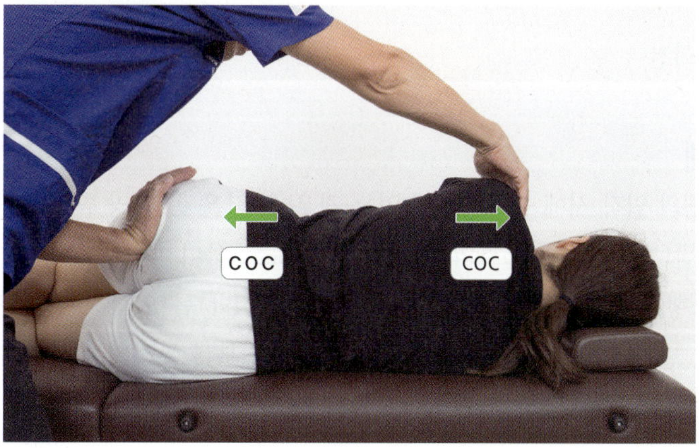

그림 2-4 골반 뒤쪽 내림과의 혼합 패턴

- 위에서 기술한 옆으로 누운 자세에서 시행하는 혼합 패턴을 준비운동으로서 시행하고, 그 후 가장자리에 걸터앉은 자세에서 한쪽 궁둥뼈(좌골)로 중력중심을 이동하는 동안, 항중력 폄으로서 시행하는 방법도 있습니다. 또한, 그 연장선상에서 선 자세에서 입각 쪽으로 시행함으로써 보행 시 입각단계에서 가라앉는(아래로 깊이 내려가는) 대상자에게 사용할 수 있습니다 그림 2-5 .

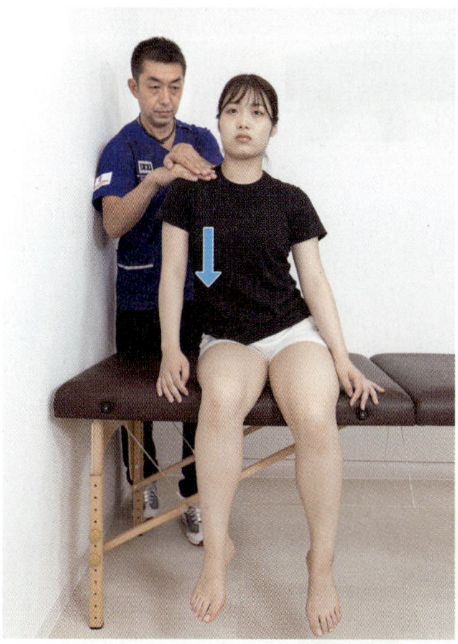

가장자리에 걸터앉은 자세에서 중력중심을 이동한 상태에서 항중력 폄을 시행한다.

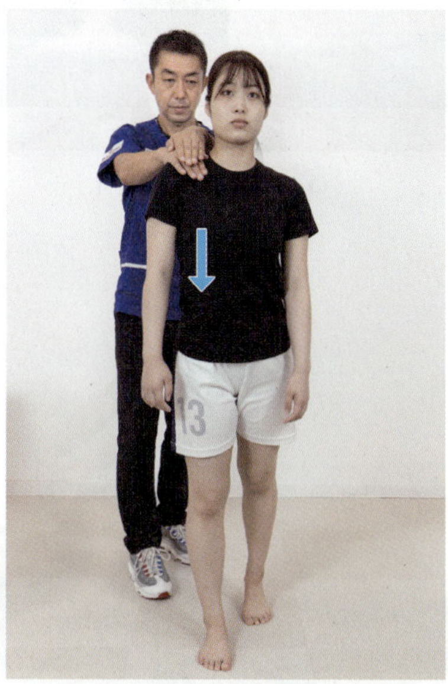

선 자세에서 보행 준비로서 입각 쪽에 저항을 가한다.

그림 2-5 가장자리에 걸터앉은 자세나 선 자세에서의 항중력 폄으로 하여 시행하는 방법

5) 도수 접촉 Manual Contact 그림 2-6

- 봉우리(견봉) 앞면을 양손으로 만집니다.
- 양손을 모아 벌레근 쥐기(손은 컵 모양)로 하고, 운동방향에 손가락 끝을 맞춥니다. 어느 쪽 손이 위이고 어느 쪽이 아래로 되어도 상관없습니다.
- 손바닥 면이 어깨세모근(삼각근) 부위에 접촉하지 않도록 주의하기 바랍니다. 접촉함으로써, 어깨세모근이 작용하여 팔을 들어 올리는 움직임 등이 나올 우려가 있습니다.

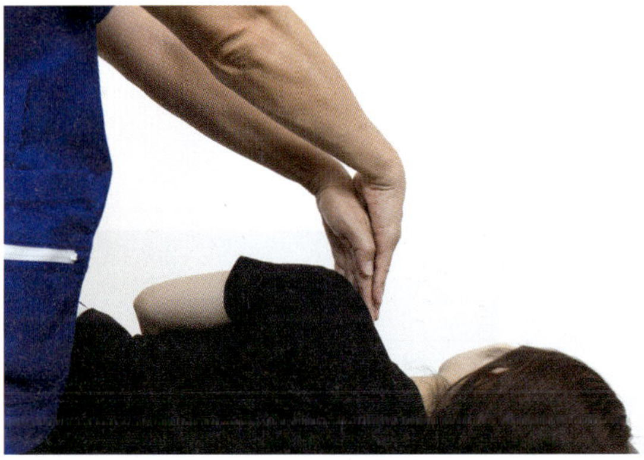

그림 2-6 어깨 앞쪽 올림 때의 도수 접촉

6) 신체역학 Body Mechanics

- 시작 자세에서 중간까지는 앞 위쪽으로 올라가고, 중간에서 종료 자세까지는 앞 아래쪽으로 내려가는 아치모양의 움직임이 됩니다.
- 따라서, 이에 맞춰 자신의 신체를 가라앉은 자세에서 점차적으로 올려서 앞으로 향해 움직이는 것 같은 신체역학이 됩니다.

7) 방산

- 같은 쪽 몸통 옆 부분 폄
- 반대쪽 몸통 옆굽힘(측굴)
- 반대쪽 엉덩관절 벌림
- 같은 쪽 다리 폄(발의 위치에 따른다)

8) 주의할 사항

- 기본 패턴을 사용하는 경우는 어깨뼈 올림, 벌림, 위쪽 회전의 3요소가 골고루 균등하게 나타나도록 해야 합니다.
- 완전한 옆으로 누운 자세인 경우, 중간 영역에서 최종 자세까지는 종중력(중력에 따르는) 운동이 되어, 대상자의 운동 인식이 어려워집니다. 이 때문에 가장 움직이기 쉬운 요소인 벌림(어깨뼈 앞쪽 돌출)이 과도하게 출현하여, 그것이 몸통 회전의 보상으로 이어지는 경우가 많기 때문에 주의가 필요합니다.
- 이러한 경우에는 몸을 약간 뒤로 젖히는 반 옆으로 누운 자세를 취해서 시행하는 것이 좋을 것입니다.

Check!

어깨 뒤쪽 내림

◉ 어깨 뒤쪽 내림 Scapula Posterior Depression

1) 구체적 방법

i) 시작자세: 옆으로 누운 자세 그림 2-7

치료사는 대상자의 뒤쪽에 서서, 그루브 위에 위치합니다.

대상자의 어깨뼈가 왼쪽인 경우는 치료사의 오른손, 오른쪽 어깨뼈의 경우는 왼손이 중요해집니다. 손을 컵 모양으로 하여, 손목굴(수근관) 주변에 어깨뼈 아래 가장자리가 오도록 손을 댑니다.

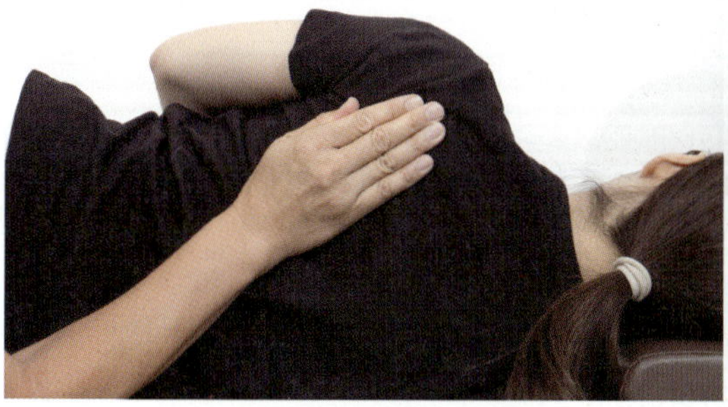
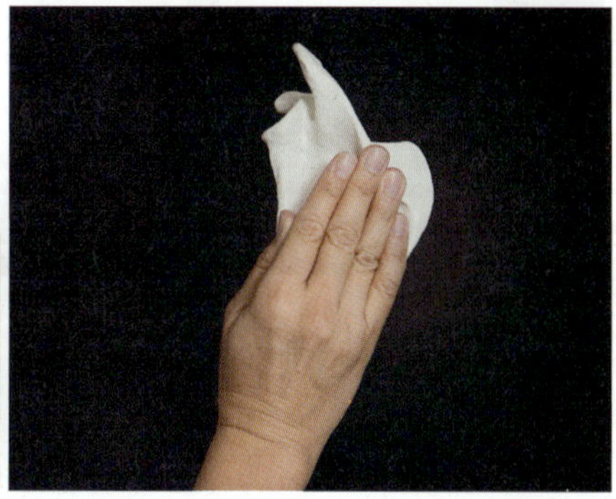

그림 2-7 어깨 뒤쪽 내림 조작의 도수 접촉 ①

반대쪽 손은 가볍게 곁들이는 것만으로 충분하며, 손가락 끝으로 어깨뼈가시(견갑극)를 누름으로써 어깨뼈의 회전운동을 촉진한다고 설명하는 경우도 있지만, 많은 경우 아래로 된 중심이 되는 손만으로 전체 방향으로 저항을 가할 수 있게 됩니다 그림 2-8.

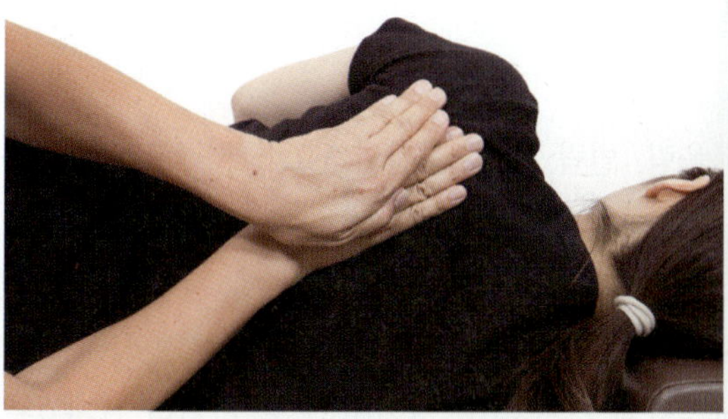
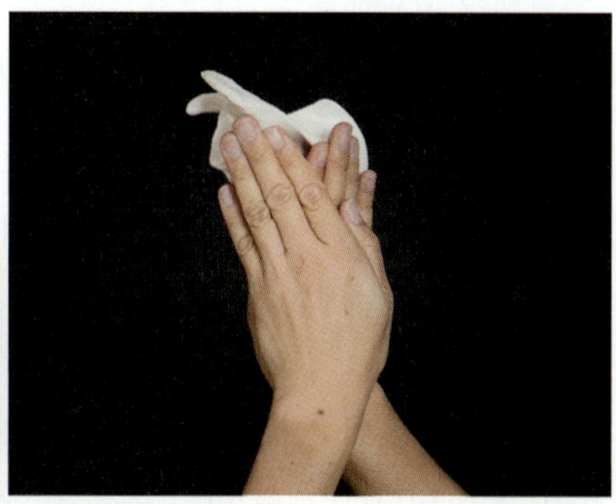

왼쪽 어깨뼈를 오른손으로 만진다. 왼손을 그 위에 놓는다.

그림 2-8 어깨 뒤쪽 내림 조작의 도수 접촉 ②

ii) 방법 그림 2-9

관점 ①　　관점 ②

1 어깨뼈 아래뿔(하각)에 댄 손을 누르는 것처럼 하여, 올림 · 벌림 · 위쪽 회전 방향으로 늡입니다.

2 대상자에게 어깨를 뒤쪽으로 내리는 지시를 주고, 어깨뼈 내림 · 모음 · 아래쪽 회전 방향으로 운동을 시켜 반대 방향으로 저항을 가합니다.

3 운동을 계속하고, 어깨뼈를 내림 · 모음 · 아래쪽 회전의 최종 영역까지 저항을 가합니다.

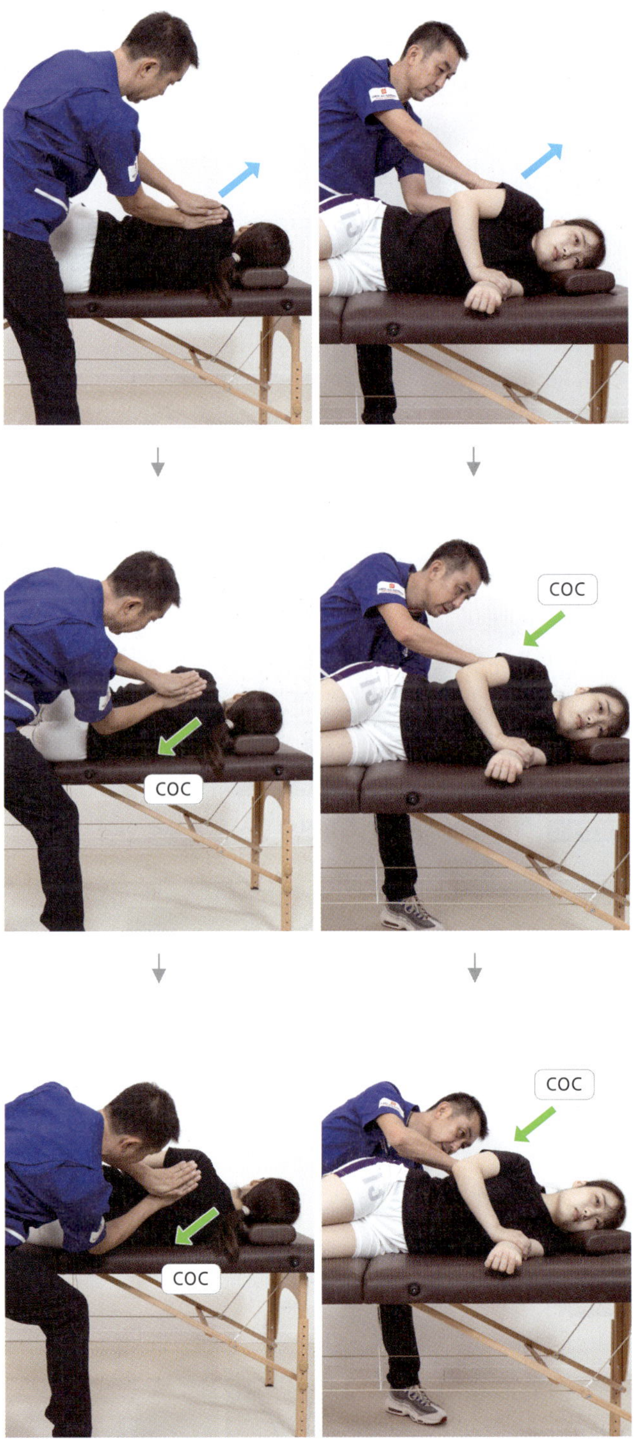

그림 2-9 어깨 뒤쪽 내림 조작의 실제 순서

2) 임상에서 사용하는 빈도: A

직접적으로도 간접적으로도 사용 빈도가 높은 패턴입니다.

3) 패턴의 구성요소

어깨뼈: 내림 · 모음 · 아래쪽 회전

4) 임상에서 사용하는 예

- 옆으로 누운 자세에서 아래로 한 반대쪽 어깨관절 가쪽회전의 방산을 목표로 할 수 있습니다 그림 2-10 . 가쪽회전 근력이 매우 약한 경우 등에 사용하면 효과적입니다.

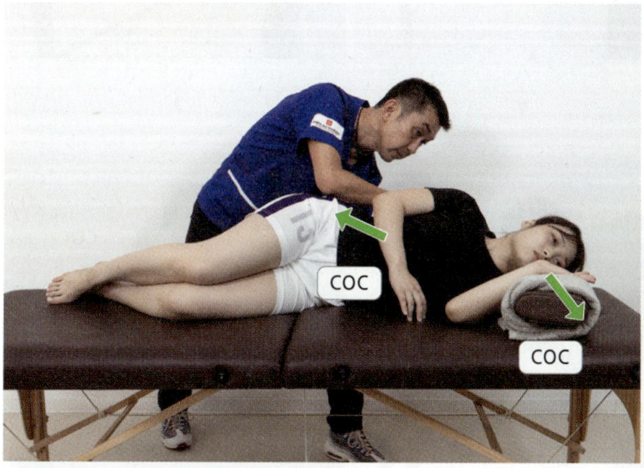

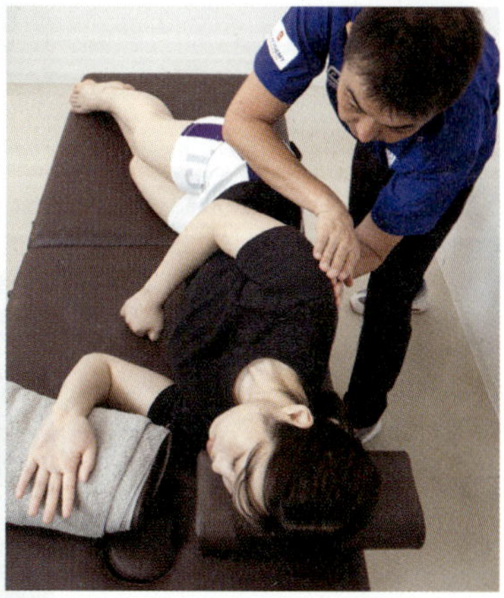

그림 2-10 아래쪽 어깨관절 가쪽회전의 방산을 목표로 한다.

- 같은 쪽 골반 앞쪽 올림 패턴과 동시에 시행함으로써(혼합 패턴) 골반 앞쪽 올림 패턴의 강화로서 사용합니다 그림 2-11 . (배가로근[복횡근] 등 하부 복부근육군의 근력저하에 대해서).

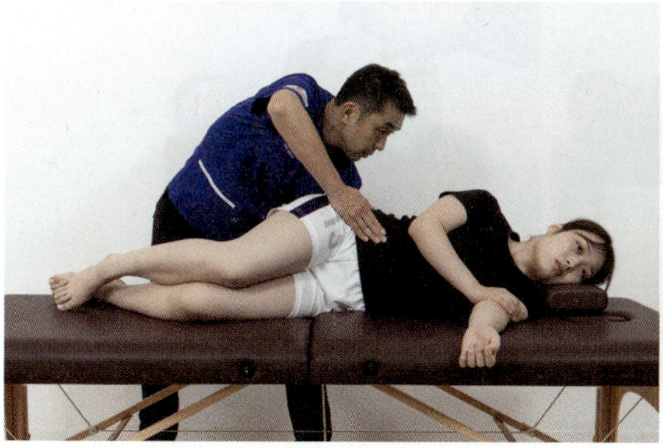
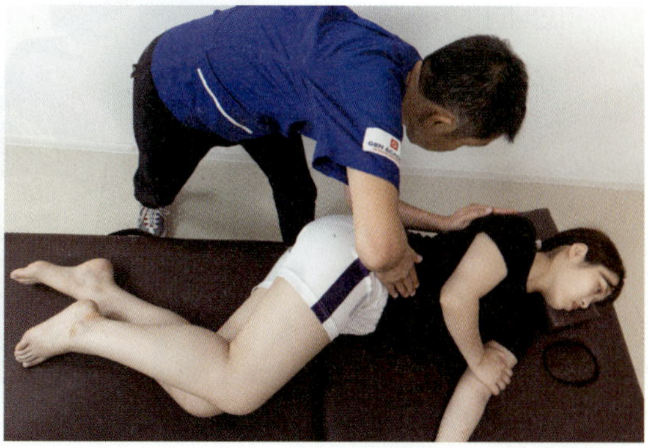

그림 2-11 같은 쪽 골반 앞쪽 올림과 함께 사용한다.

- 앉은 자세에서 팔꿈치를 짚고, 같은 쪽은 어깨 뒤쪽 내림, 반대쪽은 어깨 앞쪽 올림을 시행함으로써 위팔뼈(상완골)를 어깨뼈 면(scapula plane) 위로 가져가는 것이 가능해집니다. 오십견이나 투구 장애 등에서의 위팔뼈머리 앞쪽 전위에 사용할 수 있습니다 그림 2-12.

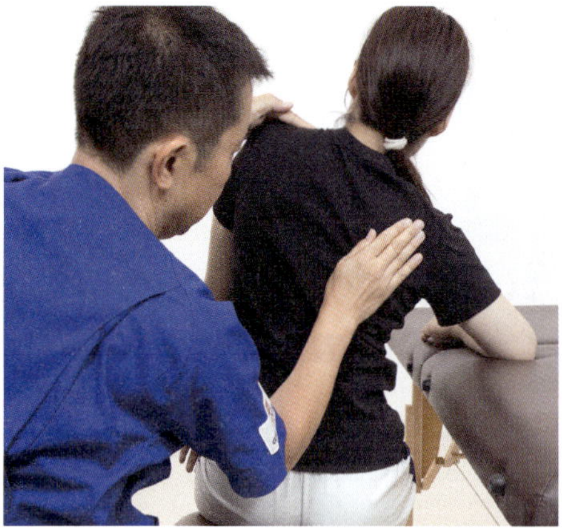
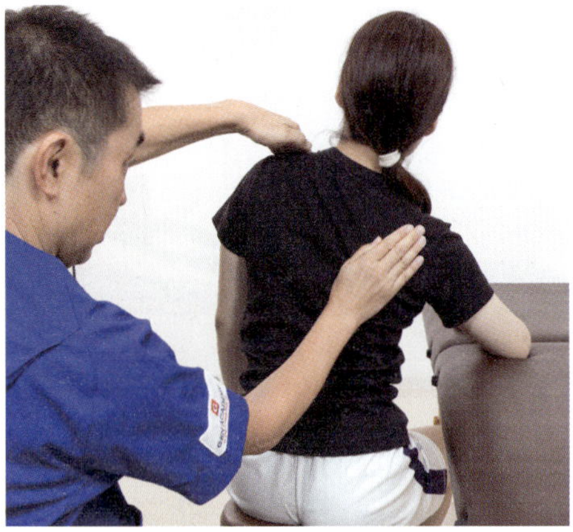

같은 쪽 뒤쪽 내림과 반대쪽 앞쪽 올림의 혼합

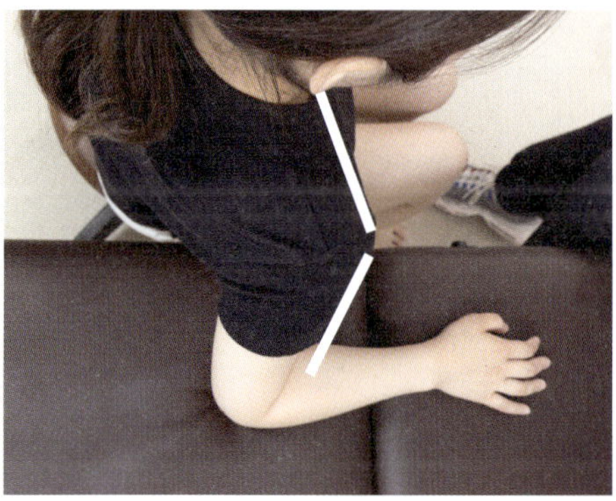
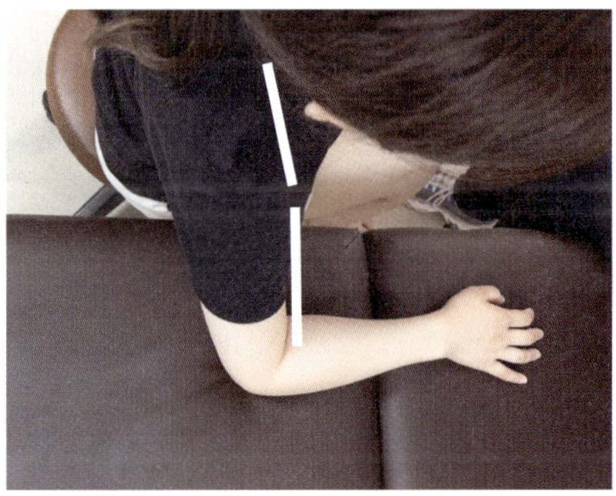

어깨뼈 면 위로 위팔뼈 축을 가져간다.

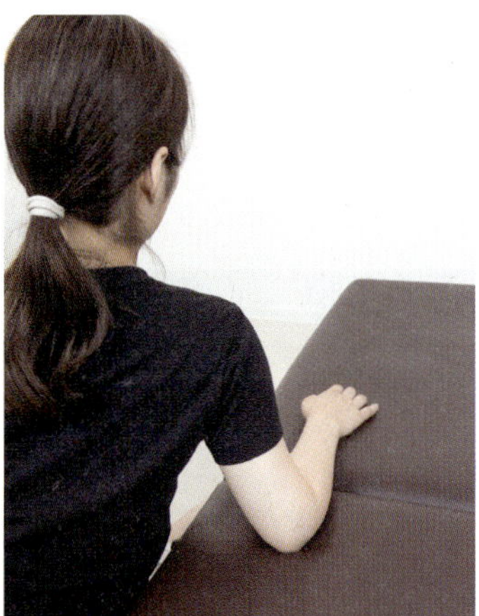
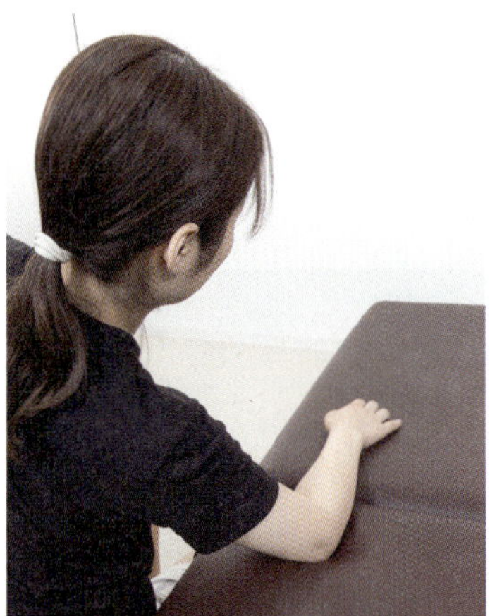

어깨뼈 면 위로 위팔뼈 축을 가져간다.

그림 2-12 앉은 자세에서의 같은 쪽 어깨 뒤쪽 내림·반대쪽 어깨 앞쪽 올림의 조작

• 엎드려 누운 자세(복와위)에서 시행함으로써 등세모근(승모근) 하부섬유의 강화에 사용할 수 있습니다. 등세모근 하부섬유는 앞톱니근(전거근)과 함께 팔을 올릴 때에 중요한 역할을 담당합니다 그림 2-13 .

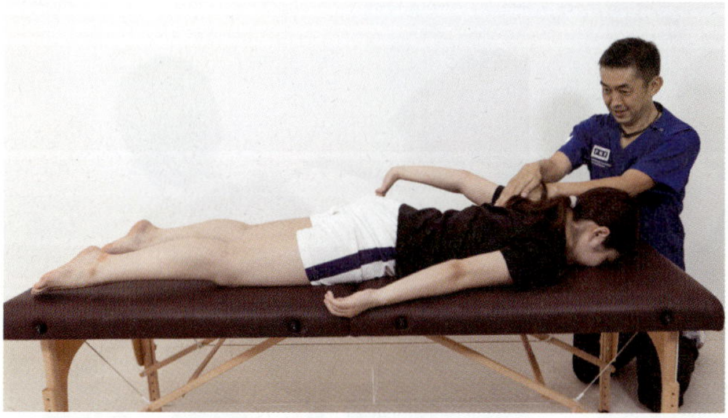

그림 2-13 엎드려 누운 자세에서 등세모근 하부섬유를 강화한다.

• 엎드려 누운 자세에서 양쪽을 동시에 시행함으로써 등근육군의 강화에 사용할 수 있습니다 그림 2-14 .

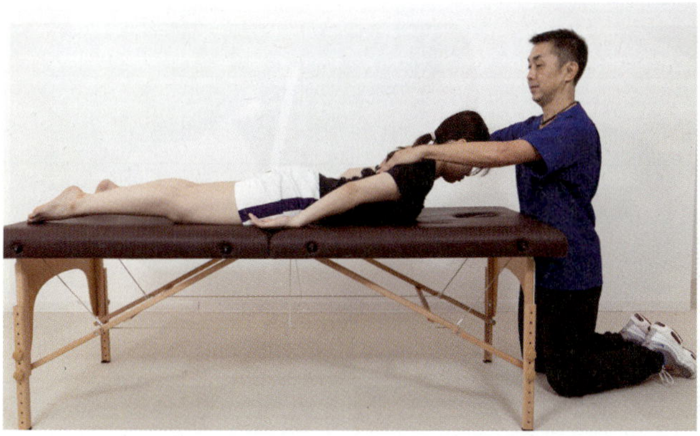

그림 2-14 양쪽 동시에 시행하여 등근육군(배근군)을 강화한다.

5) 도수 접촉 Manual Contact

• 대상자가 오른쪽 옆으로 누운 자세에서 왼쪽 팔이음뼈에 시행하는 경우, 치료사의 오른손을 어깨뼈 아래뿔(하각)에 대고, 손을 컵 모양으로 하여 손바닥으로 만집니다 그림 2-15 .

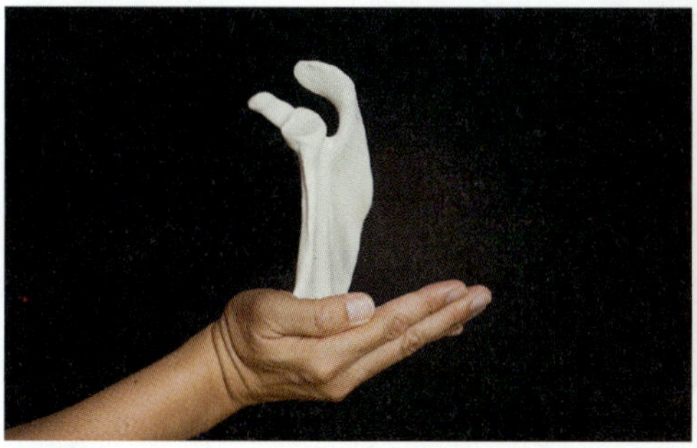

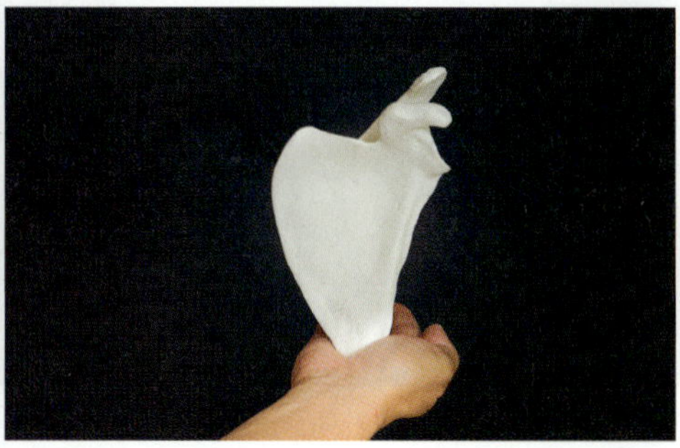

그림 2-15 어깨뼈 아랫뿔(하각)을 손바닥 바닥으로 만진다.

- 다른 왼손은 따라가는 것처럼 하여 손가락 끝으로 어깨뼈가시를 만지면 아래쪽 회전에 저항을 가할 수 있으나, 역방향이 되기 때문에 필자는 오른손만으로도 올림 · 벌림 · 위쪽 회전의 모든 방향에 저항을 가할 수 있다고 생각합니다 그림 2-16.

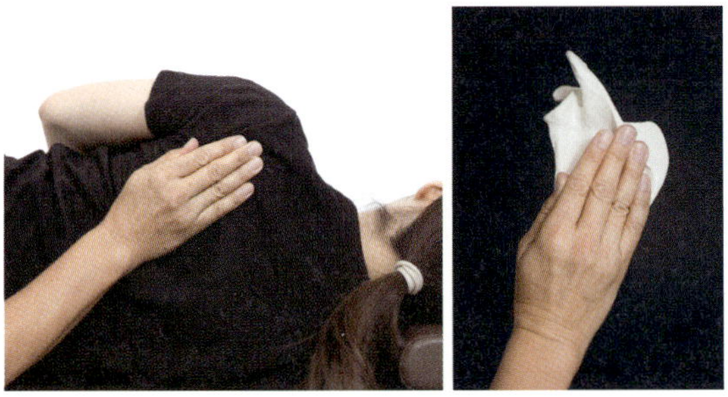

a: 왼쪽 어깨뼈를 오른손으로 만진다.

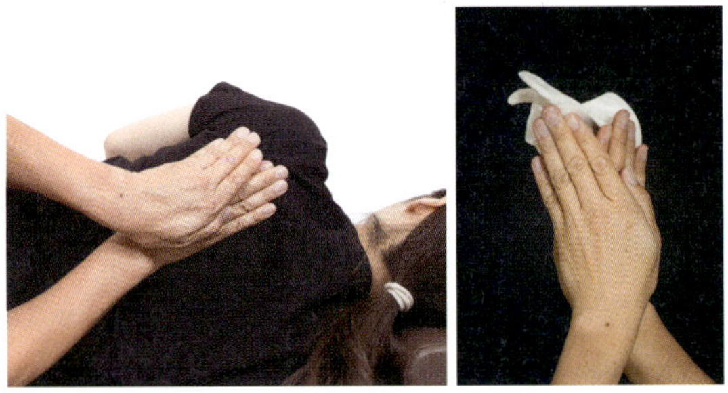

b: 왼손을 그 위에 올려놓는다.

그림 2-16 왼쪽 어깨뼈를 오른손으로 만지고 왼손을 그 위에 올려놓는다.

6) 신체역학 Body Mechanics 그림 2-17

- 대상자의 뒤쪽, 골반 옆으로 머리 쪽을 향해서 섭니다.
- 왼쪽 팔이음뼈에 대해 오른손을 아래로 하여 어깨뼈에 접촉하는 경우, 오른발을 앞, 왼발을 뒤로 하여 서면 균형을 잡기 쉽습니다.
- 오른쪽 아래팔이 어깨뼈의 운동방향으로 들어가도록, 상체를 오른쪽 옆굽힘 · 왼쪽회전을 하여 어깨뼈를 받쳐주는 것 같은 자세를 취합니다.

나쁜 예

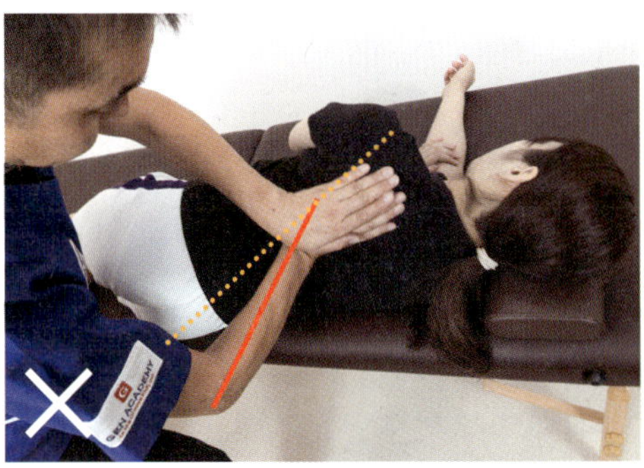

팔꿈치 위치가 열리면 팔이음뼈의 모음만이 강조되어, 결과적으로 몸통 회전이 필요 이상으로 나오기 쉽다(몸통 회전을 목적으로 하는 경우는 굳이 그렇게 시행하는 경우도 있다).

좋은 예

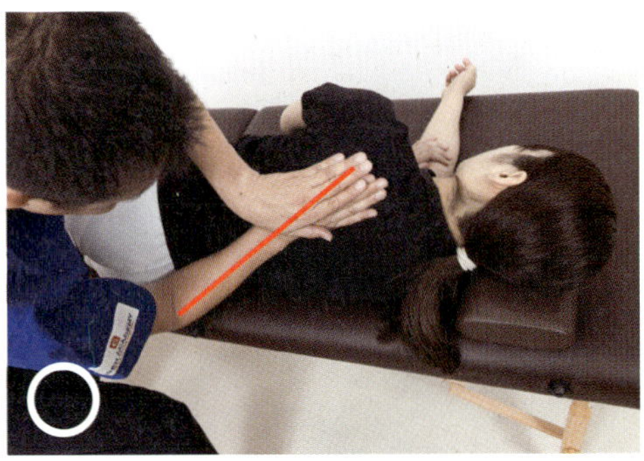

그림 2-17 어깨 뒤쪽 내림에서의 신체역학

7) 방산

- 몸통 폄
- 같은 쪽 몸통 옆굽힘
- 반대쪽 몸통 옆부분 신장
- 반대쪽 어깨관절 가쪽회전 · 수평 벌림

8) 주의할 사항

- 치료사의 신체역학을 무너뜨리지 않기 위해 침대 높이를 높이면 쉽게 할 수 있습니다.
- 어깨뼈의 앞경사가 심한 경우에도 효과적으로 사용할 수 있습니다.
- 목의 폄 · 상부 몸통 폄 · 팔의 폄 · 벌림 등과 함께 사용되는 경우가 많은 패턴입니다.

◉ 어깨 뒤쪽 올림 Scapula Posterior Elevation

Check! (QR) 어깨 뒤쪽 올림

1) 구체적 방법

i) 시작자세: 옆으로 누운 자세 그림 2-18

치료사는 대상자의 뒤쪽, 머리의 옆 부근에 서서 발쪽을 향합니다. 대상자의 어깨뼈가 오른쪽인 경우, 치료사의 왼손이 아래로 향하게 됩니다(그래야 치료사의 아래팔이 그루브에 들어갈 수 있기 때문에).

양손을 컵 모양으로 하여 모아, 어깨뼈 위쪽을 만집니다.

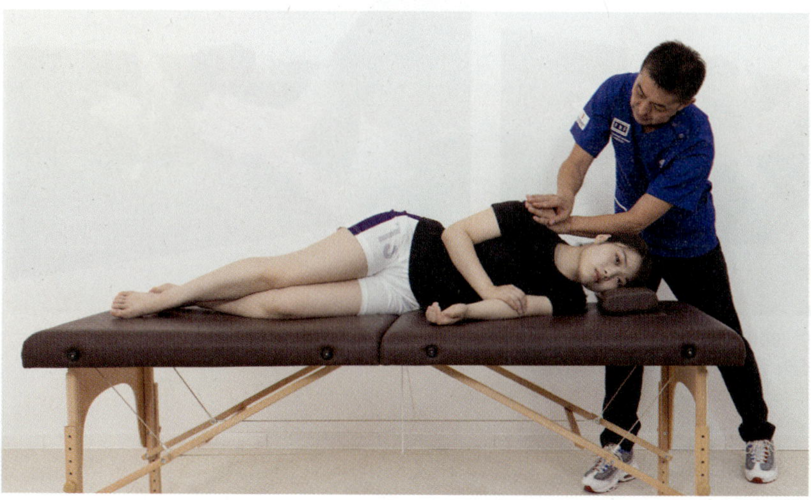

그림 2-18 어깨 뒤쪽 올림 조작의 시작자세

ii) 방법 그림 2-19

관점 ① 관점 ②

1 어깨뼈 위쪽에 댄 양손으로 내림 · 벌림 · 아래쪽 회전 방향으로 늘입니다.

2 대상자에게 어깨를 올리도록 지시하고, 올림 · 모음 · 위쪽 회전 방향으로 운동을 유도하여 저항을 가합니다.

3 운동을 지속시켜, 어깨뼈를 올림 · 모음 · 위쪽 회전의 최종 영역까지 저항을 가합니다.

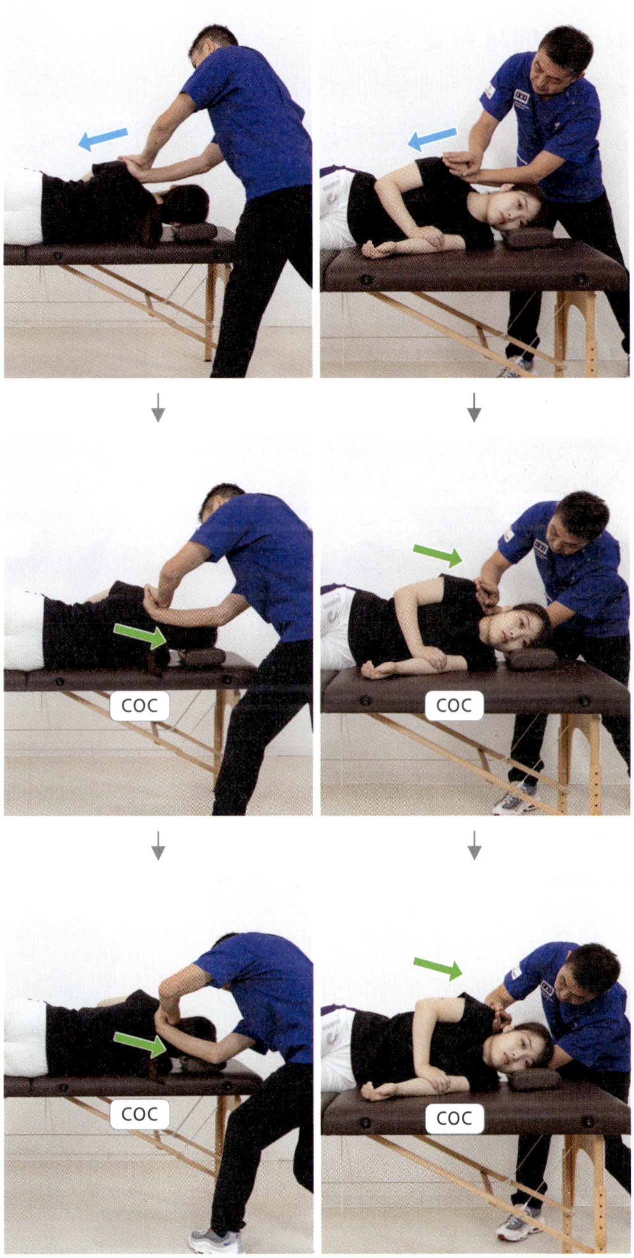

그림 2-19 어깨 뒤쪽 올림 조작의 실제 순서

2) 임상에서 사용하는 빈도: B

직접적으로는 별로 사용하는 일이 없으며, 간접적으로 반대쪽 팔다리 폄 등에 사용하는 경우가 많습니다.

3) 패턴의 구성요소

어깨뼈: 올림 · 모음 · 위쪽 회전

4) 임상에서 사용하는 예

- 옆으로 누운 자세에서 반대쪽 팔의 팔꿈치 폄이나 앞톱니근에 의한 어깨뼈 벌림을 원할 때에 사용할 수 있습니다. 팔꿈치로 누르면 앞톱니근, 팔꿈치 폄을 원한다면, 팔꿈치 굽힘 위치에서 아래팔에 접촉을 합니다. 팔꿈치를 펴게 하여 손바닥 면에 접촉하면 손바닥 면에 대한 감각 입력이 되어, 손가락 굽힘근의 경련 억제에 사용할 수도 있습니다 그림 2-20 .

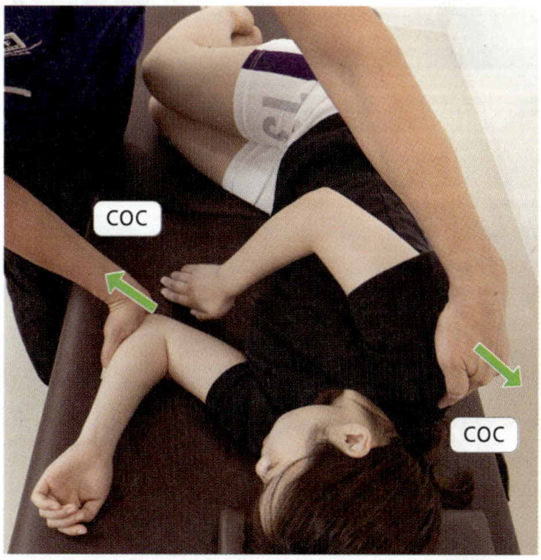

반대쪽 앞톱니근의 촉진

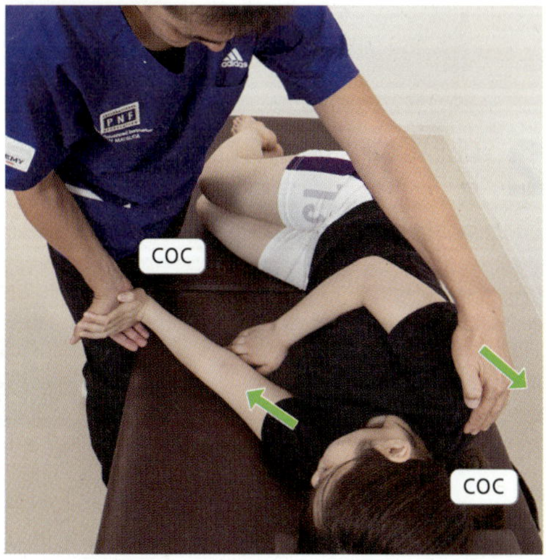

손바닥 면에 대한 감각 입력

그림 2-20 어깨 뒤쪽 올림을 임상에서 사용하는 예

- 옆으로 누운 자세에서 아래로 한 반대쪽 무릎에 접촉함으로써 기립보행 시의 코어(core) 안정성에 작용할 수 있습니다. 그림 2-21 .

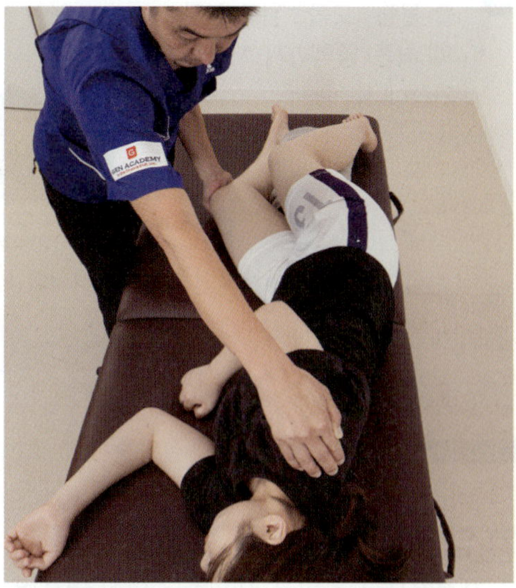

그림 2-21 옆으로 누운 자세에서 시행하는 반대쪽 몸통 코어 안정성의 촉진

• 무릎을 꿇고 서 있는 자세로 시행하면 보행 시의 부하반응기(LR)에서의 몸통 코어 안정성에 작용할 수 있습니다 그림 2-22 . 또한, 가장자리에 앉은 자세에서 반대쪽 다리 발바닥을 밀어붙이는 폄의 방산을 목표로 하여 사용할 수도 있습니다 그림 2-23 .

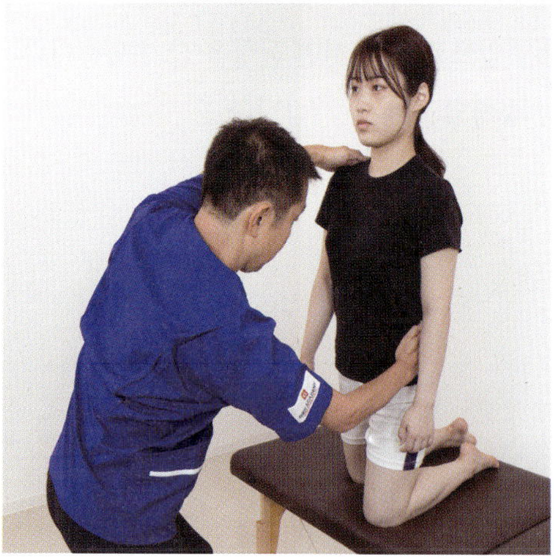

그림 2-22 무릎을 꿇고 서 있는 자세로 시행하는 반대쪽 코어 안정성의 촉진

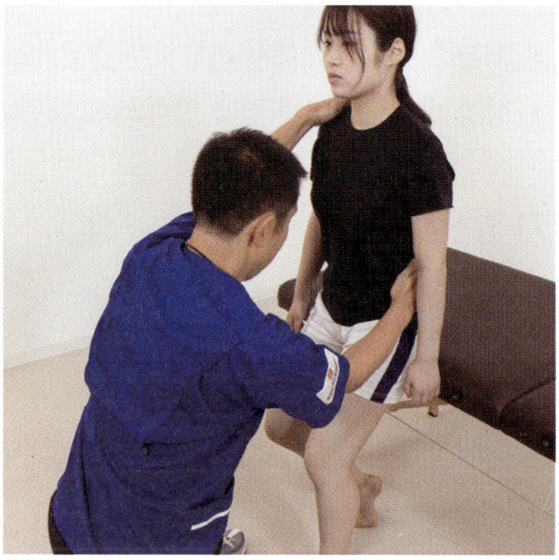

그림 2-23 반대쪽 다리 장축방향 폄의 방산

5) 도수 접촉 그림 2-24

• 양손을 겹쳐서 어깨뼈 윗부분을 만집니다.
• 어깨뼈가시에서 봉우리까지의 어느 부위를 만져야 하는지에 대한 명확한 규정은 없습니다. 깊게 잡으면 손바닥에 얹게 되고, 손바닥만의 경우는 적은 힘으로 충분합니다.
• 특히 손바닥만의 경우, 어깨세모근(삼각근) 부위를 만지기 쉽지만, 운동 방향과는 반대 방향의 정보를 얻게 되므로 만지지 않도록 합시다.

기본적인 접촉

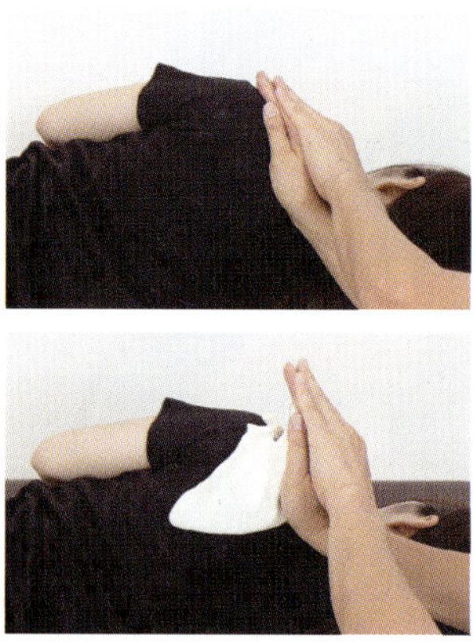

어깨뼈 상부에 손이 겹치도록 놓는다.

한손으로 시행하는 접촉

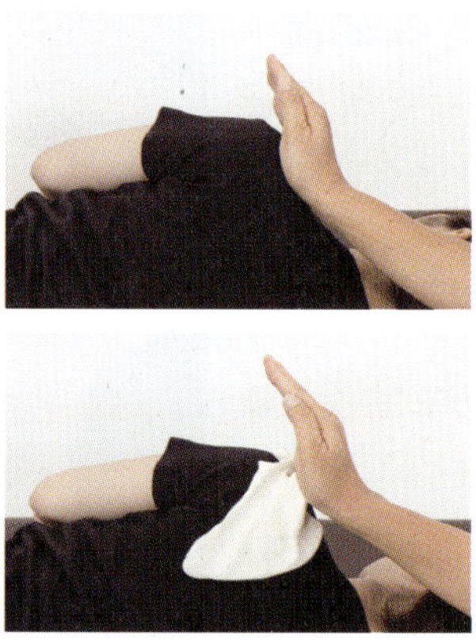

손바닥을 어깨뼈 상부의 먼쪽에 걸리도록 한다.

나쁜 예

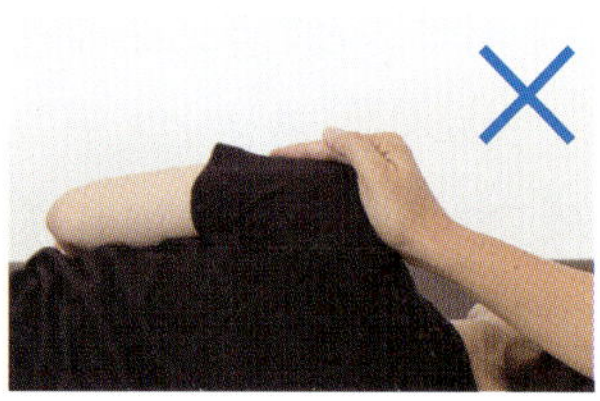

손가락 끝에 힘을 넣거나, 어깨세모근에 접촉하지 않도록 한다.

그림 2-24 어깨 뒤쪽 올림 때의 도수 접촉

6) 신체 역학

- 대상자의 뒤쪽에서 머리의 옆 부근에 발쪽을 향해 섭니다.
- 오른쪽 어깨에 대해서 시행하는 경우, 왼손이 아래가 되는 것이 그루브에 들어가기 쉽습니다.
- 오른쪽 어깨에 대해서 시행하는 경우, 오른발을 앞으로 하여 서면 균형을 잡기 쉽습니다.
- 항상 반대쪽 엉덩관절을 향해서 호를 그리는 것처럼 저항을 가합니다.

7) 방산

- 몸통 폄
- 같은 쪽 몸통 옆부분 신장
- 반대쪽 몸통 옆굽힘
- 반대쪽 엉덩관절 벌림

8) 주의할 사항

- 최종 영역까지 가버리면 어깨 후퇴(retreat)가 되어, 기능적이지 않게 될 가능성이 높아집니다. 따라서 중간 영역 부근에서 시행하면 방산으로서도 강한 힘이 나오기 쉽습니다. 상대방에 따라서 힘을 넣기 쉬운 위치가 다르기 때문에, 가장 힘을 이끌어내기 쉬운 위치에서 시행하는 것이 요점입니다.

Check!

어깨 앞쪽 내림

◉ 어깨 앞쪽 내림 Scapula Anterior Depression

1) 구체적 방법

i) 시작 자세: 옆으로 누운 자세 그림 2-25

치료사는 대상자의 뒤쪽, 머리의 옆 부근에 서서, 발쪽을 향합니다(뒤쪽 올림과 마찬가지이다(p.114 참조)).

양손으로 부리돌기(오훼돌기)와 가쪽 가장자리에서 어깨뼈를 사이에 끼우는 것처럼 잡습니다.

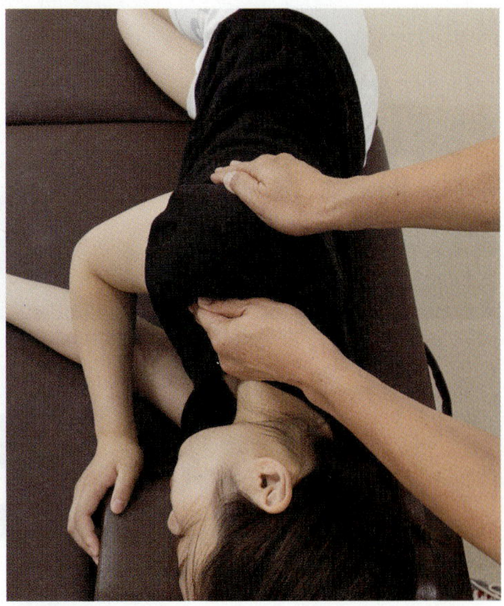

그림 2-25 어깨 앞쪽 내림 조작의 시작자세

ii) 방법 그림 2-26

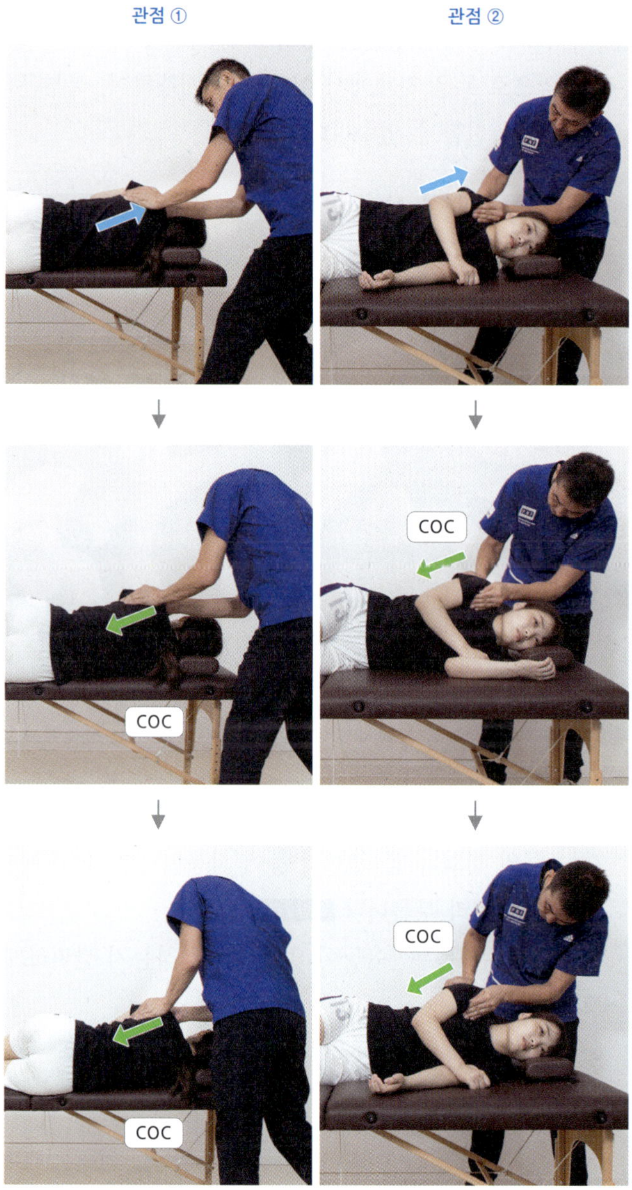

1 어깨뼈를 올림 · 모음 · 위쪽 회전 방향으로 늘입니다.

2 대상자에게 어깨를 내리는 구두 지시를 주어, 어깨뼈 내림 · 벌림 · 아래쪽 회전 방향으로의 운동을 촉구하여 저항을 가합니다.

3 운동을 계속시켜, 어깨뼈를 내림 · 벌림 · 아래쪽 회전의 최종 영역까지 저항을 가합니다.

그림 2-26 어깨 앞쪽 내림 조작의 실제 순서

2) 임상에서 사용하는 빈도: A

복부근육을 작용시키기 쉽기 때문에, 높은 빈도로 사용할 수 있습니다.

3) 패턴의 구성요소

어깨뼈: 내림 · 벌림 · 아래쪽회전

4) 임상에서 사용하는 예

- 옆으로 누운 자세에서 복부, 특히 상부 복부근육군의 약화에 대해 직접적으로 강화를 목적으로 하여 시행할 수 있습니다.
- 반 옆으로 누운 자세에서 이 패턴을 시행하여, 복부근육군을 작용시킨 상태에서 몸 구르기를 촉진할 수 있습니다 그림 2-27 .

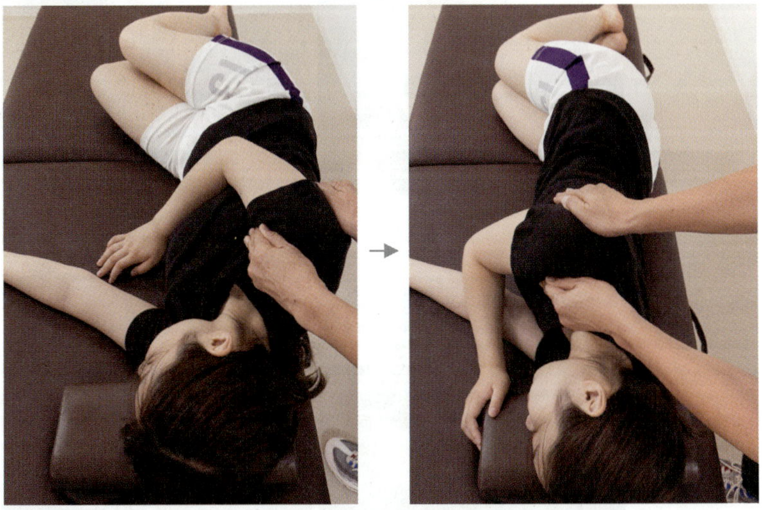

그림 2-27 복부근육을 작용시킨 상태에서 반 옆으로 누운 자세에서 옆으로 누운 자세로 몸 구르기

- 골반 앞쪽 올림 패턴과 동시에 시행(혼합 패턴: combination pattern)함으로써, 복부근육군의 강화나 몸 구르기 등에 사용합니다. PNF에서는 이 혼합을 전신 굽힘(Mass Flexion)이라 부릅니다 그림 2-28 .
  전신 굽힘은 복부근육군이 얼마나 작용하는지 간편하게 평가할 수 있는 편리한 방법이기도 합니다.

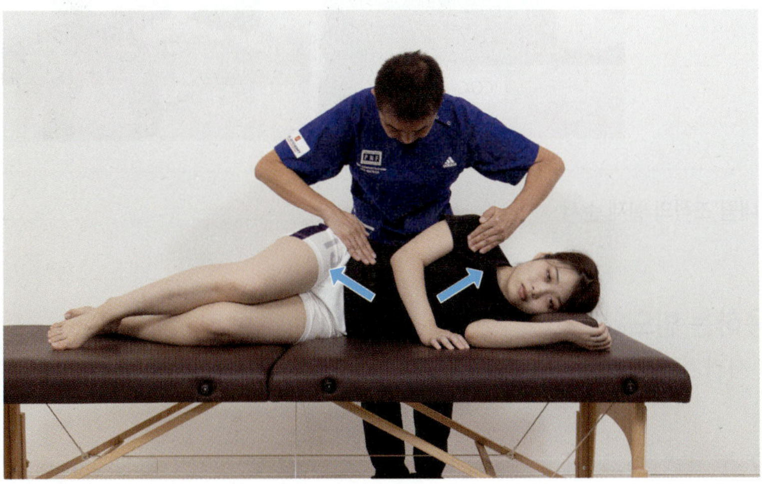

그림 2-28 전신 굽힘(Mass Flexion)

5) 도수 접촉 그림 2-29

- 양손으로 어깨뼈를 사이에 끼우는 것처럼 잡습니다.
- 한쪽 손은 어깨뼈의 부리돌기 부근, 또 한쪽 손은 어깨뼈의 가쪽 가장자리 부근을 만집니다.

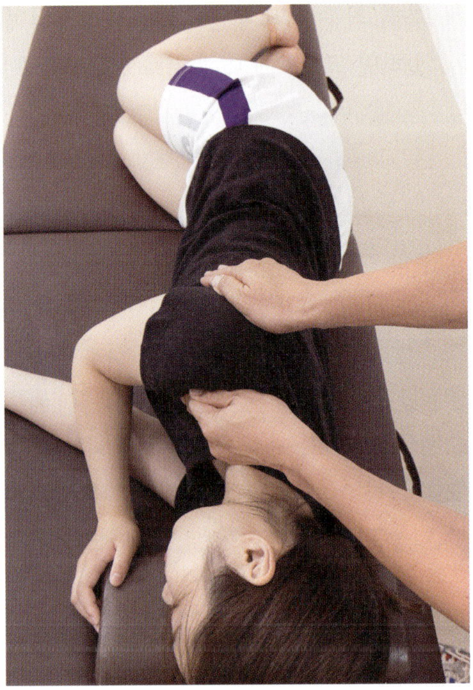

그림 2-29 어깨 앞쪽 내림의 도수 접촉

6) 신체역학

- 대상자의 뒤쪽에서 머리의 옆 부근에 발쪽을 향해 섭니다.
- 왼쪽 어깨에 대해 시행하는 경우, 왼발을 앞으로 하여 서면 균형을 잡기 쉽습니다 그림 2-30 .

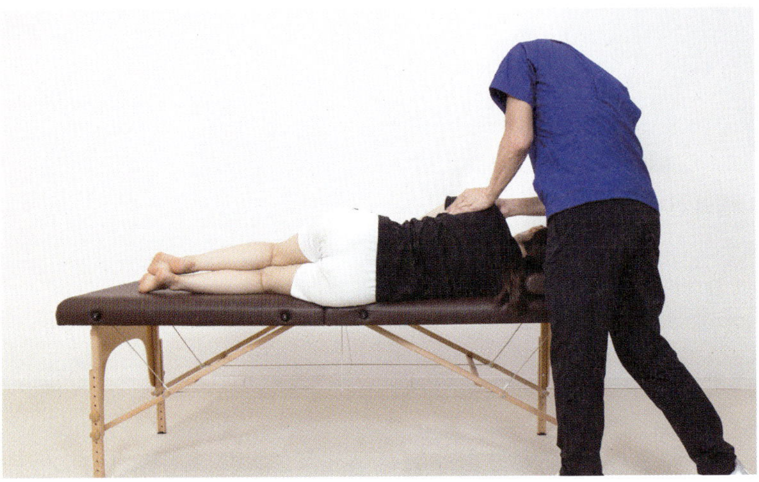

그림 2-30 어깨 앞쪽 내림의 신체역학 ①

- 특히 최종 영역 부근에서는 대상자의 반대쪽 엉덩관절을 들여다보도록 몸통을 옆으로 굽히면 그루브에 대해 치료사의 중력중심을 넣기 쉽습니다 그림 2-31 .

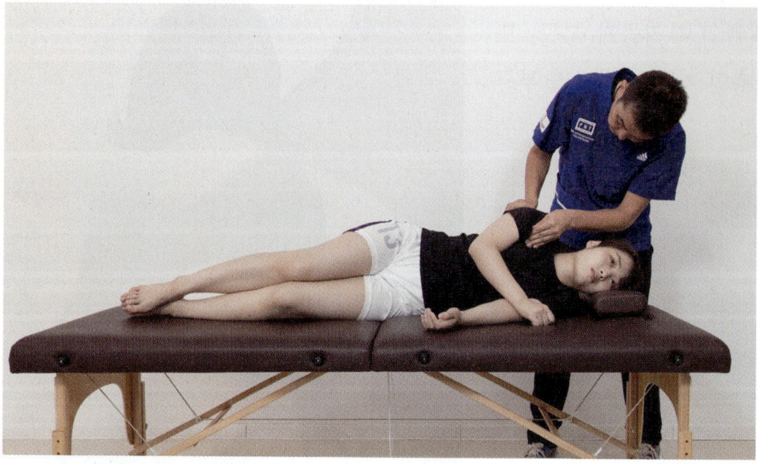

그림 2-31 어깨 앞쪽 내림의 신체역학 ②

- 대상자의 뒤쪽에서 잡아당기는 것이 아니라 앞쪽에 서서 미는 방법도 있습니다. 상대방이 힘이 세거나, 뒤쪽으로 공간이 없는 경우에 효과적입니다 그림 2-32 .

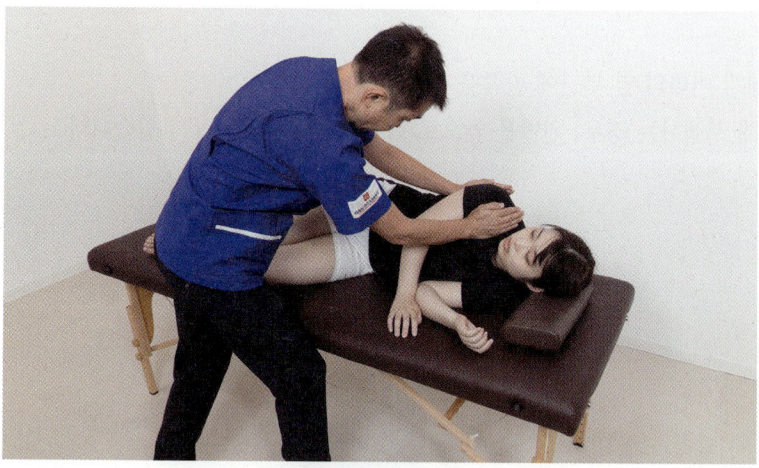

그림 2-32 어깨 앞쪽 내림의 신체역학 ③

7) 방산

- 몸통 굽힘
- 같은 쪽 몸통 옆굽힘
- 반대쪽 몸통 옆 부분 신장
- 양쪽 엉덩관절 굽힘

8) 주의할 사항

- 완전한 옆으로 누운 자세를 취하게 한 경우, 운동이 종중력(중력에 따르는)이 되기 때문에 운동 인식을 하기 어렵고, 결과적으로 허리네모근(요방형근)을 사용한 옆굽힘이 지나치게 강하게 나타나는 경우가 있으므로 주의가 필요합니다.
- 이러한 경우에는 몸을 약간 뒤로 넘어뜨린 반 옆으로 누운 자세로 하면 중력의 영향을 얻을 수 있어 시행하기 쉬워집니다 그림 2-33 .

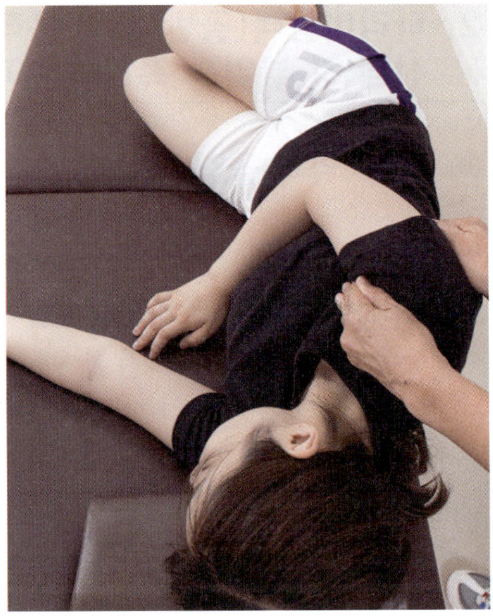

그림 2-33 어깨 앞쪽 내림 조작을 시행할 때 주의할 사항 ①

- 복부근육군의 근력이 어느 정도인지, 평가할 때 많이 사용합니다.
- 머리 앞쪽방위 자세(Forward head)의 경우, 이 패턴을 시행함으로써 목의 폄을 강화할 가능성이 있습니다. 그렇게 되면 복부근육군에의 근육 연쇄가 작용하기 힘들어지기 때문에, 그 경우는 목 부위의 굽힘 위치에서 시작하면 좋습니다 그림 2-34 .

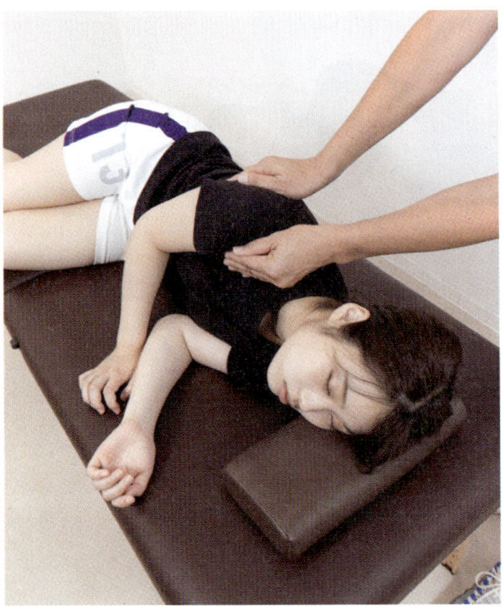

목을 편 자세로 되어있다.

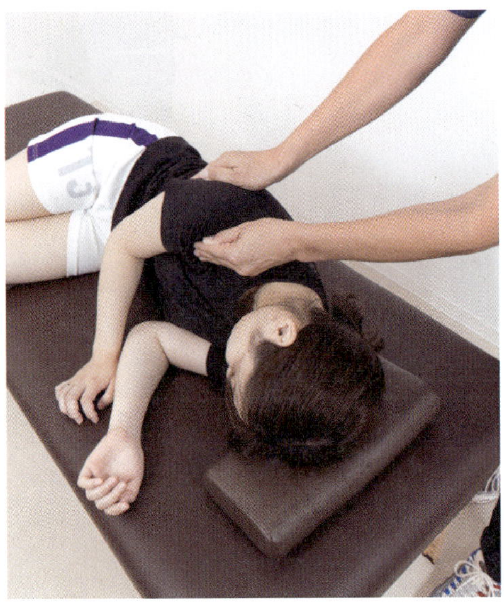

목을 굽힌 자세를 취하게 한다.

그림 2-34 어깨 앞쪽 내림 조작을 시행할 때 주의할 사항 ②

2. 다리이음뼈(골반대)의 움직임을 촉진하고, 다리이음뼈에서 신체 각 부위를 촉진하는 패턴

Check!

골반 앞쪽 올림

◉ 골반 앞쪽 올림 Pelvis Anterior Elevation

1) 구체적 방법

i) 시작자세: 옆으로 누운 자세 그림 2-35

대상자의 척추를 3평면상에서 최대한 중간 위치로 접근시켜 옆으로 누운 자세를 취합니다. 특히, 허리뼈는 가능한 한 생리적 전만이 있는 상태로 함으로써, 운동이 시작되었을 때에 허리뼈 굽힘을 촉진하고, 그것에 연동하여 복부근육군에 대한 자극을 할 수 있습니다.

치료사는 대상자의 뒤쪽에서 엉덩관절보다 약간 발쪽으로 섭니다.

양손을 컵 모양으로 모아, 위앞엉덩뼈가시(상전장골극: ASIS)와 엉덩뼈능선(장골능선)의 꼭대기 사이를 만집니다.

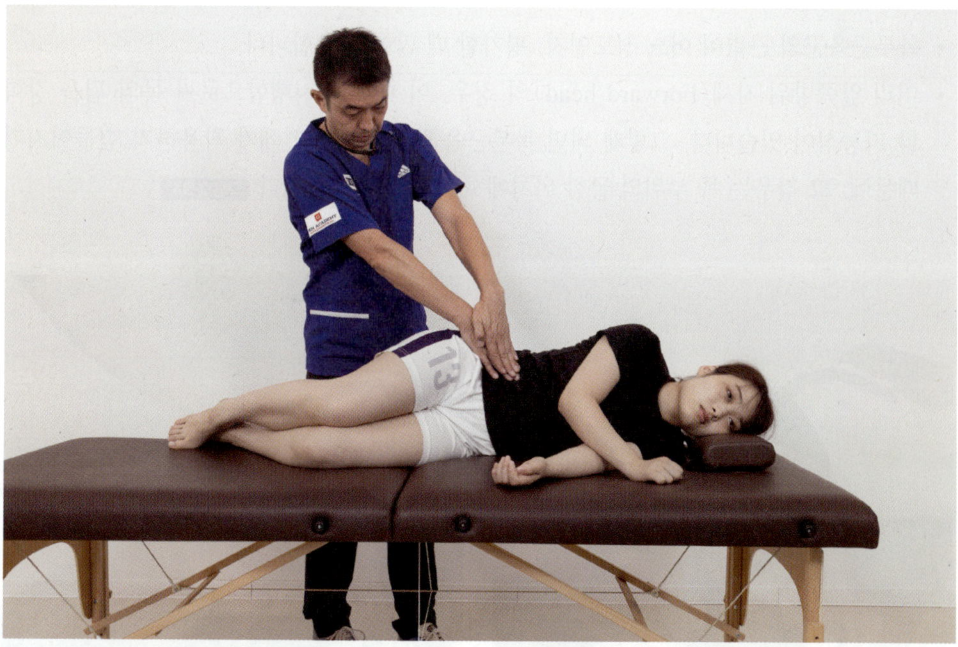

그림 2-35 골반 앞쪽 올림 조작의 시작자세

ii) 방법 그림 2-36

관점 ① 관점 ②

1 허리뼈 폄(골반 앞경사) · 반대쪽 옆굽힘(아래쪽으로의 끌어내림) · 뒤쪽 회전 방향으로 당기고, 늘입니다.

2 "배를 둥글게 하시오" 등의 구두 지시로 허리뼈 굽힘을 유도하고, "당겨 올리시오"라는 지시로 옆굽힘의 요소를 유도하여 굽힘 · 옆굽힘 · 앞쪽 회전 방향으로 저항을 가합니다.

3 운동을 계속시켜서 허리뼈 굽힘 · 옆굽힘 · 앞쪽 회전의 최종 영역까지 저항을 가합니다.

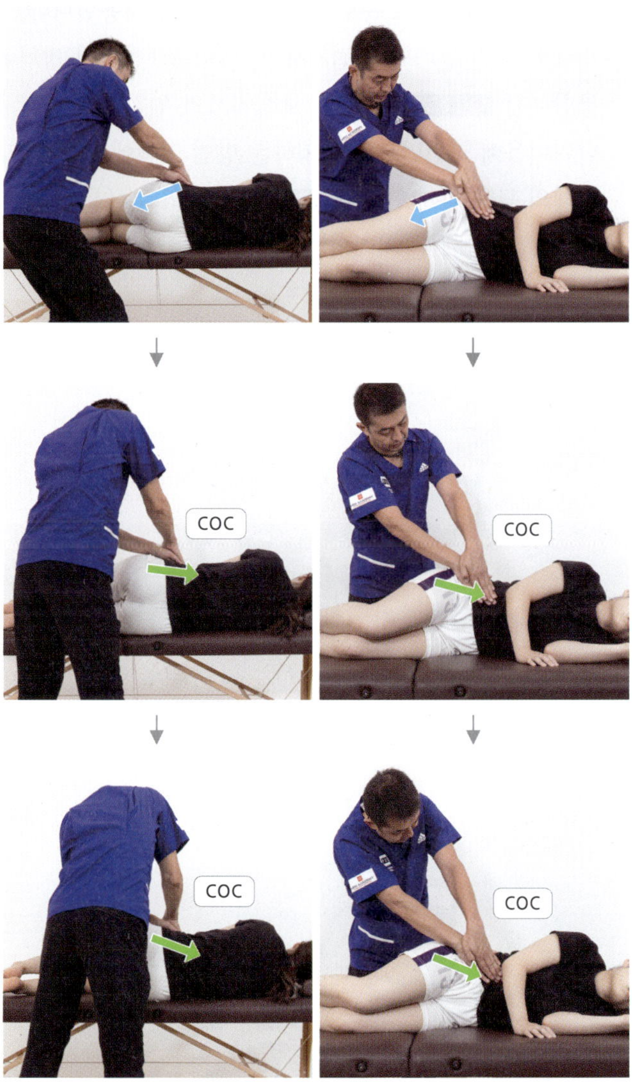

그림 2-36 골반 앞쪽 올림 조작의 실제 순서

2) 임상에서 사용하는 빈도: A

복부 근력강화(배가로근, 배빗근)를 위해 직접적으로 사용하는 이외에, 반대쪽 다리를 펴게 하여 벽 등에 접지하여 지지성을 높이기 위해 간접적으로도 사용하는 것이 가능합니다.

3) 패턴의 구성요소

허리뼈: 굽힘(생리적 전만 없음) · 같은 쪽 옆굽힘 · 회전(골반 앞쪽 회전)

4) 임상에서 사용하는 예

- 요통이나 엉덩관절 변형증으로, 특히 골반이 뒤쪽 회전을 하는 것 같은 복부 근력저하에 대해 직접적으로 복부 근육강화를 위해 사용합니다.
- 반대쪽 다리 발바닥을 접지하여, 다리 폄(발바닥 방향에의)의 방산을 목표로 하여 사용합니다 그림 2-37 . 이때, 보행에서의 입각단계 중기~입각단계 말기를 의식합니다. 다리이음뼈 패턴만으로 시행하는 방법 이외에, 넓적다리 앞면에도 저항을 가하여 약간 지레의 팔을 길게 한 방법 그림 2-38 , 다리의 무릎을 굽히면서 하는 굽힘 · 모음 · 가쪽회전 패턴과 함께 긴 지레의 팔로 시행하는 방법 그림 2-39 도 있습니다.

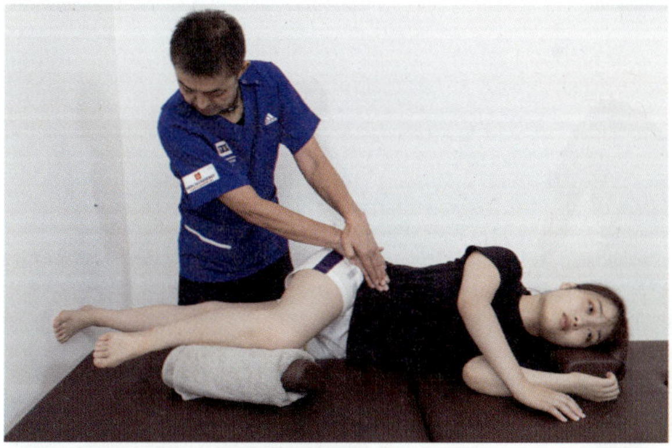

그림 2-37 반대쪽 발바닥을 벽에 접지시켜 다리 장축방향 폄을 촉진하는 방법

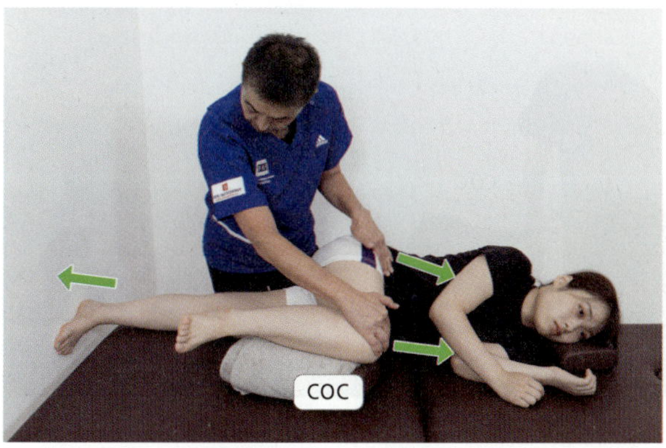

그림 2-38 넓적다리 앞면에 저항을 가하여 지레의 팔을 약간 길게 한 방법

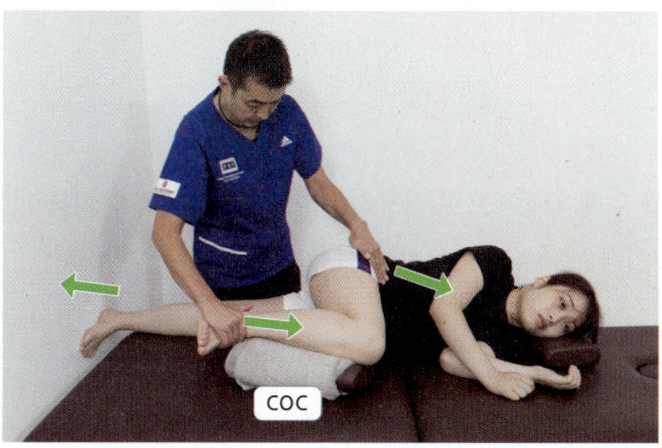

그림 2-39 다리 패턴과 함께 사용하여 긴 지레의 팔로 시행하는 방법

- 반쯤 서 있기(half standing)에서 골반의 내밀기(protraction)를 일으켜 반대쪽 다리에의 부하를 촉진하기 위해 사용할 수도 있습니다. 이때, 반대쪽 어깨에서 압축을 가하면 더욱 효과적입니다 그림 2-40 .

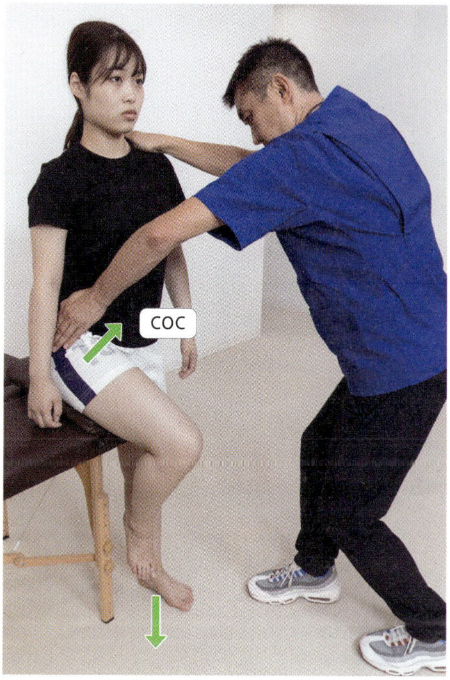

그림 2-40 골반의 내밀기(protraction)나 반대쪽 다리에의 부하를 촉진한다.

- 같은 쪽 어깨 뒤쪽 내림 패턴(p.108 참조)과 동시에 시행(combination pattern: 혼합 패턴)하면 고정점이 생김으로써 더욱 복부 근육강화를 하기 쉬워집니다 그림 2-41 .

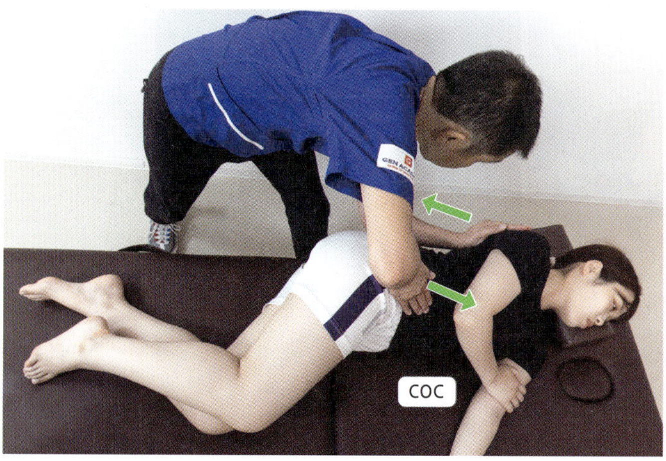

그림 2-41 어깨 뒤쪽 내림과 함께 사용함으로써 복부근육군 강화

- 같은 쪽 어깨 앞쪽 내림 패턴과 동시에 시행하는 것은 전신 굽힘(Mass Flexion)이 되어 몸 구르기의 촉진이나 복부근육의 평가에 사용할 수 있습니다 그림 2-42 .

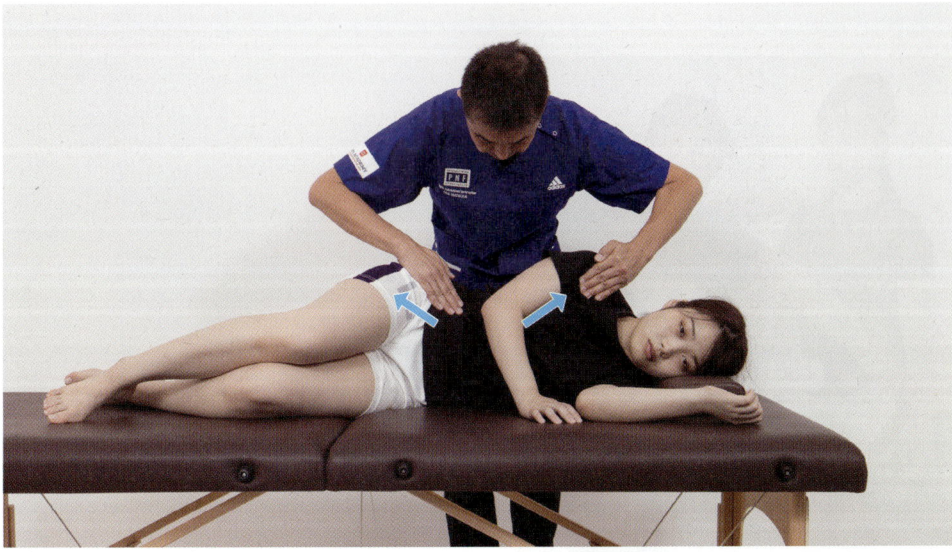

그림 2-42 전신 굽힘

5) 도수 접촉 그림 2-43

- 위앞엉덩뼈가시와 엉덩뼈능선의 꼭대기 사이를 만집니다.
- 양손을 모아 벌레근 쥐기(손은 컵 모양)로 하여, 운동 방향(반대쪽 어깨관절)에 손가락 끝을 향하게 합니다.

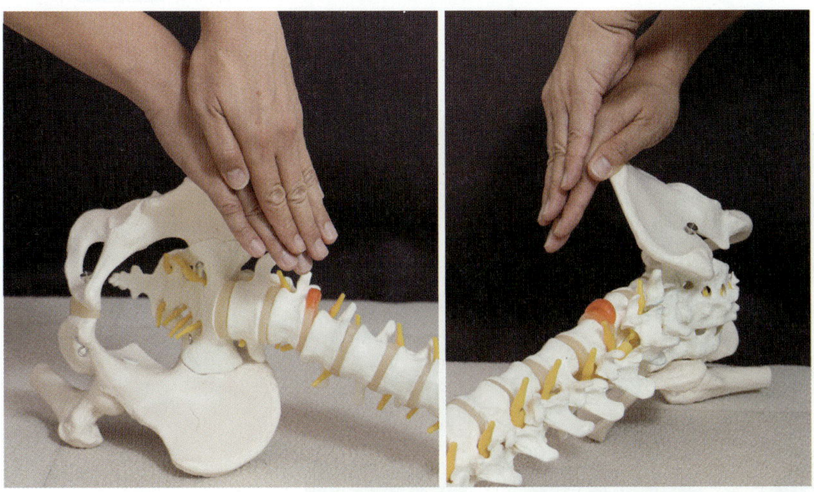

위앞엉덩뼈가시와 엉덩뼈능선 꼭대기의 중간지점 부근을 양손을 겹쳐 만진다.

그림 2-43 골반 앞쪽 올림 때의 도수 접촉 ①

- 어느 쪽 손이 위이고 어느 쪽이 아래가 되어도 괜찮지만, 오른쪽 골반인 경우, 오른손이 아래가 되는 것이 아래팔이 운동 방향으로 들어가기 쉽고, 결과적으로 체중을 저항으로서 사용하기 쉬워집니다 그림 2-44 .

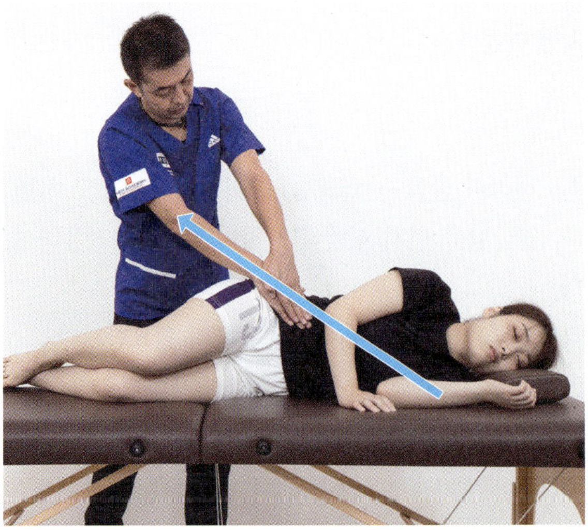

오른쪽 골반인 경우, 오른손이 아래가 되는 것이 그루브에 들어가기 쉽다.
손바닥 면이 중간볼기근 부위에 접촉하지 않도록 주의하십시오(반대쪽의 촉각자극이 되기 때문에).

그림 2-44 골반 앞쪽 올림 때의 도수접촉 ②

6) 신체역학

- 중간에서 종료 자세에 이르기까지, 치료사의 상부 몸통은 옆굽힘을 하여 반대쪽 어깨관절을 들여다보도록 하면 그루브 내에 신체를 넣을 수 있어, 치료사의 체중을 저항으로 사용할 수 있게 됩니다 그림 2-45 .
- 굳이 들여다보지 않음으로써 골반의 내밀기(protraction)를 강조하여 촉진하는 것도 가능합니다.

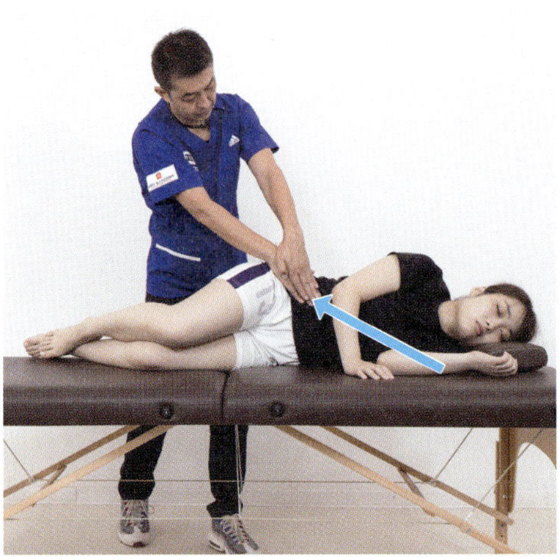

반대쪽 어깨를 들여다보는 것처럼 몸통을 옆으로 굽힘으로써 그루브 위의 저항이 된다.

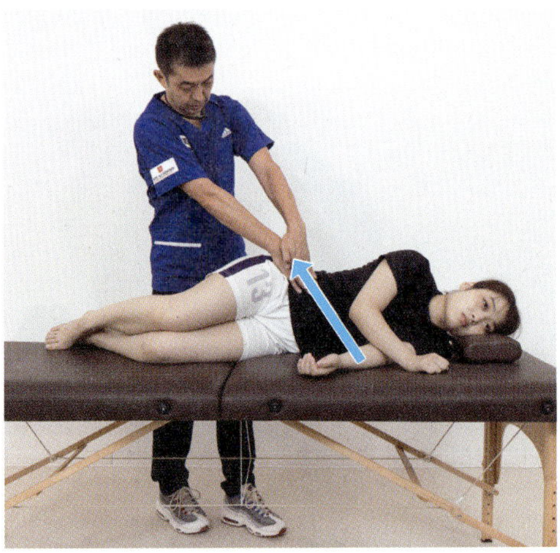

몸통 옆굽힘이 없으면 골반 앞쪽 돌출방향으로의 저항이 강조된다.

※ 오른발과 왼발은 어느 쪽이 앞이 되어도 상관없습니다.

그림 2-45 골반 앞쪽 올림의 신체역학

7) 방산

- 같은 쪽 몸통 옆굽힘
- 반대쪽 몸통 옆부분 신장
- 반대쪽 엉덩관절 벌림, 장축방향 폄
- 같은 쪽 다리 장축방향 폄(발의 위치에 따른다)

8) 주의할 사항

- 이 패턴을 대상자에게 기억시킬 때는, 허리뼈 굽힘 → 옆굽힘 → 회전의 순번으로 하면 운동을 부드럽게 시행하기 쉽습니다. 옆굽힘을 먼저 시행하면 허리네모근이 작용하여 허리뼈 폄이 나오기 쉽기 때문입니다.
- 회전의 요소가 지나치게 강하면 허리뼈 폄을 일으키기 쉬우므로 주의가 필요합니다.
- 굽힘과 옆굽힘을 시행함으로써 자연스럽게 회전을 하는 경우도 많습니다.

Check!

골반 뒤쪽 내림

◉ 골반 뒤쪽 내림 Pelvis Posterior Depression

1) 구체적 방법

i) 시작자세: 옆으로 누운 자세 그림 2-46

치료사는 대상자의 뒤쪽에서 엉덩관절보다 약간 발쪽에 섭니다. 양손을 컵 모양으로 모아, 궁둥뼈결절(좌골결절)의 약간 아래쪽을 만집니다.

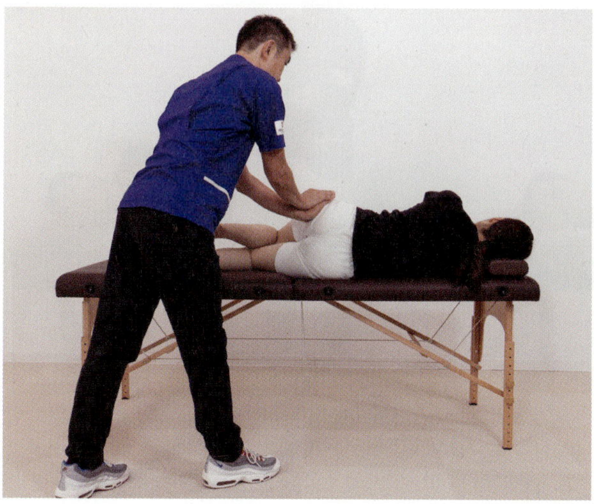

그림 2-46 골반 뒤쪽 내림 조작의 시작자세

ii) 방법 그림 2-47

1 허리뼈 굽힘(골반 뒤경사) · 옆굽힘(위쪽으로의 끌어올림) · 앞쪽 회전 방향으로 밀어, 늘입니다(elongation).

2 "허리를 뒤로 젖히시오"라는 구두 지시로 허리뼈 폄을 촉구하고, "내리시오" 또는 "이 손을 누르시오" 등의 지시로 빈대쪽 옆굽힘과 뒤쪽 회전 운동을 시켜 저항을 가합니다.

3 운동을 계속시켜 허리뼈 폄, 반대쪽 옆굽힘, 뒤쪽 회전의 최종 영역까지 저항을 가합니다.

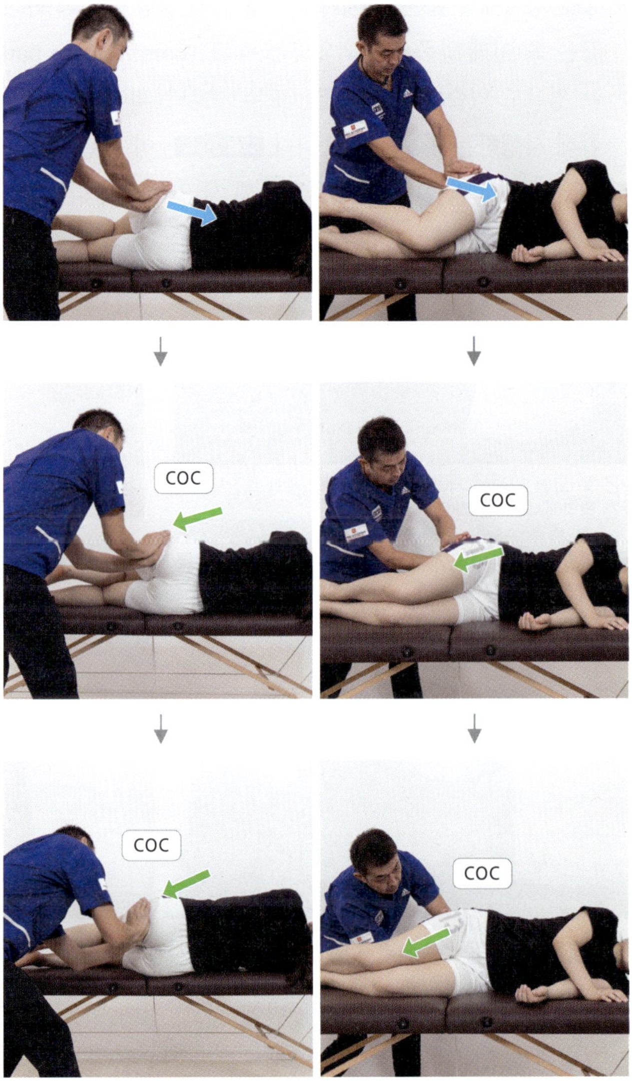

그림 2-47 골반 뒤쪽 내림 조작의 실제 순서

2) 임상에서 사용하는 빈도: A

임상에서는 몸통(코어)의 항중력 폄이 부족한 사례가 많아(코어 안정성 저하), 이 패턴의 요소를 사용하여 그것을 누운 자세 수준에서 연습할 때에 흔히 사용됩니다. 그 밖의 사용방법도 매우 많은 사용성이 높은 패턴이 됩니다.

3) 패턴의 구성요소

허리뼈: 폄(생리적 측만) · 반대쪽 옆굽힘 · 회전(골반 뒤쪽 회전)

4) 임상에서 사용하는 예

- 최종 영역에서 반대쪽 허리네모근(주동작근)의 촉진을 시행할 수 있습니다.
- 중간 영역에서 같은 쪽 배가로근 등 몸통 항중력 폄의 촉진을 시행할 수 있습니다 그림 2-48. 같은 쪽 어깨 앞쪽 올림과의 혼합 패턴(combination pattern)(p.103 참조)으로 시행하는 경우도 있습니다 그림 2-49. 또는 가로막(횡격막)의 수축을 시키기 위해 들숨(흡기)과 함께 시행하는 방법도 있습니다 그림 2-50. 이 패턴은 코어 안정성 향상을 위해 사용하는 경우가 가장 많습니다. 이것은 보행 시 입각단계의 항중력 폄에 효과적으로 됩니다.

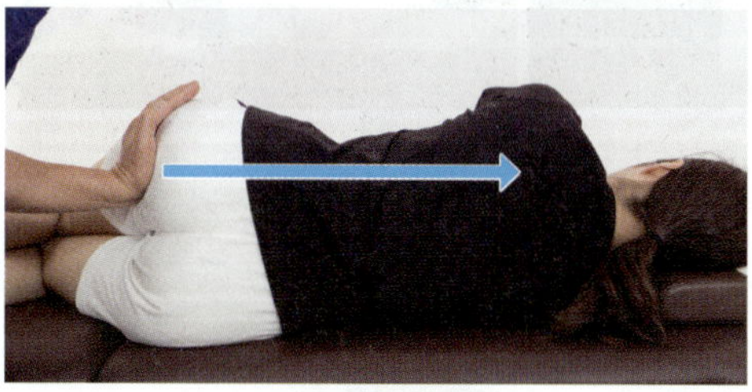

같은 쪽 코어 안정성 저하에 대해 항중력 폄의 촉진으로서 중간 영역에서 시행한다.

그림 2-48 중간 영역에서 같은 쪽 배가로근 등 몸통 항중력 폄의 촉진

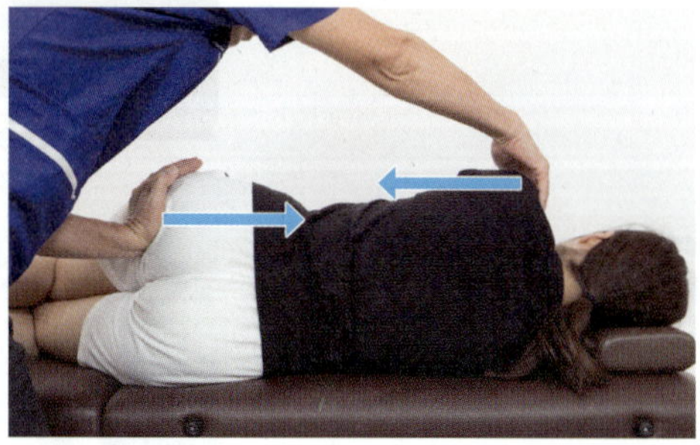

그림 2-49 같은 쪽 어깨 앞쪽올림과의 혼합 패턴

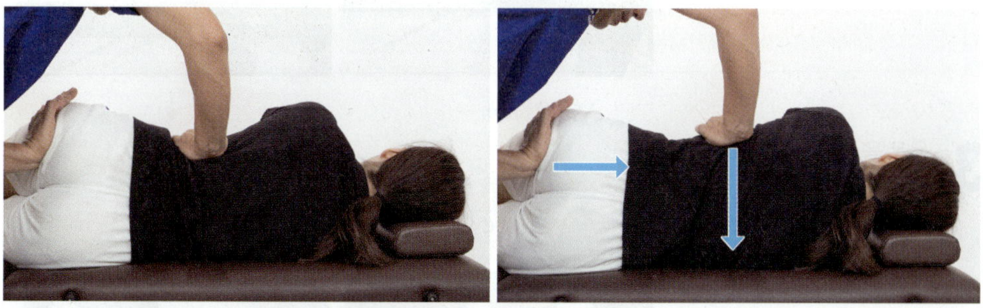

그림 2-50 가로막을 수축시키기 위해 들숨과 함께 시행하는 방법

- 같은 쪽 팔의 손 부분을 침대 면에 짚고, 침대 면을 밀어붙이는 방산을 목표로 합니다. 그렇게 함으로써 같은 쪽 어깨세모근이 작용하여, 어깨관절 굽힘 제한을 일으키는 근육에 대한 상반억제가 되어, 어깨관절 굽힘의 가동범위를 개선시키는 목표가 있습니다 그림 2-51.

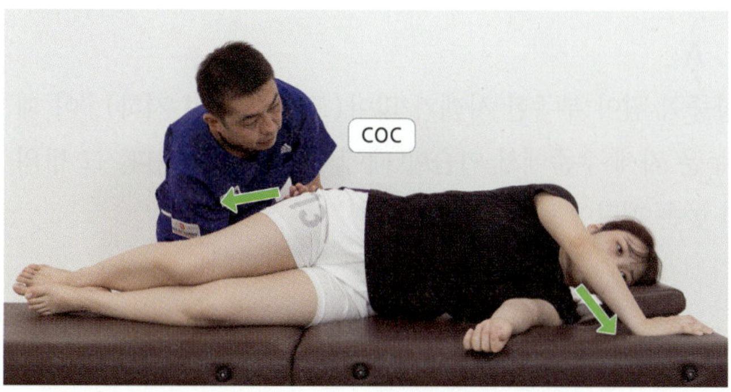

그림 2-51 같은 쪽 어깨세모근의 촉진

- 반대쪽 어깨관절 가쪽회전의 방산을 일으킬 수 있습니다 그림 2-52 .

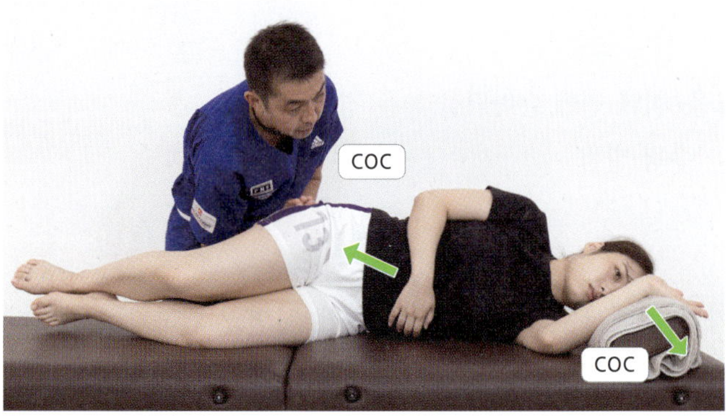

그림 2-52 반대쪽 어깨관절 가쪽 회전의 방산

5) 도수 접촉

- 궁둥뼈결절의 뒤 아래쪽에 대해서, 손바닥의 바닥면을 댑니다 그림 2-53 .

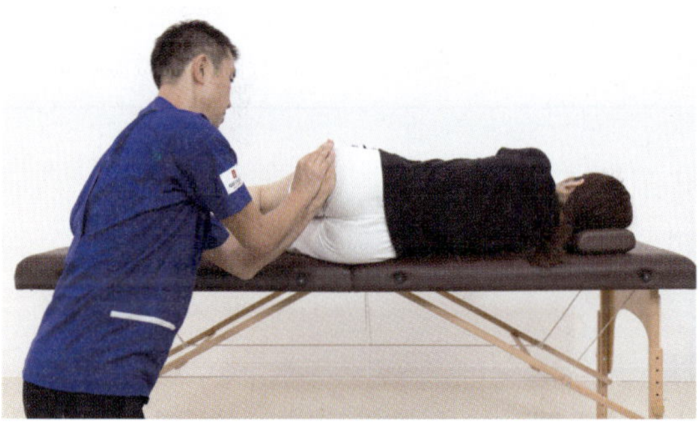

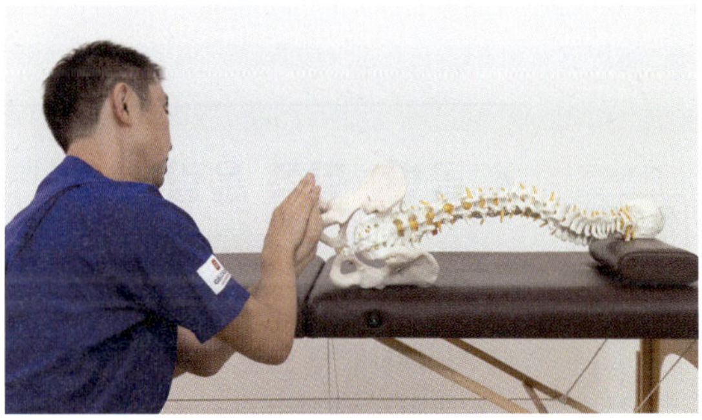

궁둥뼈결절의 뒤 아래쪽에 손바닥 바닥면을 댄다. 왼쪽 골반에 대해서는 왼손이, 오른쪽 골반에는 오른손이 아래로 되는 것이 그루브에 들어가기 쉽다.

그림 2-53 골반 뒤쪽 내림 때의 도수 접촉

6) 신체 역학

- 대상자의 등 면, 골반 아래쪽에 머리쪽을 향해서 섭니다.
- 최종 영역 가까이에서 시행하는 경우, 오른쪽 골반에 대해서 치료사는 몸통을 오른쪽 옆굽힘을 시켜 반대쪽 어깨에 정면으로 들어가도록 하면 신체를 사용해서 저항을 가할 수 있습니다 그림 2-54 .

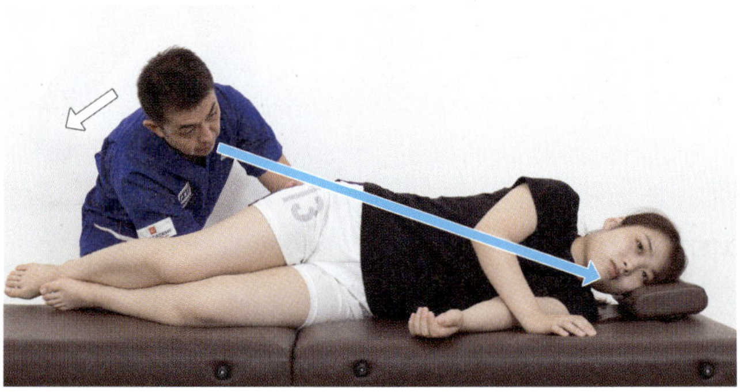

오른쪽 골반에 대해서 몸통을 오른쪽 옆굽힘을 시킴으로써 그루브에 들어갈 수 있다.

그림 2-54 골반 뒤쪽 내림의 신체 역학

7) 방산

- 같은 쪽 몸통 옆부분 신장
- 반대쪽 몸통 옆굽힘
- 같은 쪽 어깨관절 굽힘 · 모음(침대 면에 손바닥을 놓은 경우)
- 반대쪽 어깨관절 가쪽회전 · 수평 벌림

8) 주의할 사항

- 치료사가 그루브에 들어가기 위해서는, 침대 높이를 높게 하면 시행하기 쉽습니다. 침대가 낮으면 쭈그리고 앉아야 하기 때문에, 허리 등에 부담을 줄 수 있습니다.
- 골반을 똑바로 세워 유지하고, 몸통을 항중력적으로 펴는 능력이 부족한 경우에 매우 효과적입니다.

Check!

골반 뒤쪽 올림

◉ 골반 뒤쪽 올림 Pelvis Posterior Elevation

1) 구체적 방법

i) 시작자세: 옆으로 누운 자세 그림 2-55

치료사는 대상자의 뒤쪽, 골반보다 머리 쪽으로 서서 발 부위 방향을 향합니다. 양손을 컵 모양으로 하여 모아서, 위뒤엉덩뼈가시와 엉덩뼈능선의 꼭대기 사이를 만집니다.

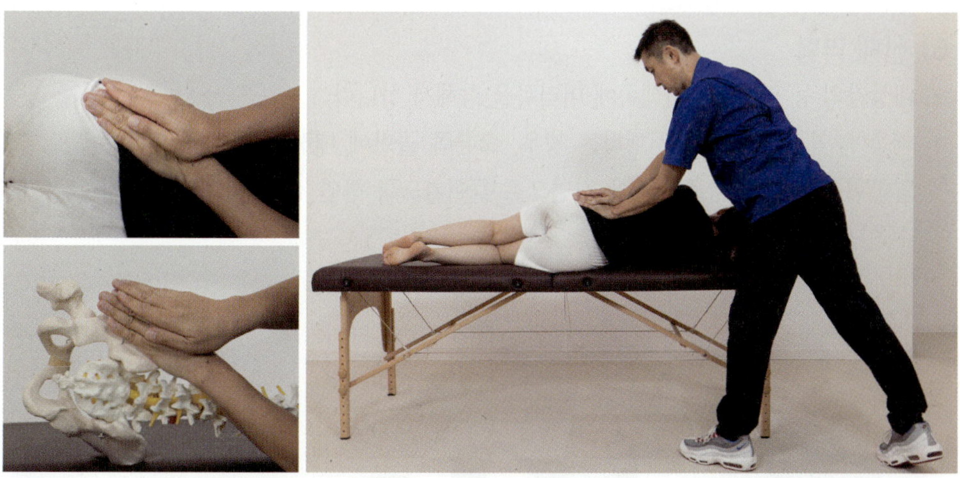

그림 2-55 골반 뒤쪽 올림 조작의 시작자세

ii) 방법 그림 2-56

관점 ① 관점 ②

1 허리뼈 굽힘(골반 뒤경사)·반대쪽 옆굽힘(아래쪽으로의 끌어내리기)·앞쪽 회전 방향으로 밀어 늘입니다.

2 "허리를 젖히시오"와 같은 구두 지시로 허리뼈를 펴게 하고, "끌어올리시오"의 지시로 옆굽힘의 요소를 만들어내어 폄·옆굽힘·뒤쪽회전 방향으로 저항을 가합니다.

3 운동을 계속시켜서 허리뼈 폄·옆굽힘·뒤쪽 회전의 최종 영역까지 저항을 가합니다.

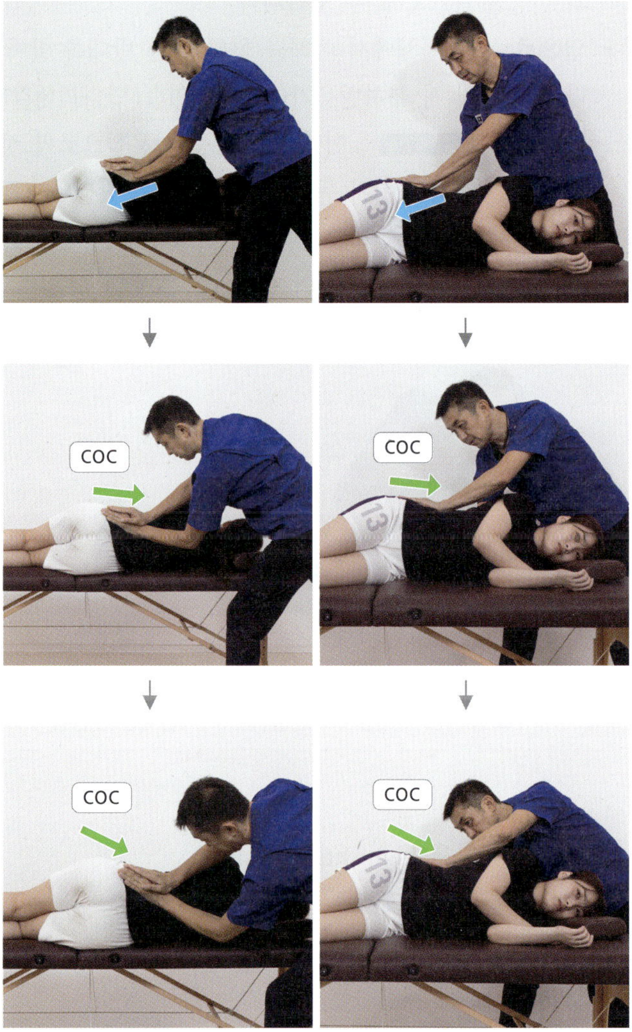

그림 2-56 골반 뒤쪽 올림 조작의 실제 순서

2) 임상에서 사용하는 빈도: B

골반이 후퇴하기 때문에 임상적으로는 그다지 좋은 이미지의 움직임은 아닙니다. 하지만, 골반의 직립을 만드는 것이나 반대쪽 다리에 대한 방산에서 사용하는 등 임상적으로는 유용하게 사용할 수 있는 패턴입니다.

3) 패턴의 구성요소

허리뼈: 폄·같은 쪽 옆굽힘·회전(골반 뒤쪽 회전)

4) 임상에서 사용하는 예

- 시작자세에서 단축된 허리네모근에 대해, 수축 · 이완 및 유지 · 이완을 시행하여, 이완과 신장을 목표로 할 수 있습니다.
- 옆으로 누운 자세에서 아래를 향하게 한 반대쪽 발바닥을 벽 등에 접지하고, 반대쪽 다리의 보행 시 부하반응기(LR)의 연습(넙다리네갈래근 원심성 수축)을 시행할 수 있습니다 그림 2-57-a . 이때, 체중계를 사용함으로써 정형외과 질환에 대한 수술 후 등에서 부분 부하 대상자 등에게도 시행할 수 있습니다 그림 2-57-b . 또한, 이 방법을 시행할 때는 보행의 부하반응기에 근접하도록 같은 쪽 다리는 약간 뒤쪽에 두고, 베개 등으로 지지하면 실제 보행 시의 자세에 가깝게 할 수 있습니다.

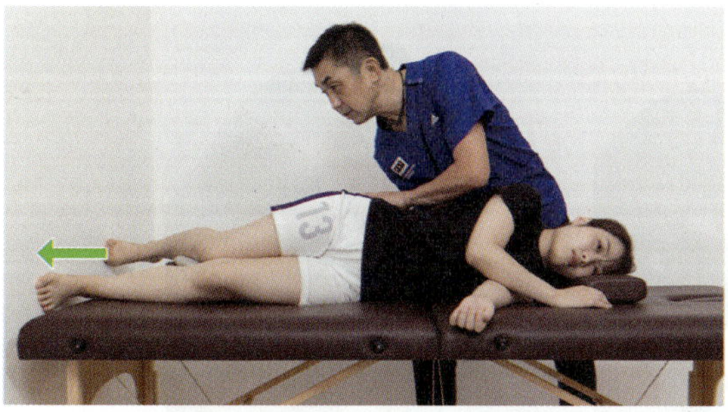

a: 반대쪽 발바닥을 벽에 접지시켜 부하반응기의 촉진

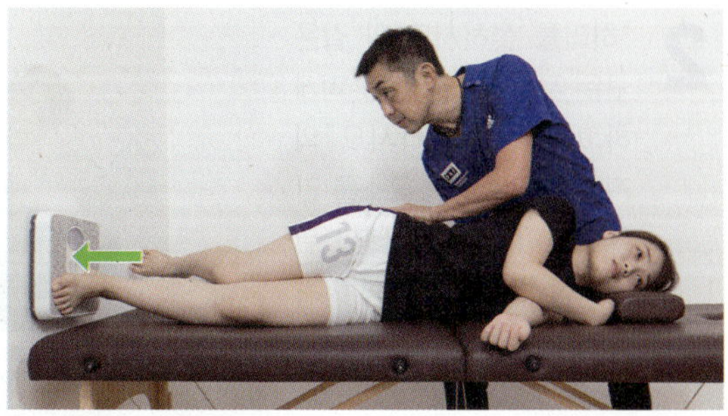

b: 체중계를 사용함으로써 부분 체중부하의 대상자에게도 사용할 수 있다.

그림 2-57 반대쪽 다리의 보행 시 부하반응기의 연습(넙다리네갈래근 원심성 수축)

- 높은 앉은 자세(high sitting position)에서 시행하면 옆으로 누운 자세에서 발바닥을 벽에 접지하여 시행한 활동을 항중력 자세로 재현하는 것이 가능해 집니다 그림 2-58 .

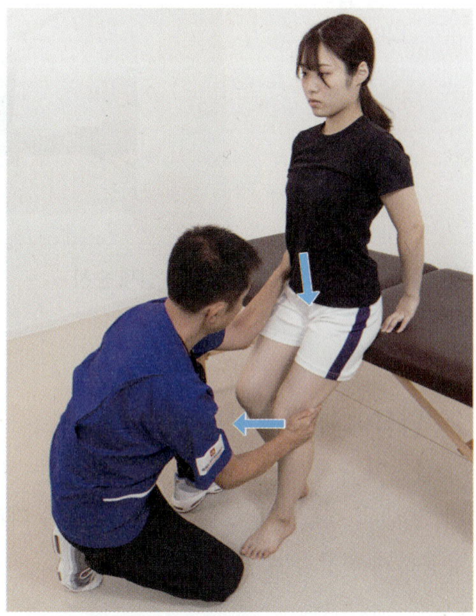

높은 앉은 자세에서의 부하반응기의 촉진
오른손은 엉덩관절 벌림 · 가쪽회전을 이끌어내고 있다.

그림 2-58 높은 앉은 자세에서의 부하반응기의 촉진

- 몸통 폄근군에 약화가 있는 사람에 대해서, 같은 쪽 어깨 뒤쪽 내림(p.108 참조)과 함께 사용함으로써 등근육군(back muscles)의 강화로서 사용할 수 있습니다 그림 2-59 .

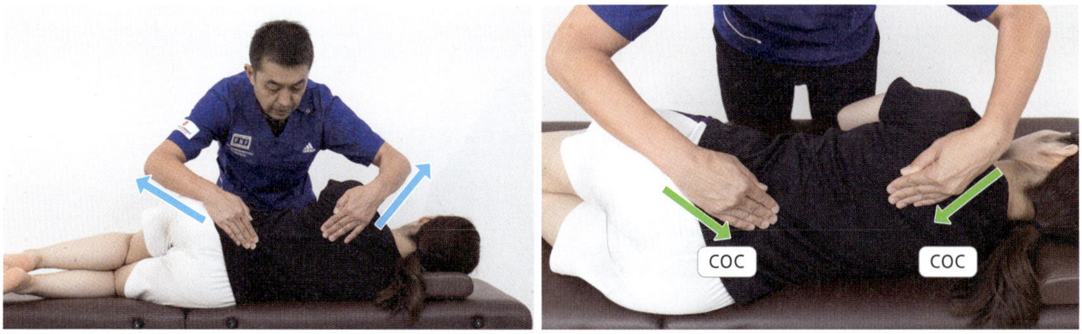

그림 2-59 같은 쪽 어깨 뒤쪽 내림과 함께 시행하여 등근육군을 촉진한다.

5) 도수 접촉

- 양손을 포개서, 위뒤엉덩뼈가시와 엉덩뼈능선의 꼭대기 사이를 만집니다.
- 왼쪽 골반인 경우, 왼손이 아래가 되는 것이 그루브에 들어가기 쉽습니다 그림 2-60 .

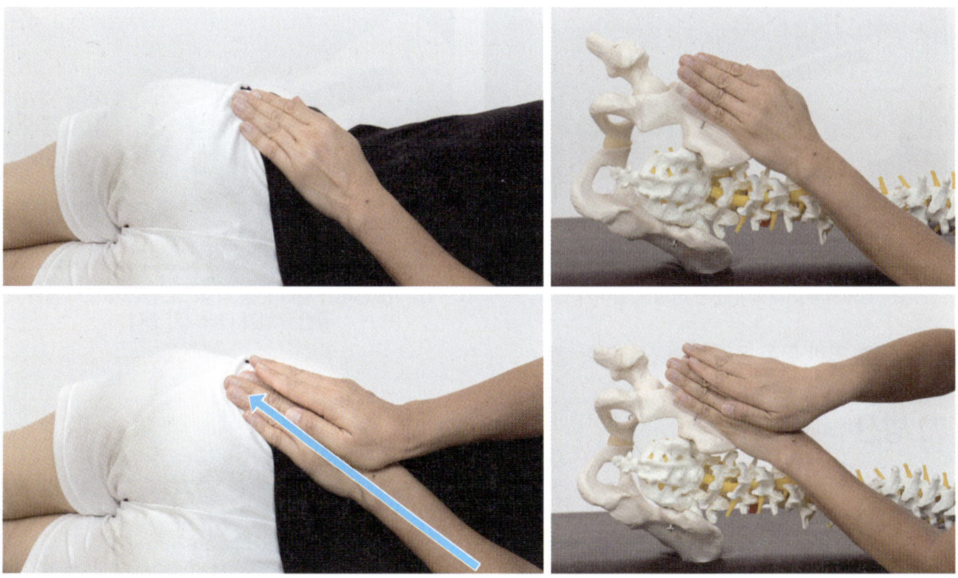

왼쪽 골반에는 왼손이 아래로 되는 것이 그루브에 들어가기 쉽다.

그림 2-60 골반 뒤쪽 올림 때의 도수 접촉

6) 신체역학

- 대상자의 등 면에서 골반의 위 뒤쪽에서 발쪽을 향해 섭니다.
- 왼쪽 골반에 대해 시행하는 경우, 왼발을 앞으로 하여 서면 균형을 잡기 쉽습니다 그림 2-61 .

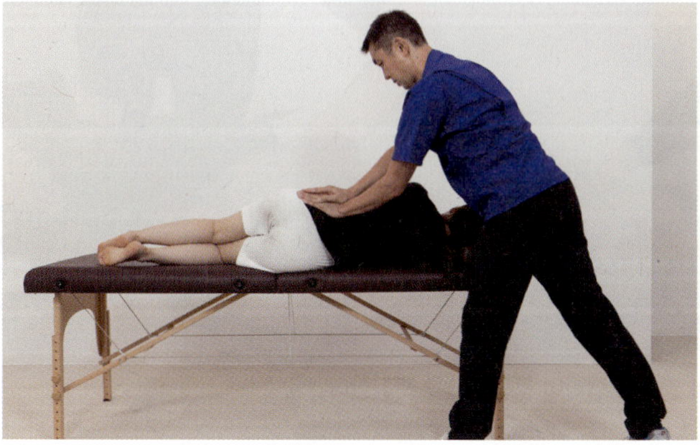

그림 2-61 골반 뒤쪽 올림 때의 신체역학 ①

- 아래로 한 손(왼쪽 골반에 대한 왼손)의 아래팔은 대상자의 등(back)에서 떨어지지 않도록, 운동 방향에 들어가도록 합니다 그림 2-62-a . 겨드랑이가 열려 뒤쪽에서부터 미는 것 같은 형태가 되면 골반을 뒤쪽으로 끌어올리기보다는 후퇴하는 움직임이 나오기 쉽게 되어버립니다 그림 2-62-b .

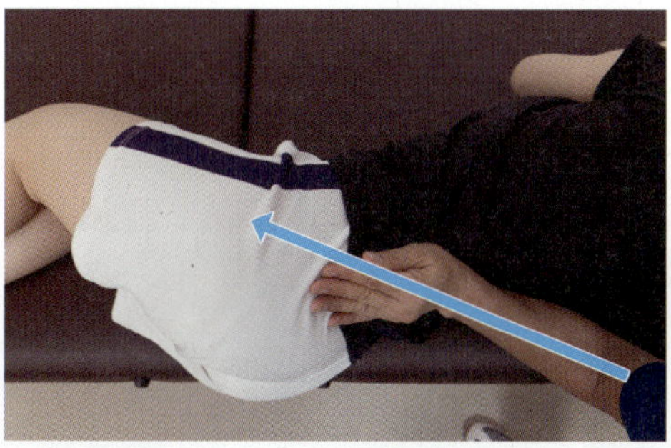

a: 치료사의 아래팔이 운동 방향에 들어가 있다.

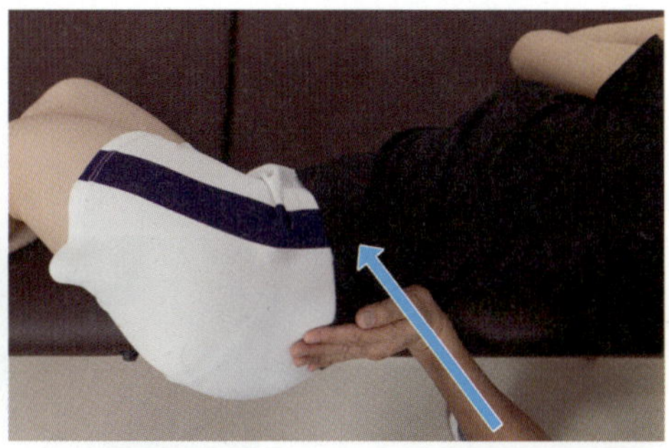

b: 겨드랑이가 열려 운동 방향으로 들어가 있지 않다. 골반 후퇴가 나타나기 쉽다.

그림 2-62 골반 뒤쪽 올림 때의 신체역학 ②

7) 방산

- 같은 쪽 몸통 옆굽힘
- 반대쪽 몸통 옆 부분 신장
- 반대쪽 다리 장축 방향 폄

8) 주의할 사항

- 치료사의 팔꿈치가 침대에 닿아버린 경우는 대상자의 신체를 침대에 평행이 아니라, 골반과 다리가 침대 안쪽을 향하도록 비스듬히 눕게 하는 연구를 하면 닿지 않게 됩니다.

◉ 골반 앞쪽 내림 Pelvis Anterior Depression

Check!

골반 앞쪽 내림

1) 구체적 방법

i) 시작 자세: 옆으로 누운 자세 그림 2-63

치료사는 대상자의 뒤쪽, 골반보다 머리 쪽으로 서서 발의 방향을 향합니다(뒤쪽 올림과 동일하다(p.134 참조)).

한쪽 손은 궁둥뼈결절 앞 아래쪽, 또 한쪽의 손은 위앞엉덩뼈가시 부근에 접촉합니다.

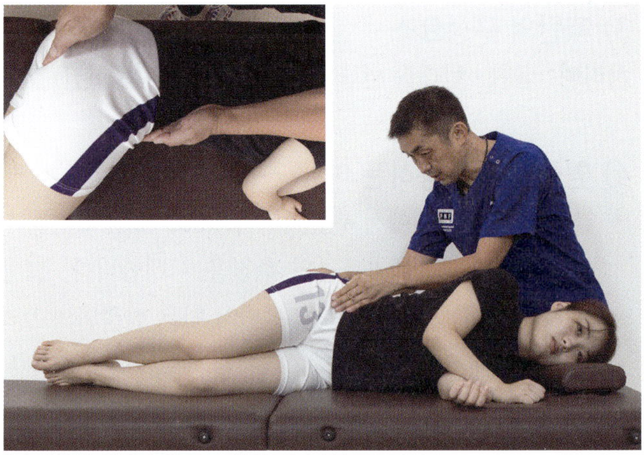

그림 2-63 골반 앞쪽 내림 조작의 시작자세

ii) 방법 그림 2-64

1 허리뼈 폄(골반 앞경사) · 옆굽힘(골반 끌어올리기) · 뒤쪽 회전 방향으로 당겨서, 늘입니다.

2 "배를 둥글게 하시오"라는 지시로 허리뼈 굽힘을 만들어 내고, "허리를 조금 앞으로 내리시오"라는 지시로 반대쪽 옆굽힘, 앞쪽 회전을 만들어냅니다.

3 운동을 계속시켜 허리뼈 굽힘 · 반대쪽 옆굽힘 · 앞쪽 회전의 최종 영역까지 저항을 가합니다.

관점 ① 관점 ②

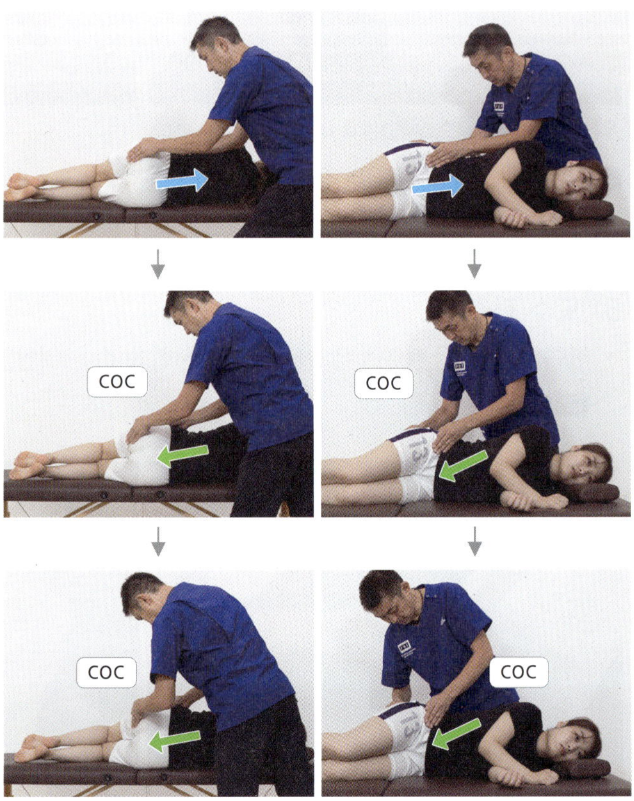

그림 2-64 골반 앞쪽 내림 조작의 실제 순서

2) 임상에서 사용하는 빈도: C

움직임이 작아 인식하기 어려운데다가, 임상에서의 사용 편의성도 별로 없는 패턴입니다.

3) 패턴의 구성요소

허리뼈: 굽힘 · 반대쪽 옆굽힘 · 회전(골반 앞쪽 회전)

4) 임상에서 사용하는 예

- 옆으로 누운 자세에서 무릎뼈머리(knee cap)에 손을 대고, 무릎을 앞 아래쪽으로 누름으로써 같은 쪽 배가로근의 촉진을 시행합니다. 그 움직임이 무릎관절을 굽힌 자세(Hooklying)에서 무릎을 누르면서 하는 한쪽만의 브리지로 연결됩니다 그림 2-65 .
- 최종 영역에서의 반대쪽 배가로근(주동근)의 수축을 목표로 할 수 있습니다.

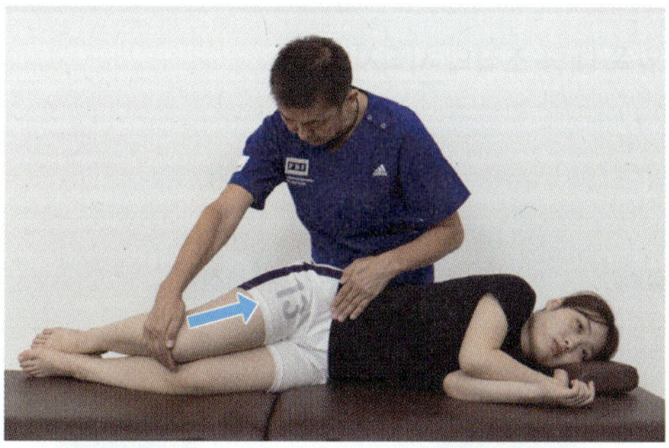

무릎뼈머리에서 누름으로써 같은 쪽 배가로근을 작용시킨다.

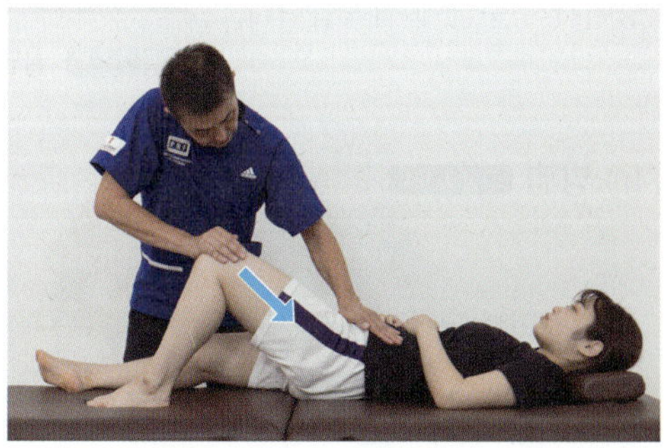

한쪽만의 브리지로 연결된다.

그림 2-65 같은 쪽 배가로근의 촉진

5) 도수 접촉

- 한쪽 손은 궁둥뼈결절 앞 아래쪽, 다른 한쪽 손은 위앞엉덩뼈가시 부근을 만집니다 그림 2-66 .

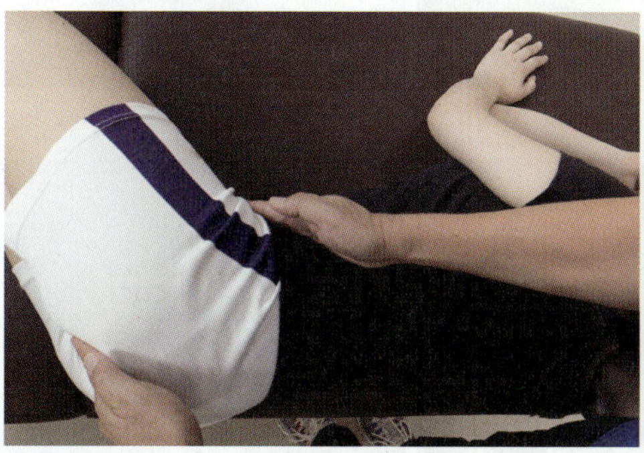

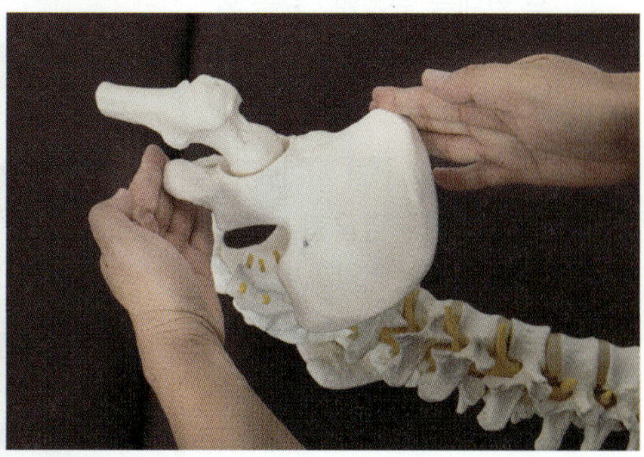

한쪽 손은 궁둥뼈결절 앞 아래쪽, 다른 한쪽 손은 위앞엉덩뼈가시 부근을 만진다.

그림 2-66 골반 앞쪽 내림 조작 때의 도수 접촉

6) 신체역학

- 위앞엉덩뼈가시 쪽 손은 별로 움직이지 않고 피벗 턴(pivot turn)을 하도록 거의 궁둥뼈결절 쪽 손만이 움직입니다 그림 2-67 .

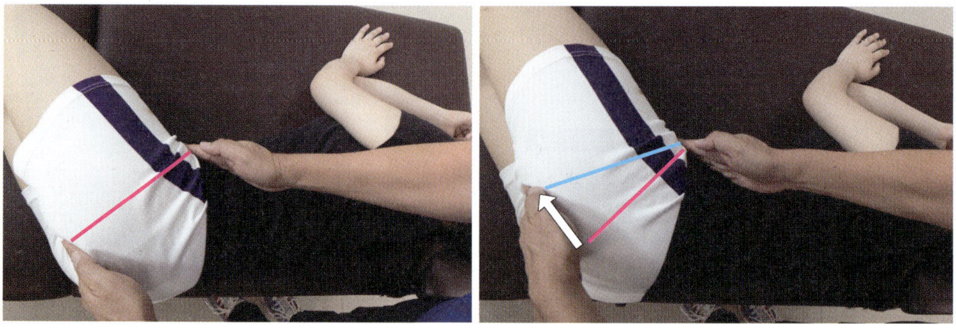

궁둥뼈결절 쪽 손만이 피벗 턴처럼 움직인다.
위앞엉덩뼈가시 쪽 손이 움직이면 허리네모근이 작용하여, 허리뼈의 굽힘이 나오지 않는다.

그림 2-67 골반 앞쪽 내림 조작 때의 신체역학

7) 방산

- 같은 쪽 몸통 옆 부분 폄
- 반대쪽 몸통 옆굽힘

8) 주의할 사항

- 특히 남성이나 고령자의 경우 움직임이 매우 작기 때문에, 중간 영역이나 종료 자세에서 정적으로 시행하는 편이 간단합니다.
- 이 경우, 아래쪽 복부에 접촉하여 수축을 촉진하면 허리뼈 굽힘의 움직임이 나오기 쉬워집니다 그림 2-68 .

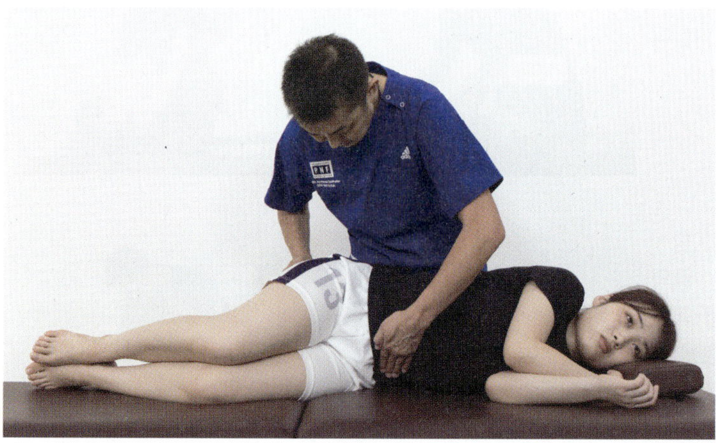

아래쪽 복부를 만져, 수축을 촉진한다.

그림 2-68 골반 앞쪽 내림 때 주의할 사항

3. 몸통의 움직임을 촉진하는 패턴

Check!

상부 몸통 굽힘 패턴 (Chopping)

◉ 내려치기 Chopping (상부 몸통 굽힘 패턴)

1) 구체적 방법

i) 시작자세: 반듯이 누운 자세 그림 2-69

치료사는 대상자의 골반 옆 부근에 서서, 머리 쪽을 향해 섭니다.

한쪽 손은 정수리(parietal region), 다른 한쪽은 손을 잡은 대상자의 바깥쪽 손을 잡습니다.

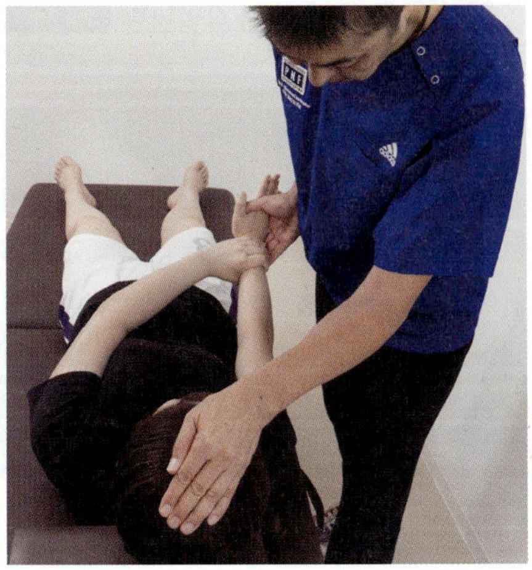

한쪽 손은 정수리, 다른 한쪽 손은 손 부위를 만진다.

그림 2-69 내려치기 조작의 도수 접촉

ii) 방법 그림 2-70

1 팔의 폄 · 모음 · 안쪽 회전과 팔의 폄 · 벌림 · 안쪽 회전 패턴의 시작자세(p.190, 216 참조)의 혼합으로 손을 잡게 하여, 대각선 방향으로 늘입니다.

2 양팔의 패턴과 목 부위 굽힘 패턴(p.323 참조)의 운동을 시켜 저항을 가합니다.

3 운동을 계속시켜 팔의 폄 · 모음 · 안쪽 회전과 팔의 폄 · 벌림 · 안쪽 회전 패턴의 최종 영역까지 저항을 가합니다.

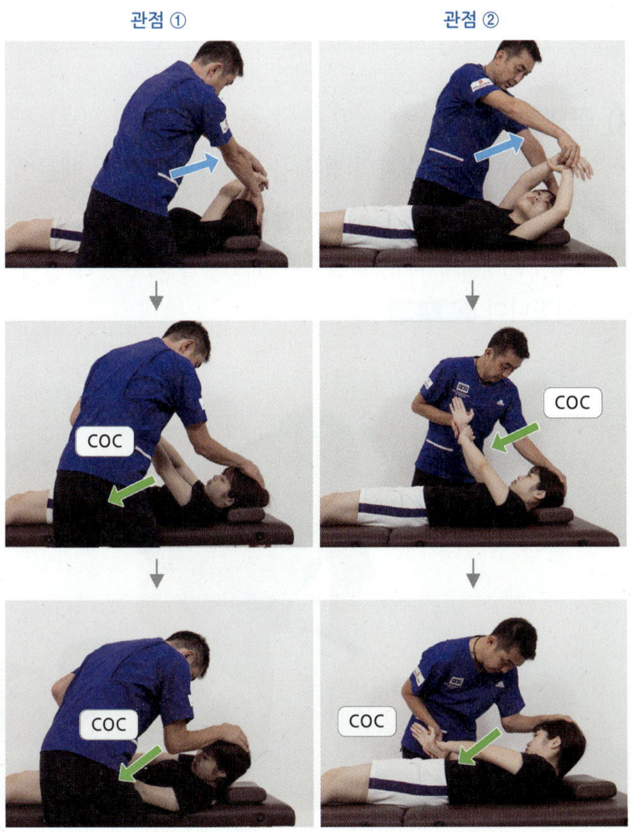

그림 2-70 내려치기 조작의 실제 순서

2) 임상에서 사용하는 빈도: B

상부 몸통 굽힘근군의 강화에는 적합하지만, 목 부위나 팔을 잘 사용할 수 없는 대상자도 많아, 사용빈도는 그다지 높지 않습니다.

3) 패턴의 구성요소

〈오른쪽 방향의 경우〉

몸 통 굽힘 · 오른쪽 옆굽힘 · 오른쪽 회전(같은 방향으로의 옆굽힘과 회전)

오른팔 폄 · 벌림 · 안쪽 회전 패턴 → 유도하는 역할을 하는 팔(Lead Arm)

왼 팔 폄 · 모음 · 안쪽 회전 패턴 → 오른쪽 유도에 따라가는 팔(Follow Arm)

목 부위 굽힘 · 오른쪽 옆굽힘 · 오른쪽 회전

4) 임상에서 사용하는 예

- 몸통에 근력저하가 있고, 목 부위나 팔은 강한 경우에 복부 근육군의 강화로서 시행할 수 있습니다.
- 복부 근육군에 현저한 근력저하가 있는 경우는 들어 올린 상태에서 중력의 영향을 줄여 시행할 수도 있습니다. 또는 목 부위 뒤쪽에서 팔을 돌려 보조하면서 시행하는 방법도 있습니다 그림 2-71 .

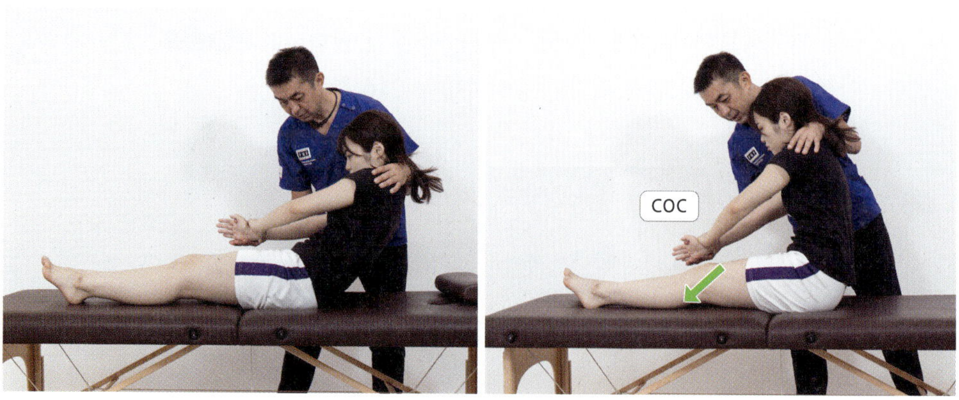

중력의 영향을 받기 어려운 위치에서 시작하거나, 목 부위 뒤쪽에서
부둥켜안는 것처럼 보조하면서 시행하는 방법도 있다.

그림 2-71 몸통에 근력저하가 있고, 목 부위나 팔은 강한 경우에 복부 근육군의 강화로서 시행한다.

- 스포츠 선수 등 강화를 목적으로 하는 경우는 다리를 길게 뻗고 앉은 자세에서 서서히 뒤쪽으로 넘어지는 방법에 의해 원심성 수축을 일으켜 시행하는 경우도 있다 그림 2-72.

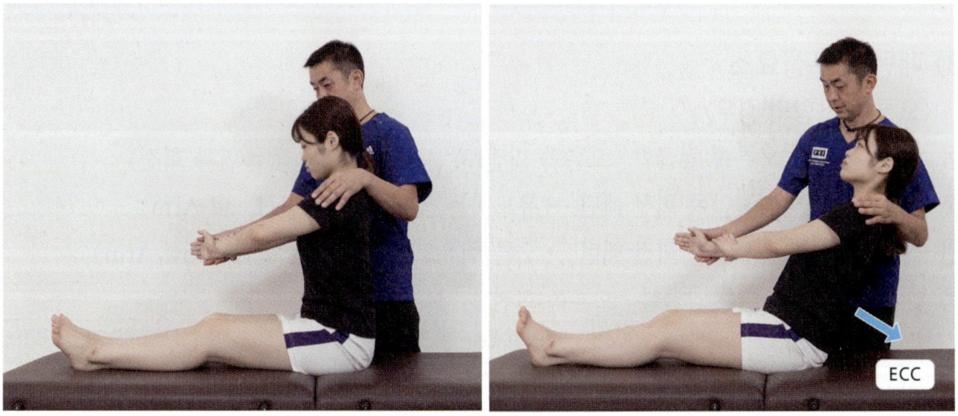

다리를 길게 뻗고 앉은 자세에서 서서히 뒤쪽으로 넘어지는 것에 의해
원심성 수축을 촉구하여 복부 근육군의 강화를 시행한다.

그림 2-72 다리를 길게 뻗고 앉은 자세에서 서서히 뒤쪽으로 넘어지는 방법

5) 도수 접촉

- **먼쪽 쥐기:** 다양한 방법이 있으나, 기본적으로는 유도하는 손의 먼쪽, 제5손허리뼈(중수골)에서 어깨세모뼈 부근에 압력을 가하는 경우가 많습니다 그림 2-73 . (팔의 폄·벌림·안쪽 회전 패턴의 먼쪽 쥐기와 동일하다(p.216 참조)).

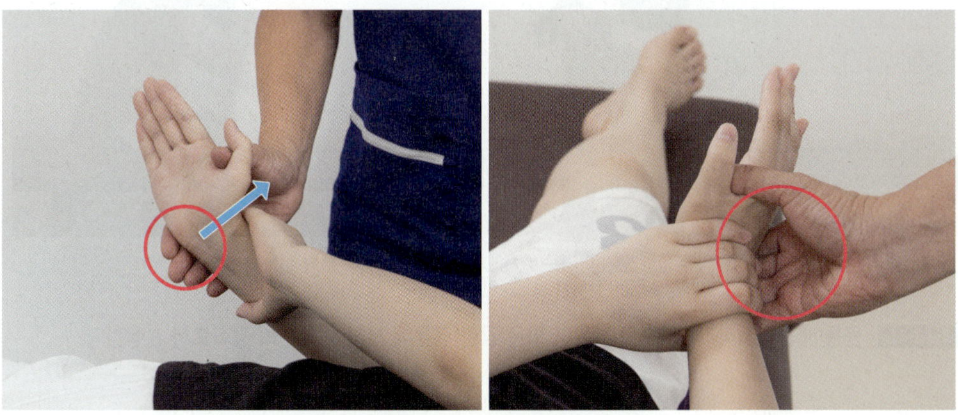

유도하는 손의 먼쪽 부위에 압력을 가한다.

그림 2-73 내려치기(chopping)의 도수 접촉

- 복부 근육이 약한 대상자의 경우는, 손 부위에 대한 저항은 너무 강하기 때문에, 팔꿈치관절 부근에서 저항을 가하면 좋습니다 그림 2-74 . 양 팔꿈치만으로 저항을 가하는 경우도 있습니다 그림 2-75 . 이렇게 하면, 어깨관절 안쪽 회전을 강조하여 안쪽 회전에서 복부 근육으로의 근육 연쇄를 촉진할 수 있습니다.

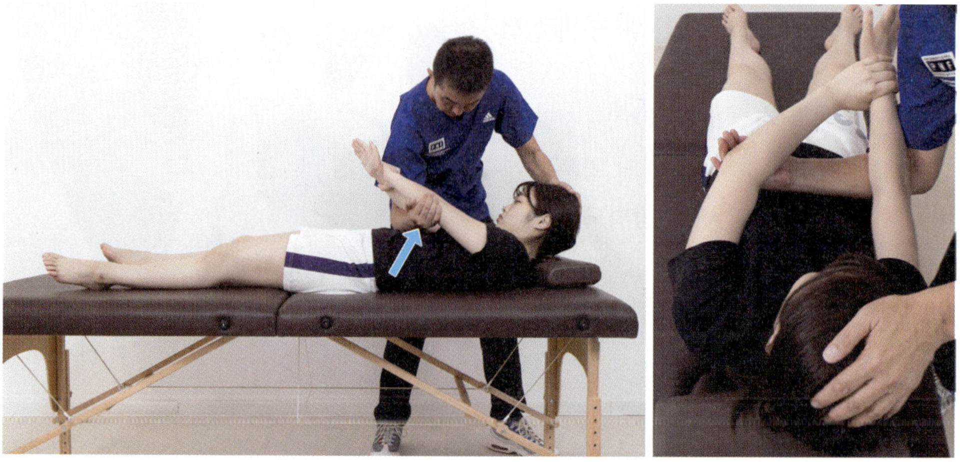

먼쪽 쥐기(distal grip)의 지레 팔을 짧게 하여, 팔꿈치에서 저항을 가한다.

그림 2-74 팔꿈치관절 부근에서 저항을 가하는 방법

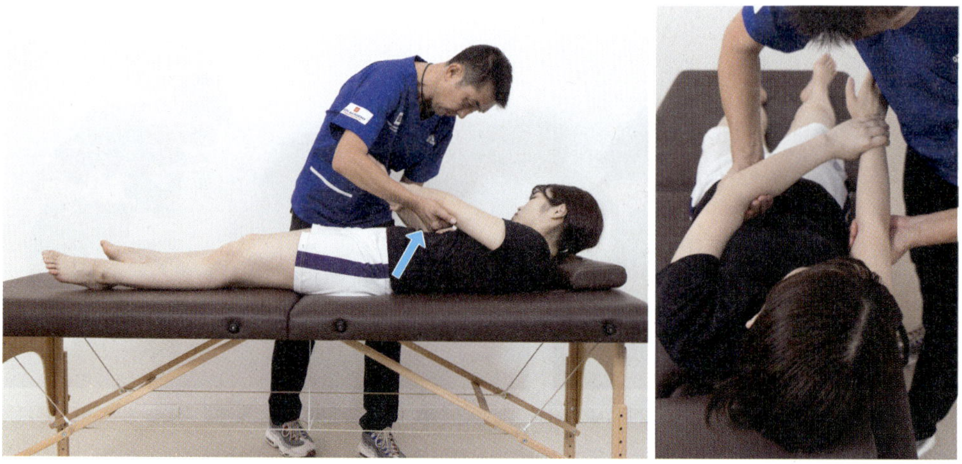

그림 2-75 양 팔꿈치만으로 저항을 가하는 방법

몸쪽 쥐기: 목 패턴의 몸쪽 쥐기(proximal grip), 정수리에 가하는 것을 기본으로 합니다 그림 2-76. 대상자가 약한 경우에는 목 부위 뒤쪽에서 팔을 돌려 보조합니다 그림 2-77-a . 저항을 가할 수 있는 경우도 저항이 지나치게 강하지 않도록 주의가 필요합니다.

또한, 스포츠 선수와 같이 어느 정도 몸통이 강하게 작용하는 대상자인 경우는 부리돌기에서 저항을 가하는 방법도 있습니다 그림 2-77-b .

다양한 경우를 가정하여 접촉하는 위치를 결정합니다.

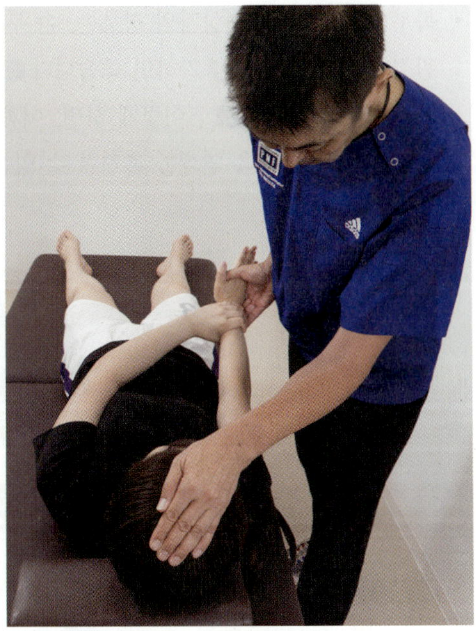

몸쪽 쥐기는 정수리 부위에

그림 2-76 목 부위 패턴의 몸쪽 쥐기는 정수리 부위에 가하는 것이 기본이다.

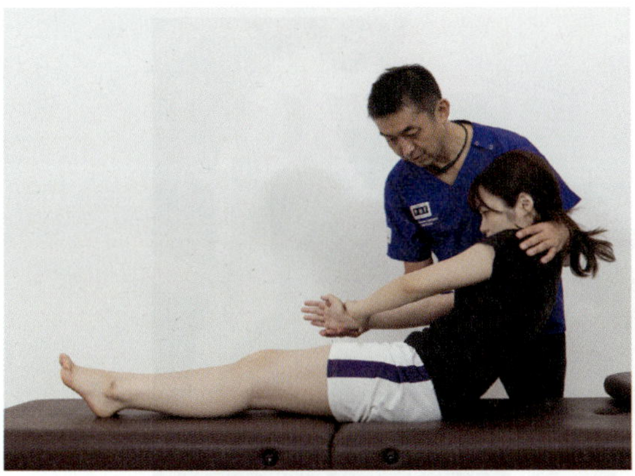

a: 목을 뒤쪽에서 보조하는 방법

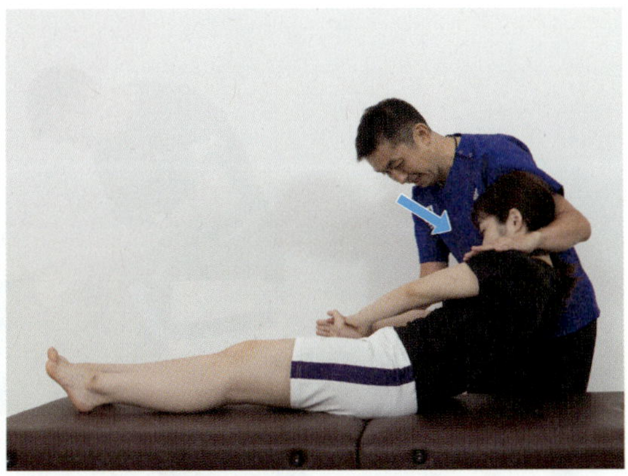

b: 부리돌기 부근에서 저항을 가하는 방법

그림 2-77 목 부위를 뒤쪽에서 보조하는 방법과 부리돌기 부근에서 저항을 가하는 방법

6) 신체역학

- 내려치기의 신체역학에는 3종류가 있습니다.

① 엉덩관절 옆에 서서, 머리 쪽을 향합니다. 치료사의 체중을 이용하여 저항을 가할 수 있는 이점이 있습니다. 상대방의 힘이 강할 때에 사용할 수 있습니다 그림 2-78 .

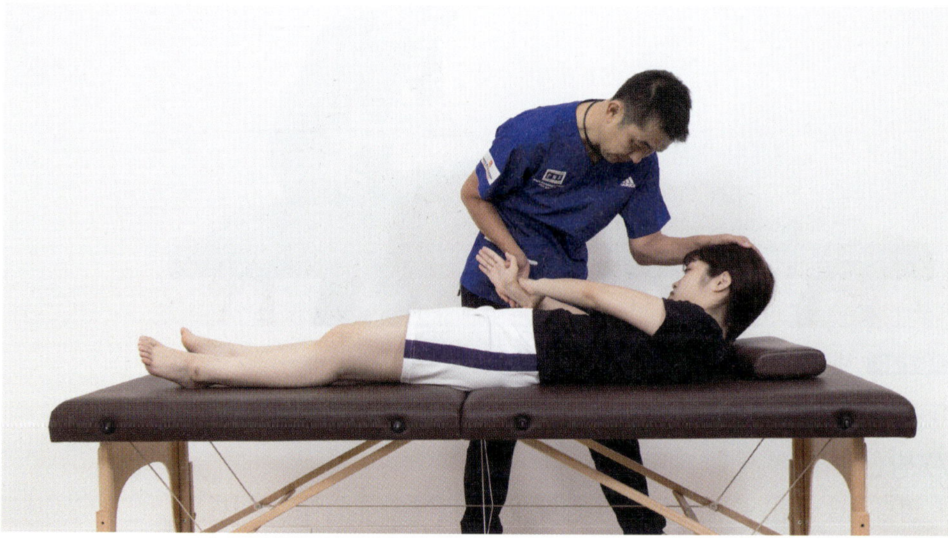

그림 2-78 내려치기 때의 신체역학 ①

② 팔꿈치관절 옆에 서서, 그루브에 대해서 직각으로 섭니다. 먼쪽 쥐기가 잡기 쉽고, 치료사의 신체적 부담이 적은 이점이 있습니다. 상대방의 힘이 그다지 강하지 않을 때는 이 방법이 시행하기 쉽습니다 그림 2-79 .

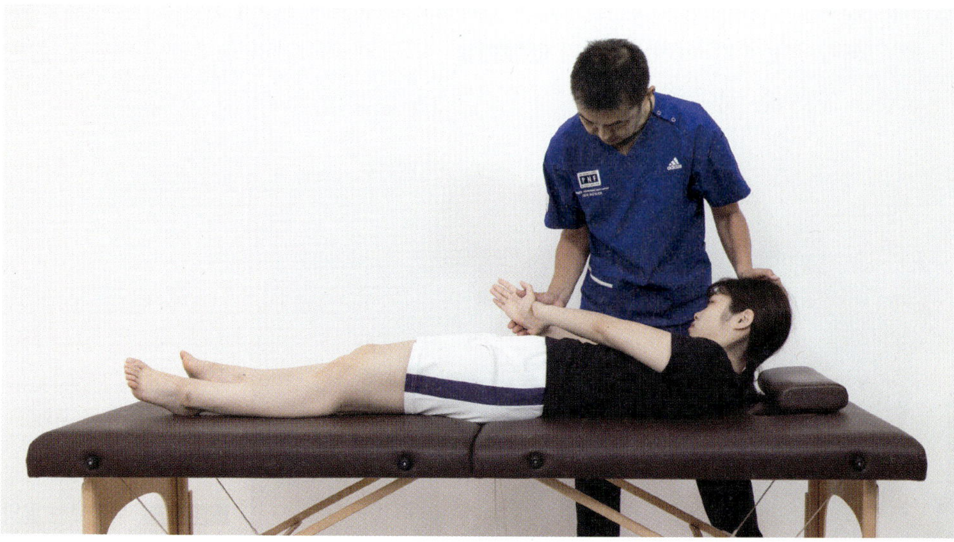

그림 2-79 내려치기 때의 신체역학 ②

③ 머리 옆에 서서, 발 방향으로 향합니다. 대상자가 약한 경우의 보조로서 사용하거나, 반대로 강한 경우의 일어나기까지 시행할 때에도 대응이 가능합니다 그림 2-80 .

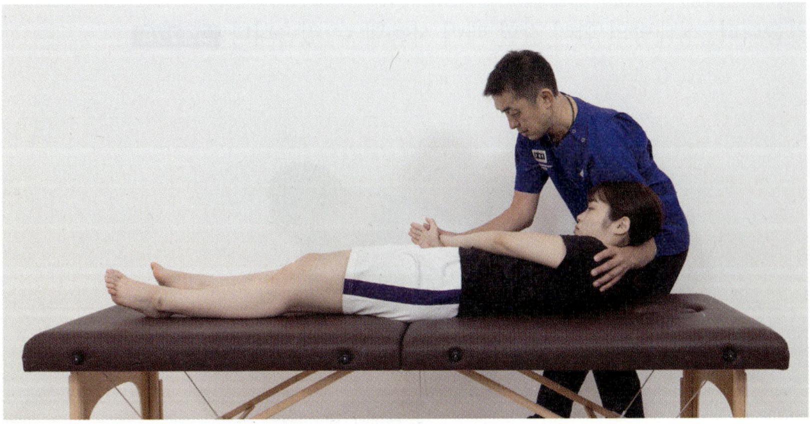

그림 2-80 내려치기 때의 신체역학 ③

7) 방산

- 엉덩관절 굽힘, 특히 운동 방향 쪽의 엉덩관절에 강하게 일어납니다.

8) 주의할 사항

- 명칭의 유래는, 위에서 손을 아래로 내려치는 chop의 동작에서 비롯되었습니다.
- 왼손(뒤따르는 팔)의 잡는 방법에는 두 종류가 있습니다. 어깨관절 안쪽 회전이라는 패턴의 이점을 살리려면 손바닥 면을 아래로 하여 손등을 잡습니다 그림 2-81 . 그러나, 이 방법은 종료 자세 부근에서는 잡기 어려워, 빗나갈 우려가 있습니다. 손바닥 면을 위로 하여 잡으면 잡기 쉬우나, 이번에는 어깨관절 안쪽 회전 → 복부 근육군이라는 운동 연쇄가 작용하기 어려워집니다 그림 2-82 . 용도와 대상자의 능력을 고려하여 잡는 방법을 결정하는 것이 좋습니다.

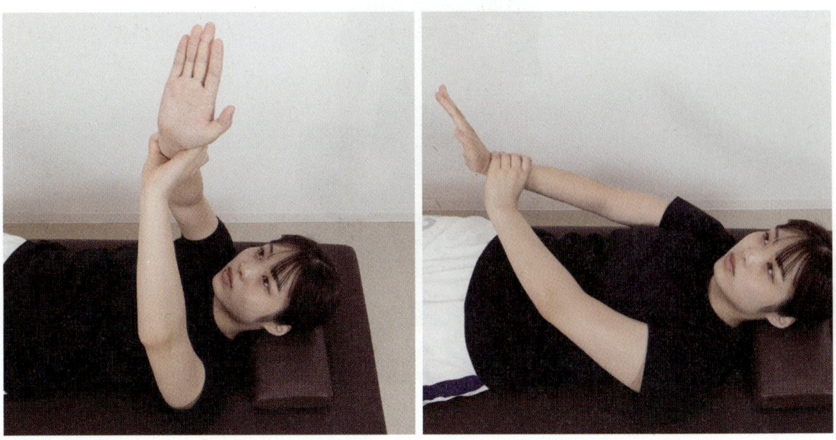

뒤따르는 팔(follow arm)의 손바닥 면을 아래로 하여 잡는다. 어깨관절 안쪽회전 → 복부 근육군이 작용하기 쉬운 반면, 잡기 어렵다.

그림 2-81 뒤따르는 팔의 손바닥 면을 아래로 향한 잡는 방법

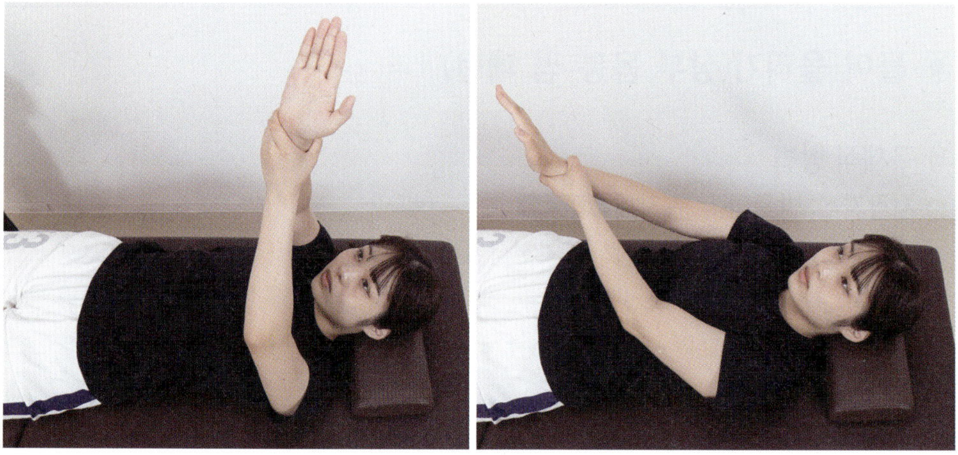

그림 2-82 뒤따르는 팔의 손바닥 면을 위로 향한 잡는 방법

• 옆굽힘과 회전이 같은 방향으로 라는 것이 중요한 주의할 사항입니다. 옆굽힘이 강하면 반대 방향으로 회전하기 쉽고, 회전이 강하면 반대 방향으로 옆굽힘을 하기 쉽습니다 그림 2-83.

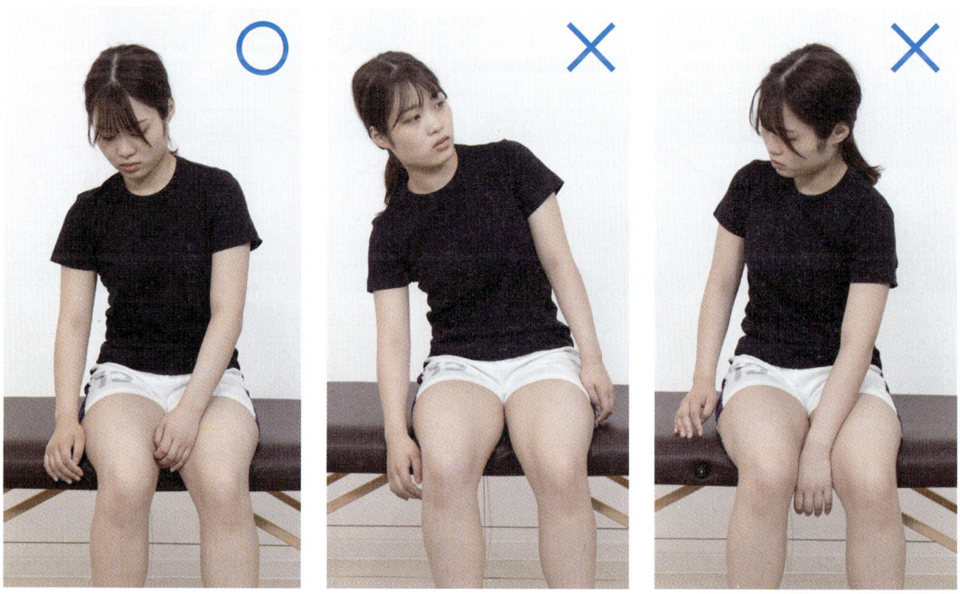

옆굽힘과 회전이 같은 방향

옆굽힘이 강하고 반대 방향으로 회전하고 있다.

회전이 강하고, 반대 방향으로 옆굽힘을 하고 있다.

그림 2-83 내려치기에서 주의할 사항

Check!

상부 몸통 펌 패턴 (Lifting)

◉ 들어 올리기(상부 몸통 펌 패턴) Lifting

1) 구체적 방법

i) 시작자세: 반듯이 누운 자세 그림 2-84

치료사는 대상자의 머리 위에서 대각선상에 서고, 발의 방향을 향합니다.

한쪽 손은 정수리 부분, 또 한쪽은 손을 잡은 대상자의 바깥쪽 손(팔의 굽힘 · 벌림 · 가쪽회전과 팔의 굽힘 · 모음 · 가쪽회전(p.174, 202 참조))을 잡습니다.

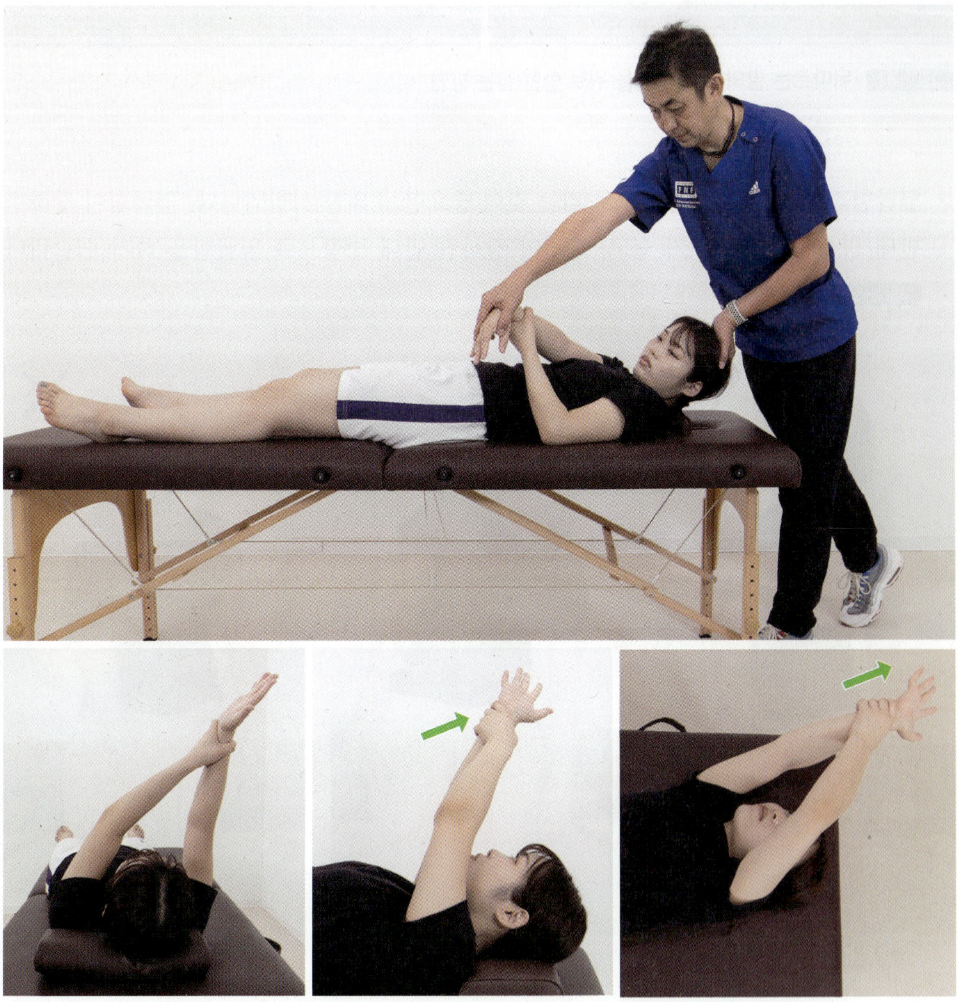

오른팔의 굽힘 · 벌림 · 가쪽회전과 왼팔의 굽힘 · 모음 · 가쪽회전으로 양손을 잡게 한다.

그림 2-84 들어 올리기 조작의 시작자세

ii) 방법 그림 2-85

관점 ①　　관점 ②

1 팔의 굽힘 · 벌림 · 가쪽회전과 팔의 굽힘 · 모음 · 가쪽회전 패턴의 시작자세의 혼합으로 손을 잡게 하여, 대각선 방향으로 늘입니다.

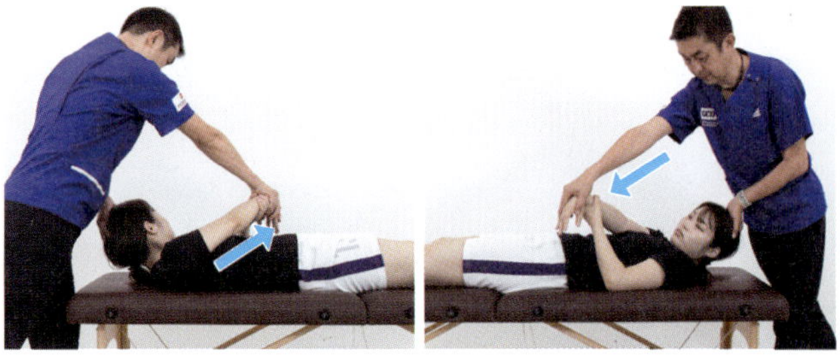

2 양 팔의 패턴과 목 부위 폄 패턴(p.329 참조)의 운동을 시켜 저항을 가합니다.

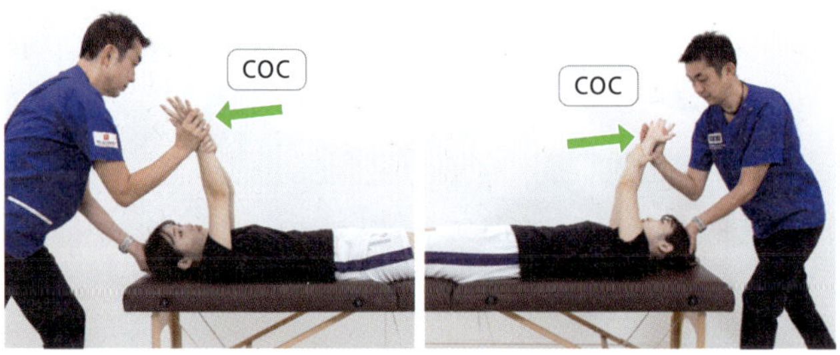

3 운동을 계속시켜 팔의 굽힘 · 벌림 · 가쪽회전과 팔의 굽힘 · 모음 · 가쪽회전 패턴의 최종 영역까지 저항을 가합니다.

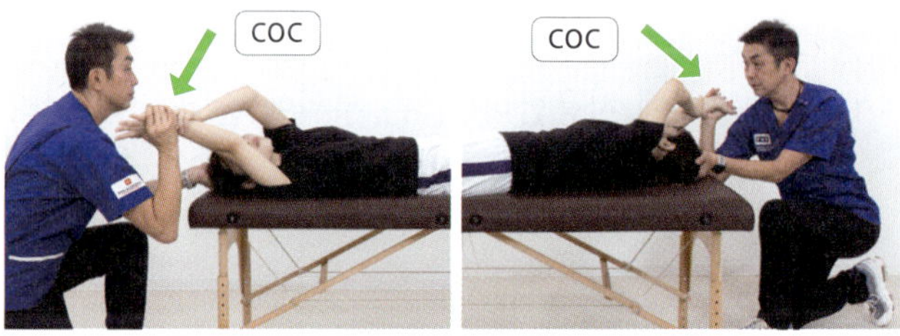

그림 2-85 들어 올리기 조작의 실제 순서

2) 임상에서 사용하는 빈도: A

상부 몸통 폄에 직접 작용하는 이외에, 방산으로서 다리 폄이나 다리 지지성 향상에도 흔히 사용됩니다.

3) 패턴의 구성요소

〈오른쪽 방향의 경우〉

몸　통 폄 · 오른쪽 옆굽힘 · 오른쪽 회전(같은 방향으로의 옆굽힘과 회전)

오른팔 굽힘 · 벌림 · 가쪽회전 패턴 → 유도하는 역할을 하는 팔(Lead Arm)

왼　팔 굽힘 · 모음 · 가쪽회전 패턴 → 오른쪽 유도에 따라가는 팔(Follow Arm)

목 부위 폄 · 오른쪽 옆굽힘 · 오른쪽 회전

4) 임상에서 사용하는 예

- 반듯이 누운 자세에서 시행하고, 직접적으로 상부 몸통 폄근군의 강화에 사용합니다.
- 반듯이 누운 자세에서 시행하고, 운동 방향과 반대쪽 다리의 발바닥을 밀어붙이는 방향의 폄이나 무릎 폄으로의 방산으로서 사용할 수 있습니다 그림 2-86.

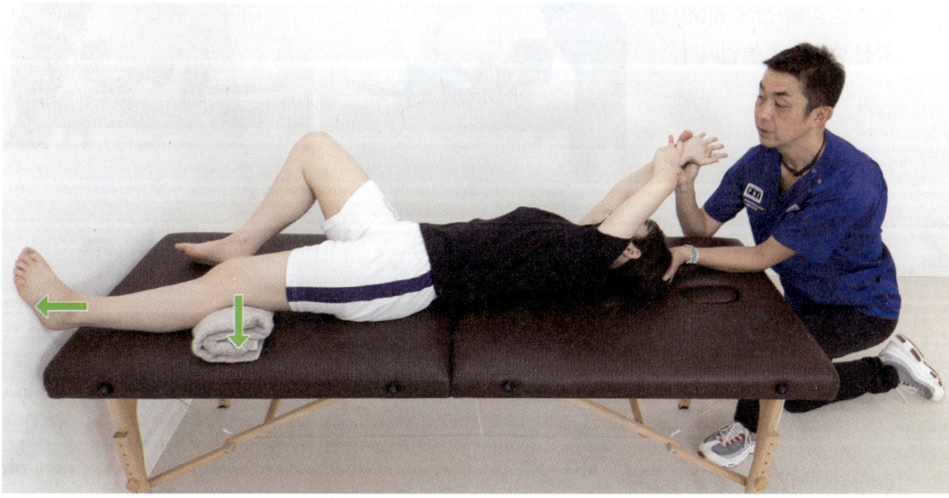

그림 2-86 반대쪽 발바닥을 밀어붙이는 방향의 폄이나, 무릎관절 폄 방향으로의 밀어붙임의 방산

- 높은 앉은 자세(high sitting position)에서 시행하며, 운동 방향과 반대쪽 다리의 폄(벌림) 강화에 사용합니다. 손 부위에 손이 닿기 어려운 경우는 양 팔꿈치 부근에서 저항을 가할 수도 있습니다 그림 2-87.

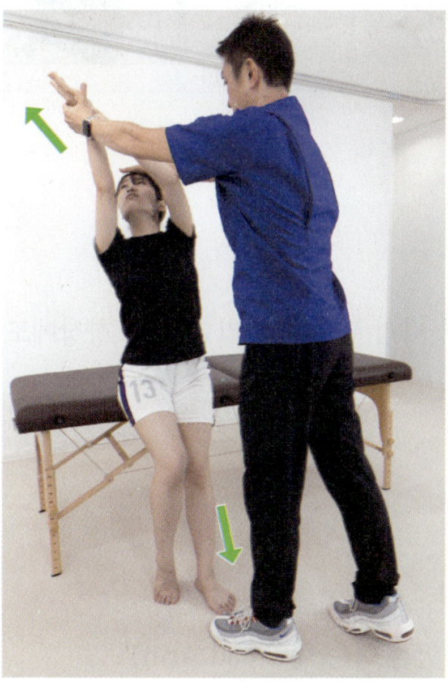

반대쪽 발바닥에의 방산

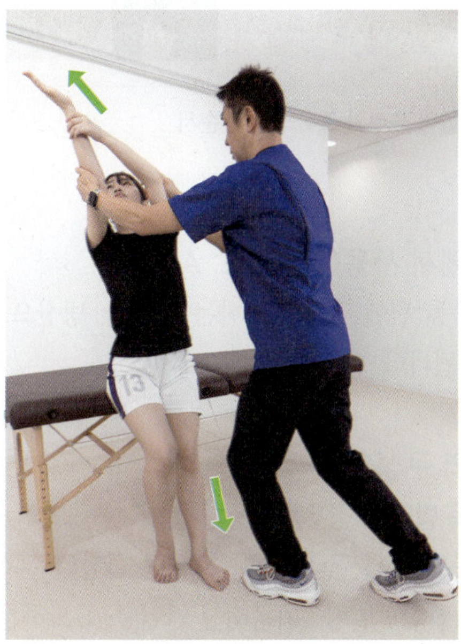

양 팔꿈치 부근에서의 저항

그림 2-87 높은 앉은 자세에서의 운동 방향과 반대쪽 다리의 폄(벌림) 강화

- 반쯤 일어선 자세(half standing)에서 시행하고 다리의 지지성 강화에 사용합니다. 높은 앉은 자세와 비교하여 엉덩관절 폄 자세에서 시행하는 것도 가능해집니다 그림 2-88.

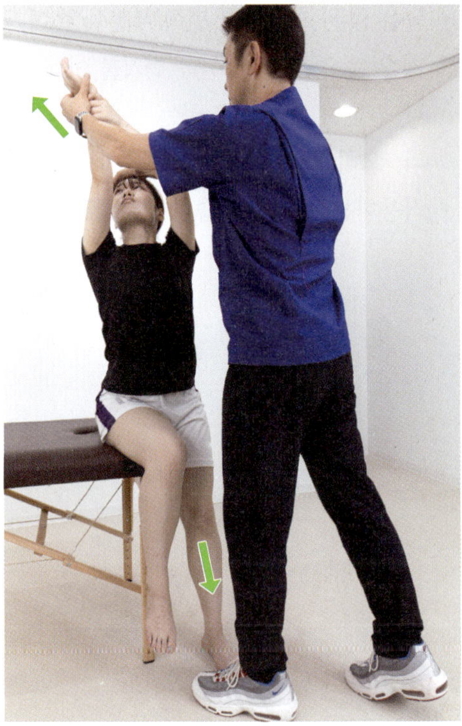

그림 2-88 반쯤 일어선 자세에서의 다리 지지성 강화

5) 도수 접촉

먼쪽 쥐기: 유도하는 역할을 하는 손(Lead Arm)의 제1손허리뼈 안쪽이 가장 압력을 가하고 싶은 부위입니다. 반듯이 누운 자세에서 시행하고 머리 위에서 저항을 가하는 경우에는 대상자의 물갈퀴 부분에 치료사의 엄지손가락이 걸리도록 하면 시행하기 쉽습니다 그림 2-89.

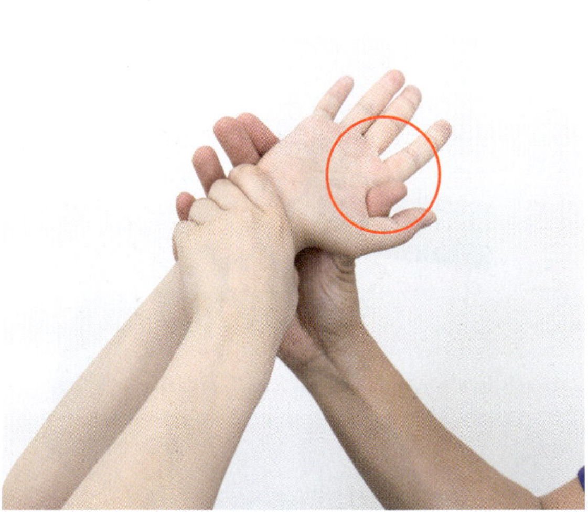

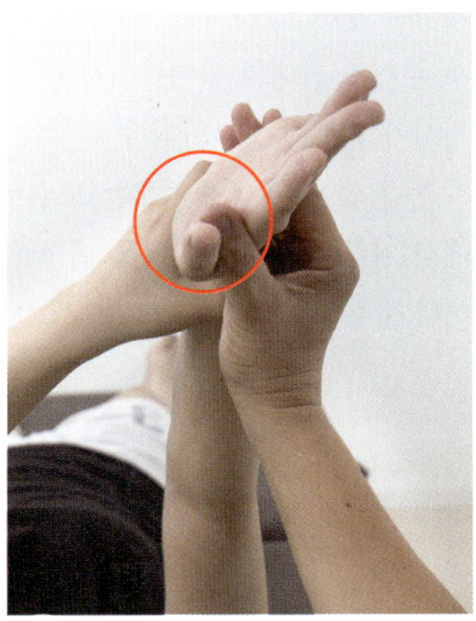

물갈퀴 부분에 엄지손가락이 걸린다.

그림 2-89 들어 올리기 때의 도수 접촉 ①

- 높은 앉은 자세에서 먼쪽 부분에 손이 닿지 않는 경우에는, 먼쪽 쥐기를 아래팔이나 팔꿈치 부분으로 하는 것도 가능합니다. 오히려 그편이 몸통 근육이 확고하게 작용하는 경우도 많습니다 그림 2-90 .

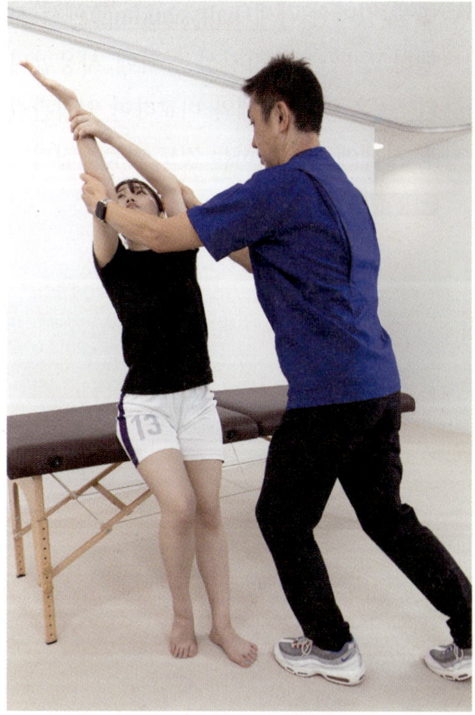

그림 2-90 높은 앉은 자세에서 먼쪽 부분에 손이 닿지 않는 경우

몸쪽 쥐기: 목 패턴 편의 몸쪽 쥐기(p.329 참조)와 마찬가지로 정수리 약간 뒷면에 압력을 가합니다. 반듯이 누운 자세인 경우는 침대에 접지하여 있기 때문에, 도수적인 저항은 필요 없습니다. 필요에 따라 "뒤통수 부위로 침대를 밀어붙이시오" 등의 구두 지시가 있으면 충분합니다.

높은 앉은 자세의 경우는 도수로 정수리에서 저항을 줌으로써 몸통 편의 활동이 일어나기 쉬워집니다 그림 2-91 .

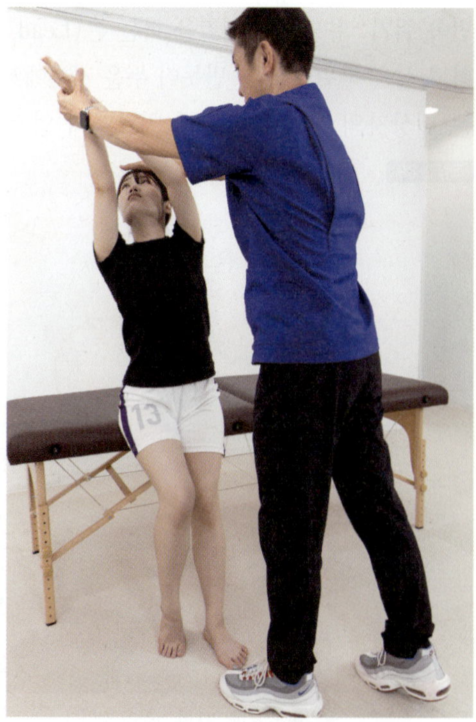

그림 2-91 들어 올리기 때의 도수 접촉 ②

6) 신체역학

- 반듯이 누운 자세인 경우는 대상자의 머리 위에 서서 시행하는 경우와 몸통 옆으로 서서 머리 방향을 향해 시행하는 방법이 있습니다. 머리 위의 경우에는 비스듬히 위에 서고, 정면에서 받아들일 수 있도록 합니다 그림 2-92 . 몸통 옆의 경우에는 운동 방향 쪽에 서면 체중을 이용하여 저항을 줄 수 있습니다 그림 2-93 .

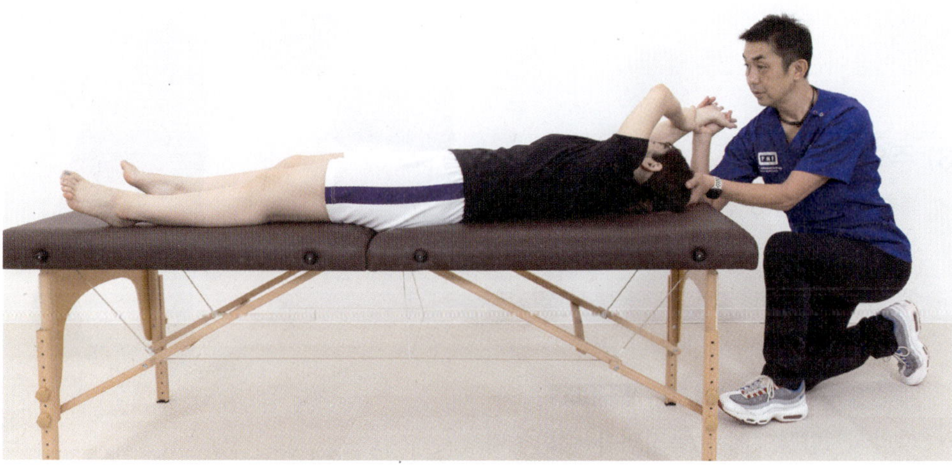

머리 위에 서는 경우는 정면에서 받아들이도록 한다.

그림 2-92 들어 올리기 때의 신체역학

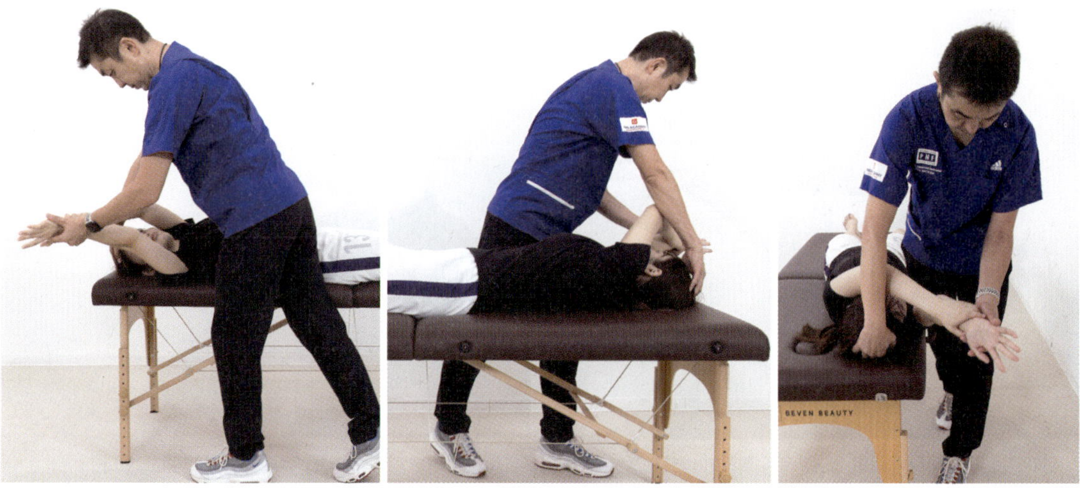

그림 2-93 몸통 옆에 서서 머리 방향을 향하는 방법

- 높은 앉은 자세의 경우는 운동 방향과는 반대쪽의 비스듬히 앞에 서면 다리에의 방산이 일어나기 쉽습니다 그림 2-94.

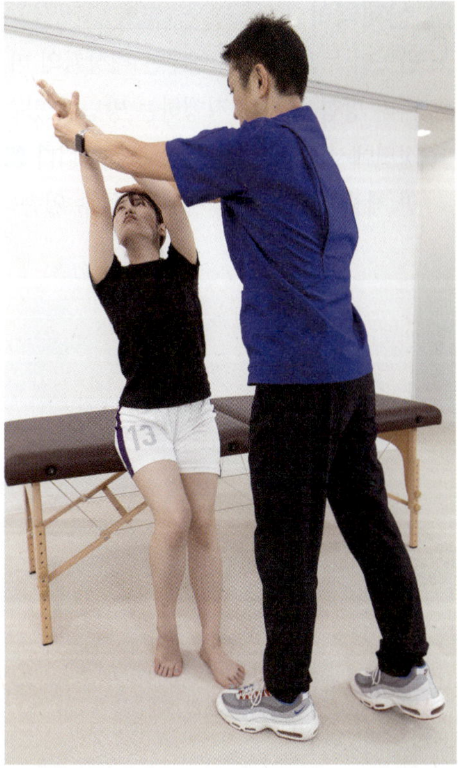

높은 앉은 자세의 경우는 대상자의 앞에 비스듬히 선다.

그림 2-94 높은 앉은 자세에서 시행하는 방법

7) 방산

- 운동 방향과 반대쪽 다리 폄(반듯이 누운 자세의 경우는 발끔치 부위를 밀어붙이는 폄, 높은 앉은 자세의 경우는 발바닥을 밀어붙이는 장축 방향의 폄)

8) 주의할 사항

- 특히 움직임을 수반하여 시행하는 경우에 최종 영역에서 뒤따르는 팔 쪽의 어깨 앞쪽 올림이 일어나지 않고, 몸통도 옆굽힘 회전의 요소가 나오지 않는 경우가 많기 때문에 주의가 필요합니다 그림 2-95.
- 따라서, 임상에서는 움직임을 수반하지 않고 최종 영역만으로 정적으로 시행할 것을 권장합니다. 등장성 혼합을 사용하면 효과적입니다.

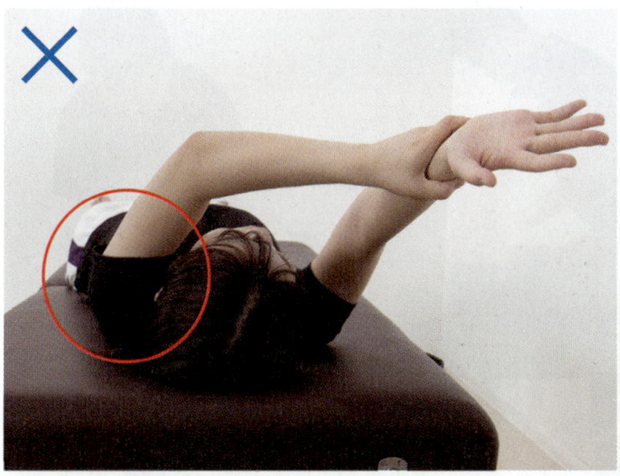

뒤따르는 팔의 어깨 올림이 없고, 몸통 회전이 나오지 않는다.

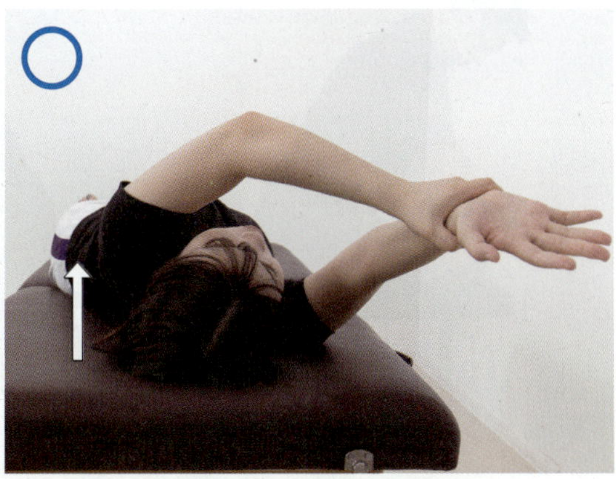

어깨 올림이 있고, 몸통 회전이 나오고 있다.

그림 2-95 들어 올리기 때 주의할 사항

◉ 몸통 굽힘 패턴 Trunk Flexion

1) 구체적 방법

ⅰ) 시작자세: 반듯이 누운 자세, 앉은 자세(높은 앉은 자세)

(반듯이 누운 자세의 경우) 치료사는 대상자의 골반 곁 부근에 서서, 머리 쪽을 향합니다 그림 2-96.

(앉은 자세의 경우) 치료사는 대상자의 앞, 대각선상에 위치하여 상대방의 키가 크지 않은 경우는 한쪽 무릎서기가 됩니다 그림 2-97.

양손을 컵 모양으로 하여 부리돌기 부근을 만집니다.

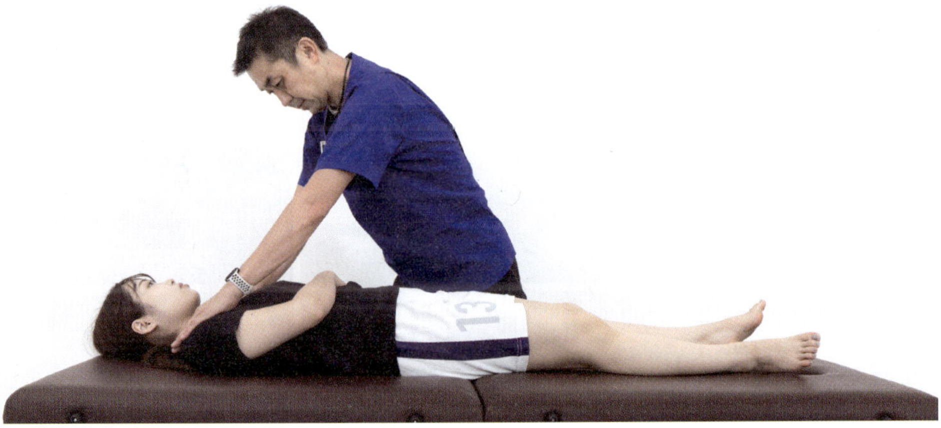

그림 2-96 몸통 굽힘 패턴 조작의 시작자세(반듯이 누운 자세)

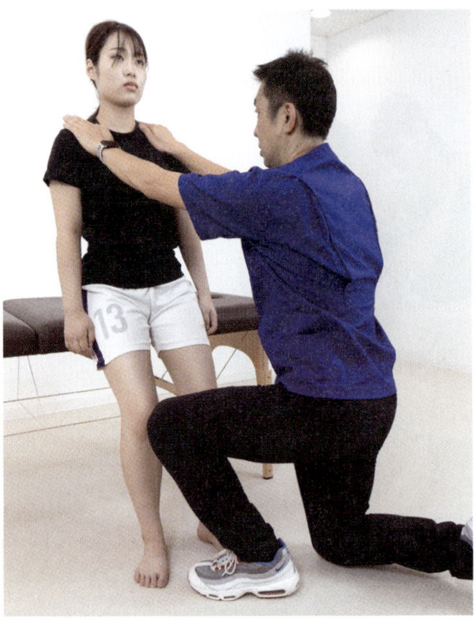

그림 2-97 몸통 굽힘 패턴 조작의 시작자세 (앉은 자세)

ii) 방법 그림 2-98 · 그림 2-99

관점 ① 관점 ②

1 대각선상에 서서, 좌우의 부리돌기 부근을 만집니다.

2 반듯이 누운 자세의 경우는 “이쪽으로 일어나시오“와 같은 지시로, 앉은 자세의 경우에는 “무릎 쪽으로 넘어지시오”와 같은 지시로 몸통의 굽힘 · 옆굽힘 · 회전 운동을 시켜 저항을 가합니다.

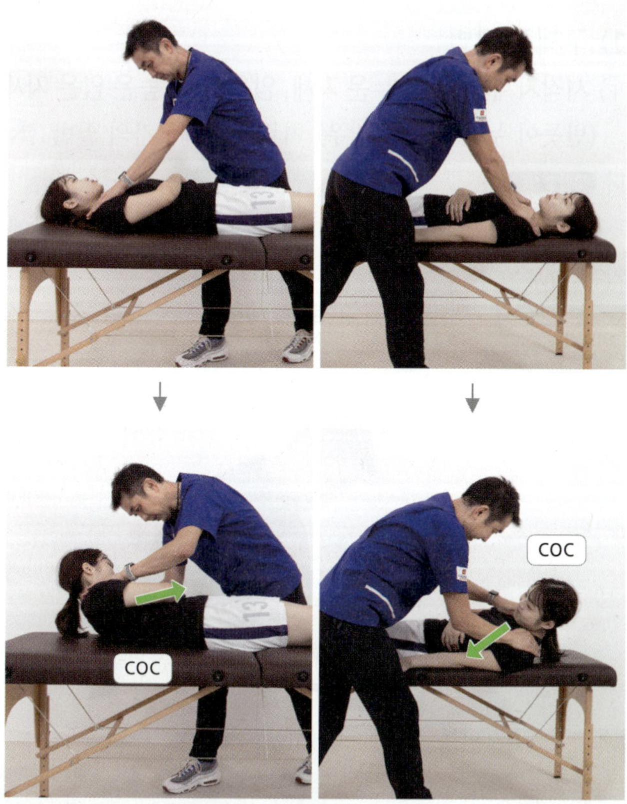

그림 2-98 몸통 굽힘 패턴 조작의 실제 순서(반듯이 누운 자세)

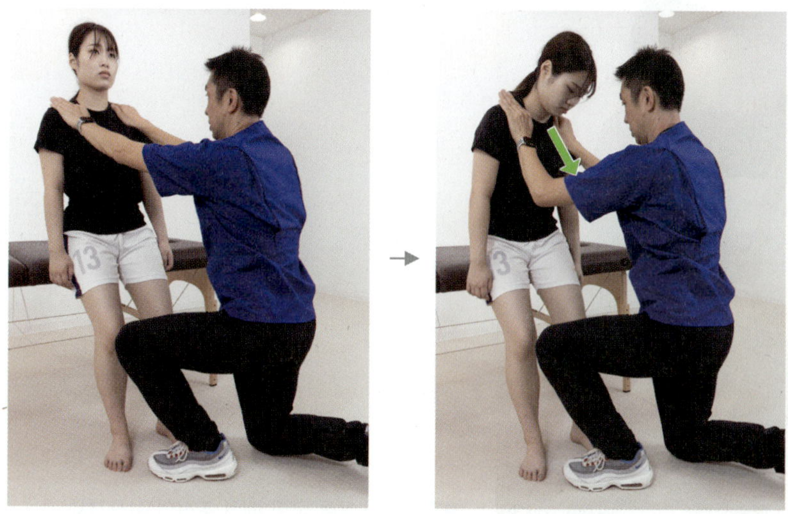

그림 2-99 상부 몸통 굽힘 패턴 조작의 실제 순서(앉은 자세)

2) 임상에서 사용하는 빈도: C

패턴으로서 사용하는 일은 임상에서 적으며, 같은 움직임을 매트 동작의 일어나기로서 이용하는 경우가 많습니다.

3) 패턴의 구성요소

몸통: 굽힘 · 옆굽힘 · 회전(옆굽힘과 회전은 같은 방향으로)

4) 임상에서 사용하는 예

- 높은 앉은 자세에서 목표로 하는 것이 약한 몸통 폄 패턴 강화인 경우에 그 준비로서 앞쪽으로 굽힘 패턴을 사용하여, 동적 반전(dynamic reversal)을 시행할 수 있습니다. 등근육군의 강화를 목적으로서 시행합니다 그림 2-100.

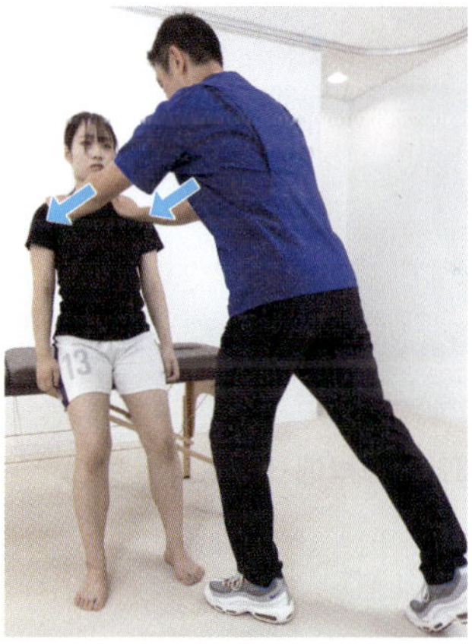

1 굽힘 패턴 시작자세

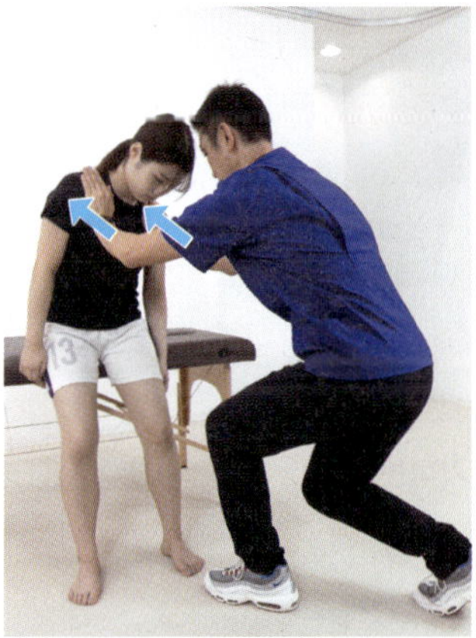

2 굽힘 패턴 종료 자세

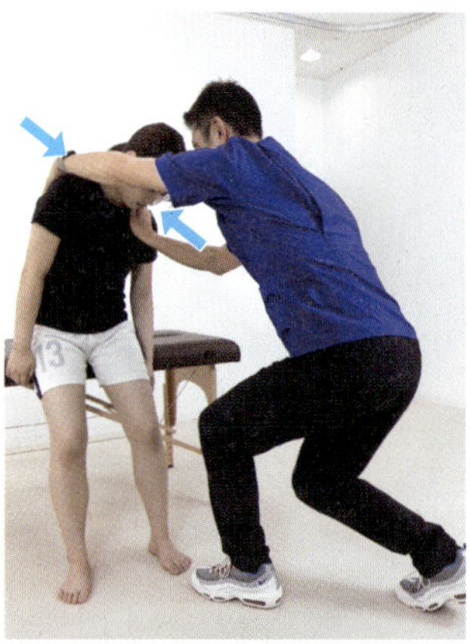

3 왼손을 폄 패턴으로

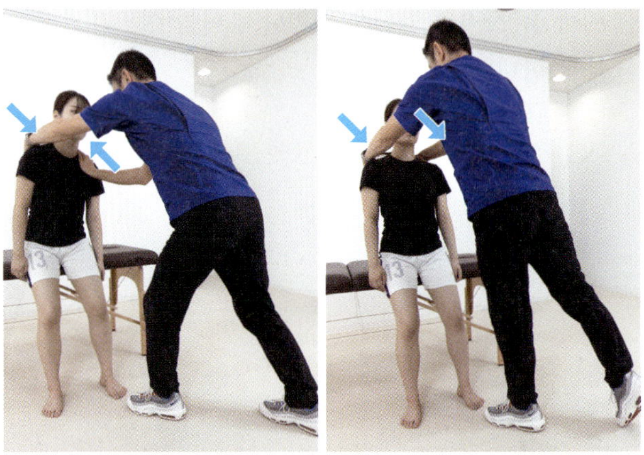

4 폄 패턴이 되고, 오른손도 바꿔 잡는다.

그림 2-100 몸통 굽힘 패턴 조작의 실제 순서(동적 반전)

5) 도수 접촉

- 부리돌기 부근에서 저항을 가합니다 그림 2-101.
- 반듯이 누운 자세에서 중력에 저항할 만큼의 근력이 없는 경우에는 어깨와 뒤통수 부위(후두부)에서 보조하는 방법도 있습니다 그림 2-102.

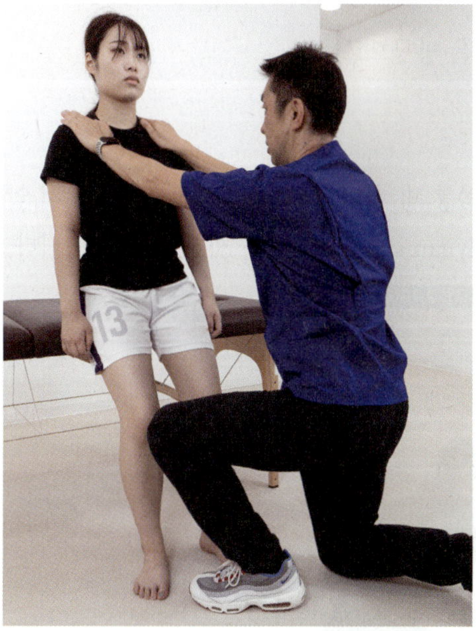

좌우의 부리돌기 부근을 만진다.

그림 2-101 부리돌기에 저항을 가하는 방법

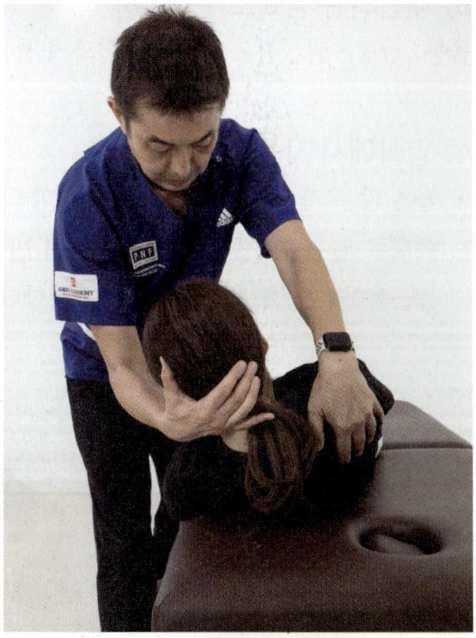

어깨와 후두부에서 보조하는 방법

그림 2-102 어깨와 후두부에서 보조하는 방법

6) 신체역학

- 반듯이 누운 자세에서는 그루브 위에 위치하고, 자기를 향해서 일어나게 하는 형태로 합니다 그림 2-103.

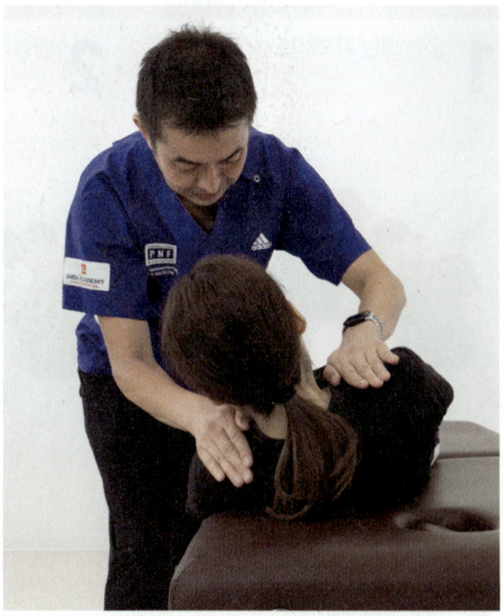

그루브 위에 위치하고, 일어나게 한다.

그림 2-103 몸통 굽힘 패턴 때의 신체역학

7) 방산

- 엉덩관절 굽힘

8) 주의할 사항 그림 2-104

- 가장자리에 걸터앉은 자세에서 시행하면 종중력(중력에 따르다)이 되어, 단지 기대게 되거나 등근육군의 원심성 수축이 되기 때문에 복부 근육군의 강화에는 사용하기 어려운 경우도 있습니다.
- 또한 가장자리에 걸터앉은 자세에서는 몸통은 펴진 채로 엉덩관절 굽힘의 운동이 되거나, 상부 몸통의 중력중심이 뒤쪽으로 무너지는 것처럼 움직이는 등 원래의 움직임이 아닌 움직임이 나오기 쉽습니다.
- 올바른 타이밍은 상부 몸통 굽힘 → 하부 몸통 굽힘의 순서로 운동이 일어납니다.

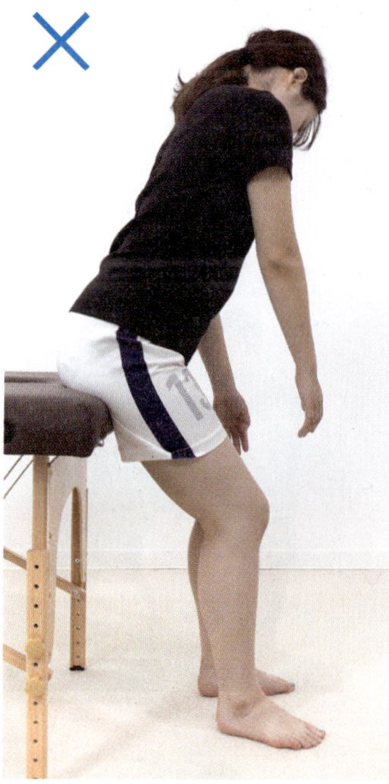

몸통은 편 채로, 엉덩관절굽힘만이 일어나고 있다.

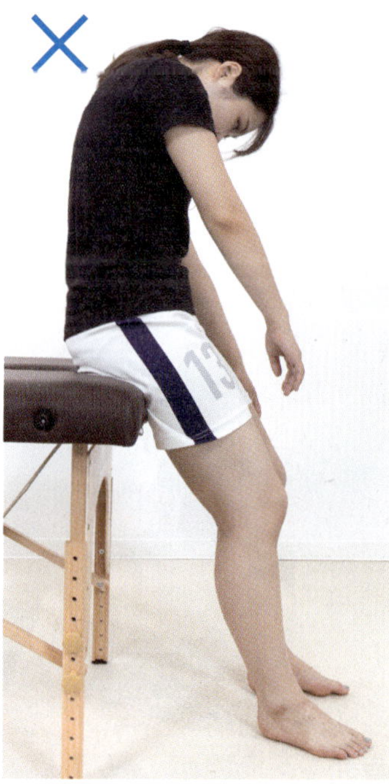

상부 몸통만이 굽혀지고, 중력중심이 뒤쪽으로 무너져 있다.

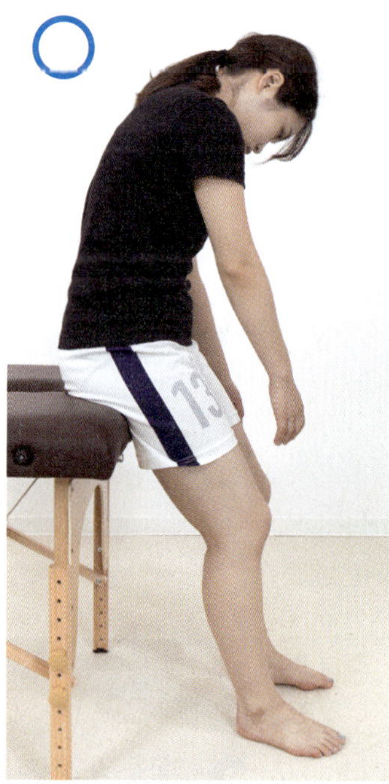

상부 몸통 굽힘 → 하부 몸통 굽힘이 일어난다.

그림 2-104 몸통 굽힘 패턴 때 주의할 사항

◉ 몸통 폄 패턴
Trunk Extension

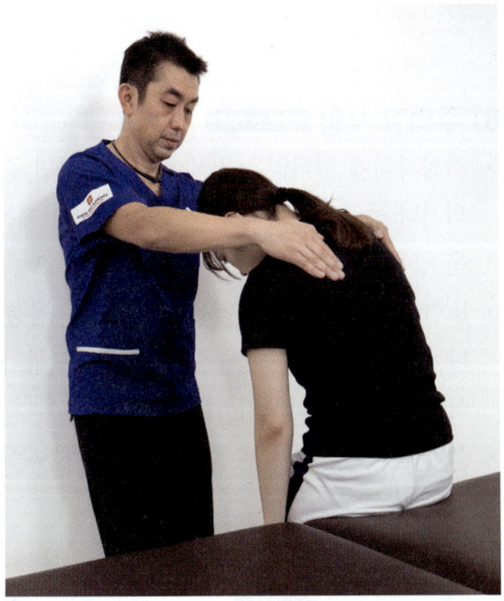

그림 2-105 몸통 폄 패턴 조작의 시작자세

1) 구체적 방법

i) 시작자세: 앉은 자세(높은 앉은 자세) 그림 2-105

치료사는 대상자의 앞쪽 대각선상에 서서, 양쪽 팔이음뼈(어깨) 부근을 만집니다.

ii) 방법 그림 2-106

관점 ① 관점 ②

1 대각선상에 서서, 양쪽 팔이음뼈(어깨) 부근을 만집니다.

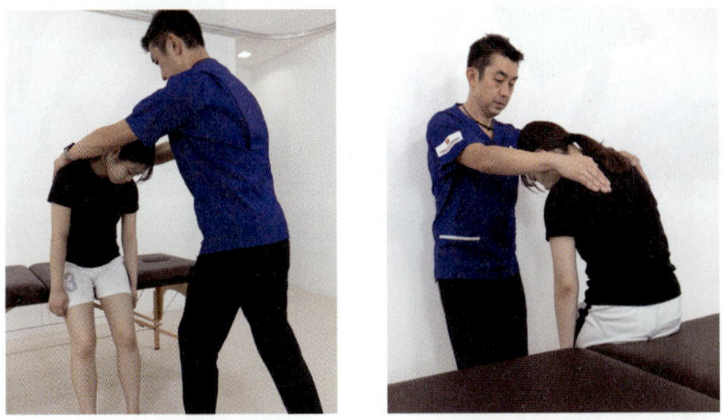

2 "몸을 일으켜서, 비스듬히 위로"와 같은 지시로 몸통 폄 · 옆굽힘 · 회전 방향으로 운동을 시켜 저항을 가합니다.

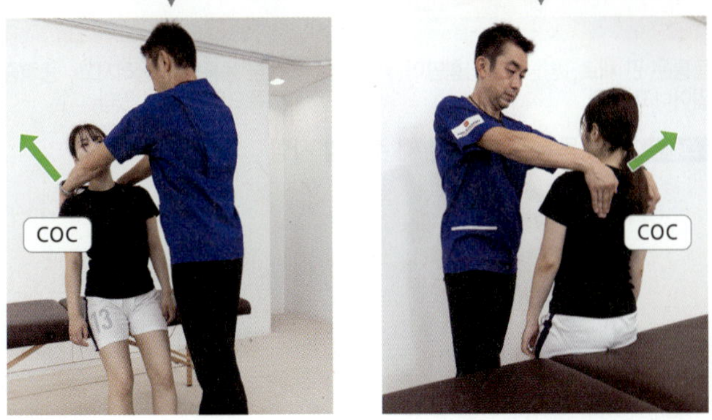

그림 2-106 몸통 폄 패턴 조작의 실제 순서

2) 임상에서 사용하는 빈도: A

"상체를 일으키도록"과 같은 알기 쉬운 지시로 시행할 수 있는 단순한 동작이지만, 다양한 목적으로 사용할 수 있는 패턴입니다.

3) 패턴의 구성요소

몸통 폄 · 옆굽힘 · 회전(옆굽힘과 회전은 같은 방향)으로 그림 2-107)

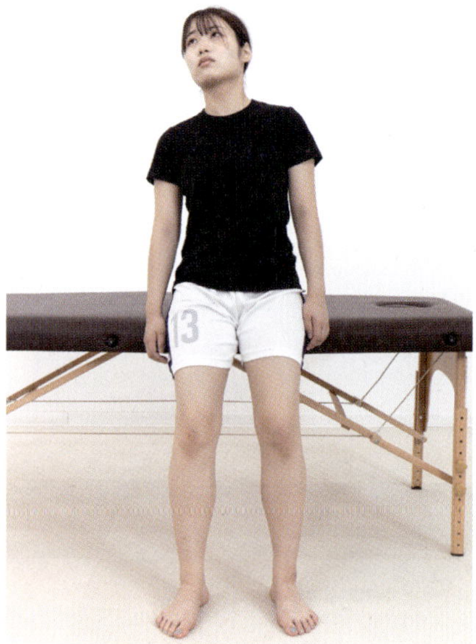

몸통 폄 · 옆굽힘 · 회전의 움직임
(옆굽힘과 회전은 같은 방향으로)

그림 2-107 몸통 폄 패턴의 구성요소

4) 임상에서 사용하는 예

- 가장자리에 걸터앉은 자세에서 시행하여 둥근 등(척추후만증)이 있는 대상자에 대해서 몸통 폄을 촉진합니다.
- 가장자리에 걸터앉은 자세에서 시행하여 다리 지지성을 촉진합니다. 다리 무릎을 펴면서 하는 폄 패턴을 시행하기 보다는 확실히 넙다리네갈래근이나 엉덩관절 폄근군을 촉진할 수 있습니다 그림 2-108 .
- 가장자리에 걸터앉은 자세에서 원심성으로 시행하는 것에 의해 신발을 신는 등의 실제 움직임의 연습이 가능합니다.

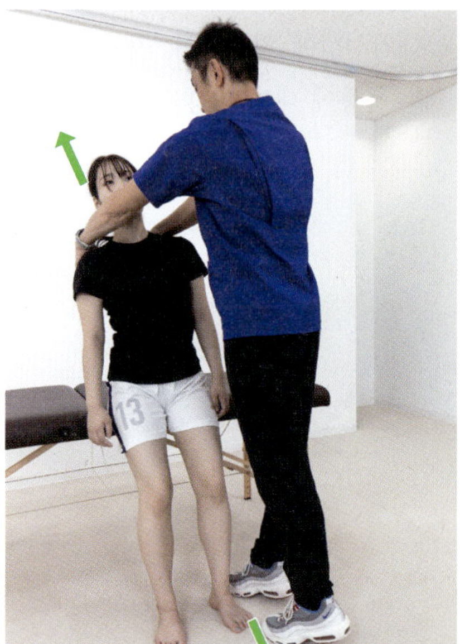

그림 2-108 대각선상의 다리 발바닥을 밀어붙이는 방향의 폄에의 방산

5) 도수 접촉

- 보통 어깨뼈의 안쪽 모서리와 가쪽 모서리를 만집니다 그림 2-109 .

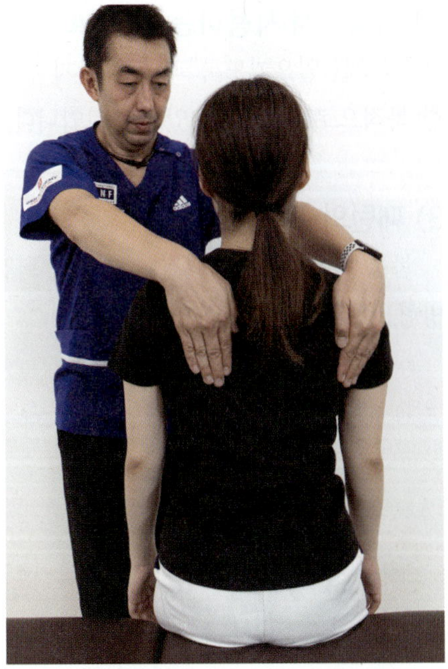

왼쪽 어깨뼈 안쪽 모서리와 오른쪽 어깨뼈 가쪽 모서리를 만진다.

그림 2-109 몸통 폄 패턴 때의 도수 접촉

6) 신체역학

- 대각선상에 위치하여, 자기로부터 멀어져가는 몸통에 대해 저항을 가합니다 그림 2-110 .

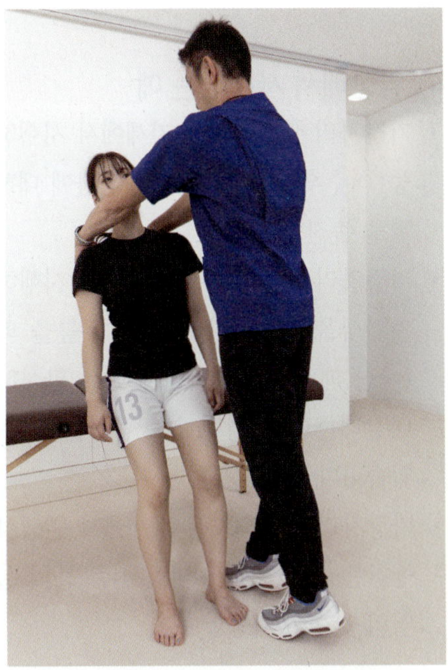

대각선상에 서서, 자기로부터 멀어져가도록 한다.

그림 2-110 몸통 폄 패턴 때의 신체역학

7) 방산

- 다리 폄근육군

8) 주의할 사항

- 몸통은 굽힌 채로 목의 폄과 엉덩관절 폄만이 일어나는 것 같은 동작이 되는 경우가 있으므로 주의가 필요합니다.
- 올바른 타이밍은 먼쪽에서부터, 목의 폄 → 상부 몸통 폄 → 하부 몸통 폄 → 엉덩관절 폄의 순서로 운동이 일어납니다 그림 2-111.

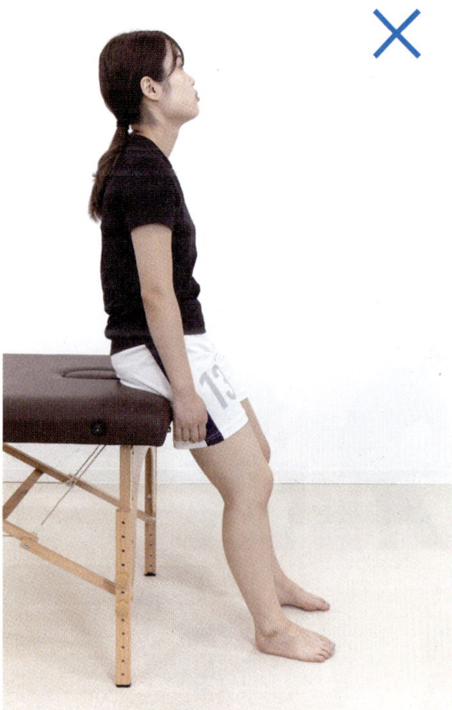

몸통 폄이 없고, 목의 폄과 엉덩관절 폄만이 일어난다.

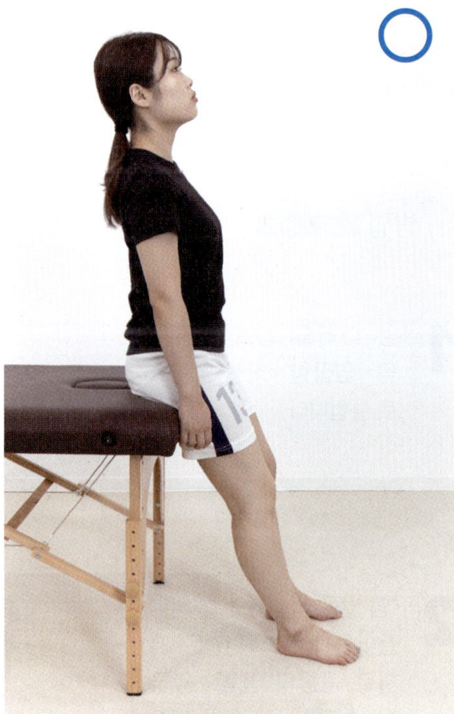

목의 폄에서 상부 몸통, 하부 몸통, 엉덩관절로 폄이 파급된다.

그림 2-111 몸통 폄 패턴 때 주의할 사항

Check!

하부 몸통
굽힘 패턴

◉ 하부 몸통 굽힘 패턴 Lower Trunk Flexion

1) 구체적 방법

i) 시작자세: 반듯이 누운 자세 그림 2-112

치료사는 대상자의 발 옆에 서서, 머리 쪽을 향합니다.

먼쪽 쥐기는 양 발등 쪽, 몸쪽 쥐기는 무릎 부근에 아래에서 손을 돌립니다.

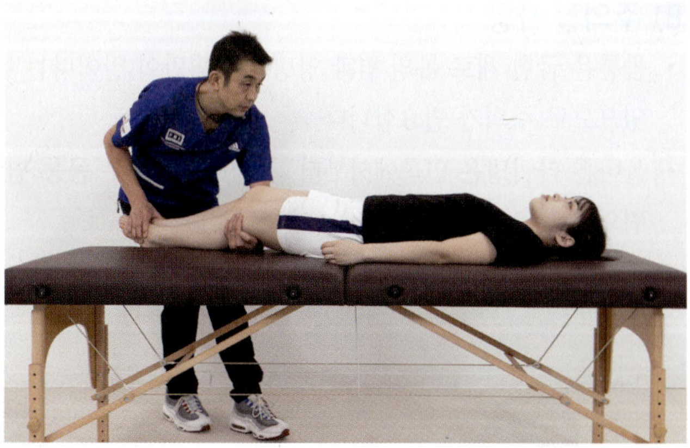

그림 2-112 하부 몸통 굽힘 패턴 조작의 시작자세

ii) 방법 그림 2-113

관점 ① 관점 ②

1 양 다리를 잡고 몸통을 폄 · 옆굽힘 · 회전 방향으로 늘입니다.

2 "양 발을 굽히시오", "위로 끌어올리시오"와 같은 지시로 몸통의 굽힘 · 옆굽힘 · 회전의 움직임을 이끌어내어 저항을 가합니다.

3 몸통을 굽힘 · 옆굽힘 · 회전의 최종 영역까지 운동시켜 저항을 가합니다.

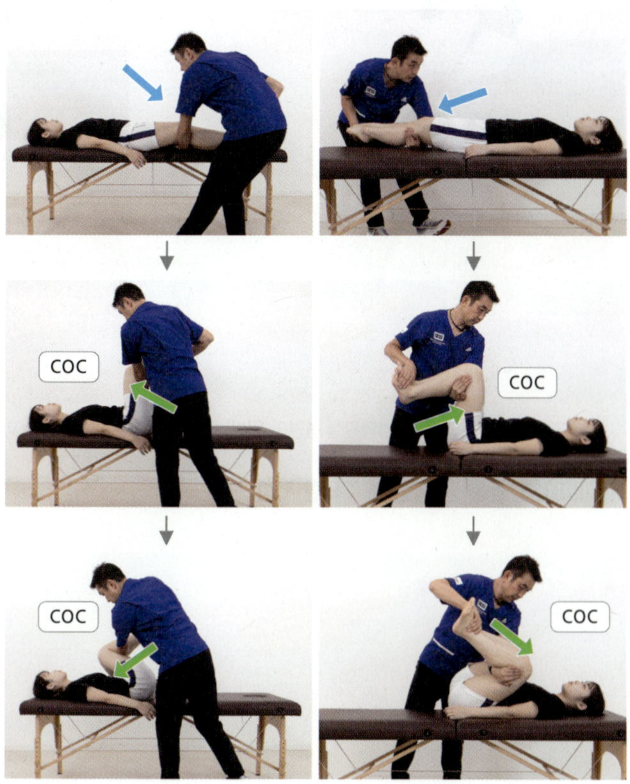

그림 2-113 하부 몸통 굽힘 패턴 조작의 실제 순서

2) 임상에서 사용하는 빈도: B

하부 복부 근육군의 강화나 허리네모근의 능동적 신장(stretching) 등에 사용합니다.

3) 패턴의 구성 요소

〈왼쪽으로 굽히는 경우〉

오른쪽 다리	무릎을 굽히면서 하는 굽힘 · 모음 · 가쪽회전
왼쪽 다리	무릎을 굽히면서 하는 굽힘 · 벌림 · 안쪽회전
몸통	굽힘 · 왼쪽 옆굽힘 · 왼쪽 회전(골반의 좌회전, 엄밀하게는 몸통 우회전)

4) 임상에서 사용하는 예

- 배가로근 등에 근육 출력 저하가 있는 경우의 강화에 사용합니다. 시작자세에서라면 허리에 대한 부담이 지나치게 큰 경우는 무릎관절을 굽힌 반듯이 누운 자세에서 시작하거나, 최종 영역 부근에서만 등장성 혼합을 사용하여 시행하는 방법도 있습니다 그림 2-114.

관점 ①　　관점 ②

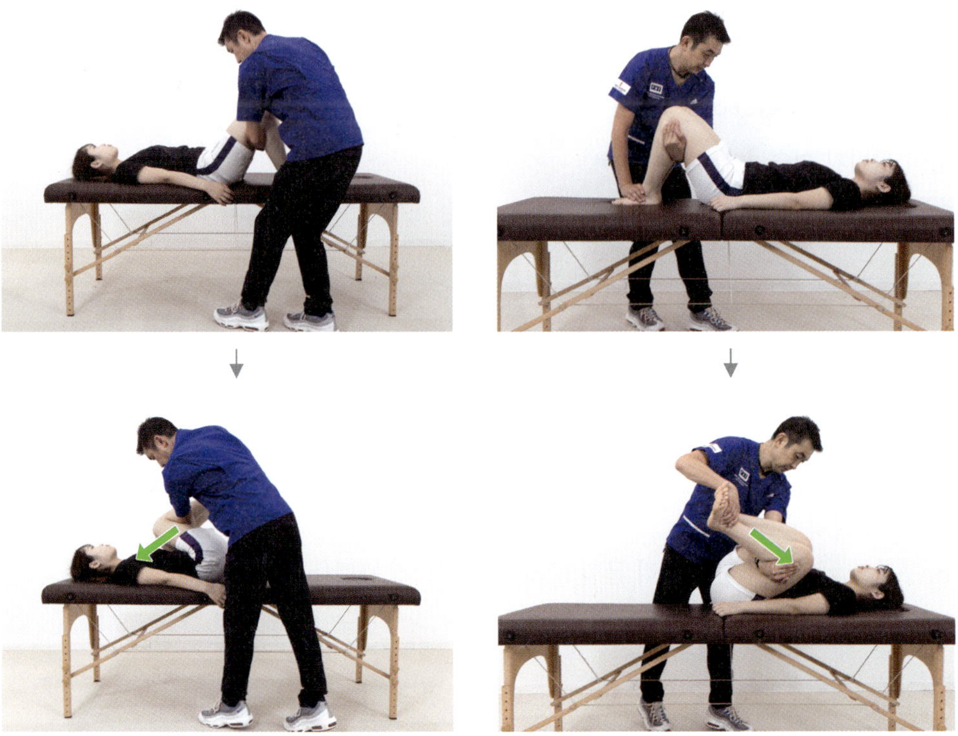

그림 2-114 하부 몸통 굽힘 패턴 조작의 실제 순서(무릎관절을 굽힘 반듯이 누운 자세에서 시행하는 방법)

- 가장자리에 걸터앉은 자세에서 반듯이 누운 자세가 되는 것 같은 동작 중에서 도중에 멈추거나, 천천히 누움으로써 원심성 수축을 시키거나 합니다.

5) 도수 접촉

먼쪽 쥐기: 양쪽 발등에 대해서 저항을 가합니다 그림 2-115.

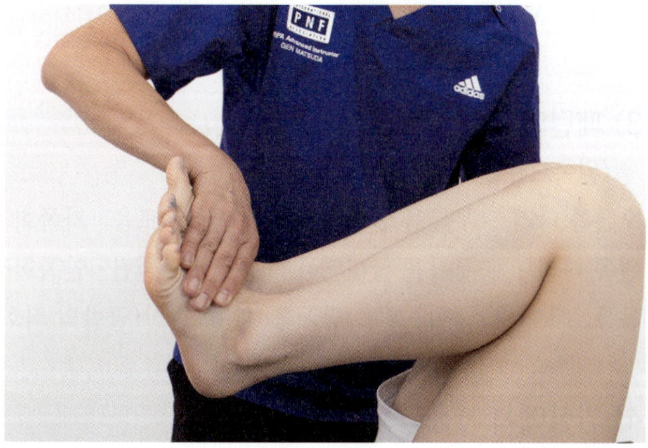

그림 2-115 하부 몸통 굽힘 패턴 때의 도수 접촉(먼쪽 쥐기)

몸쪽 쥐기: 넓적다리 뒷면에서 껴안는 것처럼 잡습니다. 손이 닿는다면 가쪽무릎 틈새 부분에 손가락 바닥 부분이 걸리면 모든 방향으로 저항이 걸리기 쉽습니다 그림 2-116.

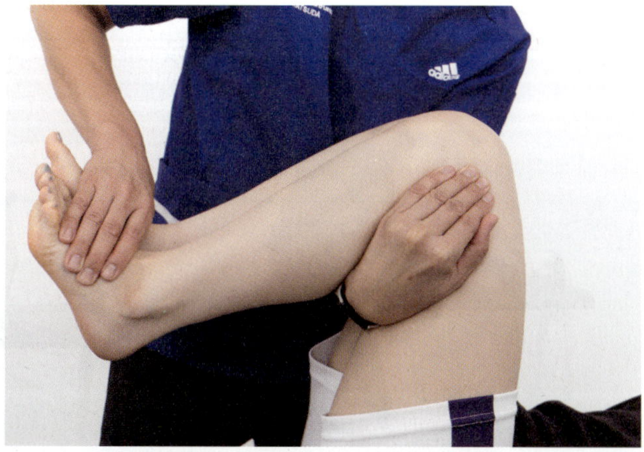

그림 2-116 하부 몸통 굽힘 패턴 때의 도수 접촉(몸쪽 쥐기)

6) 신체역학

- 무릎을 굽히면서 하는 다리 굽힘 · 모음 · 가쪽회전 패턴(p.259 참조)의 신체역학과 동일합니다.

7) 방산

- 왼쪽으로의 패턴인 경우, 오른팔을 고정함으로써 폄 · 벌림 방향, 손바닥 면을 밀어붙이는 방향으로 힘이 들어갑니다.

8) 주의할 사항

- 종료 자세에서 운동 방향과 반대되는 골반이 앞쪽 올림 자세가 되어 침상에서 떨어져 있는 것이 중요합니다 그림 2-117-a. 이것이 없으면 엉덩관절 굽힘만이 작용하여 몸통 굽힘은 되지 않는 경우도 있습니다 그림 2-117-b.

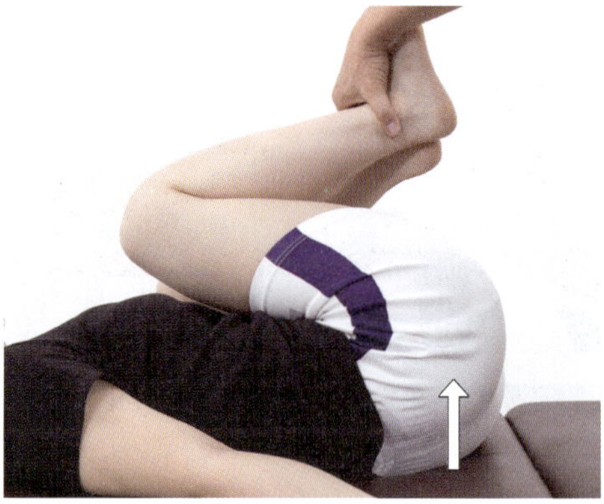

a. 볼기 부분이 침상에서 떨어져, 몸통 굽힘까지 작용하고 있다.

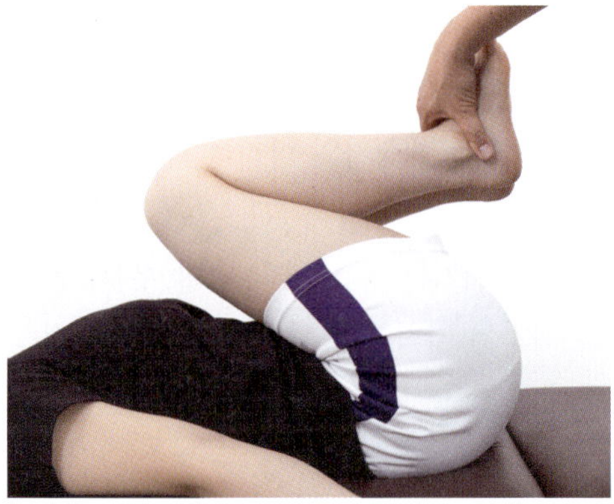

b. 볼기 부뷰이 침상에서 떨어지지 않아, 엉덩관절 굽힘만으로 되어있다.

그림 2-117 하부 몸통 굽힘 패턴 종료 자세의 주의할 사항

- 보통의 종료 자세는 양 종아리가 정중선과 평행이 되는 정도이지만, 몸통 옆굽힘을 강조하고 싶을 때는 엉덩관절 회전을 많이 내어 시행하는 경우도 있습니다 그림 2-118.

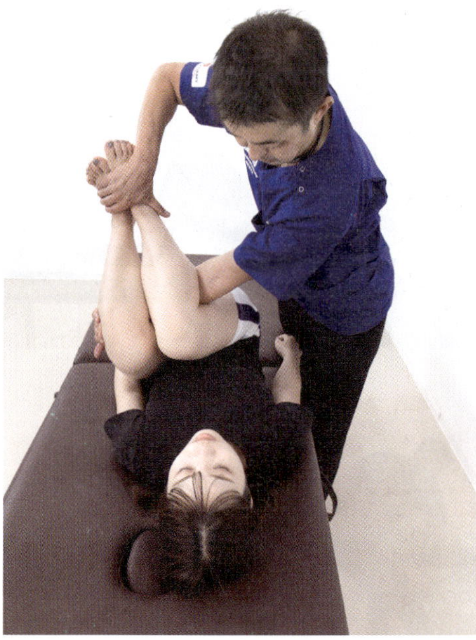

보통의 종료 자세

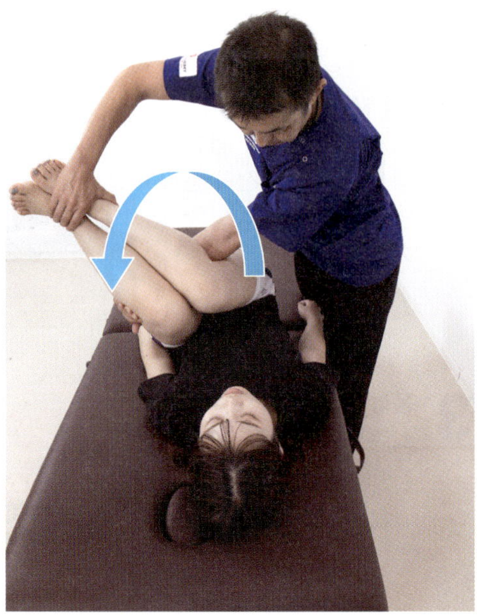

몸통 옆굽힘을 강조하기 위해 엉덩관절 회전을 많이 낸다.

그림 2-118 몸통 옆굽힘을 강조하고 싶은 경우는 엉덩관절 회전을 많이 내어 시행한다.

Check!
하부 몸통 폄 패턴

◉ 하부 몸통 폄 패턴
Lower Trunk Extension

1) 구체적 방법

i) 시작자세: 반듯이 누운 자세

그림 2-119

치료사는 대상자의 다리 옆에 서서 머리 쪽을 향합니다.

먼쪽 쥐기는 양 발바닥 앞발 부분, 몸쪽 쥐기는 넓적다리 뒷면에 아래팔을 댑니다.

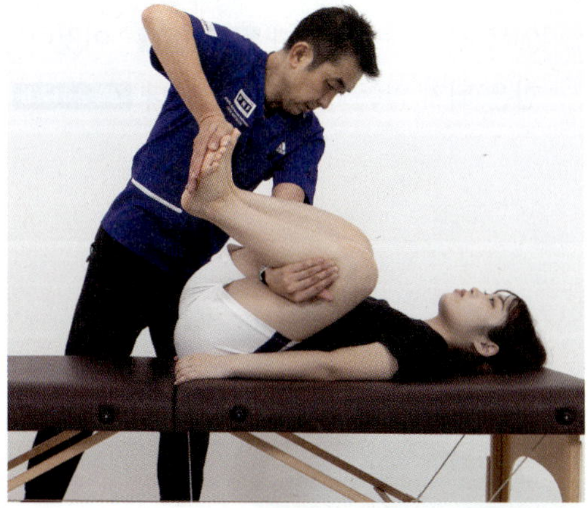

그림 2-119 하부 몸통 폄 패턴 조작의 시작자세

ii) 방법 그림 2-120

관점 ① 관점 ②

1 무릎을 굽히게 한 양 다리를 잡고 몸통을 굽힘 · 옆굽힘 · 회전 방향으로 늘입니다.

2 "양 발을 펴서 걷어차시오"와 같은 지시로 몸통의 폄 · 옆굽힘 · 회전의 움직임을 이끌어내어 저항을 가합니다.

3 몸통 폄 · 옆굽힘 · 회전의 최종 영역까지 운동시켜 저항을 가합니다.

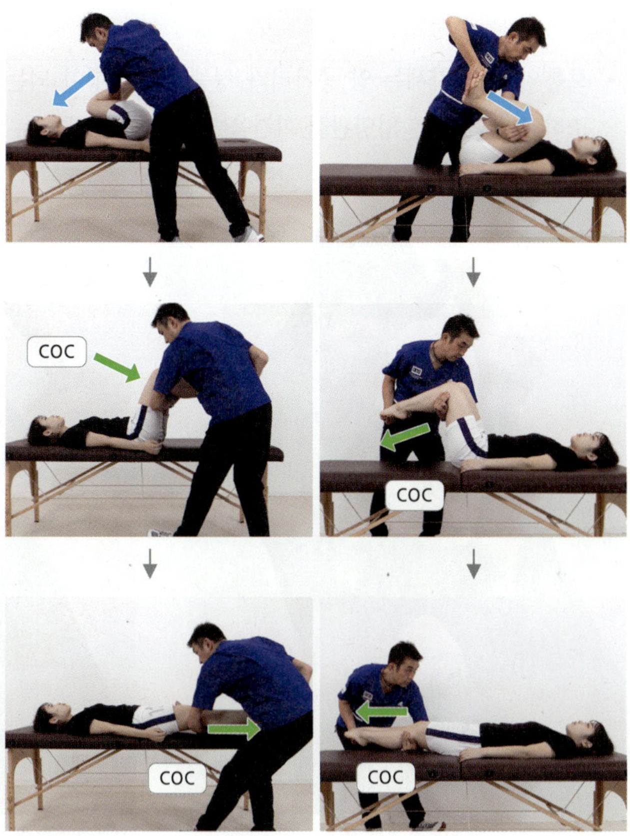

그림 2-120 하부 몸통 폄 패턴 조작의 실제 순서

2) 임상에서 사용하는 빈도: B

반듯이 누운 자세라면 종중력(중력에 따르는) 활동이 되어 힘이 있는 사람에게는 너무 쉬워, 치료사가 받아들이지 못하고 저 버리는 경우가 있습니다.

다리 폄의 근력이 약화되어 있는 사람에게는 이해하기 쉬운 운동입니다.

3) 패턴의 구성요소

〈오른쪽으로의 폄인 경우〉

오른쪽 다리	무릎을 펴면서 하는 폄 · 벌림 · 안쪽회전
왼쪽 다리	무릎을 펴면서 하는 폄 · 모음 · 가쪽회전
몸통	폄 · 오른쪽 옆굽힘 · 오른쪽 회전(골반의 우회전, 엄밀하게는 몸통 좌회전)

4) 임상에서 사용하는 예

- 경증 편마비 등의 경우에서 다리 폄 활동을 촉진하고 싶은 경우에 반듯이 누운 자세에서 사용합니다. 양 다리를 동시에 시행하기 때문에, 양 다리에 근력 차이가 있는 경우에도 시행하기 쉽습니다.
- 운동선수 등의 준비운동으로서 큰 운동을 시키고 싶은 경우에, 굽힘 방향과의 동적 반전을 시행합니다.
- 시작자세에서 허리네모근에 대한 수축 · 이완을 시행할 수 있습니다. 이 경우, 선 위치는 반대쪽에서 시행하면 저항을 가하기 쉽습니다 그림 2-121.

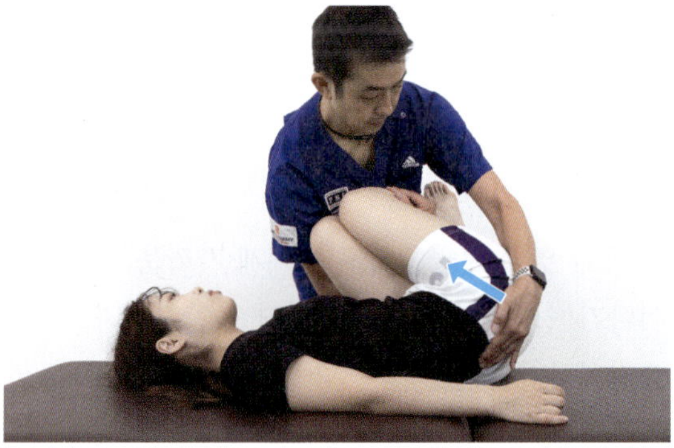

그림 2-121 시작자세에서 시행하는 허리네모근에 대한 수축·이완

5) 도수 접촉

먼쪽 쥐기: 양 발바닥 앞발 부분에 대해 저항을 가합니다 그림 2-122.

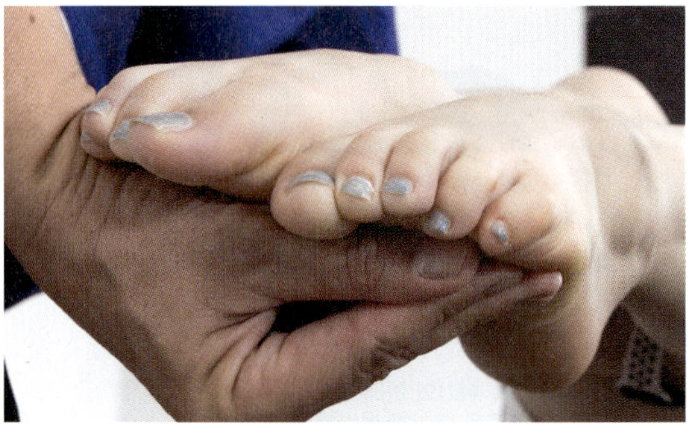

그림 2-122 하부 몸통 폄 패턴 때의 도수 접촉(먼쪽 쥐기)

몸쪽 쥐기: 넓적다리 뒷면에서 오금 부위 부근을 잡습니다 그림 2-123 .

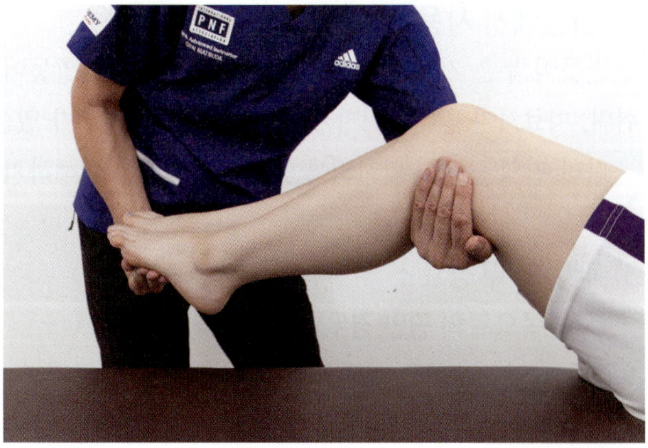

그림 2-123 하부 몸통 폄 패턴 때의 도수 접촉(몸쪽 쥐기)

6) 신체역학

- 그루브 위에 서서, 자기를 향해 양 다리를 펴게 하고, 치료사는 자기의 체중을 싣는 것처럼 저항을 가합니다.
- 오른쪽 방향으로의 패턴인 경우, 무릎을 펴면서 하는 오른쪽 다리 폄 · 벌림 · 안쪽회전 패턴(p.284 참조) 때의 신체역학과 동일합니다.

7) 방산

- 반대쪽 어깨관절 굽힘 · 벌림

8) 주의할 사항

중간 영역 부근에서 자기에게 가까운 쪽의 몸쪽 쥐기(아래팔)가 넓적다리 뒷면에서 벗어나기 쉽습니다. 그렇게 되면 불안정해지므로, 자기의 아래팔을 떼지 않도록 하는 것이 요점입니다 그림 2-124 .

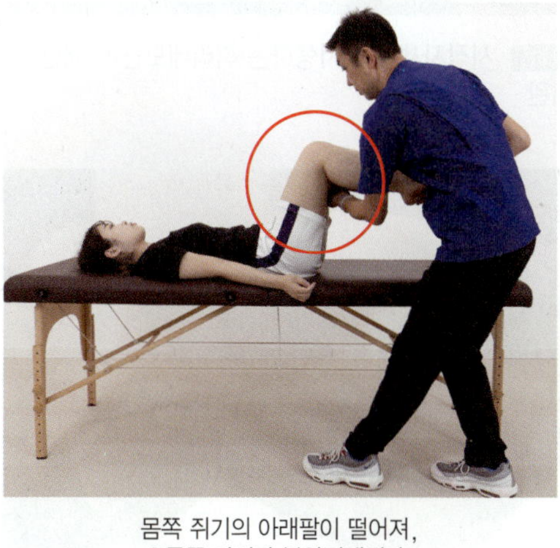

몸쪽 쥐기의 아래팔이 떨어져, 오른쪽 다리가 불안정해진다.

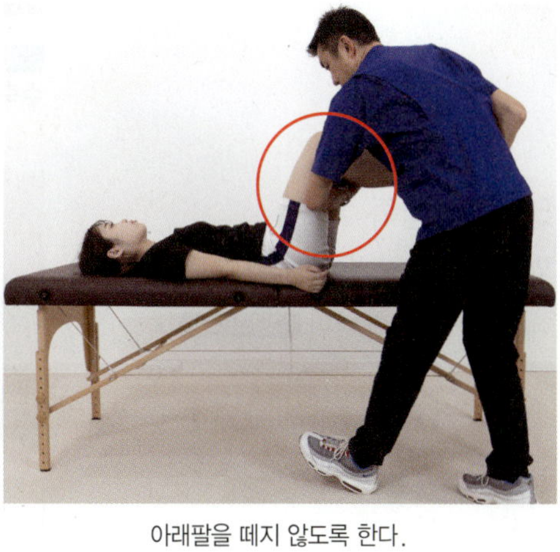

아래팔을 떼지 않도록 한다.

그림 2-124 하부 몸통 폄 패턴 때 주의할 사항

4. 팔의 움직임을 촉진하고, 팔에서 신체 각 부위를 촉진하는 패턴

●굽힘 · 벌림 · 가쪽회전

어깨뼈: 뒤쪽 올림
어깨관절: 굽힘 · 벌림 · 가쪽회전
아래팔: 뒤침(회외)
손목관절: 등쪽굽힘 · 노뼈쪽(요측) 굽힘
손가락: 폄

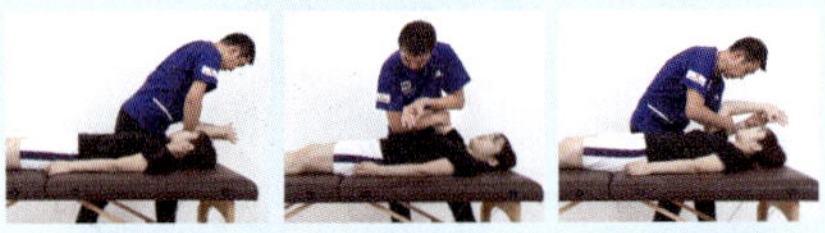

스트레이트 (팔꿈치 편상태 유지) | 팔꿈치 굽히면서 | 팔꿈치 펴면서

●굽힘 · 모음 · 가쪽회전

어깨뼈: 앞쪽 올림
어깨관절: 굽힘 · 모음 · 가쪽회전
아래팔: 뒤침(회외)
손목관절: 바닥쪽굽힘 · 노뼈쪽(요측) 굽힘
손가락: 굽힘

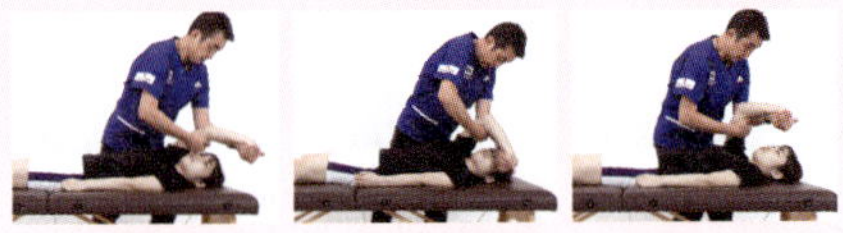

스트레이트 (팔꿈치 편상태 유지) | 팔꿈치 굽히면서 | 팔꿈치 펴면서

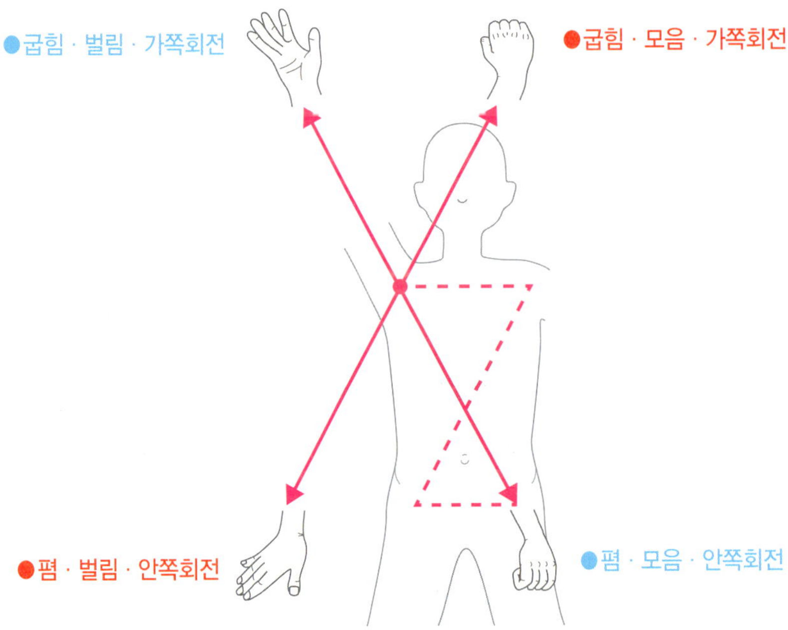

●폄 · 벌림 · 안쪽회전

어깨뼈: 뒤쪽 내림
어깨관절: 폄 · 벌림 · 안쪽회전
아래팔: 엎침(회내)
손목관절: 등쪽굽힘 · 자뼈쪽(척측) 굽힘
손가락: 폄

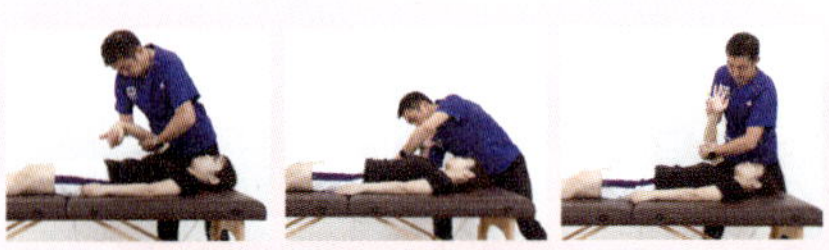

스트레이트 (팔꿈치 편상태 유지) | 팔꿈치 굽히면서 | 팔꿈치 펴면서

●폄 · 모음 · 안쪽회전

어깨뼈: 앞쪽 내림
어깨관절: 폄 · 모음 · 안쪽회전
아래팔: 엎침(회내)
손목관절: 바닥쪽굽힘 · 자뼈쪽(척측) 굽힘
손가락: 굽힘

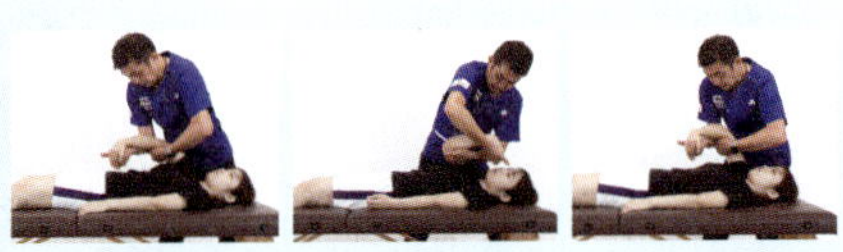

스트레이트 (팔꿈치 편상태 유지) | 팔꿈치 굽히면서 | 팔꿈치 펴면서

그림 2-125 팔 패턴의 전체 이미지

Check!

팔의 굽힘·벌림·가쪽회전

◉ 팔 굽힘·벌림·가쪽회전 UE Flex.-Abd.-ER

반대 패턴: 팔 폄·모음·안쪽회전(p.190)

1) 구체적 방법

i) 시작자세: 반듯이 누운 자세

그림 2-126

치료사는 대상자의 어깨관절 옆 부근에 서서 발 방향을 향합니다.

먼쪽 쥐기는 손등 부분, 몸쪽 쥐기는 위팔 부분을 잡고 운동 방향과 반대의 폄 · 모음 · 안쪽회전 방향으로 늘입니다.

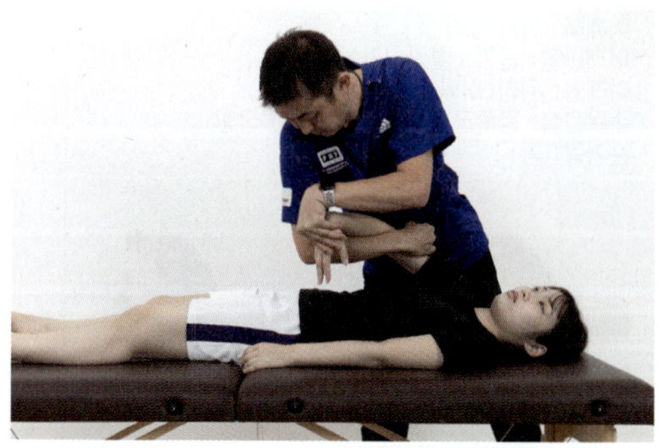

그림 2-126 팔의 굽힘·벌림·가쪽회전 패턴의 시작자세

ii) 방법 그림 2-127

1 시작할 때의 늘임(elongation)의 프로토콜에 따라 팔을 폄 · 모음 · 안쪽회전 방향으로 늘입니다.

2 "손을 펴시오", "위로 올리시오" 등의 지시로 팔을 굽힘 · 벌림 · 가쪽회전 방향으로 운동시켜 저항을 가합니다.

3 팔을 굽힘 · 벌림 · 가쪽회전의 최종 영역까지 운동시켜 저항을 가합니다.

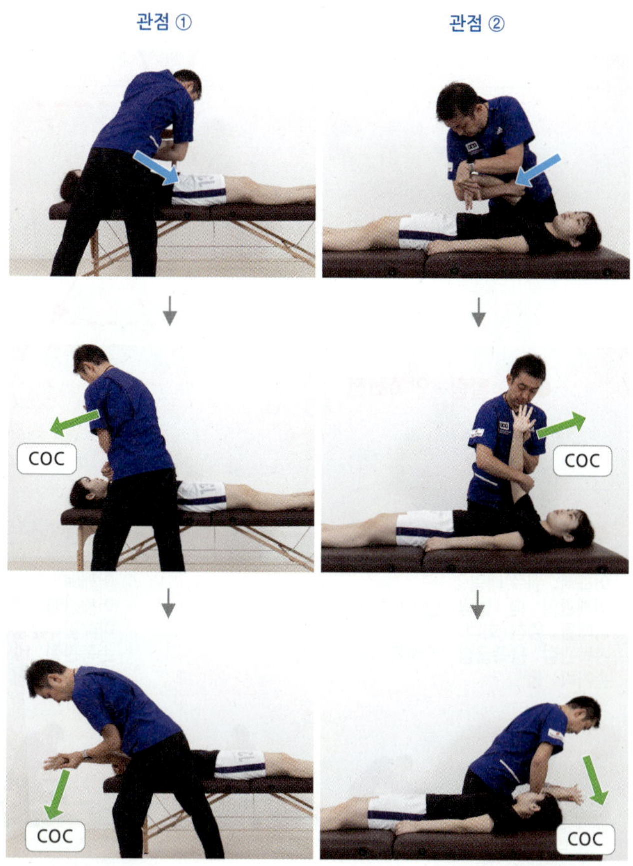

그림 2-127 팔의 굽힘·벌림·가쪽회전 패턴 조작의 실제 순서

2) 임상에서 사용하는 빈도: A

직접적으로도 간접적으로도 사용하기 쉽습니다. 패턴의 난이도가 높지 않기 때문에, 공부 모임 등에서의 패턴 학습 때 처음으로 사용되는 일도 많은 패턴입니다.

3) 패턴의 구성 요소

어깨관절 굽힘 · 벌림 · 가쪽회전
아 래 팔 뒤침
손목관절 등쪽굽힘 · 노뼈쪽 굽힘
손 가 락 폄

4) 임상에서 사용하는 예

- 시작자세에서 초기 신장(initial stretch)을 시행하고, 특히 회복 단계의 마비된 손에 대한 손가락 폄과 손목관절 등쪽굽힘을 촉진할 수 있습니다 그림 2-128.

1

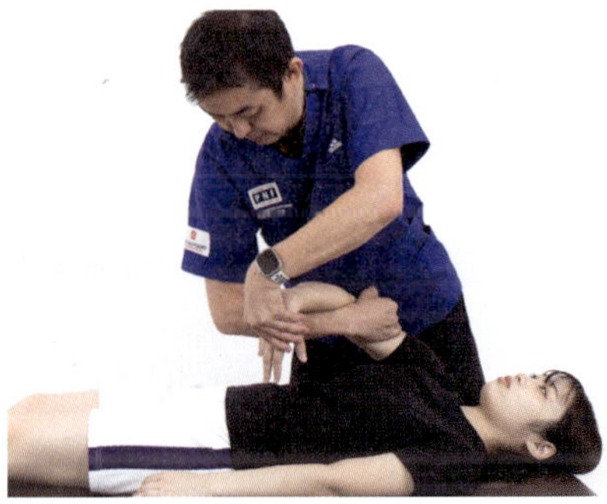

2

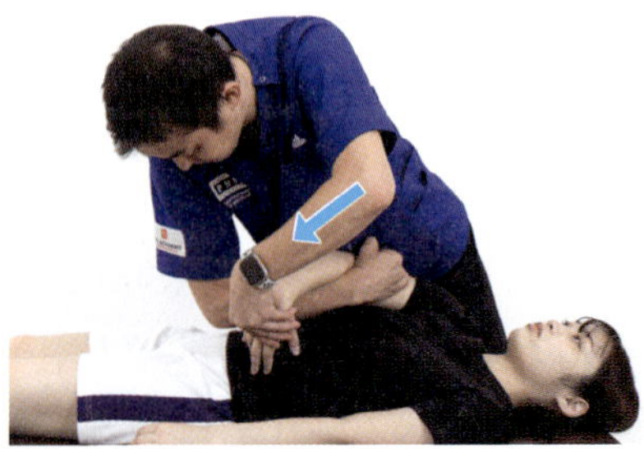

3

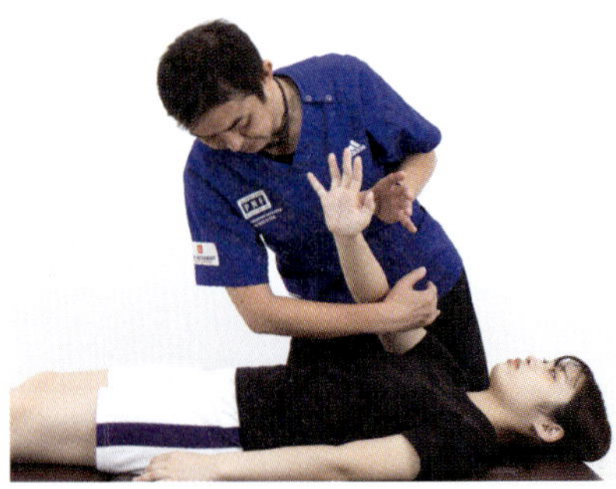

그림 2-128 시작자세에서의 초기 신장

- 반듯이 누운 자세에서 반대쪽 다리 폄 · 벌림의 방산을 일으키기 위해 사용합니다. 이 경우, 반대쪽 팔과 같은 쪽 다리는 굽힘하여 있지 않은 것이 효과적입니다. 무릎관절 수술 후나 마비가 회복되는 단계 등에서 다리의 폄 근력을 발휘할 수 없는 경우에 간접적 방법으로서 사용합니다 그림 2-129.

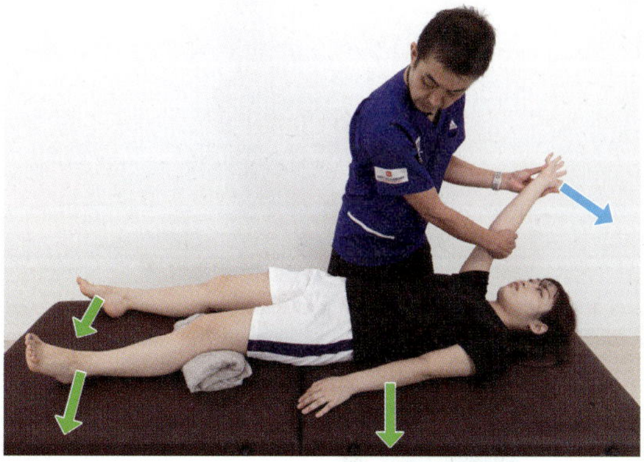
방산은 같은 쪽 다리 폄, 반대쪽 팔다리 폄에 일어난다.

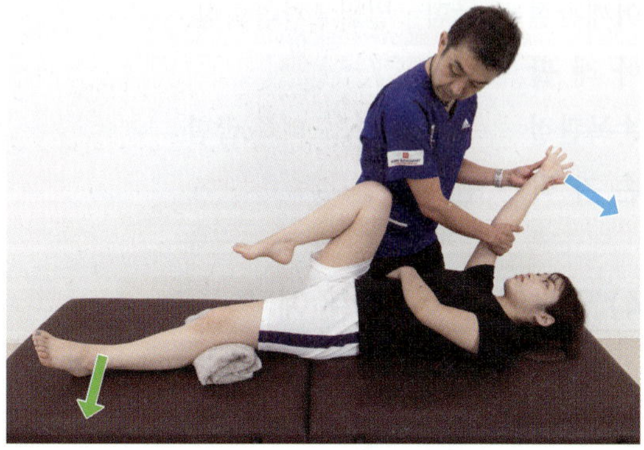
반대쪽 다리만을 굽힘시키는 것에 의해 더 강력한 수축을 얻는다.

그림 2-129 반듯이 누운 자세에서의 반대쪽 다리 폄·벌림의 방산

- 가장자리에 걸터앉은 자세에서 반대쪽 팔의 손바닥 면을 몸쪽에 붙임으로써 밀어붙이는 힘이 발생합니다 그림 2-130. 이것을 이용하여 편마비의 마비 쪽 손가락 굽힘의 경직을 경감시키는 것이 가능합니다. 이것을 준비로서 시행하고, 그 후에 직접적으로 손목관절 등쪽굽힘이나 손가락 폄을 촉진하기 위해 초기 신장을 시행하는 흐름이 많이 이용됩니다.

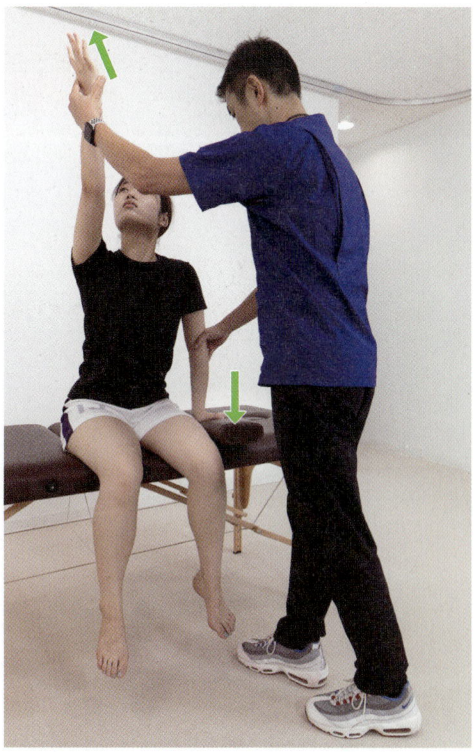

그림 2-130 반대쪽 손바닥 면을 밀어붙이는 방산

- 가장자리에 걸터앉은 자세에서 반대쪽 다리에 대한 장축 방향 폄의 방산을 목적으로 하여 사용하는 경우도 있습니다 그림 2-131 .

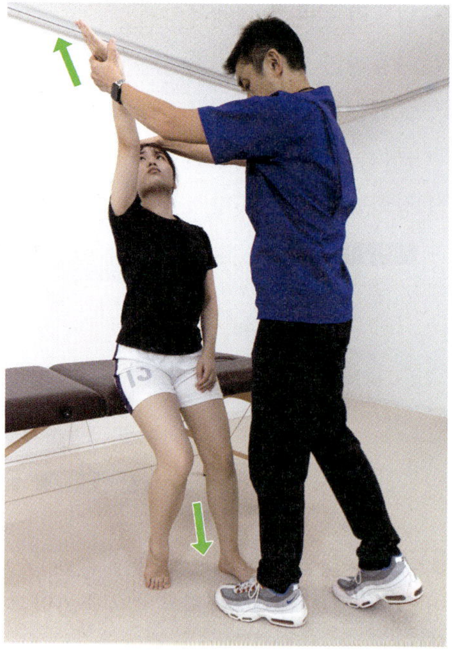

그림 2-131 반대쪽 다리 장축 방향 폄의 방산

- 양측성 패턴으로 등근육군이나 엉덩관절 폄근군 촉진을 시행할 수 있습니다. 또한 강조의 타이밍(p.60 참조)을 시행함으로써 약화하여 있는 쪽을 강화하는 것도 가능합니다 그림 2-132 .

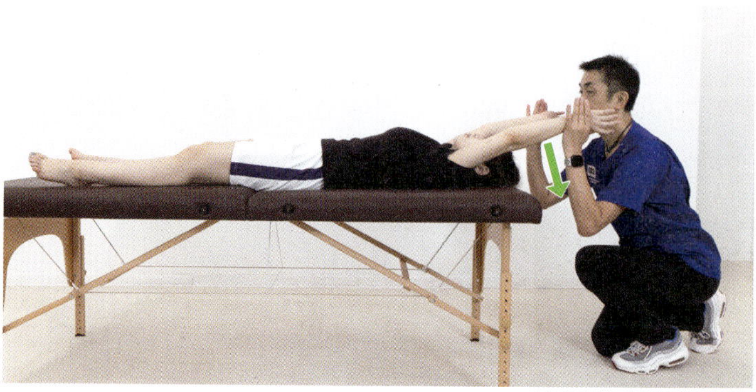

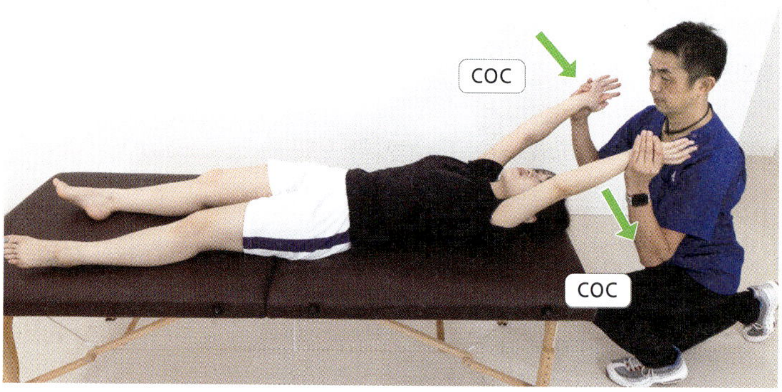

그림 2-132 팔 굽힘·벌림·가쪽회전의 양측성 대칭성 패턴(반듯이 누운 자세)

• 엎드려 누운 자세에서 사용하면 어깨관절 치료에는 중요한 등세모근(승모근) 하부 등을 강화할 수 있습니다 그림 2-133.

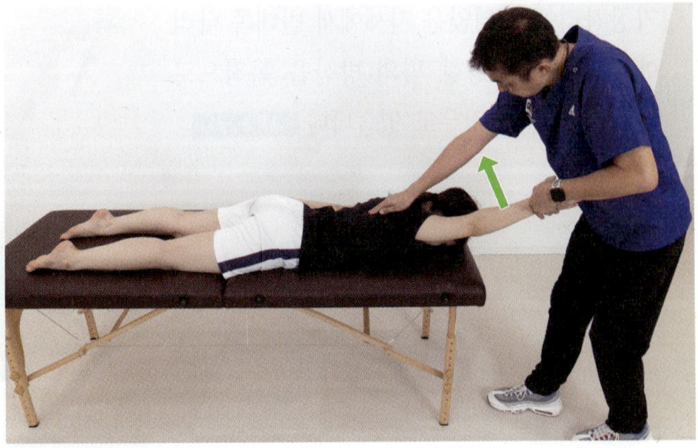

엎드려 누운 자세에서 시행한다. 몸쪽 쥐기는 등세모근 하부섬유 주변을 만지고 있다.

그림 2-133 **굽힘·벌림·가쪽회전을 엎드려 누운 자세에서 시행한다.**

5) 도수 접촉

먼쪽 쥐기: 시작자세에서는 엄지손가락은 제5손허리뼈 부근, 나머지 네 손가락은 제2손허리뼈 부근을 잡습니다. 운동이 시작되면 새끼두덩(소지구)을 대상자의 아래팔 부분에 붙임으로써 3점 고정이 됩니다 그림 2-134 · 그림 2-135. 압력의 중심은 제2손허리뼈 엄지손가락 쪽이 됩니다.

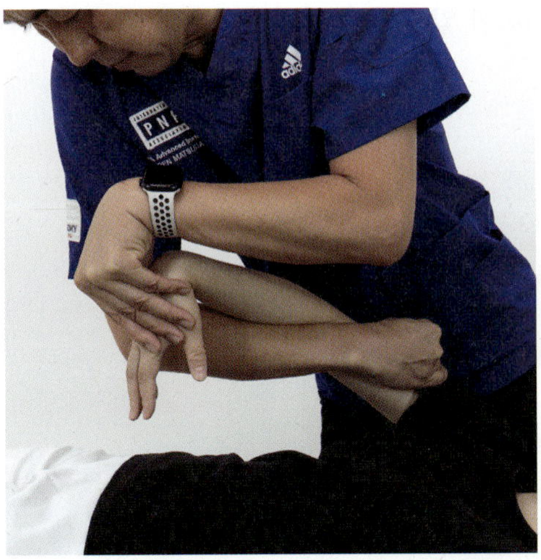

시작자세에서는 엄지손가락과 제2~제4손가락의 2점 고정

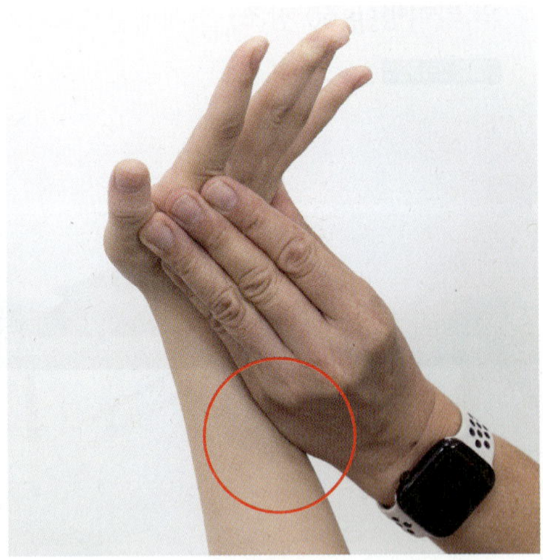

운동이 시작되면 새끼두덩을 대고 3점 고정

그림 2-134 **팔 굽힘·벌림·가쪽회전 패턴 때의 도수 접촉**

몸쪽 쥐기: 손목관절 부근을 잡으면(Distal–Distal Grip이라 부르는 경우도 있습니다) 치료사는 적은 힘으로 조절할 수 있는 반면, 팔꿈치의 과다 폄 등 몸쪽 부위의 조절이 어려워집니다. 반대로 어깨관절에 현저한 불안정성이 있는 경우는, 어깨 부근을 감싸는 것처럼 잡는 경우도 있습니다 그림 2-136. 보통은 운동 방향이 되는 위팔뼈(상완골) 중앙부근 가쪽을 잡습니다 그림 2-137.

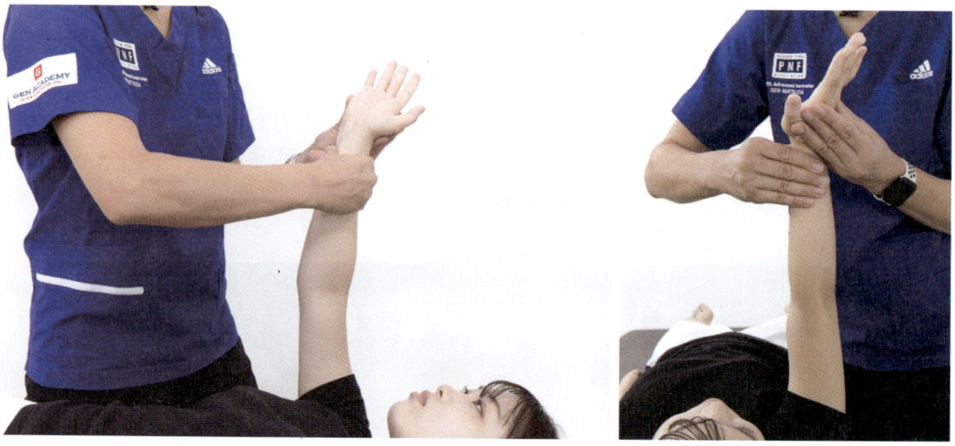

양손 모두 먼쪽을 잡는 쥐기. 상대방의 힘이 강대한 경우에 효과적이다.

그림 2-135 손목관절 부근을 잡는 방법

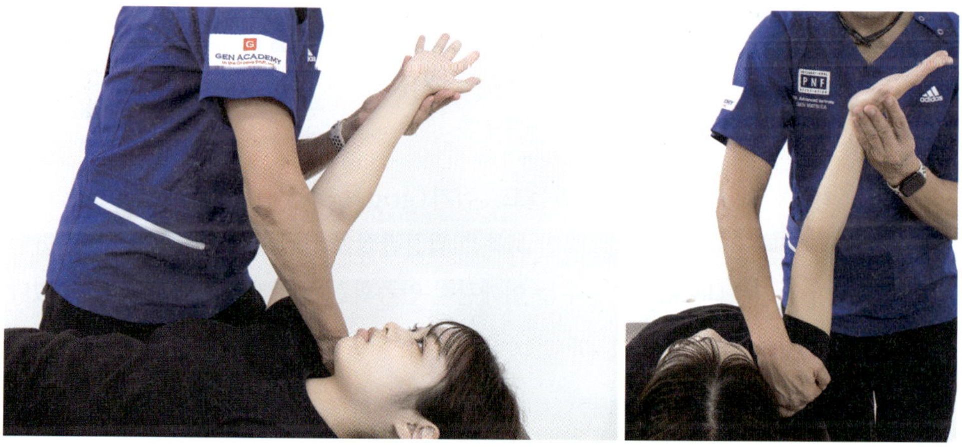

몸쪽 쥐기를 어깨관절 부근에 한다. 어깨관절이 불안정한 경우에 사용한다.

그림 2-136 어깨관절 부근을 잡는 방법

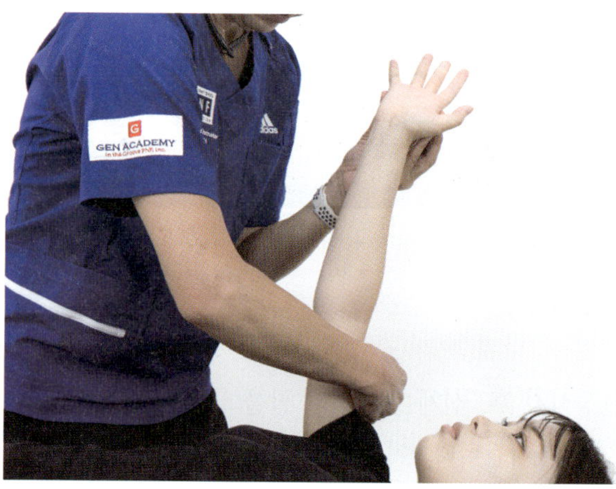

그림 2-137 보통의 몸쪽 쥐기

6) 신체역학

다음의 시작 시 프로토콜은 모든 팔 패턴에 공통적으로 적용되는 프로토콜입니다. 여러 번 반복해서, 팔을 잡았을 때 자연스럽게 할 수 있도록 연습하십시오.

- 먼저 어깨관절 안쪽회전 · 아래팔 뒤침(회외)을 시켜 팔꿈치의 주름과 손바닥 면이 같은 면이 되는 중간 위치로 합니다 그림 2-138 .

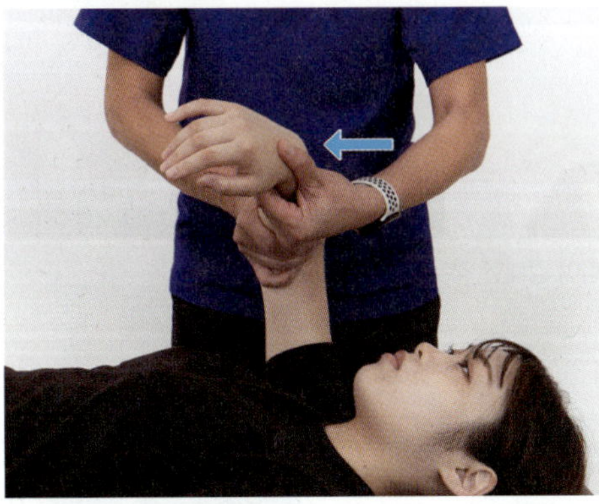
→
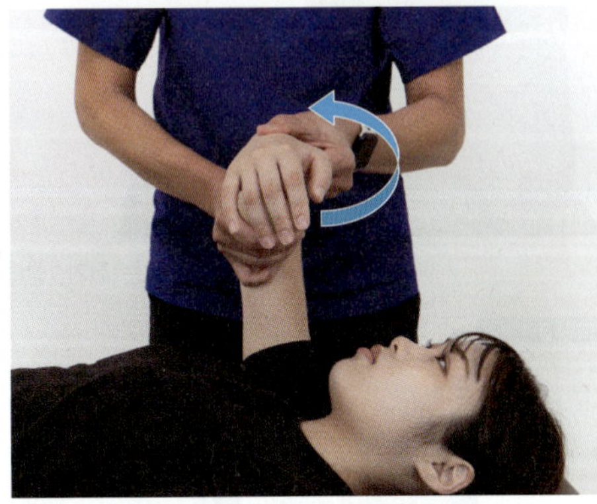

어깨관절 안쪽회전 자세를 만들고, 아래팔 뒤침을 시킨다.

그림 2-138 팔 굽힘·벌림·가쪽회전 패턴의 신체역학 ①

- 그대로 최대한의 팔꿈치 폄을 만들고, 쥐기(grip)를 정해져 있는 위치로 합니다 그림 2-139 . 아래팔 뒤침 위치로 하면 보통은 팔꿉관절이 완전히 펴지지 않습니다. 만일 팔꿉관절이 잠기는(locking) 경우는 어깨관절 안쪽회전 + 아래팔 뒤침이 무너져 있다고 생각해도 될 것입니다.

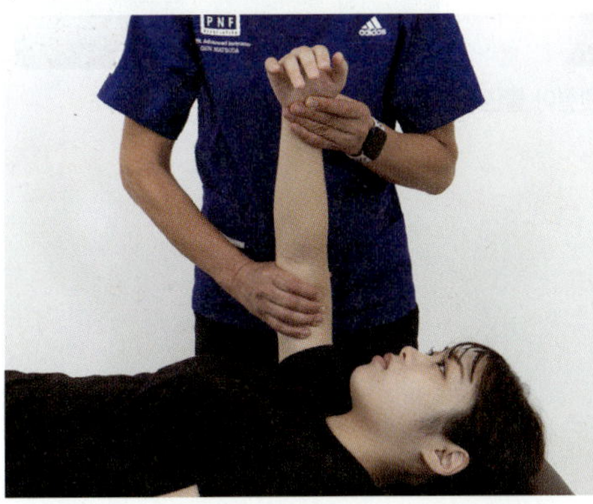
→
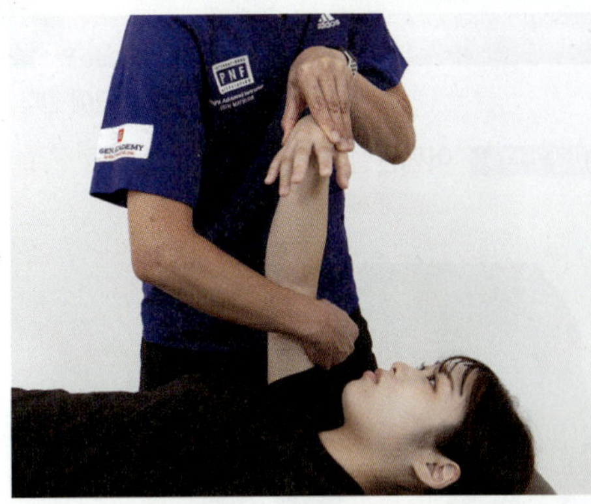

손바닥 면과 팔꿈치의 주름을 같은 면으로 한 채로 펴지게 한다(보통 완전한 폄은 하지 않는다).

그 위치에서 쥐기를 정한다.

그림 2-139 팔 굽힘·벌림·가쪽회전 패턴의 신체역학 ②

- 먼쪽 늘임(distal elongation)을 완성시킨 후, 신체를 이용해 팔을 들어 올려 팔이음뼈(견갑대)를 내밀게 한 후 시작위치로 가져갑니다. 이때 근육의 긴장이 풀리지 않도록 주의하기 바랍니다.

- 내밀기(protraction)를 시킴으로써 원래의 어깨 위치로 하는 목적이 있습니다.
- 운동이 시작되면 180° 회전하여 손이 아니라 치료사의 몸으로 저항을 가합니다 그림 2-140.

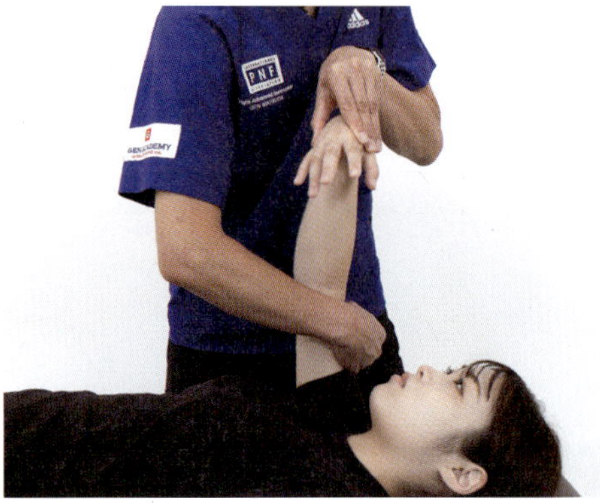

1 먼쪽 늘임을 완성시킨다.

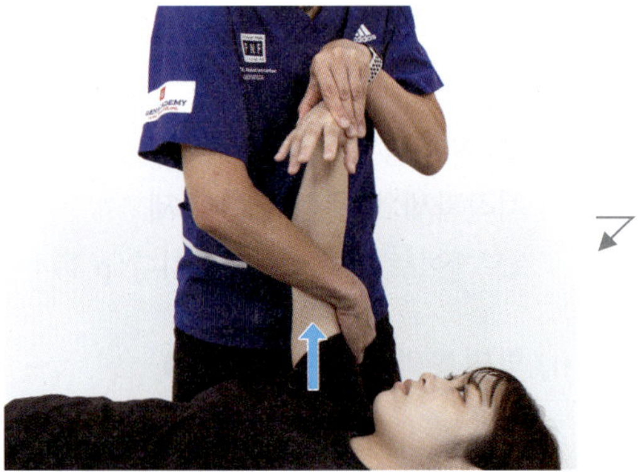

2 몸을 사용해 내밀기를 한다.

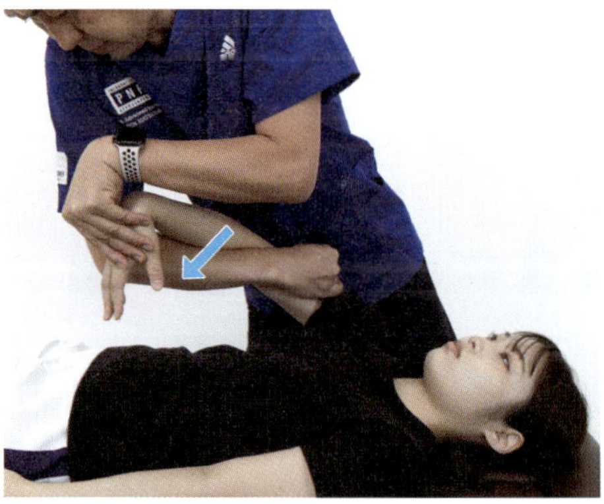

3 몸의 방향을 바꿔서 늘인다.

그림 2-140 팔 굽힘·벌림·가쪽회전 패턴의 신체역학 ③

7) 방산

- 몸통 폄
- 반대쪽 팔 폄 · 벌림
- 반대쪽 다리 폄 · 벌림

8) 주의할 사항

- 운동 최초의 1/3까지 먼쪽 요소(손가락과 손목관절)의 움직임을 완성시킵니다.
- 먼쪽에서의 저항이 중요하기 때문에, 몸쪽 저항을 지나치게 강해지지 않도록 주의합니다.
- 팔과 다리는 어느 패턴도 **몸쪽 저항량이 먼쪽 저항량을 넘어서지 않도록 합니다.** 그렇게 함으로써 먼쪽에서 몸쪽으로의 운동연쇄가 작용한다는 패턴을 사용하는 큰 이점을 활용하는 것이 가능해집니다.

Check!

팔꿈치를 굽히면서 하는 팔 굽힘·벌림·가쪽회전

◉ 팔꿈치를 굽히면서 하는 팔 굽힘·벌림·가쪽회전

UE Flex.-Abd.ER with elbow flex.

반대쪽 패턴: 팔꿈치를 펴면서 하는 팔 펌·모음·안쪽회전(p.199)

1) 구체적 방법

i) 시작자세: 반듯이 누운 자세

스트레이트 패턴과 동일합니다(p.174 참조).

ii) 방법 그림 2-141 · 그림 2-142

관점 ①　관점 ②

1 팔을 펌·모음·안쪽회전 방향으로 늘입니다.

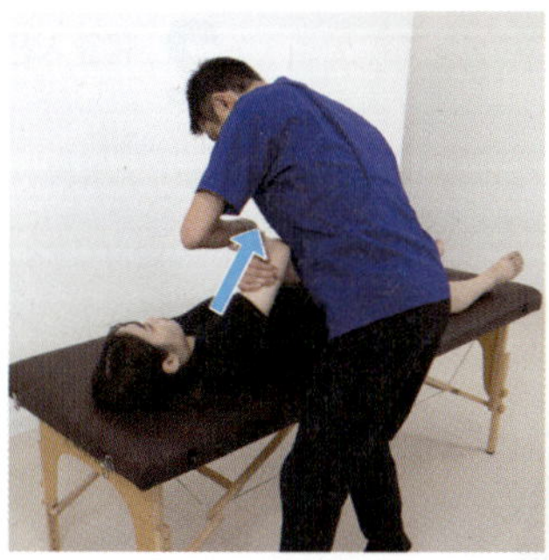

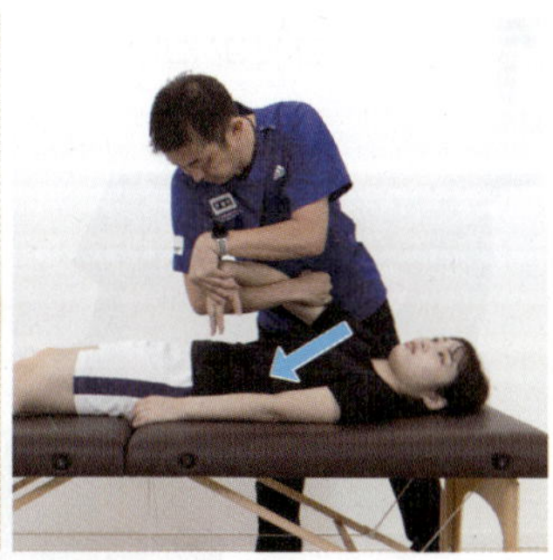

2 "손을 펴시오", "팔꿈치를 굽히면서 올리시오" 등의 지시로 팔을 굽힘·벌림·가쪽회전·팔꿈치 굽힘 방향의 운동을 시켜 저항을 가합니다.

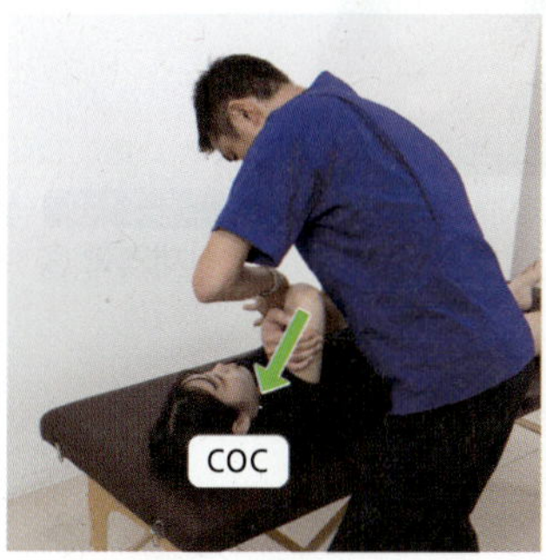

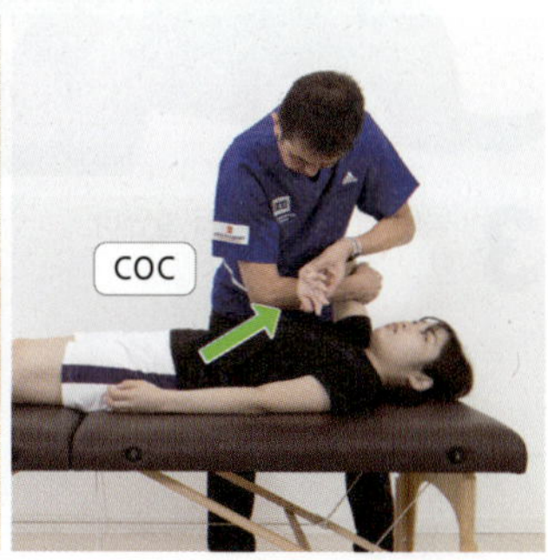

3 팔을 굽힘·벌림·가쪽회전·팔꿈치 굽힘의 최종 영역까지 운동을 시켜 저항을 가합니다.

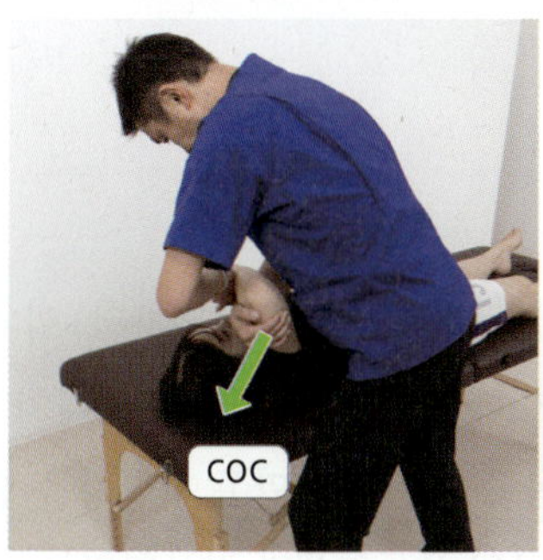

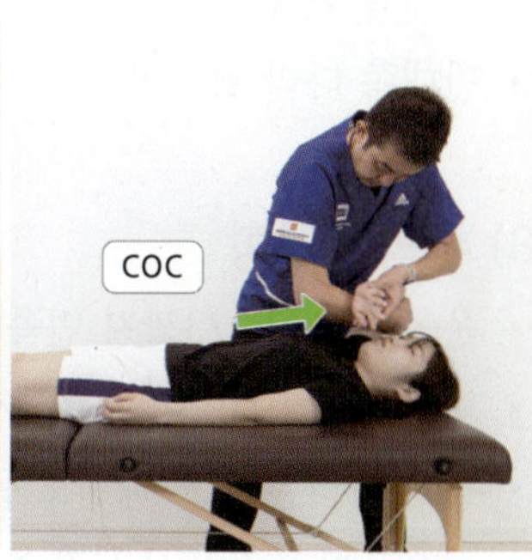

그림 2-141 팔꿈치를 굽히면서 하는 팔 굽힘·벌림·가쪽회전 패턴 조작의 실제 순서

1

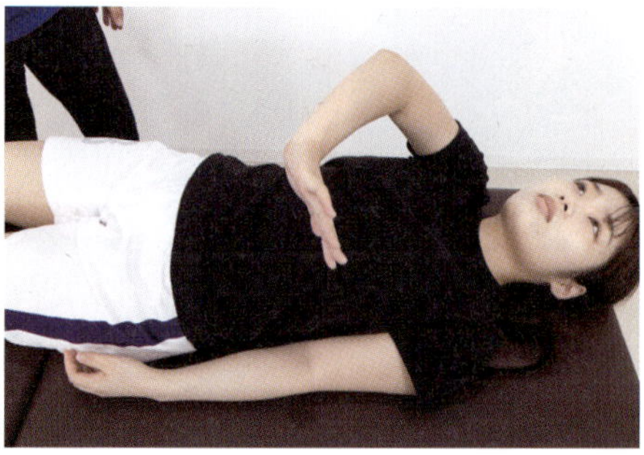

2

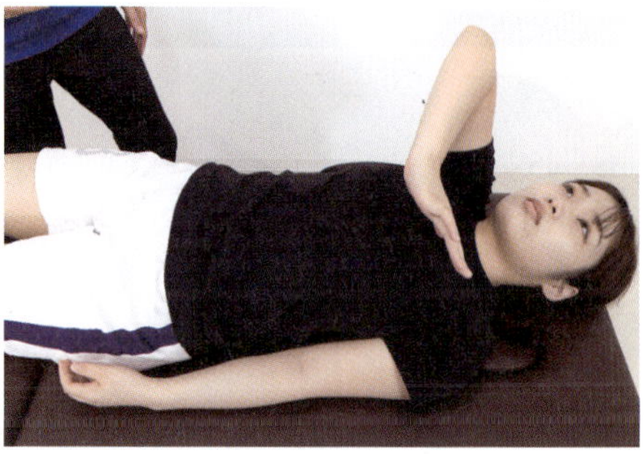

3

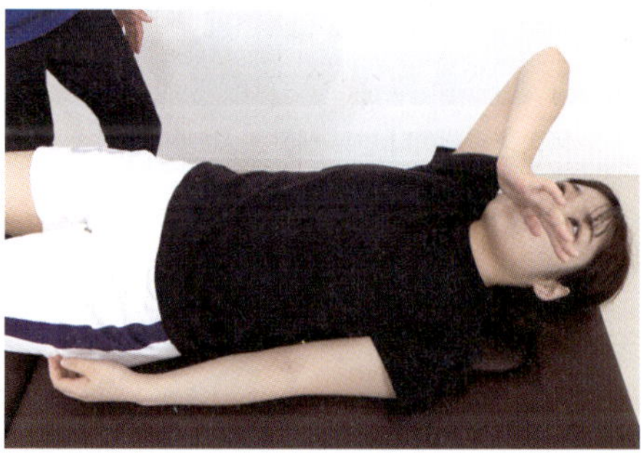

운동 방향의 이미지. 어깨에서 팔꿈치까지의 몸쪽 요소는 스트레이트 패턴과 다르지 않은 것이 중요하다.

그림 2-142 팔꿈치를 굽히면서 하는 팔 굽힘·벌림·가쪽회전 패턴 운동 방향의 이미지

2) 임상에서 사용하는 빈도: B

손을 얼굴에 접근시키는 동작에 직접 사용하는 경우, 반대쪽 손을 밀어붙이는 것처럼 간접적으로 사용하는 경우 등이 있습니다.

3) 패턴의 구성 요소

어깨관절 굽힘 · 벌림 · 가쪽회전
팔굽관절 굽힘
아 래 팔 뒤침
손목관절 등쪽굽힘 · 노뼈쪽굽힘
손 가 락 폄

4) 임상에서 사용하는 예

- 세수를 하는 동작이나 머리를 감는 동작이 어려운 경우에 동작에 가까운 패턴으로서 직접 사용합니다.
- 손목관절 등쪽굽힘 · 노뼈쪽굽힘이나 어깨관절 가쪽회전의 강조의 타이밍에 사용하기 쉽습니다 그림 2-143.

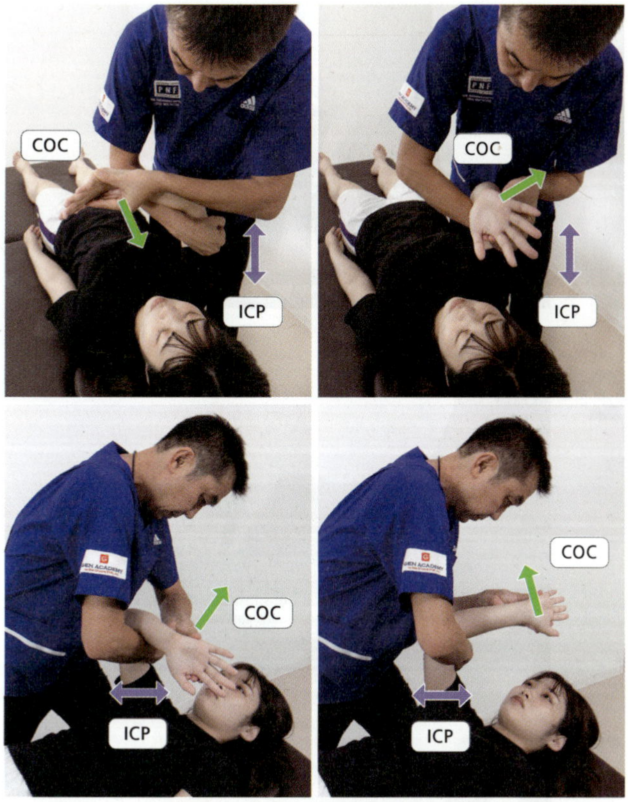

등장성 혼합이나 반복 신장을 시행한다.

그림 2-143 중간 영역 부근에서 어깨관절 가쪽회전에 대한 강조의 타이밍

- 간접적 방법으로서, 반대쪽 손을 고정하면 밀어붙이는 것 같은 힘이 만들어지기 쉽습니다. 이 경우, 치료사는 대상자의 반대쪽 엉덩관절 부근에 서서, 머리 방향을 향해 섭니다. 그리고 팔을 끌어내리는 것 같은 저항을 가함으로써 강력한 방산을 얻는 것이 가능해집니다 그림 2-144.
- 위에서 기술한 방법은 편마비에서 손에 긴장이 높은 쪽의 억제에도 사용할 수 있으며, 반대로 수의성이 낮아 근육 활동을 촉진하는 경우에도 사용할 수 있는 효과적인 방법입니다.

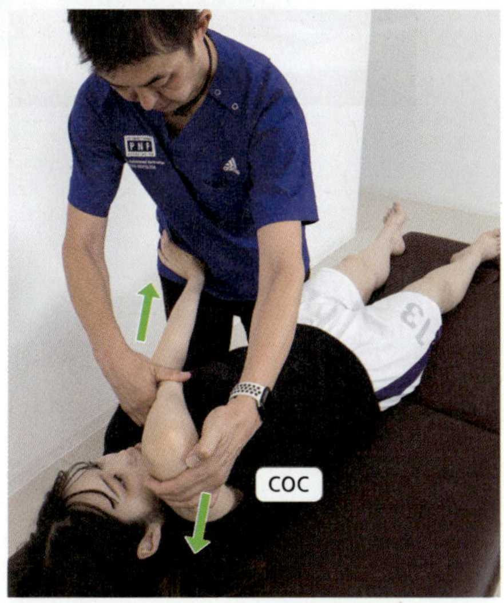

그림 2-144 반대쪽 손에 대한 방산

5) 도수 접촉

- 스트레이트 패턴과 동일합니다.

6) 신체역학

- 시작까지는 스트레이트 패턴과 동일하지만, 운동이 시작되면 손 부위, 특히 손목관절 노뼈(요골) 면과 엄지손가락 부근을 어깨관절에서 떼어내는 방향으로 잡아당깁니다.
- 이 때문에, 치료사는 상반신 체중을 팔에 싣는 것 같은 자세가 됩니다 그림 2-145 .

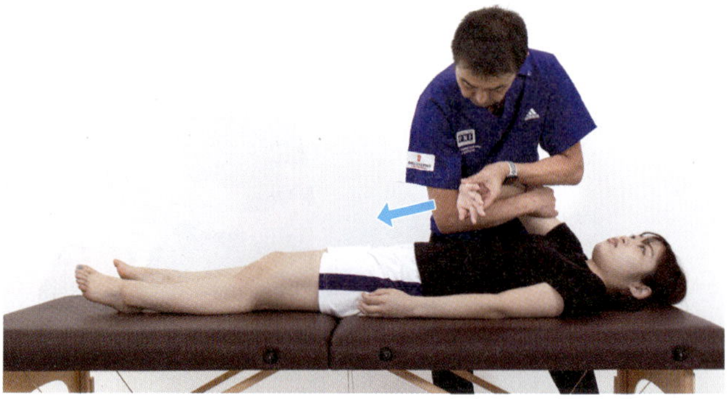

손 부위를 어깨에서 떼어내는 방향으로 저항을 가한다.

그림 2-145 팔꿈치를 굽히면서 하는 팔 굽힘·벌림·가쪽회전 때의 신체역학

7) 방산

- 스트레이트 패턴과 동일합니다.

8) 주의할 사항

- 운동이 시작되면 "팔꿈치가 앞서가게" 움직이도록 합니다. "손 부위가 앞서가게" 되면 팔꿈치가 열리면서, 어깨관절 벌림이 강해져 그루브에서 벗어나버리는 경우가 많으므로 주의하기 바랍니다.
- 몸쪽 쥐기를 중심으로 하여, 팔 전체를 끌어올려 견인을 가하면서 시행하면 좋습니다. 그렇게 하지 않으면 어깨가 "막히는" 것처럼 되어 팔이음뼈가 올라가버릴 가능성이 높습니다.
- 종료 자세는 가르치는 강사에 따라 머리 위가 될 수도 있습니다. 머리를 감는 동작 등 머리를 만지는 동작이 필요한 경우에는 머리 위까지 가져가면 좋을 것입니다 그림 2-146 .

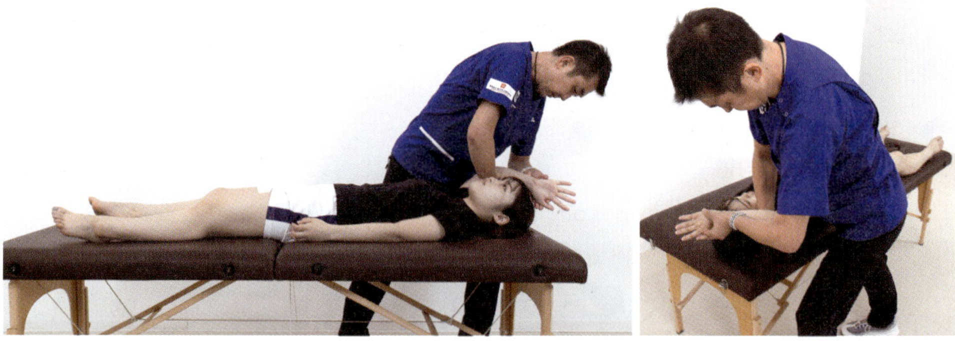

종료 자세가 머리 위가 되는 경우, 팔꿈치 굽힘이 반드시 최종 영역이 되는 것은 아니다.

그림 2-146 팔꿈치를 굽히면서 하는 팔 굽힘·벌림·가쪽회전 때 주의할 사항

Check!

팔꿈치를 펴면서 하는 팔 굽힘·벌림·가쪽회전

◉ 팔꿈치를 펴면서 하는 팔 굽힘·벌림·가쪽회전

UE Flex.-Abd.-ER with elbow ext.

반대 패턴: 팔꿈치를 굽히면서 하는 팔 폄·모음·안쪽회전(p.195)

1) 구체적 방법

i) 시작자세: 반듯이 누운 자세 그림 2-147

치료사는 대상자의 어깨관절 보다 약간 발쪽에 서서, 그루브에 대해 직각 방향을 향합니다.

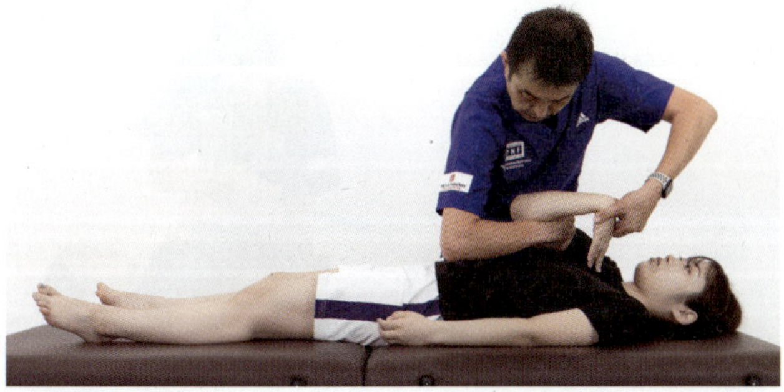

그림 2-147 팔꿈치를 펴면서 하는 팔 굽힘·벌림·가쪽회전 패턴 조작의 시작자세

ii) 방법 그림 2-148

1 팔을 폄 · 모음 · 안쪽회전 · 팔꿈치 굽힘 방향으로 늘입니다.

2 "손을 펴시오", "팔꿈치를 펴면서 손을 올리시오"와 같은 지시로 팔을 굽힘 · 벌림 · 가쪽회전 · 팔꿈치 폄 운동을 시켜 저항을 가합니다.

3 팔을 굽힘 · 벌림 · 가쪽회전 · 팔꿈치 폄 방향으로 운동을 계속시켜 저항을 가합니다.

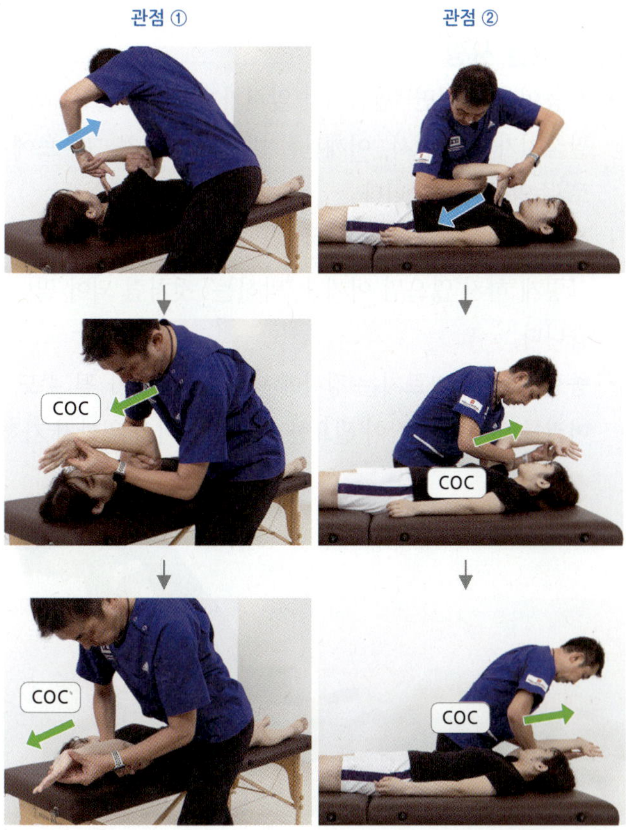

그림 2-148 팔꿈치를 펴면서 하는 팔 굽힘·벌림·가쪽회전 패턴 조작의 실제 순서

2) 임상에서 사용하는 빈도: B

머리 위에 손을 올리는 동작에 직접적으로 작용하거나, 위팔세갈래근(상완삼두근)의 촉진을 시행할 수 있습니다.

3) 패턴의 구성 요소

어깨관절	굽힘 · 벌림 · 가쪽회전
팔꿉관절	폄
아 래 팔	뒤침
손목관절	등쪽굽힘 · 노뼈쪽굽힘
손 가 락	폄

4) 임상에서 사용하는 예

- 시작자세에서 초기 신장을 가함으로써 손가락 폄, 손목관절 등쪽굽힘, 팔꿈치 폄을 이끌어낼 수 있습니다 그림 2-149.

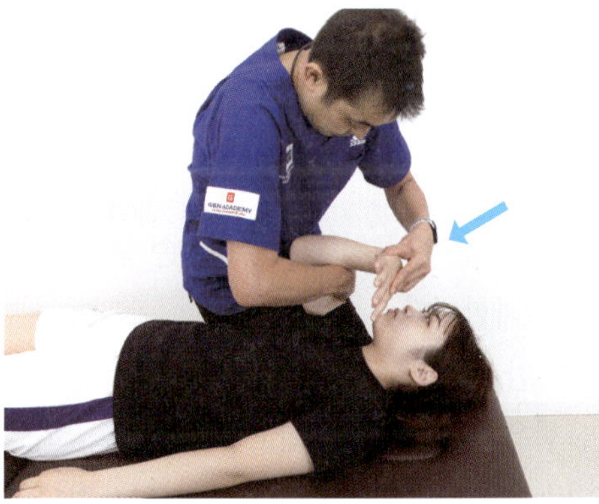

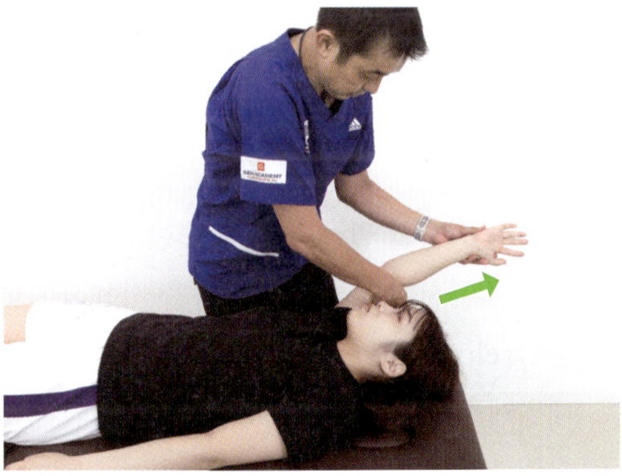

시작자세에서 초기 신장을 가함으로써 팔꿈치 폄, 손목관절 등쪽굽힘, 손가락 폄을 촉진한다.

그림 2-149 시작자세에서 시행하는 초기 신장

- 중간 영역부터 최종 영역까지 재신장을 가함으로써 위팔세갈래근의 촉진을 도모합니다. 이 경우 먼쪽에서의 압력은 엄지손가락을 사용하여 자뼈쪽(척측)에서 가하면 좋습니다 그림 2-150.

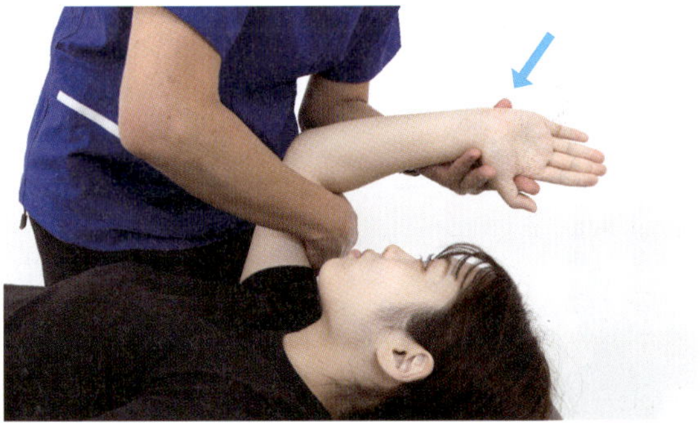

치료사의 엄지손가락으로 팔꿈치 굽힘 방향으로 재신장을 가함으로써 팔꿈치 폄을 촉진한다.

그림 2-150 위팔세갈래근에 대한 재신장

5) 도수 접촉

- 먼쪽에서의 저항을, 손목관절 등쪽굽힘 · 노뼈쪽굽힘과 팔꿈치 폄의 반대방향으로 가할 필요가 있기 때문에 매우 어려운 패턴입니다.
- 이 때문에, 먼쪽 제2손허리뼈에 대한 접촉은 조금 깊게 하여 손 부위를 자기 앞으로 당길 수 있도록(팔꿈치 폄에 대한 저항) 할 필요가 있습니다. 그것 이외의 접촉은 스트레이트 패턴과 동일합니다 그림 2-151 .

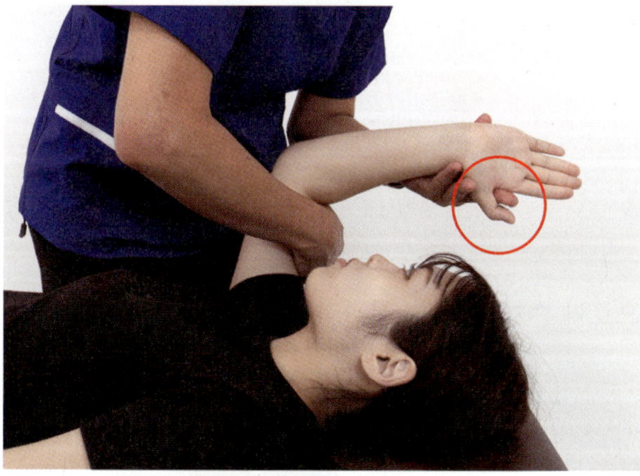

물갈퀴 부분에 손가락을 약간 깊게 거는 것에 의해 손목관절 등쪽굽힘 · 노뼈쪽굽힘과 팔꿈치 폄의 양쪽에 저항을 가한다.

그림 2-151 팔꿈치를 펴면서 하는 팔 굽힘·벌림·가쪽회전 패턴 때의 도수 접촉

6) 신체역학

- 앞에서 언급한 팔꿈치 폄에 대한 저항을 위해 치료사는 팔꿈치를 낮추고, 손 부위를 어깨에 접근시키는 방향으로 몸을 사용하여 저항을 가합니다.
- 늘임(elongation)은 먼저 스트레이트 패턴과 마찬가지로 팔이음뼈를 신체를 사용해서 내밀게 하고(protraction), 그 후에 팔꿈치 굽힘을 만듭니다. 그리고 거기서부터 치료사의 팔꿈치와 대상자의 팔꿈치를 반대쪽 엉덩관절 방향으로 당김으로써 완성합니다 그림 2-152 .

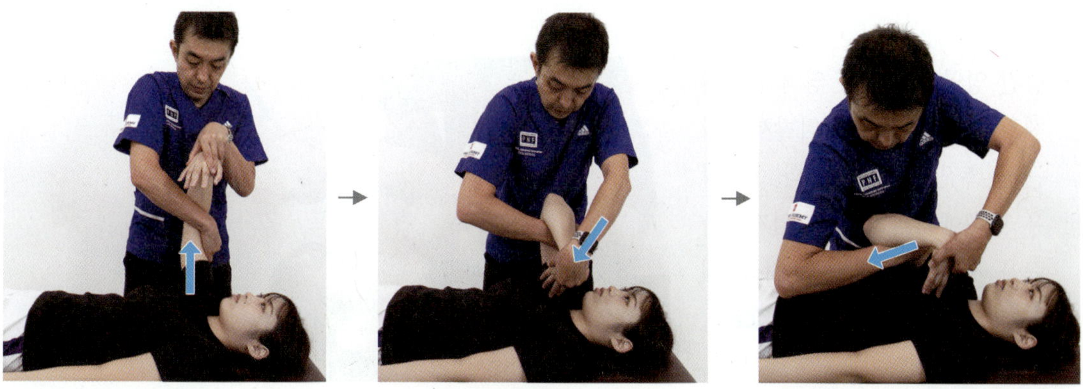

시작자세의 늘임을 만드는 방법. 팔이음뼈를 내밀게 한 다음 팔꿈치를 굽히고, 그대로 치료사의 팔꿈치와 대상자의 팔꿈치를 반대쪽 엉덩관절 방향으로 늘인다.

그림 2-152 팔꿈치를 펴면서 하는 팔 굽힘·벌림·가쪽회전 패턴 때의 신체역학

7) 방산

- 스트레이트 패턴과 동일하지만, 다리 폄은 장축 방향이 됩니다 그림 2-153 .

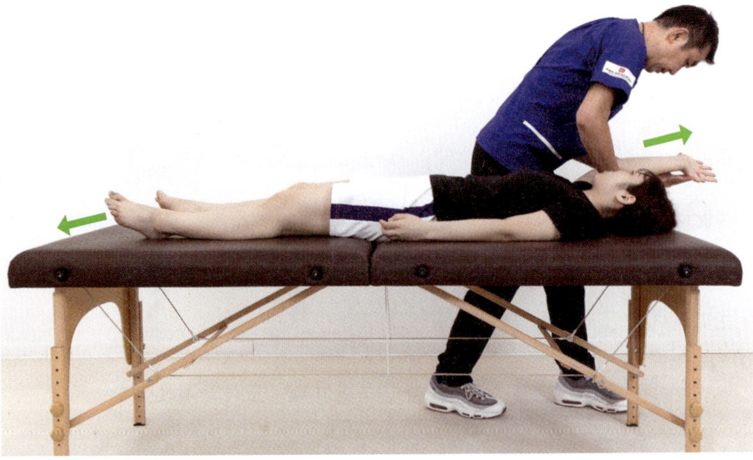

그림 2-153 반대쪽 다리 폄·장축 방향으로의 방산

8) 주의할 사항

- 손목관절을 등쪽굽힘 · 노뼈쪽굽힘의 반대 방향으로 "밀"면서, 팔꿈치 폄의 반대 방향으로 "당기는" 저항이 필요해져, 양립시키는 것이 어려운 패턴입니다.

Check!

팔 폄·모음·안쪽회전

◉ 팔 폄·모음·안쪽회전 UE Ext.-Add.-IR

반대 패턴: 팔 굽힘·벌림·가쪽회전(p.174)

1) 구체적 방법

i) 시작자세: 반듯이 누운 자세 그림 2-154

치료사는 대상자의 어깨관절 부근 약간 머리 쪽으로 서서, 머리 방향을 향합니다.

먼쪽 쥐기는 손바닥 면끼리, 몸쪽 쥐기는 위팔두갈래근 부근을 만져, 늘여갑니다.

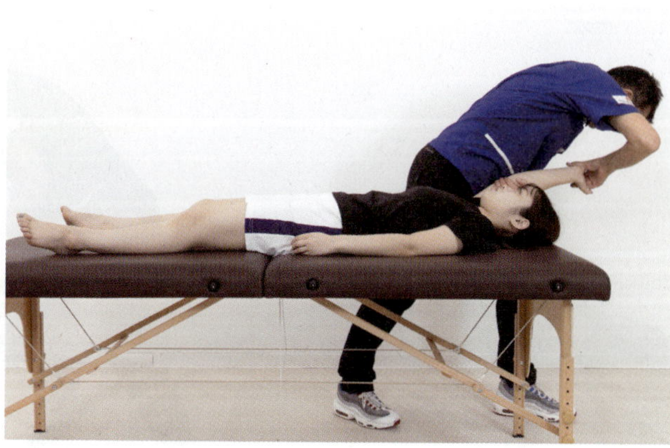

그림 2-154 팔 폄·모음·안쪽회전 패턴 조작의 시작자세

ii) 방법 그림 2-155

관점 ① 관점 ②

1 팔을 굽힘 · 벌림 · 가쪽회전 방향으로 늘입니다.

2 “손을 쥐시오”, “내리시오”와 같은 지시로 팔을 폄 · 모음 · 안쪽회전 방향으로 운동시켜 저항을 가합니다.

3 팔을 폄 · 모음 · 안쪽회전 방향으로의 운동을 계속 시켜 저항을 가합니다.

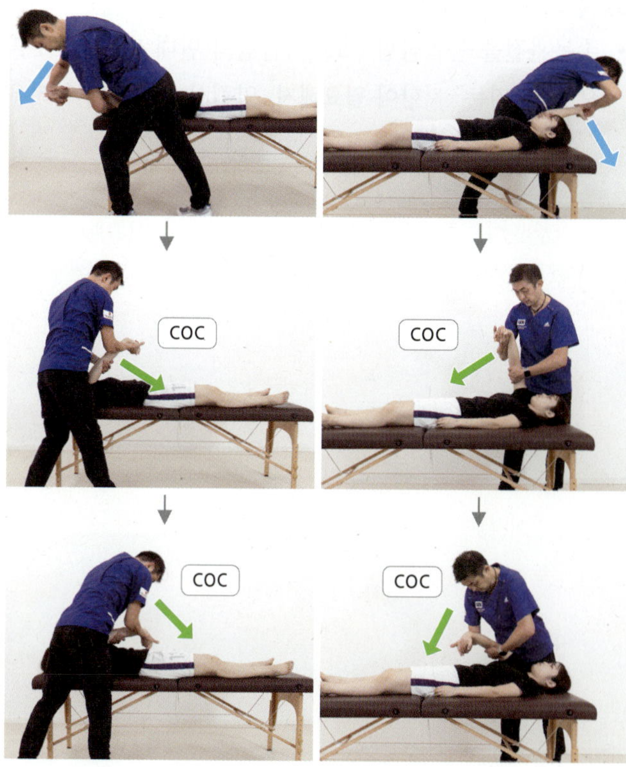

그림 2-155 팔 폄·모음·안쪽회전 패턴 조작의 실제 순서

2) 임상에서 사용하는 빈도: A

복부 근육군을 작용시키기 쉬운 패턴이지만, 지레 팔이 길기 때문에 어느 정도의 근력이 있는 대상자가 아니면 어려운 경우도 있습니다.

3) 패턴의 구성 요소

어깨관절 폄 · 모음 · 안쪽회전

아 래 팔 엎침(어깨관절 가쪽회전의 카운터(반대)가 나오지 않도록 주의한다)

손목관절 바닥쪽굽힘 · 자뼈쪽(척측)굽힘

손 가 락 굽힘

4) 임상에서 사용하는 예

- 반듯이 누운 자세에서 시행하고, 목 굽힘 · 머리 올림을 수반함으로서 복부 근육의 강화로서 사용할 수 있습니다 그림 2-156.

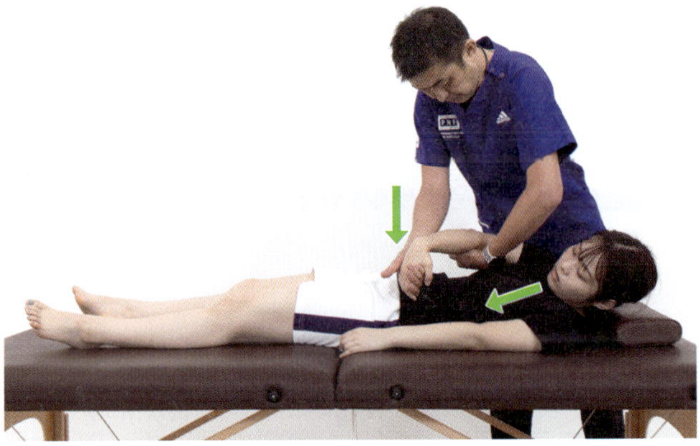

그림 2-156 종료 자세에서 목을 굽히고 복부 근육의 촉진을 시행하는 방법

- 반 옆으로 누운 자세에서의 몸 구르기로 이용할 수 있습니다. 이 경우, 대상자의 신체 면이 변화하는 것을 따라가기 위해 대상자의 머리 곁 부근에 서면 좋을 것입니다 그림 2-157.

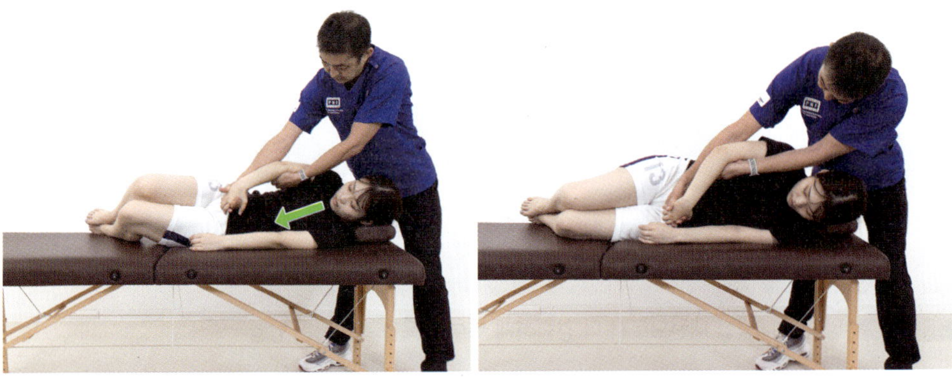

반 옆으로 누운 자세에서 시행하고, 최종 영역에서 복부 근육군을 작용시켜 몸 구르기를 시킨다.

그림 2-157 팔 폄·모음·안쪽회전 패턴을 이용하여 반 옆으로 누운 자세에서의 몸 구르기를 촉진하는 방법

- 옆으로 누운 자세에서 시행함으로써 양쪽 엉덩관절 굽힘의 방산을 이끌어낼 수 있습니다. 이 경우, 몸쪽 쥐기만으로 시행하는 것이 강력한 운동연쇄가 작용하기 쉬워집니다 그림 2-158.

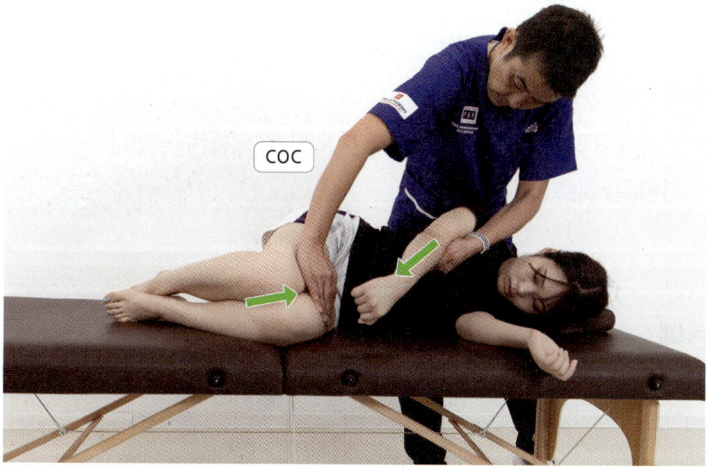

넓적다리 앞면에 고정점을 만들어, 엉덩관절 굽힘근군을 촉진한다.

그림 2-158 옆으로 누운 자세에서 엉덩관절 굽힘근군을 촉진하는 방법

- 양측성 대칭성 패턴으로서 사용함으로써 더 강력하게 복부 근육의 강화를 도모할 수 있습니다. 회전이나 옆굽힘 등이 허용되어 있지 않은 대상자에 대한 복부 근육의 강화로서 사용하는 경우가 있습니다 그림 2-159.

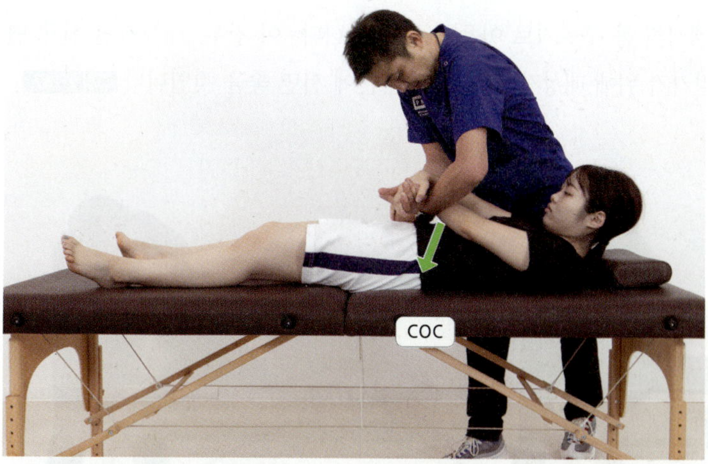

그림 2-159 양측성 대칭성 패턴으로서 더 강력하게 복부 근육을 촉진하는 방법

5) 도수 접촉

먼쪽 쥐기: 손바닥 면끼리 맞댑니다. 가장 압력을 가해야 하는 곳은 둘째 손가락 MP관절 안쪽입니다. 치료사의 집게손가락으로 그 부분을 조절하는 경우가 많습니다.

- 시작자세에서는 엄지손가락은 대상자의 다섯째 손가락 MP관절 가쪽, 나머지 네 손가락은 물갈퀴 부분을 잡고 손 부위를 사이에 끼우는 것처럼 합니다. 만일 대상자의 손이 작아 물갈퀴 부분에 4개의 손가락이 들어가지 않는 경우는 3개로 하거나 2개로 하는 경우도 있습니다.
- 운동이 시작되면 자신의 손을 쥐게 하여, 손바닥 면끼리의 사이에 빈 공간(cavity)을 만듭니다. 작은 주먹밥을 쥐는 것처럼 표현하는 경우도 있습니다. 또한 움직임이 시작되면 대상자의 아래팔에 치료사의 새끼두덩이 닿아 3점 고정이 됩니다.
- 이렇게 함으로써 대상자의 손가락이 지나치게 굽는 것을 방지하고, 손목관절 바닥쪽 굽힘도 가능해집니다 그림 2-160.

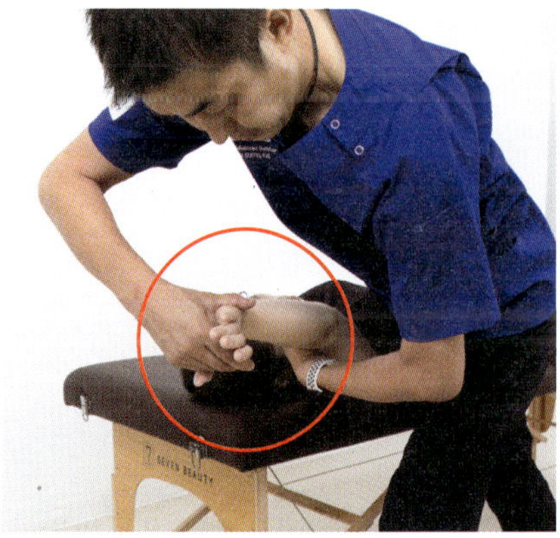

시작자세: 엄지손가락과 그 이외의 손가락으로 사이에 끼운다.

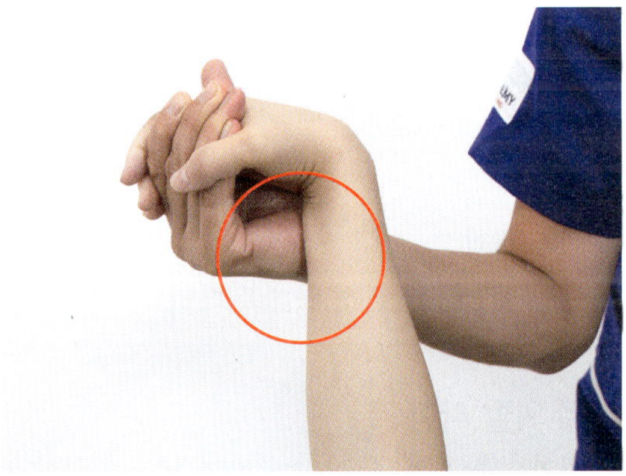

움직임이 시작되면 새끼두덩이 닿아 3점 고정이 된다.

그림 2-160 **팔 폄·모음·안쪽회전 패턴 때의 도수 접촉(먼쪽 쥐기)**

몸쪽 쥐기: 위팔뼈의 운동 방향, 보통은 위팔두갈래근 부근을 만집니다 그림 2-161.

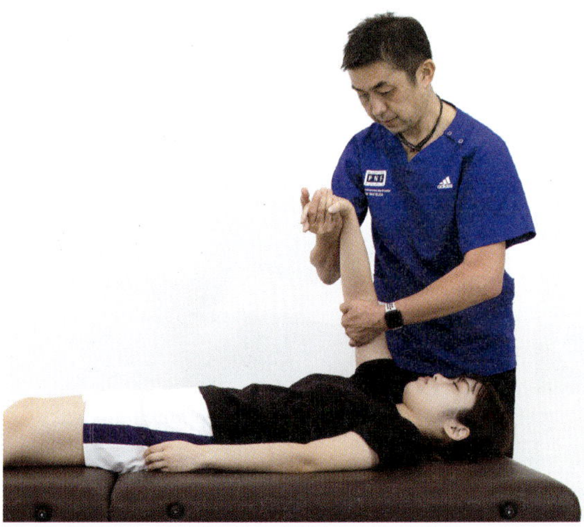

몸쪽 쥐기는 위팔두갈래근 부근

그림 2-161 **팔 폄·모음·안쪽회전 패턴 때의 도수 접촉(몸쪽 쥐기)**

6) 신체역학

- 운동이 시작되어 전체의 1/3 정도에서 먼쪽 요소가 완성되면, 치료사는 자기 자신의 중력 중심을 대상자의 머리 방향으로 약간 이동시켜 대상자의 그루브에 들어가도록 합니다.
- 이렇게 함으로써 치료사는 자신의 체중을 저항에 사용할 수 있습니다 그림 2-162.

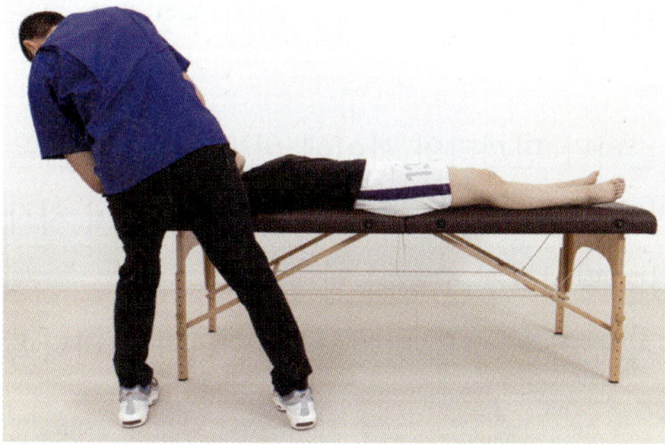
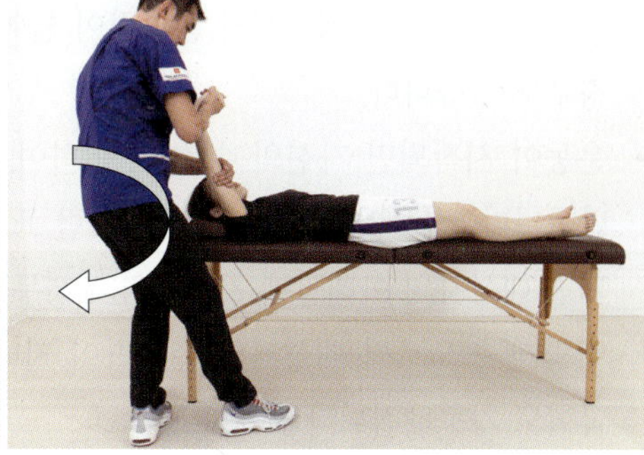

패턴의 앞 절반(전반부) 1/3 부근에서 돌아서 들어가, 그루브에 들어간다.

그림 2-162 팔 폄·모음·안쪽회전 패턴 때의 신체역학

7) 방산

- 몸통 굽힘
- 엉덩관절 굽힘(특히 반대쪽 다리)

8) 주의할 사항

- 큰가슴근(대흉근)이 발달하여 있는 사람이나 여성에게 시행하는 경우에는 운동범위가 별로 크지 않습니다. 모든 요소가 확실히 나와 있을 것, 특히 어깨관절 안쪽회전이 나와 있는지 어떤지를 확인하는 것은 중요합니다 그림 2-163-a.
- 아래팔 엎침이 지나치게 강하면 어깨관절은 가쪽회전을 하기 쉬우므로 주의합니다 그림 2-163-b.

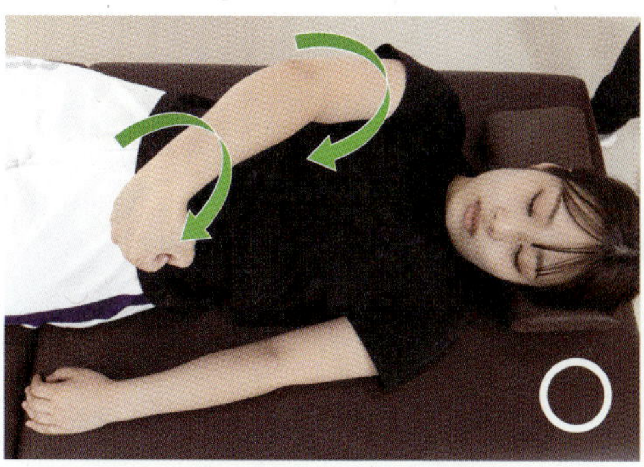

a: 아래팔 엎침·어깨관절 안쪽회전의 운동연쇄가 작용하고 있다.

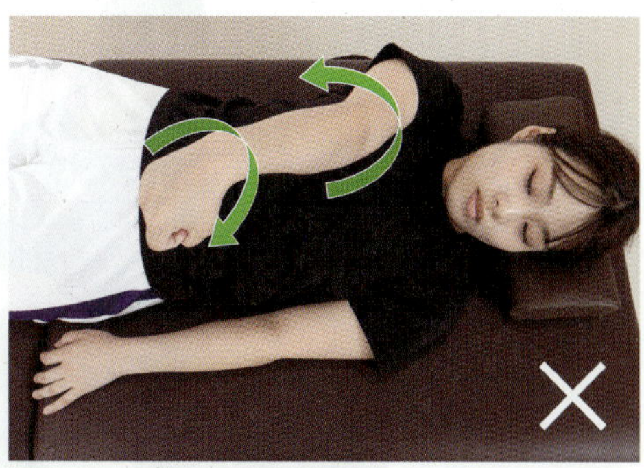

b: 아래팔 엎침이 지나치게 강하여 어깨관절 가쪽회전, 팔꿈치 과다 폄이 일어나 있다.

그림 2-163 팔 폄·모음·안쪽회전 패턴 때 주의할 사항

◉ 팔꿈치를 굽히면서 하는 팔 폄·모음·안쪽회전

UE Ext.-Add.-IR with elbow flex.

반대 패턴: 팔꿈치를 펴면서 하는 팔 굽힘·벌림·가쪽회전(p.186)

Check!

팔꿈치를 굽히면서 하는 팔 폄·모음·안쪽회전

1) 구체적 방법

i) 시작자세: 반듯이 누운 자세 그림 2-164

스트레이트 패턴과 동일합니다.

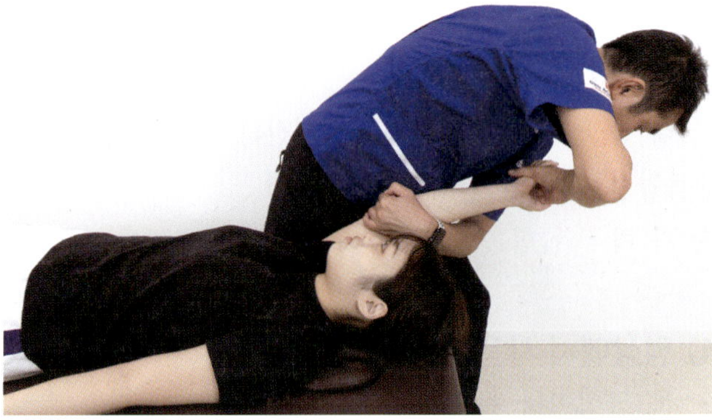

그림 2-164 팔꿈치를 굽히면서 하는 팔 폄·모음·안쪽회전 패턴 조작의 시작자세

ii) 방법 그림 2-165

1 팔을 굽힘·벌림·가쪽회전 방향으로 늘입니다.

2 "손을 쥐시오", "팔꿈치에서 내리시오"와 같은 구두 지시로 팔을 폄·모음·안쪽회전·팔꿈치 굽힘 방향으로 움직임을 시켜 저항을 가합니다.

3 팔을 폄·모음·안쪽회전·팔꿈치 굽힘의 최종 영역까지 움직임을 계속 시켜 저항을 가합니다.

관점 ① 관점 ②

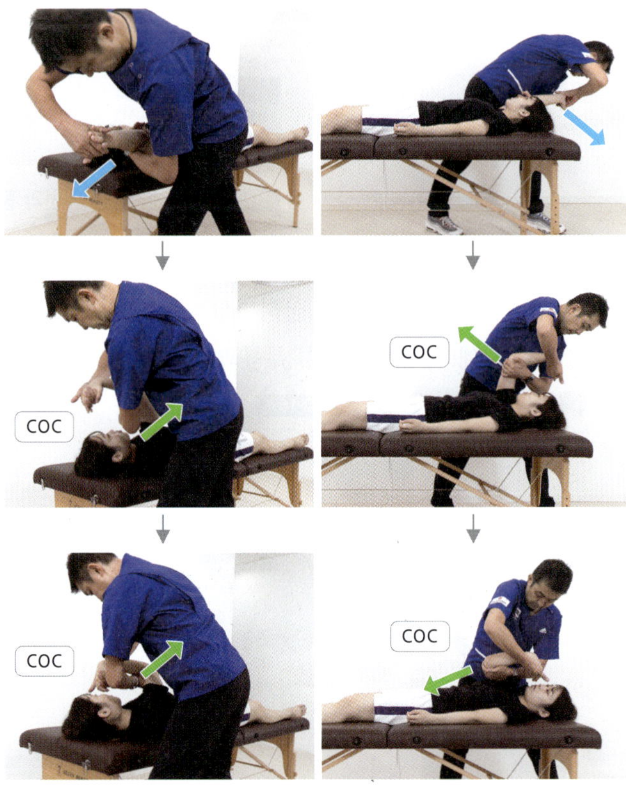

그림 2-165 팔꿈치를 굽히면서 하는 팔 폄·모음·안쪽회전 패턴 조작의 실제 순서

2) 임상에서 사용하는 빈도: C

운동 요소를 확실히 구현하는 것이 매우 어려운데도 불구하고, 임상에서의 사용 편의성은 많이 없는 패턴이 됩니다.

3) 패턴의 구성 요소

어깨관절 폄 · 모음 · 안쪽회전
팔굽관절 굽힘
아 래 팔 엎침(어깨관절 가쪽회전의 카운터(반대)가 나오지 않도록 주의할 것)
손목관절 바닥쪽굽힘 · 자뼈쪽굽힘
손 가 락 굽힘

4) 임상에서 사용하는 예

- 목 굽힘이나 몸통 굽힘과 혼합하여 복부 근육의 강화를 도모할 수 있습니다. 그 경우 머리와 팔꿈치머리 등에서 저항을 주면 효과적입니다 그림 2-166.

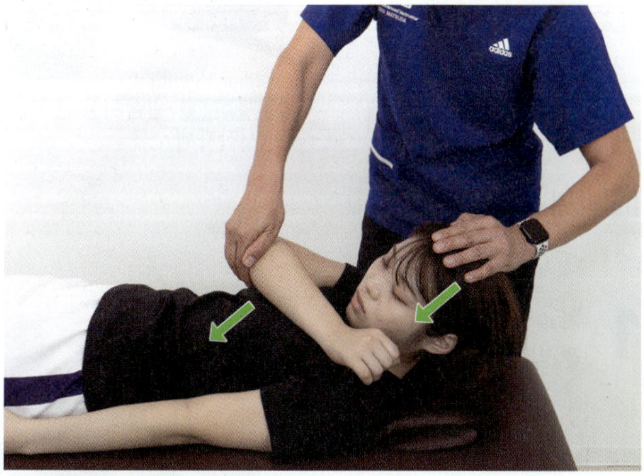

그림 2-166 목 굽힘 패턴과 함께 시행함으로써 복부 근육군의 촉진을 시행한다.

- 네발기기로 반대쪽 무릎을 굽히면서 하는 다리 굽힘 · 모음 · 가쪽회전 패턴(p.259 참조)과 동시에 시행함으로써, 무릎과 팔꿈치를 붙이는 것 같은 동작이 되어, 균형 연습에 사용할 수 있습니다 그림 2-167.

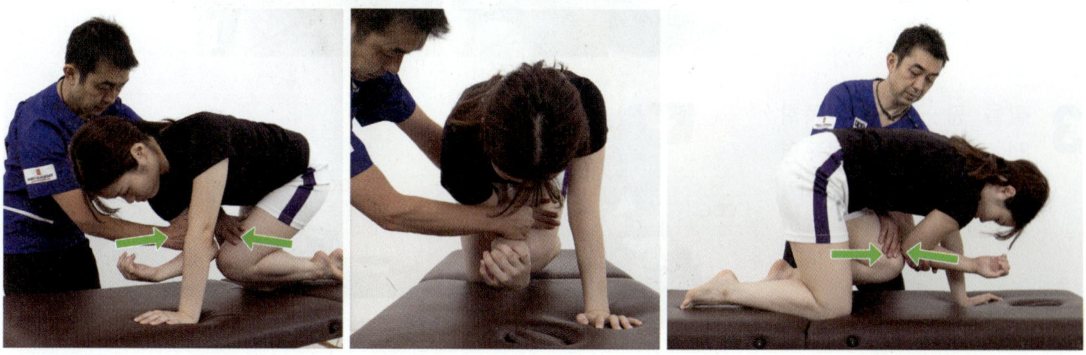

그림 2-167 네발기기로 반대쪽 무릎을 굽히면서 하는 다리 굽힘·모음·가쪽회전 패턴과 함께 시행한다.

5) 도수 접촉

- 스트레이트 패턴과 거의 동일하지만, 몸쪽 쥐기는 약간 깊이 잡습니다. 그렇게 함으로써 몸쪽 부분 모음에 대한 조절이 가능해집니다 그림 2-168 .

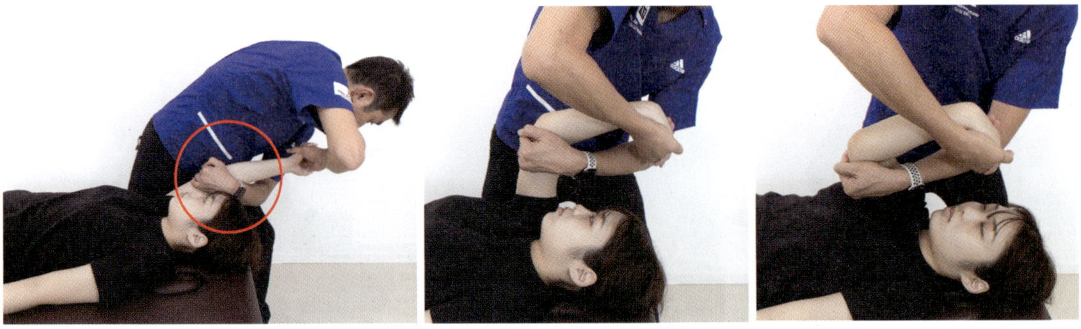

그림 2-168 팔꿈치를 굽히면서 하는 팔 폄·모음·안쪽회전 패턴 때의 도수 접촉

6) 신체역학

- 운동 시작 직후에 아래팔 엎침을 시키면 팔꿈치가 가쪽으로 열려, 그루브 내에서의 운동을 할 수 없게 됩니다.
- 어깨에서 팔꿈치까지의 몸쪽 요소의 궤도는 스트레이트 패턴 때의 궤도와 다르지 않습니다.
- 운동을 시작한 다음 잠시 동안은 엎침을 시키지 않고, 손등 면이 위쪽을 향한 채로, 손 부위 · 팔꿈치 · 어깨가 일직선으로 내려오도록 합니다 그림 2-169 .

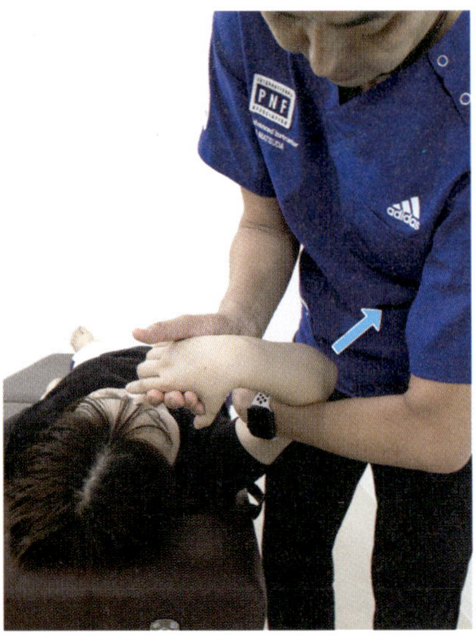

아래팔이 엎침이 되어버림으로써 팔꿈치가 가쪽으로 열린다.

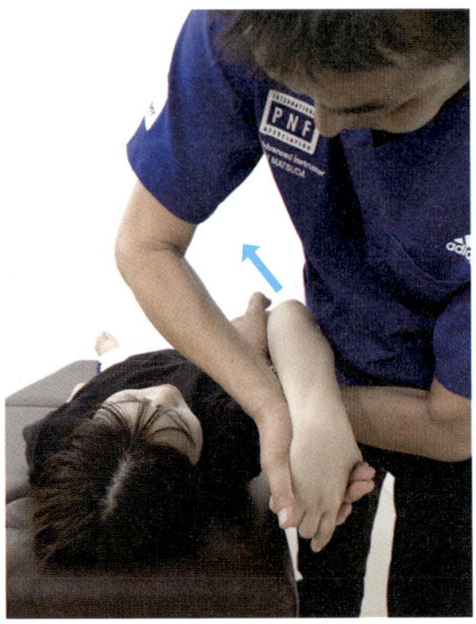

손등 면이 위쪽을 향한 채로, 손 부위 · 팔꿈치 · 어깨가 일직선이 된다.

그림 2-169 팔꿈치를 굽히면서 하는 팔 폄·모음·안쪽회전 패턴 때의 신체역학 ①

- "팔꿈치가 선행(앞서감)"으로 내려오는 패턴이기 때문에, 치료사는 상부 몸통 옆굽힘을 시켜 그 움직임을 만들도록 하십시오 그림 2-170 .

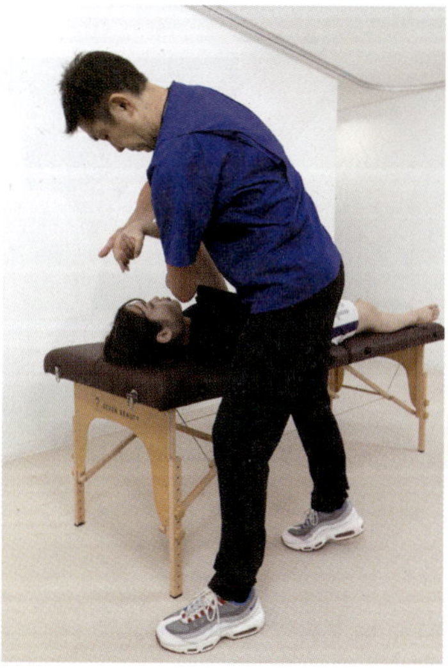
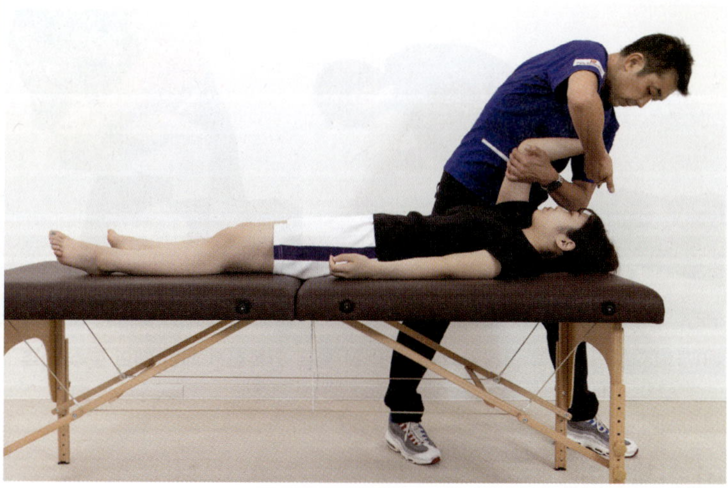

치료사의 몸통 옆굽힘을 시켜 대상자의 팔꿈치가 앞서가게 한다.

그림 2-170 팔꿈치를 굽히면서 하는 팔 폄·모음·안쪽회전 패턴 때의 신체역학 ②

7) 방산

- 스트레이트 패턴과 동일합니다.

8) 주의할 사항

- 저항이 지나치게 강하면 대상자의 팔이음뼈가 올라갈 가능성이 있으므로 주의가 필요합니다.

◉ 팔꿈치를 펴면서 하는 팔 폄·모음·안쪽회전

UE Ext.-Add.-IR with elbow ext.

반대 패턴: 팔꿈치를 굽히면서 하는 팔 굽힘·벌림·가쪽회전(p.182)

Check!

팔꿈치를 펴면서 하는 팔 폄·모음·안쪽회전

1) 구체적 방법

i) 시작자세: 반듯이 누운 자세 그림 2-171

치료사는 대상자의 어깨관절 곁보다 약간 머리 쪽으로 서서, 그루브에 대해서 직각 방향을 향합니다.

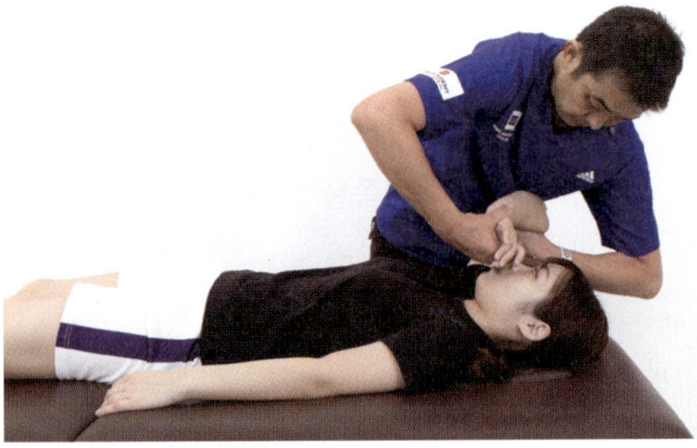

그림 2-171 팔꿈치를 펴면서 하는 팔 폄·모음·안쪽회전 패턴 조작의 시작지세

ii) 방법 그림 2-172

1 팔을 굽힘 · 벌림 · 가쪽회전 · 팔꿈치 굽힘 방향으로 늘입니다.

2 “손을 쥐시오”, “내리시오” 와 같은 구두 지시로 팔을 폄 · 모음 · 안쪽회전 · 팔꿈치 폄 방향으로 운동을 시켜서 저항을 가합니다.

3 팔을 폄 · 모음 · 안쪽회전 · 팔꿈치 폄의 최종 영역까지 운동을 계속시켜 저항을 가합니다.

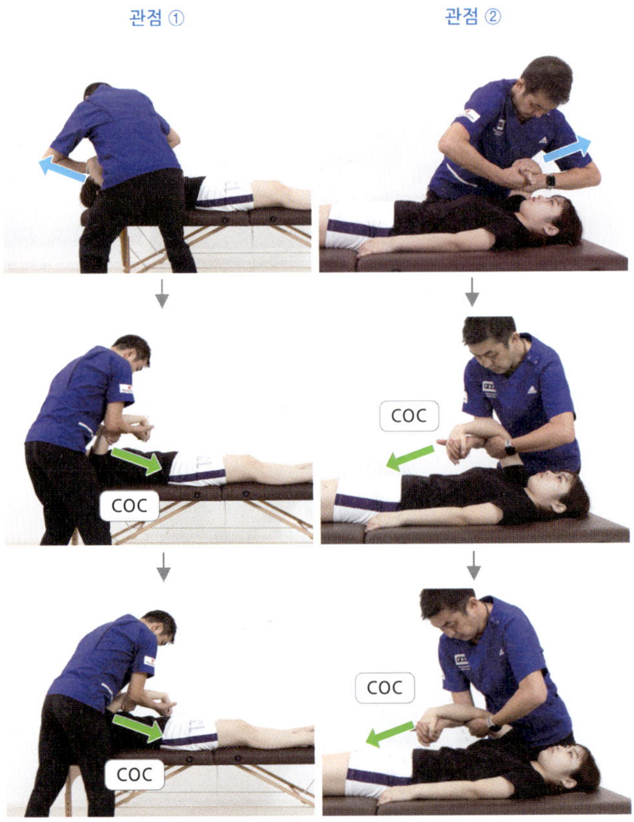

그림 2-172 팔꿈치를 펴면서 하는 팔 폄·모음·안쪽회전 패턴 조작의 실제 순서

2) 임상에서 사용하는 빈도: C

먼쪽 부위의 조절이 어려운 것에 비해 임상에서 사용하는 빈도는 많이 높지 않은 패턴입니다.

3) 패턴의 구성 요소

어깨관절 폄 · 모음 · 안쪽회전
팔굽관절 폄
아 래 팔 엎침(어깨관절 가쪽회전의 카운터(반대)가 나오지 않도록 주의할 것)
손목관절 바닥쪽굽힘 · 자뼈쪽굽힘
손 가 락 굽힘

4) 임상에서 사용하는 예

- 일어나기의 촉진에서 사용되는 경우가 있습니다. 이때 치료사는 대각선의 반대쪽에 서서, 자신을 향해 밀어오게 하도록 저항을 가합니다 그림 2-173. 또한 반대쪽 손목관절을 등쪽굽힘을 시켜, 그곳을 고정점으로 하면 일어나기 쉽습니다 그림 2-174.

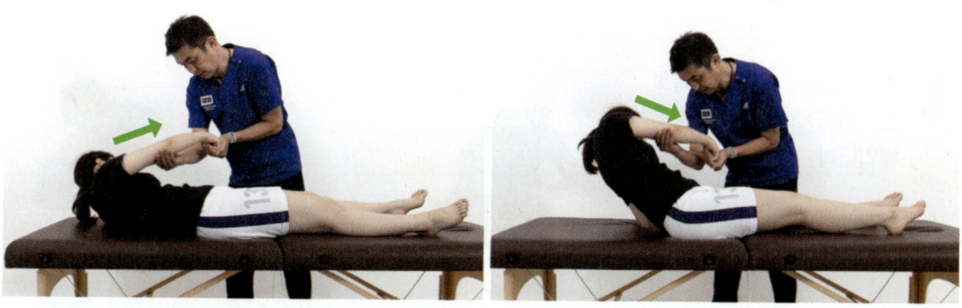

그림 2-173 대각선상에 서서 일어나기를 촉진하는 방법

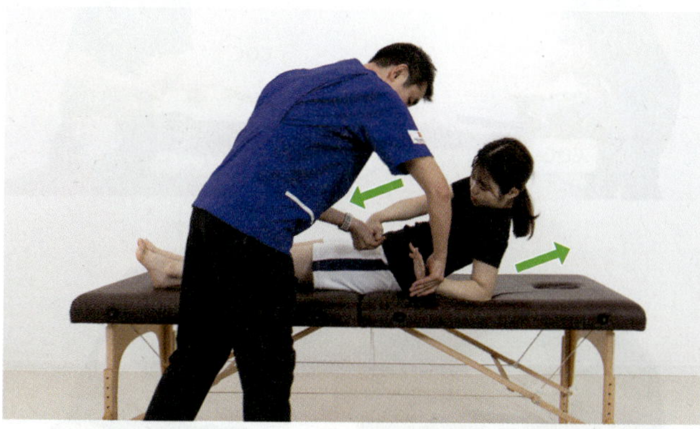

반대쪽 손목관절을 등쪽굽힘을 시켜 고정점으로 하면 일어나기 쉬워진다.

그림 2-174 **반대쪽 손목관절을 등쪽굽힘을 시켜 고정점으로 하는 방법**

5) 도수 접촉

- 스트레이트 패턴과 동일합니다.

6) 신체역학

- 손목관절 바닥쪽굽힘 · 손가락 굽힘의 저항은 먼쪽 부위를 밀어올림으로써 시행하고, 팔꿈치 폄에 대한 저항은 몸 전체를 자기 앞으로 당김으로써 시행합니다 그림 2-175 .

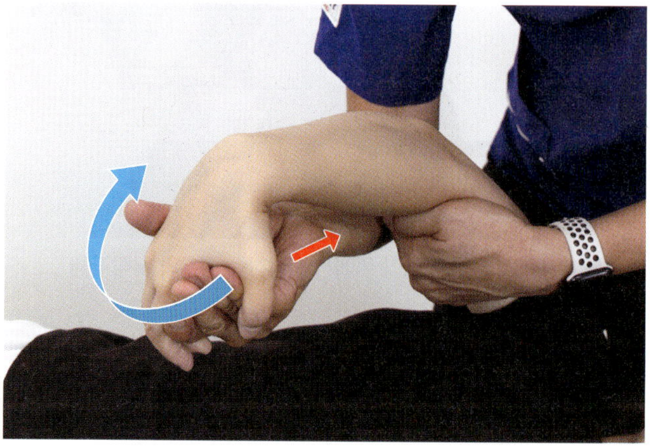

먼쪽 부위의 저항(청색 화살표)은 등쪽굽힘, 노뼈쪽굽힘 방향으로 끌어올리고, 몸 전체로 팔꿈치 폄에 대한 저항(적색 화살표)을 가한다.

그림 2-175 팔꿈치를 펴면서 하는 팔 폄·모음·안쪽회전 패턴 때의 신체역학

- 시작할 때는 그루브에 대해서 수직으로 서고, 운동이 시작되면 90° 회전하여 팔의 정면에 들어갑니다.

7) 방산

- 스트레이트 패턴과 동일합니다.

8) 주의할 사항

- 시작자세를 만들 때는 시작의 프로토콜로 먼쪽 부위의 늘임(elongation)을 만드는 곳까지 이루어지면 우선 팔꿈치를 굽히게 하여, 먼쪽 부위로부터 밀어 올리도록 팔이음뼈의 내밀기(protraction)를 만들어, 늘임의 위치까지 가져갑니다 그림 2-176 .

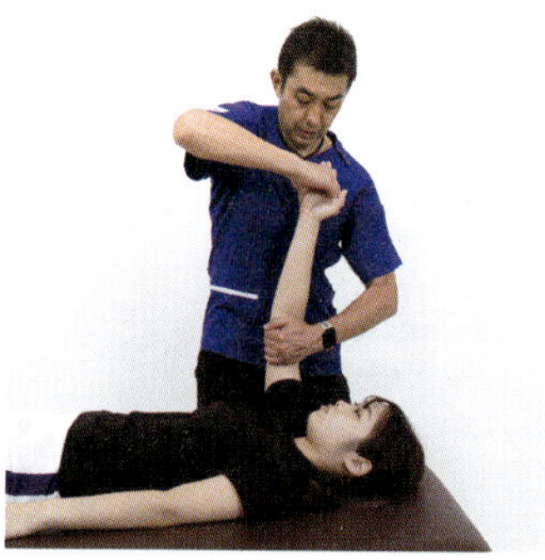

먼저 중간위치를 만든다.

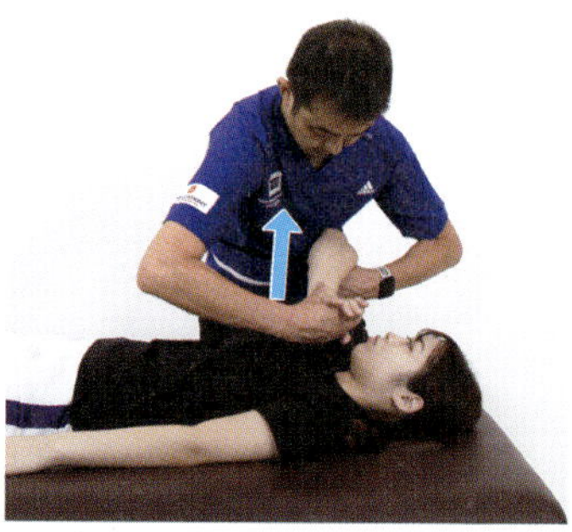

팔꿈치를 굽히게 하여 먼쪽에서 밀어 올림으로써 팔이음뼈를 내밀게 한다.

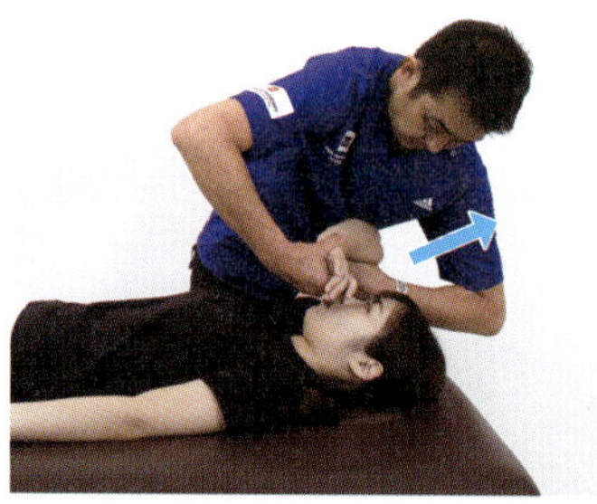

거기서부터 굽힘 · 벌림 방향으로 넘어뜨려 간다.

그림 2-176 팔꿈치를 펴면서 하는 팔 폄·모음·안쪽회전 패턴 때 주의할 사항

- 시작자세에서의 손 부분이 머리 위가 되는 경우도 있습니다 그림 2-177.

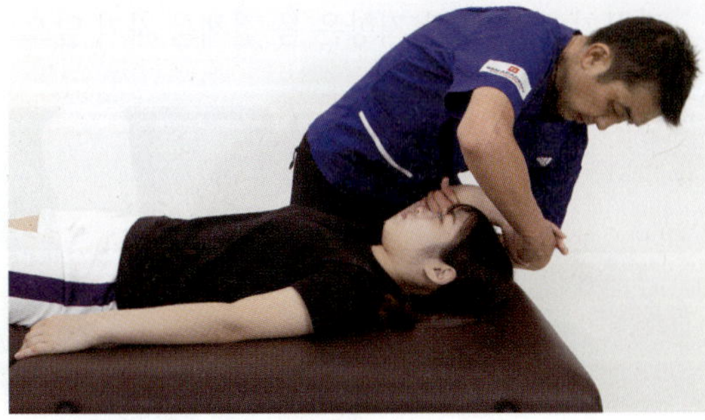

그림 2-177 머리 위에서 시작하는 경우의 시작자세

◉ 팔 굽힘·모음·가쪽회전 UE Flex.-Add.-ER

반대 패턴: 팔 폄·벌림·안쪽회전(p.216)

Check!

팔 굽힘·모음·가쪽회전

1) 구체적 방법

i) 시작자세: 반듯이 누운 자세

그림 2-178

치료사는 대상자의 어깨관절 곁 약간 발쪽에 섭니다. 늘일 때는 운동 방향의 180° 반대 방향을 향합니다.

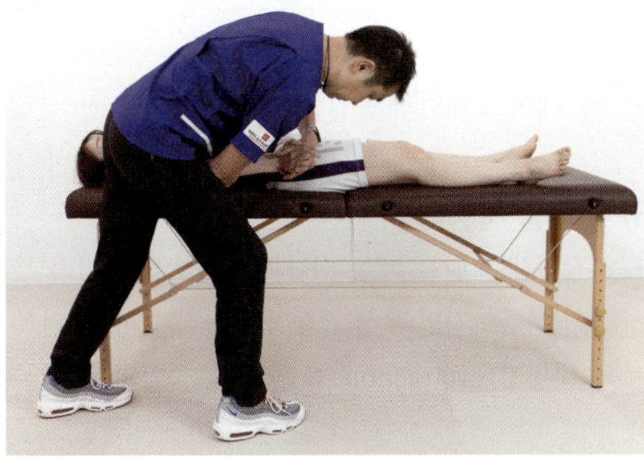

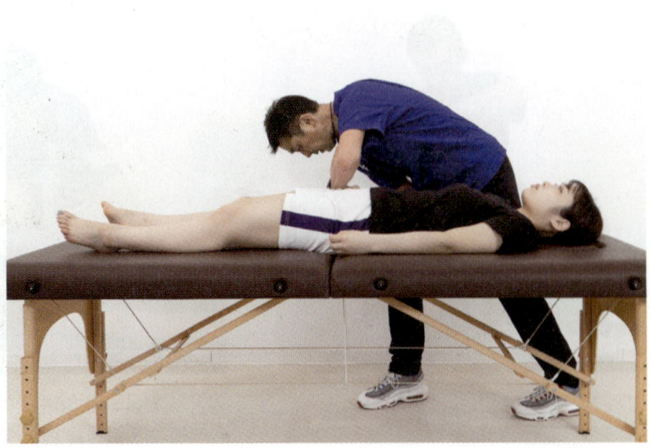

그림 2-178 팔 굽힘·모음·가쪽회전 패턴 조작의 시작자세

ii) 방법 그림 2-179

관점 ① 관점 ②

1 팔 폄 · 벌림 · 안쪽회전 방향으로 늘입니다.

2 "손을 쥐시오", "들어 올리시오"와 같은 지시로 팔을 굽힘 · 모음 · 가쪽회전 방향으로 운동시켜 저항을 가합니다.

3 팔을 굽힘 · 모음 · 가쪽회전의 최종 영역까지 운동시켜 저항을 가합니다.

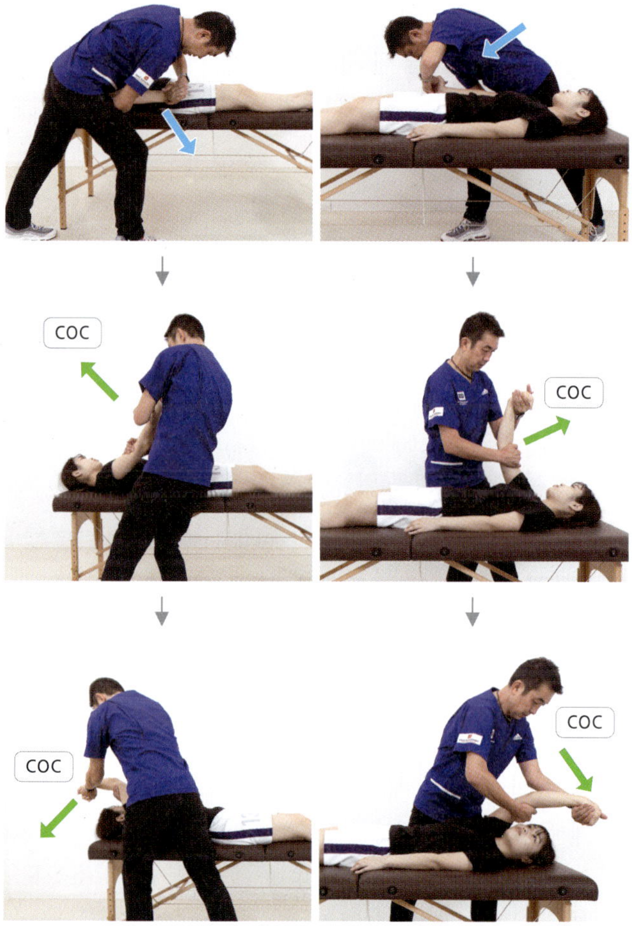

그림 2-179 팔 굽힘·모음·가쪽회전 패턴 조작의 실제 순서

2) 임상에서 사용하는 빈도: B

능동운동으로서 넓은등근(광배근)을 신장시키고 싶은 경우나, 방산으로 같은 쪽 다리 발끝치를 밀어붙이는 폄을 이끌어내고 싶은 경우 등 직접적 · 간접적으로 사용할 수 있습니다.

3) 패턴의 구성 요소

어깨관절 굽힘 · 모음 · 가쪽회전

아 래 팔 뒤침

손목관절 바닥쪽굽힘 · 노뼈쪽굽힘

손 가 락 굽힘

4) 임상에서 사용하는 예

- 몸통 옆부분~넓은등근을 능동적으로 신장할 목적으로, 특히 최종 영역 부근에서 이 패턴을 시행할 수 있습니다.
- 같은 쪽 다리 발꿈치를 밀어붙이는 힘이 나오기 쉬우므로 넙다리네갈래근 근력훈련(quad setting)을 더 강화하여 사용하는 방법이 있습니다. 이 경우, 반대쪽 다리에 대한 힘이 분산되는 것을 피하기 위해 무릎을 세워서 시행하면 좋을 것입니다 그림 2-180.

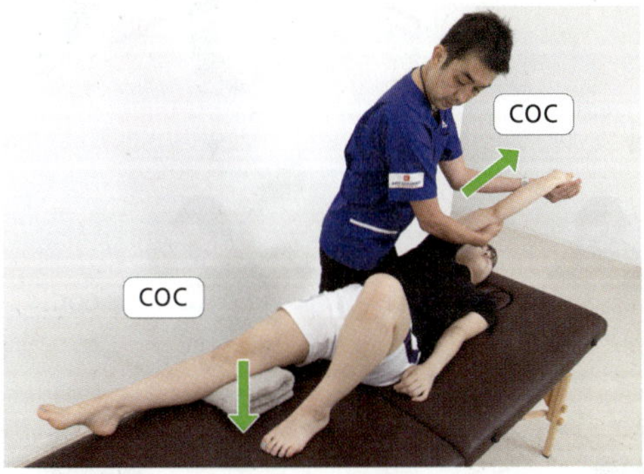

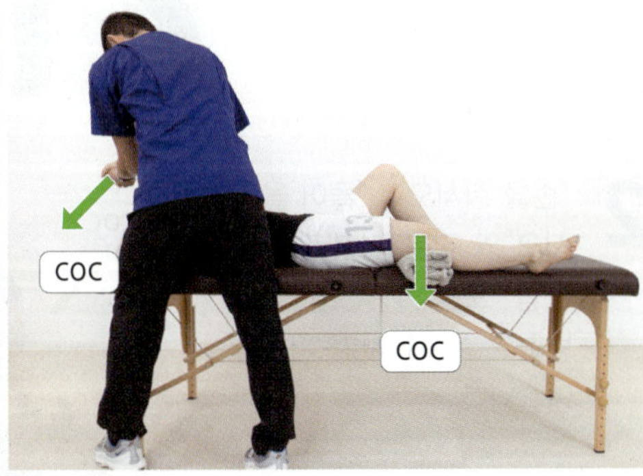

같은 쪽 넙다리네갈래근 약화에 대해 넙다리네갈래근 근력훈련을 더욱 강화하여 시행한다.

그림 2-180 같은 쪽 넙다리네갈래근 약화에 대해 넙다리네갈래근 근력훈련을 한다.

- 옆으로 누운 자세에서 같은 쪽 다리 폄 · 모음 패턴과 동시에 시행함으로서 더 강하게 몸쪽 부분의 신장을 목표로 하는 것도 가능합니다. 또한 거기서부터의 몸 구르기를 한다는 아이디어도 있습니다 그림 2-181.

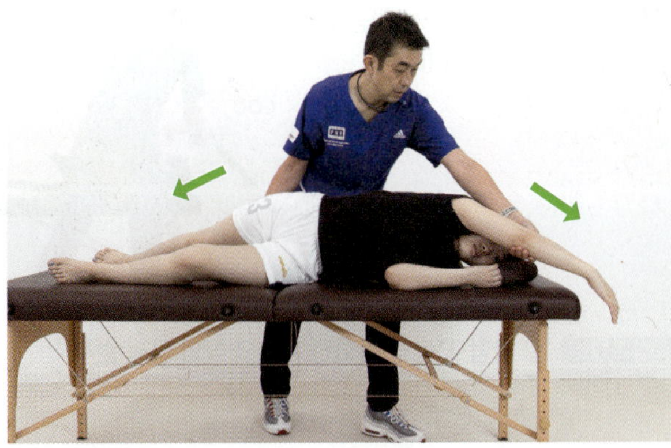

그림 2-181 같은 쪽 다리 폄·모음 패턴과 동시에 시행함으로써 몸쪽의 신장을 목표로 할 수 있다.

5) 도수 접촉

먼쪽 쥐기: 대상자의 오른손에 대해 치료사의 왼손이 먼쪽 쥐기가 되어 손바닥 면끼리 맞댑니다 그림 2-182. 좌우의 손을 틀리기 쉬운 패턴이므로, "손을 맞잡을 때" 손을 맞추는 방법이라고 기억해두면 좋습니다 그림 2-183. 가장 압력을 가하고 싶은 부위는 다섯 번째 손가락 MP관절 가쪽이 됩니다. 그 부분에 치료사의 집게손가락이 걸리도록 합니다.

몸쪽 쥐기: 위팔두갈래근 부위가 됩니다.

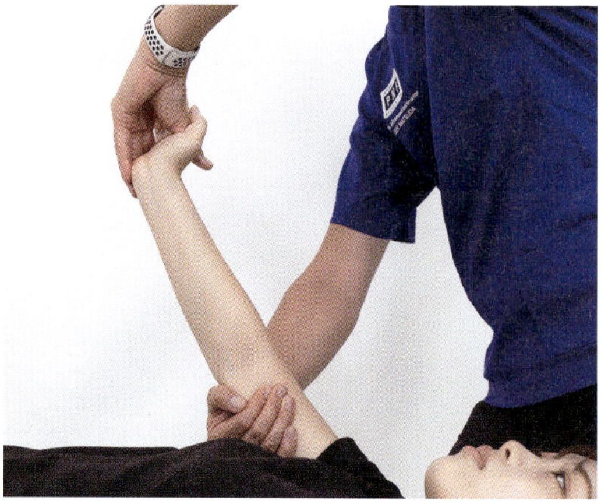

대상자의 오른손에 대해 치료사의 왼손이 먼쪽 쥐기가 되어 손바닥 면끼리 맞댄다.

그림 2-182 팔 굽힘·모음·가쪽회전 패턴 때의 도수 접촉

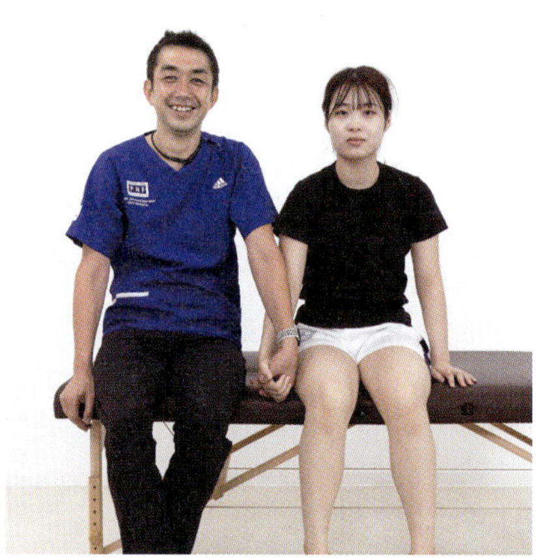

어느 쪽 손이 먼쪽 쥐기인지 모르면 "손을 옆에서 잡는 손"을 떠올려본다.

그림 2-183 팔 굽힘·모음·가쪽회전 패턴 때의 먼쪽 쥐기

6) 신체역학

- 운동이 시작되어 1/3 정도의 부분에서 회전하여 그루브에 들어갑니다 그림 2-184.

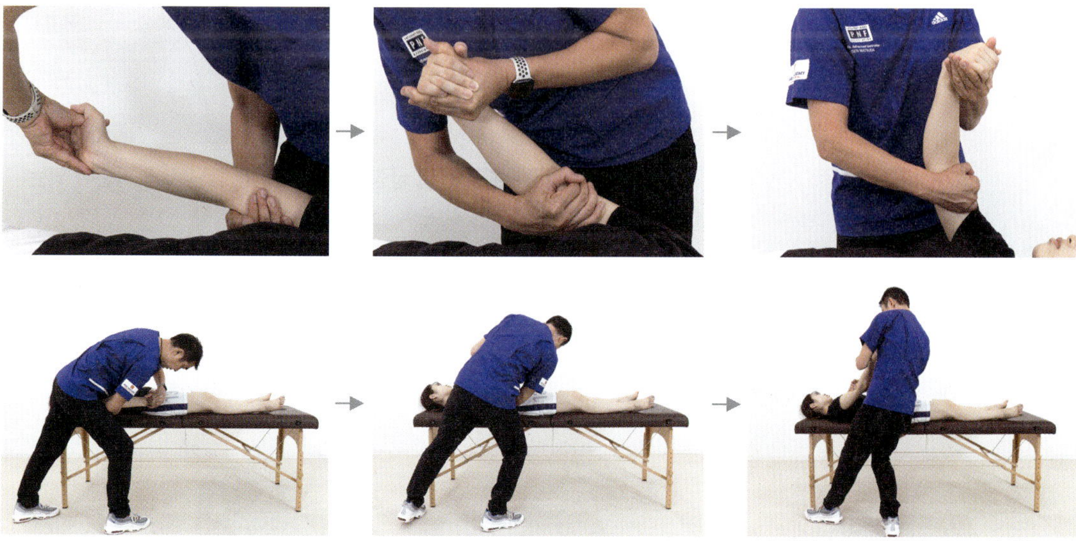

시작에서 1/3 정도 운동이 일어난 부분에서 중력중심을 이동시켜 회전한다.

그림 2-184 팔 굽힘·모음·가쪽회전 패턴 때의 신체역학

- 회전할 때에 대상자의 팔이 모음 방향으로 움직여버리는 경우가 많으므로 주의가 필요합니다.
- 대상자의 팔을 먼저 가게하고, 치료사는 뒤에서 따라가는 이미지를 가져주십시오. 그렇게 하기 위해, 치료사는 시작할 때부터 약간 발쪽에 서면 좋습니다.

7) 방산

- 몸통 폄
- 같은 쪽 다리 폄 · 벌림
- 가장자리에 걸터앉은 자세에서 반대쪽 손바닥 면을 마루바닥면에 놓으면 아래로 밀어붙이는 힘이 발생합니다.

8) 주의할 사항

- 기준이 되는 그루브의 선은 반대쪽 어깨관절과 같은 쪽 엉덩관절을 연결한 선의 평행선이 됩니다 그림 2-185 .

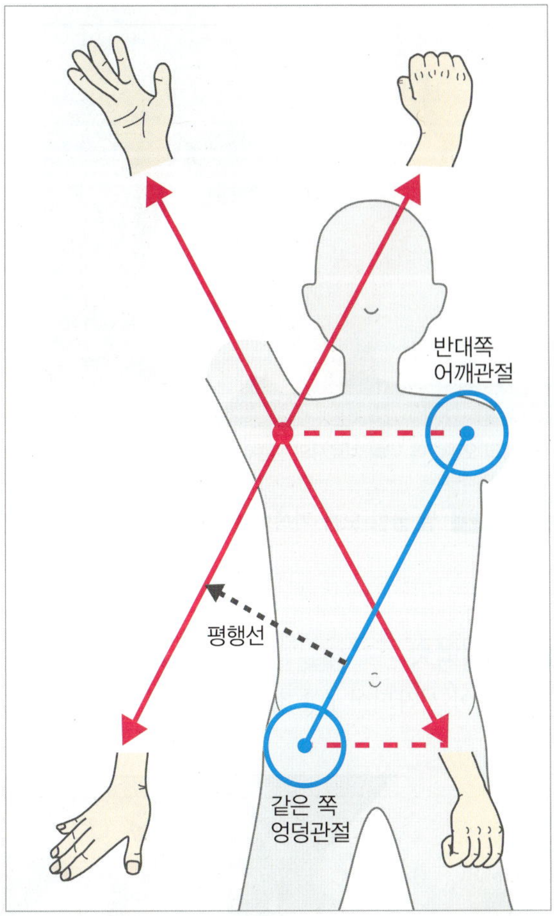

그림 2-185 팔 굽힘·모음·가쪽회전 패턴 때의 기준이 되는 그루브의 선

- 저항이 강하면 팔굽관절 굽힘이 출현하기 쉬우므로 주의하기 바랍니다.
- 최종 영역에서 어깨가 앞쪽 올림의 움직임이 되어, 바닥 면에서 떨어져 들려올라가 있는 것이 몸통 폄, 같은 쪽 다리 폄의 방산을 얻기 위해서는 필수적이 됩니다 그림 2-186 .

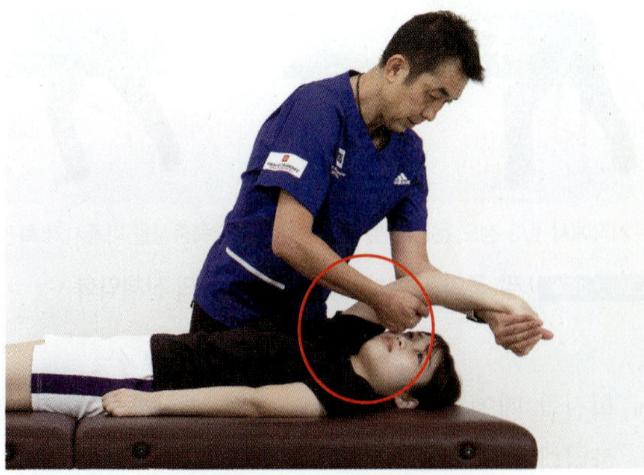

최종 영역에서 어깨는 앞쪽 올림

그림 2-186 몸통 폄, 같은 쪽 다리 폄의 방산을 얻기 위한 요점

◉ 팔꿈치를 굽히면서 하는 팔 굽힘·모음·가쪽회전

UE Flex.-Add.-ER with elbow flex.

반대 패턴: 팔꿈치를 굽히면서 하는 팔 폄·벌림·안쪽회전(p.224)

Check!

팔꿈치를 굽히면서 하는 팔 굽힘·모음·가쪽회전

1) 구체적 방법

i) 시작자세: 반듯이 누운 자세 그림 2-187

스트레이트 패턴과 동일합니다.

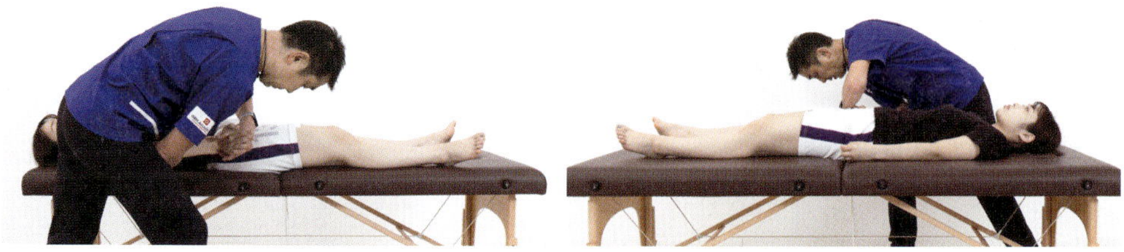

그림 2-187 팔꿈치를 굽히면서 하는 팔 굽힘·모음·가쪽회전 패턴 조작의 시작자세

ii) 방법 그림 2-188

1 팔을 폄 · 벌림 · 안쪽회전 방향으로 늘입니다.

2 "손을 쥐시오", "반대쪽 귀까지 들어 올리시오"와 같은 지시로 팔을 굽힘 · 모음 · 가쪽회전 · 팔꿈치 굽힘 방향으로 운동시켜 저항을 가합니다.

3 팔을 굽힘 · 모음 · 가쪽회전 · 팔꿈치 굽힘의 최종 영역까지 운동시켜서 저항을 가합니다.

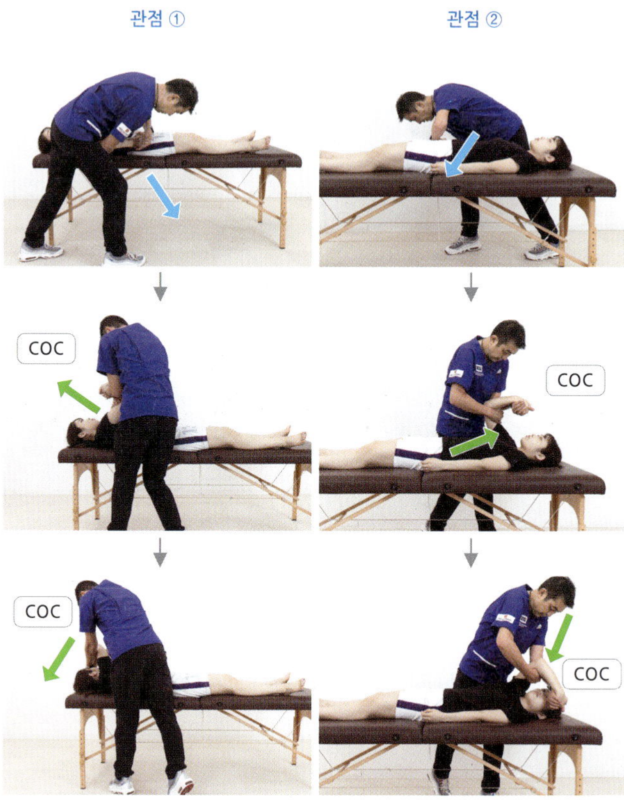

그림 2-188 팔꿈치를 굽히면서 하는 팔 굽힘·모음·가쪽회전 패턴 조작의 실제 순서

2) 임상에서 사용하는 빈도: B

직접적인 동작으로서는 음식물을 섭취하거나 또는 얼굴을 씻는 등 많이 사용되는 움직임이기는 하지만, 그것 이외의 용도로는 별로 사용하지 않는 패턴입니다.

3) 패턴의 구성 요소

어깨관절	굽힘 · 모음 · 가쪽회전
팔굽관절	굽힘
아 래 팔	뒤침
손목관절	바닥쪽굽힘 · 노뼈쪽굽힘
손 가 락	굽힘

4) 임상에서 사용하는 예

- 위팔두갈래근을 강하게 작용시킬 때에 사용합니다. 이때는 등장성 혼합이나 재신장이 효과적입니다. 예를 들어, 목뼈 수술 후 C5 마비의 사례 등에 대해 사용하는 것이 됩니다 그림 2-189 .

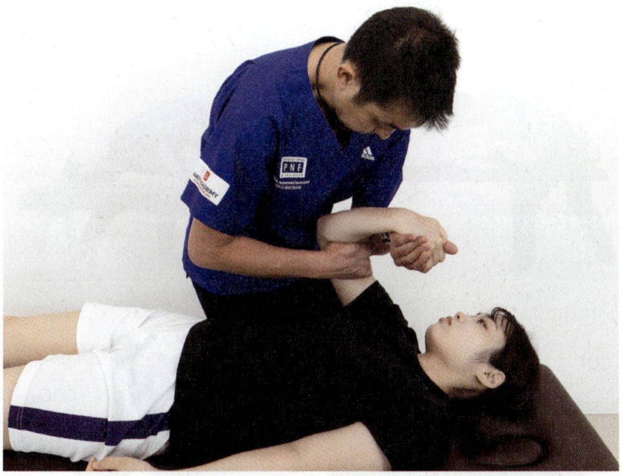

위팔두갈래근이 작용하기 쉬운 위치에서 기법을 시행한다.

그림 2-189 **팔꿈치를 굽히면서 하는 팔 굽힘·모음·가쪽회전 패턴의 임상에서 사용하는 예**

- 음식물 섭취 동작 등에서 손을 얼굴에 접근시킬 수 없는 경우에 직접적으로 동작에 가까운 움직임을 시킬 수 있습니다.

5) 도수 접촉

- 스트레이트 패턴과 동일합니다.

6) 신체역학

- 운동이 시작되면 먼쪽 쥐기 쪽 겨드랑이를 빨리 조여주면 팔꿈치 굽힘을 유도하기 쉽습니다 그림 2-190.

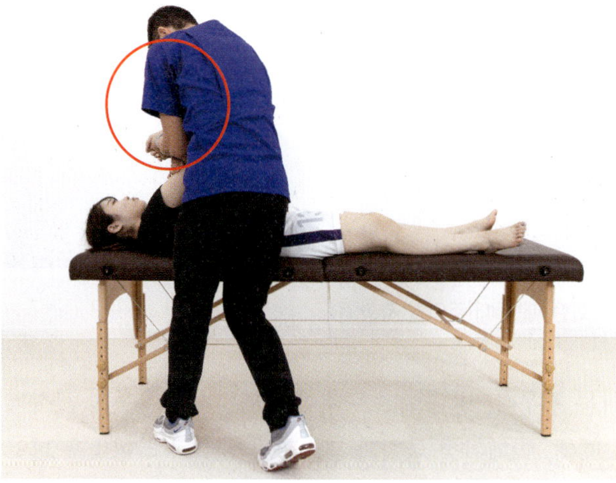

겨드랑이를 조임으로써 팔꿈치 굽힘을 하기 쉽게 한다.

그림 2-190 팔꿈치를 굽히면서 하는 팔 굽힘·모음·가쪽회전 패턴 때의 신체역학

- 최종 영역 부근에서는 팔꿈치 굽힘에 대한 저항은 치료사의 신체에서 떨어지는 방향으로 가할 필요가 있기 때문에 팔꿈치 굽힘과 어깨 굽힘 · 모음의 저항을 동시에 가하는 것이 어렵습니다 그림 2-191.

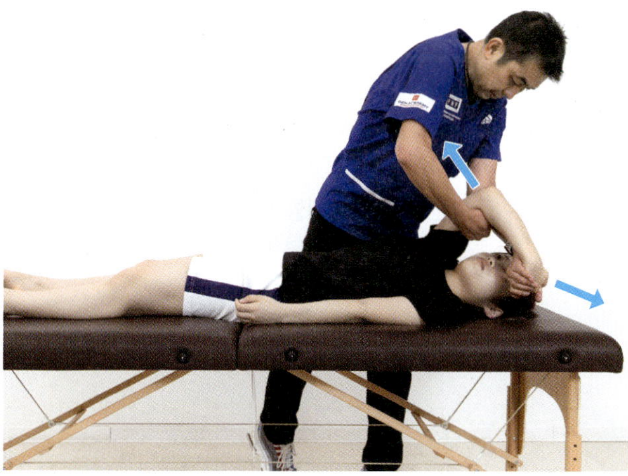

그림 2-191 최종 영역 부근에서의 팔꿈치 굽힘에 대한 저항

7) 방산

- 스트레이트 패턴과 동일합니다.

8) 주의할 사항

- 이 패턴에서의 이른바 정상 타이밍(normal timing)은 팔꿉관절 굽힘과 어깨관절 굽힘이 동시에 일어납니다 그림 2-192 .

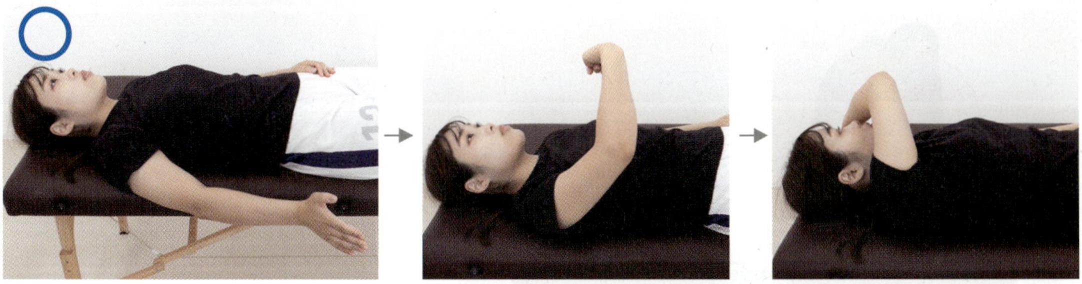

그림 2-192 팔꿈치를 굽히면서 하는 팔 굽힘·모음·가쪽회전 패턴 때 주의할 사항 ①

- 팔꿉관절 굽힘만이 먼저 일어나는 경우나, 반대로 스트레이트 패턴처럼 운동이 시작되고 마지막에 팔꿈치가 굽는 등 때에, 어깨관절 굽힘과 팔꿉관절 굽힘의 타이밍을 파악할 수 없게 되는 경우가 있습니다 그림 2-193 · 그림 2-194 . "대상자에게 반대쪽 귀를 만져 보십시오" 등이라 의뢰하여 자연스런 동작을 관찰하면 좋을지도 모릅니다.

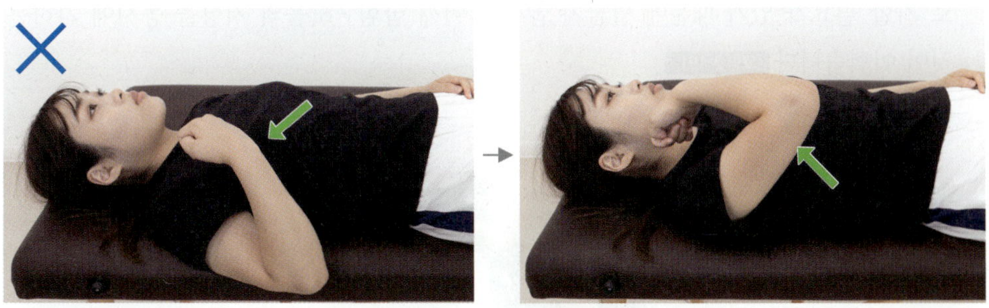

먼저 팔꿉관절 굽힘만이 일어나고 그 후 어깨관절이 굽는다.

그림 2-193 팔꿈치를 굽히면서 하는 팔 굽힘·모음·가쪽회전 패턴 때 주의할 사항 ②

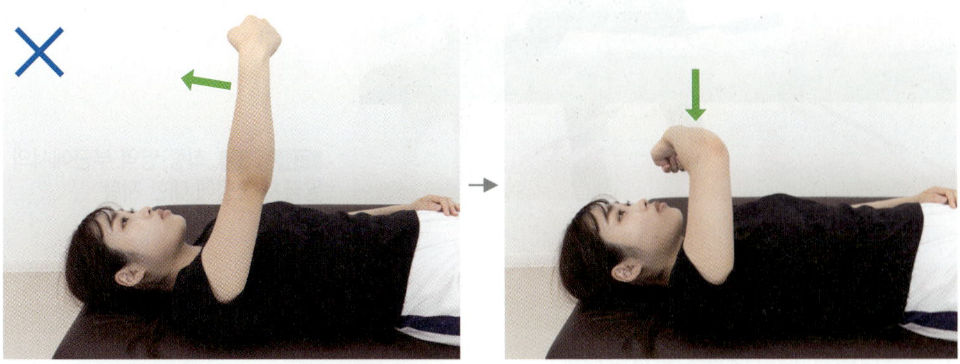

스트레이트 패턴처럼 시작하여, 그 후 팔꿉관절이 굽는다.

그림 2-194 팔꿈치를 굽히면서 하는 팔 굽힘·모음·가쪽회전 패턴 때 주의할 사항 ③

◉ 팔꿈치를 펴면서 하는 팔 굽힘·모음·가쪽회전

UE Flex.-Add.-ER with elbow ext.

반대 패턴: 팔꿈치를 굽히면서 하는 팔 폄·벌림·안쪽회전(p.220)

Check!

팔꿈치를 펴면서 하는 팔 굽힘·모음·가쪽회전

1) 구체적 방법

i) 시작자세: 반듯이 누운 자세

그림 2-195

치료사는 대상자의 어깨관절 부근, 약간 발쪽에 섭니다. 늘일 때는 그루브에 대해 수직으로 선 상태 그대로 웅크리도록 합니다.

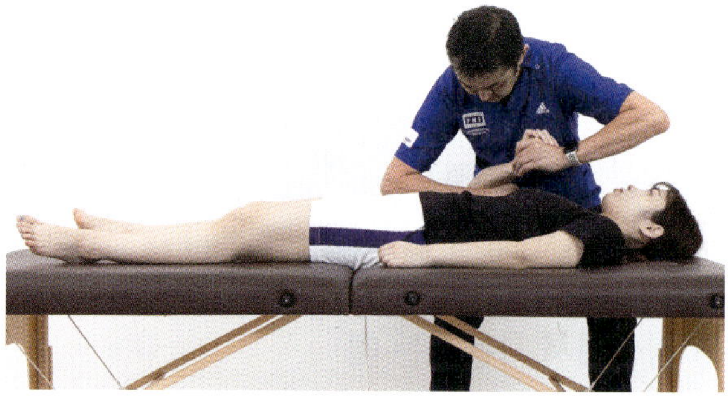

그림 2-195 팔꿈치를 펴면서 하는 팔 굽힘·모음·가쪽회전 패턴 조작의 시작자세

ii) 방법 그림 2-196

관점 ① 관점 ②

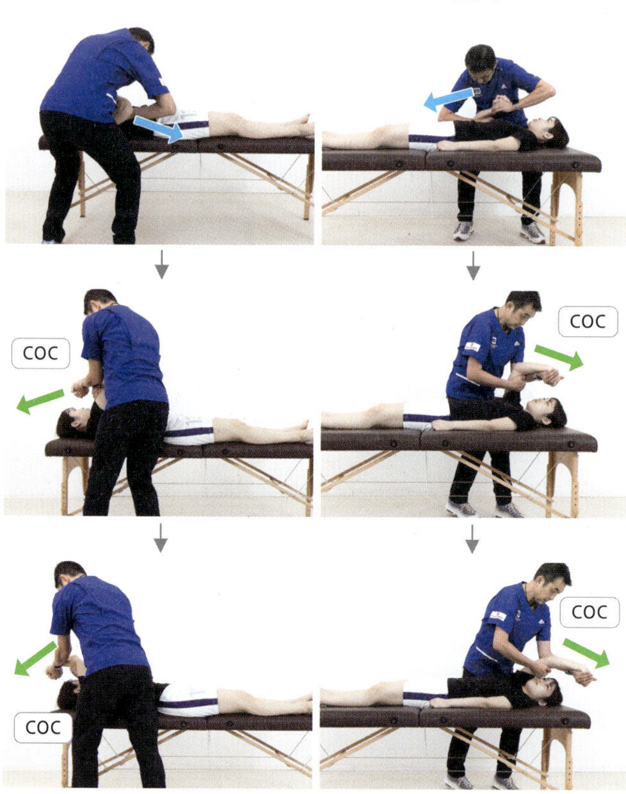

1 팔을 폄·벌림·안쪽회전·팔꿈치 굽힘 방향으로 늘입니다.

2 "손을 쥐시오", "펴시오"와 같은 지시로 팔을 굽힘·모음·가쪽회전·팔꿈치 폄 방향으로 운동시켜 저항을 가합니다.

3 팔을 굽힘·모음·가쪽회전·팔꿈치 폄의 최종 영역까지 운동시켜 저항을 가합니다.

그림 2-196 팔꿈치를 펴면서 하는 팔 굽힘·모음·가쪽회전 패턴 조작의 실제 순서

2) 임상에서 사용하는 빈도: B

- 신체 측면 부분을 신장하거나, 같은 쪽 다리에 대한 간접적인 방법으로는 사용하지만 빈도는 높지 않습니다.

3 패턴의 구성 요소

어깨관절 굽힘 · 모음 · 가쪽회전
팔굽관절 폄
아 래 팔 뒤침
손목관절 바닥쪽굽힘 · 노뼈쪽굽힘
손 가 락 굽힘

4) 임상에서 사용하는 예

- ACL(앞십자인대) 재건술 후에 넙다리네갈래근의 강화를 필요로 하는 것 같은 경우에 넙다리네갈래근 근력훈련(quad setting)을 시행하지만, 이 패턴을 시행하여 같은 쪽 넙다리네갈래근으로의 방산을 이끌어내는 일이 있습니다. 패턴이 위쪽으로 손을 뻗는 방향의 운동이기 때문에, 발바닥을 벽 등에 접지시켜 장축 방향의 폄을 얻고 싶을 때에 특히 효과적입니다 그림 2-197.

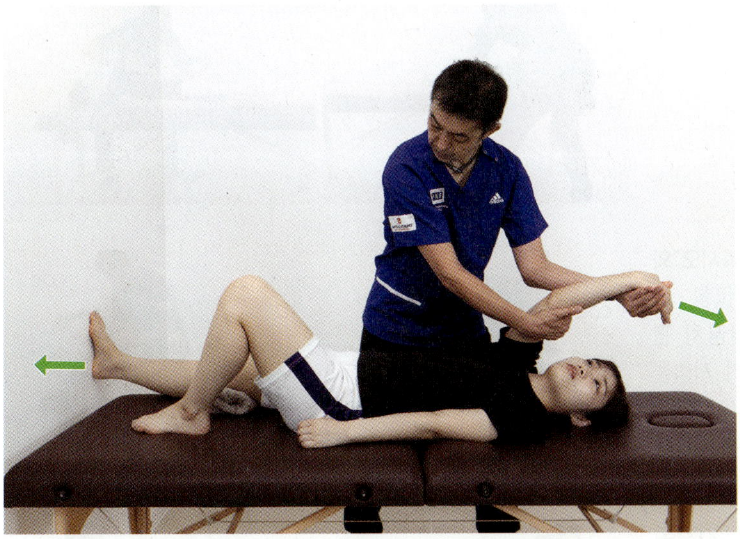

같은 쪽 다리 장축 방향의 폄을 강화할 때에 사용한다.

그림 2-197 **팔꿈치를 펴면서 하는 팔 굽힘·모음·가쪽회전 패턴 조작을 임상에서 사용하는 예**

- 뇌졸중 편마비로 위팔두갈래근에 근육 긴장 항진, 위팔세갈래근 근육 출력 저하가 있는 경우, 이 패턴에 재신장을 혼합시킴으로써 위팔세갈래근의 출력 강화를 할 수 있습니다.
- 옆으로 누운 자세에서 같은 쪽 무릎을 펴면서 하는 다리 폄·벌림·안쪽회전 패턴(p.284 참조)과 혼합시킴으로써 신체 측면 부분을 크게 신장할 때에 사용합니다. 또한, 앞뒤의 움직임을 강조함으로써 몸통의 회전운동을 시행하는 것이 가능해지기 때문에 파킨슨병 등으로 몸통 분절 내 회전이 어려운 경우에도 사용됩니다 그림 2-198.

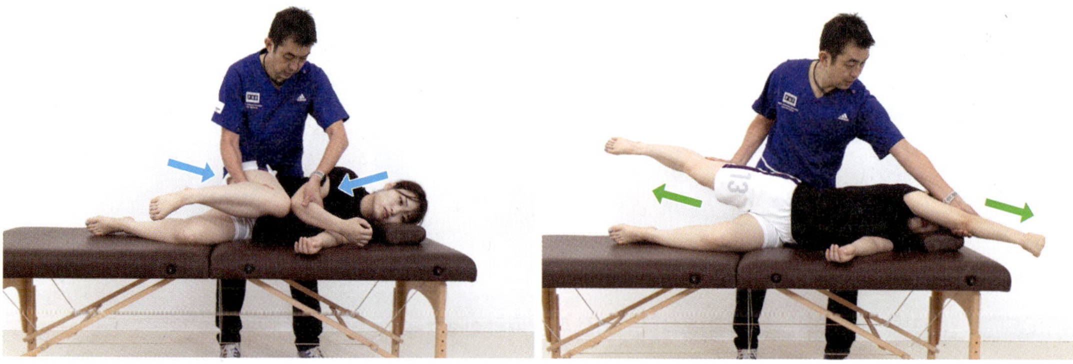

같은 쪽 무릎을 펴면서 하는 다리 폄·벌림·안쪽회전 패턴과 함께 시행한다.

그림 2-198 같은 쪽 무릎을 펴면서 하는 다리 폄·벌림·안쪽회전 패턴과 혼합하는 방법

5) 도수 접촉

- 스트레이트 패턴과 동일합니다.
- 팔꿈치를 펴게 하기 위해 작용하는 근육은 위팔세갈래근이지만, 운동 방향의 유도를 우선시키기 위해 몸쪽 쥐기는 위팔두갈래근을 만집니다 그림 2-199.

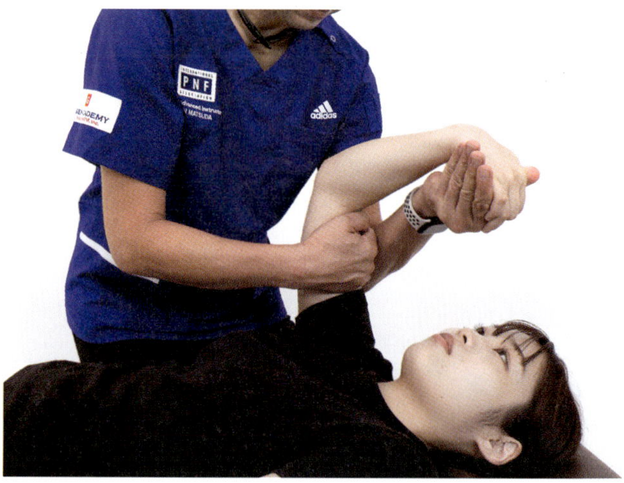

몸쪽 쥐기는 운동 방향으로의 유도를 시행하기 위해 위팔두갈래근 부근을 만진다.

그림 2-199 팔꿈치를 펴면서 하는 팔 굽힘·모음·가쪽회전 패턴 때의 도수 접촉

6) 신체역학

- 늘일(elongation) 때, 신체의 방향은 그루브에 대해서 수직이 됩니다 그림 2-200a. 운동이 시작되면 90° 회전하여 그루브 방향을 향합니다 그림 2-200b.

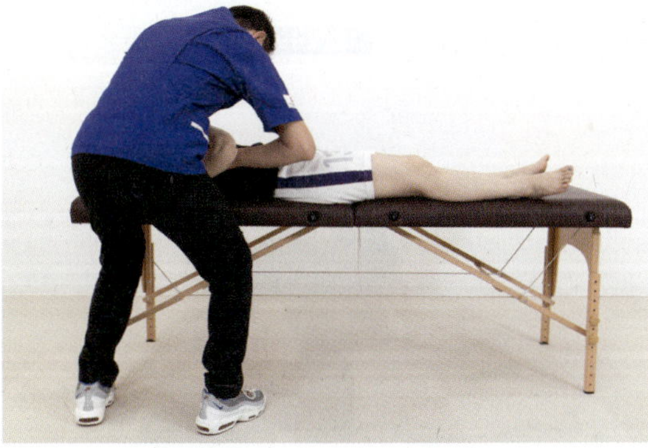

a: 늘일 때는 그루브에 대해서 수직으로 선다.

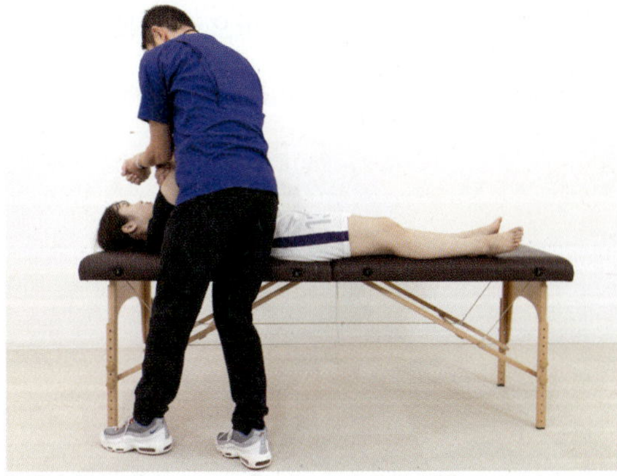

b: 운동이 시작되면 90° 회전하여 운동 방향을 향한다.

그림 2-200 **팔꿈치를 펴면서 하는 팔 굽힘·모음·가쪽회전 패턴 때의 신체역학 ①**

- 늘일 때 치료사의 양 팔꿈치와 아래팔은 그루브 내에 들어갑니다 그림 2-201.

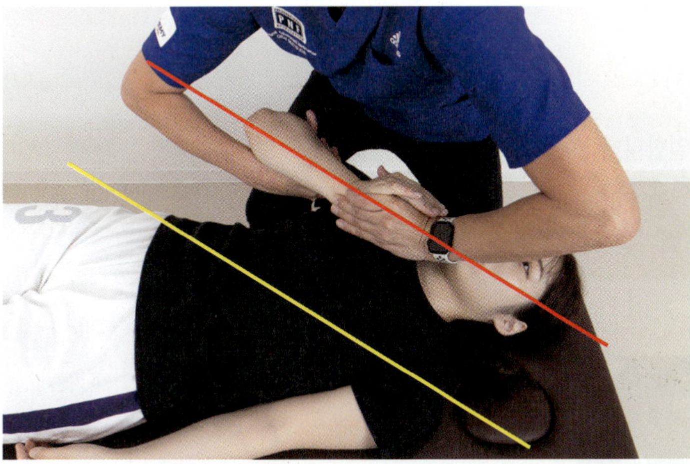

늘일 때 치료사의 양 팔꿈치와 아래팔은 그루브 내에 들어간다.
(황색 선은 기준이 되는 반대쪽 어깨와 같은 쪽 엉덩관절을 연결한 그루브)

그림 2-201 **팔꿈치를 펴면서 하는 팔 굽힘·모음·가쪽회전 패턴 때의 신체역학 ②**

- 시작자세를 만드는 방법으로서, 우선은 중간위치를 만들어 팔꿈치 굽힘을 먼저 완성시킵니다. 그 후 먼쪽에서 밀어 올리도록 어깨를 내밀게 한 다음에 시작자세로 웅크립니다 그림 2-202.

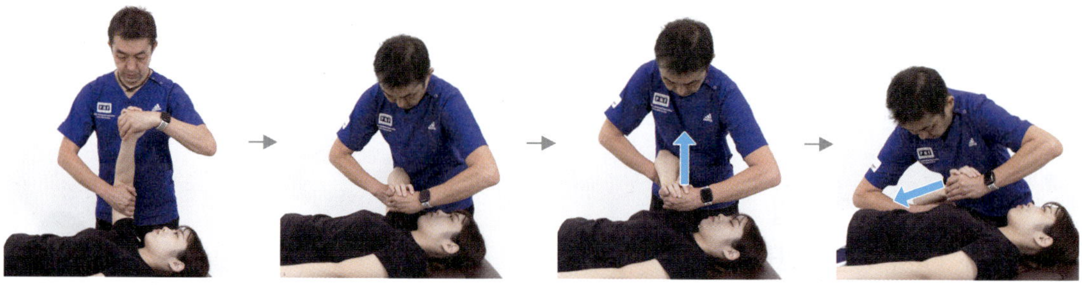

1 팔을 중간위치로 한다.

2 팔꿉관절을 굽히게 한다.

3 먼쪽에서 밀어 올리도록 어깨를 내민다.

4 아래로 웅크림으로써 늘인다.

그림 2-202 팔꿈치를 펴면서 하는 팔 굽힘·모음·가쪽회전 패턴 때의 신체역학 ③

7) 방산

- 몸통 폄
- 같은 쪽 다리 폄 · 벌림, 특히 발바닥을 밀어붙이는 장축 방향의 힘이 발생합니다.
- 가장자리에 걸터앉은 자세에서 반대쪽 손바닥을 바닥 면에 놓으면 밀어붙이는 힘이 발생합니다. 스트레이트 패턴보다도 강력하게 힘이 발생합니다.

8) 주의할 사항

- 늘일 때에 팔꿈치 굽힘이 어려울 때는 몸쪽 쥐기의 위치와 잡는 방법이 잘못된 경우가 있으므로 확인이 필요합니다.
- 시작위치에서는 팔꿉관절은 완전히 굽습니다. 치료사의 손 부분이 대상자의 팔꿈치 부근에 있으면 완전 굽힘의 방해가 되어버립니다. 위팔두갈래근 부분을 만지도록 합니다.
- 최종 자세에서는 어깨는 앞쪽 올림 자세가 됩니다 그림 2-203 .

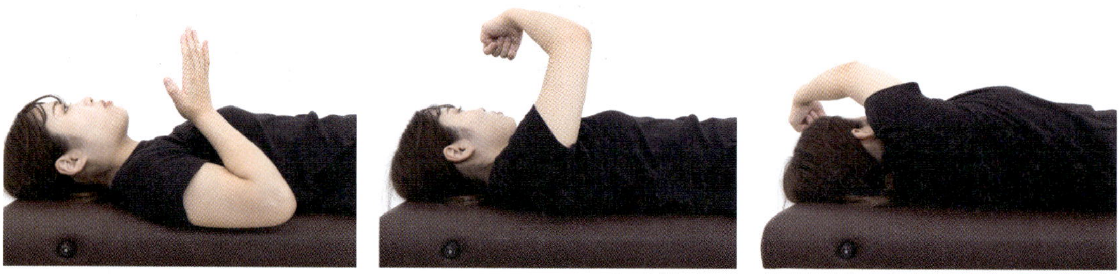

시작자세. 팔꿉관절은 완전히 굽혀져 있다. / 중간 영역 / 최종 자세. 어깨는 앞쪽 올림 자세

그림 2-203 팔꿈치를 펴면서 하는 팔 굽힘·모음·가쪽회전 때 주의할 사항

Check!

팔 펴·벌림·안쪽회전

◉ 팔 폄·벌림·안쪽회전 UE Ext.-Abd.-IR

반대 패턴: 팔 굽힘·모음·가쪽회전(p.202)

1) 구체적 방법

i) 시작자세: 반듯이 누운 자세 그림 2-204

치료사는 대상자의 어깨관절 곁의 약간 머리 쪽으로 섭니다.

먼쪽 쥐기는 손등 부분, 몸쪽 쥐기는 위팔 부분을 잡고 운동 방향과 반대의 굽힘 · 모음 · 가쪽회전 방향으로 늘입니다.

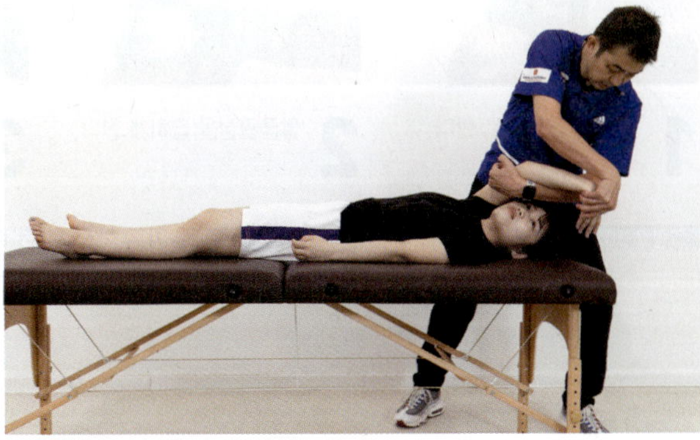

그림 2-204 팔 폄·벌림·안쪽회전 패턴 조작의 시작자세

ii) 방법 그림 2-205

1 팔을 굽힘 · 모음 · 가쪽회전 방향으로 늘입니다.

2 "손을 펴시오", "내리시오"와 같은 지시로 폄 · 벌림 · 안쪽회전 방향으로 운동시켜 저항을 가합니다.

3 폄 · 벌림 · 안쪽회전의 최종 영역까지 운동시켜서 저항을 가합니다.

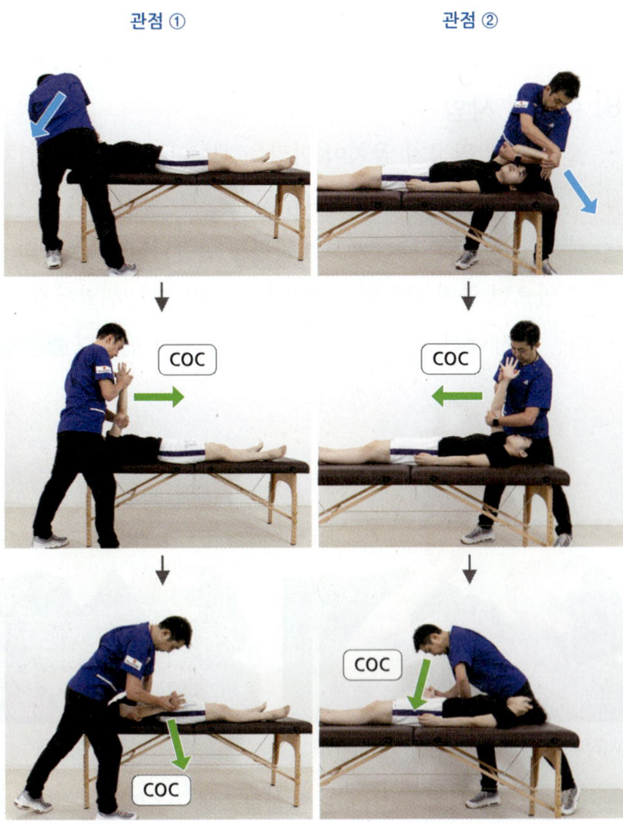

그림 2-205 팔 폄·벌림·안쪽회전 패턴 조작의 실제 순서

2) 임상에서 사용하는 빈도: A

직접적으로 넓은등근 신장을 위해 수축・이완을 사용하거나, 양측성 패턴으로 몸통 펌에 사용할 수 있습니다.

최종 영역에서 어깨관절 안쪽회전을 내는 것이 어려운 패턴입니다.

3) 패턴의 구성 요소

어깨관절 폄・벌림・안쪽회전

아 래 팔 엎침(지나치게 시키면 어깨관절이 가쪽회전을 해버린다)

손목관절 등쪽굽힘・자뼈쪽굽힘

손 가 락 폄

4) 임상에서 사용하는 예

- 양측성 패턴으로서 최종 영역에서 사용함으로써 몸통 폄의 방산을 이끌어낼 수 있습니다 그림 2-206.

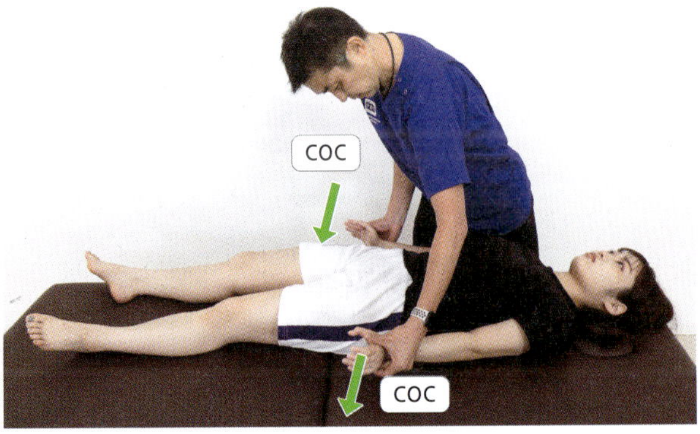

양측성 대칭성 패턴의 최종 영역에서 몸통 폄으로의 방산

그림 2-206 양측성 대칭성 패턴으로서 사용한다.

- 직접적으로 사용하여 넓은등근이나 등세모근 하부섬유의 강화를 시행합니다. 특히 엎드려 누운 자세에서 사용하면 중력의 영향을 받아 효과적으로 됩니다 그림 2-207a. 양측성으로 시행하면 등근육군의 강화가 됩니다 그림 2-207b.

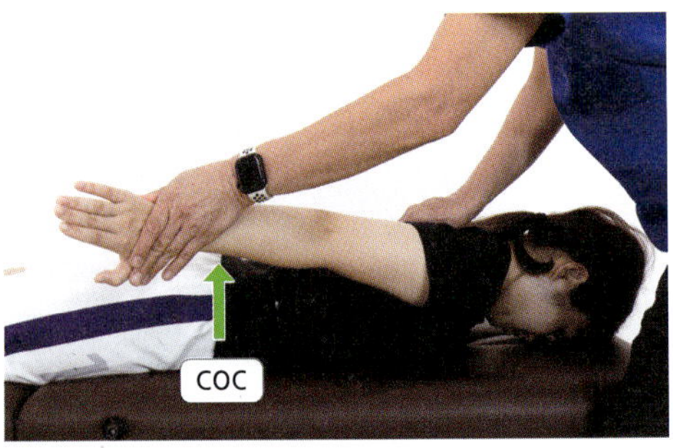

a: 넓은등근이나 등세모근 하부섬유의 강화

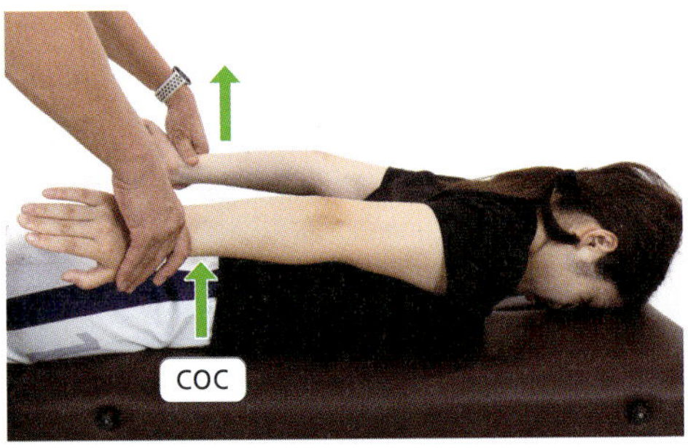

b: 양측성으로 시행함으로써 등근육군의 강화

그림 2-207 팔 폄・벌림・안쪽회전 패턴을 사용한 예(엎드려 누운 자세)

- 시작자세에서 넓은등근에 대해 수축·이완을 시행하여 이완에 사용할 수 있습니다. 이 경우 치료사는 그루브의 반대쪽에 서서, 팔을 당기는 것처럼 하면 보다 편안하게 저항을 줄 수 있습니다 그림 2-208.

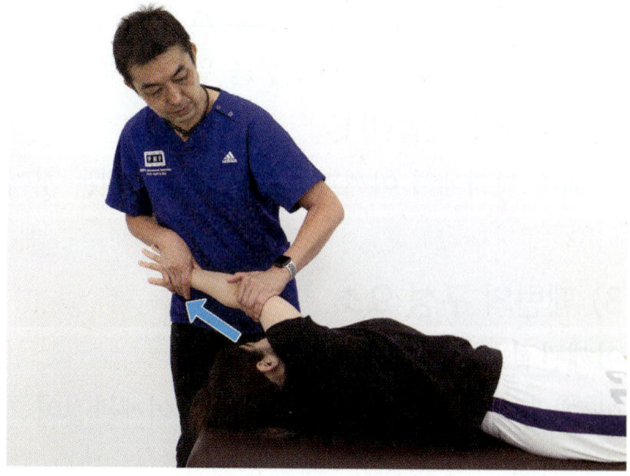

시작자세에서 수축·이완을 시행하여 넓은등근의 신장을 얻는다.

그림 2-208 넓은등근에 대한 수축·이완

5) 도수 접촉

먼쪽 쥐기: 제5손허리뼈 가쪽에서 세모뼈(삼각골) 부근의 손목관절 자뼈쪽 면이 가장 압력을 가하고 싶은 부분이 됩니다. 여기에 둘째 손가락에서 넷째 손가락의 어느 것인가를 걸도록 합니다 그림 2-209.

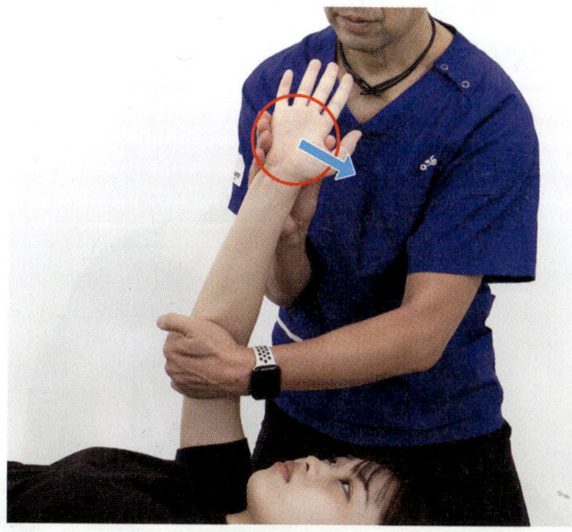

먼쪽 쥐기는 손목관절 자뼈쪽 면에 압력을 가한다.

그림 2-209 팔 폄·벌림·안쪽회전 패턴 때의 도수 접촉(먼쪽 쥐기)

몸쪽 쥐기: 위팔 안쪽 부분을 만집니다. 어깨관절 안쪽회전 제한이 있는 대상자의 경우는, 위팔세갈래근 부근이 되는 경우도 있습니다 그림 2-210.

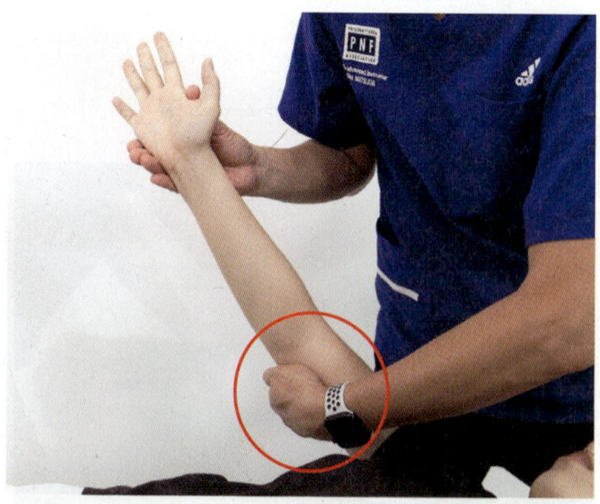

몸쪽 쥐기는 위팔뼈 안쪽에 압력을 가한다.

그림 2-210 팔 폄·벌림·안쪽회전 패턴 때의 도수 접촉(몸쪽 쥐기)

6) 신체역학

- 최종적으로 몸 측면 부분으로 팔이 내려오는 패턴이므로, 그 공간을 비워두기 위해 시작할 때부터 치료사는 대상자의 약간 머리 쪽으로 위치하면 좋습니다.

7) 방산

- 몸통 폄
- 몸통 굽힘(반듯이 누운 자세에서 머리를 올렸을 때)
- 반대쪽 팔 굽힘 · 벌림

8) 주의할 사항

- 손목관절 등쪽굽힘 · 자뼈쪽굽힘에서 어깨관절 안쪽회전으로 운동연쇄를 작용시키고 싶은 패턴이지만, 실제로는 아래팔이 엎침을 하여 그 카운터(반대)로서 어깨관절이 가쪽회전을 해버리는 경우가 많습니다 그림 2-211 .

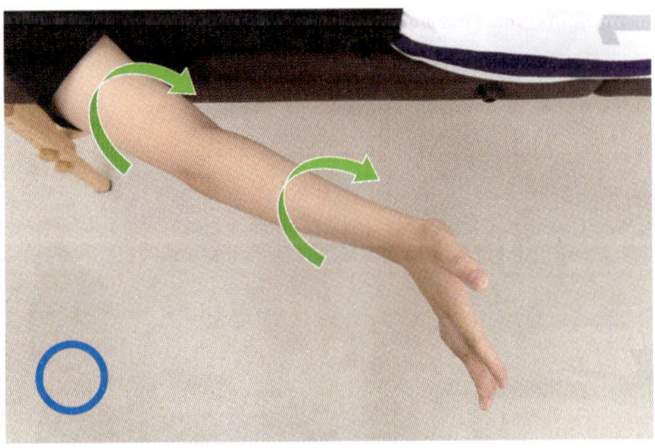
손목관절 등쪽굽힘 · 자뼈쪽굽힘 → 아래팔 엎침 → 어깨가 안쪽회전이 되어있는 상태

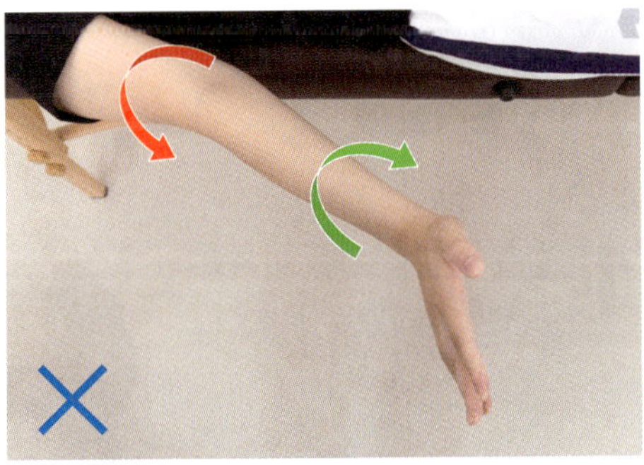
아래팔이 과다 엎침 → 어깨가 가쪽회전 해버린 상태

그림 2-211 팔 폄·벌림·안쪽회전 패턴 때 주의할 사항 ①

- 특히, 시작 후 1/3 부근에서 손목이 원래로 되돌아가는(아래팔 엎침) 경우가 많기 때문에, 손목관절 자뼈쪽 굽힘은 필요 최소한으로 하는 것이 좋습니다. 그렇게 함으로써 팔의 중간 위치가 유지되어, 운동연쇄가 작용합니다 그림 2-212 .

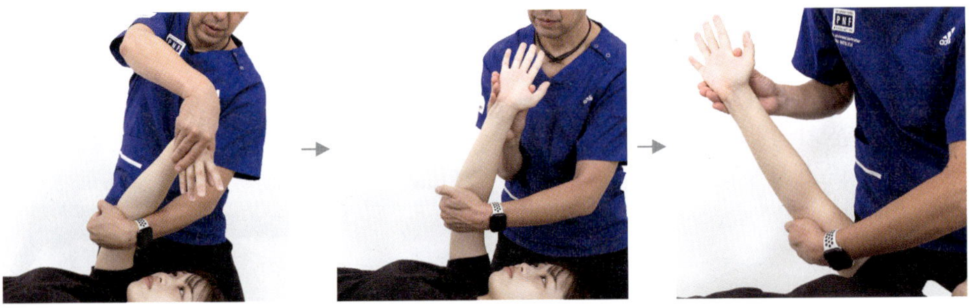
운동이 시작되면 등쪽굽힘만으로 자뼈쪽굽힘은 최소한으로 함으로써 중간위치를 유지한 채로 운동연쇄가 작용한다.

그림 2-212 팔 폄·벌림·안쪽회전 패턴 때 주의할 사항 ②

Check!

팔꿈치를 굽히면서 하는 팔 폄·벌림·안쪽회전

◉ 팔꿈치를 굽히면서 하는 팔 폄·벌림·안쪽회전

UE Ext.-Abd.-IR with elbow flex.

반대 패턴: 팔꿈치를 펴면서 하는 팔 굽힘·모음·가쪽회전(p.211)

1) 구체적 방법

i) 시작자세: 반듯이 누운 자세 그림 2-213

스트레이트 패턴과 동일합니다.

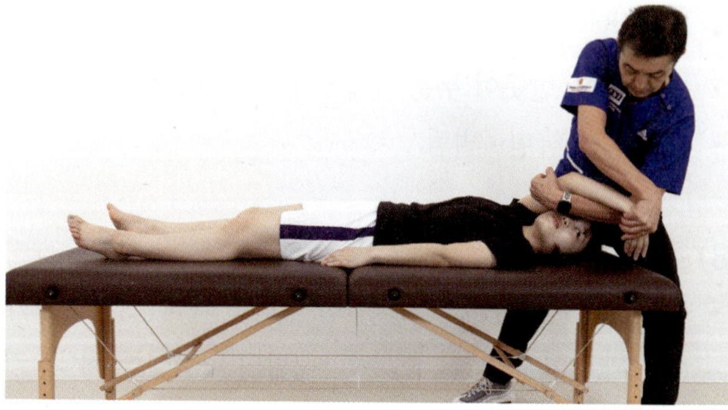

그림 2-213 팔꿈치를 굽히면서 하는 팔 폄·벌림·안쪽회전 패턴 조작의 시작자세

ii) 방법 그림 2-214

1 팔을 굽힘 · 모음 · 가쪽회전 방향으로 늘입니다.

2 "손을 펴시오", "팔꿈치를 굽히면서 내리시오"와 같은 지시로 팔을 폄 · 벌림 · 안쪽회전 · 팔꿈치 굽힘 방향으로 운동시켜 저항을 가합니다.

3 팔을 폄 · 벌림 · 안쪽회전 · 팔꿈치 굽힘의 최종 영역까지 운동시켜 저항을 가합니다.

관점 ① 관점 ②

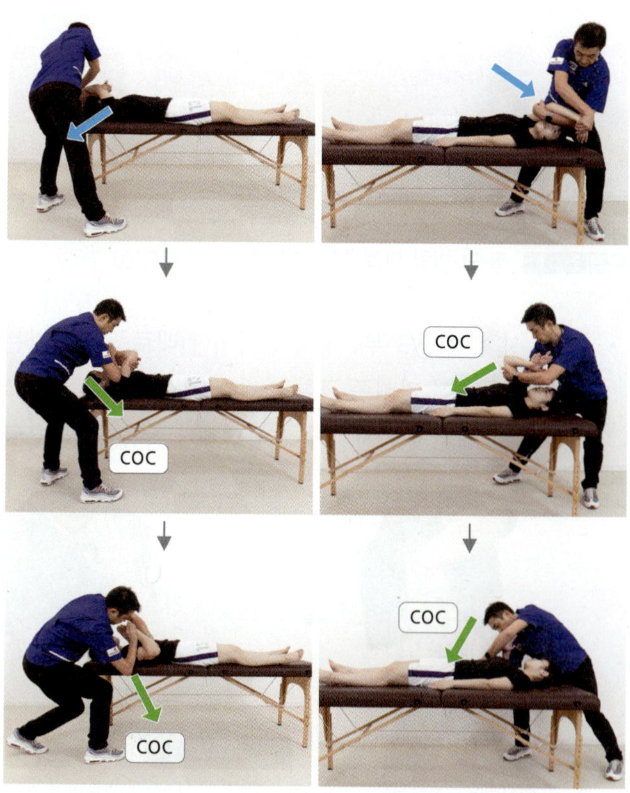

그림 2-214 팔꿈치를 굽히면서 하는 팔 폄·벌림·안쪽회전 패턴 조작의 실제 순서

2) 임상에서 사용하는 빈도: B

가장 어려운 팔 패턴의 하나입니다. 그러나 임상적으로 응용할 수 있는 장면은 적습니다.

3) 패턴의 구성 요소

어깨관절 폄 · 벌림 · 안쪽회전

팔꿉관절 굽힘

아 래 팔 엎침(지나치게 시키면 어깨관절이 가쪽회전을 해버린다)

손목관절 등쪽굽힘 · 자뼈쪽굽힘

손 가 락 폄

4) 임상에서 사용하는 예

- 옆으로 누운 자세에서 위쪽 팔에 이 패턴을 시행함으로써, 아래로 되어있는 어깨관절 가쪽회전의 방산을 목표로 할 수 있습니다 그림 2-215.

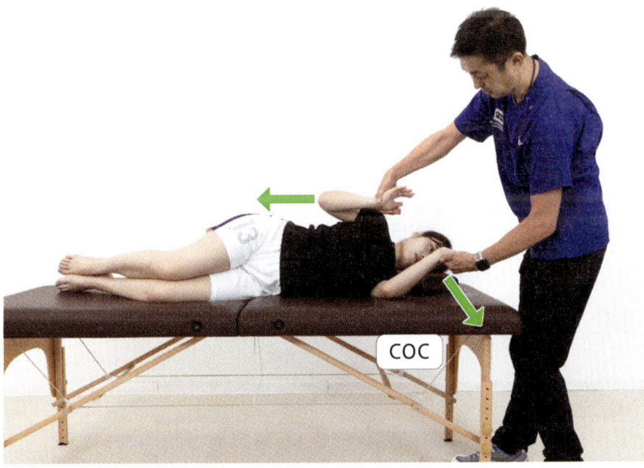

그림 2-215 팔꿈치를 굽히면서 하는 팔 폄·벌림·안쪽회전 패턴을 임상에서 사용하는 예(옆으로 누운 자세)

- 넓은등근을 강화하기 위해 직접적으로 시행할 수 있습니다.
- 양측성 대칭성 패턴을 시행하고, 머리 정수리 부위에 베개 등을 대어두면 목 부위의 항중력 방향의 폄을 이끌어낼 수 있습니다 그림 2-216.

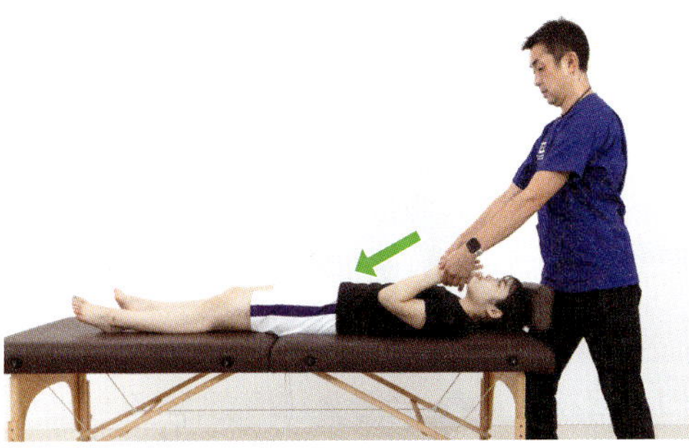
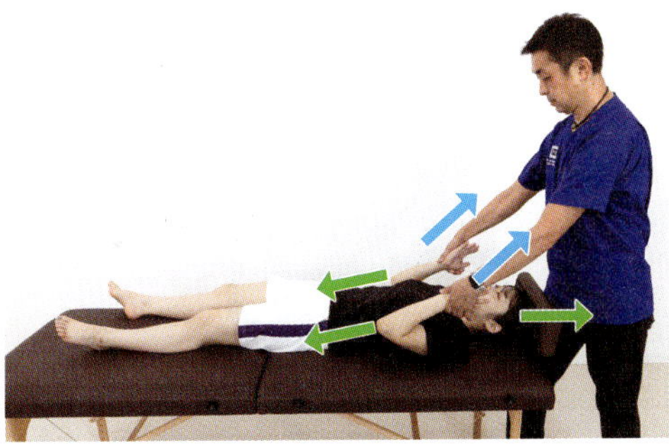

양측성 대칭성 패턴을 시행하고, 머리 정수리 부위에 베개를 대어 목 부위 항중력 폄을 촉진한다.

그림 2-216 팔꿈치를 굽히면서 하는 팔 폄·벌림·안쪽회전 패턴을 임상에서 사용하는 예(반듯이 누운 자세)

5) 도수 접촉

먼쪽 쥐기: 스트레이트 패턴과 동일합니다. 손목관절 자뼈쪽에서 손 부위가 어깨에서 멀어지도록 저항을 가합니다. 대상자의 아래팔이 지나치게 엎침을 하면 손목관절 자뼈쪽에서 저항을 가하는 것이 어려워집니다 그림 2-217.

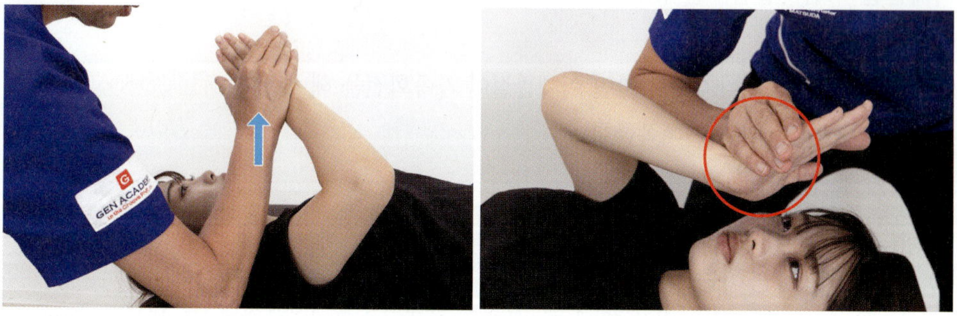

손목관절 자뼈쪽 면에서 팔꿈치 굽힘을 이끌어내기 위해 손 부위를 어깨에서 멀어지는 방향으로 저항을 준다.

그림 2-217 팔꿈치를 굽히면서 하는 팔 폄·벌림·안쪽회전 패턴 때의 도수 접촉(먼쪽 쥐기)

몸쪽 쥐기: 스트레이트 패턴과 동일합니다. 팔꿉관절이 굽혀지고, 손 부위가 어깨에 접근해오기 때문에, 치료사의 몸쪽 쥐기 쪽의 아래팔이 방해가 되기 쉽습니다. 임상적으로는 먼쪽 쥐기만으로 조작하는 것이 현실적이라 할 수 있습니다.

다른 방법(another method): 좌우의 손은 바뀌지 않습니다. 먼쪽 쥐기의 손 방향이 바뀝니다. 일반적인 방법에서는 치료사의 물갈퀴는 대상자의 손가락 끝을 향하지만, 다른 방법에서는 반대로 물갈퀴가 손목관절 방향을 향합니다. 몸쪽 쥐기는 일반적인 방법과 동일합니다 그림 2-218.

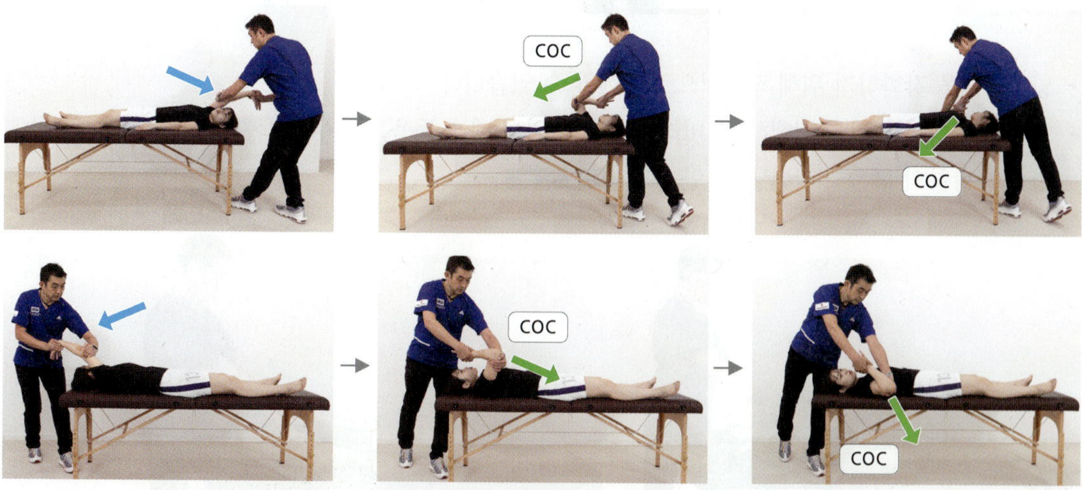

1 팔을 굽힘 · 모음 · 가쪽회전 방향으로 늘인다.

2 팔을 폄 · 벌림 · 안쪽회전 · 팔꿈치 굽힘 방향으로 운동시켜 저항을 가한다.

3 팔을 폄 · 벌림 · 안쪽회전 · 팔꿈치 굽힘의 최종 영역까지 운동시켜 저항을 가한다.

그림 2-218 팔꿈치를 굽히면서 하는 팔 폄·벌림·안쪽회전 패턴의 다른 방법

6) 신체역학

- 팔이 대상자의 몸 쪽으로 내려오는 패턴이므로, 처음부터 치료사는 대상자의 머리쪽으로 서면 그곳에 공간이 생겨 시행하기 쉬워집니다.
- 머리 쪽에 서서 몸쪽 쥐기의 방향을 바꾼 다른 방법이 난이도가 상당히 낮습니다. 만일 이 패턴을 임상에서 사용하는 것이라면 다른 방법을 권장합니다.

7) 방산

- 팔꿈치를 아래로 당기는 움직임이 되므로, 스트레이트 패턴과 비교하면 넓은등근에서 몸통 옆굽힘 방향으로의 힘이 강하게 나옵니다.
- 반대쪽 팔의 장축 방향 폄 방향으로의 힘이 나오기 쉽습니다(활과 화살을 당기는 동작 그림 2-219).

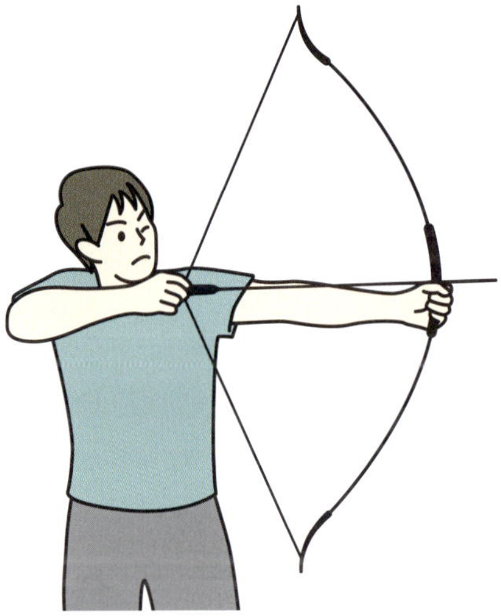

그림 2-219 반대쪽 팔의 장축 방향 폄 방향으로의 힘이 나오기 쉽다(활과 화살을 당기는 동작).

8) 주의할 사항

- 처음으로 학습하는 사람은 팔꿈치 굽힘이 나오지 않는다는 특징이 있습니다. "손 부위는 한없이 어깨에 접근할" 때까지 내려온다는 것을 잊지 마십시오 그림 2-220.
- 일반적인 방법이라면 침대가 높은 편이 시행하기 쉽습니다. 침대가 낮으면 치료사는 상당히 웅크리지 않으면 저항을 가할 수 없게 됩니다.

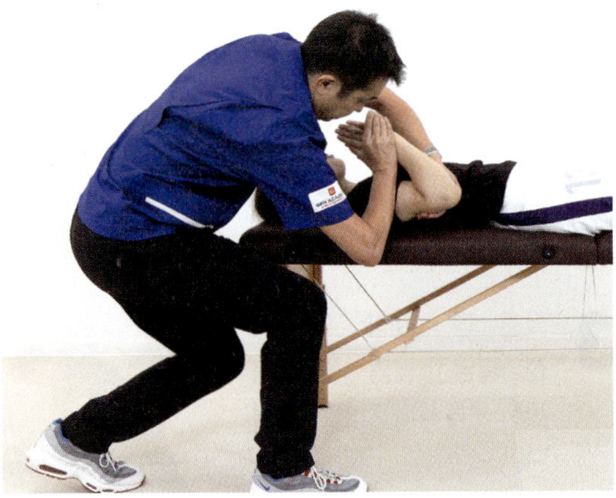

최종 영역에서는 팔꿈치 굽힘에 의해 손 부위는 한없이 어깨관절에 접근한다.

그림 2-220 팔꿈치를 굽히면서 하는 팔 폄·벌림·안쪽회전 패턴 때 주의할 사항

Check!

팔꿈치를 펴면서 하는 팔 폄·벌림·안쪽회전

◉ 팔꿈치를 펴면서 하는 팔 폄·벌림·안쪽회전

UE Ext.-Abd.-IR with elbow ext.

반대 패턴: 팔꿈치를 굽히면서 하는 팔 굽힘·모음·가쪽회전(p.207)

1) 구체적 방법

i) 시작자세: 반듯이 누운 자세

그림 2-221

치료사가 선 위치는 스트레이트 패턴과 동일합니다.

먼쪽 쥐기는 손등 부위, 몸쪽 쥐기는 위팔 부위를 잡고 운동방향과 반대의 굽힘 · 모음 · 가쪽회전 · 팔꿈치 굽힘 방향으로 늘입니다.

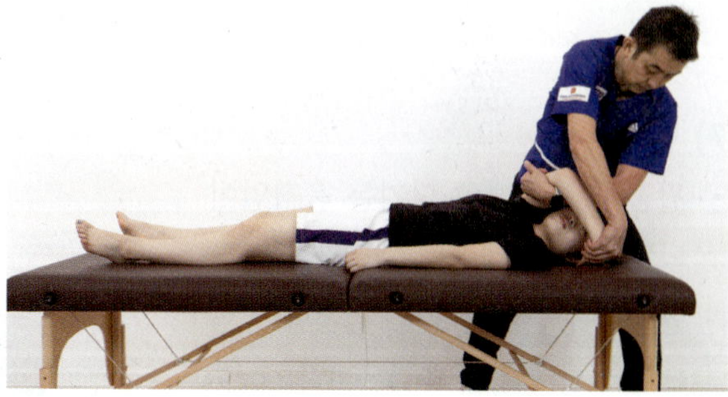

그림 2-221 팔꿈치를 펴면서 하는 팔 폄·벌림·안쪽회전 패턴 조작의 시작자세

ii) 방법 그림 2-222

1 팔을 굽힘 · 모음 · 가쪽회전 · 팔꿈치 굽힘 방향으로 늘입니다.

2 "손을 펴시오", "손을 내리시오"와 같은 지시로 팔을 폄 · 벌림 · 안쪽회전 · 팔꿈치 폄의 방향으로 운동시켜 저항을 가합니다.

3 팔을 폄 · 벌림 · 안쪽회전 · 팔꿈치 폄의 최종 영역까지 운동시켜 저항을 가합니다.

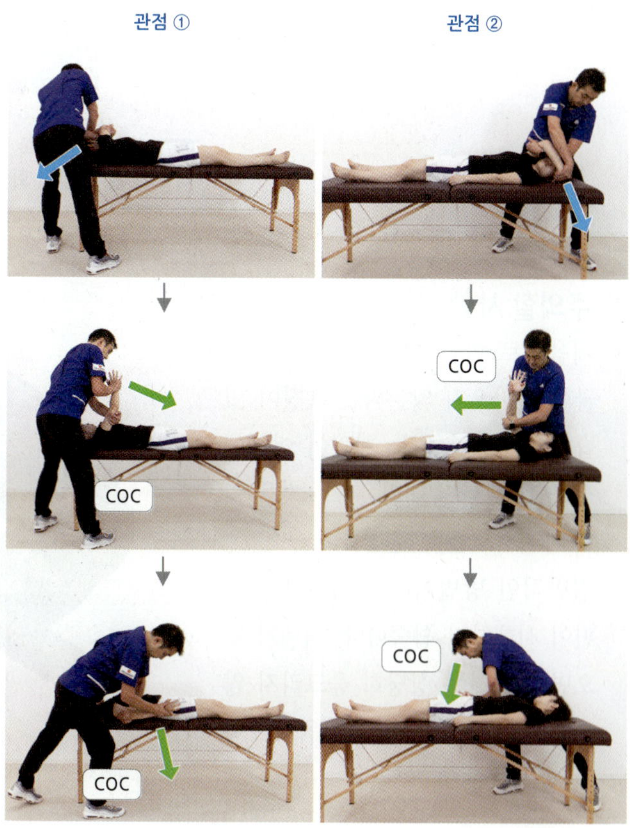

그림 2-222 팔꿈치를 펴면서 하는 팔 폄·벌림·안쪽회전 패턴 조작의 실제 순서

2) 임상에서 사용하는 빈도: B

위팔세갈래근의 수축이 들어가기 쉽고, 팔꿈치 폄 → 손목관절 등쪽굽힘 → 손가락 폄의 운동연쇄가 작용하기 쉬운 특징을 갖고 있습니다.

3) 패턴의 구성 요소

어깨관절	폄 · 벌림 · 안쪽회전
팔꿉관절	폄
아 래 팔	엎침(지나치게 시키면 어깨관절이 가쪽회전을 해버린다)
손목관절	등쪽굽힘 · 자뼈쪽굽힘
손 가 락	폄

4) 임상에서 사용하는 예

- 앉은 자세에서 앞쪽 팔 뻗기(reach)의 요령으로 손을 앞쪽으로 내미는 동작을 하게 하고, 팔꿉관절 폄으로 재신장을 시행함으로써 뇌졸중 후의 위팔두갈래근 경직으로 인한 팔꿈치 폄이 어려운 사람에게 응용할 수 있습니다 그림 2-223.

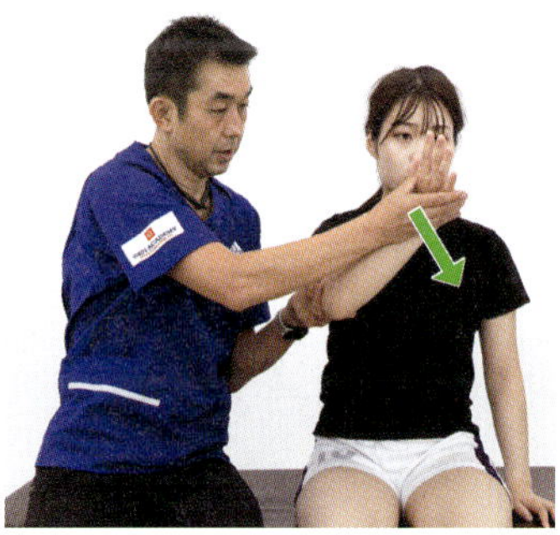

1 수축하여 있는 위팔세갈래근에 대해서

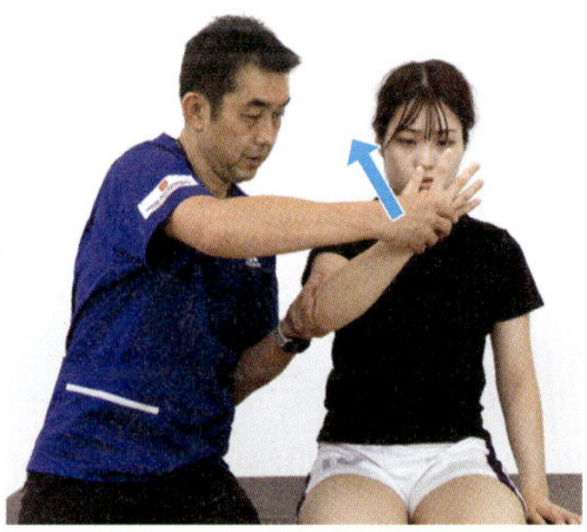

2 시작자세로 되돌아가는 방향으로 재신장

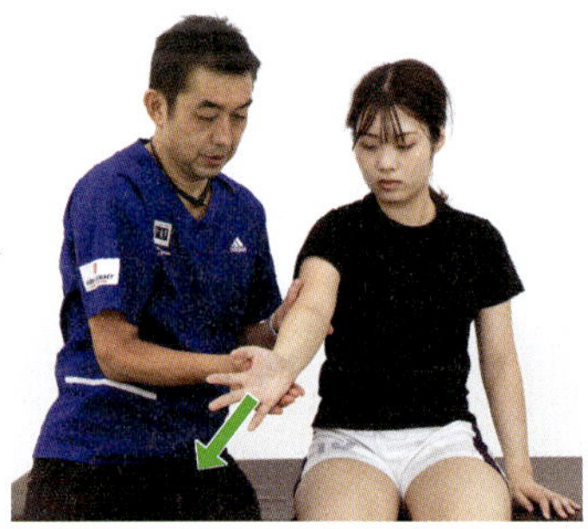

3 위팔세갈래근의 작용을 이끌어낸다.

그림 2-223 팔꿈치를 펴면서 하는 팔 폄·벌림·안쪽회전 패턴을 임상에서 사용하는 예

- 마찬가지로 손가락 폄이 어려운 뇌졸중 후의 사람에게 운동연쇄를 작용시켜 손가락 폄을 촉진할 수 있습니다.

5) 도수 접촉

- 스트레이트 패턴과 동일합니다.

6) 신체역학

- 운동 시작에서 1/3 정도의 위치에서는, 몸통의 옆굽힘을 시켜 상부 몸통의 체중을 사용하여 저항을 줌으로써 손목관절 등쪽굽힘 → 위팔세갈래근 → 넓은등근의 운동연쇄를 강력하게 작용시킬 수 있습니다 그림 2-224.

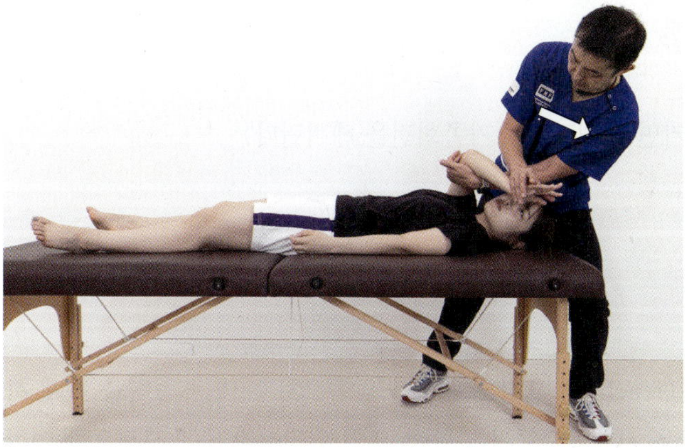

몸통의 옆굽힘을 시켜 체중을 저항에 사용한다.

그림 2-224 팔꿈치를 펴면서 하는 팔 폄·벌림·안쪽회전 패턴 때의 신체역학

7) 방산

- 스트레이트 패턴과 동일합니다.

8) 주의할 사항 그림 2-225 · 그림 2-226

- 팔꿉관절 폄이 너무 먼저 나오거나, 반대로 끝까지 나오지 않는 타이밍 문제가 발생하기 쉽습니다.
- 잘 모르겠다면 자신의 귀를 반대쪽 손으로 잡아보고, 자연스럽게 내리는 동작을 해보면 어깨관절 폄과 팔꿉관절 폄의 타이밍을 알 수 있습니다.

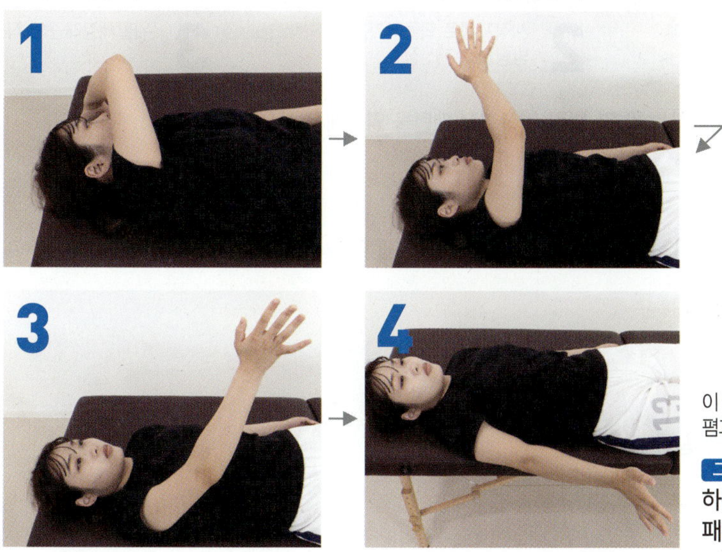

이 패턴의 정상적 타이밍. 팔꿈치 폄과 어깨 폄이 동시에 일어난다.

그림 2-225 팔꿈치를 펴면서 하는 팔 폄·벌림·안쪽회전 패턴 때 주의할 사항 ①

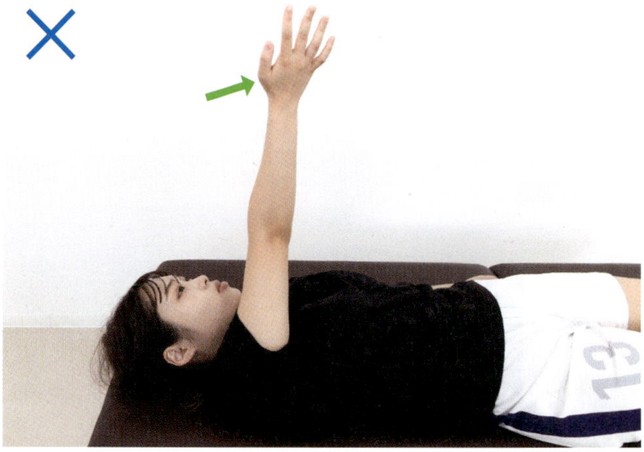

팔꿈치 폄이 먼저 종료되버린 예

그림 2-226 팔꿈치를 펴면서 하는 팔 폄·벌림·안쪽회전 패턴 때 주의할 사항 ②

◉ 밀기 패턴 Thrust pattern

PNF 팔 패턴은 기초과정에서 학습하는 4방향 12패턴에 더하여, 상급과정에서는 4개의 밀기 패턴(thrust pattern)을 학습합니다.

1) **자뼈쪽 밀기**(Ulnar thrust)
2) **자뼈쪽 밀기의 반전**(Ulnar thrust withdrawal)
3) **노뼈쪽 밀기**(Radial thrust)
4) **노뼈쪽 밀기의 반전**(Radial thrust withdrawal)

밀기 패턴의 이점은 다음과 같습니다.

- 기본 패턴으로는 할 수 없는 일상생활상의 다양한 동작에 대응할 수 있다.
- 순간적인 강한 동작(특히 미는 동작)에 적합하다.
- 손목관절 등쪽굽힘, 노뼈쪽굽힘, 팔꿉관절 폄, 어깨관절 안쪽회전 등 특히 각각의 개별 요소가 부족한 사례에 대해서 촉진할 수 있다.

4개의 밀기 패턴에 공통되는 요소는 다음과 같습니다.

- 기본 패턴이 있고, 거기서부터 팔꿈치 앞쪽의 먼쪽 요소들이 모두 반대가 됩니다(아래팔 뒤침 ↔ 엎침, 손목관절 등쪽굽힘 ↔ 바닥쪽굽힘, 노뼈쪽굽힘 ↔ 자뼈쪽굽힘, 손가락 폄 ↔ 굽힘).
- 시작자세에서의 늘임(elongation)은 몸쪽 요소를 먼저 만듭니다. 그렇게 하지 않으면 근육이 늘어난 상태를 유지할 수 없기 때문입니다.

Check!

자뼈쪽 밀기

◉ 자뼈쪽(척측) 밀기 Ulnar thrust

1) 구체적 방법

i) 시작자세: 반듯이 누운 자세 그림 2-227

방법 1)의 시작자세

치료사는 대상자의 머리 위에 서서, 대각선상(오른팔의 경우는 대상자의 왼쪽 어깨 위쪽)에 위치하여 발 방향을 향합니다.

대상자의 오른손에 대해서 먼쪽 쥐기는 오른손으로 손등 부분을 잡고, 몸쪽 쥐기는 위팔두갈래근 부위를 만집니다.

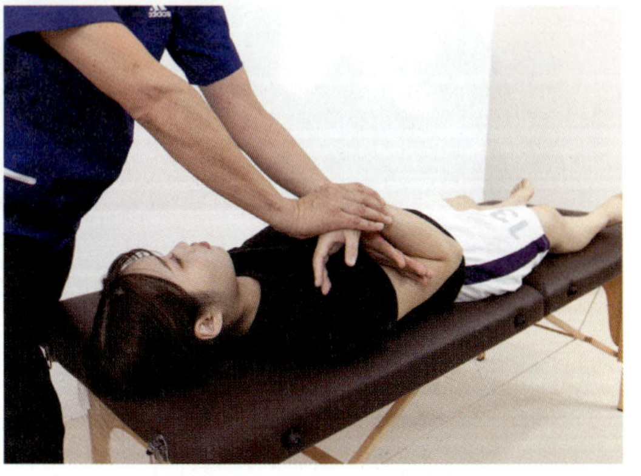

방법 1) 시작자세

방법 2)의 시작자세

치료사가 선 위치는 방법 1)과 같고, 대상자의 오른손에 대해 먼쪽 쥐기는 왼손으로 손등 부위를 잡고, 몸쪽 쥐기는 위팔두갈래근 부위를 만집니다.

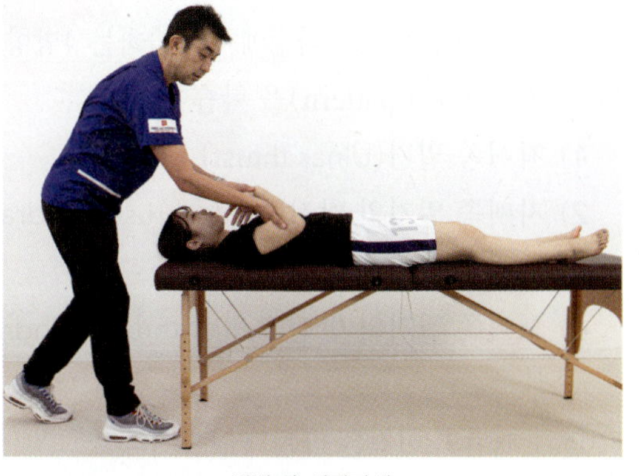

방법 2) 시작자세

방법 3)의 시작자세

치료사는 대상자의 어깨관절 옆에 서서 머리 방향을 향합니다.

대상자의 오른손에 대해 먼쪽 쥐기는 오른손으로 손등 부위를 잡고, 몸쪽 쥐기는 위팔두갈래근 부위를 만집니다.

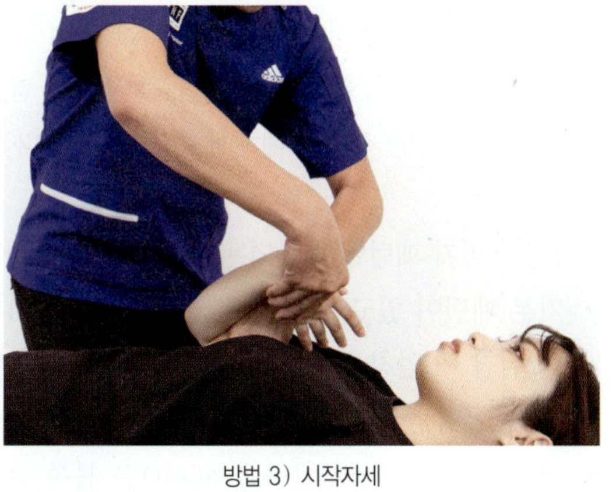

방법 3) 시작자세

그림 2-227 자뼈쪽 밀기 조작의 시작자세

ii) 방법

방법 1) 그림 2-228

1 치료사는 대상자의 머리 위에 섭니다. 팔을 폄 · 벌림 · 안쪽회전 · 팔꿈치 굽힘 · 아래팔 뒤침 · 손목관절 바닥쪽굽힘 · 노뼈쪽굽힘으로 늘입니다.

2 "손을 펴시오", "위로 뻗으시오"와 같은 지시로 팔을 굽힘 · 모음 · 가쪽회전 · 팔꿈치 폄 · 아래팔 엎침 · 손목관절 등쪽굽힘 · 자뼈쪽굽힘 방향으로 운동시켜 저항을 가합니다.

3 팔을 굽힘 · 모음 · 가쪽회전 · 팔꿈치 폄 · 아래팔 엎침 · 손목관절 등쪽굽힘 · 자뼈쪽굽힘의 최종 영역까지 운동시켜 저항을 가합니다.

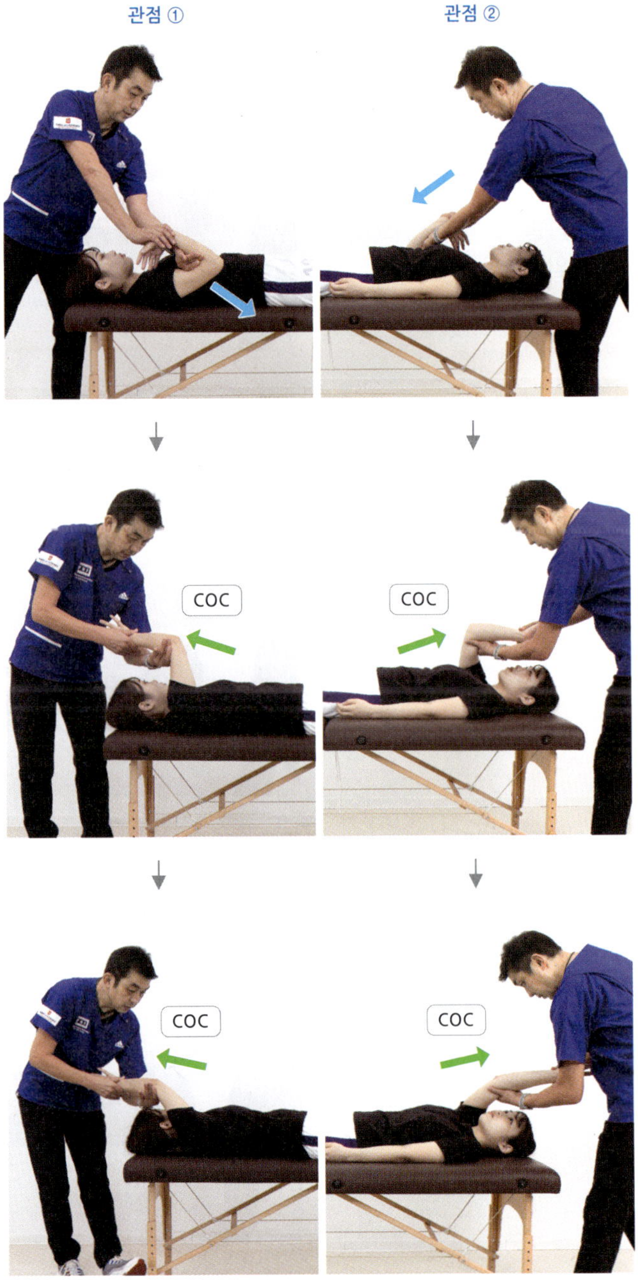

그림 2-228 자뼈쪽 밀기 조작의 실제 순서(방법 1)

방법 2) 그림 2-229

관점 ① 관점 ②

1 치료사는 대상자의 머리 위에 섭니다. 방법 1)과는 반대의 손을 먼쪽 쥐기로 하여 팔을 폄 · 벌림 · 안쪽회전 · 팔꿈치 굽힘 · 아래팔 뒤침 · 손목관절 바닥쪽굽힘 · 노뼈쪽굽힘으로 늘입니다.

2 "손을 펴시오", "위로 뻗으시오"와 같은 지시로 팔을 굽힘 · 모음 · 가쪽회전 · 팔꿈치 폄 · 아래팔 엎침 · 손목관절 등쪽굽힘 · 자뼈쪽굽힘 방향으로 운동시켜 저항을 가합니다.

3 팔을 굽힘 · 모음 · 가쪽회전 · 팔꿈치 폄 · 아래팔 엎침 · 손목관절 등쪽굽힘 · 자뼈쪽굽힘의 최종 영역까지 운동시켜 저항을 가합니다.

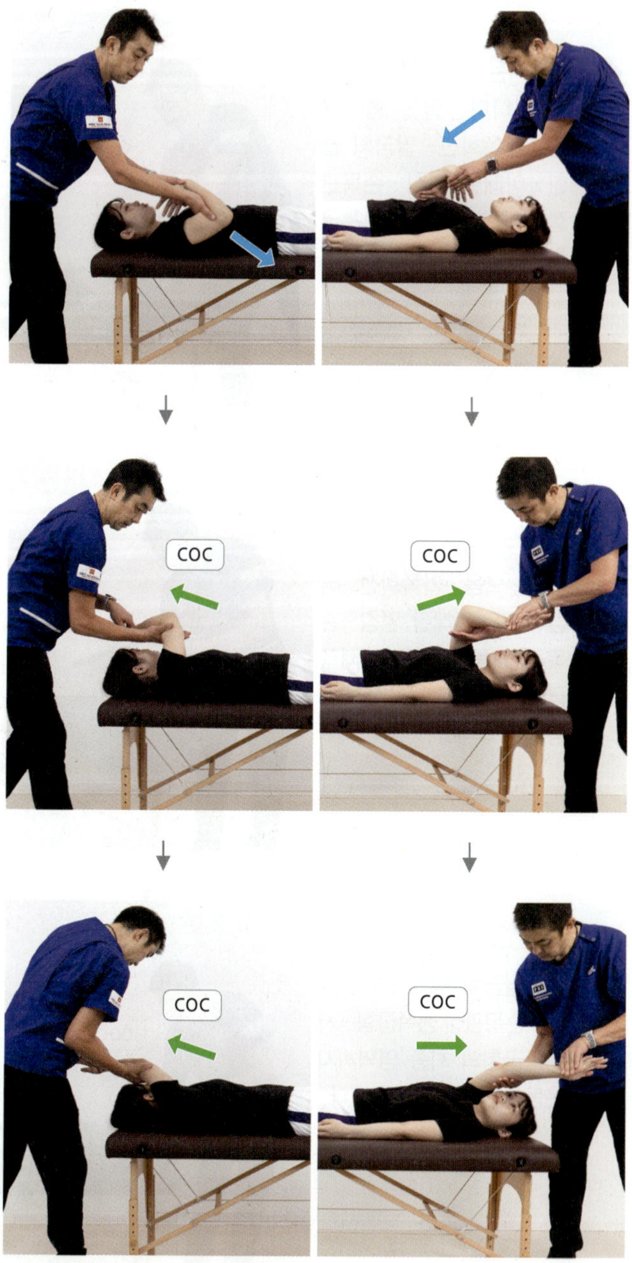

그림 2-229 자뼈쪽 밀기 조작의 실제 순서(방법 2)

방법 3) 그림 2-230

관점 ① 관점 ②

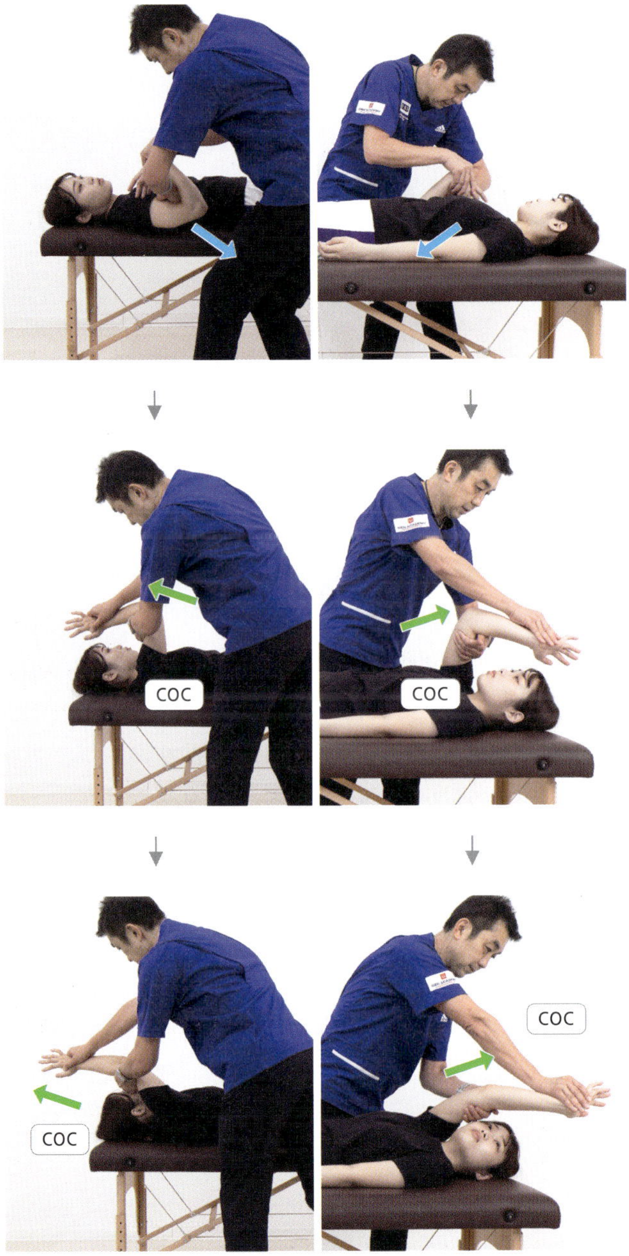

1 치료사는 대상자의 어깨관절 옆에 섭니다. 팔을 폄·벌림·안쪽회전·팔꿈치 굽힘·아래팔 뒤침·손목관절 바닥쪽굽힘·노뼈쪽 굽힘으로 늘입니다.

2 "손을 펴시오", "위로 뻗으시오"와 같은 지시로 팔을 굽힘·모음·가쪽회전·팔꿈치 폄·아래팔 엎침·손목관절 등쪽굽힘·자뼈쪽굽힘 방향으로 운동시켜 저항을 가합니다.

3 팔을 굽힘·모음·가쪽회전·팔꿈치 폄·아래팔 엎침·손목관절 등쪽굽힘·자뼈쪽굽힘의 최종 영역까지 운동시켜 저항을 가합니다.

그림 2-230 자뼈쪽 밀기 조작의 실제 순서(방법 3)

2) 임상에서 사용하는 빈도: A

팔꿉관절 폄에 직접 강하게 작용하는 이외에, 다리에의 방산이나 몸 구르기 동작에도 사용할 수 있습니다.

3) 패턴의 구성 요소

어깨관절 굽힘 · 모음 · 가쪽회전(기본이 되는 패턴은 팔꿈치를 펴면서 하는 굽힘 · 모음 · 가쪽회전)

팔꿉관절 폄

아 래 팔 엎침

손목관절 등쪽굽힘 · 자뼈쪽굽힘

손 가 락 폄

4 임상에서 사용하는 예

- 반듯이 누운 자세에서 직접적으로 사용함으로써 특히 팔꿉관절 폄이 나오기 힘든 마비 사례 등에 사용할 수 있습니다. 이때는 재신장을 사용하면 더 효과적입니다.
- 반듯이 누운 자세에서 시행하고, 그대로 몸 구르기를 촉진할 수 있습니다. 그 경우는 방법 2)를 사용하면 시행하기 쉽습니다 그림 2-231.

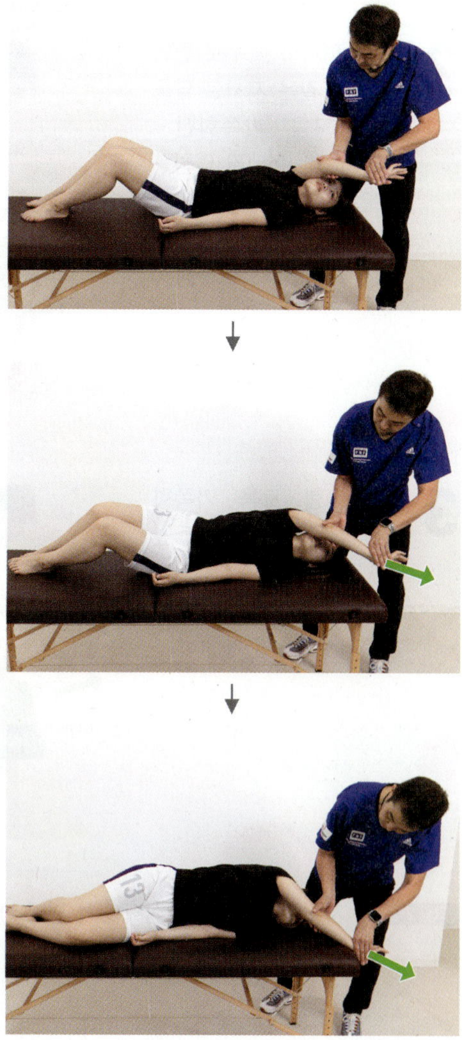

방법 2)로 몸 구르기를 촉진한다.

그림 2-231 자뼈쪽 밀기의 임상에서 사용하는 예

- 반듯이 누운 자세에서 같은 쪽 다리 발바닥을 벽에 붙이고 방산을 사용함으로써 지지성, 장축 방향 폄의 촉진에 사용할 수 있습니다 그림 2-232.

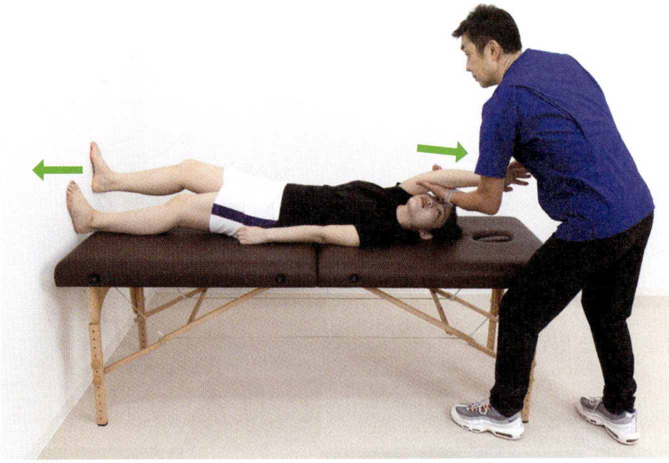

발바닥을 벽에 접지하여 다리 장축 방향의 폄을 촉진한다.

그림 2-232 반듯이 누운 자세에서 같은 쪽 다리 발바닥을 벽에 붙여 방산을 사용한다.

- 반 선 자세(half-standing)에서 시행하고, 같은 쪽 다리에 대한 방산을 사용하여 다리 지지성을 높일 수 있습니다 그림 2-233.

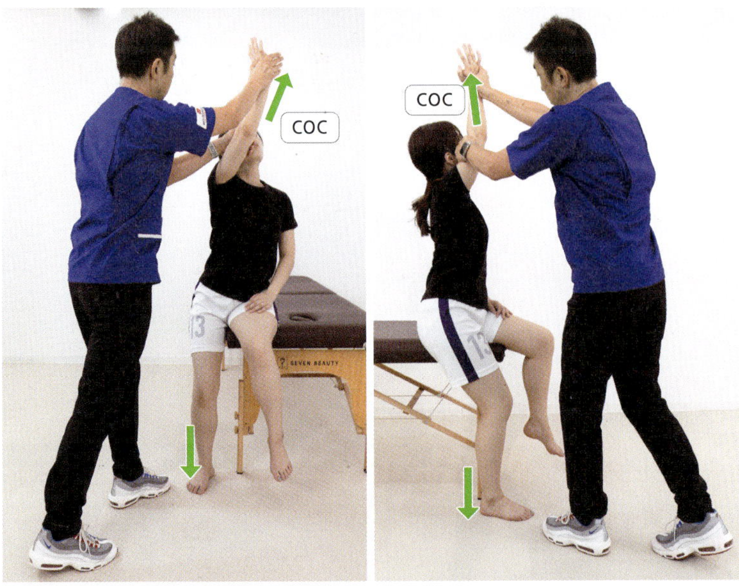

그림 2-233 반 선 자세에서 같은 쪽 다리에 대한 방산을 사용한다.

5) 도수 접촉

- 먼쪽 쥐기로 가장 압력을 가하고 싶은 부위는 손목관절 자뼈쪽이 됩니다. 저항은 항상 손 부위를 어깨관절로 되돌리는 방향이 됩니다 그림 2-234.

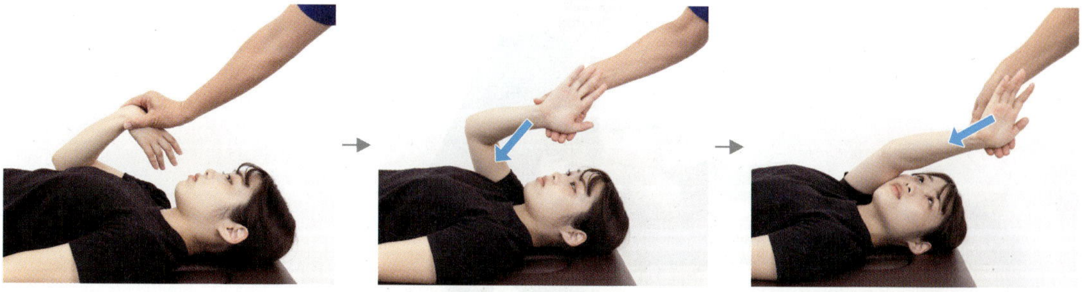

그림 2-234 자뼈쪽 밀기 때의 도수 조작 압력을 가하는 방법

방법 1) 그림 2-235

오른팔에 시행하는 경우, 오른손을 먼쪽 쥐기로 하고 치료사의 엄지손가락은 손목관절 자뼈쪽에 댑니다. 몸쪽 쥐기는 왼손에서의 물갈퀴 부분으로 대상자의 위팔두갈래근 부위를 잡습니다.

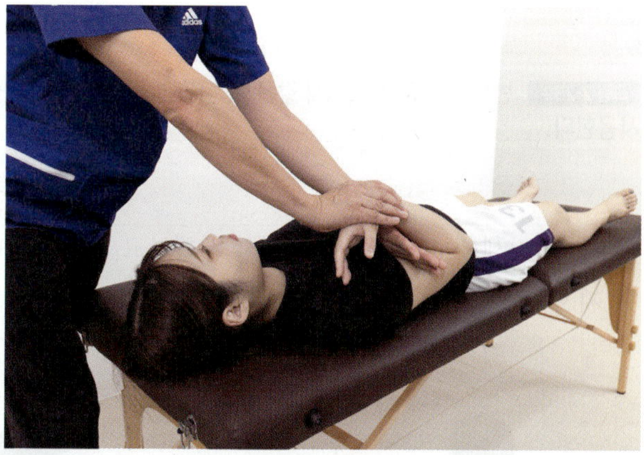

그림 2-235 자뼈쪽 밀기 때의 도수 접촉(방법 1)

방법 2) 그림 2-236

오른팔에 시행하는 경우, 왼손을 먼쪽 쥐기로 하고 치료사는 둘째~넷째 손가락으로 손목관절 자뼈쪽에서 제5손허리뼈 가쪽을 잡습니다. 몸쪽 쥐기는 오른손의 물갈퀴 부분으로 위팔두갈래근을 잡습니다.

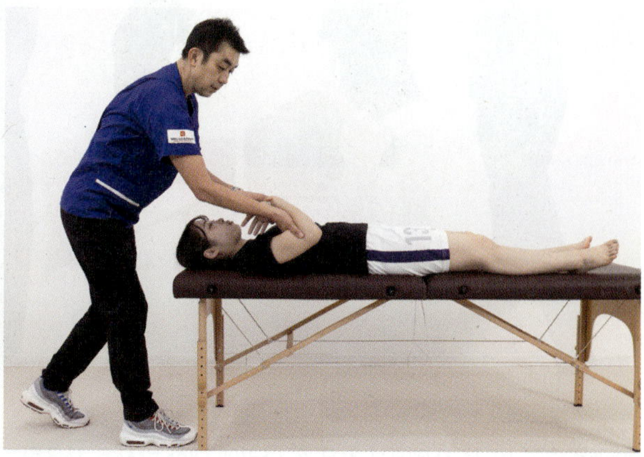

그림 2-236 자뼈쪽 밀기 때의 도수 접촉(방법 2)

방법 3) 그림 2-237

치료사의 선 위치가 대상자의 머리 위가 아니라 어깨관절 옆에 서서 머리 쪽을 향하는 방법입니다. 이 경우 대상자의 오른손에 대해 치료사의 오른손이 먼쪽 쥐기가 되고 둘째~넷째 손가락으로 손목관절 자뼈쪽에서 제5손허리뼈 가쪽을 잡습니다. 몸쪽 쥐기는 왼손이 되고, 손바닥 면으로 위팔두갈래근을 잡습니다.

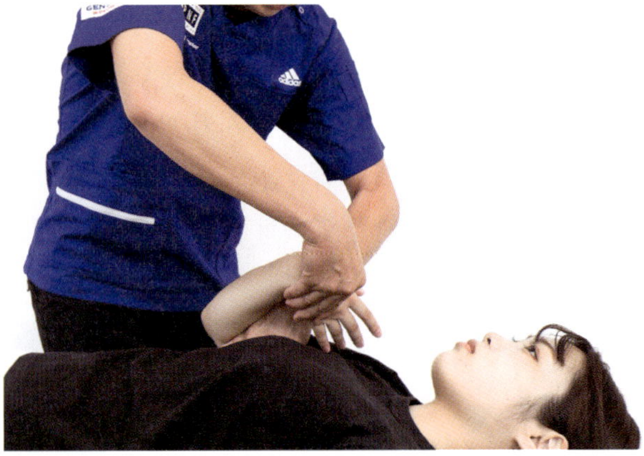

그림 2-237 자뼈쪽 밀기 때의 도수 접촉(방법 3)

6) 신체역학

- 방법 1)과 2)에서는 대상자의 머리 위에 섭니다. 방법 1)의 경우는 그루브 위에 서서, 자신을 향해서 대상자의 손 부위가 향하게 되도록 합니다. 방법 2)의 경우는 몸 구르기를 촉진하는 것을 염두에 두고, 그루브에서 약간 벗어나므로서 공간을 만들어, 손 부위의 움직임을 방해하지 않도록 합니다.
- 방법 1)의 경우는 치료사의 체중을 이용하여 손 부위를 어깨관절을 향해 되돌리도록 미는 것처럼 합니다.
- 방법 3)의 경우는 대상자의 옆에 서서 머리 방향을 향합니다. 이 방법은 특히 시작자세에서 어깨관절 안쪽회전 방향으로 늘이는 것을 확실하게 만들기 쉽기 때문에, 수축이 강한 마비 사례 등의 팔 뻗기 동작의 움직임 시작에 사용하면 효과적입니다.

7) 방산

- 몸통 폄
- 같은 쪽 몸통 옆 부분 신장
- 같은 쪽 다리 장축 방향 폄

8) 주의할 사항

- 시작자세에서 시행하는 경우, 먼저 몸쪽 요소인 어깨관절 폄 · 벌림 · 안쪽회전과 먼쪽 요소인 손목관절 바닥쪽굽힘을 시켜 팔꿉관절을 굽히고, 거기서부터 아래팔 뒤침, 손목관절 바닥쪽굽힘 · 노뼈쪽굽힘을 만듭니다. 그렇게 하지 않으면 근육이 늘어나지 않기 때문입니다. 어깨관절 안쪽회전과 아래팔 뒤침은 카운터처럼 반대 방향의 움직임이 됩니다 그림 2-238 .

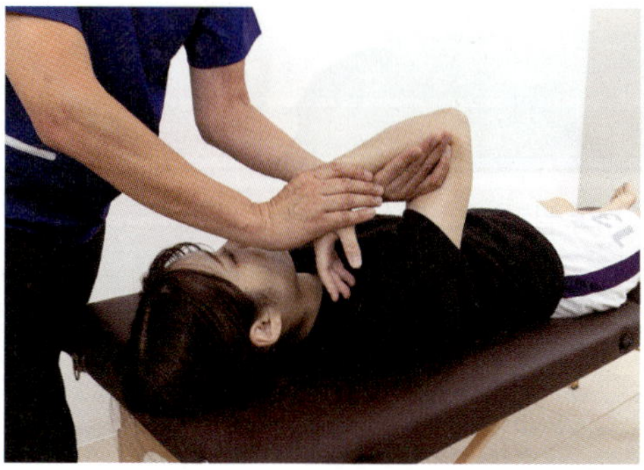

1 먼저 몸쪽 요소인 어깨관절 폄 · 벌림 · 안쪽회전을 만든다.

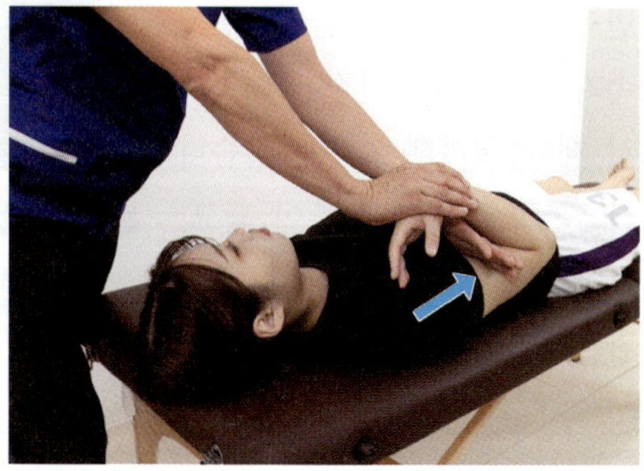

2 그 후에 먼쪽 요소인 아래팔 뒤침 · 손목관절 바닥쪽 굽힘 · 노뼈쪽 굽힘을 만드는 것에 의해 늘인다.

그림 2-238 자뼈쪽 밀기 때의 주의할 사항 ①

- 대상자가 어디로 움직여야 좋을지 몰라, 천장 방향으로 손을 뻗는 일이 있습니다. 이러할 때는 율동적 개시로 움직임을 확인한 다음에 시행하면 됩니다 그림 2-239 .

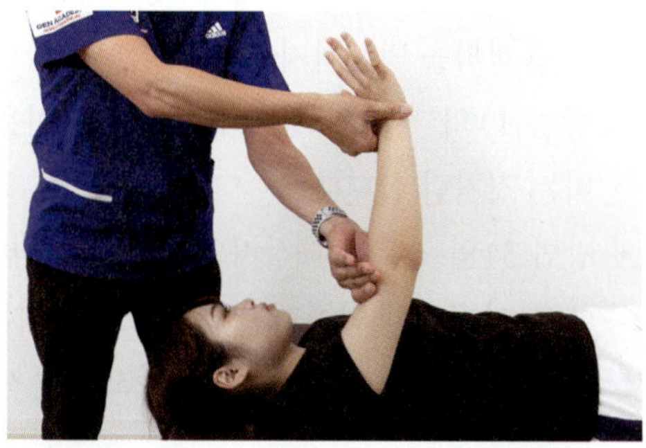

원래의 운동 방향이 아닌 천장 방향으로 팔꿉관절이 펴져 있다.

그림 2-239 자뼈쪽 밀기 때의 주의할 사항 ②

- 밀기 패턴은 직선적인 강한, 순간적인 동작, 예를 들면 스모우(일본식 씨름)의 "양다리를 딱 버티고 손바닥으로 상대를 씨름판 밖으로 밀어내는 수" 등의 동작을 만들어내고 싶을 때에 효과적입니다 그림 2-240 .

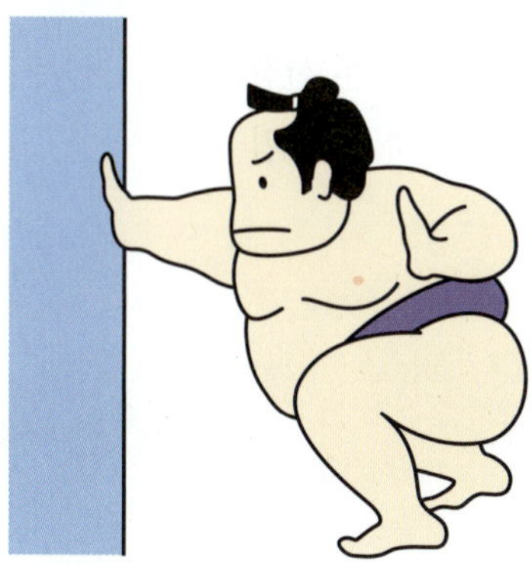

그림 2-240 스모우의 "양다리를 딱 버티고 손바닥으로 상대를 씨름판 밖으로 밀어내는 수" 등의 동작

◉ 자뼈쪽 밀기의 반전 Ulnar thrust withdrawal

Check!

자뼈쪽 밀기 반전

1) 구체적 방법

i) 시작자세: 반듯이 누운 자세

그림 2-241

치료사는 자뼈쪽 밀기 때와 마찬가지로, 대상자의 머리 위에서 대각선상에 섭니다.

대상자의 오른손에 대해서 왼손을 먼쪽 쥐기로 하여 손바닥 면끼리를 합칩니다. 몸쪽 쥐기는 위팔세갈래근이 됩니다.

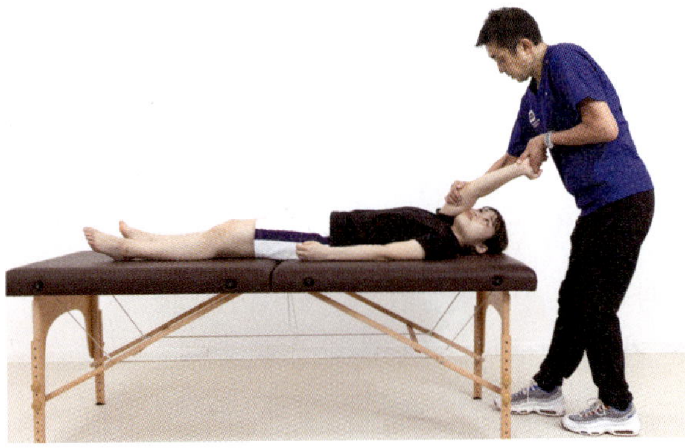

그림 2-241 자뼈쪽 밀기 반전 조작의 시작자세

ii) 방법 그림 2-242

1 팔을 굽힘 · 모음 · 가쪽회전 · 아래팔 엎침 · 손목관절 등쪽굽힘 · 자뼈쪽굽힘 방향으로 늘입니다.

2 "손을 쥐시오", "끌어내리시오"와 같은 지시로 팔을 폄 · 벌림 · 안쪽회전 · 팔꿈치 굽힘 · 아래팔 뒤침 · 손목관절 바닥쪽굽힘 · 노뼈쪽굽힘 방향으로 운동시켜 저항을 가합니다.

3 팔을 폄 · 벌림 · 안쪽회전 · 팔꿈치 굽힘 · 아래팔 뒤침 · 손목관절 바닥쪽굽힘 · 노뼈쪽굽힘의 최종 영역까지 운동시켜 저항을 가합니다.

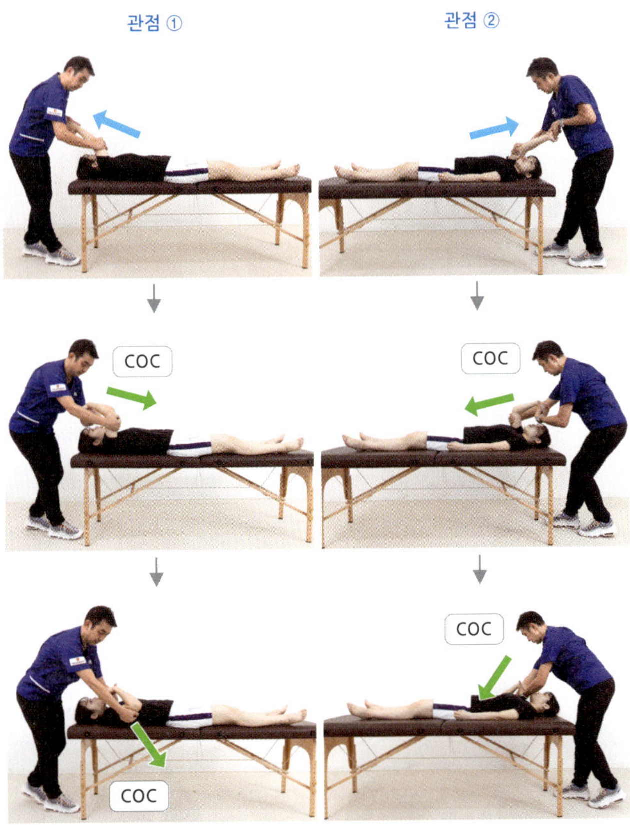

그림 2-242 자뼈쪽 밀기 반전 조작의 실제 순서

2) 임상에서 사용하는 빈도: C

위팔두갈래근이나 넓은등근을 촉진할 수 있습니다.

3) 패턴의 구성 요소

어깨관절	폄 · 벌림 · 안쪽회전(기본이 되는 패턴은 팔꿈치를 굽히면서 하는 폄 · 벌림 · 안쪽회전)
팔꿉관절	굽힘
아 래 팔	뒤침
손목관절	바닥쪽굽힘 · 노뼈쪽굽힘
손 가 락	굽힘

4) 임상에서 사용하는 예

- 이른바 배짱 포즈를 취하는 동작(fist pump action)이 됩니다.
- 넓은등근을 강하게 촉진하고(자극하고) 싶을 때 사용할 수 있습니다.
- 반대쪽 팔은 굽힘 · 벌림 방향으로 방산이 일어나기 때문에, 특히 팔을 멀리 뻗는 동작을 내고 싶을 때 간접적으로 강화를 위해 사용할 수 있습니다 그림 2-243.

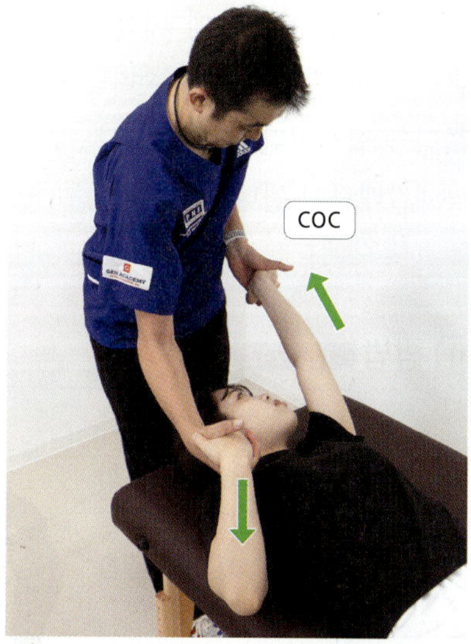

반대쪽 팔을 굽힘 · 벌림 방향의 멀리 뻗고 싶을 때 사용한다.

그림 2-243 자뼈쪽 밀기 반전 조작의 임상에서 사용하는 예

5) 도수 접촉

- 먼쪽 쥐기에서 가장 압력을 가하고 싶은 부위는 새끼손가락 MP관절 가쪽입니다.
- 대상자의 오른손에 대해 치료사의 왼손이 먼쪽 쥐기가 되어, 손바닥 면끼리 맞댑니다 그림 2-244.

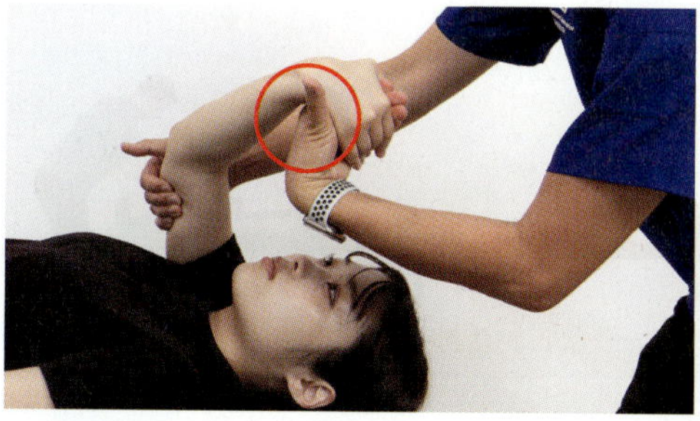
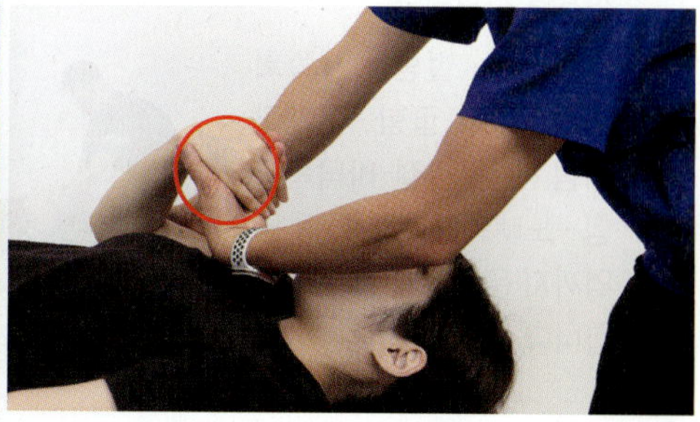

그림 2-244 자뼈쪽 밀기의 반전 때의 도수 접촉(먼쪽 쥐기)

- 몸쪽 쥐기는 오른손으로 위팔세갈래근 부위를 잡습니다. 이때, 엄지손가락은 펴지 않는 것이 좋습니다. 만일 펴서 위팔을 잡는 것처럼 쥐면 운동이 시작된 후에 움직임의 방해가 되어 모음을 시키지 않으면 안 되기 때문입니다 그림 2-245.

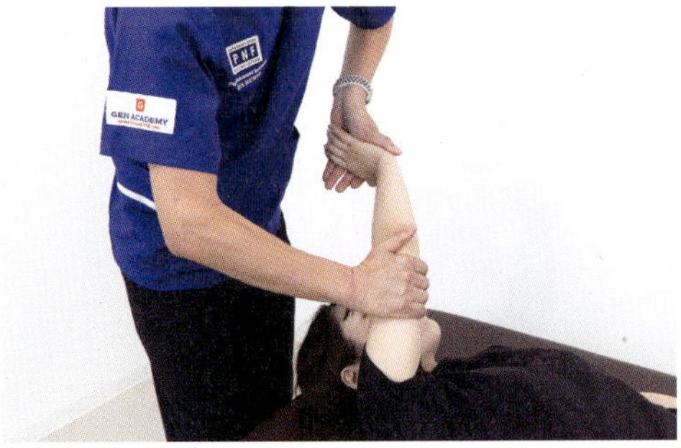

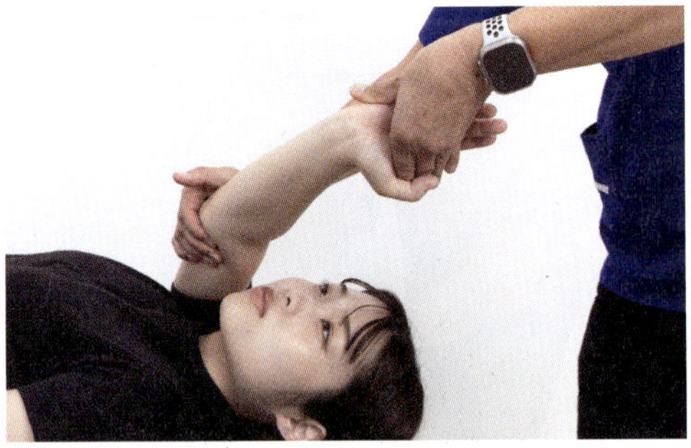

그림 2-245 자뼈쪽 밀기의 반전 때의 도수 접촉(몸쪽 쥐기)

6) 신체 역학

- 자뼈쪽 밀기처럼 머리 위로부터와 어깨관절 옆으로부터의 두 종류가 있는 것이 아니라, 이 경우는 대상자의 머리 위에서 대각선상에 서서 시행합니다.

7) 방산

- 몸통 굽힘(머리를 올리면)
- 같은 쪽 엉덩관절 굽힘

8) 주의할 사항

- 머리 위에서 무언가를 잡아당겨 내리는 동작이 됩니다.
- 대상자의 팔이음뼈(어깨)가 안정성이 부족한 경우, 팔이음뼈(어깨)가 올라가는 경우가 있습니다. 그 경우, "손을 쥐시오"라는 먼쪽 요소의 구두 지시 후에, "어깨를 내리시오"라는 지시를 추가하여 전체를 아래로 내리고, 거기서부터 어깨관절 폄·벌림, 팔꿉관절 굽힘 등의 동작을 하면 좋습니다 그림 2-246.

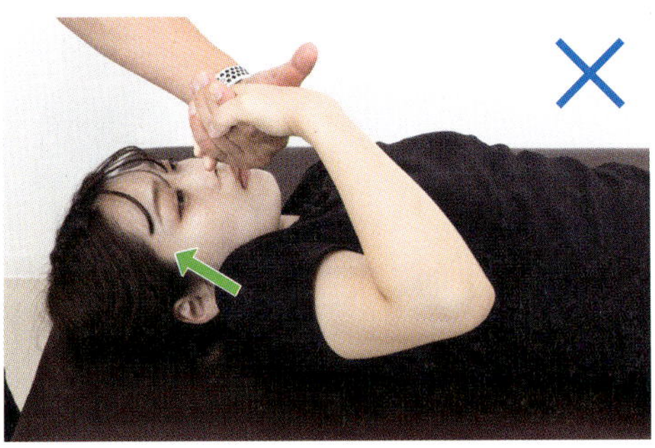

어깨가 위쪽으로 당겨져 있는 상태

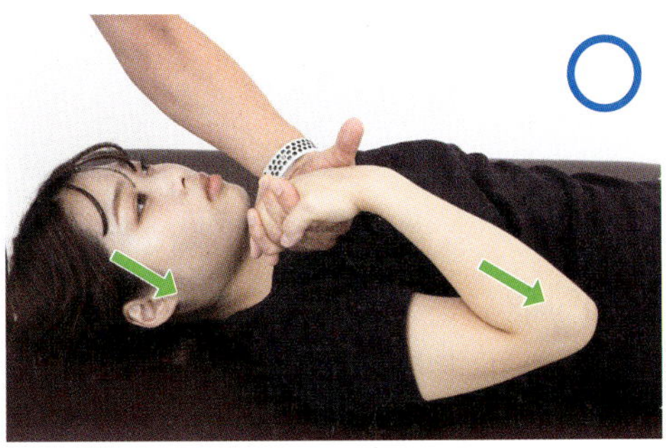

어깨가 아래쪽으로 당겨진 상태

그림 2-246 자뼈쪽 밀기의 반전 때 주의할 사항 ①

- 시작자세에서 시작하는 경우의 늘임은, 먼저 몸쪽 요소인 어깨관절 굽힘 · 모음 · 가쪽회전과 먼쪽 요소인 손목관절 등쪽굽힘 · 자뼈쪽굽힘을 만들고, 거기서부터 카운터 방향으로 아래팔 엎침을 시킵니다. 엎침을 마지막에 함으로써 제대로 된 늘임(elongation)을 만들 수 있습니다 그림 2-247.

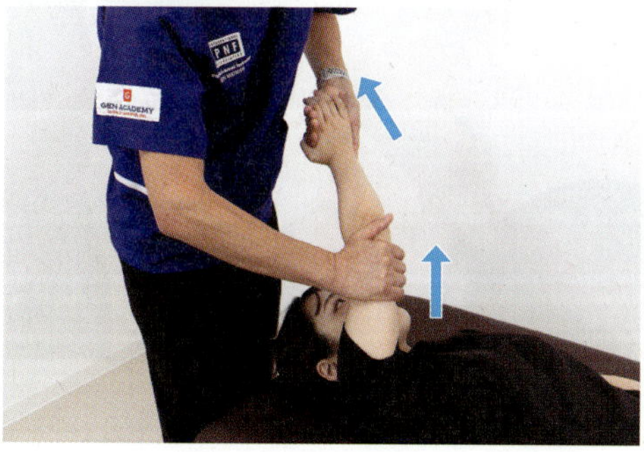

1 어깨관절 굽힘 · 모음 · 가쪽회전 · 손목관절 등쪽굽힘 · 자뼈쪽굽힘을 먼저 만든다.

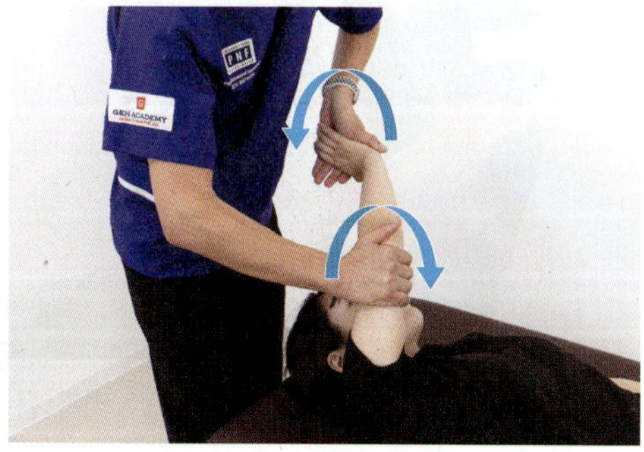

2 아래팔 엎침을 마지막에 만들어서 늘인다.

그림 2-247 자뼈쪽 밀기의 반전 때 주의할 사항 ②

Check!

노벼쪽 밀기

◉ 노뼈쪽(요측) 밀기 Radial thrust

1) 구체적 방법

i) 시작자세: 반듯이 누운 자세 그림 2-248

방법 1)의 시작자세

치료사는 대상자의 엉덩관절 옆에 서서 머리 부위 방향을 향합니다. 대상자의 오른손에 대해 왼손을 먼쪽 쥐기로 하여 손등 부위를 잡고 몸쪽 쥐기는 위팔두갈래근 부위를 만집니다.

방법 2)의 시작자세

치료사는 대상자의 어깨관절 옆에 서서 발 부위 방향을 향합니다. 대상자의 오른손에 대해 오른손을 먼쪽 쥐기로 하여 손등 부위를 잡고, 몸쪽 쥐기는 위팔두갈래근 부위를 만집니다.

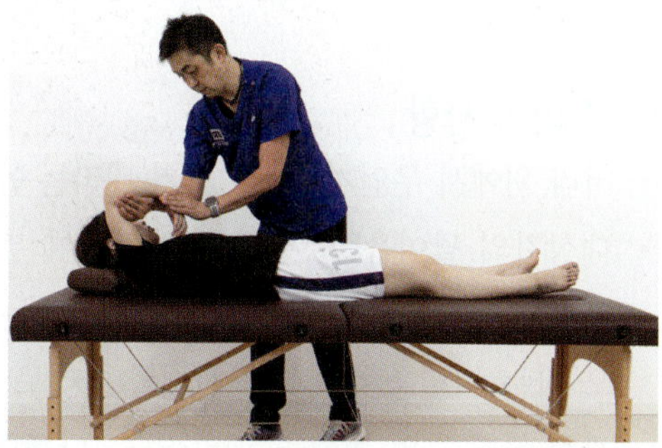

방법 1) 시작자세

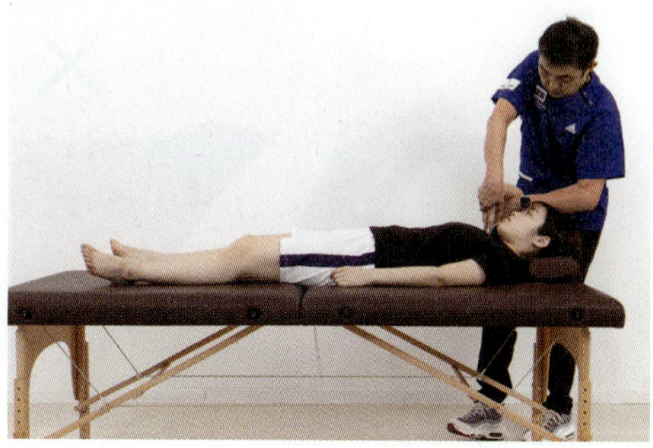

방법 2) 시작자세

그림 2-248 노뼈쪽 밀기 조작의 시작자세

ii) 방법

방법 1) 그림 2-249

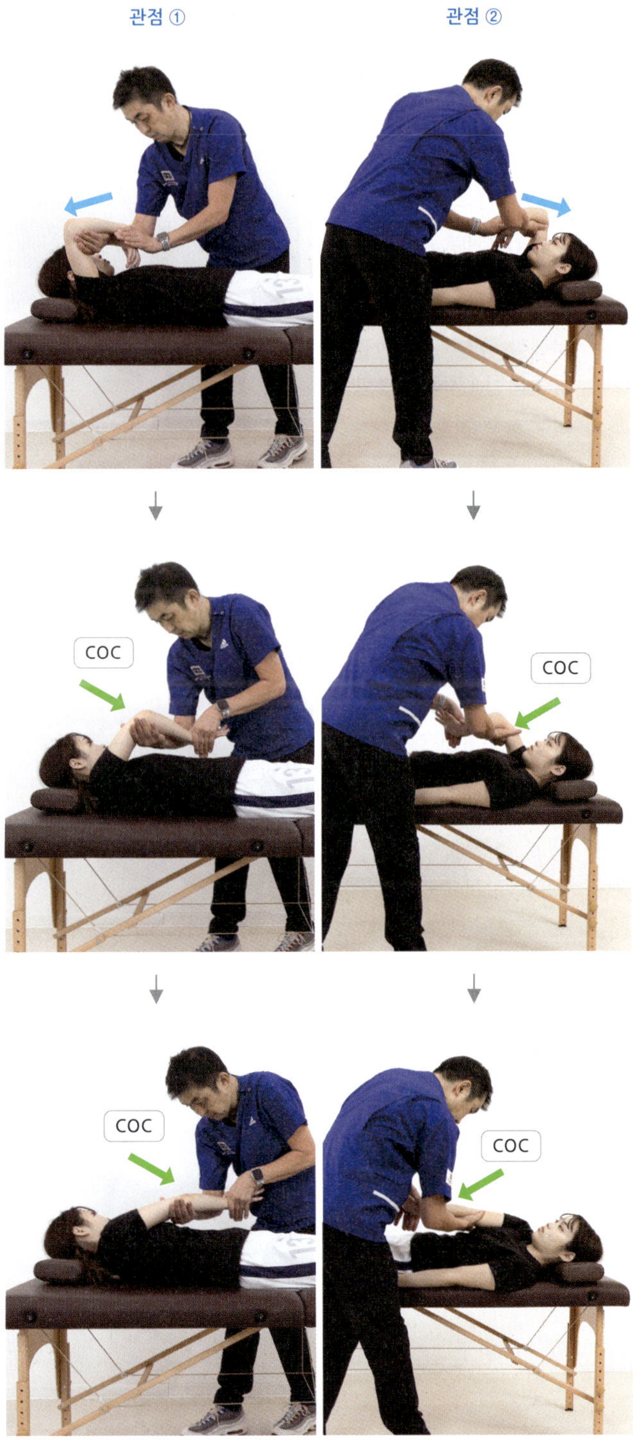

1 치료사는 대상자의 엉덩관절 옆에 서서 머리 방향을 향합니다. 대상자의 오른손에 대해 왼손을 먼쪽 쥐기로 하여 손등 부위를 잡고, 몸쪽 쥐기는 위팔두갈래근 부위를 만집니다. 팔을 굽힘 · 벌림 · 가쪽회전 · 팔꿈치 굽힘 · 아래팔 엎침 · 손목관절 바닥쪽굽힘 · 자뼈쪽굽힘 방향으로 늘입니다.

2 "손을 펴시오", "이쪽으로 뻗으시오"와 같은 지시로 팔을 폄 · 모음 · 안쪽회전 · 팔꿈치 폄 · 아래팔 뒤침 · 손목관절 등쪽 굽힘 · 노뼈쪽굽힘 방향으로 운동시켜 저항을 가합니다.

3 팔을 폄 · 모음 · 안쪽회전 · 팔꿈치 폄 · 아래팔 뒤침 · 손목관절 등쪽굽힘 · 노뼈쪽 굽힘의 최종 영역까지 운동시켜 저항을 가합니다.

그림 2-249 노뼈쪽 밀기 조작의 실제 순서(방법 1)

방법 2) 그림 2-250

관점 ① 관점 ②

1 치료사는 대상자의 어깨관절 옆의 머리 쪽으로 서서 발 방향을 향합니다. 대상자의 오른손에 대해 오른손을 먼쪽 쥐기로 하여 손등 부분을 잡고, 몸쪽 쥐기는 위팔두갈래근 부위를 만집니다. 팔을 굽힘 · 벌림 · 가쪽 회전 · 팔꿈치 굽힘 · 아래팔 엎침 · 손목관절 바닥쪽굽힘 · 자뼈쪽굽힘 방향으로 늘입니다.

2 "손을 펴시오", "뻗으시오"와 같은 지시로 팔을 폄 · 모음 · 안쪽회전 · 팔꿈치 폄 · 아래팔 뒤침 · 손목관절 등쪽굽힘 · 노뼈쪽굽힘 방향으로 운동시켜 저항을 가합니다.

3 팔을 폄 · 모음 · 안쪽회전 · 팔꿈치 폄 · 아래팔 뒤침 · 손목관절 등쪽굽힘 · 노뼈쪽 굽힘의 최종 영역까지 운동시켜 저항을 가합니다.

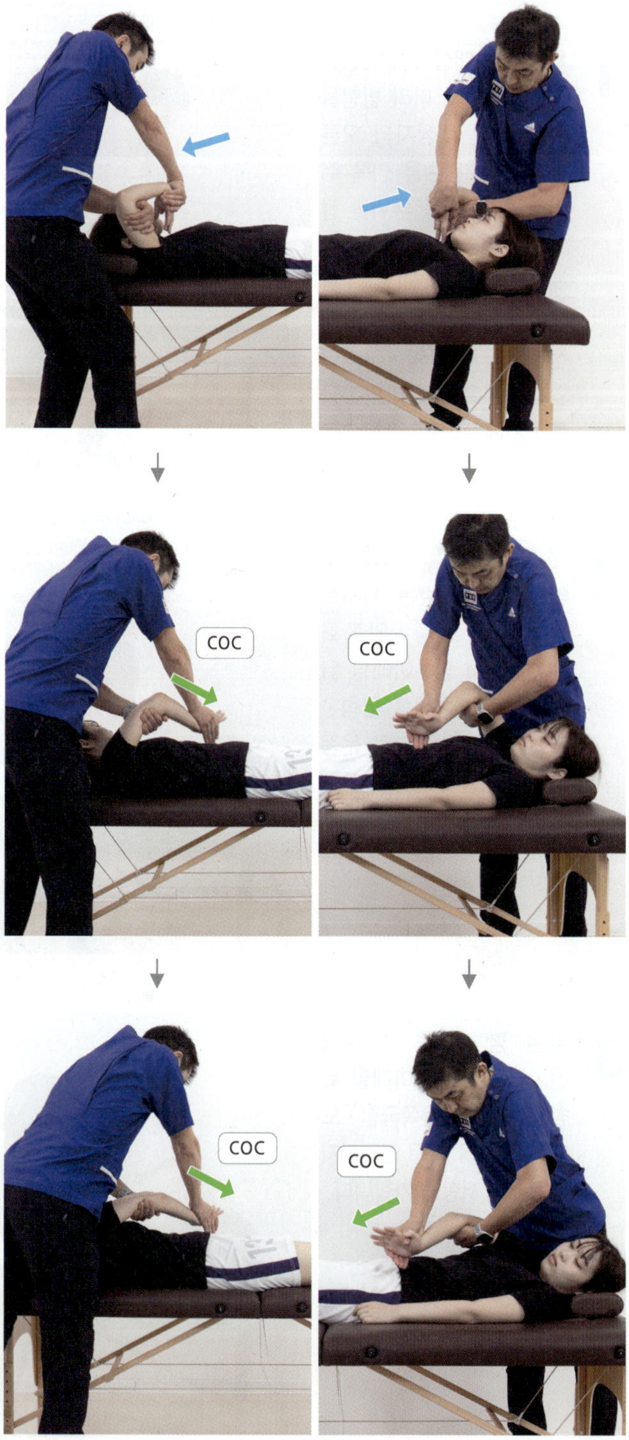

그림 2-250 노뼈쪽 밀기 조작의 실제 순서(방법 2)

2) 임상에서 사용하는 빈도: B

사용성은 별로 없지만, 편마비 사례의 팔 뻗기 동작이나 투구장애가 있는 어깨에서의 어깨관절 안쪽회전 등 각각 개별 요소의 촉진에는 흔히 사용되는 패턴입니다.

3) 패턴의 구성 요소

어깨관절	폄 · 모음 · 안쪽회전(기본이 되는 패턴은 팔꿈치를 펴면서 하는 폄 · 모음 · 안쪽회전)
팔꿉관절	폄
아 래 팔	뒤침
손목관절	등쪽굽힘 · 노뼈쪽굽힘
손 가 락	폄

4) 임상에서 사용하는 예

- 편마비로 위팔두갈래근의 긴장이 높고 위팔세갈래근의 근력 저하가 있는 경우 등에 팔꿉관절 폄 + 손목관절 등쪽굽힘이라는 팔 뻗기(reach) 동작의 준비로서 시행할 수 있습니다.
- 투구장애가 있는 어깨 등에서 어깨관절 안쪽회전의 근육출력 저하가 있는 경우, 아래팔 뒤침 + 어깨관절 안쪽회전이라는 카운터를 이용하여 어깨관절 안쪽회전을 강하게 할 수 있는 장점을 살릴 수 있습니다. 이 경우는 방법 2)로 시행합니다 그림 2-251.

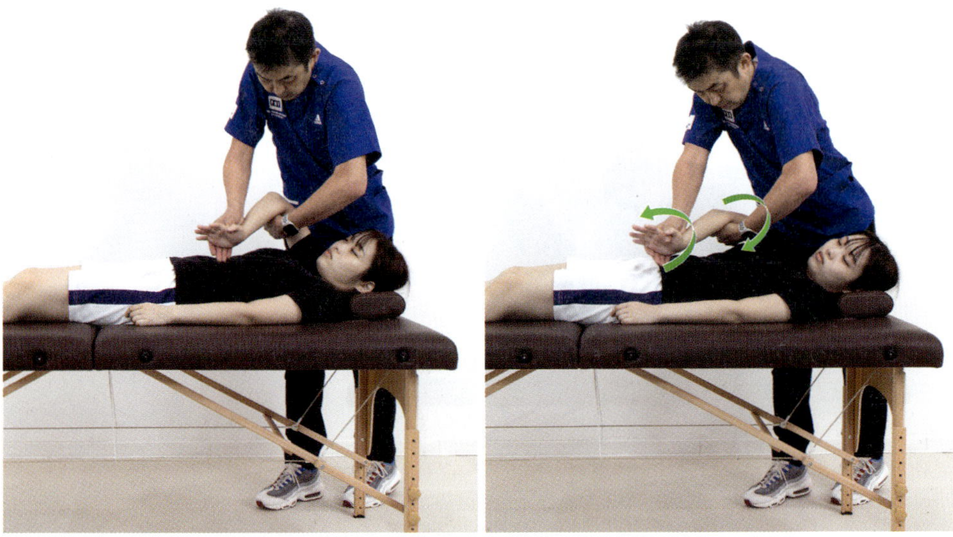

아래팔 뒤침 + 어깨관절 안쪽회전의 카운터를 이용한 어깨관절 안쪽회전의 촉진

그림 2-251 노뼈쪽 밀기 조작을 임상에서 사용하는 예 ①

- 일어나기의 촉진에 사용할 수 있습니다 그림 2-252.

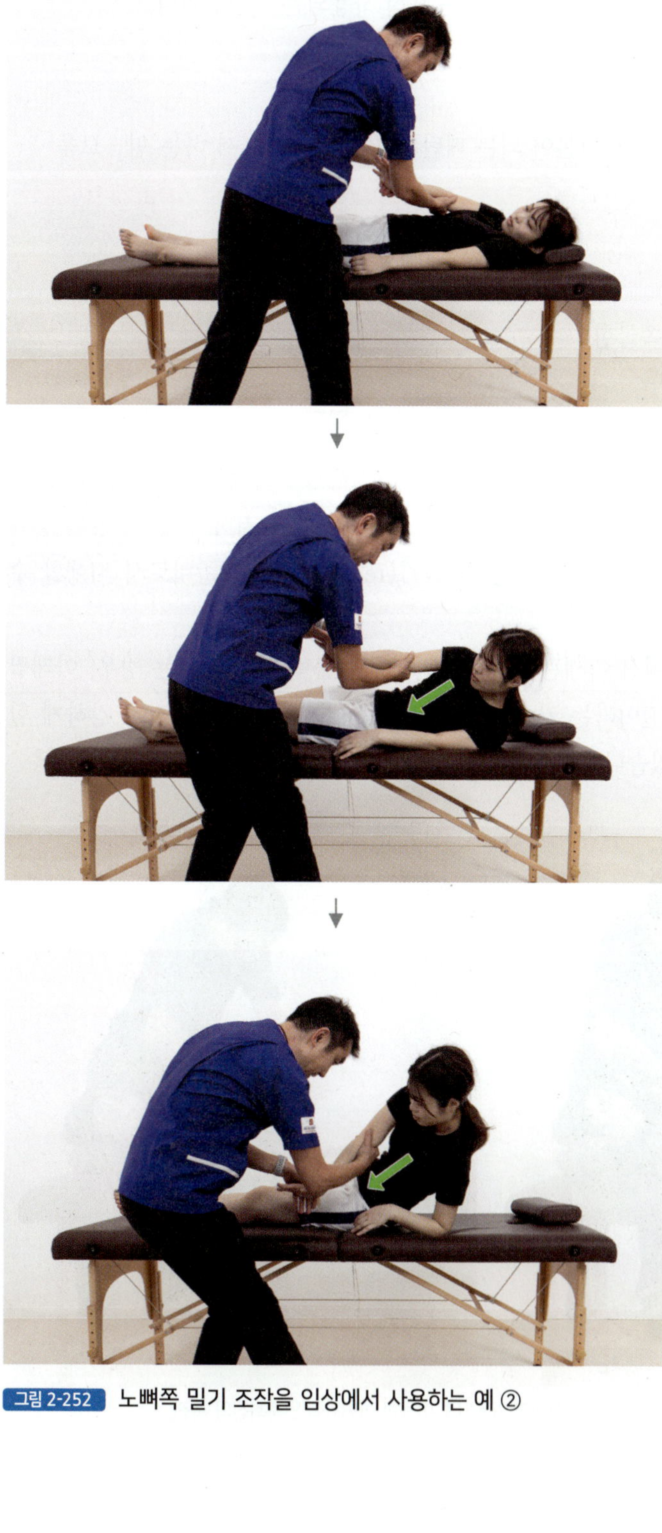

그림 2-252 노뼈쪽 밀기 조작을 임상에서 사용하는 예 ②

- 위팔세갈래근이 작용하기 쉽다는 이점을 살려 가장자리에 걸터앉은 자세에서 앞쪽 팔 뻗기 동작 시에 사용할 수 있습니다. 이 경우, 방법 1)로도 방법 2)로도 시행하는 것이 가능합니다 그림 2-253 .

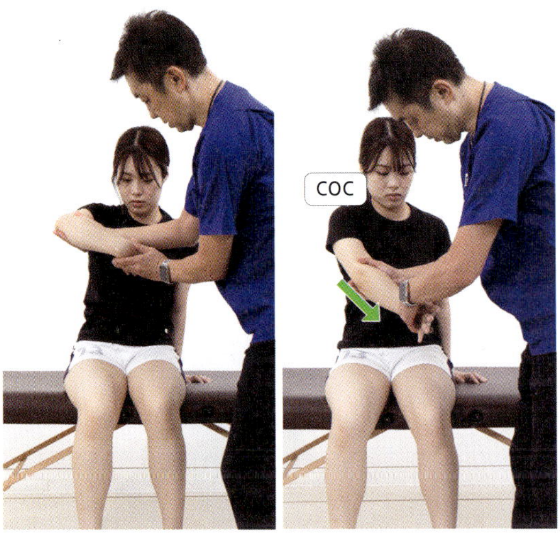

가장자리에 걸터앉은 자세에서 방법 1)에 의한 앞쪽 팔 뻗기의 촉진

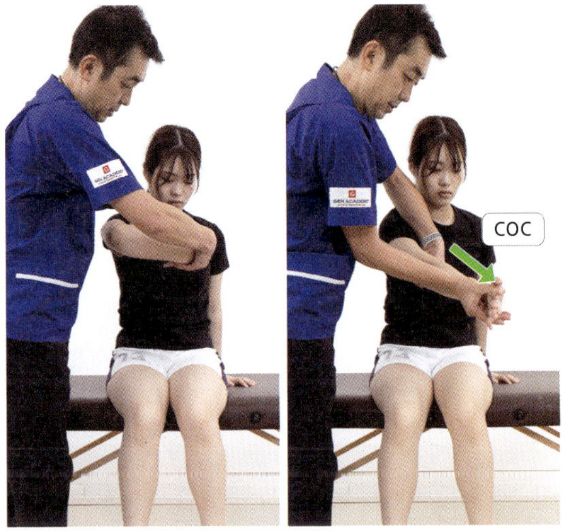

가장자리에 걸터앉은 자세에서 방법 2)에 의한 앞쪽 팔 뻗기의 촉진

그림 2-253 노뼈쪽 밀기 조작을 임상에서 사용하는 예 ③

5) 도수 접촉

- 먼쪽 쥐기로 가장 압력을 가하고 싶은 부위는 손목관절 노뼈쪽이 됩니다 그림 2-254 .

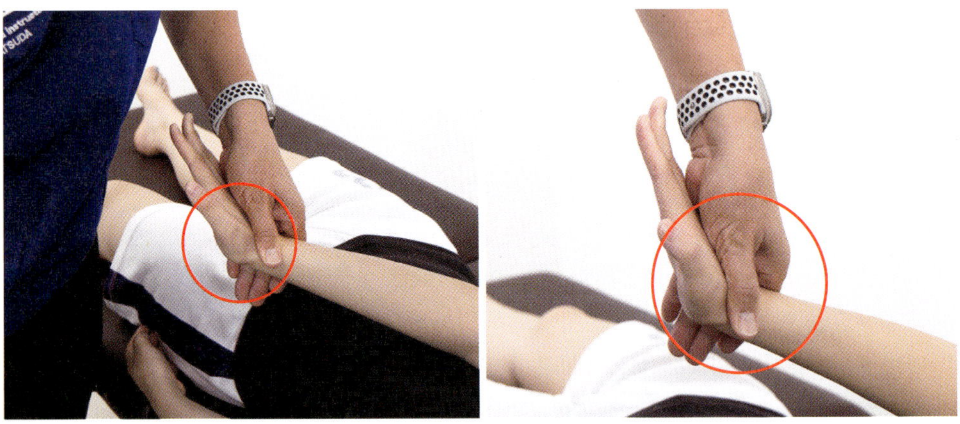

먼쪽 쥐기로 가장 압력을 가하고 싶은 것은 손목관절 노뼈쪽이다. 그곳에 엄지손가락으로 저항을 가한다.

그림 2-254 노뼈쪽 밀기 때의 도수 접촉(방법 1(먼쪽 쥐기))

방법 1) 오른팔에 시행하는 경우, 치료사의 왼손이 먼쪽 쥐기가 됩니다. 엄지손가락으로 손목관절 노뼈쪽에서 손 부위를 어깨관절로 되미는 것처럼 저항을 가합니다. 몸쪽 쥐기는 오른손의 물갈퀴 부분으로 위팔두갈래근을 잡습니다.

방법 2) 오른팔에 시행하는 경우, 오른손을 먼쪽 쥐기로 합니다. 엄지손가락으로 손목관절 노뼈쪽에서 손 부위를 어깨로 당겨 되돌리는 것처럼 저항을 줍니다. 대상자의 물갈퀴 부위에 엄지손가락을 걸면 저항을 가하기 쉽습니다. 몸쪽 쥐기는 왼손으로 위팔두갈래근 부위를 잡고, 체중을 사용하여 굽힘 · 벌림 · 가쪽회전 방향으로 잡아당깁니다 그림 2-255.

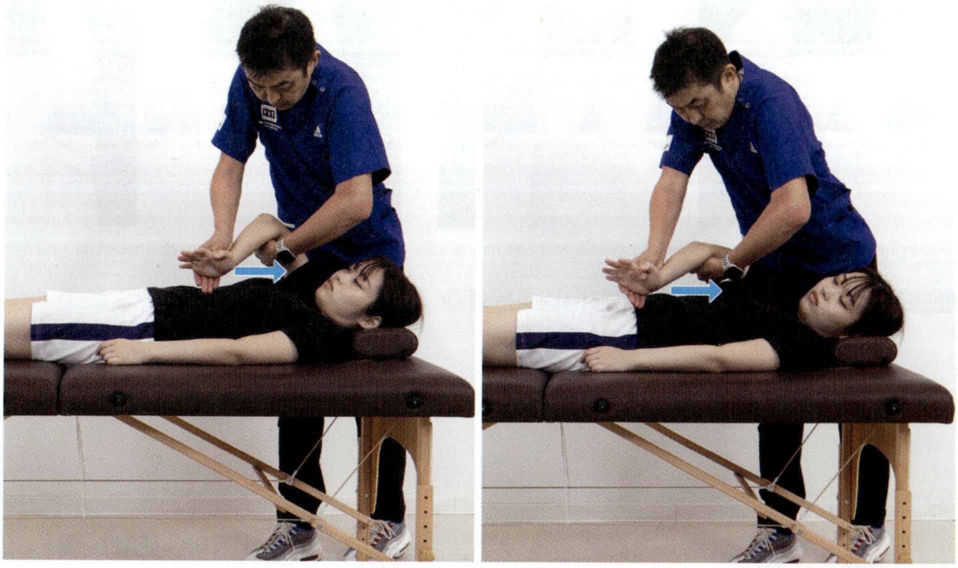

방법 2)에서의 쥐기. 먼쪽 쥐기는 물갈퀴 부분에 엄지손가락에 걸어 당겨 되돌리는 것처럼 저항을 가한다.

그림 2-255 노뼈쪽 밀기 때의 도수 접촉(방법 2)

6) 신체역학

방법 1) 대상자와 마주보도록 오른쪽 팔에 시행할 경우 왼쪽 엉덩관절 옆으로 섭니다. 자신의 체중을 이용하여 손 부위를 어깨로 되밀도록 저항을 가합니다.

방법 2) 일반적인 팔 폄 · 모음 · 안쪽회전 패턴과 같이 대상자의 어깨관절 옆에 서서 발 방향을 향합니다. 이 방법이 몸쪽 부위 조절, 특히 어깨관절 안쪽회전을 내고자 할 때 강하게 저항을 가할 수 있는 이점이 있습니다.

가장자리에 걸터앉은 자세에서 시행할 때도 대상자 앞에 서는 경우와 옆으로 위치하는 경우가 있습니다.

7) 방산

- 몸통 굽힘
- 반대쪽 엉덩관절 굽힘 · 모음

8) 주의할 사항

- 시작자세에서 시행하는 경우, 먼저 손목관절 바닥쪽굽힘, 팔꿉관절 굽힘의 요소는 만들어두고, 거기서부터 먼저 어깨관절 굽힘 · 벌림 · 가쪽회전을 시켜, 거기에서 마지막으로 아래팔 엎침, 손목관절 바닥쪽굽힘 · 자뼈쪽굽힘을 만듭니다 그림 2-256 .

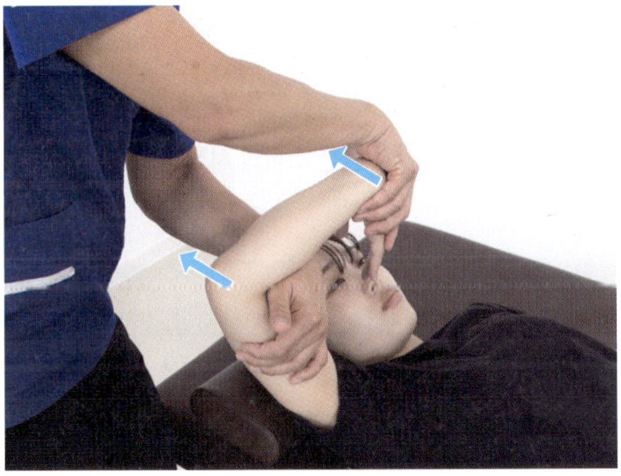

시작자세를 만드는 방법. 먼저 손목관절 바닥쪽굽힘과 팔꿈치 굽힘을 만들고, 몸쪽 요소인 어깨관절 굽힘 · 벌림 · 가쪽회전을 완성시킨다.

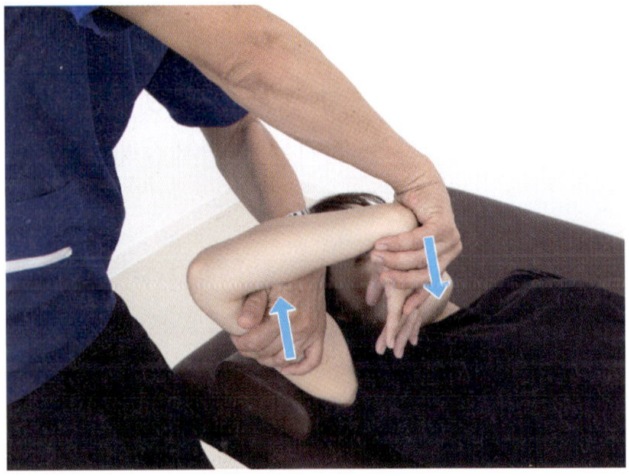

거기서부터 아래팔 엎침, 손목관절 바닥쪽굽힘 · 자뼈쪽굽힘을 시킴으로써 늘임(elongation)을 완성시킨다.

그림 2-256 노뼈쪽 밀기 때에 주의할 사항 ①

- 시작자세에서 어깨관절 굽힘과 가쪽회전은 그다지 많이는 낼 수 없습니다. 이미지로서는 위에서 아래로 내려가는 것 같은 동작이 됩니다 그림 2-257 .

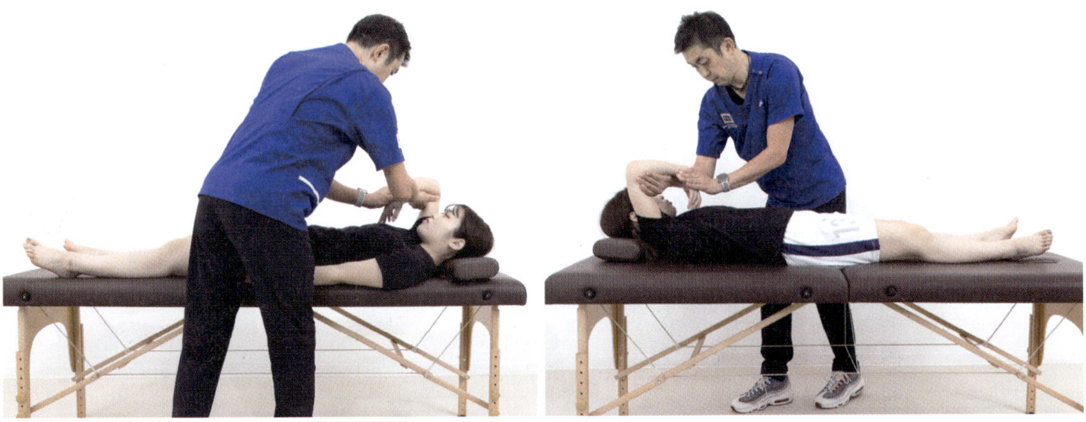

시작자세에서 어깨관절 굽힘과 가쪽회전은 별로 나오지 않는다.

그림 2-257 노뼈쪽 밀기 때에 주의할 사항 ②

Check!

노뼈쪽 밀기의 반전

◉ 노뼈쪽 밀기의 반전 Radial thrust withdrawal

1) 구체적 방법

i) 시작자세: 반듯이 누운 자세

그림 2-258

치료사는 대상자가 조작하는 손과는 반대쪽 엉덩관절 옆에 서서 머리 방향을 향합니다. 대상자의 오른손에 대해 오른손을 먼쪽 쥐기로서 악수를 하는 것처럼 잡습니다. 몸쪽 쥐기는 위팔세갈래근 부위를 잡습니다.

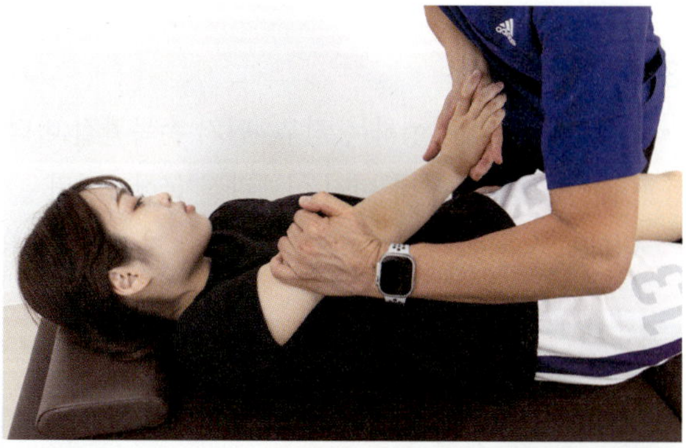

그림 2-258 노뼈쪽 밀기의 반전 조작의 시작자세

ii) 방법 그림 2-259

관점 ① 관점 ②

1 팔을 폄 · 모음 · 안쪽회전 · 아래팔 뒤침 · 손목관절 등쪽굽힘 · 노뼈쪽굽힘 방향으로 늘입니다.

2 "손을 쥐시오", "끌어올리시오"와 같은 지시로 팔을 굽힘 · 벌림 · 가쪽회전 · 팔꿈치 굽힘 · 아래팔 엎침 · 손목관절 바닥쪽굽힘 · 자뼈쪽굽힘 방향으로 운동시켜 저항을 가합니다.

3 팔을 굽힘 · 벌림 · 가쪽회전 · 팔꿈치 굽힘 · 아래팔 엎침 · 손목관절 바닥쪽굽힘 · 자뼈쪽굽힘의 최종 영역까지 운동시켜 저항을 가합니다.

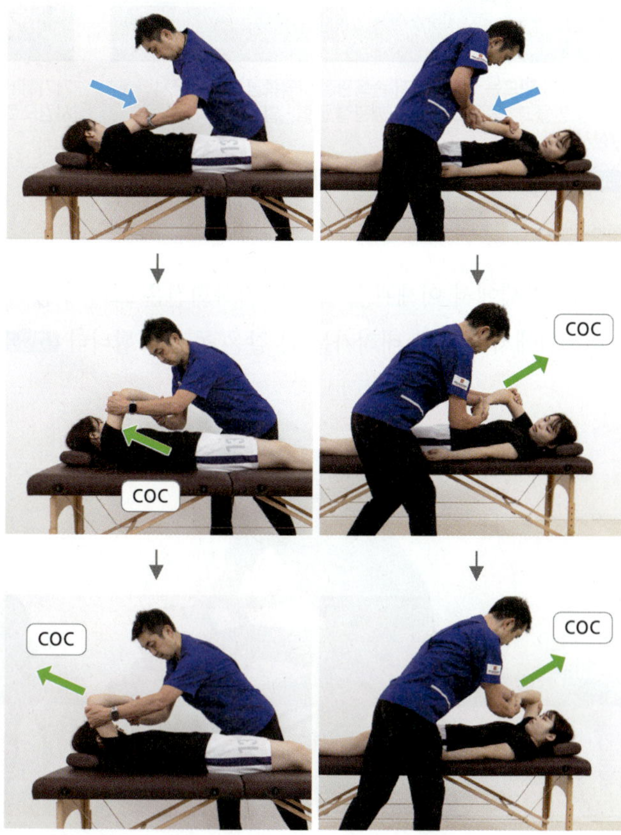

그림 2-259 노뼈쪽 밀기의 반전 조작의 실제 순서

2) 임상에서 사용하는 빈도: C

아래에서 무언가를 끌어 올리는 동작이 됩니다. 엔진을 시동하는 동작이라고도 합니다.

3) 패턴의 구성 요소

어깨관절	굽힘 · 벌림 · 가쪽회전(기본이 되는 패턴은 팔꿈치를 굽히면서 하는 굽힘 · 벌림 · 가쪽회전)
팔꿉관절	굽힘
아 래 팔	엎침
손목관절	바닥쪽굽힘 · 자뼈쪽굽힘
손 가 락	굽힘

4) 임상에서 사용하는 예

• 끌어 올리는 동작이 되기 때문에, 반대쪽 손바닥 면을 고정점으로 하는 방산을 사용하면 손바닥 면을 강하게 미는 동작이 됩니다 그림 2-260.

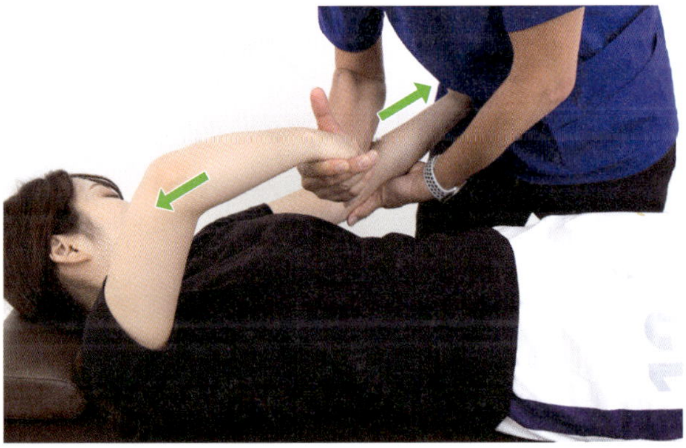

반대쪽 손 부위를 고정하여 밀어붙이는 방산

그림 2-260 노뼈쪽 밀기의 반전 조작을 임상에서 사용하는 예 ①

• 가장자리에 걸터앉은 자세에서 손바닥 면을 고정하여 강하게 밀어붙이는 방산을 사용할 수 있습니다 그림 2-261.

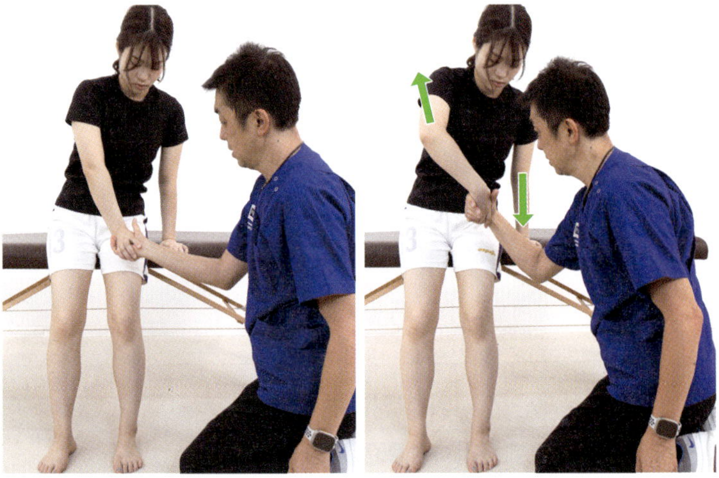

반대쪽 손 부위를 고정하여 밀어붙이는 방산

그림 2-261 노뼈쪽 밀기의 반전 조작을 임상에서 사용하는 예 ②

5) 도수 접촉

- 가장 압력을 가하고 싶은 부위는 새끼손가락 MP관절 가쪽이 됩니다 그림 2-262.

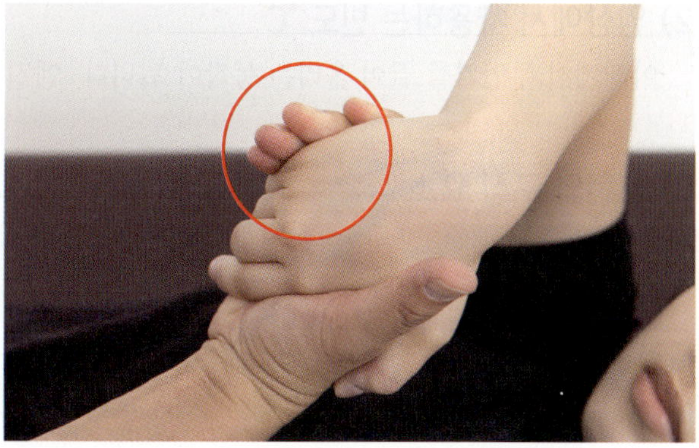

가장 압력을 가하고 싶은 새끼손가락 MP관절 가쪽

그림 2-262 노뼈쪽 밀기의 반전 때의 도수 접촉

- 대상자의 오른손에 대해 치료사의 오른손이 먼쪽 쥐기가 되고, 악수를 하는 형태가 됩니다 그림 2-263.

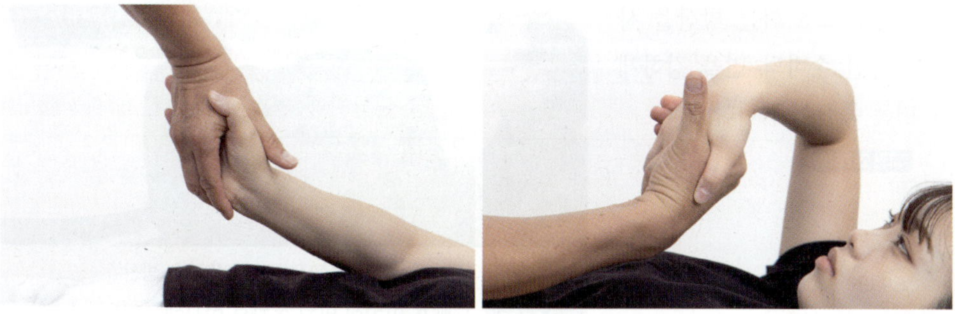

먼쪽 쥐기는 악수하는 형태

그림 2-263 노뼈쪽 밀기의 반전 때의 도수 접촉(먼쪽 쥐기)

- 몸쪽 쥐기는 왼손으로 위팔세갈래근 쪽에서 위팔 부분을 잡습니다. 이때 엄지손가락은 펴지 않는 것이 좋습니다. 만일 펴서 위팔을 잡는 것처럼 쥐면 운동이 시작된 후에 움직임의 방해가 되어 모음을 시키지 않으면 안 되기 때문입니다 그림 2-264.

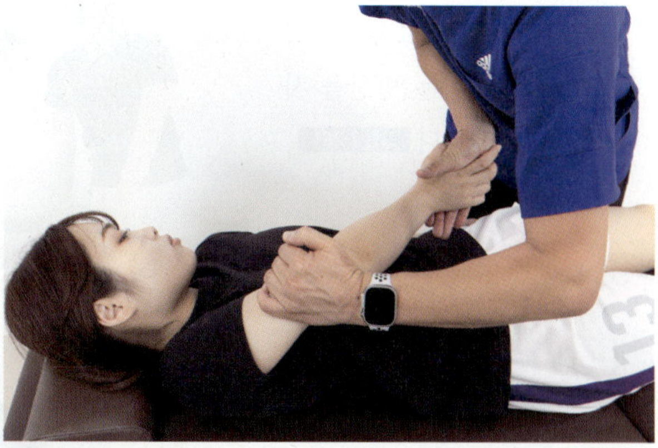

몸쪽 쥐기는 위팔세갈래근 부분을 잡고 엄지손가락은 펴지 않는다.

그림 2-264 노뼈쪽 밀기의 반전 때의 도수 접촉(몸쪽 쥐기)

6) 신체역학

- 노뼈쪽 밀기처럼 어깨관절 옆에서 하는 것과 반대쪽 엉덩관절 옆에서 하는 두 종류가 있는 것이 아니며, 이 경우는 반대쪽 엉덩관절 옆에서 서서 시행합니다.

7) 방산

- 몸통 폄
- 반대쪽 팔 폄 · 벌림(밀어붙이는, 장축 방향의 힘이 만들어진다)

8) 주의할 사항

- 아래에서 무언가를 끌어 올리는 동작이 됩니다.
- 시작자세에서 시행하는 경우, 먼저 몸쪽 요소인 어깨관절 폄 · 모음 · 안쪽회전과 먼쪽 요소인 등쪽굽힘 · 자뼈쪽굽힘을 만들어내고, 거기서부터 아래팔 뒤침을 시킴으로써 늘임(elongation)이 완성됩니다 그림 2-265 .

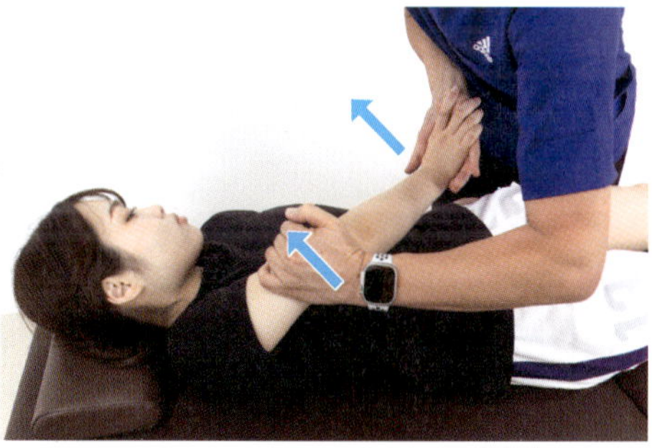

1 팔을 중간 위치로 하여 폄 · 모음 · 안쪽회전을 먼저 만든다.

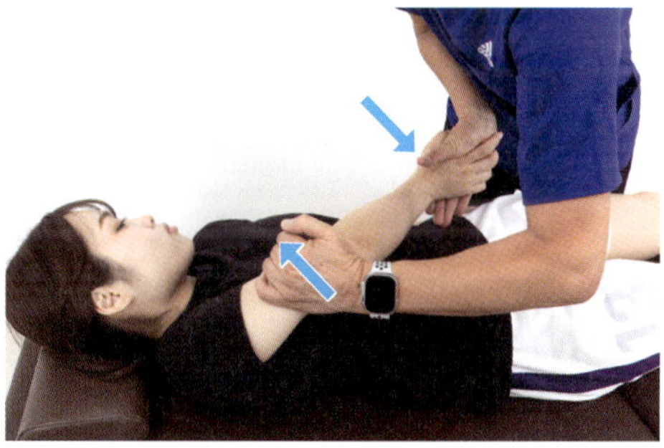

2 아래팔의 뒤침을 함으로써 늘임이 완성된다.

그림 2-265 노뼈쪽 밀기의 반전 때에 주의할 사항

5. 다리의 움직임을 촉진하고, 다리에서 신체 각 부위를 촉진하는 패턴

●굽힘 · 벌림 · 안쪽회전

골반: 뒤쪽 올림
엉덩관절: 굽힘 · 벌림 · 안쪽회전
발 부위: 등쪽굽힘 · 외반
발가락: 폄

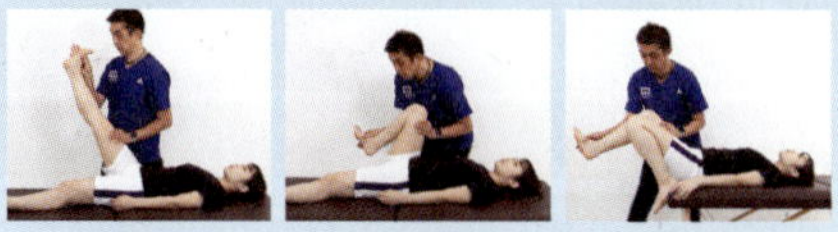

스트레이트 / 무릎을 굽히면서 하는 / 무릎을 펴면서 하는

●굽힘 · 모음 · 가쪽회전

골반: 앞쪽 올림
엉덩관절: 굽힘 · 모음 · 가쪽회전
발 부위: 등쪽굽힘 · 내반
발가락: 폄

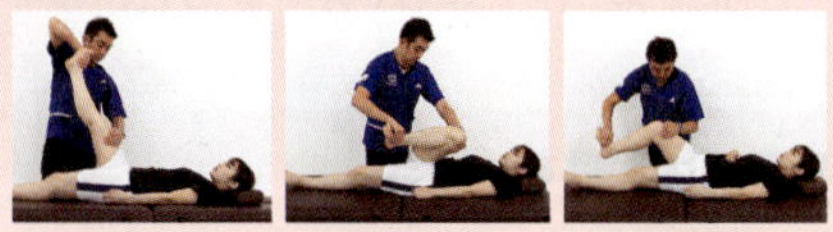

스트레이트 / 무릎을 굽히면서 하는 / 무릎을 펴면서 하는

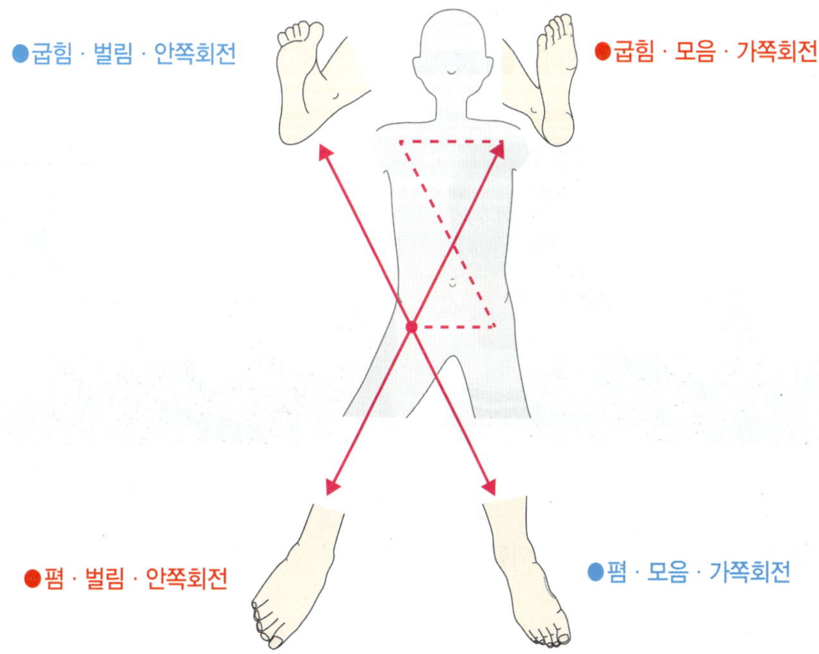

●폄 · 벌림 · 안쪽회전

골반: 뒤쪽 내림
엉덩관절: 폄 · 벌림 · 안쪽회전
발 부위: 바닥쪽굽힘 · 외반
발가락: 굽힘

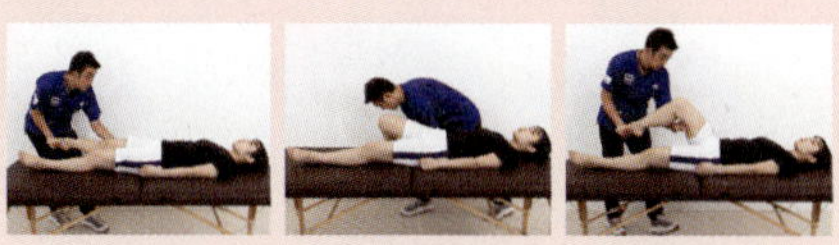

스트레이트 / 무릎을 굽히면서 하는 / 무릎을 펴면서 하는

●폄 · 모음 · 가쪽회전

골반: 앞쪽 내림
엉덩관절: 폄 · 모음 · 가쪽회전
발 부위: 바닥쪽굽힘 · 내반
발가락: 굽힘

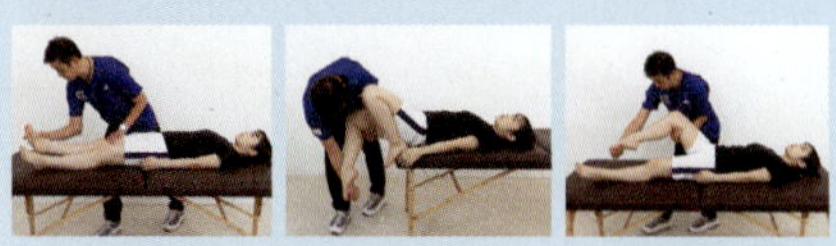

스트레이트 / 무릎을 굽히면서 하는 / 무릎을 펴면서 하는

그림 2-266 다리 패턴의 전체 이미지

◉ 다리 굽힘·모음·가쪽회전 LE Flex.-Add.-ER

반대 패턴: 다리 폄·벌림·안쪽회전(p.272)

Check!

다리 굽힘·모음·가쪽회전

1) 구체적 방법

i) 시작자세: 반듯이 누운 자세 그림 2-267

치료사는 대상자의 발 부위 옆에 서서 머리 방향을 향합니다.

먼쪽 쥐기는 발등 부위, 몸쪽 쥐기는 넓적다리 앞면 먼쪽 약간 안쪽을 만집니다.

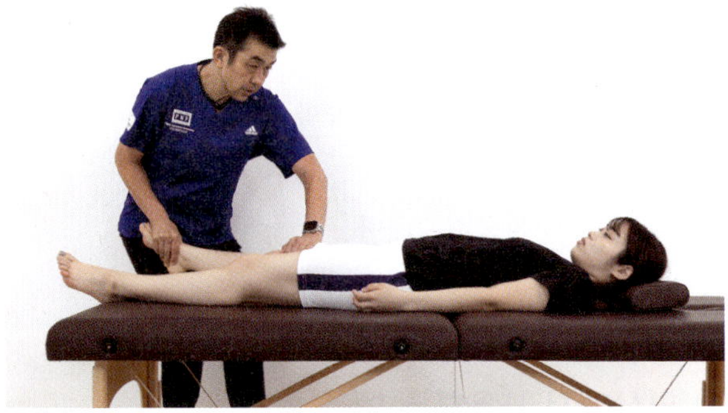

그림 2-267 다리 굽힘·모음·가쪽회전 패턴 조작의 시작자세

ii) 방법 그림 2-268

1 다리를 폄 · 벌림 · 안쪽 회전 방향으로 늘입니다.

2 "발가락을 올리시오", "발을 들어 올리시오"와 같은 지시로 다리를 굽힘 · 모음 · 가쪽회전 방향으로 운동시켜 저항을 가합니다.

3 다리를 굽힘 · 모음 · 가쪽회전의 최종 영역까지 운동시켜 저항을 가합니다.

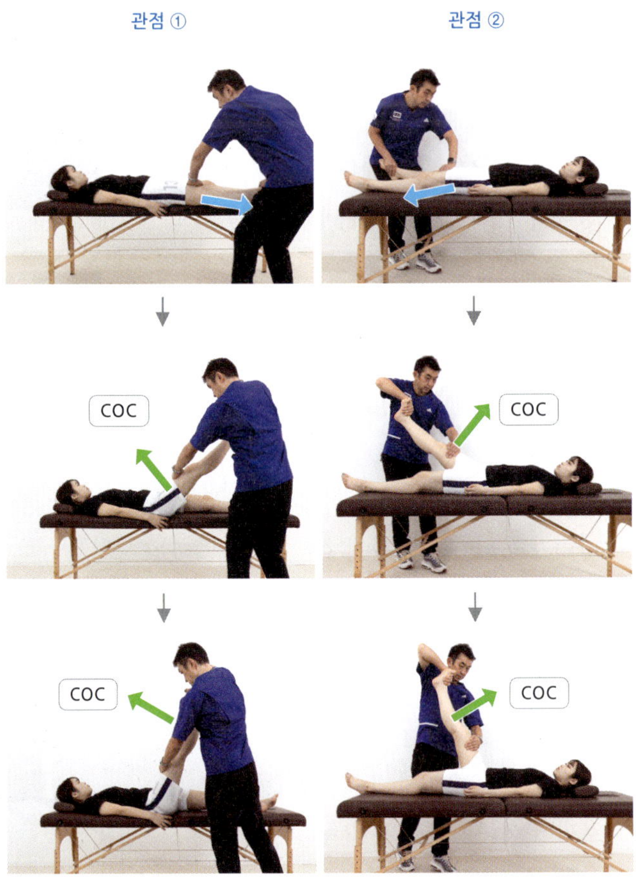

그림 2-268 다리 굽힘·모음·가쪽회전 패턴 조작의 실제 순서

2) 임상에서 사용하는 빈도: A

이른바 SLR(Straight Leg Rising)에 가까운 동작으로 어떠한 대상자에게도 쉽게 이해할 수 있는 움직임입니다. 비교적 간편하게 넙다리네갈래근의 근력을 측정하거나 넙다리네갈래근 중에서도 특히 안쪽넓은근의 기능을 요구하는 경우에 사용하기 쉽습니다.

3) 패턴의 구성 요소

엉덩관절	굽힘 · 모음 · 가쪽회전
종 아 리	가쪽회전
발목관절	등쪽굽힘 · 내반
발 가 락	폄

4) 임상에서 사용하는 예

- 반듯이 누운 자세에서 "무릎을 편 채로 발을 들어 올리시오. 발꿈치를 조금 안쪽으로 넣으시오"와 같은 지시로 넙다리네갈래근, 특히 안쪽넓은근을 강화하기 위해 사용할 수 있습니다. 이 경우는 시작자세에서 약간 들어 올린 정도의 위치에서 등장성 혼합을 사용하는 경우가 많습니다. 대상자의 근력이 강하다면 발만을 만지는 도수 접촉으로 하면 좋습니다 그림 2-269.

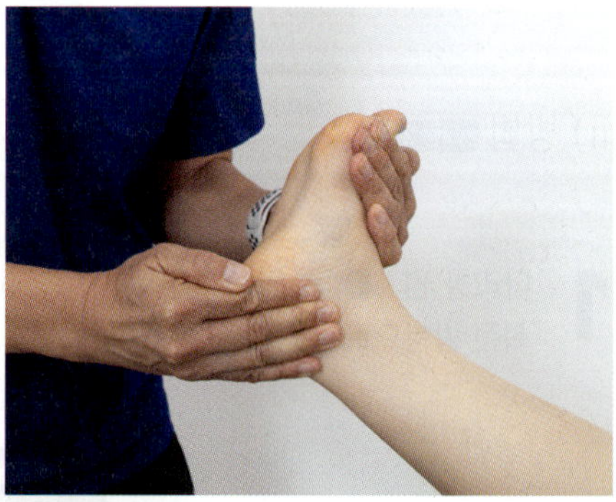

발 부위만으로 시행하는 도수 접촉

그림 2-269 다리 굽힘·모음·가쪽회전 패턴을 임상에서 사용하는 예 ①

- MMT 3 수준이 있는지의 여부를 확인하기 위한 간편한 근력검사로서 사용할 수 있습니다.

- 다리가 올라가는 순간에 같은 쪽 골반이 크게 내려가는 경우는 코어근육의 준비로서의 복부 근육 수축이 없다는 것을 의미하고, 의식적으로 골반을 유지하게 함으로써 코어근육의 작용을 목표로 하는 경우가 있습니다 그림 2-270 · 그림 2-271.

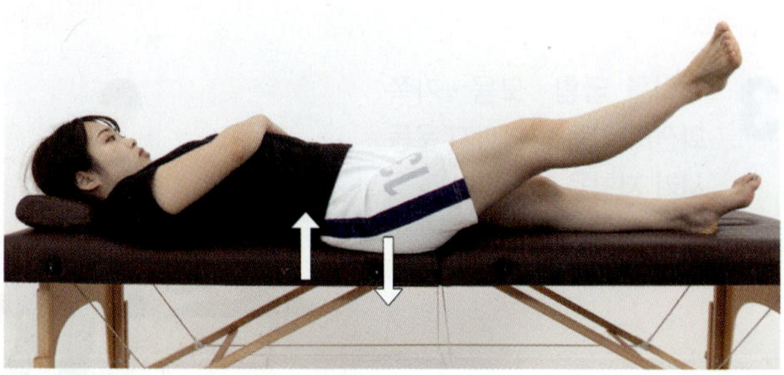

복부 근육이 활동하지 않고, 골반은 앞으로 경사져, 아래쪽으로 밀어붙여진다.

그림 2-270 다리 굽힘·모음·가쪽회전 패턴을 임상에서 사용하는 예 ②

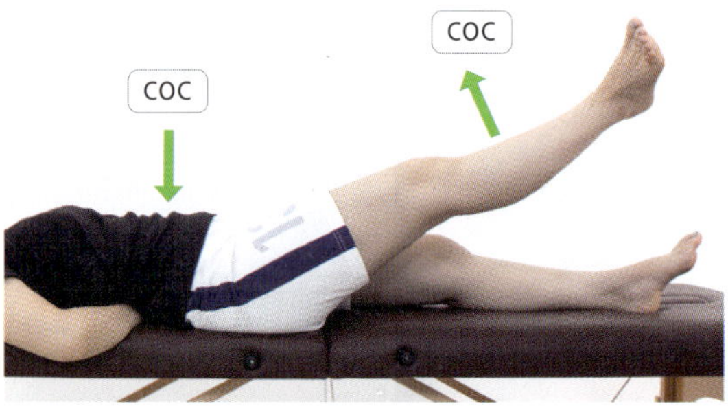

자신의 손 부위를 밀어붙임으로써 복부 근육을 활동시킨다.

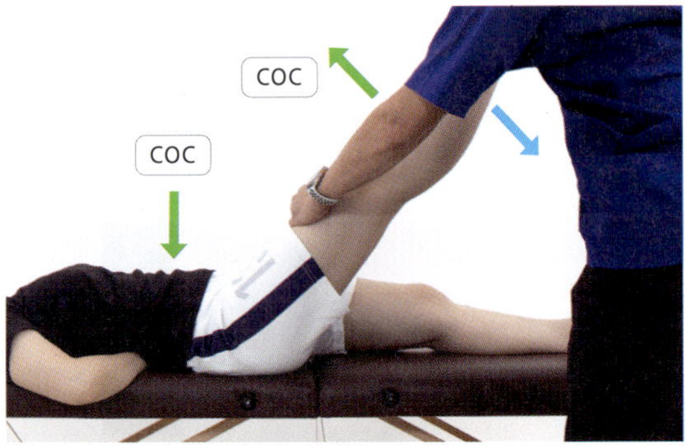

그대로 저항을 가한다.

그림 2-271 다리 굽힘·모음·가쪽회전 패턴을 임상에서 사용하는 예 ③

• 반대쪽 다리, 엉덩관절 폄 · 모음의 방산(특히 발꿈치를 침대에 밀어붙이는 방향의 폄)을 목표로 할 수 있습니다 그림 2-272.

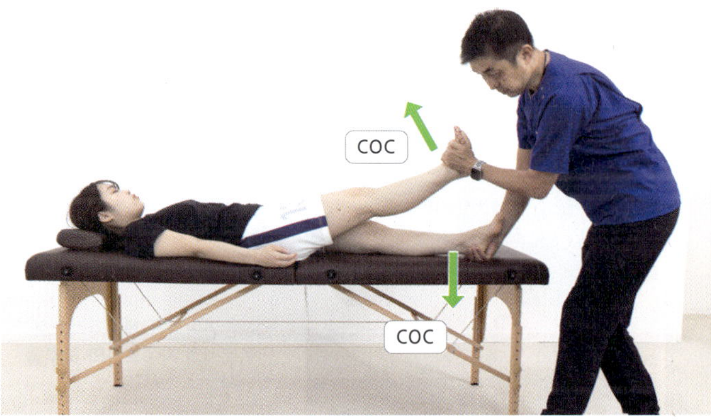

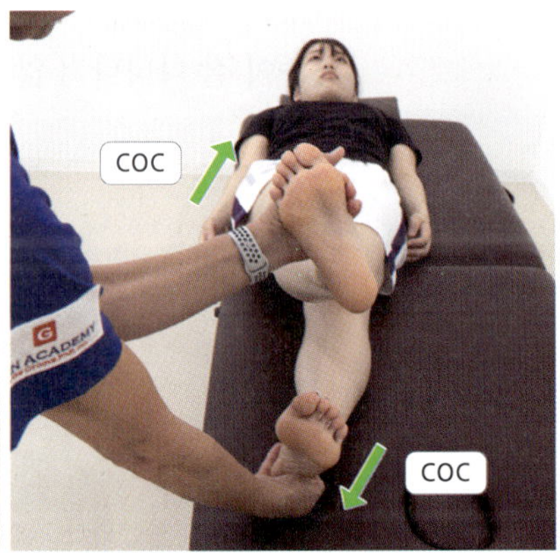

반대쪽 다리, 엉덩관절 폄 · 모음의 방산

그림 2-272 다리 굽힘·모음·가쪽회전 패턴을 임상에서 사용하는 예 ④

• 시작자세에서 엉덩허리근(장요근)에 대한 수축 · 이완을 시행할 수 있습니다. 이 경우, 폄 영역을 확보하기 위해 옆으로 누운 자세에서 시행하면 좋습니다. 그리고 실제로 시행할 때는 골반 앞경사를 방지하기 위해 아래로 되어있는 무릎을 고정하면 좋습니다 그림 2-273.

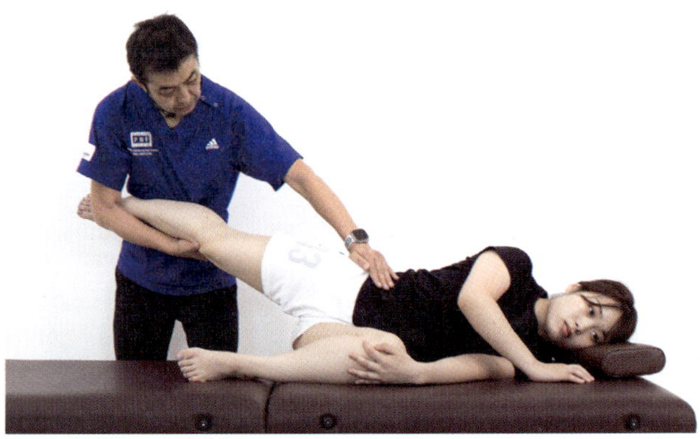

반대쪽 다리는 골반 앞경사를 피하기 위해 굽힘 위치로 고정한다.

그림 2-273 엉덩허리근에 대한 수축·이완

5) 도수 접촉

먼쪽 쥐기: 발등 부위를 잡습니다.

- 가장 압력을 주고 싶은 것은 제1발허리뼈 안쪽이 됩니다 그림 2-274.

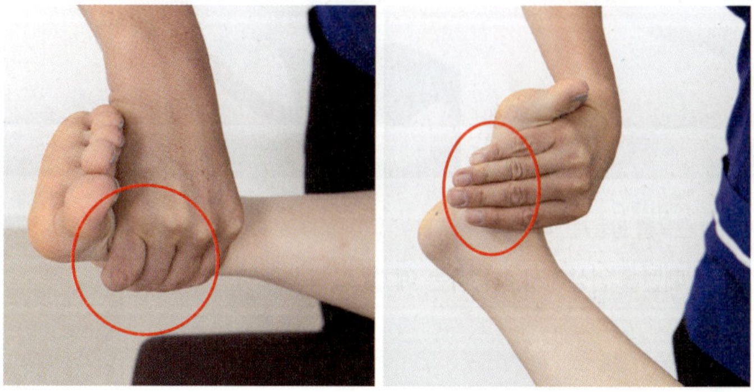

먼쪽 쥐기는 발등 부위이고 압력의 중심은 제1발허리뼈 안쪽

그림 2-274 다리 굽힘·모음·가쪽회전 패턴 때의 도수 접촉(먼쪽 쥐기)

- 다만, 발허리뼈 부위는 힘을 넣어 손으로 사이에 끼우면 통증이 나타나기 쉽기 때문에 엄지손가락과 집게손가락으로 안쪽복사(내과)와 가쪽복사(외과)의 하부를 잡으면 통증이 잘 나타나지 않습니다 그림 2-275.

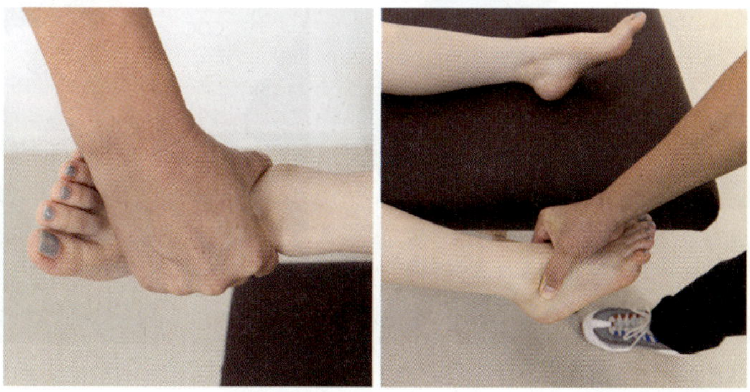

엄지손가락과 집게손가락으로 안쪽복사와 가쪽복사의 하부를 잡는다.

그림 2-275 발을 잡는 요점

- 치료사의 새끼두덩(소지구) 부근이 대상자의 넷째 발가락, 다섯째 발가락을 눌러버리는 경우가 있지만, 발목관절 등쪽굽힘 · 내반이 나타나게 하기 위해 적어도 첫째 발가락, 둘째 발가락의 폄이 나오면 좋다고 생각합니다 그림 2-276.

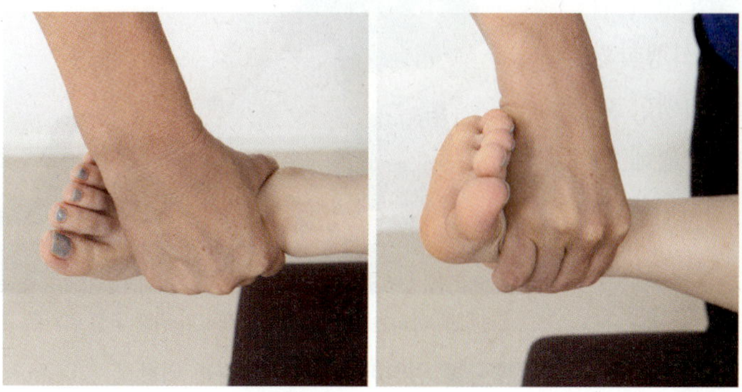

발목관절 등쪽굽힘 · 내반을 내기 위해 첫째 발가락 · 둘째 발가락의 폄을 내도록 한다.

그림 2-276 발목관절 등쪽굽힘·내반을 내기 위한 도수 접촉

몸쪽 쥐기: 넓적다리 앞면, 먼쪽 부위 약간 안쪽(안쪽넓은근 부위)을 만집니다.

- 시작자세에서 다리를 조작할 때는 치료사의 엄지손가락은 펴서 넓적다리 부위를 잡으면 조작을 하기 쉽지만, 막상 운동이 시작되면 엄지손가락이 방해가 되어 떼어버리게 됩니다. 따라서, 가능하다면 처음부터 엄지손가락은 펴지 않는 것이 좋습니다 그림 2-277 .

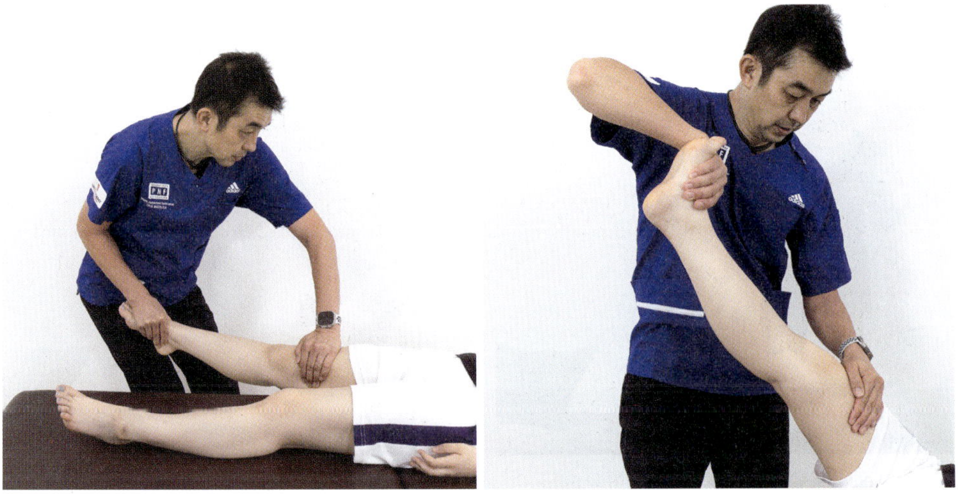

몸쪽 쥐기는 넓적다리 앞면 먼쪽 약간 안쪽을 만지고, 엄지손가락은 펴지 않는다.

그림 2-277 다리 굽힘·모음·가쪽회전 패턴 때의 도수 접촉(몸쪽 쥐기)

- 수정된 방법으로 발등 부위와 발꿈치 안쪽을 잡는 방법이 있으며, 다리가 무거운 경우나 대상자의 근력이 강한 경우, 시작자세 부근에서 등장성 혼합을 시행하는 것 같은 때는 그 잡는 방법이 치료사의 부담이 적습니다 그림 2-278 .

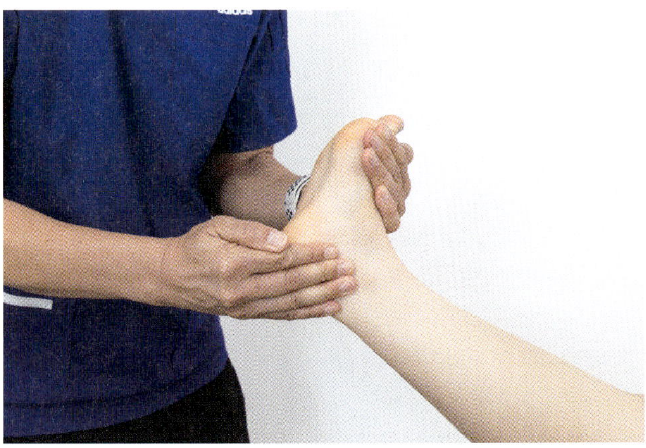

그림 2-278 발 부위만으로 시행하는 도수 접촉

6) 신체역학

- 먼저 엉덩관절 안쪽회전을 만들고, 그대로 벌림을 시켜 시작자세로 다리를 가져갈 때까지는 그루브에 대해 직각을 향합니다 그림 2-279a.
- 시작자세에서 늘이도록 하게 할 때는 그루브 방향을 향하고, 이후 종료할 때까지 그 방향을 향한 채로 끝납니다 그림 2-279b.

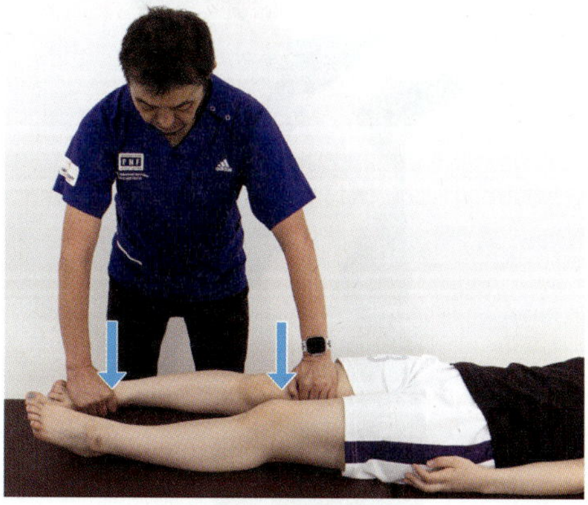

a: 먼저 엉덩관절 안쪽회전을 만든다.
치료사는 그루브에 대해 직각으로 선다.

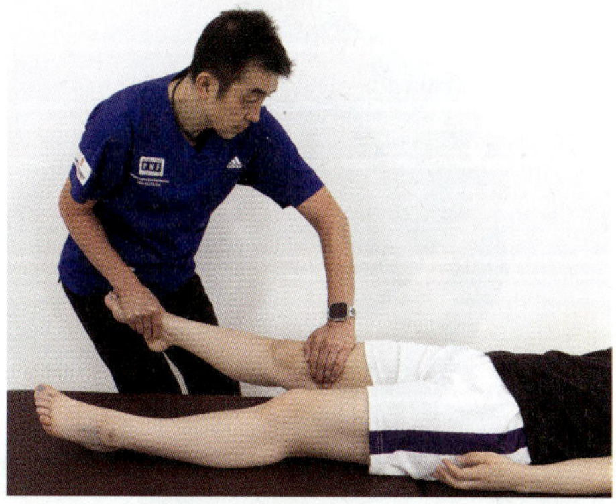

b: 시작자세로 가져갔을 때에 그루브 방향을 향한다.

그림 2-279 다리 굽힘·모음·가쪽회전 패턴 때의 신체역학

7) 방산

- 몸통 굽힘
- 반대쪽 다리 폄 · 모음

8) 주의할 사항

- 스트레이트 패턴은 일반적으로 직접 일상생활에서 사용하는 것 같은 기능적 동작(일상생활 또는 스포츠에서의 동작 등)은 되기 어렵습니다.
- 다리가 무거워 늘임(elongation)이 어려운 경우, 침대 가장자리까지 가져왔을 때, "발을 밖으로 내밀면 바로 들어 올리시오"라는 지시를 내리고 다리를 들어 올리고 있는 시간을 최대한 짧게 하는 것이 좋습니다.
- 최종 영역은 대상자의 뒤넙다리근(hamstring)의 유연성에 따라 달라집니다.

◉ 무릎을 굽히면서 하는 다리 굽힘·모음·가쪽회전

LE Flex.-Add.-ER with knee flex.

반대 패턴: 무릎을 펴면서 하는 다리 폄·벌림·안쪽회전(p.284)

Check!

무릎을 굽히면서 하는 다리 굽힘·모음·가쪽회전

1) 구체적 방법

i) 시작자세: 반듯이 누운 자세 그림 2-280

스트레이트 패턴과 동일합니다.

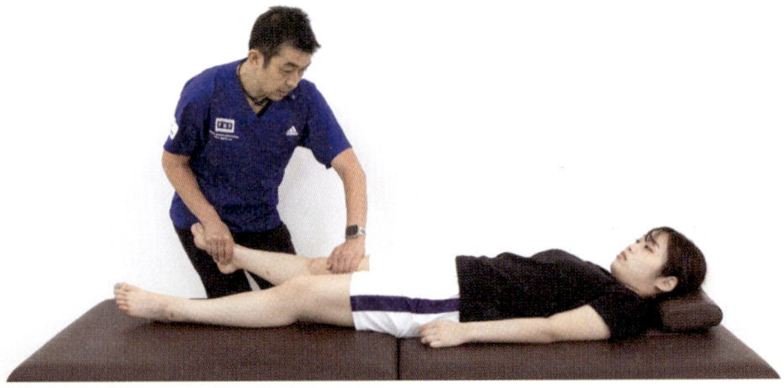

그림 2-280 무릎을 굽히면서 하는 다리 굽힘·모음·가쪽회전 패턴 조작의 시작자세

ii) 방법 그림 2-281

관점 ① 관점 ②

1 다리를 폄 · 벌림 · 안쪽 회전 방향으로 늘입니다.

2 "발끝을 올리시오", "무릎을 굽히시오", "발을 들어 올리시오"와 같은 지시로 다리를 굽힘 · 모음 · 가쪽 회전 · 무릎 굽힘 방향으로 운동시켜 저항을 가합니다.

3 다리를 굽힘 · 모음 · 가쪽 회전 · 무릎 굽힘의 최종 영역까지 운동시켜 저항을 가합니다.

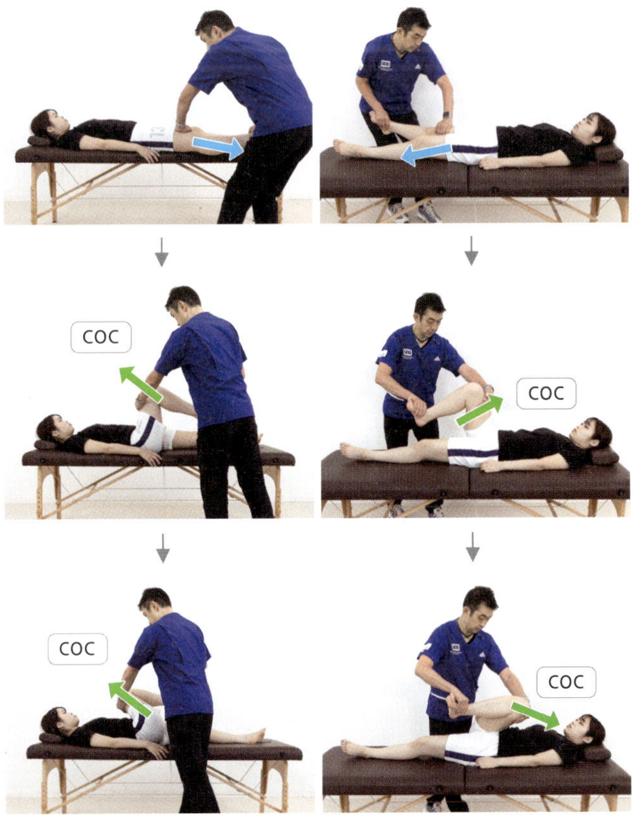

그림 2-281 무릎을 굽히면서 하는 다리 굽힘·모음·가쪽회전 패턴 조작의 실제 순서

2) 임상에서 사용하는 빈도: A

직접적, 간접적, 매트 활동 등 많은 사용방법이 있는 패턴이 됩니다.

3) 패턴의 구성 요소

엉덩관절 굽힘 · 모음 · 가쪽회전
무릎관절 굽힘
종 아 리 가쪽회전
발목관절 등쪽굽힘 · 내반
발 가 락 폄

4) 임상에서 사용하는 예

- 시작자세에서의 초기 신장은 편마비 회복기 등에서 엉덩관절 굽힘이나 무릎관절 굽힘, 발목관절 등쪽굽힘의 수의적 동작을 목표로 할 수 있습니다.
- 이때의 몸쪽 쥐기는 일반적인 넓적다리 앞면이 아니라 뒷면에서 껴안도록 하면 안쪽 회전 방향으로 강하게 늘일 수 있습니다 그림 2-282 .

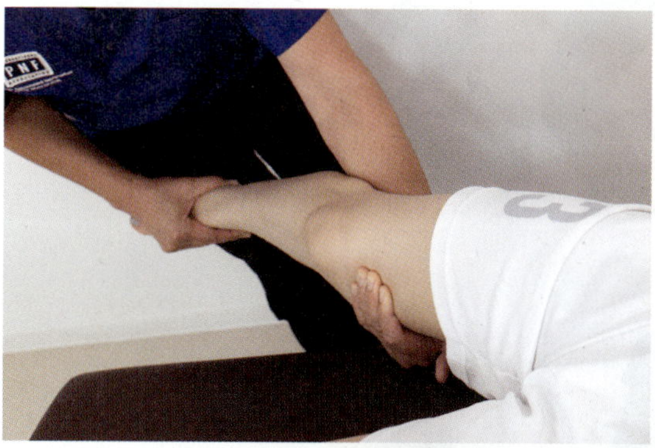

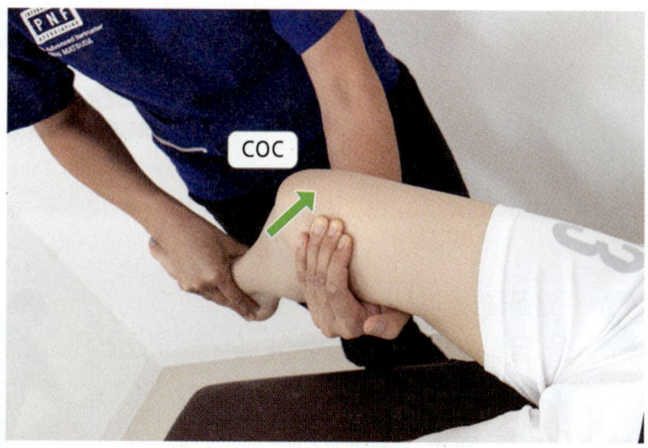

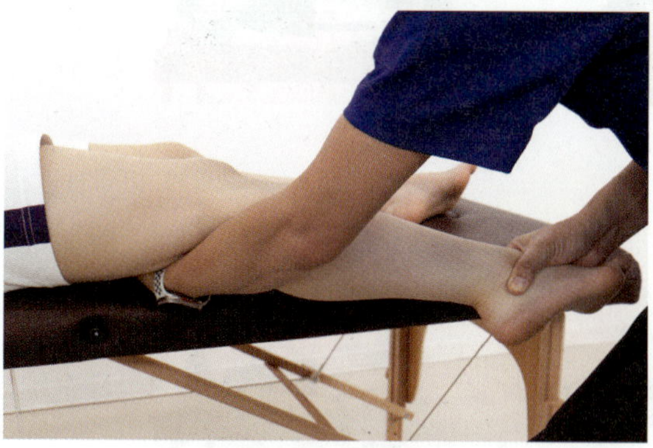

넓적다리 뒷면에서 껴안는 것 같은 몸쪽 쥐기

그림 2-282 시작자세에서의 초기 신장

- 종료 자세 부근에서의 등장성 혼합으로 하복부 근육군의 촉진에 사용할 수 있습니다. 종료 자세에서는 골반이 들려올라가 앞쪽 올림 패턴의 움직임이 되는 것이 중요하고, 그것에 의해 복부 근육군이 강하게 활동합니다 그림 2-283.

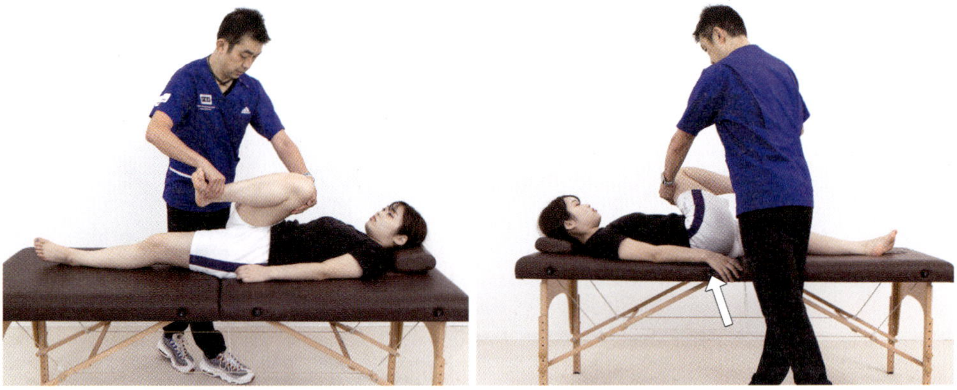

종료 자세에서는 골반이 올라가 복부 근육군이 작용한다.

그림 2-283 종료 자세 부근에서의 등장성 혼합

- 반대쪽 발바닥을 치료사의 몸에 접지시켜, 방산으로 반대쪽 다리 장축 방향 폄을 목표로 할 수 있습니다 그림 2-284. 몸쪽 쥐기에 손이 도달하기 어려운 경우는 양손으로 발 부위를 잡는 방법도 있습니다 그림 2-285.

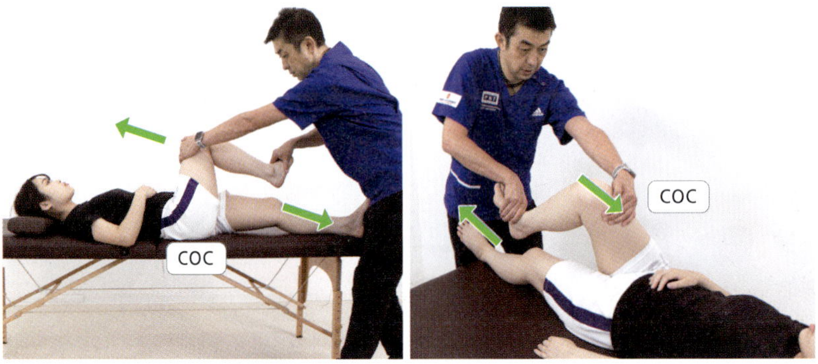

※ 구심성 수축으로 나타내고 있으나, 실제의 임상에서는 원심성 수축도 아울러서 사용하는 경우가 많다.

그림 2-284 반대쪽 발바닥을 접지시켜 다리 장축 방향 폄의 방산

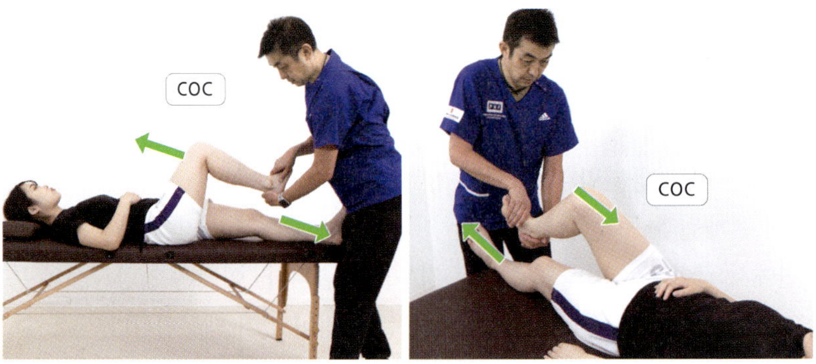

그림 2-285 양손으로 발 부위를 잡는 방법

• 가장자리에 걸터앉은 자세에서 이 패턴을 시행함으로써 반대쪽 다리에의 장축 방향 폄을 중력부하 자세에서 시행할 수도 있습니다 그림 2-286 .

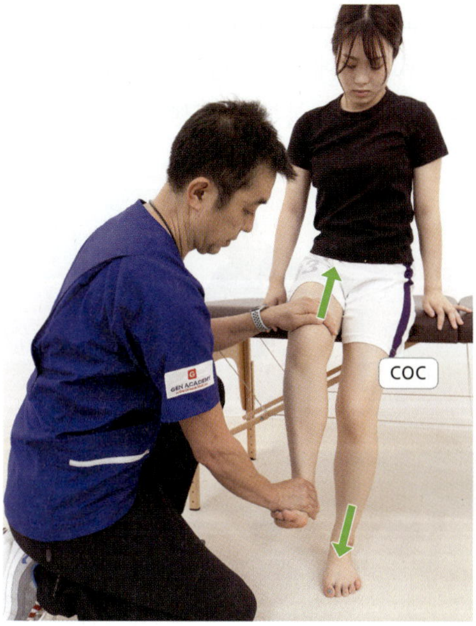

그림 2-286 중력부하 자세에서의 다리 장축 방향 폄의 방산

• 이 패턴을 시행함으로써 복부 근육군을 작용시켜, 그대로 몸 구르기 동작을 촉진하는 것도 가능합니다. 일반적인 쥐기로도 가능하지만, 넓적다리 부위와 골반을 잡고 골반 앞쪽 올림 패턴(p.124 참조)과 함께 시행함으로써 복부 근육이 작용하기 쉬워집니다 그림 2-287 .

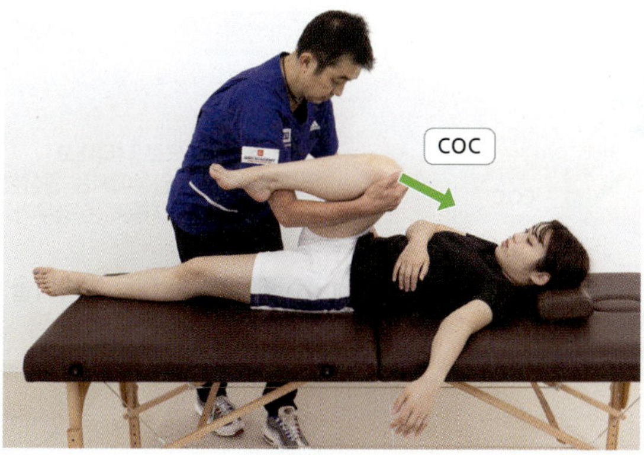

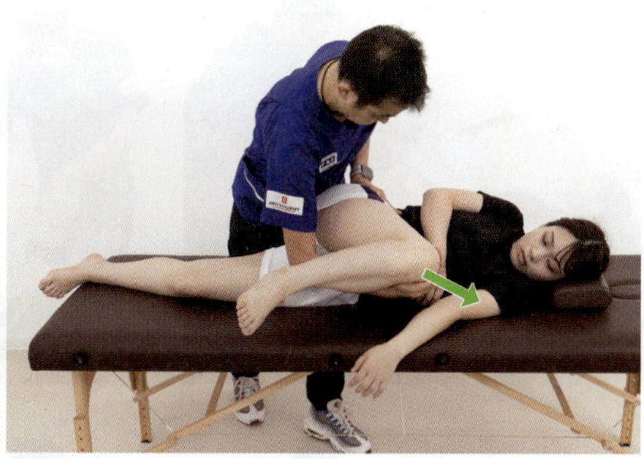

그림 2-287 골반 앞쪽 올림과 함께 시행하여 몸 구르기를 촉진하는 방법

5) 도수 접촉

먼쪽 쥐기: 스트레이트 패턴과 동일합니다.

몸쪽 쥐기: 스트레이트 패턴과 동일합니다. 다만 시작자세에서 초기 신장을 가하는 경우에는 넓적다리 뒷면에서 감아주는 방식으로 잡는 경우도 있습니다. 이것은 엉덩관절의 특히 안쪽회전의 늘임(elongation)이 더 잘 일어나게 하는 이점이 있기 때문입니다.

6) 신체역학

- 스트레이트 패턴과 마찬가지로 시작자세에서 종료 자세까지 치료사는 그루브 방향을 향하여 유지하게 됩니다. 운동 범위가 큰 패턴이 되므로, 필요한 경우 한 발짝씩 내딛도록 한다.

- 이 패턴에서는 무릎관절이 굽혀져 가기 때문에 기본적인 저항 방향이 위에서 아래만이 아니라, 자기 앞으로 당기는 저항도 필요합니다. 잊기 쉬운 것이 무릎관절 굽힘에 대한 무릎관절 폄 방향으로 가하는 저항이며, 단지 자기 앞으로 당기는 것만이 아니라 발꿈치를 궁둥결절(좌골결절)에서 떼어내는 방향으로 저항을 가하는 것이 중요합니다 그림 2-288.

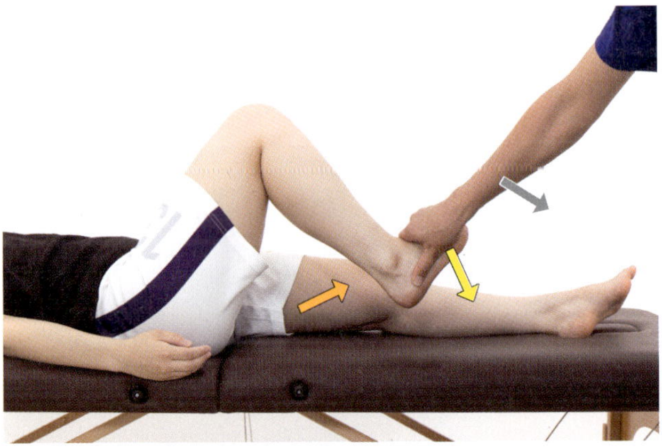

발목관절 등쪽굽힘 내반에 대한 저항(황색)
무릎관절 굽힘에 대한 저항(주황색)
엉덩관절 굽힘 모음 가쪽회전에 대한 저항(회색)

그림 2-288 무릎을 굽히면서 하는 다리 굽힘·모음·가쪽회전 패턴 때의 신체역학

7) 방산

- 몸통 굽힘
- 반대쪽 다리 장축 방향 폄 · 모음

8) 주의할 사항

- 무릎관절 굽힘이 나오지 않고 종료 자세에서 발 부위의 위치가 높아져버리는 경우를 많이 목격할 수 있습니다. 특히 시작에서 1/3까지에 발꿈치가 궁둥결절에서 떨어지는 것 같은 저항을 주지 않으면 그와 같이 되기 쉽습니다 그림 2-289.

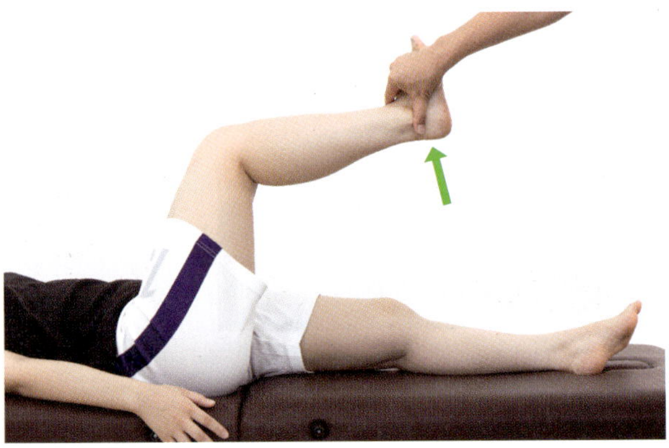

발꿈치를 궁둥결절에서 떼어내는 방향으로 저항을 가하지 않으면 무릎 굽힘이 불완전해진다.

그림 2-289 무릎을 굽히면서 하는 다리 굽힘·모음·가쪽회전 패턴 때의 주의할 사항 ①

• 종료 자세에서의 골반은 앞쪽 올림 위치이고, 침대에서 떠 있는 상태가 됩니다 그림 2-290 .(그렇게 함으로써 복부 근육이 작용합니다)

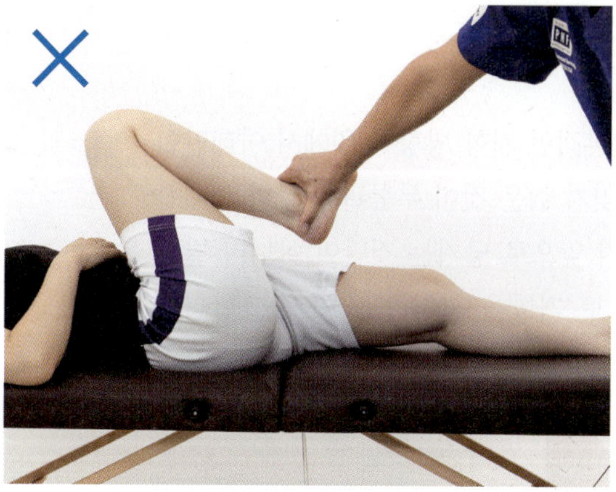

겉으로 보기에는 종료 자세이지만 골반 앞쪽 올림이 없고 복부 근육이 작용하지 않는다.

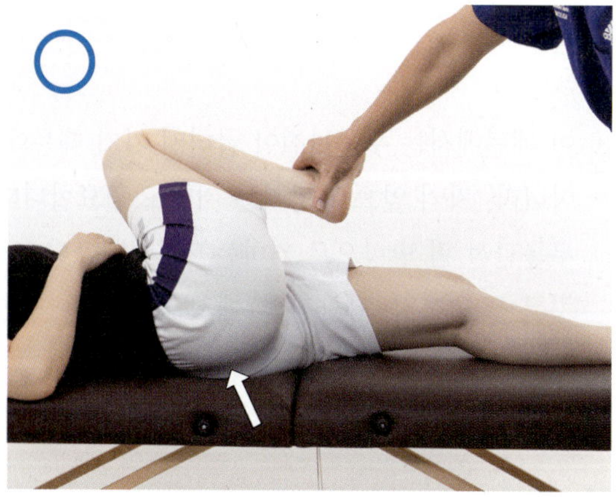

골반이 앞쪽으로 올라가 복부 근육이 작용한다.

그림 2-290 무릎을 굽히면서 하는 다리 굽힘·모음·가쪽회전 패턴 때의 주의할 사항 ②

• 엉덩관절 가쪽회전의 요소가 부족하면 같은 쪽 허리네모근이 작용하여 복부 근육이 작용하지 않게 되는 경우도 있습니다. 가쪽회전의 기준은 발꿈치가 반대쪽 다리의 바로 위에 있는 것입니다 그림 2-291 .

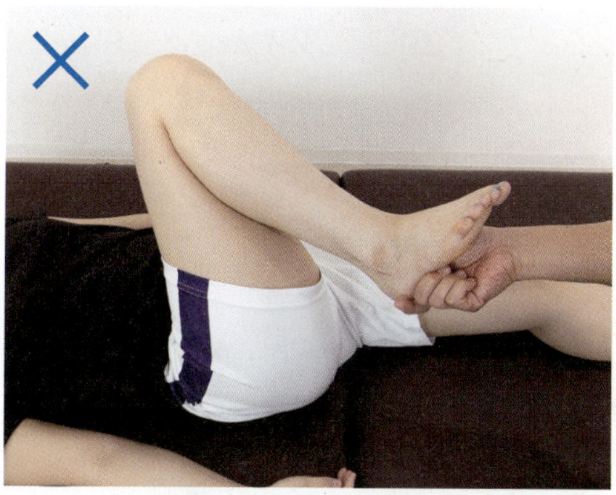

엉덩관절 가쪽회전이 불충분하면 같은 쪽 허리네모근이 작용하기 쉽다.

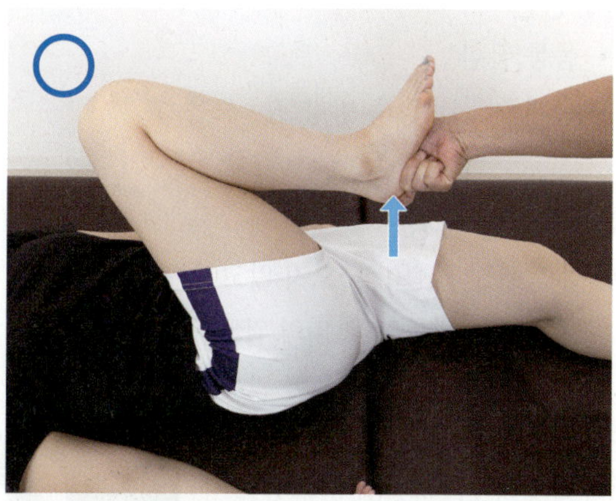

가쪽회전을 함으로써 발꿈치 부위가 반대쪽 다리의 바로 위 부근에 온다.

그림 2-291 무릎을 굽히면서 하는 다리 굽힘·모음·가쪽회전 패턴 때의 주의할 사항 ③

◉ 무릎을 펴면서 하는 다리 굽힘·모음·가쪽회전

LE Flex.-Add.-ER with knee ext.

반대 패턴: 무릎을 굽히면서 하는 다리 폄·벌림·안쪽회전(p.279)

Check!

무릎을 펴면서 하는 다리 굽힘·모음·가쪽회전

1) 구체적 방법

i) 시작자세: 반듯이 누운 자세 그림 2-292

치료사는 대상자의 엉덩관절 옆에 서서 발 부위 방향을 향해 무릎관절을 굽히게 한 다음에 엉덩관절 폄 · 벌림 방향으로 늘입니다.

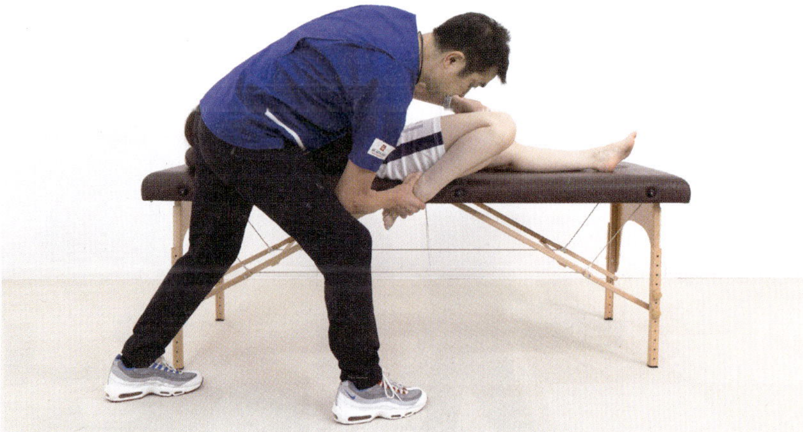

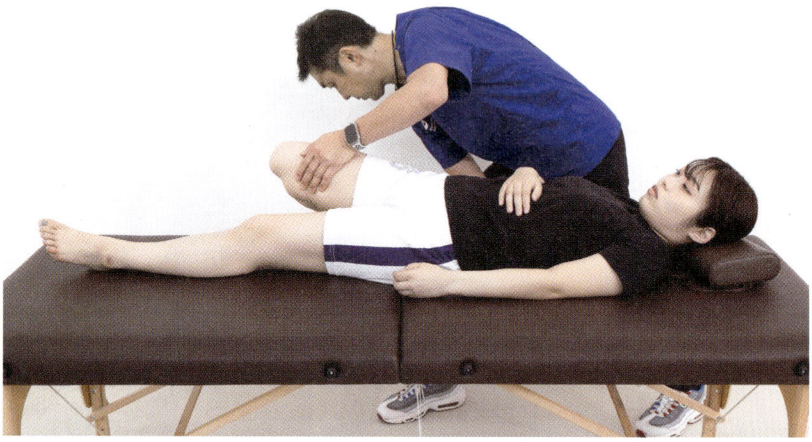

그림 2-292 무릎을 펴면서 하는 다리 굽힘·모음·가쪽회전 패턴 조작의 시작자세

ii) 방법 그림 2-293

관점 ① 관점 ②

1 다리를 폄 · 벌림 · 안쪽회전 · 무릎 굽힘 방향으로 늘입니다.

2 “발끝을 올리시오”, “무릎을 펴시오”, “발을 들어 올리시오”와 같은 지시로 다리를 굽힘 · 모음 · 가쪽회전 · 무릎 폄 방향으로 운동시켜 저항을 가합니다. 이때, 치료사는 180° 회전합니다.

3 다리를 굽힘 · 모음 · 가쪽회전 · 무릎 폄의 최종 영역까지 운동시켜 저항을 가합니다.

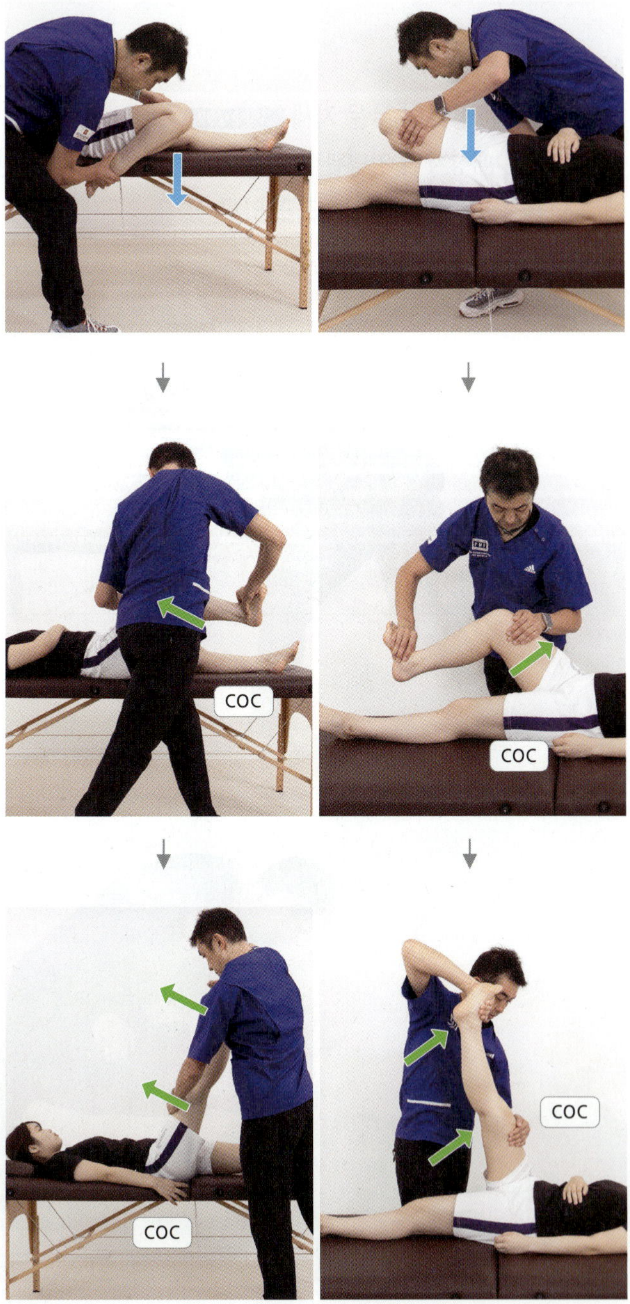

그림 2-293 무릎을 펴면서 하는 다리 굽힘·모음·가쪽회전 패턴 조작의 실제 순서

2) 임상에서 사용하는 빈도: B

기초과정에서는 반듯이 누운 자세에서 시행하지만, 치료사의 신체에 걸리는 부담이 커서 실용적이지 않습니다. 가장자리에 걸터앉은 자세나 옆으로 누운 자세 등, 다른 자세 쪽이 임상적으로 사용하기에 더 유용한 패턴입니다.

3) 패턴의 구성 요소

엉덩관절 굽힘 · 모음 · 가쪽회전
무릎관절 폄
종 아 리 가쪽회전
발목관절 등쪽굽힘 · 내반
발 가 락 폄

4) 임상에서 사용하는 예

- 옆으로 누운 자세로 한 시작자세에서 수축 · 이완을 시행하여 넙다리곧은근의 이완을 목표로 할 수 있습니다. 이 경우 치료사의 넓적다리 부위에 대상자의 발등 부위를 접촉시킬 수 있기 때문에 신체적 부담이 별로 없습니다 그림 2-294.

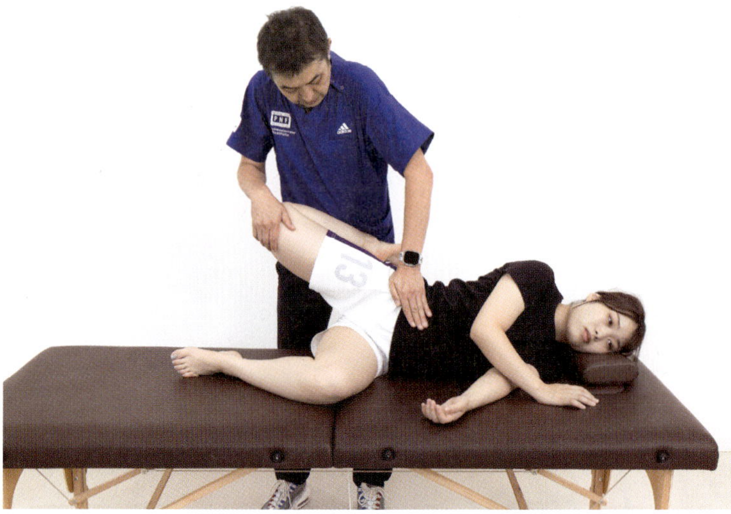

그림 2-294 옆으로 누운 자세에서 넙다리곧은근에 대한 수축·이완

- 가장자리에 걸터앉은 자세에서 시행함으로써 특히 안쪽넓은근의 강화에 사용할 수 있습니다. 휠체어 위 등에서도 시행할 수 있는 간편성이 있습니다 그림 2-295 .
- 또한, 양측성 비대칭성 상반성 패턴으로서 시행하고 반대쪽은 무릎을 굽히면서 하는 폄 · 모음 · 가쪽회전 패턴(p.313 참조)을 시행함으로써 보다 힘이 들어가기 쉬워져 안쪽넓은근을 강화하는 것이 가능해집니다 그림 2-296 .

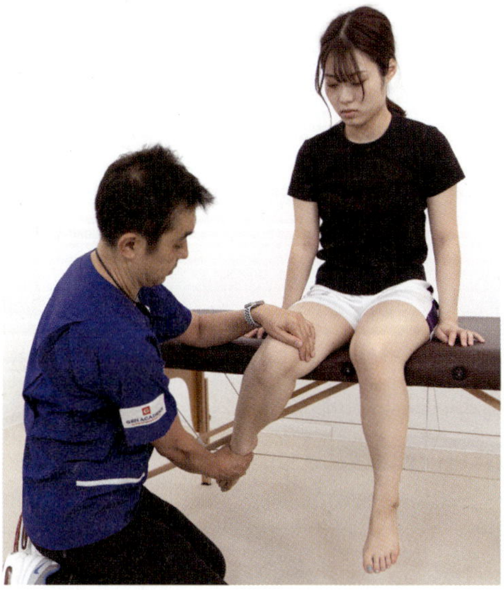
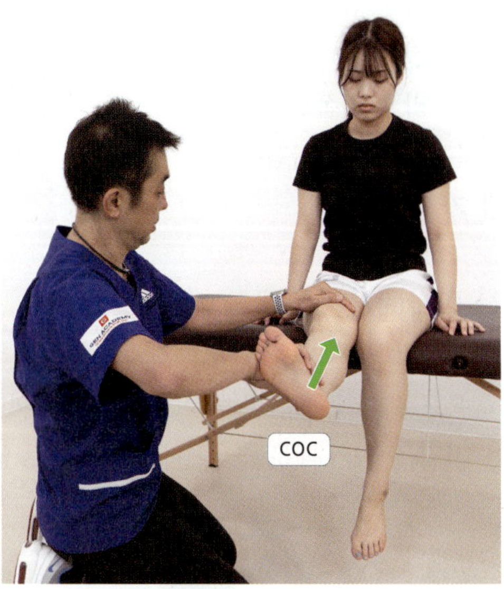

그림 2-295 가장자리에 걸터앉은 자세에서 안쪽넓은근의 강화를 시행한다.

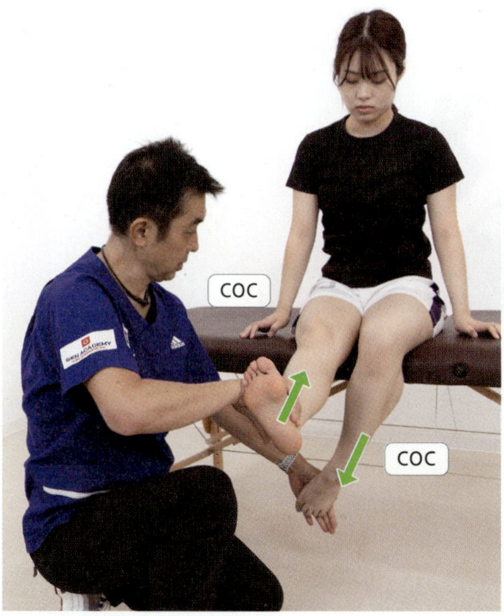

그림 2-296 반대쪽 무릎을 굽히면서 하는 폄·모음·가쪽회전 패턴과 함께 시행한다.
(양측성 비대칭성 상반성 패턴)

- 매트 활동의 브리지로 볼기 부분을 올리고 있을 때 이 패턴을 시행하면, 반대쪽의 지지하고 있는 쪽의 뒤넙다리근, 볼기근이 강하게 작용하기 때문에 강화를 위해 시행하는 경우가 있습니다. 주로 스포츠 선수 등의 힘이 센 사람들을 위한 방법입니다 그림 2-297.

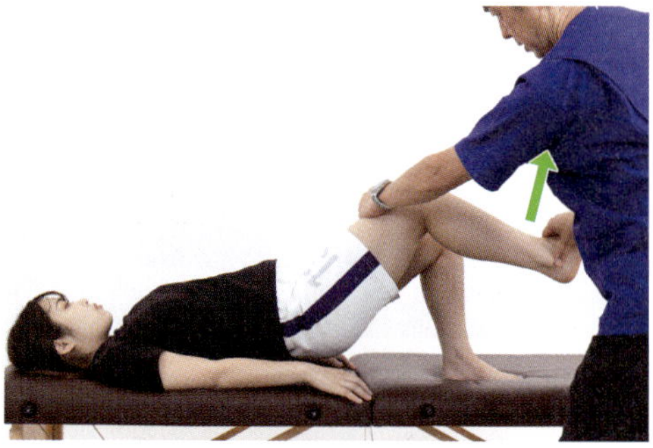

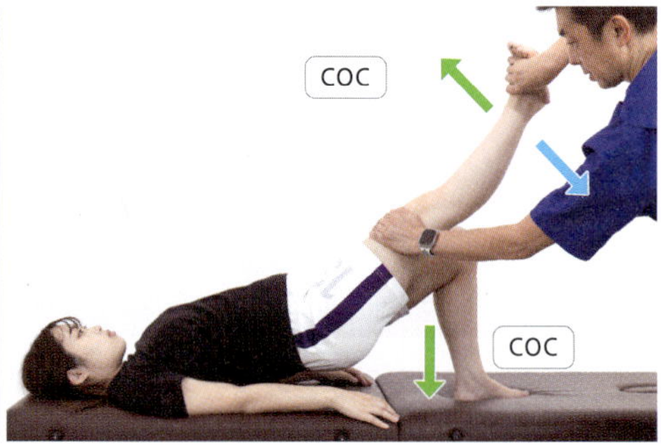

브리지 동작 중에 시행함으로서 지지하고 있는 쪽의 엉덩관절 폄이 강하게 작용한다.

그림 2-297 스포츠 선수 등의 힘이 센 사람들을 위한 방법

5) 도수 접촉

먼쪽 쥐기: 스트레이트 패턴과 동일합니다.

몸쪽 쥐기: 스트레이트 패턴과 동일합니다.

다만, 가장자리에 걸터앉은 자세 등 반듯이 누운 자세 이외에서 시행하는 경우는 적절히 잡는 방법을 생각할 필요가 있습니다.

6) 신체역학

- 반듯이 누운 자세에서 시행하는 경우, 먼저 무릎관절을 완전히 굽히게 하여, 넙다리곧은근이 극단적으로 단축하여 있는 사례 이외는 발꿈치가 볼기 부위에 붙어있는 상태를 만듭니다.
- 다음으로, 무릎관절 굽힘을 유지하면서 엉덩관절을 폄 방향으로 가져가기 위해 치료사는 신체를 발 부위 방향으로 향합니다. 이때, 다리 전체를 위쪽으로 끌어 올린 후에 시행하면 늘임(elongation)이 걸리기 쉽습니다 그림 2-298 · 그림 2-299 · 그림 2-300.

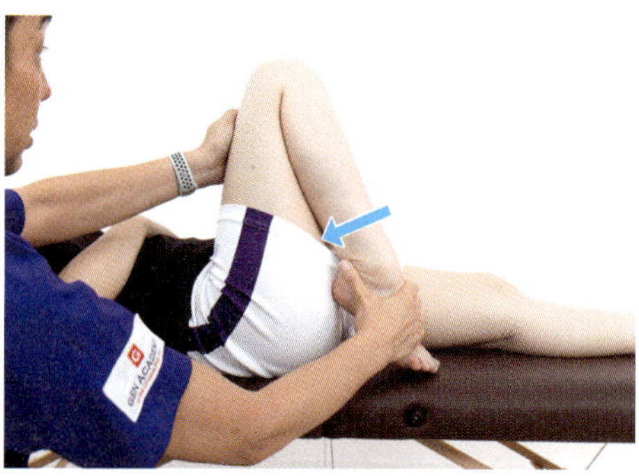

먼저 엉덩관절 굽힘 위치에서 무릎관절을 완전히 굽히게 한다.

→

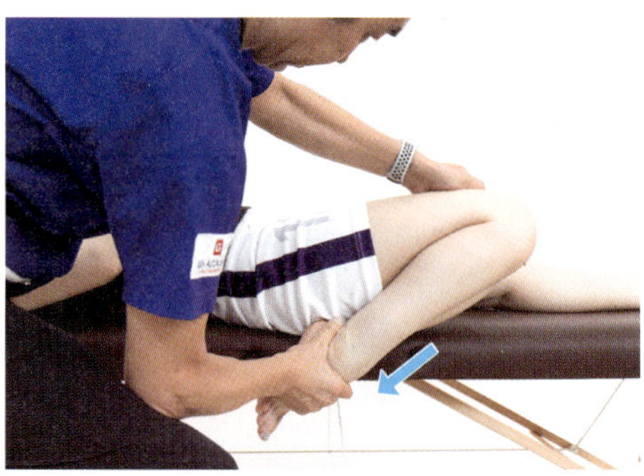

무릎관절 굽힘 위치를 유지한 채로 늘인다.

그림 2-298 무릎을 펴면서 하는 다리 굽힘·모음·가쪽회전 패턴 때의 신체역학

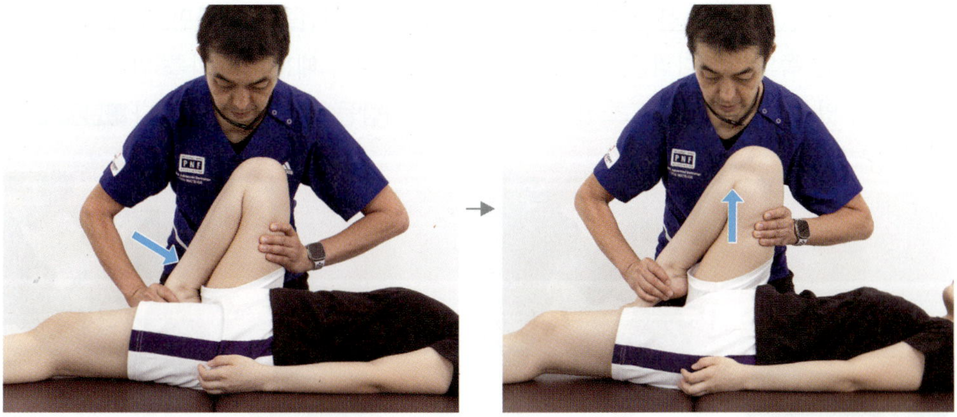

그림 2-299 무릎관절을 완전히 굽힌 후에 위쪽으로 끌어올린다.

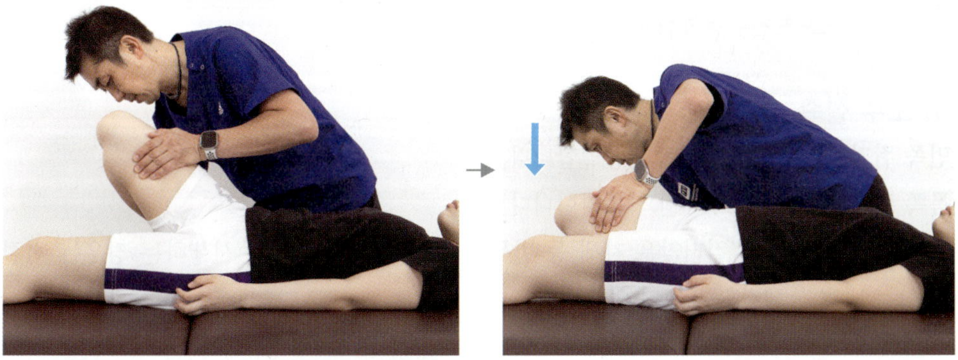

그림 2-300 무릎관절 굽힘 위치를 유지한 채로 늘인다.

• 운동이 시작되면, 2보에서 180° 회전하여 최종 영역에서는 스트레이트 패턴과 마찬가지의 위치가 됩니다 그림 2-301.

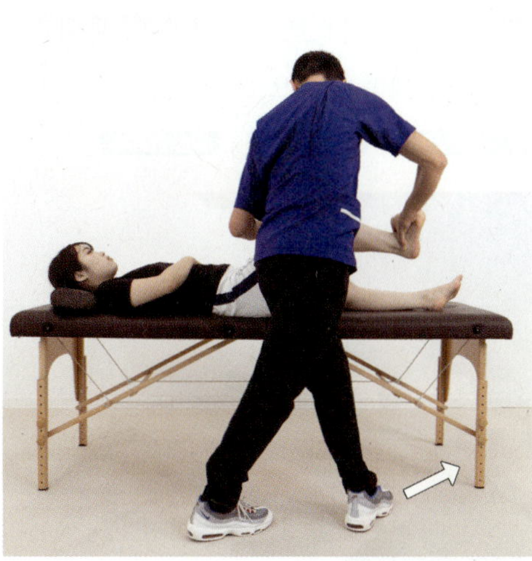

운동이 시작되면 먼저 왼발을 1보 내딛는다.

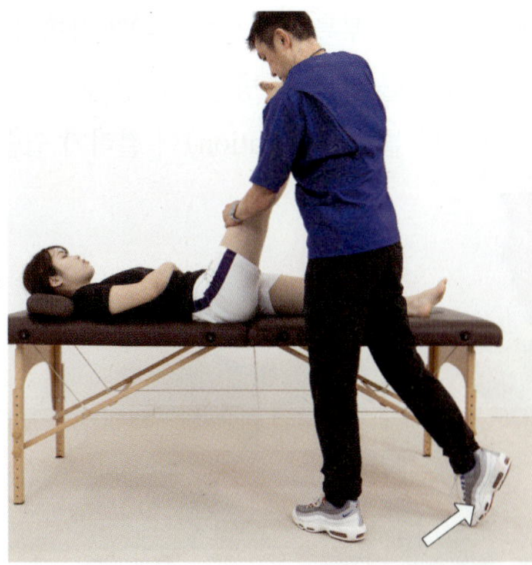

게다가 오른발을 내디딤으로써 몸을 회전한다.

그림 2-301 무릎을 펴면서 하는 다리 굽힘·모음·가쪽회전 패턴 때의 치료사의 움직임

7) 방산

- 몸통 굽힘
- 반대쪽 다리 폄, 특히 브리지로 볼기 부분을 올린 위치에서 시행하면 반대쪽 다리의 발바닥을 밀어붙이는 것 같은 힘을 만들어내기 쉽습니다.

8) 주의할 사항

- 운동의 타이밍으로서, 무릎관절만이 펴지고 엉덩관절 굽힘이 일어나지 않는 예가 있습니다. 그렇게 되는 것은 그 이전의 늘임(elongation)이 잘 이루어져 있지 않을 때입니다 그림 2-302.

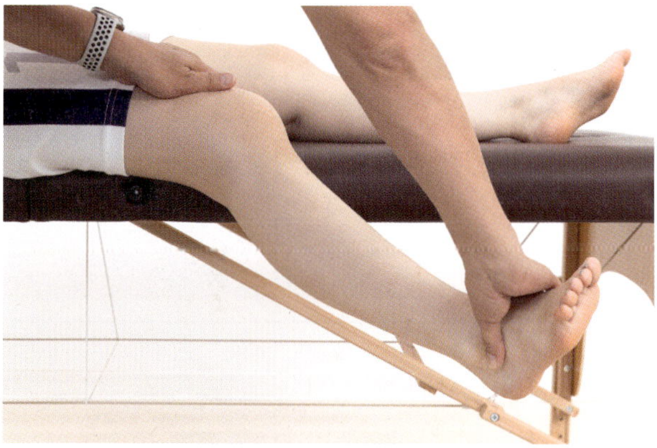

엉덩관절 굽힘이 나오지 않고 무릎관절 폄만이 일어나고 있다.

그림 2-302 무릎을 펴면서 하는 다리 굽힘·모음·가쪽회전 패턴 때의 주의할 사항 ①

- 발꿈치가 볼기 부분에서 떨어지지 않도록 엉덩관절 굽힘근군, 무릎관절 폄근군이 확실히 신장되어 있으면, 운동 시작 시에 무릎관절 폄과 엉덩관절 굽힘이 동시에 일어납니다.
- 늘일 때에 발 부위가 과도하게 가쪽에 있어 엉덩관절 안쪽회전이 지나치게 강한 예가 있습니다. 엉덩관절은 벌림 위치이기 때문에 발 부위는 거의 엉덩관절 아래에 있어도 안쪽회전 위치가 됩니다. 지나친 안쪽회전에 주의하기 바랍니다 그림 2-303 · 그림 2-304.

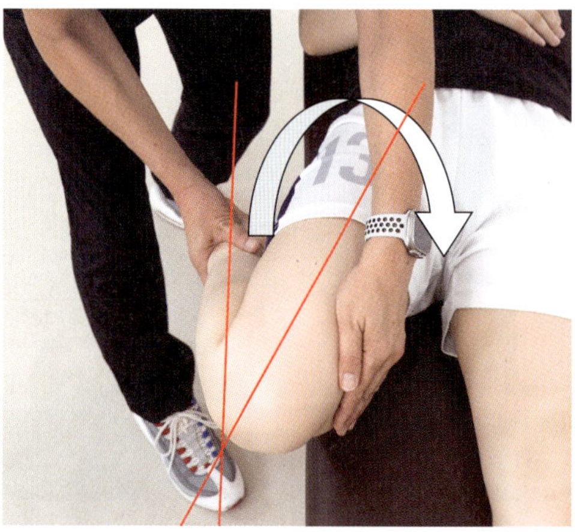

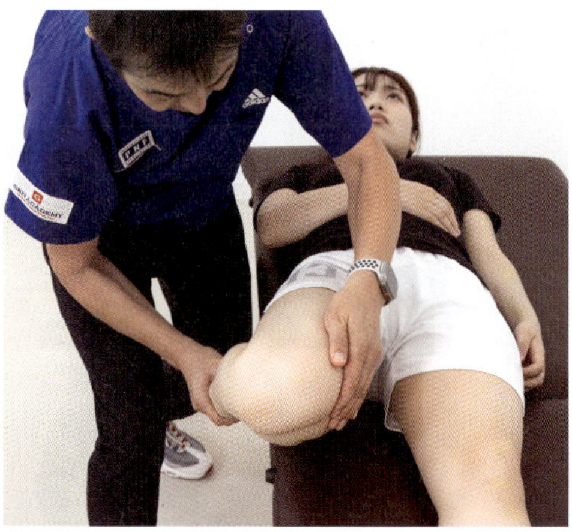

발 부위가 가쪽으로 나와 있어 과도한 안쪽회전이 있다.

그림 2-303 무릎을 펴면서 하는 다리 굽힘·모음·가쪽회전 패턴 때의 주의할 사항 ②

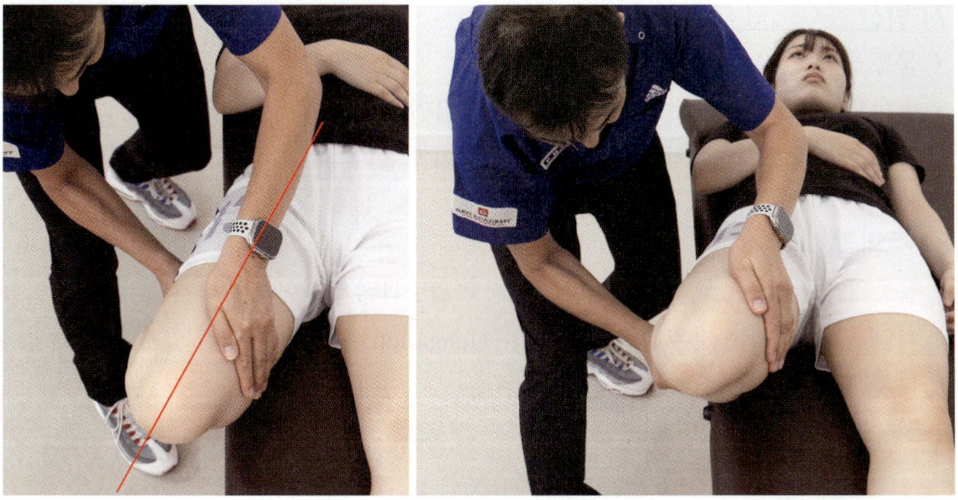

발 부위가 엉덩관절 아래에 있는 상태에서도 안쪽회전 위치가 된다.

그림 2-304 무릎을 펴면서 하는 다리 굽힘·모음·가쪽회전 패턴 때의 주의할 사항 ③

◉ 다리 폄·벌림·안쪽회전 LE Ext.-Abd.-IR

반대 패턴: 다리 굽힘·모음·가쪽회전(p.253)

Check! 다리 폄·벌림·안쪽회전

1) 구체적 방법

i) 시작자세: 반듯이 누운 자세 그림 2-305

치료사는 대상자의 다리 옆에 서서 머리 부위 방향을 향합니다.

먼쪽 쥐기는 발바닥 앞발 부분, 몸쪽 쥐기는 넓적다리 먼쪽 뒷면 약간 가쪽이 됩니다.

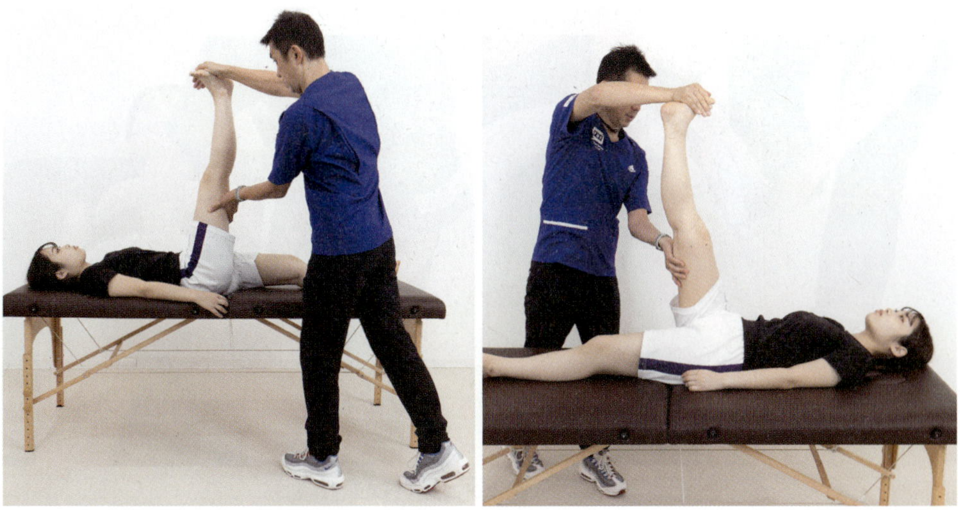

그림 2-305 다리 폄·벌림·안쪽회전 패턴 조작의 시작자세

ii) 방법 그림 2-306

관점 ① 관점 ②

1 다리를 굽힘 · 모음 · 가쪽 회전 방향으로 늘입니다.

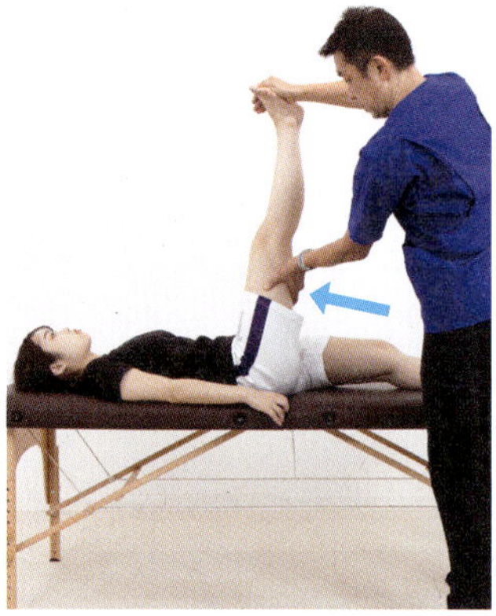

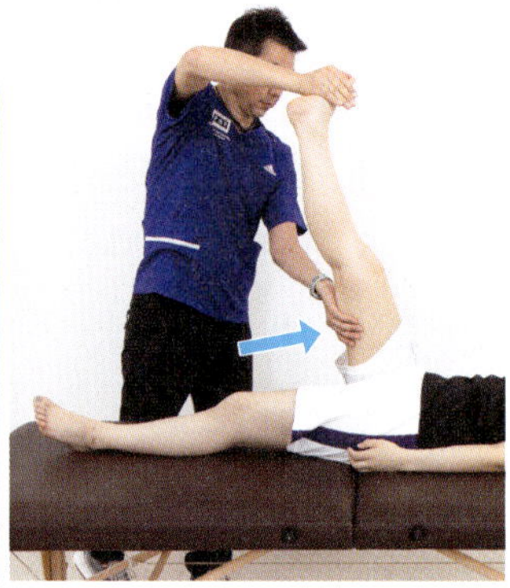

2 "발끝을 내리시오", "발을 내리시오"와 같은 지시로 다리를 폄 · 벌림 · 안쪽회전 방향으로 운동시켜 저항을 가합니다.

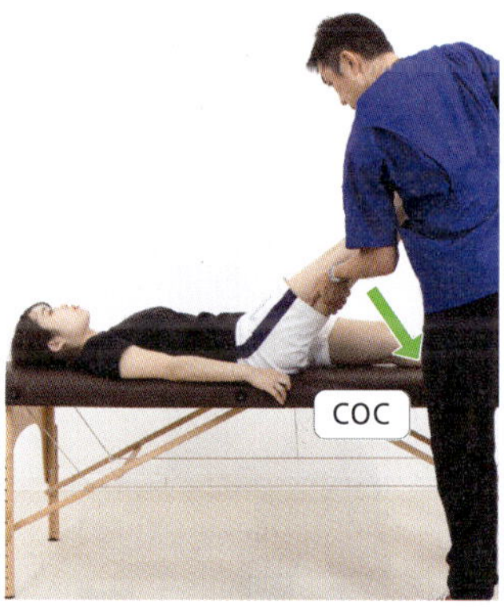

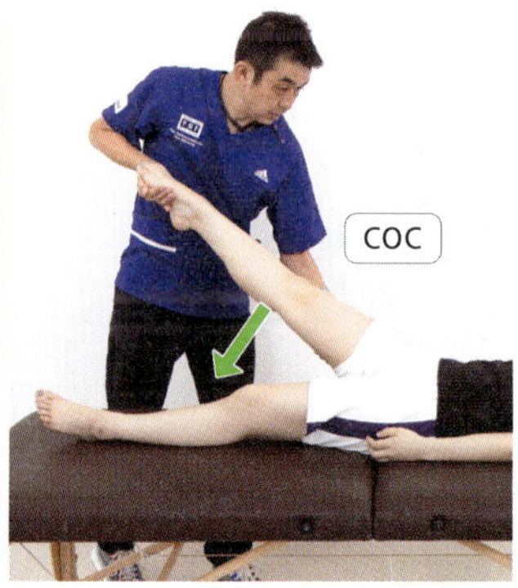

3 다리를 폄 · 벌림 · 안쪽회전의 최종 영역까지 운동을 계속시켜 저항을 가합니다.

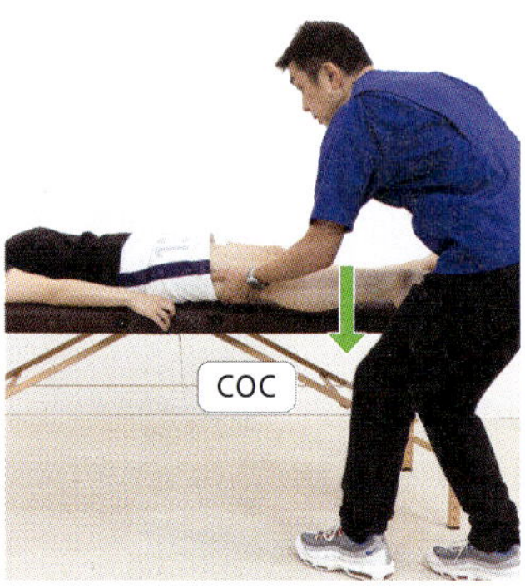

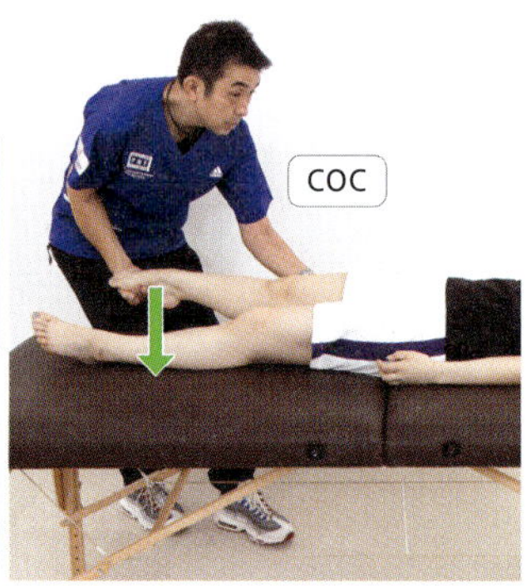

그림 2-306 다리 폄·벌림·안쪽회전 패턴 조작의 실제 순서

2) 임상에서 사용하는 빈도: B

자세를 연구하면 다양한 용도에 사용하는 것이 가능해집니다. 주로 직접적인 적응이 중심이 되는 패턴입니다.

3) 패턴의 구성 요소

엉덩관절	폄 · 벌림 · 안쪽회전
종 아 리	안쪽회전
발목관절	바닥쪽굽힘 · 외반
발 가 락	굽힘

4) 임상에서 사용하는 예

- 반듯이 누운 자세로 시작자세에서 수축 · 이완을 시행함으로써 가쪽 뒤넙다리근의 신장을 목표로 할 수 있습니다 그림 2-307.

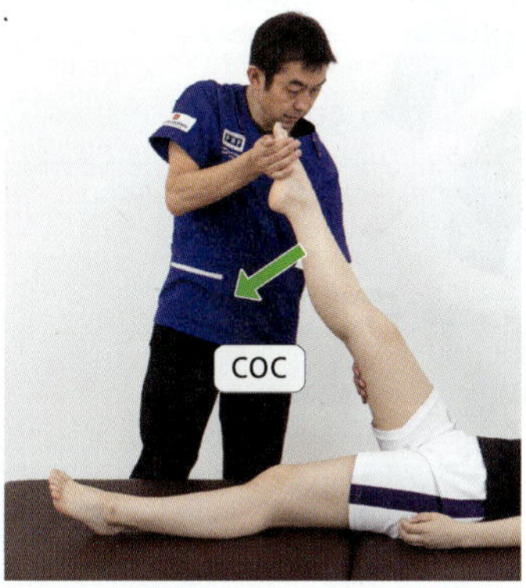

1 신장한 가쪽 뒤넙다리근을 수축시킨다(20% 정도의 힘으로 3초간 정도)

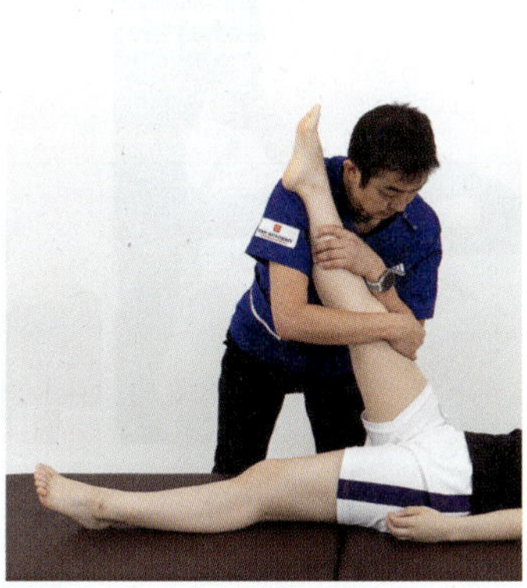

2 완전히 이완하는 것을 기다린다.

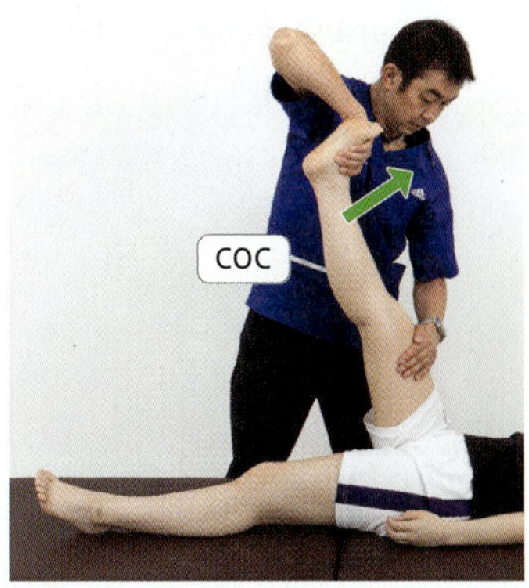

3 새로운 가동범위까지 능동 보조운동으로 움직인다.

그림 2-307 가쪽 뒤넙다리근에 대한 수축·이완

- 반듯이 누운 자세에서 반대쪽 다리 굽힘 · 벌림 · 안쪽회전 패턴(p.290 참조)과 양측성 비대칭성 상반성 패턴으로서 함께 시행함으로써 반대쪽 발목관절 등쪽굽힘 · 외반을 촉진할 수 있습니다 그림 2-308 .

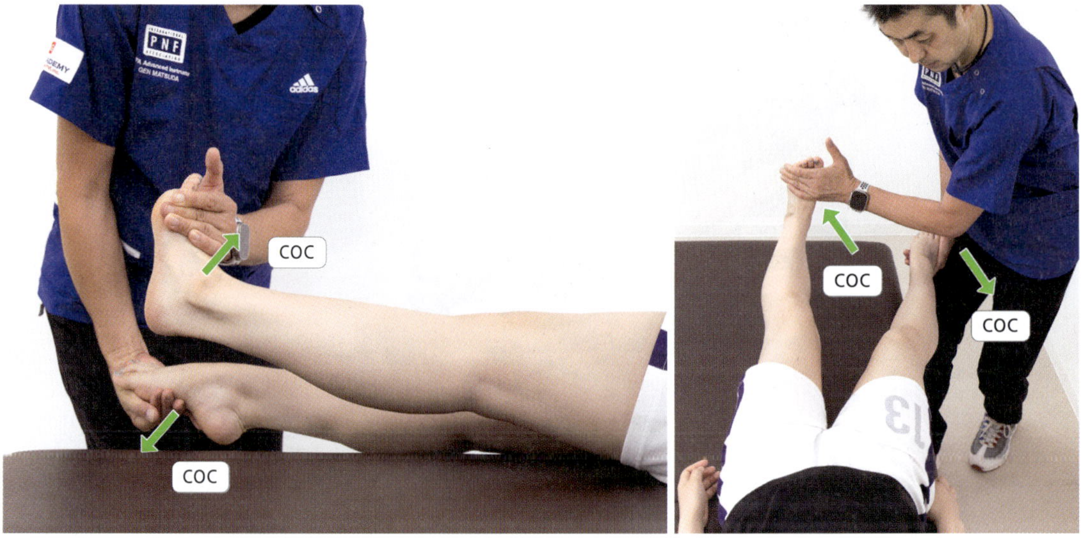

그림 2-308 반대쪽 발목관절 등쪽굽힘·외반의 촉진

- 엎드려 누운 자세에서 최종 영역 부근에서 등장성 혼합을 시행하여 뒤넙다리근, 볼기근육군, 등근육군, 특히 올린 다리와 반대쪽 등근육군의 강화에 사용할 수 있습니다.

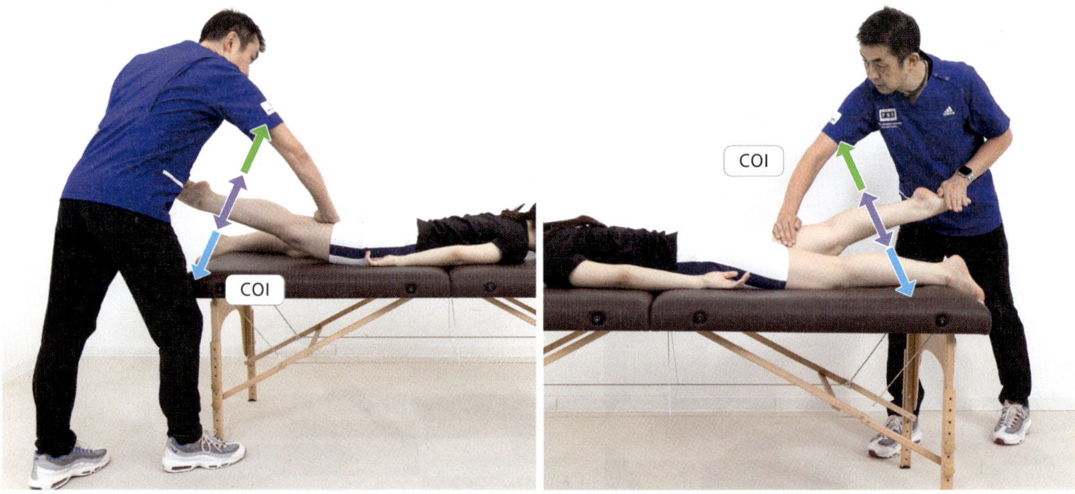

그림 2-309 엎드려 누운 자세에서 최종 영역 부근에서의 등장성 혼합

- 옆으로 누운 자세에서 시행하고, 중간볼기근(중둔근)의 강화에 사용합니다. 이 경우, 방산으로서 아래쪽이 되는 반대쪽 중간볼기근의 강화를 목표로 하는 경우도 있습니다. 또한 엉덩관절 안쪽회전을 하게 되면 중간볼기근이 작용하기 어려워지기 때문에, 임상적으로는 굳이 폄과 벌림만으로 시행하면 좋을 것입니다 그림 2-310.

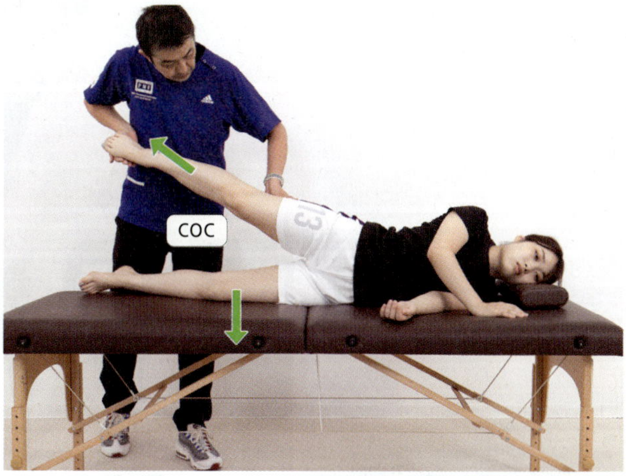

그림 2-310 옆으로 누운 자세에서 시행하는 중간볼기근의 강화

- 반듯이 누운 자세에서 굽힘 · 모음 · 가쪽회전 패턴과의 동적 반전을 시행할 수 있습니다. 스포츠 선수 등에 대한 전체적인 강화를 위해 사용합니다. 특히 달리기나 수영에서의 두 발을 물장구치듯 놀리는 것 등 주동근과 길항근이 전환되는 동작에 적합합니다 그림 2-311.

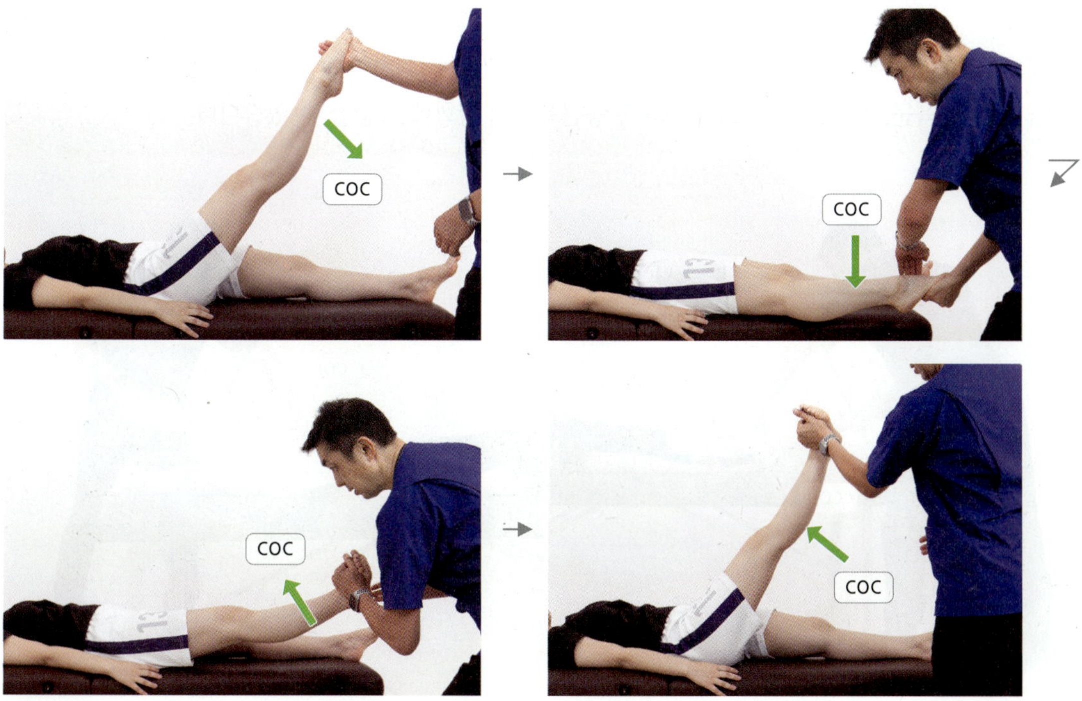

그림 2-311 반듯이 누운 자세에서 굽힘·모음·가쪽회전 패턴과의 동적 반전

5) 도수 접촉

먼쪽 쥐기: 발바닥의 앞발 부위 부분에 손바닥 면을 댑니다. 발목관절 바닥쪽굽힘 · 외반이 되기 때문에, 압력은 발바닥 앞발 부위 중에서도 엄지두덩 부근이 최대가 됩니다 그림 2-312 . 치료사의 엄지손가락을 발가락 MP관절의 약간 몸쪽으로 접촉시키면 발가락 굽힘의 저항을 엄지손가락으로 시행할 수 있습니다 그림 2-313 .

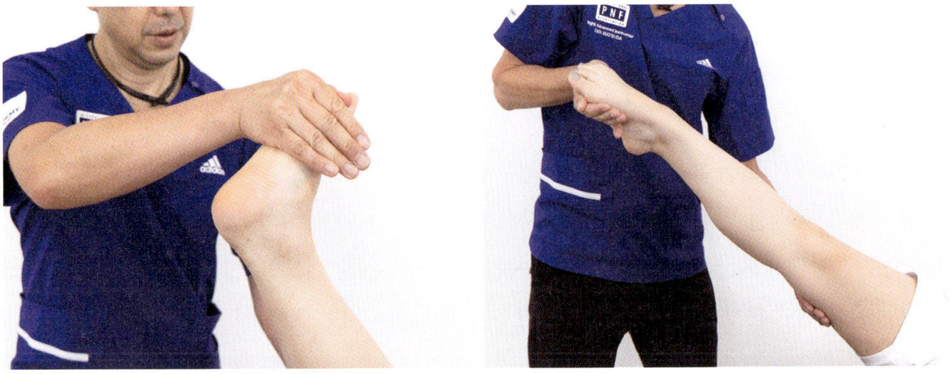

그림 2-312 다리 폄·벌림·안쪽회전 패턴 때의 도수 접촉(먼쪽 쥐기)

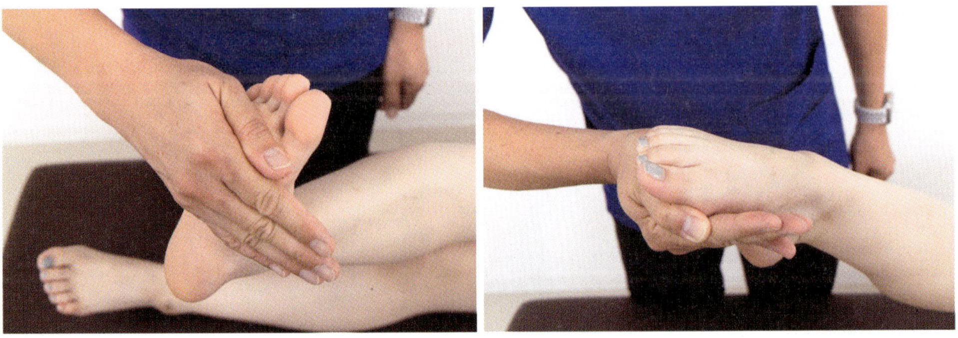

그림 2-313 엄지손가락을 발가락 MP관절의 약간 몸쪽으로 접촉시킴으로써 발가락 굽힘에 대한 저항을 가할 수 있다.

몸쪽 쥐기: 넓적다리 뒷면 먼쪽 약간 가쪽에 댑니다 그림 2-314 .

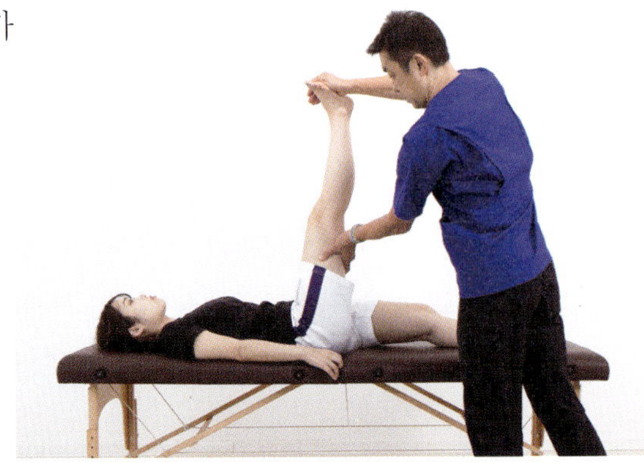

그림 2-314 다리 폄·벌림·안쪽회전 때의 도수 접촉(몸쪽 쥐기)

6) 신체역학

- 반듯이 누운 자세의 경우, 발쪽에 서서 머리 쪽을 향합니다. 시작자세에서 종료 자세까지 그루브 방향을 향한 채로 유지합니다.
- 엎드려 누운 자세의 경우, 다리의 벌림 쪽에 서서, 시작 시에는 발꿈치 부위를 자신과는 반대쪽으로 향하게 합니다. 운동이 시작되면 발꿈치가 자신을 향해 오는 방향이 운동 요소인 안쪽회전이 됩니다.

7) 방산 그림 2-315

- 몸통 폄
- 반대쪽 어깨관절 굽힘(굽힘 자세로 해두면)
- 반대쪽 엉덩관절 벌림(옆으로 누운 자세에서 시행하면)
- 같은 쪽 어깨세모근의 활동(옆으로 누운 자세에서 손을 짚으면)
- 반대쪽 엉덩관절 굽힘 · 벌림 + 발목관절 등쪽굽힘 · 외반(거기서 다리를 잡음으로써)

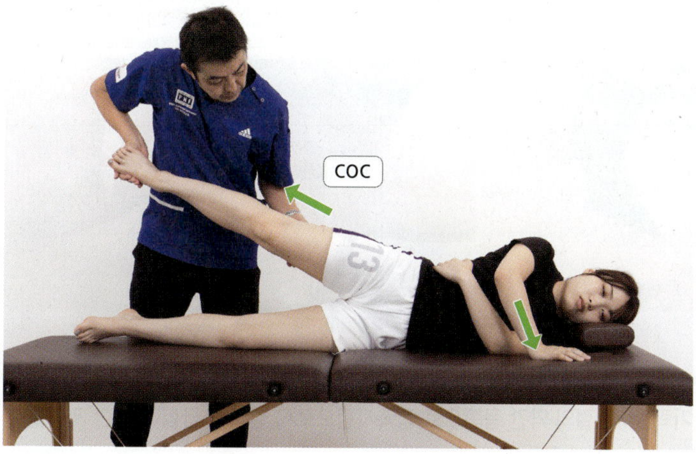

그림 2-315 손바닥 면을 접지시킴으로써 같은 쪽 어깨세모근의 촉진

8) 주의할 사항

- 반듯이 누운 자세에서 시행하면 종중력(중력에 따르는) 활동이 되어 운동을 인식하기 어려우므로, 골반이 떠오르거나, 허리뼈가 과도하게 펴지거나 하는 경우가 있습니다. 따라서 옆으로 누운 자세나 엎드려 누운 자세와 같은 항중력 활동으로 시행하는 것이 단순한 과제가 되어 반응도 좋은 것이 보통입니다.

◉ 무릎을 굽히면서 하는 다리 펌·벌림·안쪽회전

LE Ext.-Abd.-IR with knee flex.

반대 패턴: 무릎을 펴면서 하는 다리 굽힘·모음·가쪽회전(p.265)

Check! 무릎을 굽히면서 하는 다리 폄·벌림·안쪽회전

1) 구체적 방법

i) 시작자세: 반듯이 누운 자세 그림 2-316

스트레이트 패턴과 동일합니다.

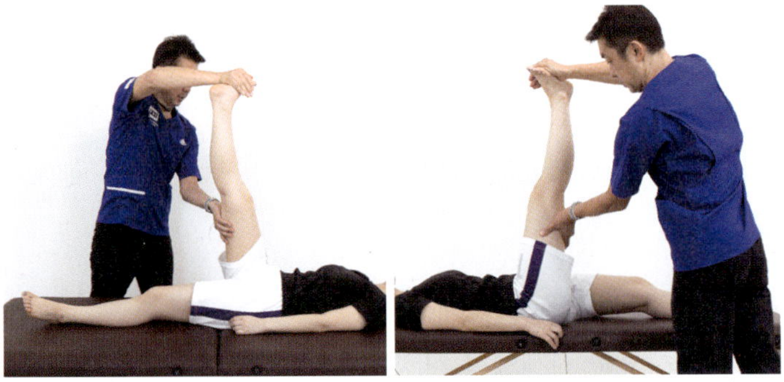

그림 2-316 무릎을 펴면서 하는 다리 폄·벌림· 안쪽회전 패턴 조작의 시작자세

ii) 방법 그림 2-317

관점 ① 관점 ②

1 다리를 굽힘 · 모음 · 가쪽 회전 방향으로 늘입니다.

2 “발끝을 내리시오”, “무릎을 굽혀서 발을 내리시오” 와 같은 지시로 폄 · 벌림 · 안쪽회전 · 무릎 굽힘 방향으로 운동시켜 저항을 가합니다.

3 폄 벌림 · 안쪽회전 · 무릎 굽힘의 최종 영역까지 운동을 계속시켜 저항을 가합니다.

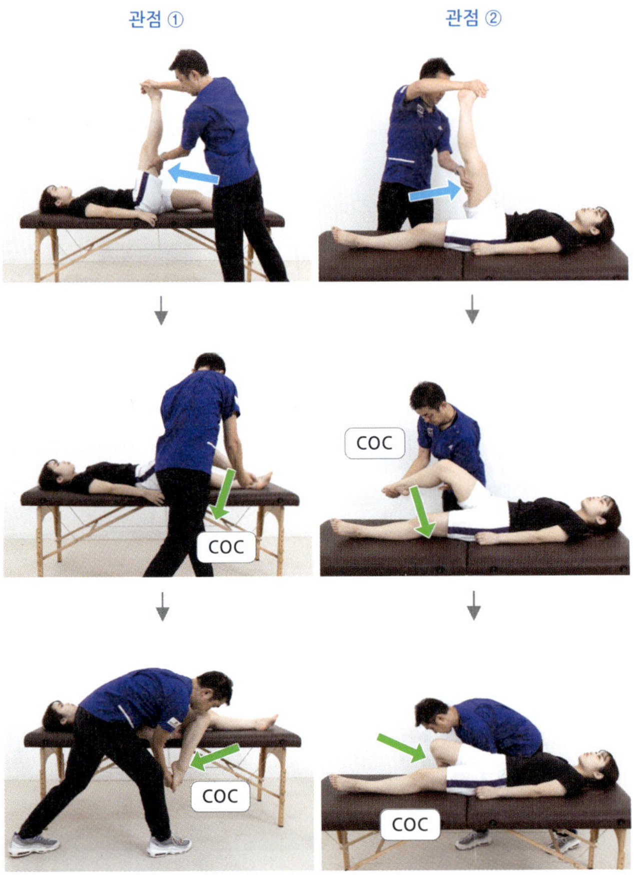

그림 2-317 무릎을 굽히면서 하는 다리 폄·벌림·안쪽회전 패턴 조작의 실제 순서

2) 임상에서 사용하는 빈도: B

기초과정에서는 반듯이 누운 자세에서 시행하지만, 임상에서는 옆으로 누운 자세나 엎드려 누운 자세에서 시행하는 경우가 많습니다.

3) 패턴의 구성 요소

엉덩관절 폄 · 벌림 · 안쪽회전
무릎관절 굽힘
종 아 리 안쪽회전
발목관절 바닥쪽굽힘 · 외반
발 가 락 굽힘

4) 임상에서 사용하는 예

- 옆으로 누운 자세에서 시행하고, 엉덩관절 폄 · 벌림을 목표로 할 수 있습니다. 이 경우, 굳이 안쪽회전 요소는 없애고 가쪽회전으로 하면 큰볼기근이 강하게 작용하므로 변형성 엉덩관절증 등으로 볼기근육군의 작용이 약한 사람에게는 효과적입니다.
- 발바닥은 치료사의 몸에 대고, 뒤쪽으로 걷어차게 함으로써 폄이 나오게 하고, 벌림과 가쪽회전은 도수적으로 저항을 가합니다 그림 2-318.

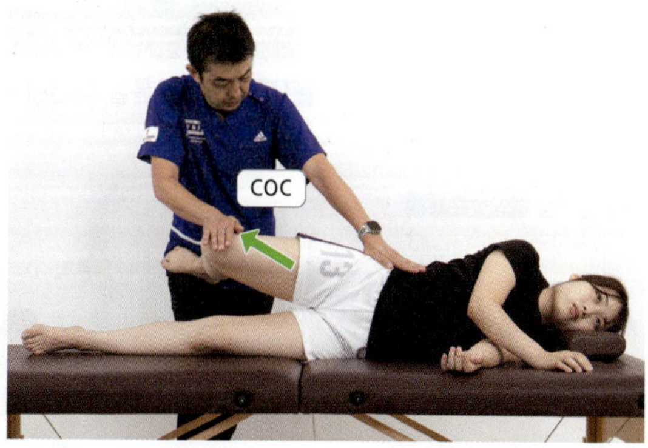

옆으로 누운 자세에서 시행하고 안쪽회전을 가쪽회전으로 함으로써 큰볼기근을 촉진한다.

그림 2-318 무릎을 굽히면서 하는 다리 폄·벌림·안쪽회전 패턴을 임상에서 사용하는 예(옆으로 누운 자세)

- 엎드려 누운 자세에서 시행하고, 뒤넙다리근을 사용하면서 하는 볼기근군을 촉진할 수 있습니다. 또한 넓적다리 뒷면에서 저항을 가하여 볼기근육만의 작용을 낼 수도 있습니다 그림 2-319.

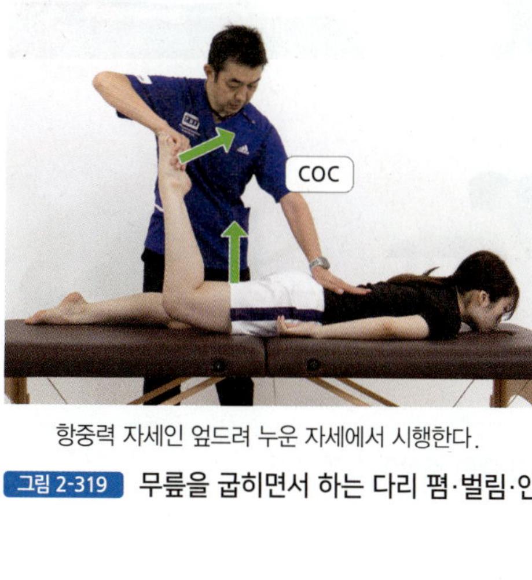

항중력 자세인 엎드려 누운 자세에서 시행한다.

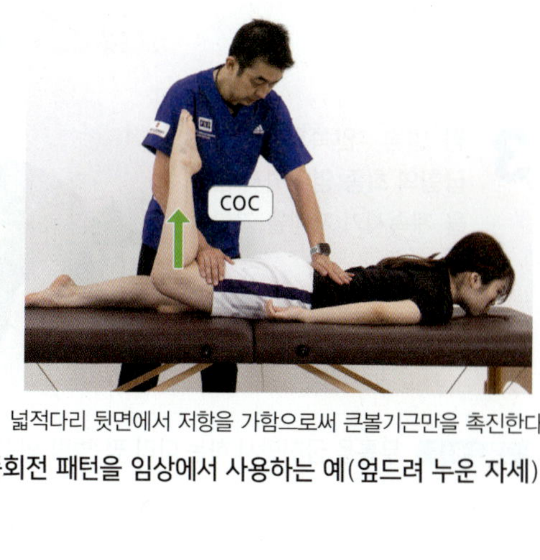

넓적다리 뒷면에서 저항을 가함으로써 큰볼기근만을 촉진한다.

그림 2-319 무릎을 굽히면서 하는 다리 폄·벌림·안쪽회전 패턴을 임상에서 사용하는 예(엎드려 누운 자세)

• 가장자리에 걸터앉아 시행하고, 무릎 굽힘에 더하여 종아리 안쪽회전을 목표로 하는 경우가 있습니다 그림 2-320a . 또한 반대쪽 다리와의 양측성 비대칭성 상반성 패턴으로서 시행하여 반대쪽 발목관절 등쪽굽힘 · 외반의 방산을 목표로 하는 경우도 있습니다. 편마비 등으로 외반이 나오지 않을 때 효과적입니다 그림 2-320b .

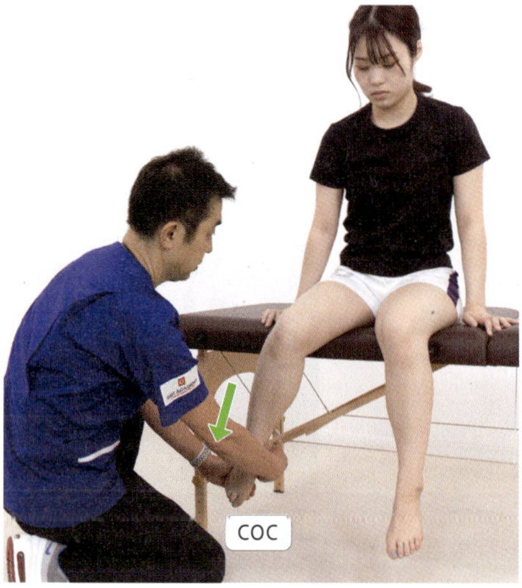

a: 무릎 굽힘에 더하여 종아리 안쪽회전을 목표로 한다.

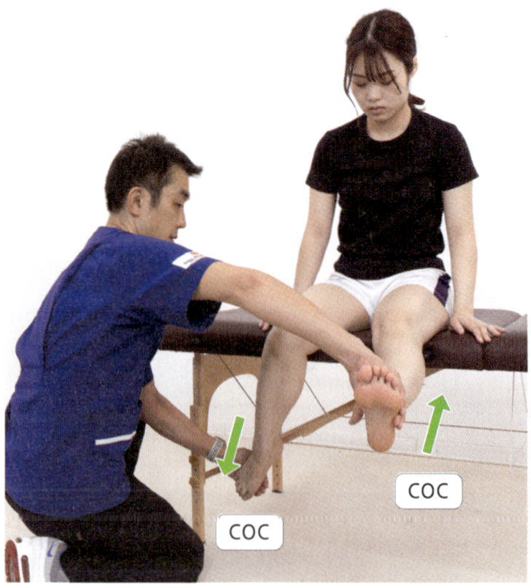

b. 양측성 비대칭성 상반성 패턴을 시행하여 반대쪽 발목관절 등쪽굽힘 · 외반을 촉진한다.

그림 2-320 무릎을 굽히면서 하는 다리 폄·벌림·안쪽회전 패턴을 임상에서 사용하는 예(가장자리에 걸터앉은 자세)

• 선 자세에서 양손을 침대 등에 얹은 궁둥이를 높이 쳐들고 기는 자세로 시행함으로써, 특히 뒤넙다리근에 대해 항중력 활동으로서의 무릎관절 굽힘을 시행할 수 있습니다. 뒤넙다리근의 작용이 현저하게 약한 대상자에 대해 재신장을 시행하면 매우 효과적으로 뒤넙다리근을 촉진할 수 있습니다 그림 2-321 .

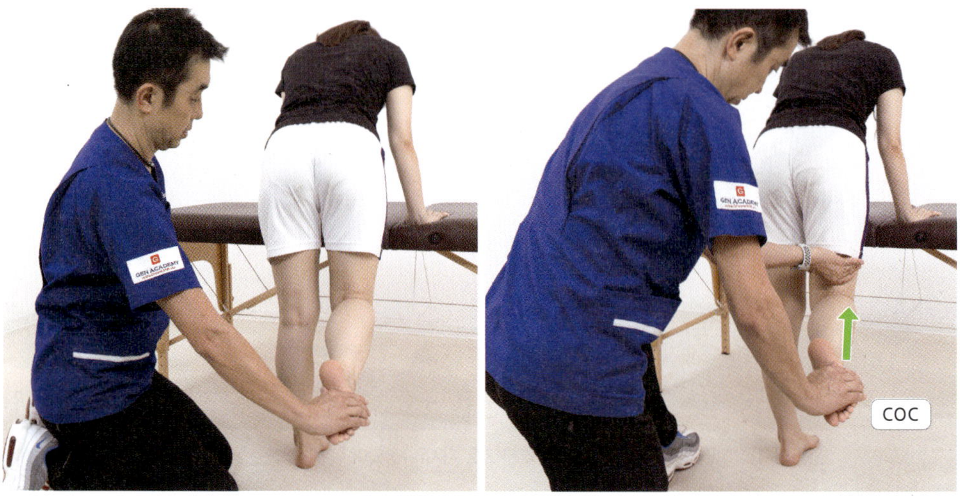

궁둥이를 높이 쳐들고 기는 자세로 시행함으로써 뒤넙다리근이 항중력적으로 작용한다.

그림 2-321 무릎을 굽히면서 하는 다리 폄·벌림·안쪽회전 패턴을 임상에서 사용하는 예(궁둥이를 높이 쳐들고 기는 자세)

5) 도수 접촉

먼쪽 쥐기: 스트레이트 패턴과 동일합니다. 다양한 자세에서 시행하기 때문에, 적절히 좌우 어느 쪽 손이 사용하기 쉬운지 생각할 필요가 있습니다. 압력을 가하는 장소는 같으며 발바닥 앞발 부분 · 엄지두덩 부근이 압력의 중심이 됩니다 그림 2-322.

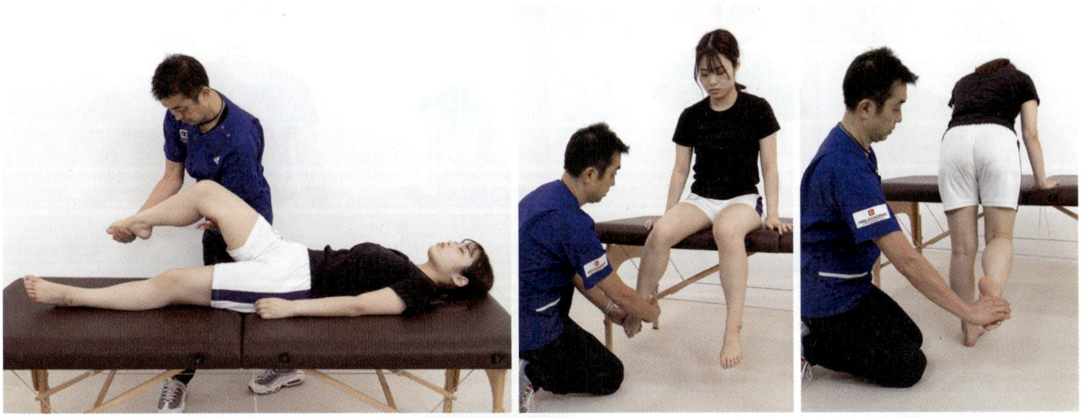

어느 자세에서 시행해도 먼쪽 쥐기는 발바닥 앞발 부분 · 엄지두덩 부근이 압력의 중심이 된다.

그림 2-322 무릎을 굽히면서 하는 다리 폄·벌림·안쪽회전 패턴 때의 도수 조작(먼쪽 뒤기)

몸쪽 쥐기: 이것도 압력을 가하는 장소는 스트레이트 패턴과 동일하고 넓적다리 뒷면 먼쪽 약간 가쪽이지만, 반듯이 누운 자세에서 시행하는 경우는 시작자세에서는 손바닥 면으로 만질 수 있어도 운동이 시작되면 몸을 회전시키기 위해 물갈퀴 부분으로 지지하게 됩니다. "가마를 메고 있는 형태로"라 전달하기도 합니다 그림 2-323.

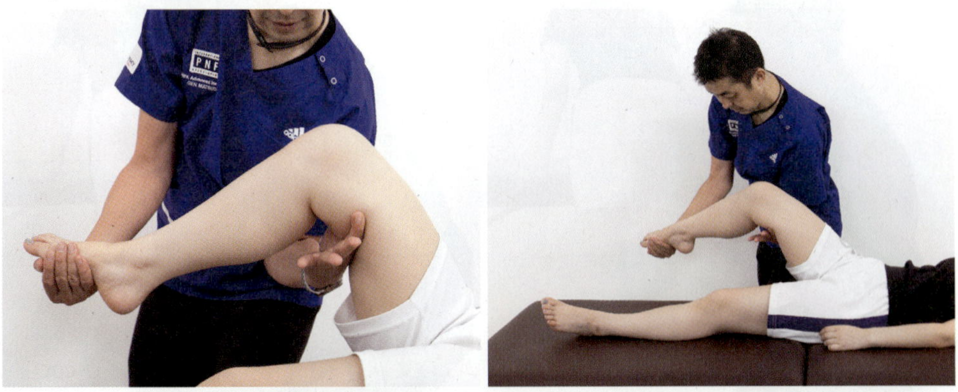

운동이 시작되면 몸쪽 쥐기는 물갈퀴 부분으로 지지하게 되며 "가마를 메는" 것처럼 한다.

그림 2-323 무릎을 굽히면서 하는 다리 폄·벌림·안쪽회전 패턴 때의 도수 조작(몸쪽 쥐기)

6) 신체역학

- 반듯이 누운 자세의 경우, 시작자세는 스트레이트 패턴과 동일합니다. 운동이 시작되면 2보 크로스 스텝으로 180° 회전합니다. 2보 째를 당김으로써 공간을 만들어내고, 거기에 대상자의 다리가 내려오게 됩니다 그림 2-324.

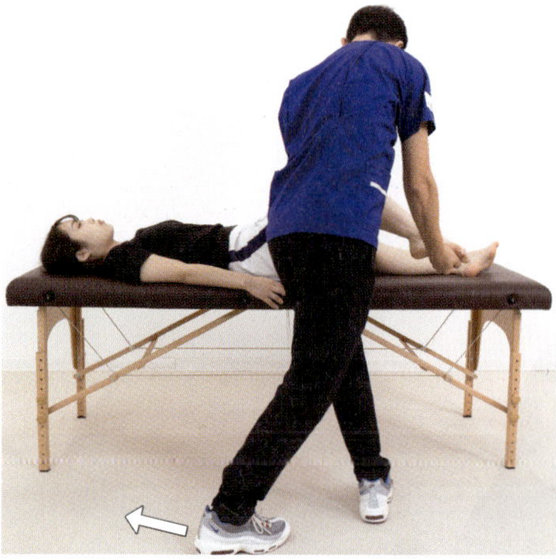

1 먼저 오른발을 뒤쪽으로 크로스 스텝을 한다.

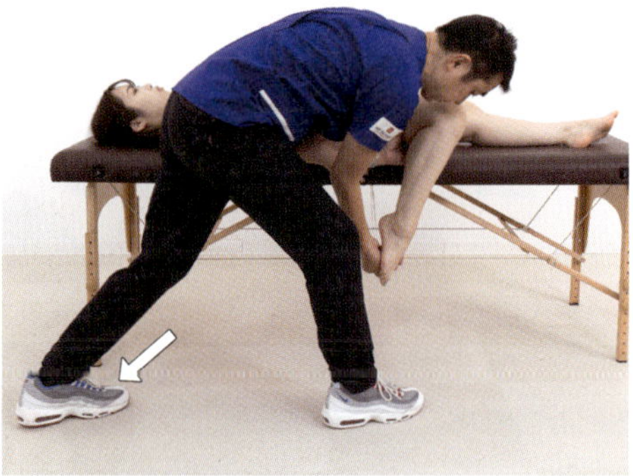

2 왼발을 뒤쪽으로 스텝을 함으로써 발을 내리는 공간이 만들어진다.

그림 2-324 무릎을 굽히면서 하는 다리 폄·벌림·안쪽회전 패턴 때의 신체역학

7) 방산

- 몸통 폄
- 반대쪽 무릎 폄, 발목관절 등쪽굽힘 · 외반(가장자리에 걸터앉은 자세에서 시행하는 경우)

8) 주의할 사항

- 옆으로 누운 자세나 엎드려 누운 자세에서 시행하는 경우가 임상에서는 많지만, 허리뼈 폄에 의한 허리통증이 나오기 쉬우므로 주의가 필요합니다.

Check!

무릎을 펴면서 하는 다리 폄·벌림·안쪽회전

◉ 무릎을 펴면서 하는 다리 폄·벌림·안쪽회전

LE Ext.-Abd.-IR with knee ext.

반대 패턴: 무릎을 굽히면서 하는 다리 굽힘·모음·가쪽회전(p.259)

1) 구체적 방법

i) 시작자세: 반듯이 누운 자세 그림 2-325

치료사는 대상자의 다리 옆에 서서 머리 방향을 향합니다. 먼쪽 쥐기는 발바닥 앞발 부분, 몸쪽 쥐기는 넓적다리 뒷면 먼쪽 약간 가쪽에 댑니다.

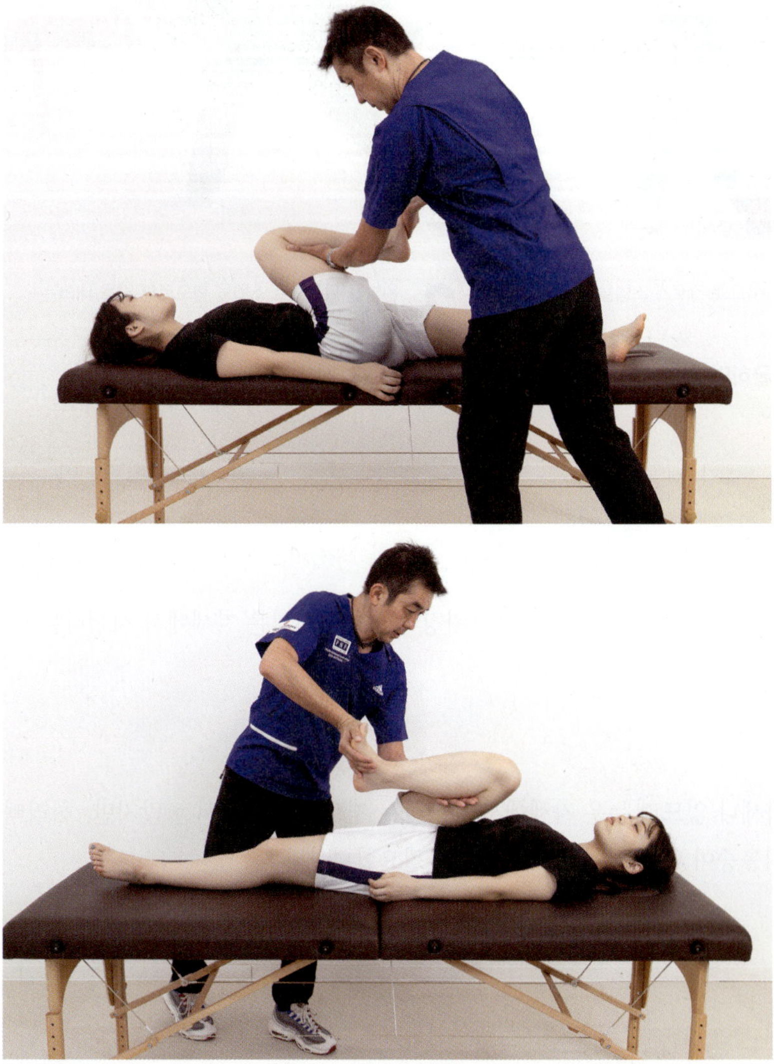

그림 2-325 무릎을 펴면서 하는 다리 폄·벌림·안쪽회전 패턴 조작의 시작자세

ii) 방법 그림 2-326

관점 ① 관점 ②

1 다리를 굽힘 · 모음 · 가쪽회전 · 무릎굽힘 방향으로 늘입니다.

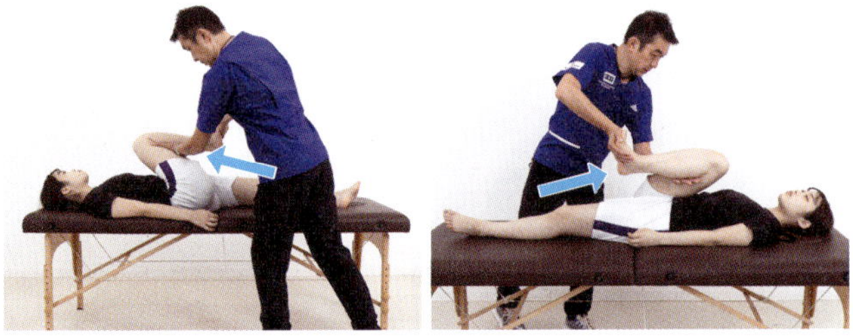

2 "발끝을 내리시오", "무릎을 펴시오", "걷어차시오"와 같은 지시로 다리를 폄 · 벌림 · 안쪽회전 · 무릎폄 방향으로 운동시켜 저항을 가합니다.

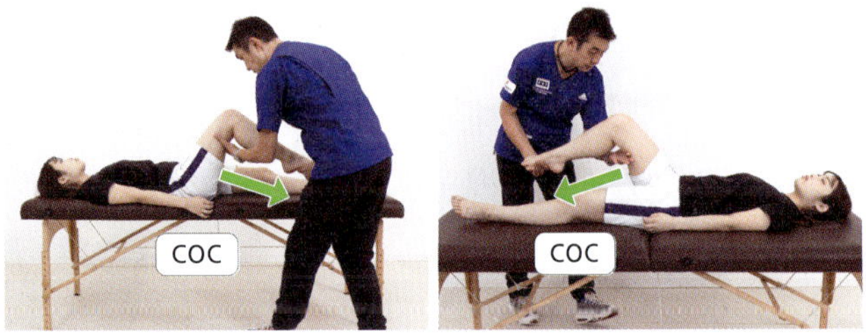

3 다리를 폄 · 벌림 · 안쪽회전 · 무릎 폄의 최종 영역까지 운동을 계속시켜 저항을 가합니다.

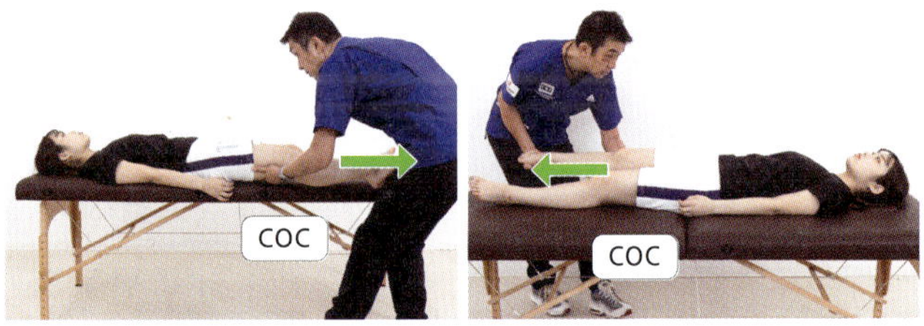

그림 2-326 무릎을 펴면서 하는 다리 폄·벌림·안쪽회전 패턴의 실제 순서

2) 임상에서 사용하는 빈도: B

이른바 걷어차기(kicking)라 불리는 동작이며, 임상에서 볼 수 있는 기회가 많습니다. 그러나 종중력(중력에 따르는) 활동이 되기 때문에 근력 강화에 사용하려면 어려운 면도 있습니다.

3) 패턴의 구성 요소

엉덩관절 폄 · 벌림 · 안쪽회전

무릎관절 폄

종 아 리 안쪽회전

발목관절 바닥쪽굽힘 · 외반

발 가 락 굽힘

4) 임상에서 사용하는 예

- 다리 지지성 저하에 대해 반듯이 누운 자세에서 직접적으로 시행하는 경우가 있습니다. 근력이 있는 대상자에 대해서는 종료 자세 부근에서 등장성 혼합을 시행하면 좋을 것입니다 그림 2-327.

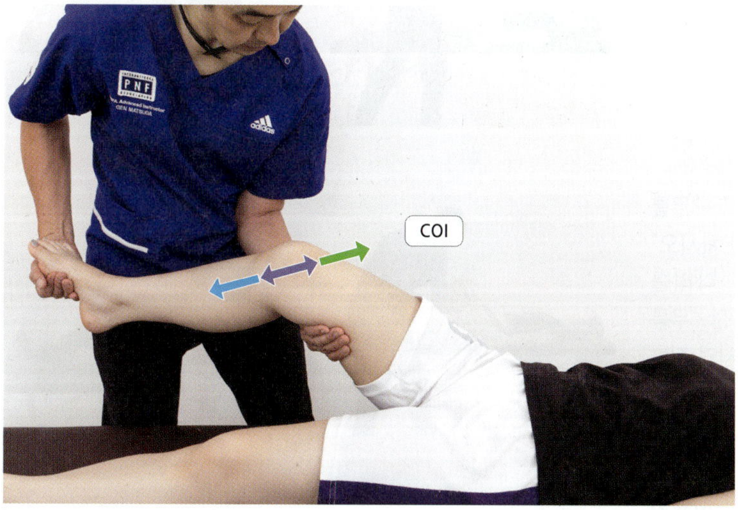

그림 2-327 종료 자세 부근에서 시행하는 등장성 혼합

- 옆으로 누운 자세에서 엉덩관절 벌림근을 목표로 하여 직접적으로 시행할 수 있습니다.
- 옆으로 누운 자세에서 같은 쪽 손 부위를 바닥 면에 대고 밀어붙이는 방산을 목표로 하여, 어깨세모근의 촉진을 목표로 할 수 있습니다 그림 2-328.

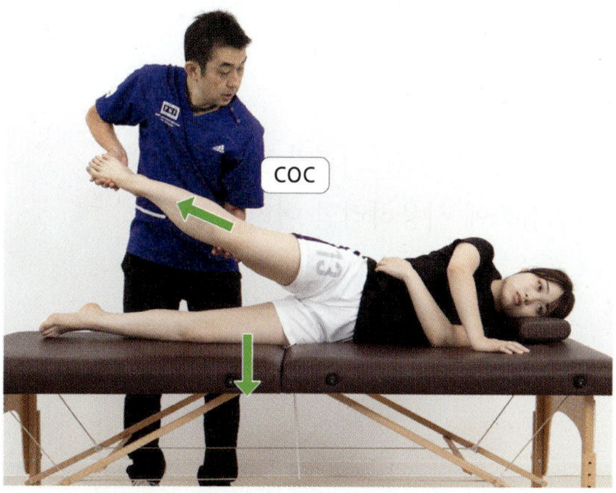

옆으로 누운 자세에서 엉덩관절 벌림근을 촉진한다.

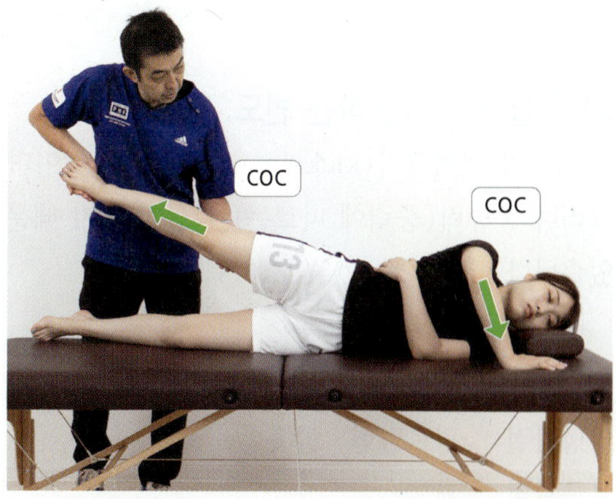

손을 접지시킴으로써 같은 쪽 어깨세모근에 방산을 한다.

그림 2-328 옆으로 누운 자세에서 시행하는 엉덩관절 벌림근의 촉진과 어깨세모근으로의 방산

- 네발로 기기 자세에서 시행하고, 반대쪽 엉덩관절 벌림으로의 방산이나 반대쪽 팔을 들어 올리게 하여 균형을 잡아, 반대쪽 몸통 지지성을 촉진할 수 있습니다 그림 2-329.

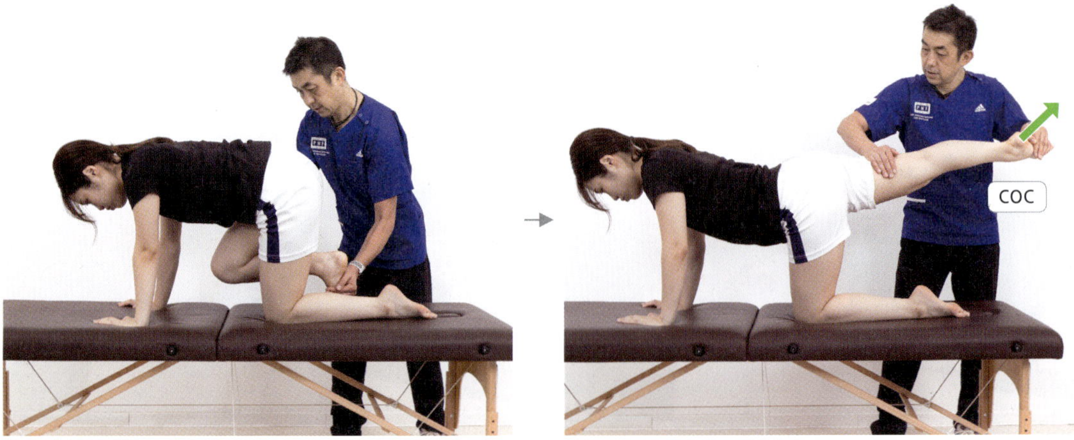

그림 2-329 네발로 기기 자세에서 시행하고, 반대쪽 엉덩관절 벌림으로의 방산이나 균형의 촉진

5) 도수 접촉

먼쪽 쥐기: 스트레이트 패턴과 동일합니다.

몸쪽 쥐기: 만지는 부분은 넓적다리 뒷면 먼쪽 약간 가쪽에서 스트레이트 패턴과 동일하지만, 시작자세에서는 손바닥 면으로 만질 수 없습니다. 따라서, 먼저 손등 면을 넓적다리 부분에 붙이고, 넓적다리와 종아리로 손 부위를 사이에 끼우도록 합니다. 이때, 오금 부위(슬와부)에 물갈퀴 부분을 걸지 않도록 주의하기 바랍니다 그림 2-330.

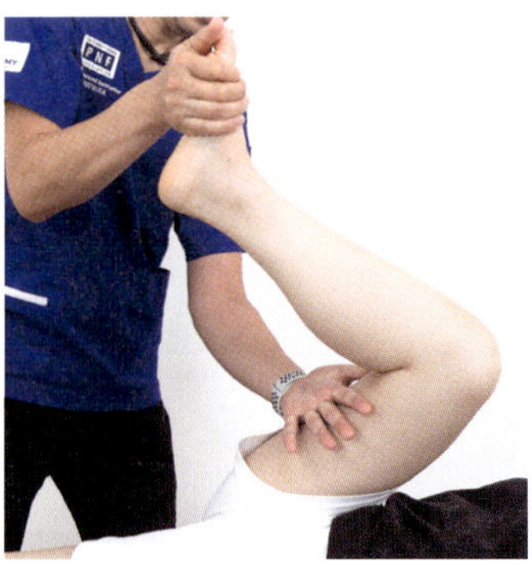

손등 부위를 넓적다리 뒷면에 댄다.

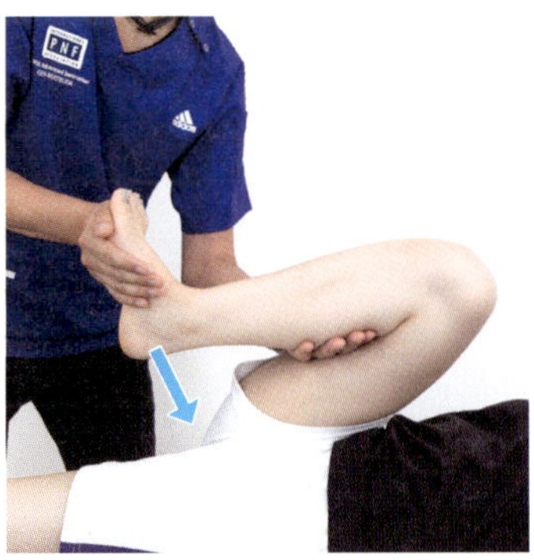

무릎을 완전히 굽히게 하여
손을 사이에 끼운다.

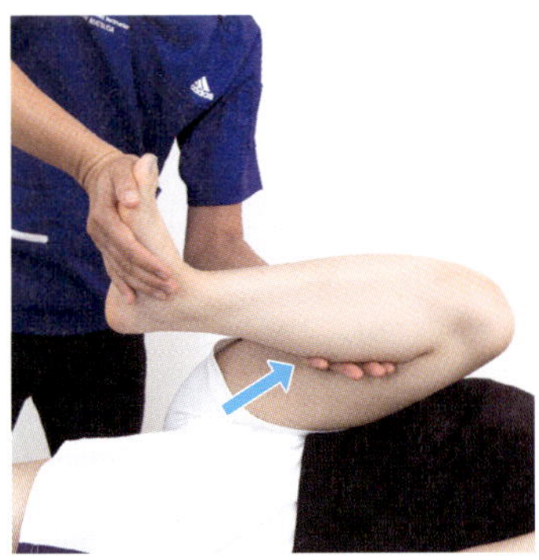

거기서부터 골반을 앞쪽으로 올려 늘인다.

그림 2-330 무릎을 펴면서 하는 다리 폄·벌림·안쪽회전 패턴의 도수 접촉 ①

- 운동이 시작되면 넓적다리 뒷면은 손등 부위에서 물갈퀴 부분으로 지지하게 되고, 거듭 운동이 진행되면 치료사는 손바닥 면을 별로 움직이지 않아도 넓적다리 부분이 손바닥 면으로 내려옵니다 그림 2-331 .

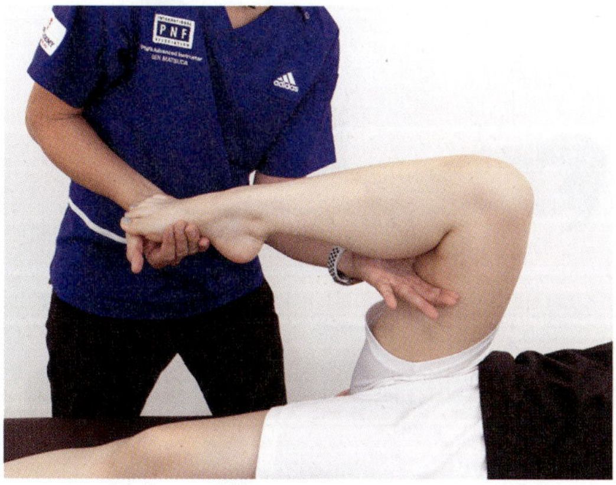

운동이 시작되면 물갈퀴 부분으로 넓적다리 뒷면을 접촉한다.

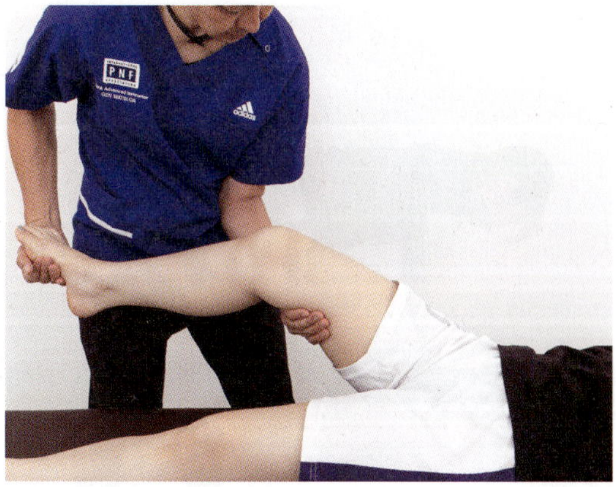

그대로의 위치를 유지해두면 넓적다리 부위가 손바닥 면으로 내려온다.

그림 2-331 무릎을 펴면서 하는 다리 폄·벌림·안쪽회전 패턴의 도수 접촉 ②

6) 신체역학

- 스트레이트 패턴과 동일하지만, 운동범위가 앞뒤로 커지므로 운동이 시작되면 발을 1보 치료사 뒤로 당기는 경우가 많습니다.

7) 방산 그림 2-332

- 몸통 폄
- 반대쪽 다리 굽힘 · 벌림 · 안쪽회전 · 무릎 굽힘 · 발목관절 등쪽굽힘 · 외반(다만 그렇게 접촉한다면. 아무것도 하지 않으면 바닥 면을 밀어붙이는 것처럼 작용하거나, 별로 움직이지 않는다)
- 반대쪽 팔 굽힘 · 벌림(그렇게 위치한다면)

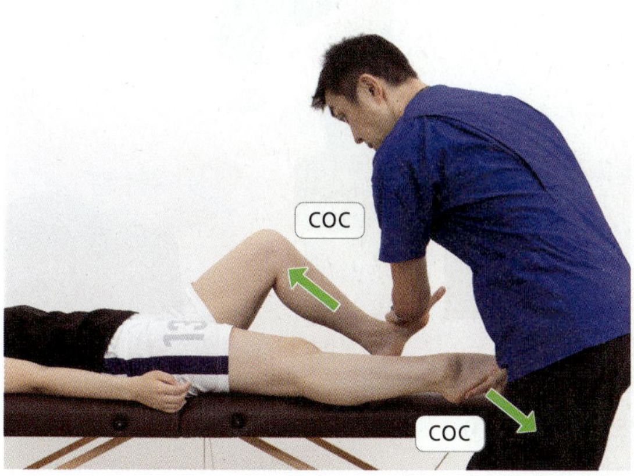

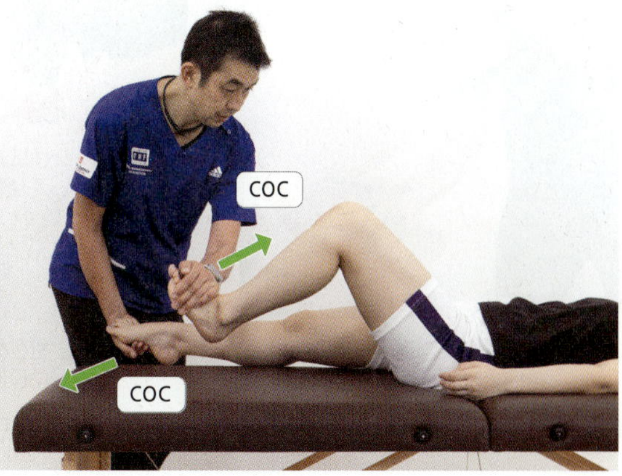

그림 2-332 반대쪽 다리 굽힘·벌림·안쪽회전·무릎 굽힘·발목관절 등쪽굽힘·외반으로의 방산

8) 주의할 사항

- 일반적으로 몸쪽 쥐기의 저항은 먼쪽 세기를 초과하지 않도록 하고, 먼쪽에서부터의 운동 연쇄를 작용시키는 것이 PNF 패턴의 특징이지만, 이 패턴의 경우는 몸쪽 쥐기에도 어느 정도의 저항을 가하는 것에 의해 무릎 폄만이 아니라 엉덩관절 폄으로서의 뒤넙다리근의 작용을 촉진할 수 있게 됩니다.
- 먼쪽 쥐기에서부터의 저항은 항상 발꿈치를 궁둥뼈결절에 되돌리도록 한다 그림 2-333.

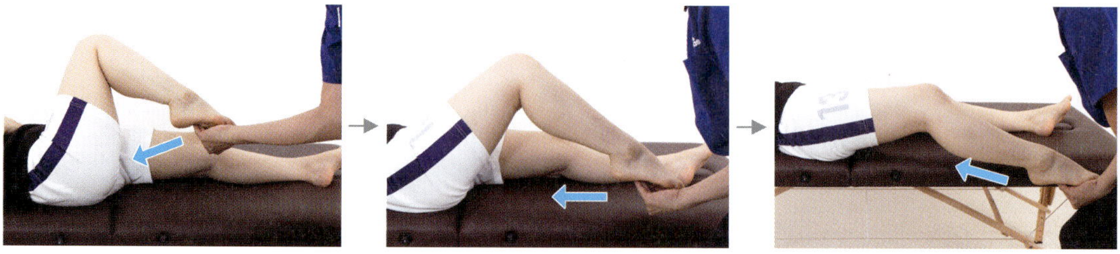

먼쪽 쥐기에서부터의 저항은 항상 발꿈치를 궁둥뼈결절에 되돌리도록 한다.

그림 2-333 무릎을 펴면서 하는 다리 폄·벌림·안쪽회전 패턴의 주의할 사항 ①

- 발꿈치를 궁둥뼈결절에 되돌리는 방향의 저항이 없으면, 무릎 폄이 조기에 일어나 발부분이 높은 상태가 되는 경우가 있으므로 주의한다 그림 2-334.

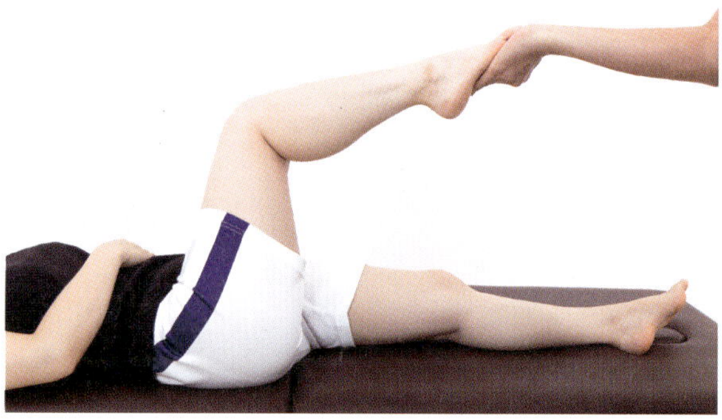

무릎 폄이 조기에 일어나 발 부위가 높아져 있다.

그림 2-334 무릎을 펴면서 하는 다리 폄·벌림·안쪽회전 패턴의 주의할 사항 ②

- 시작자세에서의 골반은 앞쪽올림 위치가 됩니다 그림 2-335.

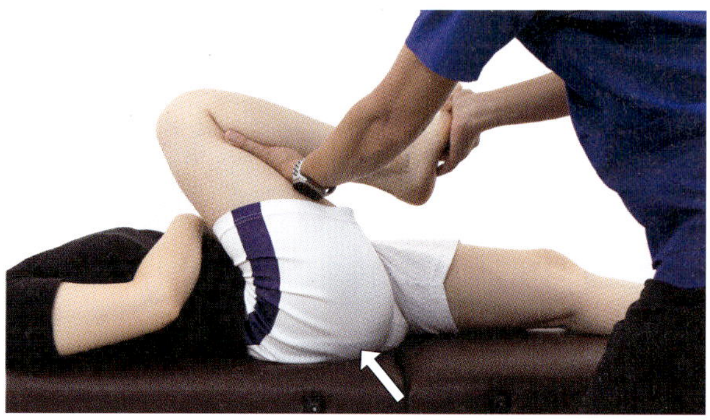

시작자세에서의 골반은 앞쪽올림 위치

그림 2-335 무릎을 펴면서 하는 다리 폄·벌림·안쪽회전 패턴의 주의할 사항 ③

Check!

다리 굽힘·벌림·안쪽회전

◉ 다리 굽힘·벌림·안쪽회전 LE Flex.-Abd.-IR

반대 패턴: 다리 폄·모음·가쪽회전(p.306)

1) 구체적 방법

i) 시작자세: 반듯이 누운 자세 그림 2-336

치료사는 대상자의 엉덩관절 옆에 서서 발 부위 방향을 향합니다.

먼쪽 쥐기는 발등 부분, 몸쪽 쥐기는 넓적다리 먼쪽 앞면 약간 가쪽을 만집니다.

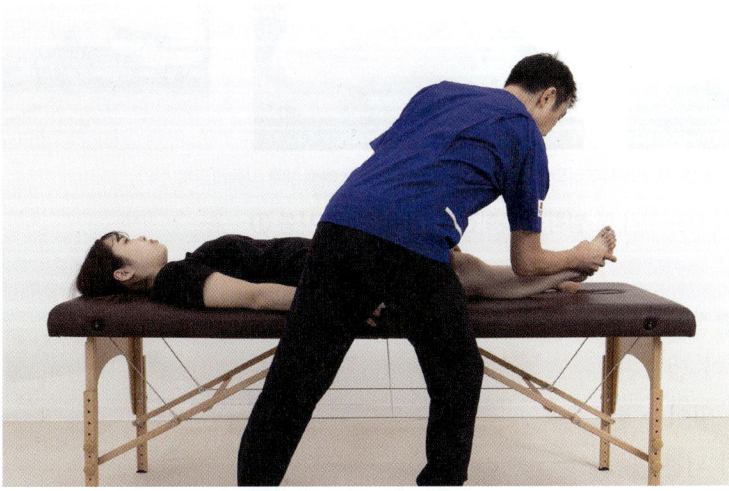

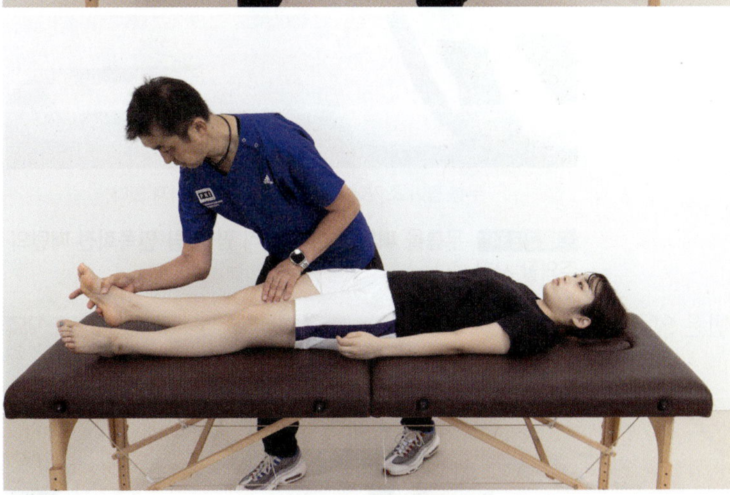

그림 2-336 다리 굽힘·벌림·안쪽회전 패턴 조작의 시작자세

ii) 방법 그림 2-337

관점 ①　관점 ②

1 다리를 폄 · 모음 · 가쪽회전 방향으로 늘입니다.

2 "발끝을 뒤로 젖히시오", "새끼손가락부터 올리시오"와 같은 지시로 다리를 굽힘 · 벌림 · 안쪽회전 방향으로 운동시켜 저항을 가합니다.

3 다리를 굽힘 · 벌림 · 안쪽회전의 최종 영역까지 운동시켜 저항을 가합니다.

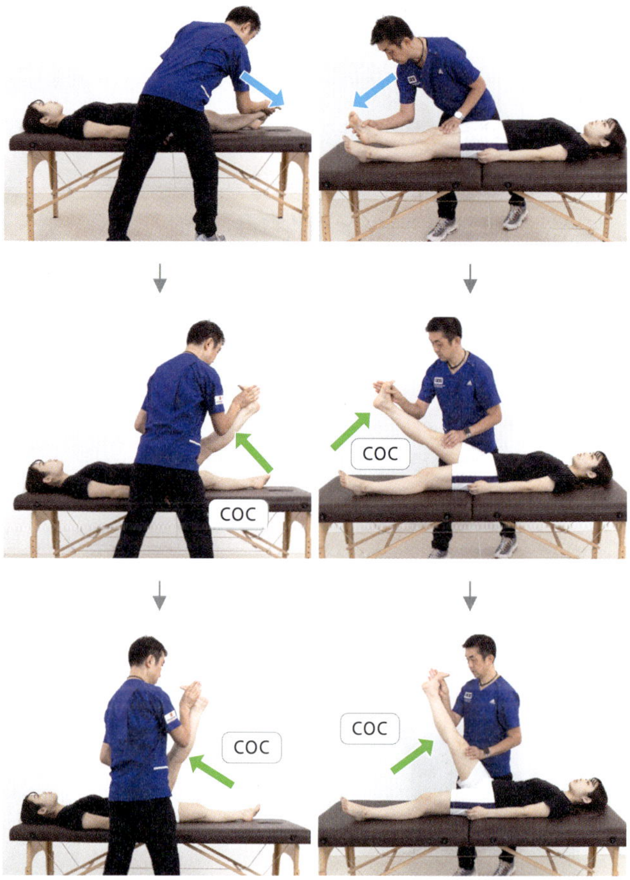

그림 2-337 다리 굽힘·벌림·안쪽회전 패턴 조작의 실제 순서

2) 임상에서 사용하는 빈도: B

직접적으로도 간접적으로도 사용할 수 있으나 응용방법이 아주 많은 것은 아닙니다.

3) 패턴의 구성 요소

엉덩관절	굽힘 · 벌림 · 안쪽회전
종 아 리	안쪽회전
발목관절	등쪽굽힘 · 외반
발 가 락	폄

4) 임상에서 사용하는 예

- 직접적으로 시행함으로써 가쪽넓은근(외측광근)이나 넙다리근막긴장근(대퇴근막장근) 등 다리 굽힘 · 벌림 방향의 촉진을 시행할 수 있습니다.
- 시작자세에서 초기 신장을 시행하여, 예를 들면 편마비 사례 등에 발목관절 등쪽굽힘 · 외반을 촉진할 수 있습니다. 이때는 일반적인 발 부위를 향하는 선 위치보다도 발 부위 아래쪽에 서서 머리 방향을 향한 선 위치 쪽이 치료사의 허리 등에 걸리는 부담이 가벼워집니다 그림 2-338. 또한, 발만을 양손으로 잡는 접촉도 효과적입니다 그림 2-339.

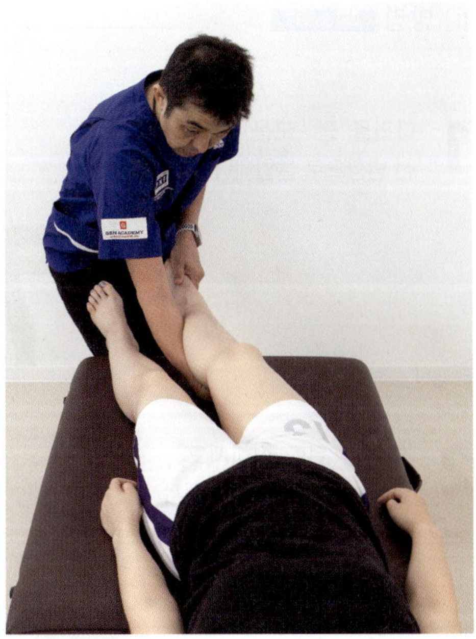

그림 2-338 발 아래쪽에 서서 초기 신장

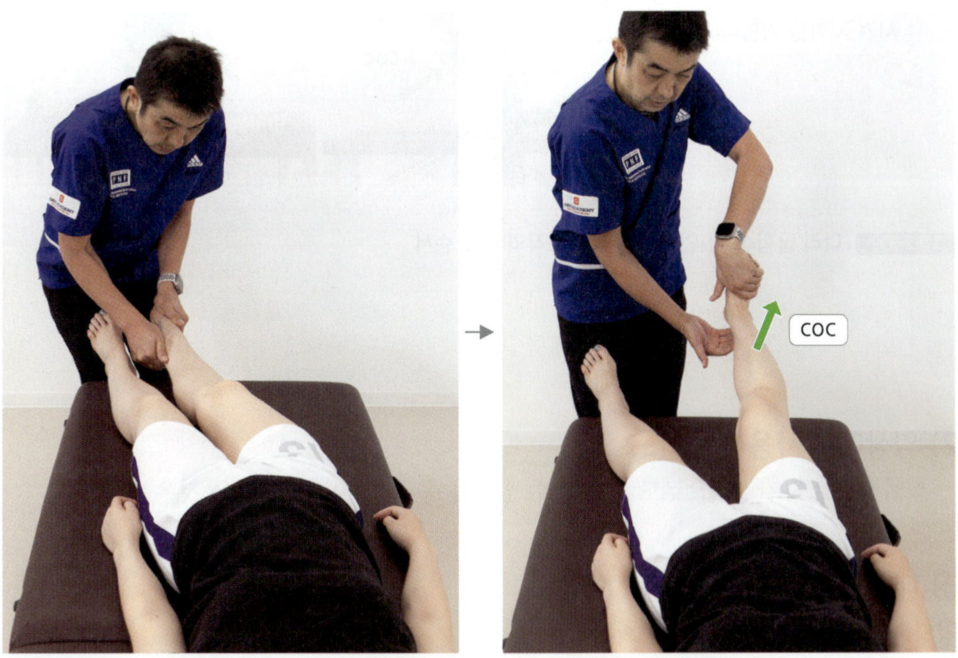

그림 2-339 양손으로 발 부분을 잡고 발목관절 등쪽굽힘·외반에 대해 초기 신장

- 반대쪽 엉덩관절 폄(바닥면을 발꿈치로 밀어붙이는 방향)과 벌림의 방산을 목표로 할 수 있습니다. 이 경우도 발 부분 아래쪽에 서 있음으로써 발꿈치의 밀어붙이는 힘을 확인할 수 있습니다 그림 2-340.

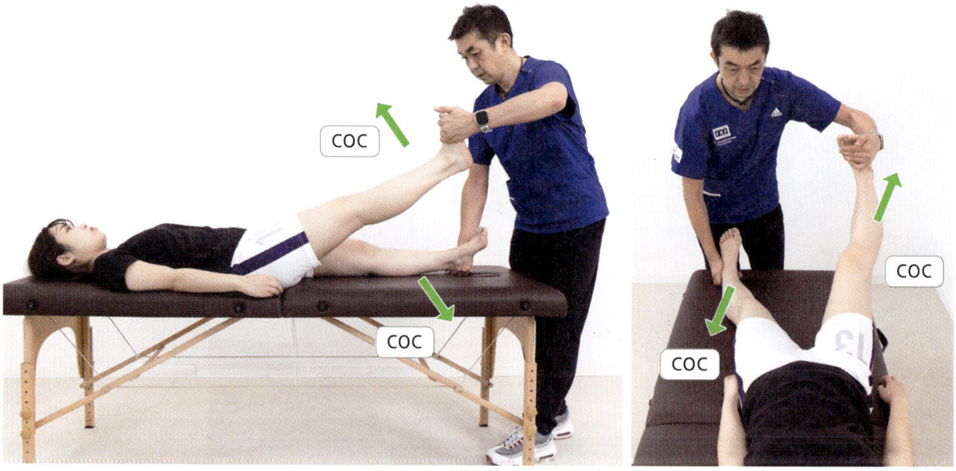

그림 2-340 반대쪽 다리가 바닥을 밀어붙이는 방향의 엉덩관절 폄·벌림의 방산

5) 도수 접촉

먼쪽 쥐기: 발등 먼쪽 부위가 됩니다. 가장 압력을 가하고 싶은 부위는 제5발가락 MP관절 가쪽입니다. 손을 대는 방향을 틀리기 쉽지만, "물갈퀴를 위로 한" 상태에서 발등 부분에 접촉하면 치료사의 제2손가락이 정확히 제5발가락 MP관절 가쪽에 접촉합니다. 손가락으로 앞발 부분 등쪽을 사이에 끼우는 형태가 되지만, 엄지손가락에는 온 힘을 다해 압력을 가하지 않도록 했으면 합니다. 엄지손가락에 힘이 들어가면 제1발허리뼈 부근에 통증이 나타나기 쉬운 것과, 등쪽굽힘 · 외반이 아니라 등쪽굽힘 · 내반이 나타날 우려가 있기 때문입니다 그림 2-341.

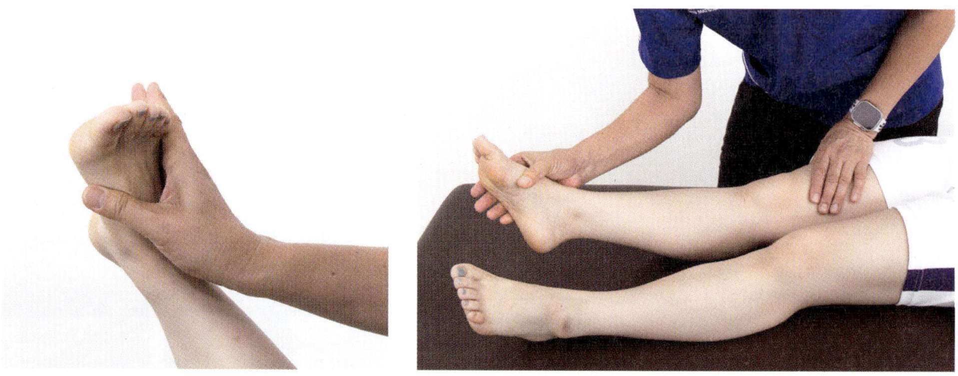

물갈퀴를 위로 한 상태에서 발등 부위를 만진다. 엄지손가락에 지나치게 힘이 들어가지 않도록 주의한다.

그림 2-341 다리 굽힘·벌림·안쪽회전 패턴 때의 도수 접촉(먼쪽 쥐기)

몸쪽 쥐기: 넙다리뼈(대퇴골) 먼쪽 앞면의 약간 가쪽이 됩니다. 시작자세에서는 치료사는 팔꿈치를 굽혀, 겨드랑이를 조이도록 하지 않으면 가쪽부분을 만질 수 없기 때문에 주의하기 바랍니다 그림 2-342 .

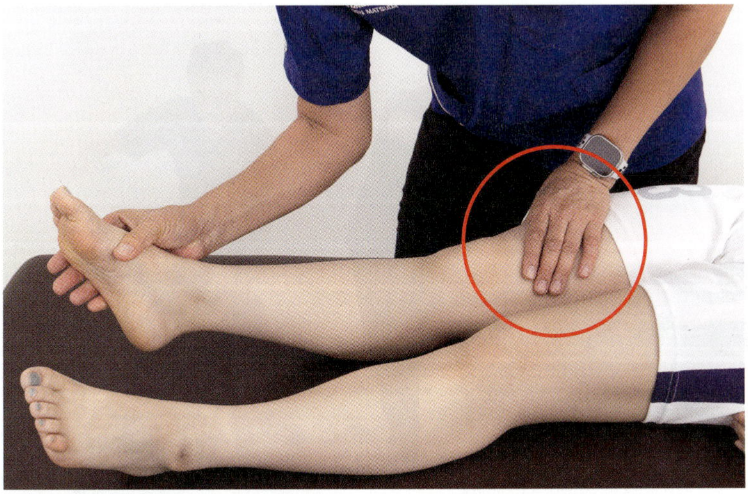

넓적다리 먼쪽 앞면 약간 가쪽을 만진다.

그림 2-342 다리 굽힘·벌림·안쪽회전 패턴 때의 도수 접촉(몸쪽 쥐기)

6) 신체역학

- 시작자세에서 종료 자세에 이르기까지, 엉덩관절 옆에 서서 발 부위 방향을 향해 있도록 한다.
- 대상자의 다리가 자신을 향해 오는 것을 받아들이는 형태가 됩니다.
- 먼쪽 쥐기 쪽의 팔꿈치를 펴고 있으면 몸이 멀어지므로 팔꿈치를 구부려서 받도록 합니다. 이렇게 하면 견인도 쉽게 할 수 있습니다 그림 2-343 .

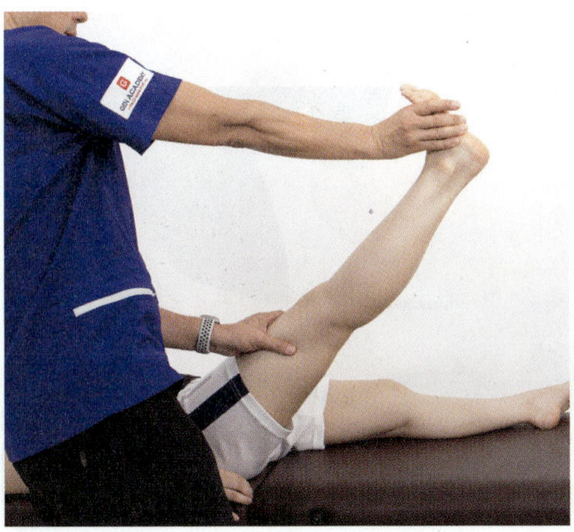

먼쪽 쥐기 쪽의 팔꿈치가 펴져 있다.

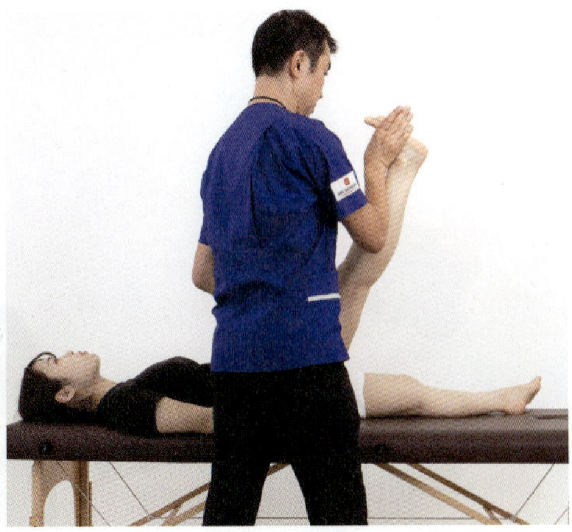

팔꿈치를 굽힘으로써 받아들이기 쉬워진다.

그림 2-343 다리 굽힘·벌림·안쪽회전 패턴 때의 신체역학

7) 방산

- 몸통 굽힘
- 반대쪽 다리 폄 · 벌림
- 반대쪽 발목관절 바닥쪽굽힘 · 외반(발바닥에 접지할 면이 있다면)

8) 주의할 사항

- 시작자세에서 다리를 바닥 면에 붙여 두면 운동 방향과 반대쪽의 촉각 자극이 되기 때문에, 가능하다면 떠 있게 한 상태에서 늘인다 그림 2-344.

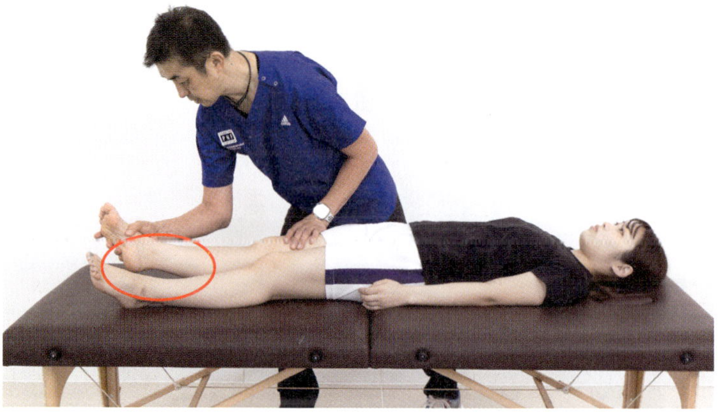

다리 뒷면에 촉각 자극이 없는 상태에서의 늘임

그림 2-344 다리 굽힘·벌림·안쪽회전 패턴 때의 주의할 사항 ①

- 운동 방향의 기준이 되는 그루브는 반대쪽 엉덩관절과 같은 쪽 어깨관절을 연결한 그루브의 평행선이 됩니다. 반대쪽 다리를 그루브 위에 놓음으로써 운동 방향이 알기 쉬워집니다 그림 2-345.
- 벌림이 강하게 나타나거나, 안쪽회전이 나타나지 않거나 하는 경우가 있기 때문에 운동 범위에 주의한다.
- 최종 영역은 대상자의 뒤넙다리근의 유연성에 따라 달라집니다.

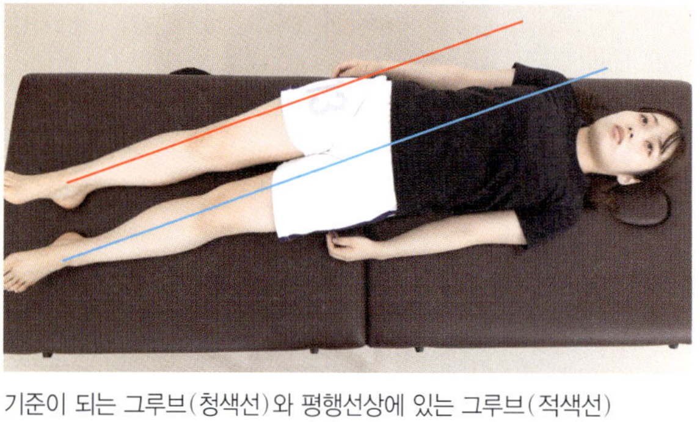

기준이 되는 그루브(청색선)와 평행선상에 있는 그루브(적색선)

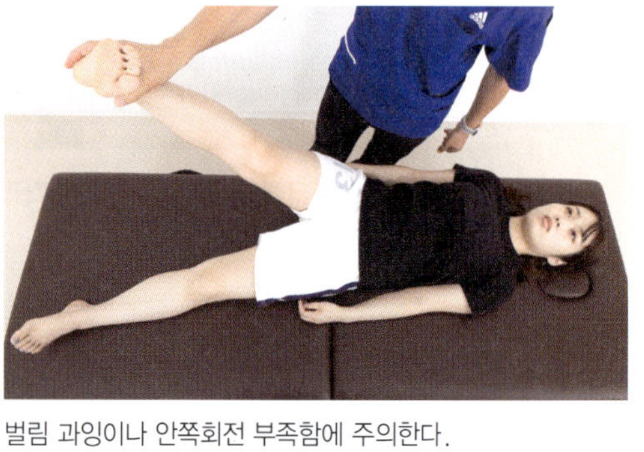

벌림 과잉이나 안쪽회전 부족함에 주의한다.
올바른 운동은 이 정도가 되는 경우도 있다.

그림 2-345 다리 굽힘·벌림·안쪽회전 패턴 때의 주의할 사항 ②

Check!

무릎을 굽히면서 하는 다리 굽힘·벌림·안쪽회전

◉ 무릎을 굽히면서 하는 다리 굽힘·벌림·안쪽회전

LE Flex..-Abd.-IR with knee flex.

반대 패턴: 무릎을 펴면서 하는 다리 폄·모음·가쪽회전(p.318)

1) 구체적 방법

i) 시작자세: 반듯이 누운 자세 그림 2-346

스트레이트 패턴과 동일합니다.

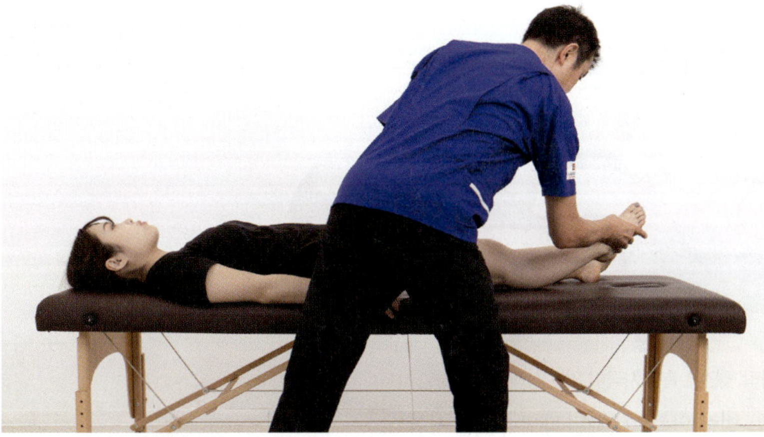

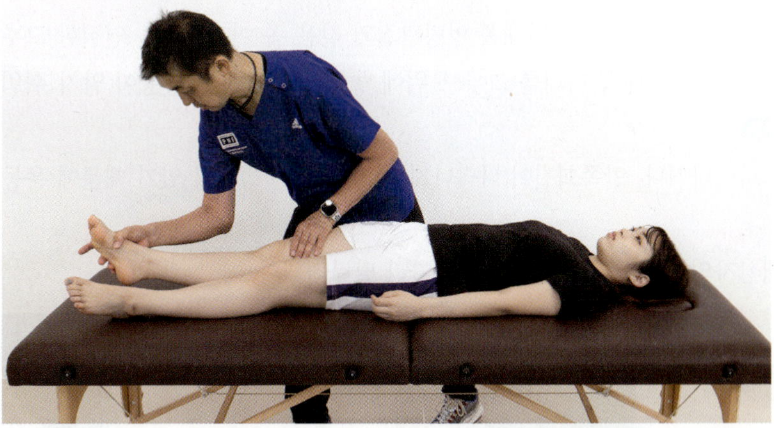

그림 2-346 무릎을 굽히면서 하는 다리 굽힘·벌림·안쪽회전 패턴 조작의 시작자세

ii) 방법 그림 2-347

관점 ① 관점 ②

1 다리를 폄 · 모음 · 가쪽회전 방향으로 늘입니다.

2 "발끝을 뒤로 젖히시오", "무릎을 굽혀서 올리시오"와 같은 지시로 다리를 굽힘 · 벌림 · 안쪽회전 · 무릎 굽힘 방향으로 운동시켜 저항을 가합니다.

3 다리를 굽힘 · 벌림 · 안쪽회전 · 무릎 굽힘의 최종 영역까지 운동시켜 저항을 가합니다. 발을 1보 자기 앞으로 당기는 경우가 많습니다.

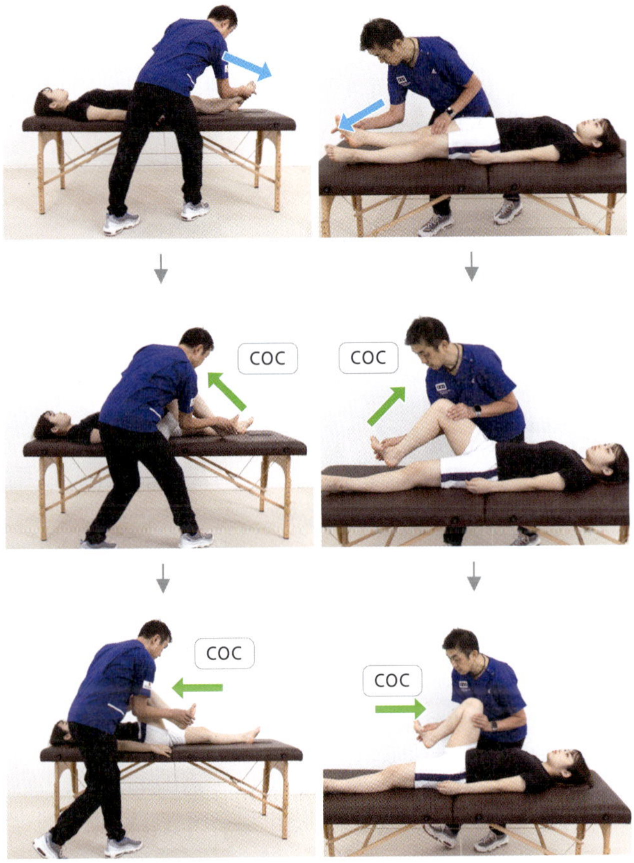

그림 2-347 무릎을 굽히면서 하는 다리 굽힘·벌림·안쪽회전 패턴 조작의 실제 순서

2) 임상에서 사용하는 빈도: A

직접적 · 간접적, 강조의 타이밍 등 다양한 용도가 있는 범용성이 높은 패턴입니다.

3) 패턴의 구성 요소

엉덩관절 굽힘 · 벌림 · 안쪽회전
무릎관절 굽힘
종 아 리 안쪽회전
발목관절 등쪽굽힘 · 외반
발 가 락 폄

4) 임상에서 사용하는 예

- 시작자세에서 초기 신장을 가함으로써 발목관절 등쪽굽힘 · 외반을 촉진할 수 있습니다. 무릎 굽힘을 수반하기 때문에 특히 보행 시 전유각 단계(Pre–Swing)~유각 초기(Initial Swing)의 촉진에 적합합니다. 이때는 일반적인 서 있는 위치가 아니라 발 부위 아래쪽에 서서 머리 방향을 향해 시행하는 것이 치료사의 신체에 가해지는 부담이 적습니다 그림 2-348 .

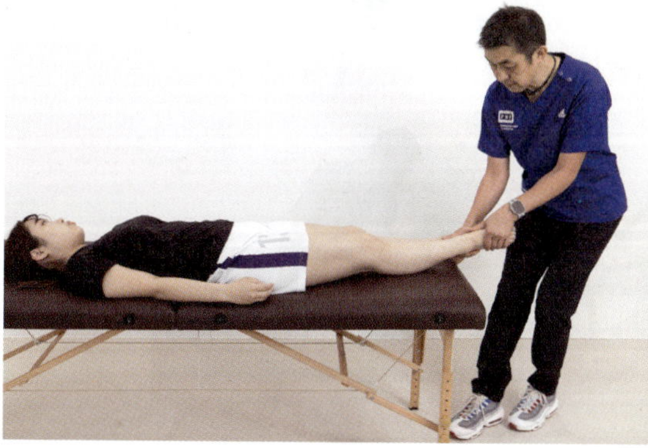
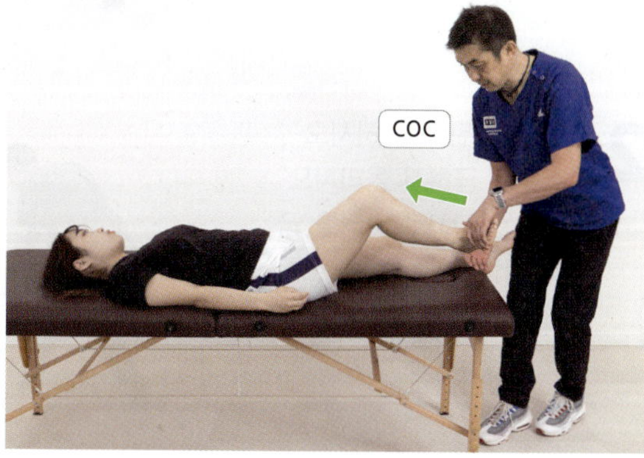

그림 2-348 시작자세 부근에서의 초기 신장

- 반대쪽 다리 발바닥을 밀어붙이는 장축 방향 폄과 벌림의 방산을 내어 다리 지지성을 촉진할 수 있습니다. 이것도 발 부위 아래쪽에 서서 자신에게 반대쪽 발바닥을 접지시켜 시행하면 어느 정도의 힘이 만들어졌는지 확인할 수 있어 좋습니다. 기법으로서는 등장성 혼합이 적합합니다. 몸쪽 쥐기는 넓적다리를 잡는 경우도 발 부위를 양손으로 잡는 경우도 있습니다. 특히 대상자의 근력이 강대한 경우는 발 부위를 잡는 것이 적합합니다 그림 2-349 .

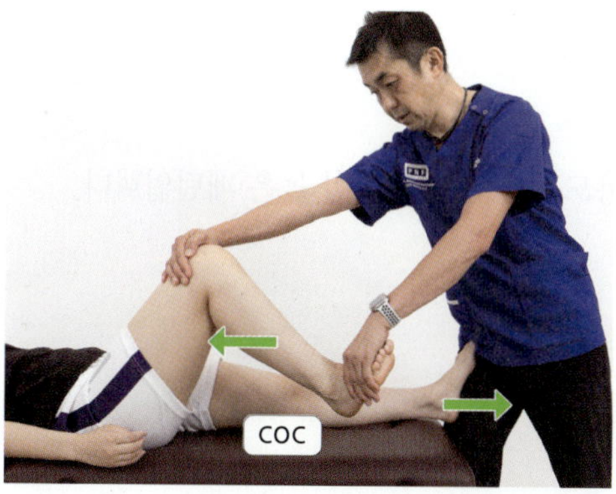

반대쪽 다리 장축 방향 폄과 벌림으로의 방산

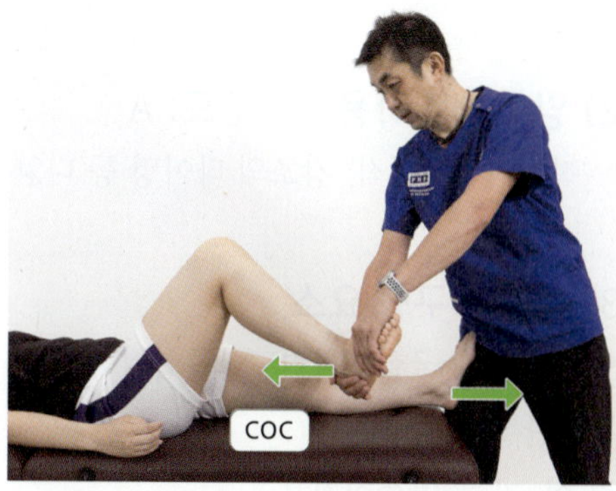

양손으로 발 부위를 잡고 시행하는 것도 가능하다.

※구심성 수축으로 나타내고 있으나, 실제의 임상에서는 원심성 수축도 아울러서 사용하는 경우가 많다.

그림 2-349 반대쪽 다리 발바닥을 밀어붙이는 장축 방향 폄과 벌림으로의 방산

- 매트 활동, 엎드려 누운 자세나 양 팔꿈치를 짚은 엎드려 누운 자세(Puppy position)로 시행함으로써 반대쪽 다리 폄이나 반대쪽 몸통 신장을 목표로 할 수 있습니다. 이 자세는 양서류(Amphibian)의 자세라 불립니다 그림 2-350 .

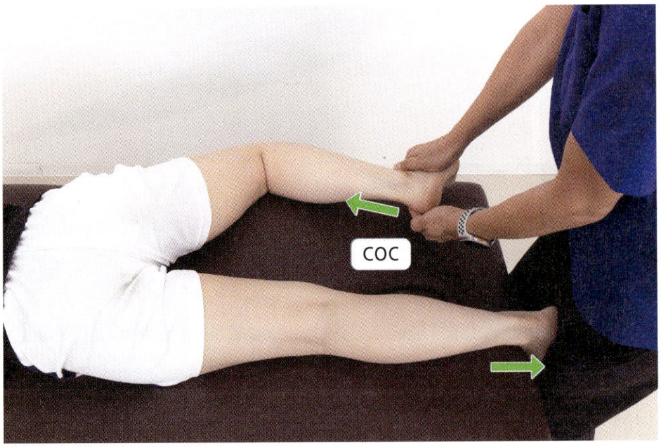

그림 2-350 양서류(Amphibian)이 자세

- 엉덩관절 굽힘, 무릎관절 굽힘이 강하고 발목관절 등쪽굽힘이 약한 경우, 강한 부분을 잡고 약한 부분에 반복 신장 · 등장성 혼합을 시행하는 강조의 타이밍을 걸 수 있습니다 그림 2-351 .

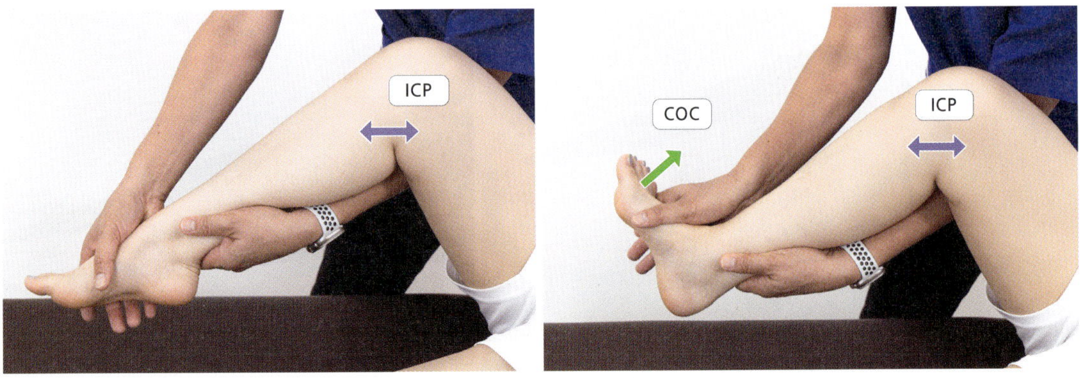

그림 2-351 발목관절 등쪽굽힘·외반으로의 강조의 타이밍

5) 도수 접촉

먼쪽 쥐기: 스트레이트 패턴과 동일합니다. 압력을 가하고 싶은 부분은 제5발가락 MP관절 가쪽입니다 그림 2-352 .

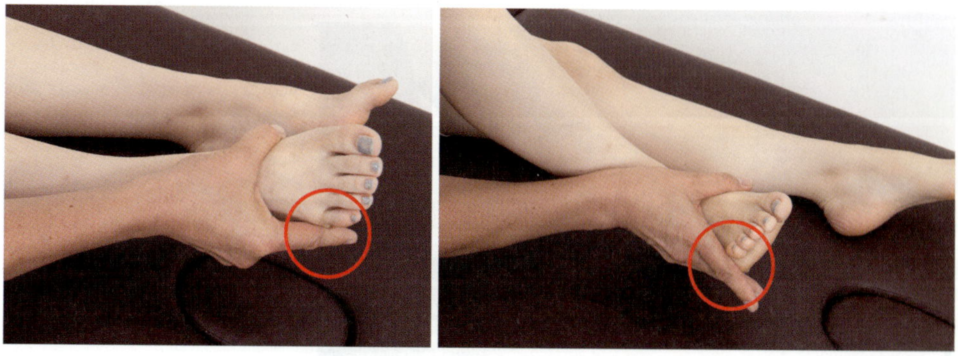

먼쪽 쥐기에서 압력을 가하고 싶은 부분은 제5발가락 MP관절 가쪽이다.

그림 2-352 무릎을 굽히면서 하는 다리 굽힘·벌림·안쪽회전 패턴 때의 도수 접촉(먼쪽 쥐기)

몸쪽 쥐기: 스트레이트 패턴과 동일하고 넓적다리 먼쪽 앞면 약간 가쪽이 됩니다.

6) 신체역학

- 신체 전체의 움직임은 스트레이트 패턴과 거의 동일하지만, 무릎관절이 굽기 때문에 발꿈치 부분이 궁둥뼈에서 떨어지는 것 같은 저항이 필요합니다. 운동이 시작되면 바로 팔꿈치를 내림으로써 저항의 방향에 자신의 아래팔을 넣을 수 있습니다 그림 2-353 . 이것이 느리거나, 없거나 하면 무릎관절 굽힘이 불충분해집니다.

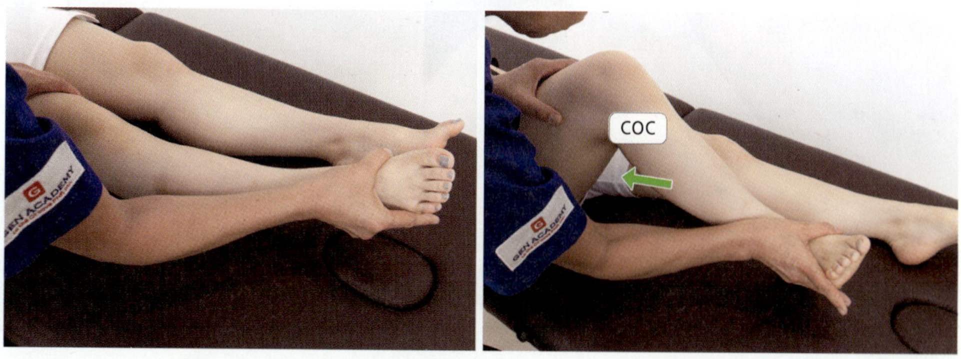

그림 2-353 무릎을 굽히면서 하는 다리 굽힘·벌림·안쪽회전 패턴 때의 신체역학

- 반대쪽 다리 폄을 목표로 하는 경우, 발 부위 쪽에 서서 자신의 넓적다리 부위 등에 발바닥을 접지시켜 시행하는 경우가 많습니다. 이 경우 몸쪽 부위에 손이 닿기 어려울 때는 양손으로 발 부위를 잡는다.

7) 방산

- 몸통 굽힘
- 반대쪽 다리 폄(발바닥을 밀어붙이는 방향) · 벌림
- 반대쪽 발목관절 바닥쪽굽힘 · 외반(발바닥에 접지할 면이 있으면)

8) 주의할 사항

- 보행 시 다리를 내딛을 때의 발목관절 등쪽굽힘 · 외반을 촉진하기 위해 흔히 사용되는 패턴입니다.

◉ 무릎을 펴면서 하는 다리 굽힘·벌림·안쪽회전

LE Flex.-Abd.-IR with knee ext.

반대 패턴: 무릎을 굽히면서 하는 다리 폄·모음·가쪽회전(p.313)

Check!

무릎을 펴면서 하는 다리 굽힘·벌림·안쪽회전

1) 구체적 방법

i) 시작자세: 반듯이 누운 자세 그림 2-354

시작자세를 만들기 위해 대상자의 엉덩관절을 온 힘을 다해 침대 하단에 접근시켜 반듯이 누운 자세를 취하게 합니다.

반대쪽 다리는 엉덩관절 · 무릎관절을 굽히게 하여 무릎을 세운 상태로 합니다.

도수 접촉은 스트레이트 패턴과 동일합니다.

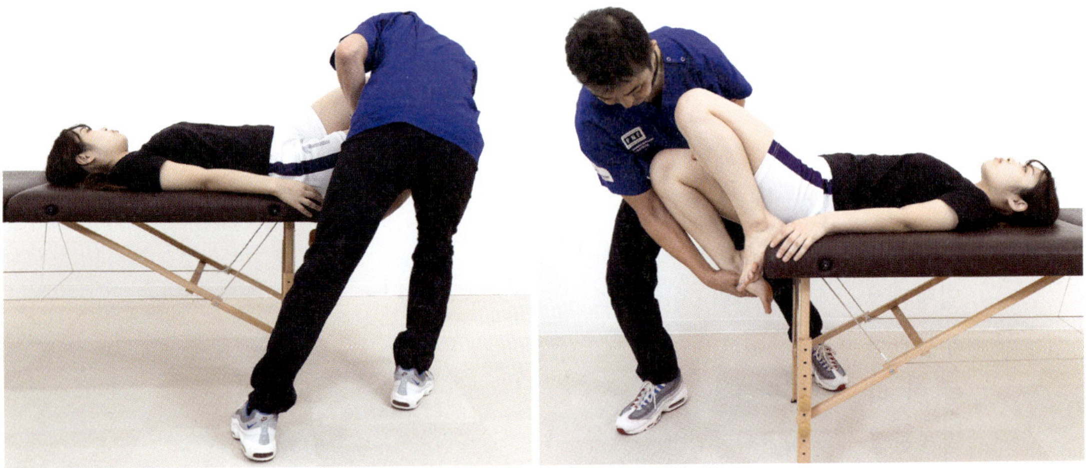

그림 2-354 무릎을 펴면서 하는 다리 굽힘·벌림·안쪽회전 패턴 조작의 시작자세

ii) 방법 그림 2-355

관점 ① 관점 ②

1 다리를 폄 · 모음 · 가쪽회전 · 무릎 굽힘 방향으로 늘입니다.

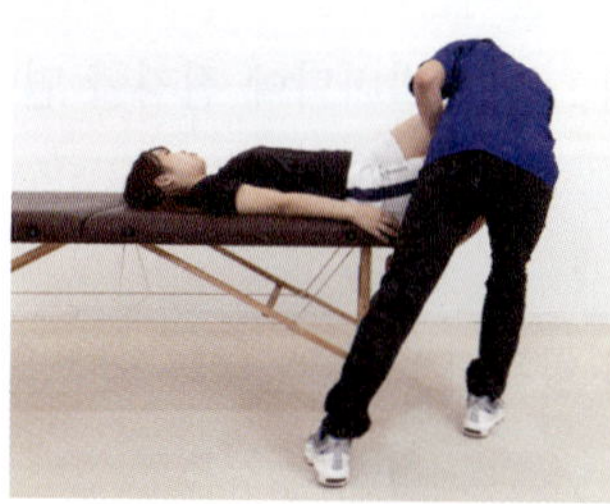

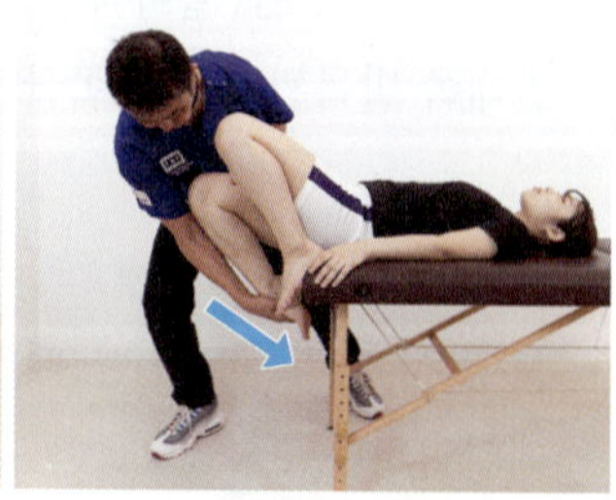

2 "발끝을 젖히시오", "무릎을 펴서 올리시오"와 같은 지시로 다리를 굽힘 · 벌림 · 안쪽회전 · 무릎 폄 방향으로 운동시켜 저항을 가합니다.

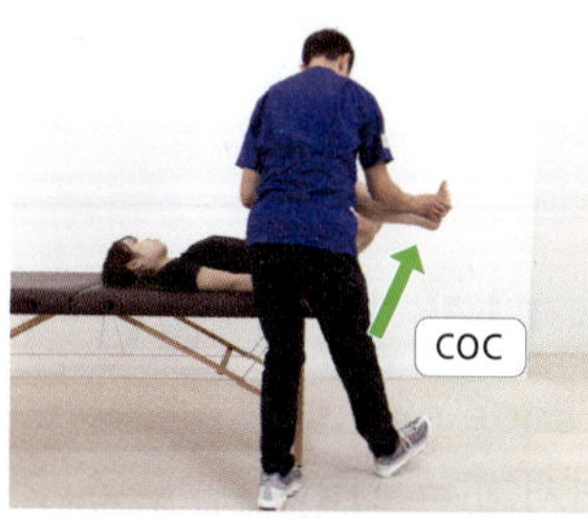

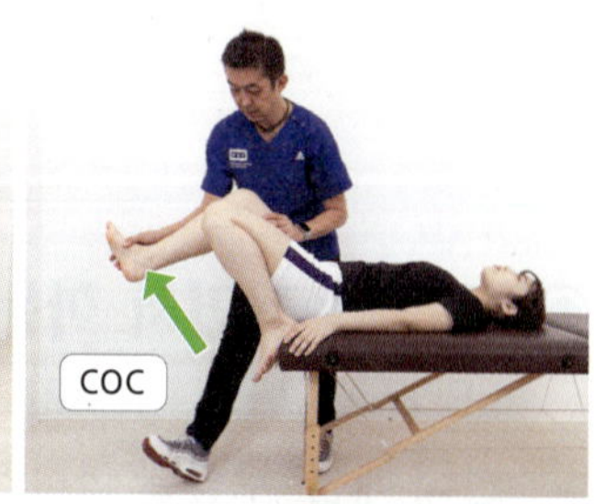

3 다리를 굽힘 · 벌림 · 안쪽회전 · 무릎 폄의 최종 영역까지 운동시켜 저항을 가합니다.

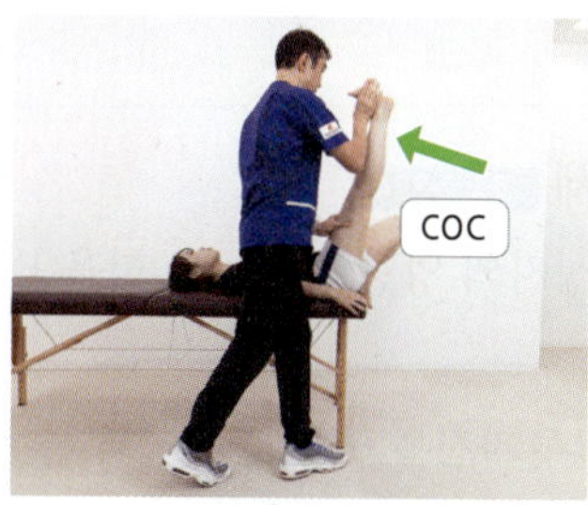

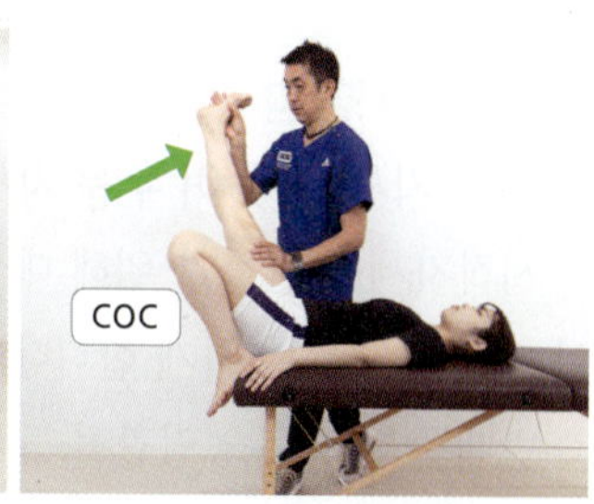

그림 2-355 무릎을 펴면서 하는 다리 굽힘·벌림·안쪽회전 패턴 조작의 실제 순서

2) 임상에서 사용하는 빈도: B

넙다리곧은근의 단축에 대해 이완을 목적으로 사용하거나 가장자리에 걸터앉은 자세에서 시행할 수도 있는 패턴입니다.

3) 패턴의 구성 요소

엉덩관절 굽힘 · 벌림 · 안쪽회전
무릎관절 폄
종 아 리 안쪽회전
발목관절 등쪽굽힘 · 외반
발 가 락 폄

4) 임상에서 사용하는 예

- 옆으로 누운 자세로 하여, 시작자세에서 수축 · 이완을 사용할 수 있습니다. 넙다리곧은근, 가쪽넓은근, 넙다리근막긴장근 등 임상적으로 단축이 일어나기 쉬운 근육을 효율적으로 이완할 수 있는 유용한 방법입니다. 골반 앞경사를 피하기 위해 아래쪽이 되는 무릎을 대상자가 고정하게 하면 좋을 것입니다 그림 2-356.

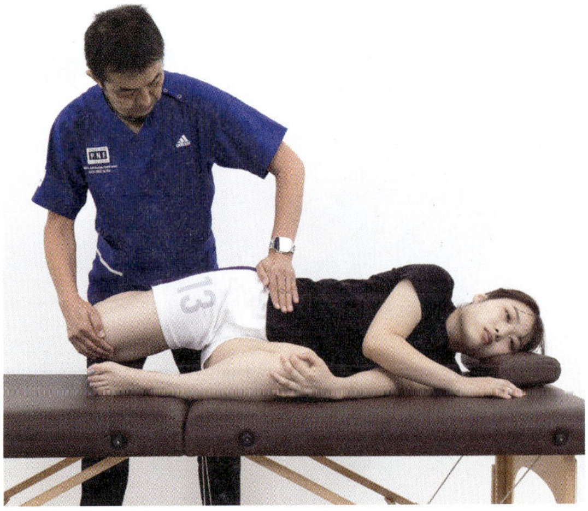

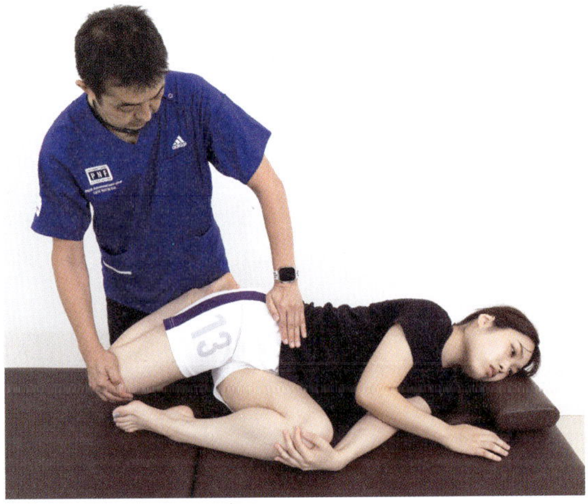

그림 2-356 옆으로 누운 자세로 하여, 시작자세에서 수축·이완을 한다.

- 가장자리에 걸터앉은 자세에서 무릎관절 폄, 특히 가쪽넓은근을 강화하기 위해 사용하는 경우가 있습니다. 반대쪽 다리는 비대칭성 상반성이고 무릎을 굽히면서 하는 폄 · 벌림 패턴을 시행하면 고정성이 높아집니다 그림 2-357 · 그림 2-358.

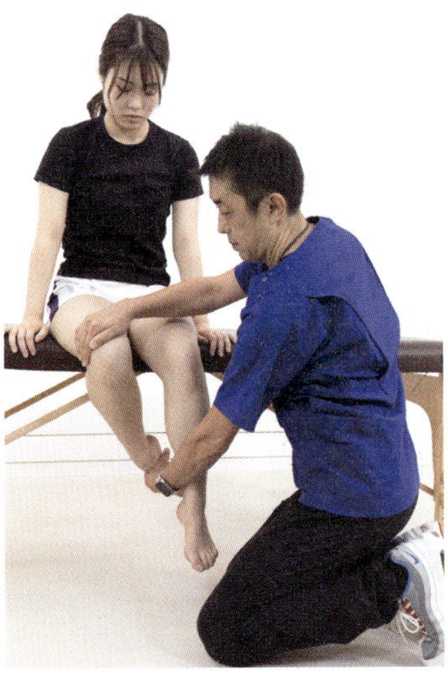

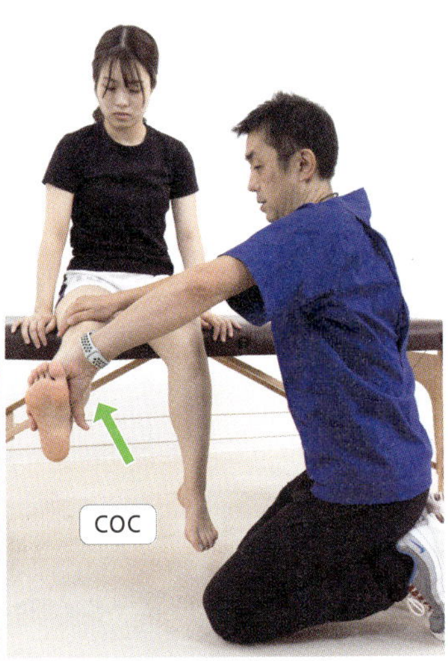

그림 2-357 가장자리에 걸터앉은 자세에서 가쪽넓은근의 강화

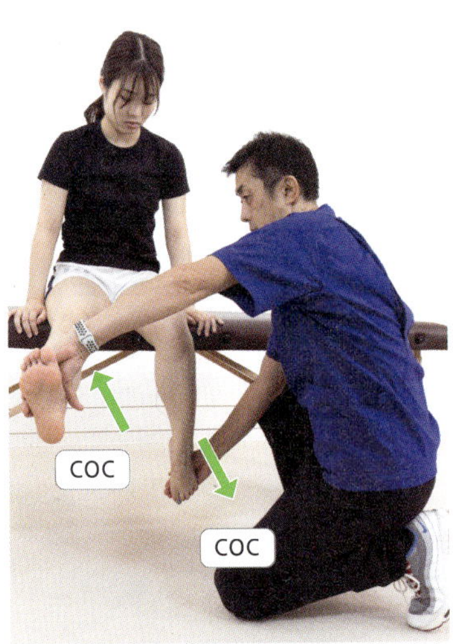

그림 2-358 반대쪽 다리를 고정하기 위해 사용한다.

• 가장자리에 걸터앉은 자세에서 등쪽굽힘 + 외반을 보다 강화하기 위해, 반대쪽 다리를 양측성 대칭성으로 발목관절 등쪽굽힘 · 외반으로 고정으로 사용하는 방법이 있습니다 그림 2-359.

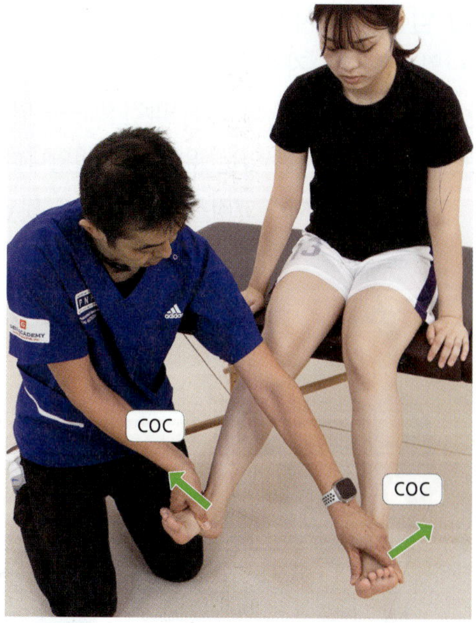

그림 2-359 양측성 대칭성 패턴으로 등쪽굽힘·외반의 강화

5) 도수 접촉

먼쪽 쥐기: 스트레이트 패턴과 동일합니다. 가장자리에 걸터앉은 자세에서 시행하는 경우는 좌우 어느 쪽 손을 먼쪽 쥐기로 해도 되지만, 제5발가락 MP관절 가쪽에 가장 압력을 가하는 것은 변함이 없습니다.

몸쪽 쥐기: 스트레이트 패턴과 동일합니다.

6) 신체역학

• 반듯이 누운 자세의 경우, 시작자세에서는 1보 앞으로 내딛어 늘입니다 그림 2-360a. 운동이 시작되면 1보 당겨서 자신의 가슴 앞에서 발 부위를 받아들이도록 움직입니다 그림 2-360b.

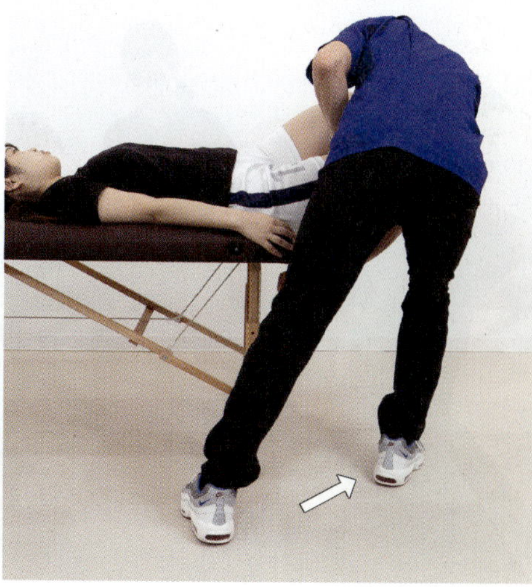

a: 시작자세에서는 오른발을 1보 내딛는다.

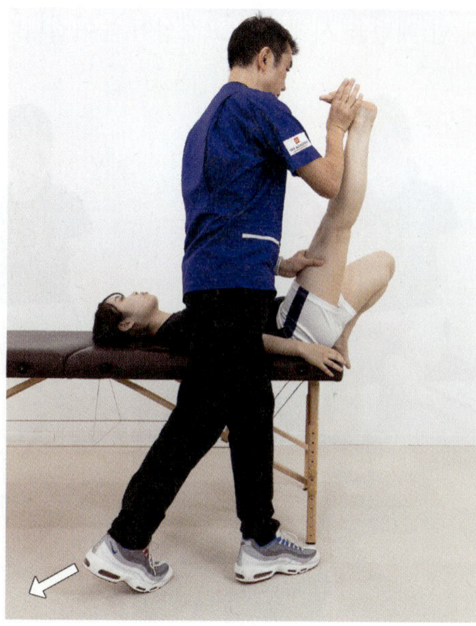

b: 종료 자세에서는 오른발을 1보 당긴다.

그림 2-360 무릎을 펴면서 하는 다리 굽힘·벌림·안쪽회전 패턴 때의 신체역학

7) 방산

- 몸통 굽힘
- 반대쪽 무릎관절 굽힘 · 발목관절 바닥쪽굽힘 · 외반(가장자리에 걸터앉은 자세에서 시행하는 경우)

8) 주의할 사항

- 반듯이 누운 자세에서 시행하는 경우, 시작자세에서 늘임(elongation)을 시키기 위해 침대 하단으로 이동시켜 시행합니다. 그러나, 시작자세를 만들기 위해 치료사는 몸통을 상당히 앞으로 기울게 하지 않으면 안 되기 때문에 허리 부위에 대한 부담이 커집니다. 따라서, 임상에서는 반듯이 누운 자세에서 시행하는 장면은 많지 않습니다. 만일 엉덩관절 굽힘 · 벌림이 매우 약한 대상자에게 초기 신장을 가하는 경우는 항중력 자세인 반듯이 누운 자세가 좋을지도 모릅니다.
- 대상자의 유연성이 별로 없는 경우, 반대쪽 무릎을 세우는 데 어려움을 겪는 경우가 있습니다. 그 경우는 둥근 의자 등을 놓고 발을 내려두면 시행하기 쉽습니다 그림 2-361 .

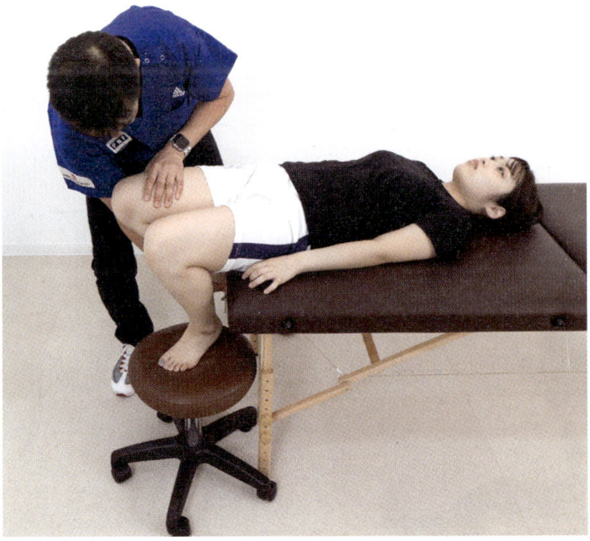

침대 하단에 발을 놓는 것이 어려운 경우는 둥근 의자 등을 사용한다.

그림 2-361 무릎을 펴면서 하는 다리 굽힘·벌림·안쪽회전 패턴 때의 주의할 사항

Check!

다리 폄·모음·가쪽회전

◉ 다리 폄·모음·가쪽회전 LE Ext.-Add.-ER

반대 패턴: 다리 굽힘·벌림·안쪽회전(p.290)

1) 구체적 방법

i) 시작자세: 반듯이 누운 자세 그림 2-362

치료사는 대상자의 엉덩관절 옆에 서서 발 부위 방향을 향합니다.

먼쪽 쥐기는 발바닥 앞발 부분, 몸쪽 쥐기는 넓적다리 먼쪽 뒷면 약간 안쪽을 만집니다.

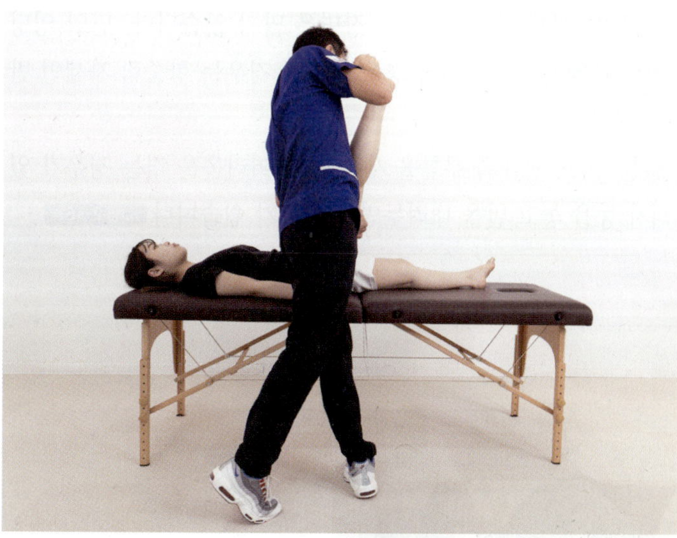

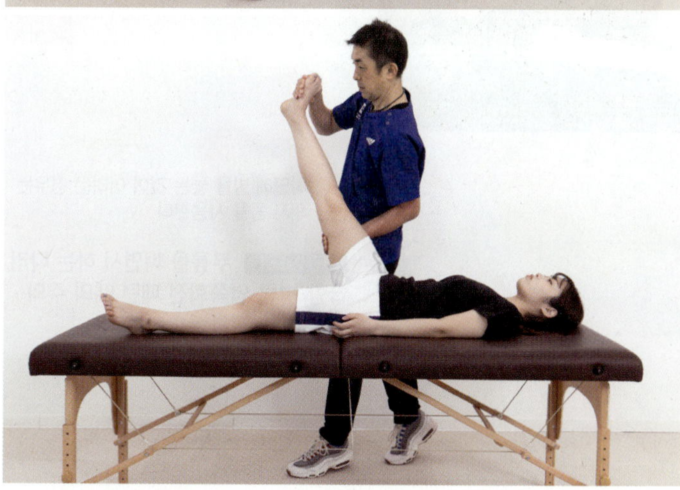

그림 2-362 다리 폄·모음·가쪽회전 패턴 조작의 시작자세

ii) 방법 그림 2-363

1 다리를 굽힘 · 벌림 · 안쪽 회전 방향으로 늘입니다.

2 "발끝을 내리시오", "발을 내리시오" 등과 같은 지시로 다리를 폄 · 모음 · 가쪽회전 방향으로 운동시켜 저항을 가합니다.

3 다리를 폄 · 모음 · 가쪽회전의 최종 영역까지 운동시켜 저항을 가합니다. 치료사는 발을 1보 내딛습니다.

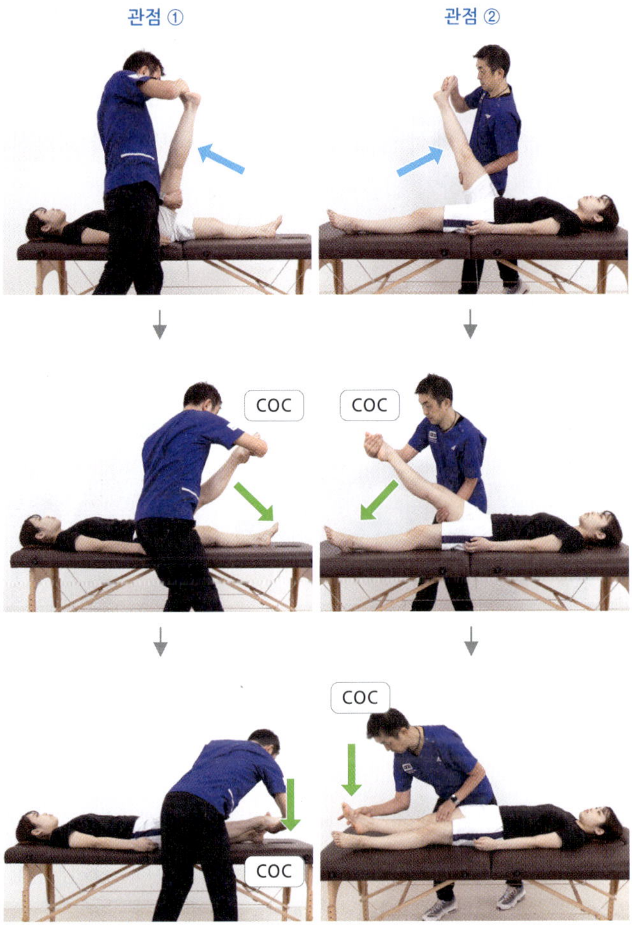

그림 2-363 다리 폄·모음·가쪽회전 패턴 조작의 실제 순서

2) 임상에서 사용하는 빈도: A

엉덩관절 폄 · 가쪽회전이라는 큰볼기근의 작용을 촉진할 수 있는 효과적인 패턴이 됩니다. 그밖에도 모음근이나 장딴지근(비복근) 안쪽갈래 등 중요한 근육에 대해 작용할 수도 있어, 사용 빈도는 높아집니다.

3) 패턴의 구성 요소

엉덩관절 폄 · 모음 · 가쪽회전
종 아 리 가쪽회전
발목관절 바닥쪽굽힘 · 내반
발 가 락 굽힘

4) 임상에서 사용하는 예

- 반듯이 누운 자세에서, 직접적으로 발목관절 바닥쪽굽힘, 엉덩관절 폄 · 모음을 촉진할 수 있습니다. 안쪽넓은근이 위축되어 버린 무릎 수술 후의 사례나 엉덩관절 주위 근육에 근력저하를 나타내는 변형성엉덩관절증의 사례 등 많은 사람에게 사용할 수 있습니다. 최종 영역에서 등장성 혼합을 시행하면 보다 효과적이지만, 그 경우는 발 부위 아래에 서면 시행하기 쉽습니다 그림 2-364.

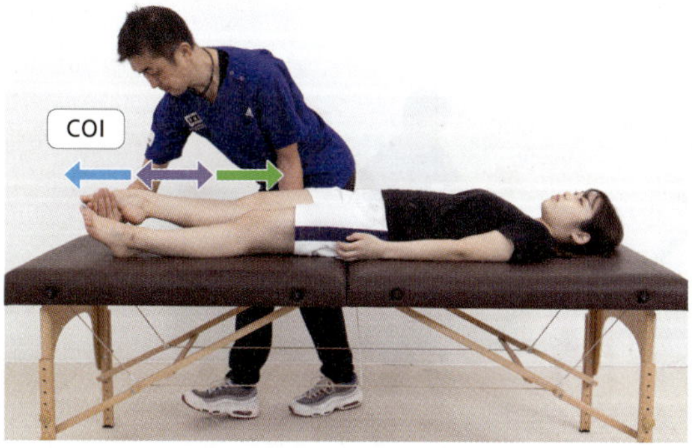

최종 영역에서의 등장성 혼합

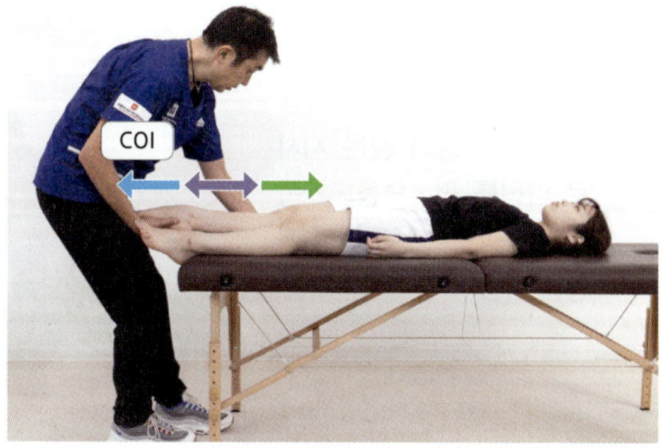

발 부위 아래쪽에 서는 방법

그림 2-364 최종 영역에서의 등장성 혼합

- 옆으로 누운 자세에서, 아래쪽 다리에 대해 시행하는 방법이 있습니다. 특히 엉덩관절 모음이나 발목관절 내반(장딴지근 안쪽갈래)을 강하게 촉진하고 싶은 경우에 이 옆으로 누운 자세를 선택합니다 그림 2-365-a. 게다가, 옆으로 누운 자세에서 시행함으로써 위쪽의 복부 근육이 부가적으로 작용합니다 그림 2-365-b. 골반 앞쪽 올림으로는 복부 근육에 좀처럼 수축이 들어가지 않는 것 같은 사람에게 적용이 됩니다.

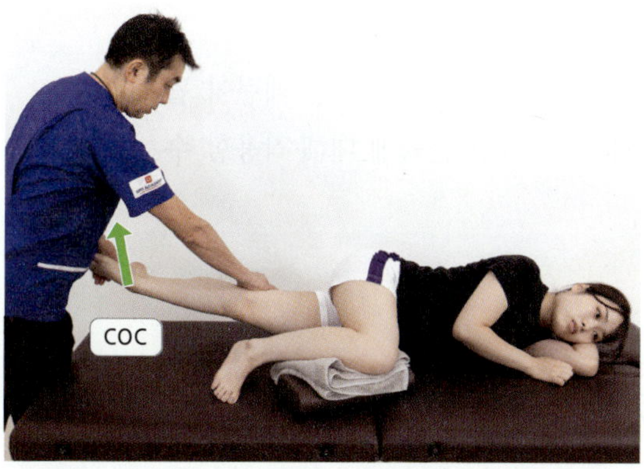

a: 옆으로 누운 자세에서 시행하여 엉덩관절 모음근, 장딴지근 안쪽갈래의 촉진

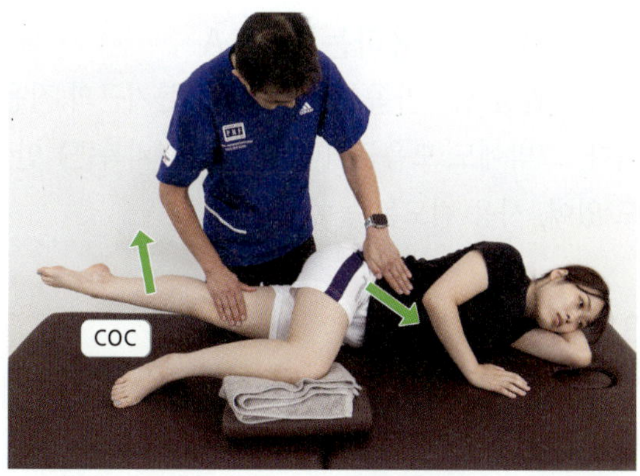

b: 위쪽 복부 근육의 촉진

그림 2-365 옆으로 누운 자세에서 시행하여 엉덩관절 모음근이나 발목관절 내반(장딴지근 안쪽갈래)을 강하게 촉진한다.

- 엎드려 누운 자세에서, 직접적으로 엉덩관절 폄 · 모음 · 가쪽회전을 촉진할 수 있습니다 그림 2-366 . 브리지에서는 큰볼기근이 작용하기 어려운 사람에게도 촉진하기 쉬운 방법이 됩니다. 이 방법의 경우, 단순하게 시행하면 허리뼈(요추) 폄이나 같은 쪽 골반의 내려감이 나타나기 쉽습니다. 운동 강도를 올리는 경우는 다리를 올리기 전에 하복부를 약간 들어 올리게 하여, 배가로근(복횡근) 등을 작용시킨 상태에서 다리를 들어 올리면 복부 근육 · 볼기근육이라는 임상적으로 중요해지는 운동 연쇄를 작용시킬 수 있습니다 그림 2-367 .

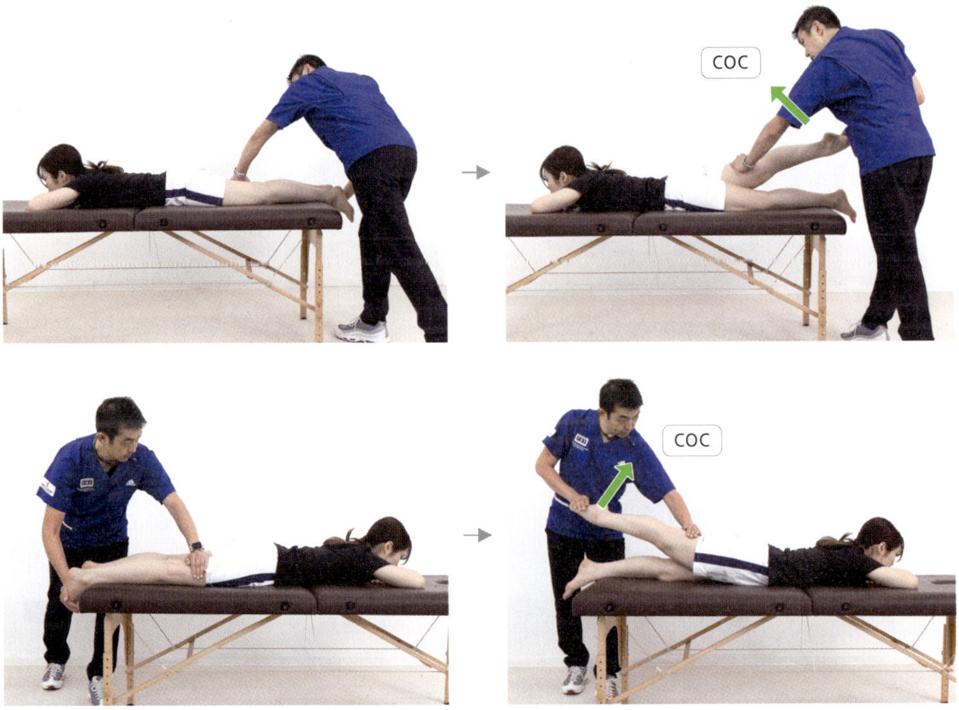

그림 2-366 엎드려 누운 자세에서 엉덩관절 폄·모음·가쪽회전을 촉진한다.

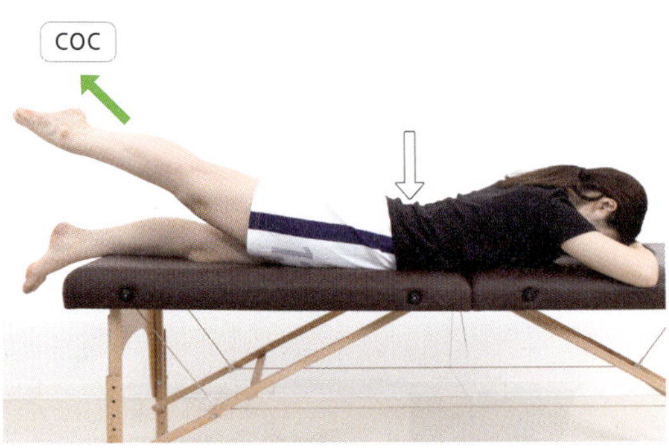

허리뼈 폄, 골반의 내려감이 있다.

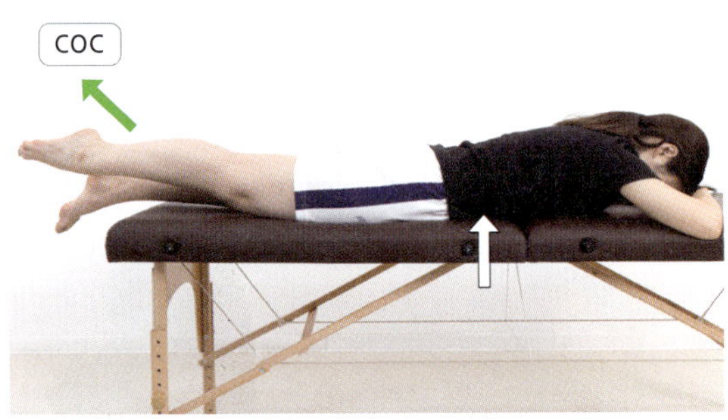

복부를 약간 들어 올린 상태에서 시행한다.

그림 2-367 복부 근육·볼기근육의 운동 연쇄를 작용시킨다.

5) 도수 접촉

먼쪽 쥐기: 가장 압력을 가해야 하는 것은 제5발가락~새끼두덩에 걸치는 것이 됩니다. 치료사가 대상자의 엉덩관절 옆에 있어 발 부위 방향을 향하고 있는 경우(기본자세)는 치료사의 엄지두덩이 그곳에 닿게 됩니다. 치료사가 발 부위 아래쪽에 있어 머리 쪽을 향하고 있는 경우에는 해당 부분(제5발가락~새끼두덩)에 적절히 손을 대면 좋습니다 그림 2-368 .

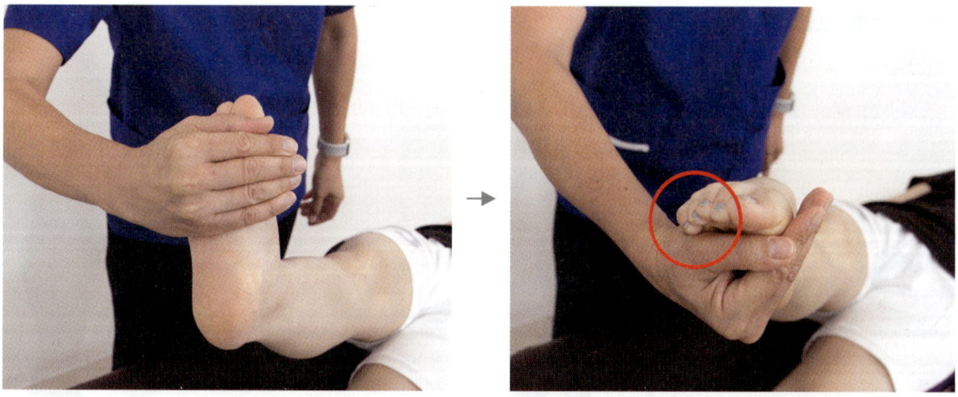

먼쪽 쥐기로 압력을 가하고 싶은 부분은 5발가락~새끼두덩이다.

그림 2-368 다리 폄·모음·가쪽회전 패턴 때의 도수 접촉(먼쪽 쥐기)

몸쪽 쥐기: 압력을 가하는 것은 넓적다리 먼쪽 뒷면 약간 안쪽이 됩니다. 기본자세인 경우는 치료사는 자기 앞쪽에서 손을 돌립니다. 약간 잡기 힘들지만, 엉덩관절을 굽힘 · 벌림 · 안쪽회전 방향으로 끌어올리려면 이 방향에서가 아니면 어렵습니다. 이 잡는 방법이라면 치료사가 중력중심을 뒤쪽으로 넘어뜨리는 것만으로 저항을 가할 수 있습니다 그림 2-369 .

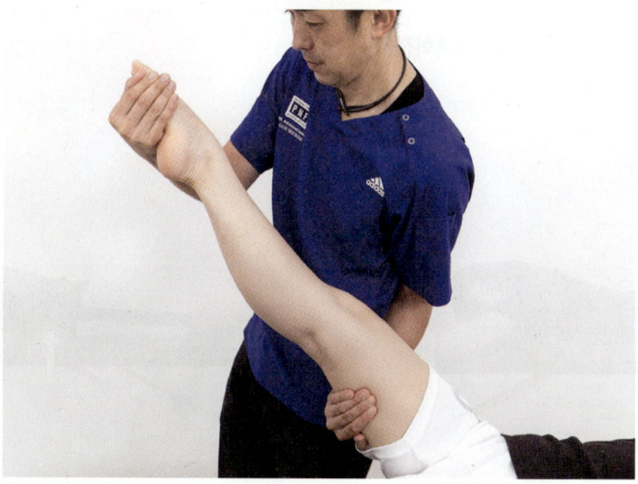

몸쪽 쥐기는 넓적다리 먼쪽 뒷면 약간 안쪽으로 자기 앞에서 손을 돌려 접촉한다.

그림 2-369 다리 폄·모음·가쪽회전 패턴 때의 도수 접촉(몸쪽 쥐기)

6) 신체역학

- 기본자세는 대상자의 엉덩관절 옆에 서서 발쪽을 향합니다. 치료사의 중력중심은 시작 자세에서 종료 자세까지 발 부위 방향을 향해 유지됩니다.
- 반듯이 누운 자세의 경우에도 발 부위 아래쪽에 서서 시행하는 방법도 있습니다. 그루브 내의 시작 쪽과 종료 쪽의 어느 쪽인가에 서게 됩니다.
- 엎드려 누운 자세에서 시행하는 경우는 발쪽에 서서 시행하는 것이 하기 쉬울 것입니다.

7) 방산

- 몸통 폄
- 반대쪽 다리 굽힘 · 모음 · 가쪽회전 · 발목관절 등쪽굽힘 · 내반(다만, 반듯이 누운 자세의 경우는 지지기저면이 있다는 것 때문에 다리 폄이 나오는 경우도 많다).

8) 주의할 사항

- 반대쪽 다리 굽힘 · 모음의 방산으로 안쪽넓은근의 촉진에도 효과적이지만, 그 경우는 그 반대쪽 다리를 올림 위치로 하여 발등 부위에 저항을 가하는 것이 필요조건이 됩니다. 이것은 다리의 양측성 비대칭성 상반성 패턴이 됩니다 그림 2-370.

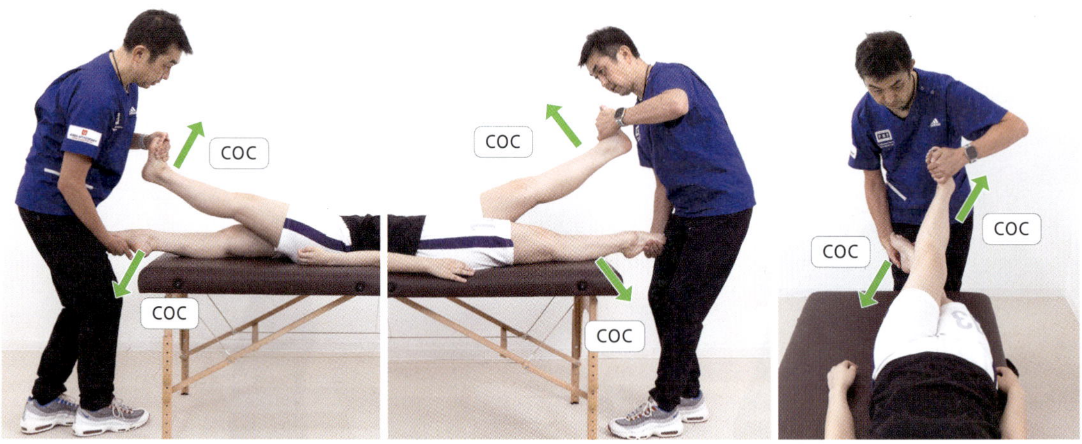

반대쪽 다리를 굽힘 · 모음 · 가쪽회전시키는 방산

그림 2-370 다리 폄·모음·가쪽회전 패턴 때의 주의할 사항 ①

- 늘임(elongation)을 할 때 처음부터 엉덩관절 안쪽회전을 내면 굽힘과 벌림의 최종 영역까지 가져갈 수 없습니다(뼈의 구조상). 따라서 처음에 굽힘과 벌림을 내고, 마지막에 안쪽회전을 내면 늘임을 느낄 수 있습니다 그림 2-371. 이것은 무릎을 구부리면서 하는, 펴면서 하는 패턴과 동일합니다. 치료사는 굽힘과 벌림 때에는 그루브에 대해서 직각으로 서고, 마지막에 안쪽회전을 낼 때에 몸을 돌려 그루브 방향을 향하게 하는 것이 좋을 것입니다 그림 2-372.

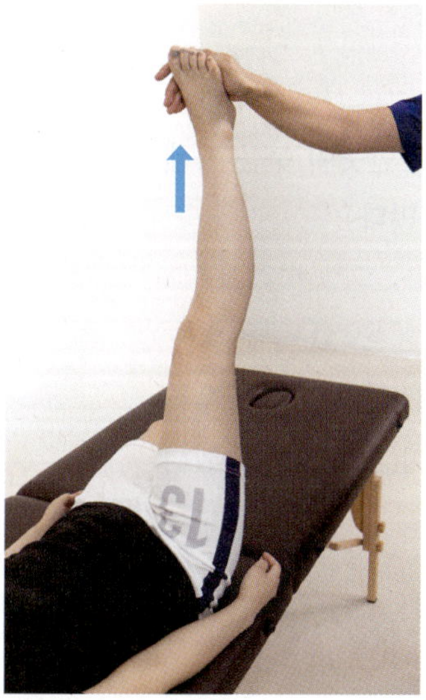

처음에 굽히게 한다.

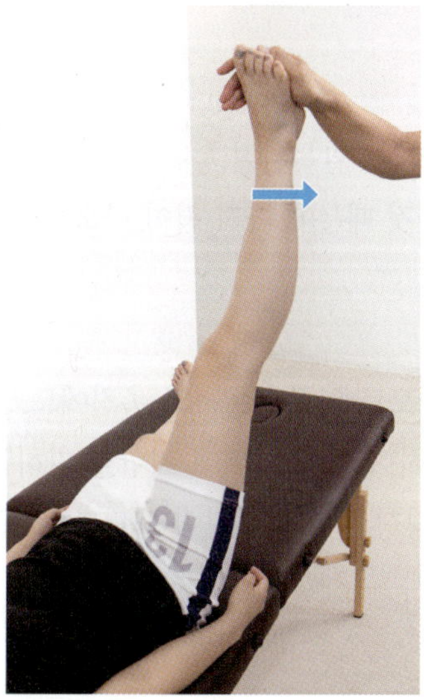

다음으로 벌림을 낸다.

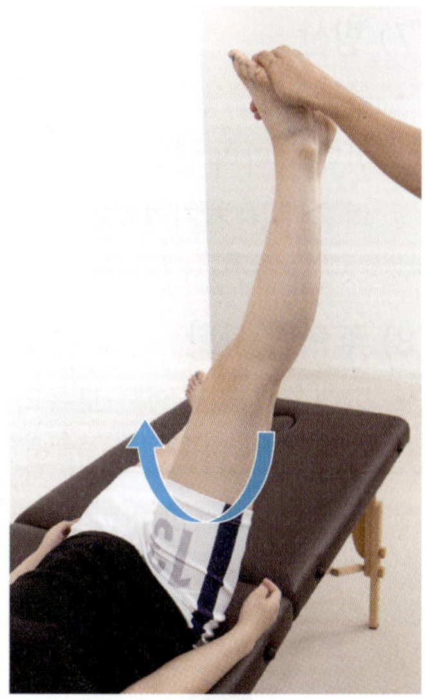

마지막으로 안쪽회전을 시킴으로써 늘임(elongation)을 완성한다.

그림 2-371 다리 폄·모음·가쪽회전 패턴 때의 주의할 사항 ②

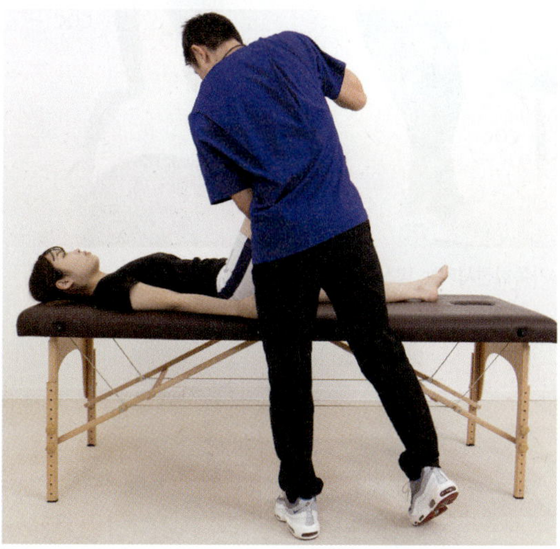

굽힘과 가쪽회전을 내기까지는 그루브에 직각으로 선다.

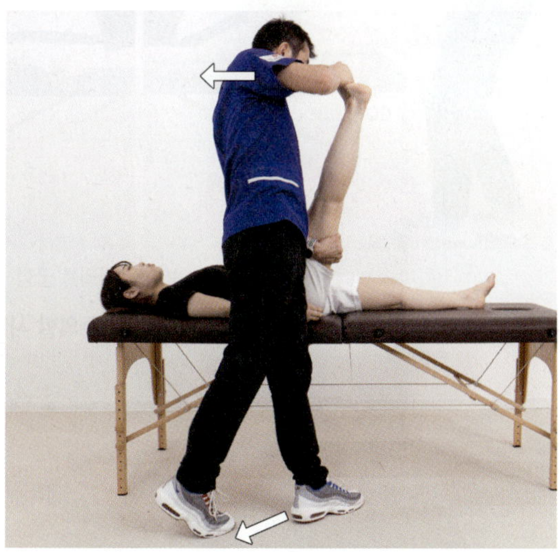

안쪽회전을 낼 때에 몸을 돌려 그루브 방향을 향한다.

그림 2-372 다리 폄·모음·가쪽회전 패턴 때의 주의할 사항 ③

◉ 무릎을 굽히면서 하는 다리 폄·모음·가쪽회전

LE Ext.-Add.-ER with knee flex.

반대 패턴: 무릎을 펴면서 하는 다리 굽힘·벌림·안쪽회전(p.301)

Check!

무릎을 굽히면서 하는 다리 폄·모음·가쪽회전

1) 구체적 방법

i) 시작자세: 반듯이 누운 자세

그림 2-373

대상자의 자세와 치료사의 선 위치는 무릎을 펴면서 하는 굽힘·벌림·안쪽회전 패턴과 동일합니다. 도수 접촉은 스트레이트 패턴과 동일합니다.

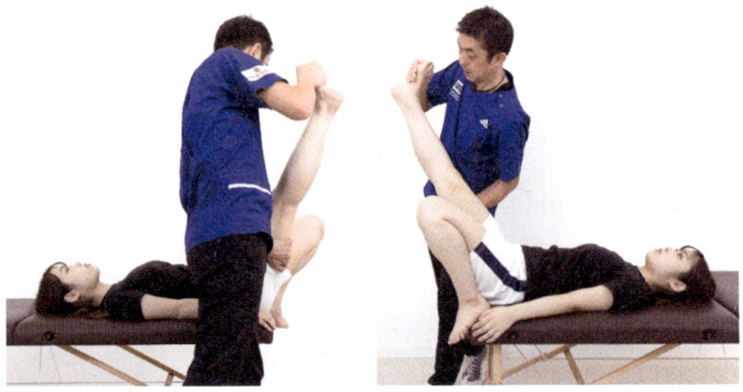

그림 2-373 무릎을 굽히면서 하는 다리 폄·모음·가쪽회전 패턴 조작의 시작자세

ii) 방법 그림 2-374

관점 ① 관점 ②

1 다리를 굽힘·벌림·안쪽회전 방향으로 늘임을 합니다.

2 "발끝을 내리시오", "무릎을 굽히고 발을 내리시오" 등의 지시로 다리를 폄·모음·가쪽회전·무릎 굽힘 방향으로 운동시켜 저항을 가합니다.

3 다리를 폄·모음·가쪽회전·무릎 굽힘의 최종 영역까지 운동시켜 저항을 가합니다.

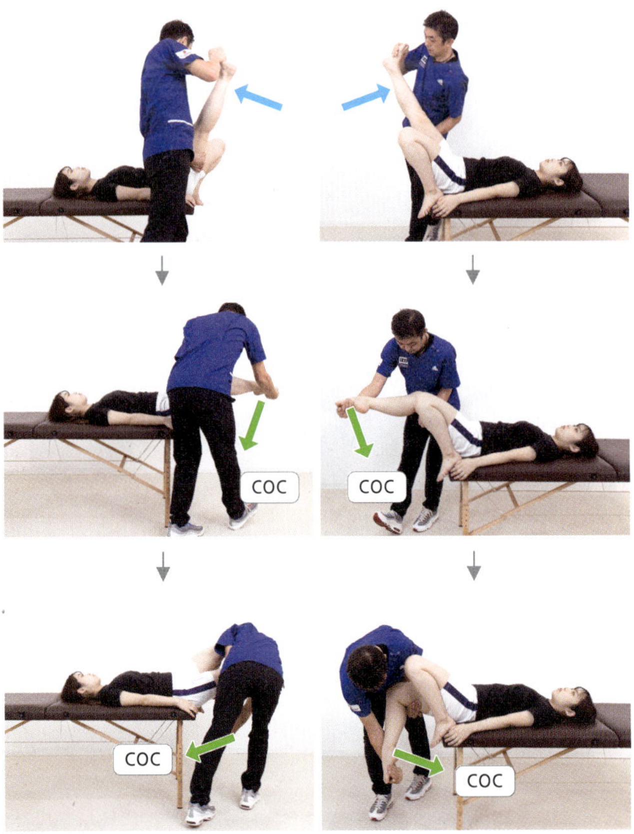

그림 2-374 무릎을 굽히면서 하는 다리 폄·모음·가쪽회전 패턴 조작의 실제 순서

2) 임상에서 사용하는 빈도: B

반듯이 누운 자세에서는 엉덩관절 폄, 무릎관절 굽힘이 종중력(중력에 따르는)이 되어 사용하기 어렵지만, 엎드려 누운 자세에서는 흔히 사용되는 패턴입니다.

3) 패턴의 구성 요소

엉덩관절	폄 · 모음 · 가쪽회전
무릎관절	굽힘
종 아 리	가쪽회전(용도에 따라서는 안쪽회전을 사용한다)
발목관절	바닥쪽굽힘 · 내반
발 가 락	굽힘

4) 임상에서 사용하는 예

- 엎드려 누운 자세의 최종 영역에서 시행함으로써, 안쪽뒤넙다리근, 큰볼기근을 촉진할 수 있습니다 그림 2-375-a. 또한 이 자세에서는 장딴지근 안쪽갈래의 촉진을 위해서도 사용되지만, 그 경우는 굳이 종아리를 안쪽회전 시키면 좋을 것입니다. 또한, 뒤넙다리근이 경련을 일으키기 쉬운 경우 등은 넓적다리 뒷면에서 저항을 가함으로써 큰볼기근만의 수축을 얻을 수 있게 됩니다 그림 2-375-b.

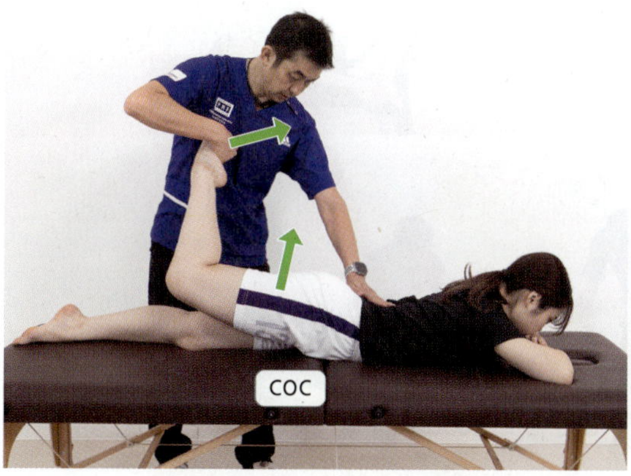

a: 엎드려 누운 자세에서 시행함으로써 안쪽뒤넙다리근, 큰볼기근을 촉진한다.

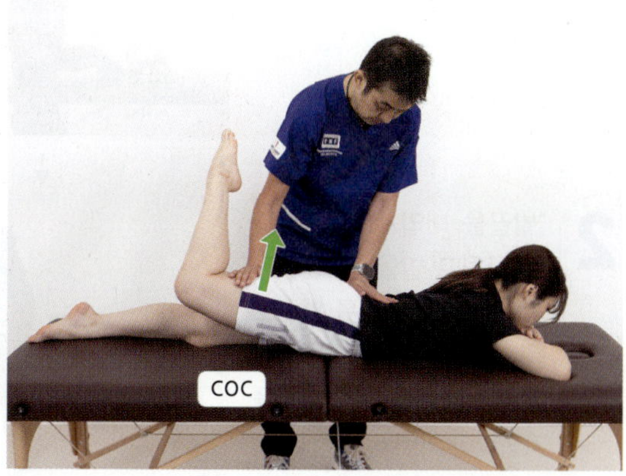

b. 먼쪽 요소를 생략함으로써 큰볼기근만을 촉진한다.

그림 2-375 무릎을 굽히면서 하는 다리 폄·모음·가쪽회전 패턴의 임상에서 사용하는 예(엎드려 누운 자세)

- 가장자리에 걸터앉은 자세에서 시행하면 엉덩관절 폄의 활동은 나오지 않지만, 안쪽뒤넙다리근을 용이하게 촉진할 수 있습니다 그림 2-376-a. 휠체어 위의 사례 등에 간편하게 시행할 수 있는 방법이 됩니다. 또한, 양측성 비대칭성 상반성으로 시행함으로써 고정점을 만들 수도 있으며 반대쪽 안쪽넓은근의 촉진을 목표로 하는 경우도 있습니다 그림 2-376-b.

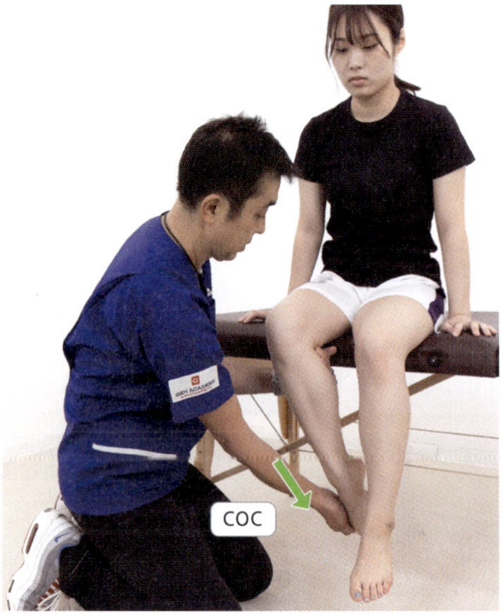

a: 가장자리에 걸터앉은 자세에서 안쪽뒤넙다리근의 촉진

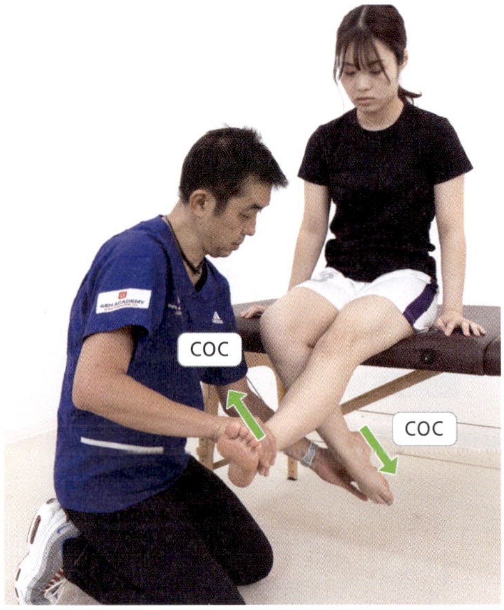

b: 양측성 비대칭성 상반성으로 시행한다.

그림 2-376 무릎을 굽히면서 하는 다리 폄·모음·가쪽회전 패턴의 임상에서 사용하는 예(가장자리에 걸터앉은 자세)

- 선 자세에서 앞쪽으로 손을 짚고 궁둥이를 높이 쳐들고 기는 자세에서 시행함으로써 무릎관절 굽힘을 항중력 활동으로 하는 것이 가능해집니다 그림 2-377. 편마비 등으로 뒤넙다리근의 활동이 저하하여 있어, 계단을 오를 때에 발끝이 걸리는 사람 등에게 효과적입니다.

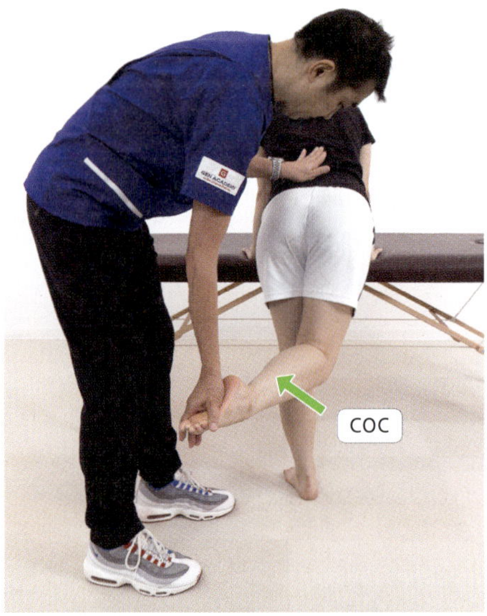

궁둥이를 높이 쳐들고 기는 자세에서
무릎 굽힘을 항중력으로 한다.

그림 2-377 무릎을 굽히면서 하는 다리 폄·모음·가쪽회전 패턴의 임상에서 사용하는 예(궁둥이를 높이 쳐들고 기는 자세)

5) 도수 접촉

먼쪽 쥐기: 압력을 가하는 부위(제5발가락~새끼두덩)는 스트레이트 패턴과 동일합니다.

몸쪽 쥐기: 압력을 가하는 부위(넓적다리 먼쪽 뒷면 약간 안쪽)는 스트레이트 패턴과 동일합니다.

6) 신체역학

- 반듯이 누운 자세에서 시행하는 경우, 대상자의 침대 위에서의 위치나 자세에 주의가 필요합니다. 침대의 하단에 위치하고, 반대쪽 다리는 굽혀 둡니다. 엉덩관절이 온 힘을 다해 침대 하단에 오도록 위치시킵니다 그림 2-378 .

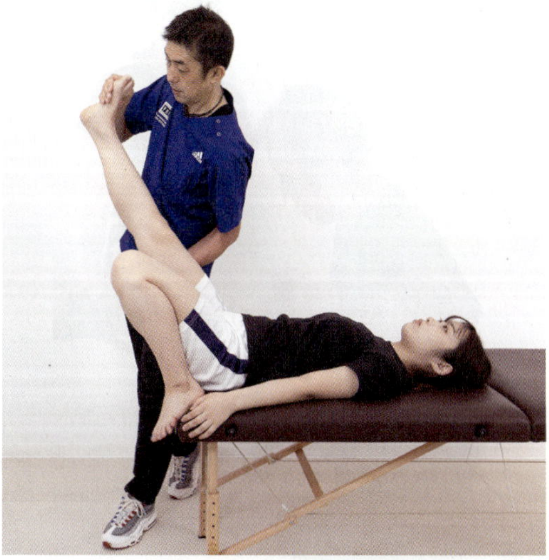

엉덩관절이 온 힘을 다해 침대 하단에 오도록 한다.

그림 2-378 무릎을 굽히면서 하는 다리 폄·모음·가쪽회전 패턴 때의 대상자의 위치 ①

- 반대쪽 다리를 두는 것이 현저하게 어려운 경우(무릎관절 굽힘이 어려운 경우)는 의자 등을 놓는 방법도 있습니다 그림 2-379 .

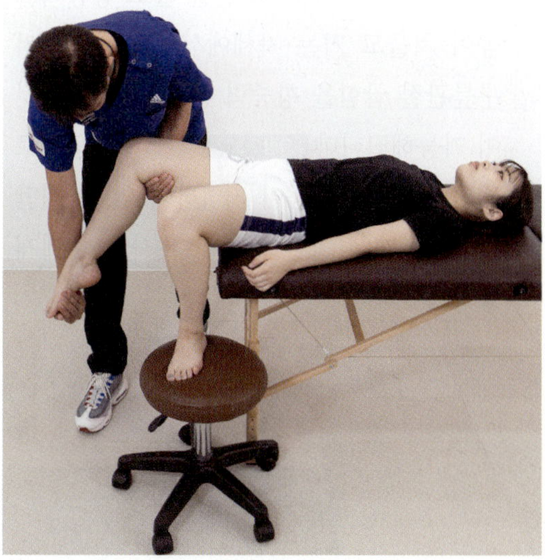

반대쪽 다리를 침대 하단에 두는 것이 현저하게 어려운 경우는 둥근 의자 등을 이용한다.

그림 2-379 무릎을 굽히면서 하는 다리 폄·모음·가쪽회전 패턴 때의 대상자의 위치 ②

- 치료사는 대상자의 엉덩관절 옆에 위치하고 시작자세는 스트레이트 패턴과 동일합니다. 중간 영역부터 종료 자세에서는 1보 내딛어 먼쪽에서 저항을 가할 수 있도록 합니다 그림 2-380.

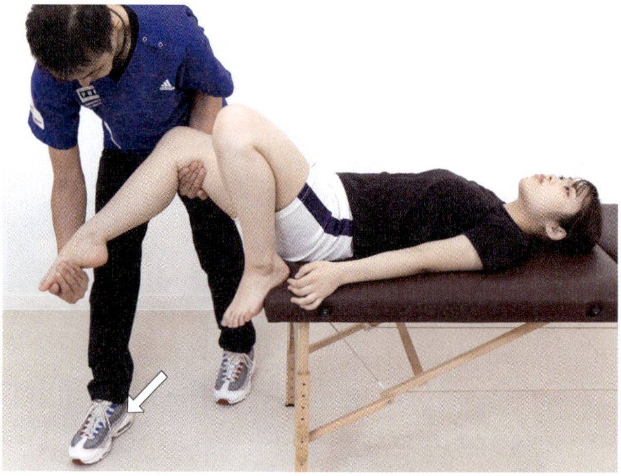

그림 2-380 중간 영역부터 종료 자세에서는 1보 내딛는다.

- 엎드려 누운 자세의 경우는 발 부위 쪽에 서서 시행합니다 그림 2-381-a.
- 가장자리에 걸터앉은 자세의 경우는 대상자의 정면에 위치하고, 그루브를 의식하여 약간 비스듬히 위치하면 저항을 가하기 쉽습니다 그림 2-381-b.

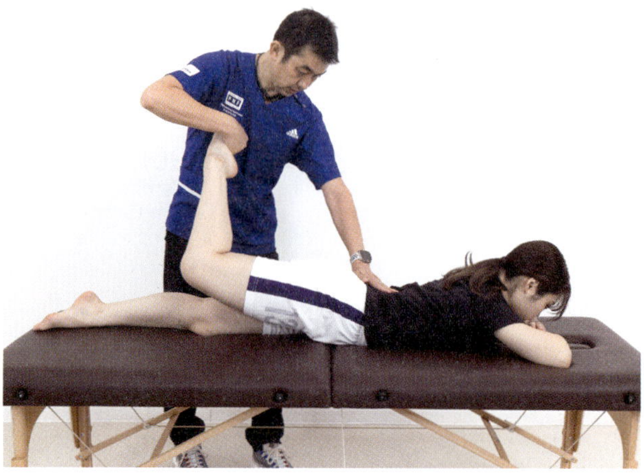

a: 엎드려 누운 자세 때는 발 부위 쪽에 선다.

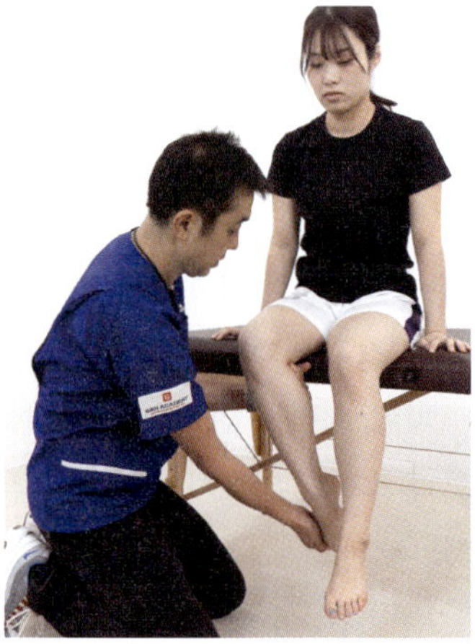

b: 가장자리에 걸터앉은 자세 때는 비스듬히 앞에 위치한다.

그림 2-381 엎드려 누운 자세와 가장자리에 걸터앉은 자세의 경우의 치료사의 위치

7) 방산

- 몸통 폄
- 반대쪽 무릎관절 폄 · 발목관절 등쪽굽힘 · 내반(특히 가장자리에 걸터앉은 자세에서 반대쪽에도 저항을 가한 경우에 출현) → 반대쪽의 안쪽넓은근을 촉진하기 위해 시행하는 일은 많습니다.

8) 주의할 사항

- 발바닥에서 무릎관절 굽힘에 대한 저항을 가하는 경우는 발꿈치가 궁둥뼈결절에서 멀어지는 방향으로 가하면 무릎관절 굽힘을 유도하기 쉽습니다. "발꿈치를 궁둥뼈결절에서 멀어지도록 하시오"를 지시어로 한다 그림 2-382 .

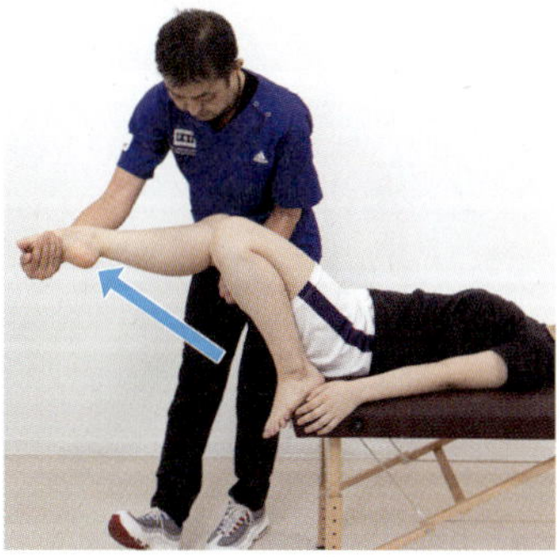
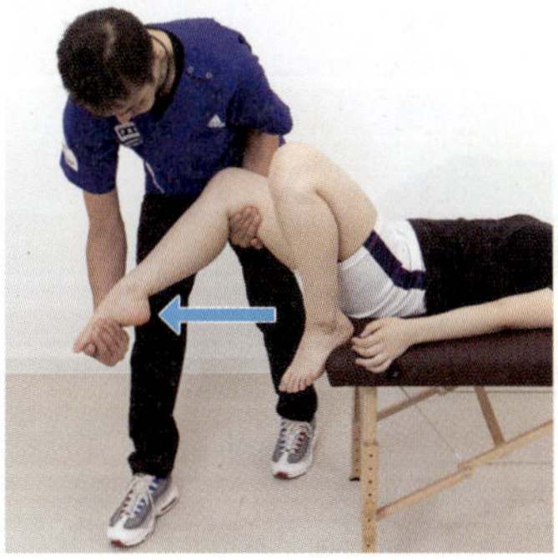
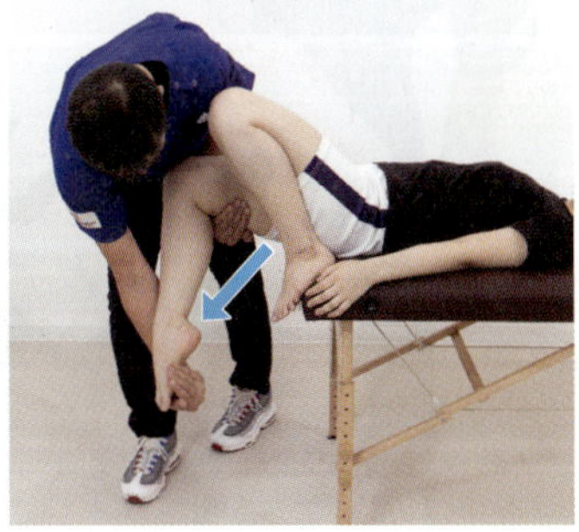

발꿈치를 궁둥뼈결절에서 멀어지게 하는 저항의 방향

그림 2-382 무릎을 굽히면서 하는 다리 폄·모음·가쪽회전 패턴 때의 주의할 사항

Check!

무릎을 펴면서 하는 다리 폄·모음·가쪽회전

◉ 무릎을 펴면서 하는 다리 폄·모음·가쪽회전

LE Ext.-Add.-ER with knee ext.

반대 패턴: 무릎을 굽히면서 하는 다리 굽힘·벌림·안쪽회전(p.296)

1) 구체적 방법

i) 시작자세: 반듯이 누운 자세 그림 2-383

치료사의 선 위치는 스트레이트 패턴과 동일합니다.

대상자의 무릎이 굽혀져 있는 것 이외에는 도수 접촉도 스트레이트 패턴과 동일합니다.

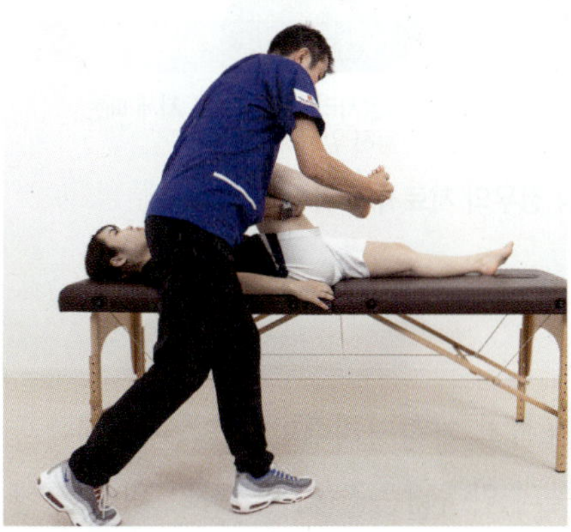
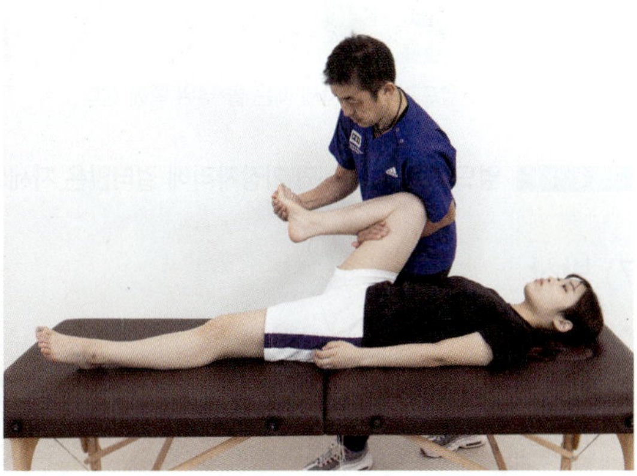

그림 2-383 무릎을 펴면서 하는 다리 폄·모음·가쪽회전 패턴 때의 시작자세

ii) 방법 그림 2-384

1 다리를 굽힘 · 벌림 · 안쪽회전 · 무릎 굽힘 방향으로의 늘임을 합니다.

2 "발끝을 내리시오", "발을 펴시오" 등과 같은 지시로 다리를 폄 · 모음 · 가쪽회전 · 무릎 폄 방향으로 운동시켜서 저항을 가합니다.

3 다리를 폄 · 모음 · 가쪽회전 · 무릎 폄의 최종 영역까지 운동시켜 저항을 가합니다.

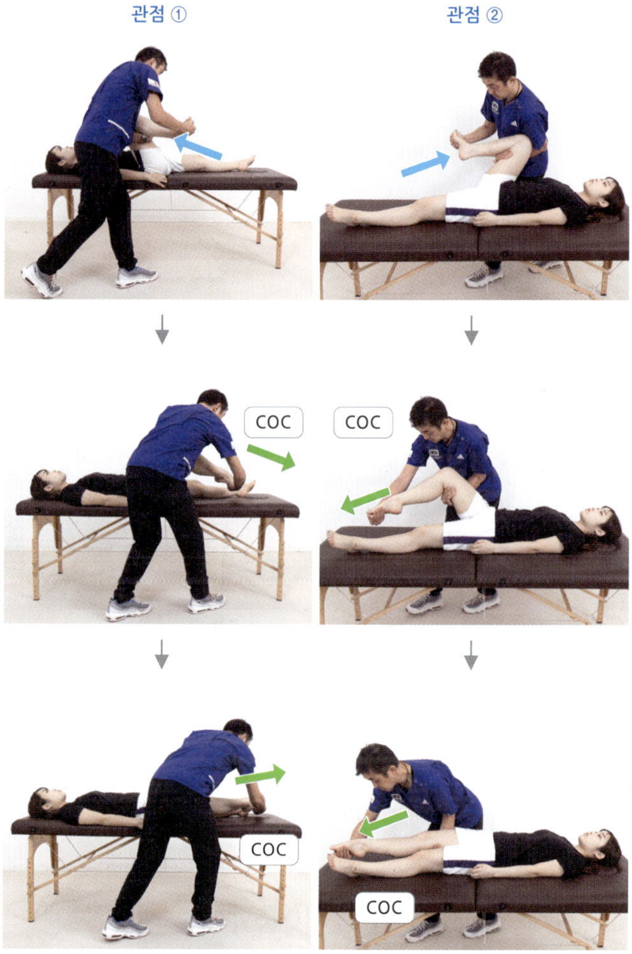

그림 2-384 무릎을 펴면서 하는 다리 폄·모음·가쪽회전 패턴 때의 실제 순서

2) 임상에서 사용하는 빈도: B

안쪽넓은근을 촉진하기 위해 흔히 사용하지만, 기타의 사용방법은 없습니다.

3) 패턴의 구성 요소

엉덩관절	폄 · 모음 · 가쪽회전
무릎관절	폄
종 아 리	가쪽회전
발목관절	바닥쪽굽힘 · 내반
발 가 락	굽힘

4) 임상에서 사용하는 예

- 최종 영역 부근에서 등장성 혼합을 시행함으로써 안쪽넓은근의 촉진이 됩니다. 대상자의 발 부위 아래쪽에서 머리 방향을 향해 시행하는 것이 간편합니다 그림 2-385 .

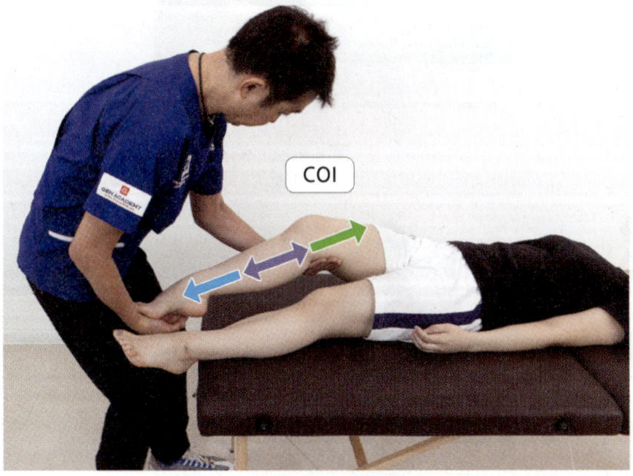

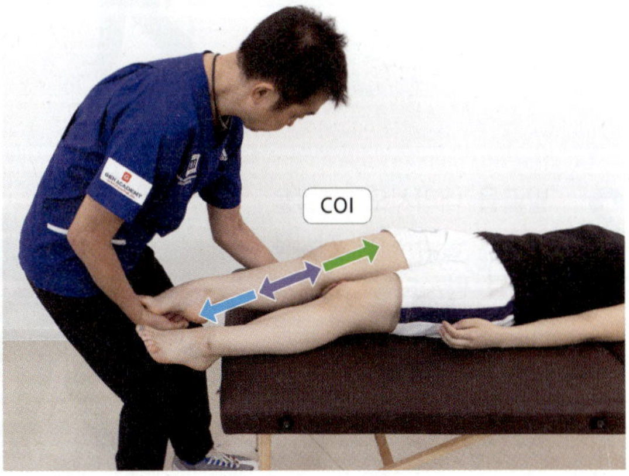

최종 자세 부근에서의 등장성 혼합을 발 부위 아래쪽에서 시행한다.

그림 2-385 무릎을 펴면서 하는 다리 폄·모음·가쪽회전 패턴을 임상에서 사용하는 예

5) 도수 접촉

먼쪽 쥐기: 압력을 가하는 부위(제5발가락~새끼두덩)는 스트레이트 패턴과 동일합니다.
몸쪽 쥐기: 압력을 가하는 부위(넓적다리 먼쪽 뒷면 약간 안쪽)는 스트레이트 패턴과 동일합니다.

6) 신체역학

- 반듯이 누운 자세에서 시행하는 경우는 스트레이트 패턴과 동일하고 엉덩관절 옆에 서서 발 부위 방향을 향합니다. 최종 영역 부근에서는 상당히 앞경사 자세가 되어 치료사의 허리에 부담이 걸립니다. 이 때문에 최종 영역 부근에서만 안쪽넓은근을 목표로 하는 경우는 발 부위 쪽에 서서 시행하면 부담이 걸리지 않습니다.

- 시작자세를 만드는 방법에 주의가 필요합니다. 스트레이트 패턴에서도 소개하였지만 엉덩관절 안쪽회전을 최초로 내어버리면 늘임(elongation)에서의 근육 신장이 느껴지지 않습니다. 먼저 굽힘과 벌림을 내고, 마지막에 안쪽회전을 시킬 때에 몸을 돌리게 하여 그루브 방향을 향한다 그림 2-386 · 그림 2-387 .

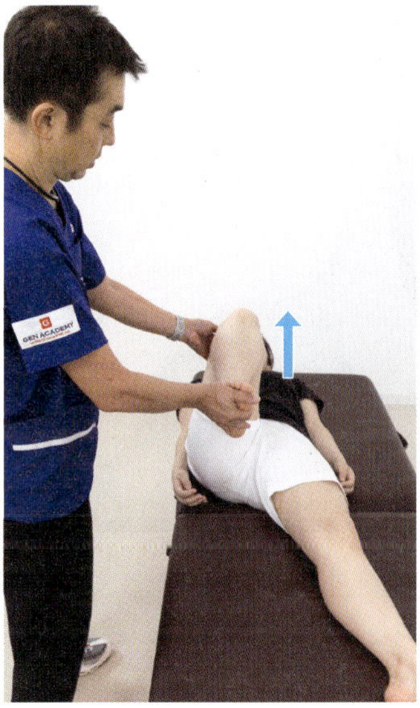

먼저 굽히게 한다.

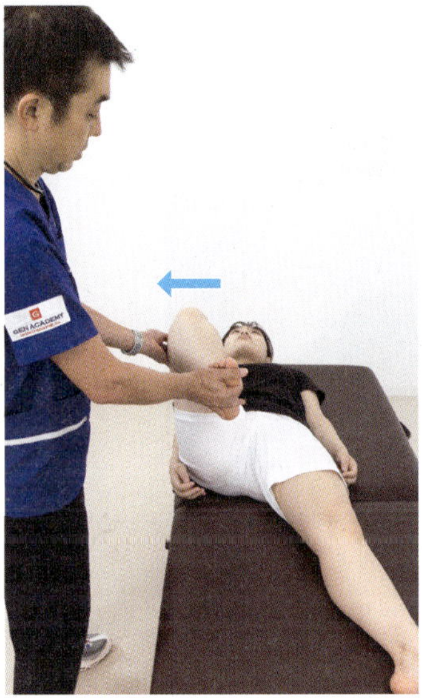

다음으로 벌림을 낸다.

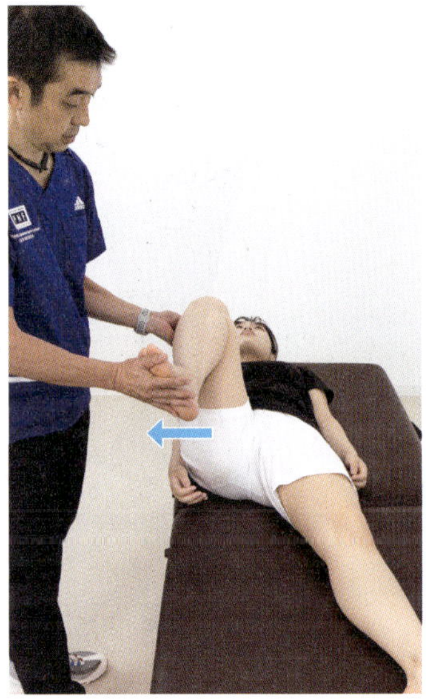

마지막으로 안쪽회전을 시킴으로써 늘임을 완성한다.

그림 2-386 무릎을 펴면서 하는 다리 폄·모음·가쪽회전 패턴 때의 신체역학 ①

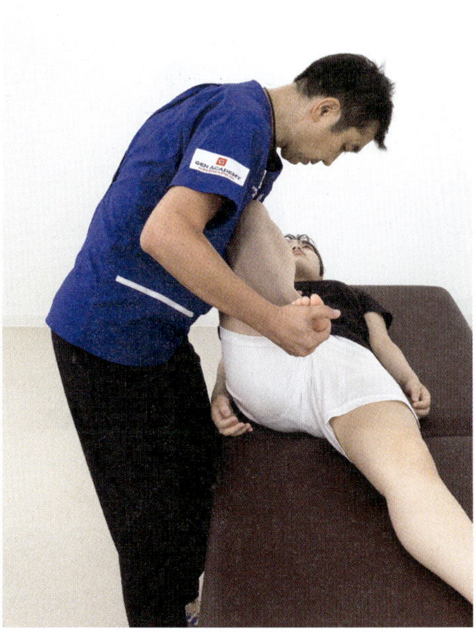

굽힘과 벌림까지는 그루브에 대해 직각을 향한다.

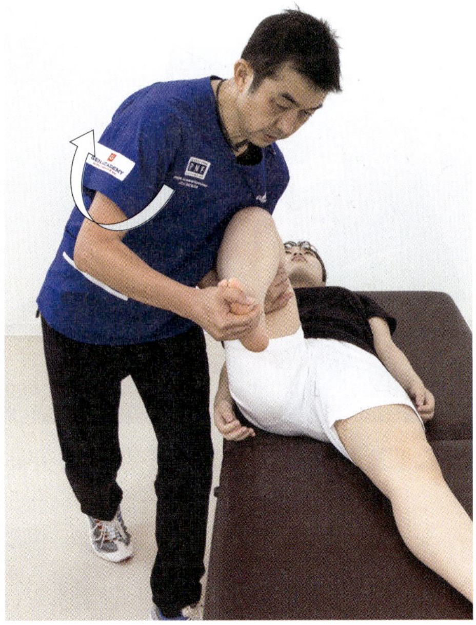

안쪽회전을 낼 때 그루브 방향을 향한다.

그림 2-387 무릎을 펴면서 하는 다리 폄·모음·가쪽회전 패턴 때의 신체역학 ②

• 특히 여성에서 엉덩관절 안쪽회전이 부드러운 경우의 시작자세에서 안쪽회전 과다가 되는 경우가 있으므로 주의하기 바랍니다 그림 2-388.

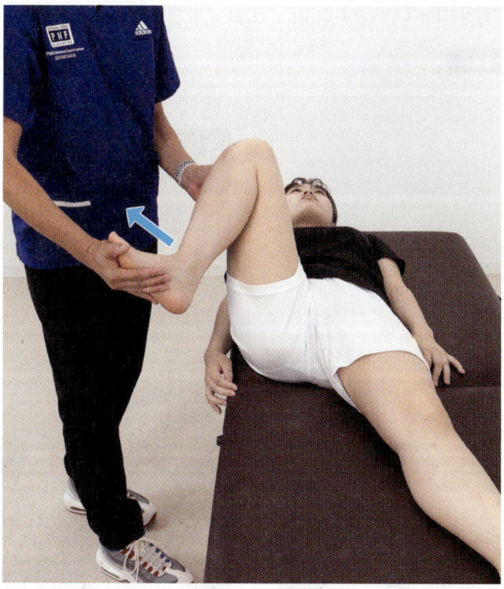

안쪽회전이 과다한 상태

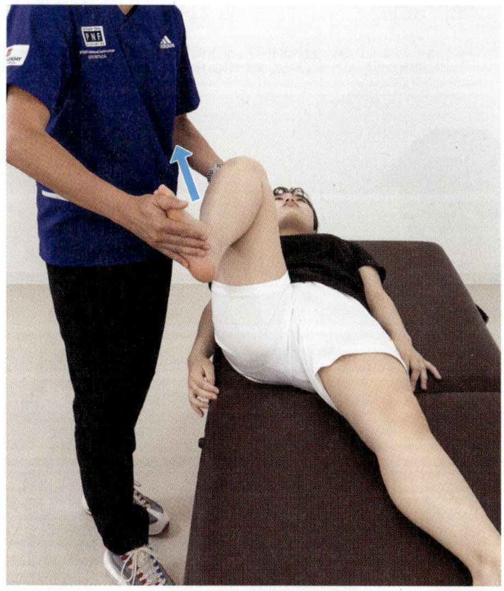

늘여진 상태

그림 2-388 시작자세를 만드는 방법의 주의사항

7) 방산 그림 2-389

- 몸통 폄
- 반대쪽 다리 굽힘 · 모음 · 가쪽회전 · 무릎 굽힘(그 위치로 유지한다면)
- 반대쪽 발목관절 등쪽굽힘 · 내반(그 위치로 유지한다면)

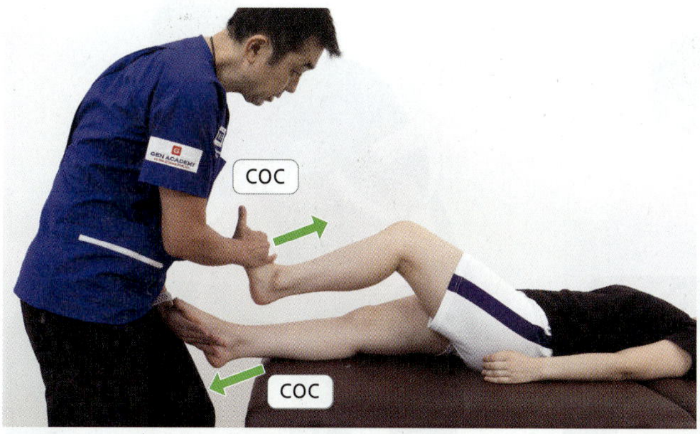

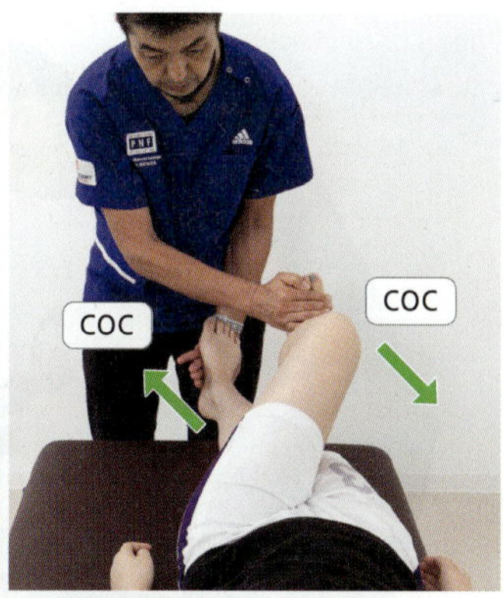

그림 2-389 반대쪽 다리 굽힘·모음·가쪽회전·무릎 굽힘, 발목관절 등쪽굽힘·내반의 방산

8) 주의할 사항

• 임상에서는 넙다리네갈래근 근력훈련(quad setting)의 약간의 변형으로서 시행하는 경우가 많습니다. 넓적다리 세팅 때에 약간 엉덩관절 모음 · 가쪽회전을 시키면 안쪽넓은근이 더 작용하기 때문입니다.

6. 목 부위의 움직임을 촉진하고, 목 부위에서 신체 각 부위를 촉진하는 패턴

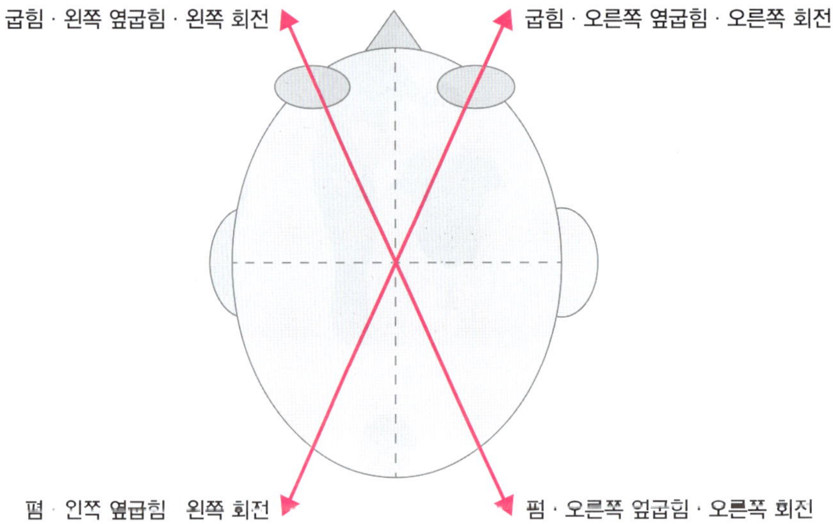

그림 2-390 목 부위 패턴의 전체 이미지

◉ 목 부위 패턴 오른쪽으로의 굽힘

Neck Pattern Flexion to the Rt.

Check!

목 패턴 오른쪽으로의 굽힘

1) 구체적 방법

i) 시작자세: 앉은 자세 그림 2-391

치료사는 대상자의 오른쪽 앞쪽 또는 왼쪽 뒤쪽에 위치합니다.

먼쪽 쥐기는 턱의 아래쪽, 몸쪽 쥐기는 머리 정수리 부위를 만집니다.

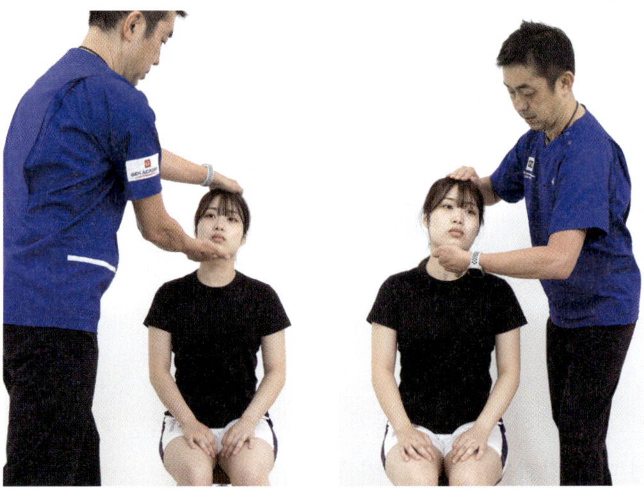

그림 2-391 목 부위 패턴 (오른쪽으로의 굽힘) 조작의 시작자세

ii) 방법 그림 2-392

방법 ① 방법 ②

1 목 부위를 폄 · 왼쪽 옆굽힘 · 왼쪽 회전 방향으로 늘입니다.

2 "턱을 내리시오", "오른손을 보는 것처럼 절을 하시오" 등과 같은 지시로 목 부위를 굽힘 · 오른쪽 옆굽힘 · 오른쪽 회전 방향으로 운동시켜 저항을 가합니다.

3 목 부위를 굽힘 · 오른쪽 옆굽힘 · 오른쪽 회전의 최종 영역까지 운동시켜 저항을 가합니다.

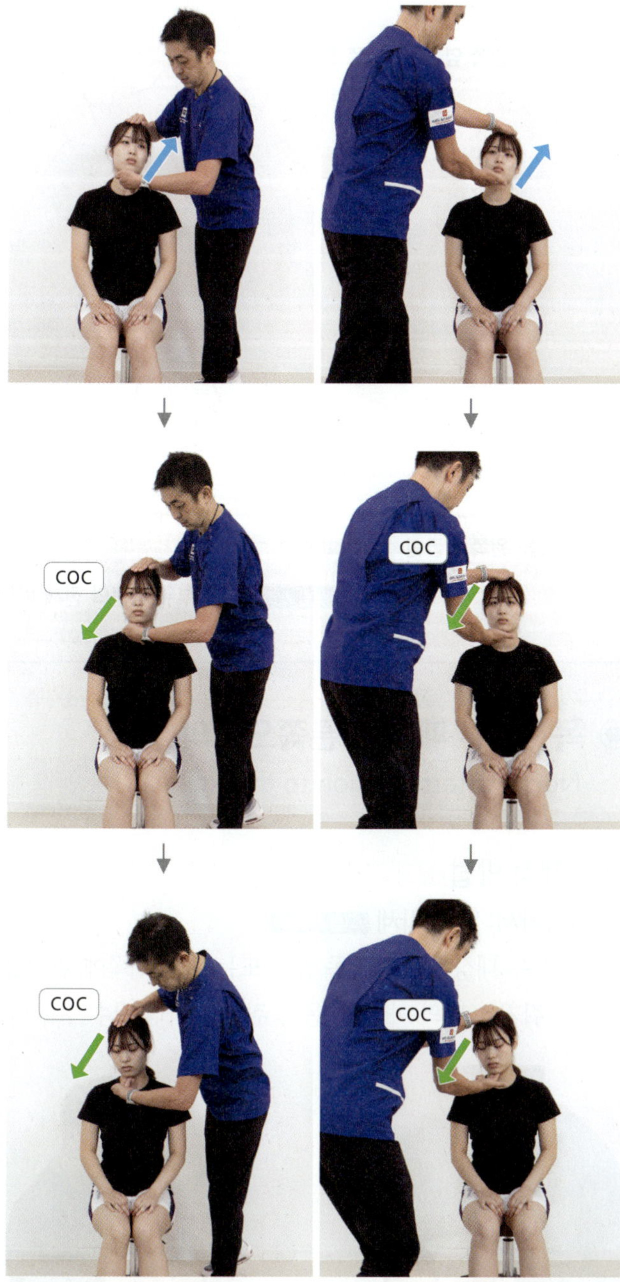

그림 2-392 목 부위 패턴(오른쪽으로의 굽힘) 조작의 실제 순서

2) 임상에서 사용하는 빈도: B

직접적으로 목 부위 패턴만으로 시행하는 일은 드물지만, 팔 패턴이나 몸통 패턴과 동시에 시행함으로써 몸통 근육에 대한 강화를 위한 도구가 됩니다.

3) 패턴의 구성 요소

목뼈(경추) 굽힘 · 오른쪽 옆굽힘 · 오른쪽 회전. 회전과 옆굽힘은 같은 방향이다

먼쪽 요소 = 상위 목뼈 = 편의상 짧은 목(Short Neck)이라 부르는 경우도 있다
= 턱을 당긴다

몸쪽 요소 = 하위 목뼈~제4등뼈(흉추) = 편의상 긴 목(Long Neck)이라 부르는 경우도 있다 = 아래쪽을 본다

4) 임상에서 사용하는 예

- 팔 폄 · 모음 · 안쪽회전 패턴(p.190)이나 팔 폄 · 벌림 · 안쪽회전 패턴(p.216 참조)과 함께 사용하여 복부 근육을 촉진하고 싶은 경우에, 시각을 이용하게 하여 목 부위의 굽힘 패턴을 작용시켜 강화에 사용할 수 있습니다 그림 2-393 .

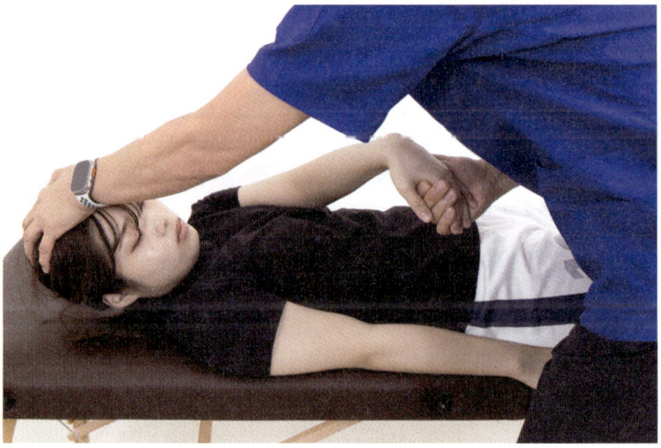

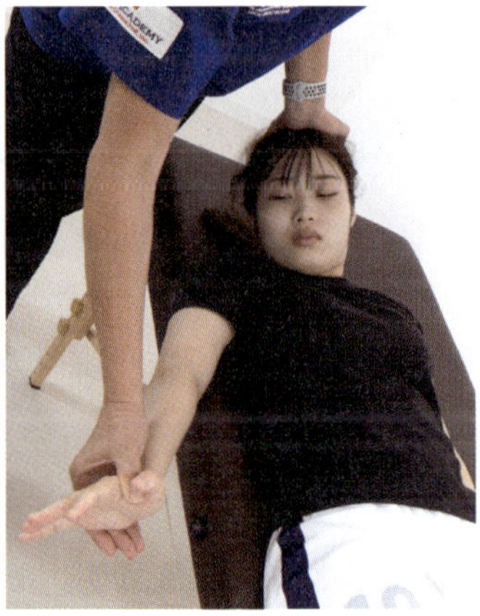

그림 2-393 목 부위 패턴(오른쪽으로의 굽힘)을 임상에서 사용하는 예 ①

- 내려치기(chopping)(p.142 참조)에서는 목 부위 패턴이 요소의 일부로 되어있습니다 그림 2-394 .

Check!

내려치기

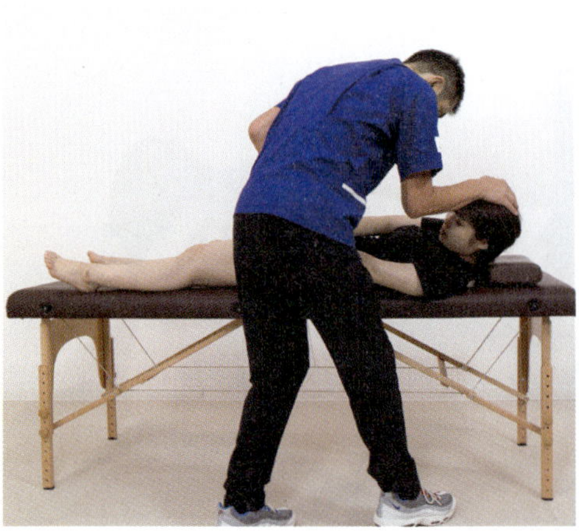

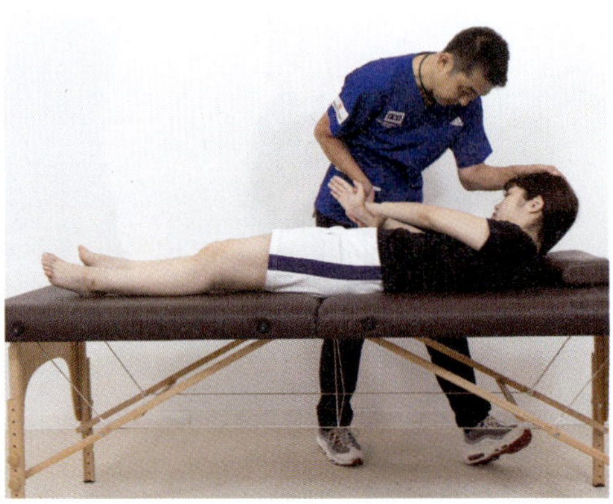

그림 2-394 내려치기에서는 목 부위 패턴이 요소의 일부가 된다.

- 반듯이 누운 자세에서 몸통 굽힘 패턴(p.157 참조)을 시행할 때에 동시에 시행함으로써 복부 근육을 강화할 수 있습니다. 일어나기 동작 시에 목 부위에서도 저항을 가한다고 해석할 수도 있습니다 그림 2-395 .

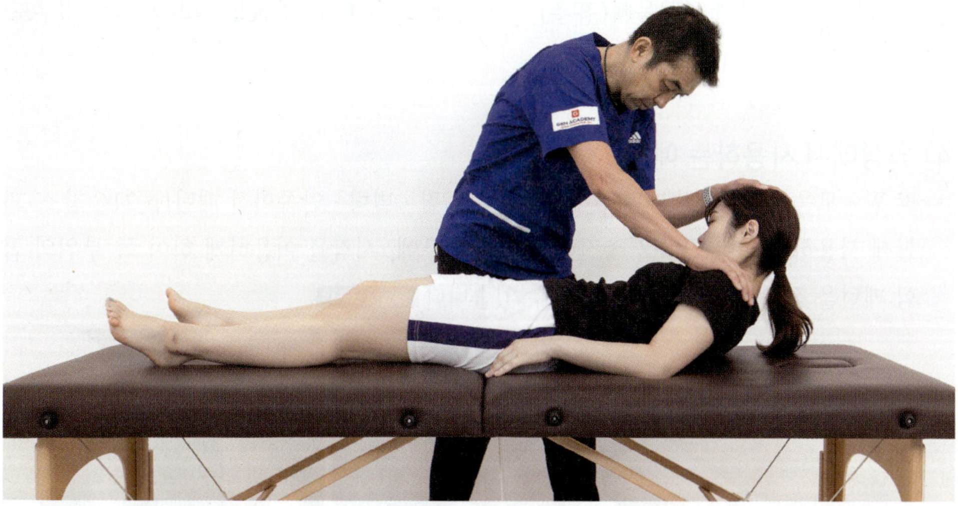

몸통 굽힘 패턴과 함께 시행하는, 일어나게 하는 동작

그림 2-395 목 부위 패턴(오른쪽으로의 굽힘)을 임상에서 사용하는 예 ②

5) 도수 접촉 그림 2-396

먼쪽 쥐기: 턱의 아래쪽, 약간 오른쪽을 만집니다. 손가락 2개에서 3개를 대면 저항을 가하기 쉽습니다. 손가락의 방향은 대각선, 운동 방향을 향하도록 합니다. 임상에서는 턱을 만지는 것을 망설이는 일도 많으며, 이 경우는 몸쪽 쥐기만으로 시행해도 좋을 것입니다.

몸쪽 쥐기: 머리 정수리 부위에 손바닥 전체를 놓아, 운동 방향의 압력을 약간 강하게 합니다. 손가락을 운동 방향으로 향하게 합니다.

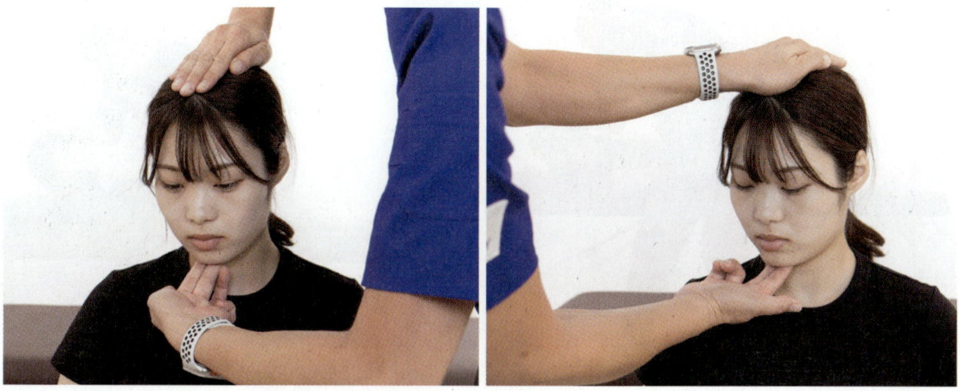

그림 2-396 목 부위 패턴(오른쪽으로의 굽힘) 때의 도수 접촉

6) 신체역학

- 대상자의 대각선상에 섭니다. 앉은 자세에서 시행하는 경우, 상대방의 왼쪽 후방에 서는 경우와 오른쪽 전방에 서는 경우가 있습니다. 처음에 하기 쉬운 것은 오른쪽 전방에 서는 방법입니다. 그 이유는 상대방의 얼굴을 볼 수 있어 운동 방향을 틀리지 않을 수 있기 때문입니다 그림 2-397.

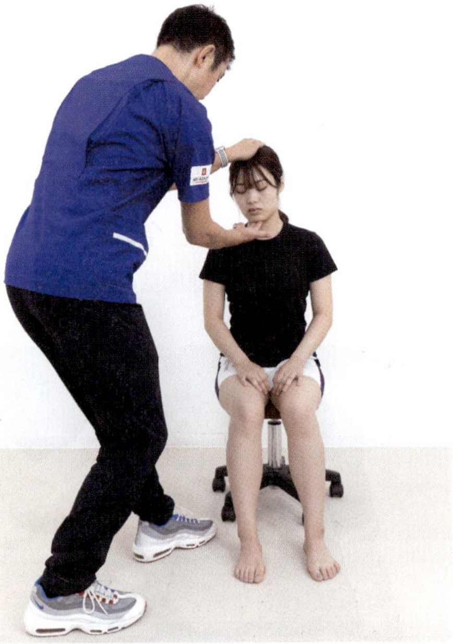

오른쪽 전방에 서는 방법. 운동 방향을 틀리지 않을 수 있다.

그림 2-397 목 부위 패턴(오른쪽으로의 굽힘)의 신체역학 ①

- 왼쪽 후방에서는 방법의 이점은 치료사의 체중을 사용해서 저항을 가하기 쉽다는 것입니다. 반면에, 대상자의 얼굴이 보이지 않기 때문에 운동 방향을 알기 어려워 틀려도 인식하기 어렵다는 면이 있습니다 그림 2-398.

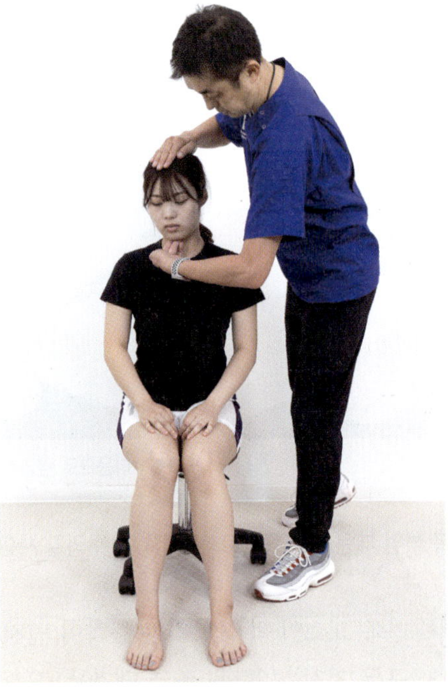

왼쪽 후방에 서는 방법. 치료사는 체중을 사용할 수 있다.

그림 2-398 목 부위 패턴(오른쪽으로의 굽힘)의 신체역학 ②

7) 방산

- 몸통 굽힘
- 엉덩관절 굽힘

8) 주의할 사항

- 목뼈는 회전이 강하면 옆굽힘(측굴)이 반대 방향으로 그림 2-399-a, 또한 옆굽힘이 강하면 회전이 반대 방향으로 일어나기 쉬우므로 주의가 필요합니다 그림 2-399-b.

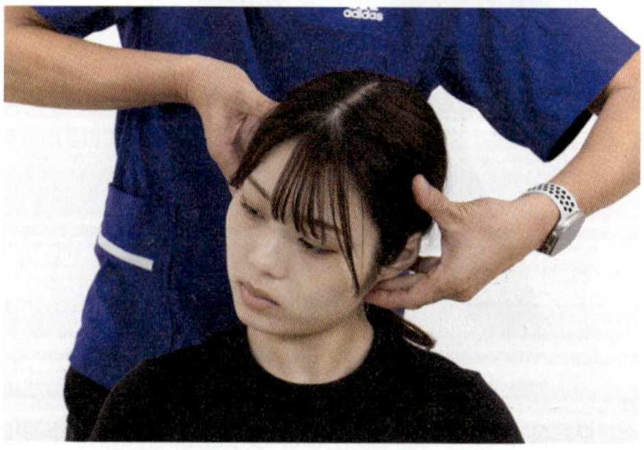
a: 회전이 강하여 옆굽힘이 반대로 나오고 있다.

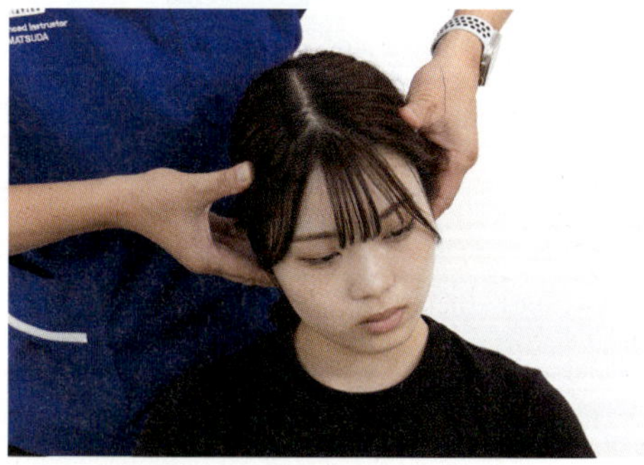
b: 옆굽힘이 강하여 회전이 반대로 나오고 있다.

그림 2-399 목 부위 패턴(오른쪽으로의 굽힘) 때 주의할 사항 ①

- 굽힘 · 옆굽힘 · 회전이 같은 양 정도로 일어나도록 한다.
- 늘일 때는 폄 · 옆굽힘 · 회전의 순서로 하면 모든 요소의 움직임이 알맞게 나오기 쉽습니다 그림 2-400.

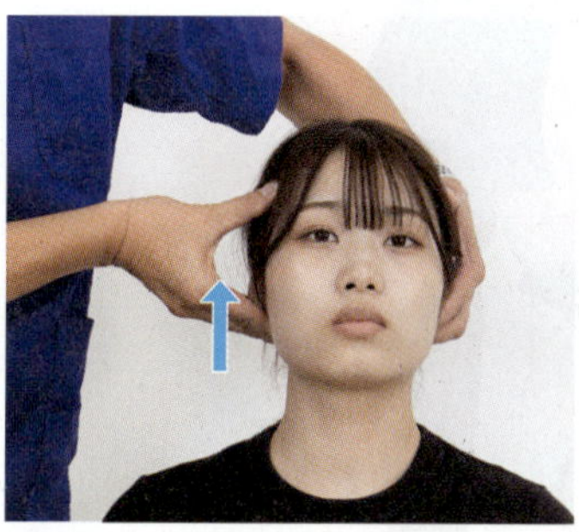
1 먼저 편다.

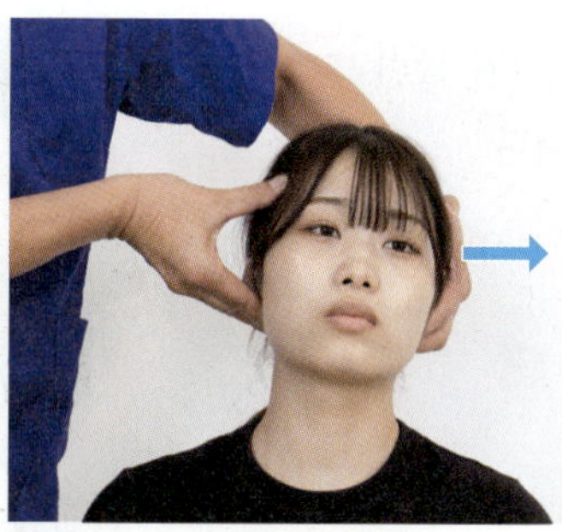
2 다음으로 옆굽힘을 한다.

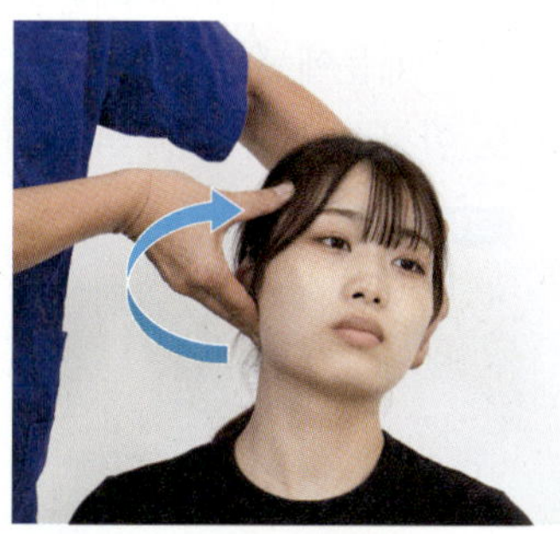
3 마지막으로 회전한다.

그림 2-400 목 부위 패턴(오른쪽으로의 굽힘) 때 주의할 사항 ②

- 먼쪽 요소인 턱을 당기는 동작이 먼저 일어납니다.
- 구두 지시는 "턱을 조금 당겨서, 오른쪽 무릎(또는 오른쪽 무릎에 놓은 손)을 보시오"라 하는 것처럼 하십시오.
- 저항은 치료사의 신체 전체를 사용해서, 원운동을 일으키도록 한다.

◉ 목 부위 패턴 왼쪽으로의 폄

Neck Pattern Extension to the Lt.

Check!

목 부위 패턴 왼쪽으로의 폄

1) 구체적 방법

i) 시작자세: 앉은 자세 그림 2-401

치료사는 대상자의 왼쪽 후방 또는 오른쪽 전방에 섭니다.

먼쪽 쥐기는 턱의 전방, 몸쪽 쥐기는 머리 정수리 부위를 만집니다.

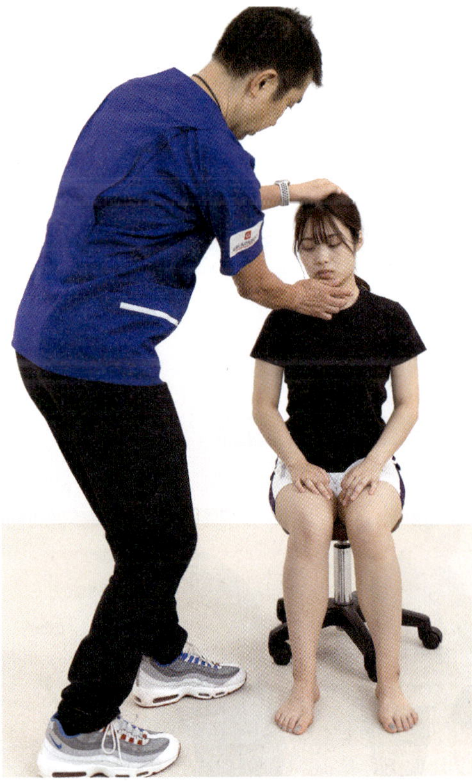

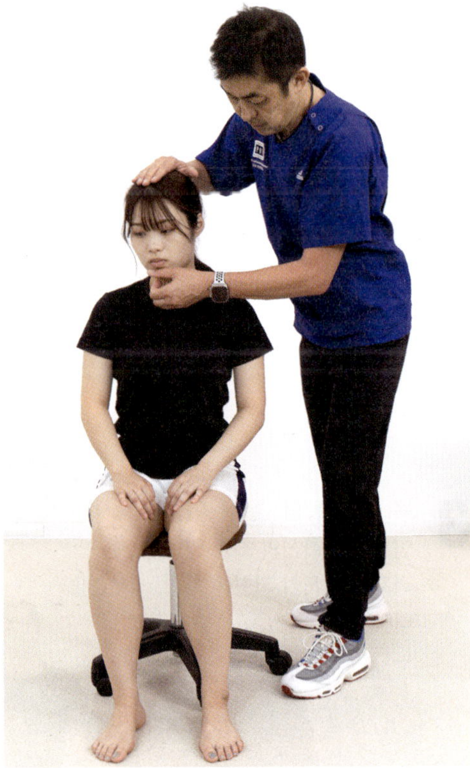

그림 2-401 목 부위 패턴(왼쪽으로의 폄) 조작의 시작자세

ii) 방법 그림 2-402

방법 ① 방법 ②

1 목 부위를 굽힘 · 오른쪽 옆굽힘 · 오른쪽 회전 방향으로 늘입니다.

2 "턱을 올리시오", "왼쪽 위로 얼굴을 올리시오" 등과 같은 지시로 목 부위를 폄 · 왼쪽 옆굽힘 · 왼쪽 회전 방향으로 운동시켜 저항을 가합니다.

3 목 부위를 폄 · 왼쪽 옆굽힘 · 왼쪽 회전의 최종 영역까지 운동시켜 저항을 가합니다.

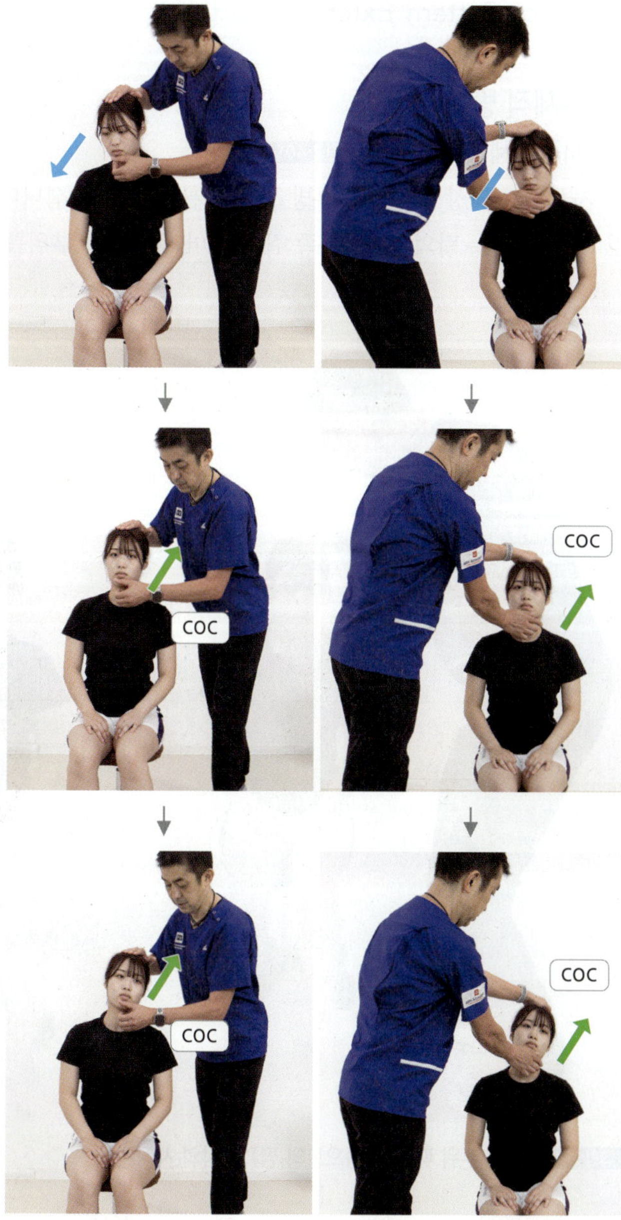

그림 2-402 목 부위 패턴(왼쪽으로의 폄) 조작의 실제 순서

2) 임상에서 사용하는 빈도: A

상부 몸통 폄을 목표로 하여 직접적으로 시행하는 경우나 몸통 폄근군, 반대쪽 다리 폄근군 등에 대한 방산을 목표로 하는, 또는 반듯이 누운 자세에서 목 부위 근육의 이완에 사용하는 등 용도가 많은 패턴입니다.

3) 패턴의 구성 요소

목뼈(경추) 폄 · 왼쪽 옆굽힘 · 왼쪽 회전. 회전과 옆굽힘은 같은 방향이다

먼쪽 요소 = 상위 목뼈 =짧은 목(Short Neck) = 턱을 올린다

몸쪽 요소 = 하위 목뼈~제4등뼈(흉추) = 긴 목(Long Neck) = 위쪽을 올려다본다

4) 임상에서 사용하는 예

- 반듯이 누운 자세에서 뒤통수 부위를 밀어붙이도록 힘을 넣게 함으로서 그 후의 목 부위 근육의 이완을 목표로 하거나 상위 등뼈에서 몸통 폄의 방산을 내는 데 사용할 수 있습니다 그림 2-403 .

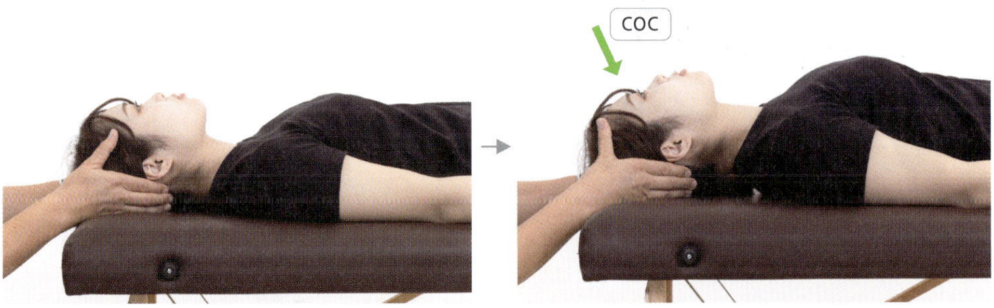

그림 2-403 목 부위 패턴(왼쪽으로의 폄)을 임상에서 사용하는 예 ①

- 몸통 폄 패턴(p.162 참조)이나 팔 굽힘 · 벌림 · 가쪽회전 패턴(p.174 참조)과 함께 사용함으로써 몸통 폄이나 반대쪽 다리 폄(발바닥을 밀어붙이는 방향)의 촉진이 됩니다 그림 2-404 · 그림 2-405 .

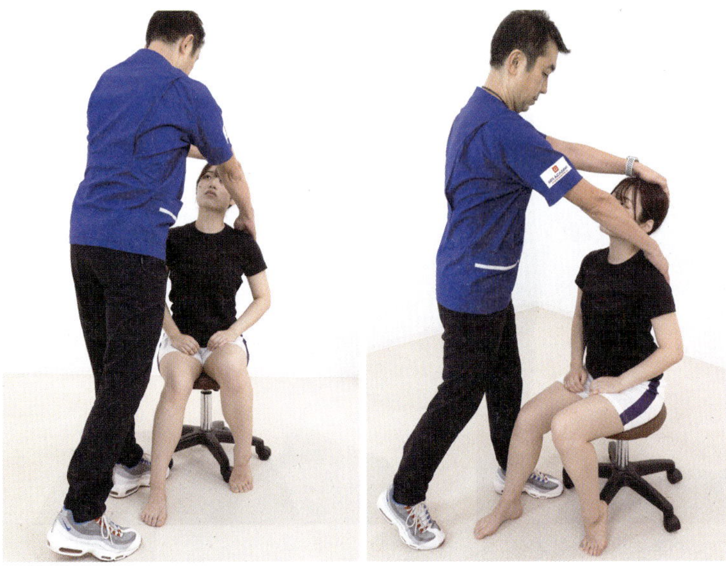

그림 2-404 몸통 폄 패턴과 함께 시행함으로써 몸통 폄, 반대쪽 다리 폄의 촉진

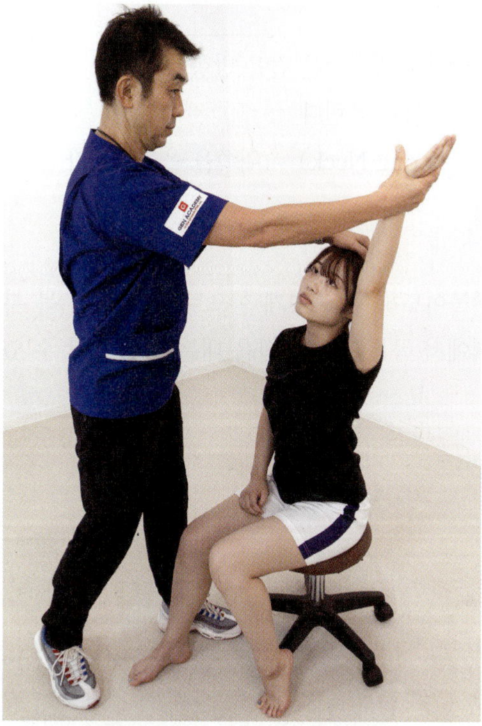

그림 2-405 팔 굽힘·벌림·가쪽회전 패턴과 함께 사용한다.

5) 도수 접촉 그림 2-406

먼쪽 쥐기: 턱의 앞쪽에 압력을 가합니다. 엄지손가락을 가로로 하여 대는 경우가 많습니다. 임상에서는 턱을 만지는 것을 망설이는 일도 많으며, 이 경우는 몸쪽 쥐기만으로 시행해도 괜찮을 것입니다.

몸쪽 쥐기: 머리 정수리 부위에 손바닥 전체를 놓고 운동 방향의 압력을 약간 강하게 합니다. 손가락을 운동 방향으로 향하게 합니다.

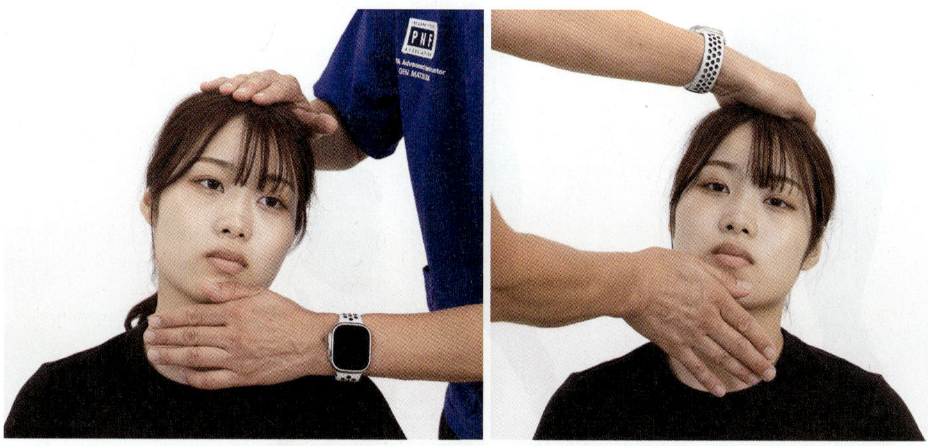

먼쪽 쥐기는 턱의 전방, 몸쪽 쥐기는 머리 정수리 부위

그림 2-406 목 부위 패턴(왼쪽으로의 폄) 때의 도수 접촉

6) 신체역학

- 굽힘 패턴과 동일하고 대상자의 오른쪽 전방에 서는 방법과 왼쪽 후방에 서는 방법이 있습니다 그림 2-407 . 이 패턴의 경우는 몸통 패턴이나 팔 패턴과 함께 사용하는 경우도 많지만 그 경우는 전방에 서는 편이 시행하기 쉽습니다.

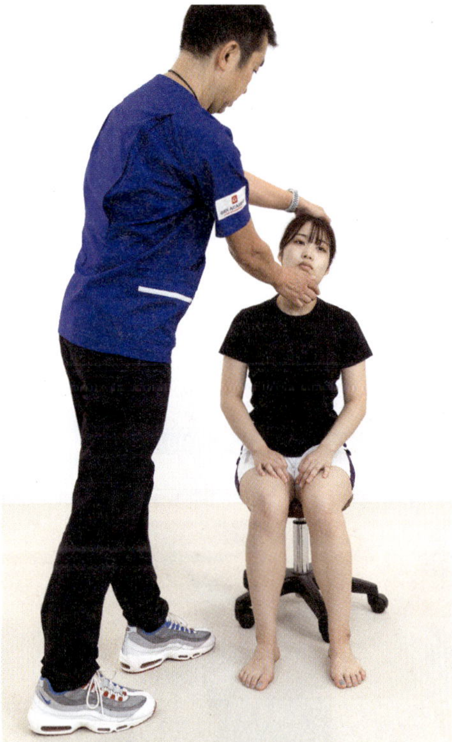

대상자의 오른쪽 전방에 선다.

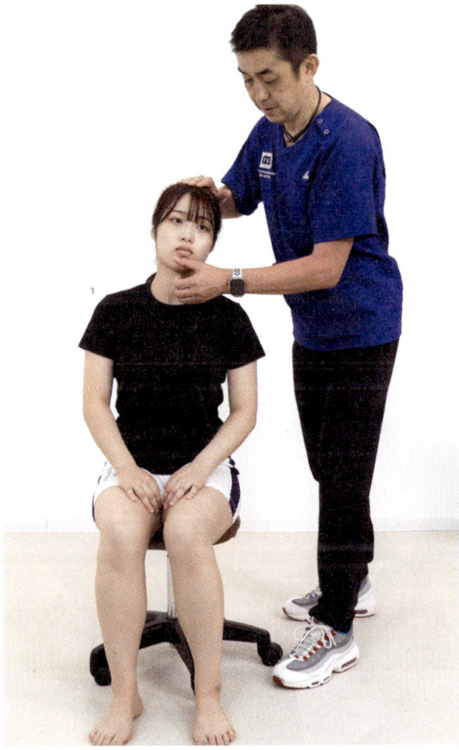

대상자의 왼쪽 후방에 선다.

그림 2-407 목 부위 패턴(왼쪽으로의 폄) 때의 신체역학

7) 방산

- 몸통 폄(팔 굽힘 · 벌림 · 가쪽회전 패턴과 동시에 시행하면 더 강화된다)
- 반대쪽 다리 폄(팔 굽힘 · 벌림 · 가쪽회전 패턴과 동시에 시행하면 더 강화된다)
- 반대쪽 손바닥 면을 정수리 면에 짚고 있으면 밀어붙인다)

8) 주의할 사항

• 회전과 옆굽힘에 대해서는 굽힘 패턴과 동일하고, 목뼈는 회전이 강하면 옆굽힘이 반대 방향으로 일어나고 그림 2-408-a , 또한 옆굽힘이 강하면 회전이 반대 방향으로 일어나기 쉬우므로 주의가 필요합니다 그림 2-408-b .

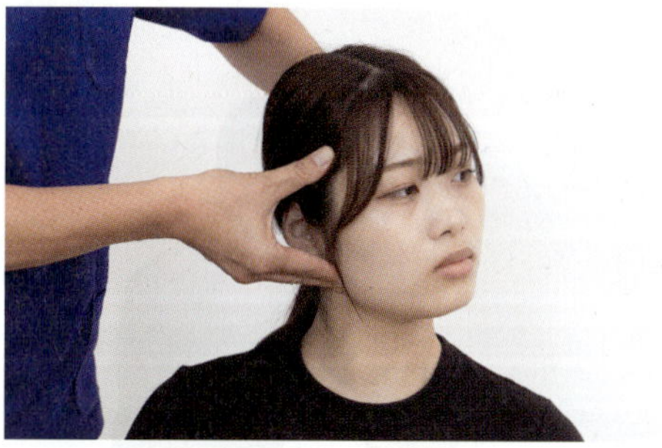
a: 회전이 지나치게 나와 반대쪽으로 옆굽힘을 하고 있다.

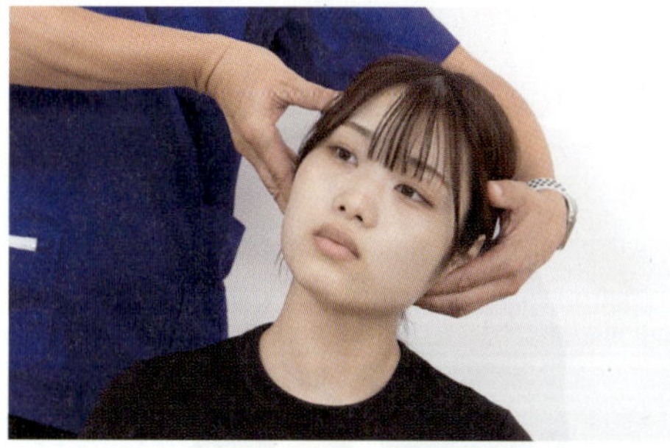
b: 옆굽힘이 지나치게 나와 반대쪽으로 회전하고 있다.

그림 2-408 목 부위 패턴(왼쪽으로의 폄) 때 주의할 사항 ①

• 폄 · 옆굽힘 · 회전이 같은 양 정도로 일어나게 합니다. 운동 방향을 확인할 때는 폄 · 옆굽힘 · 회전의 순서로 움직이면 잘 틀리지 않습니다 그림 2-409 · 그림 2-410 .

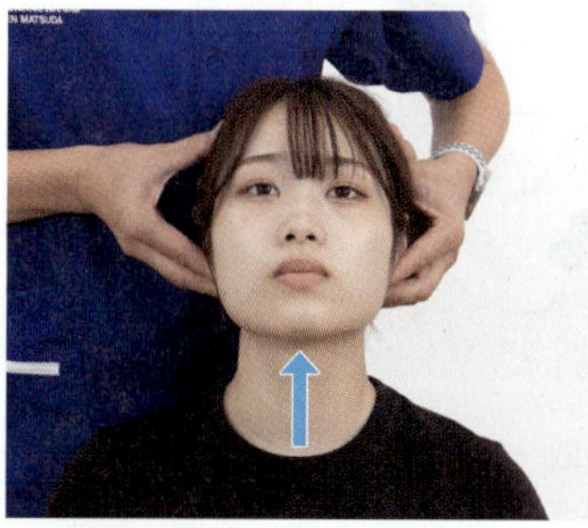
1 운동 방향의 확인은 먼저 폄

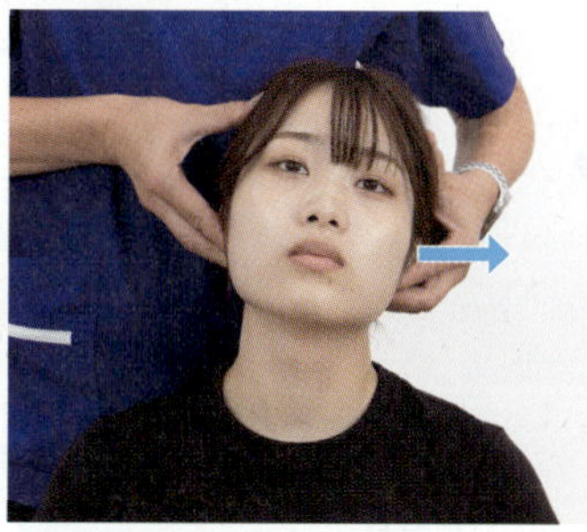
2 다음으로 옆굽힘

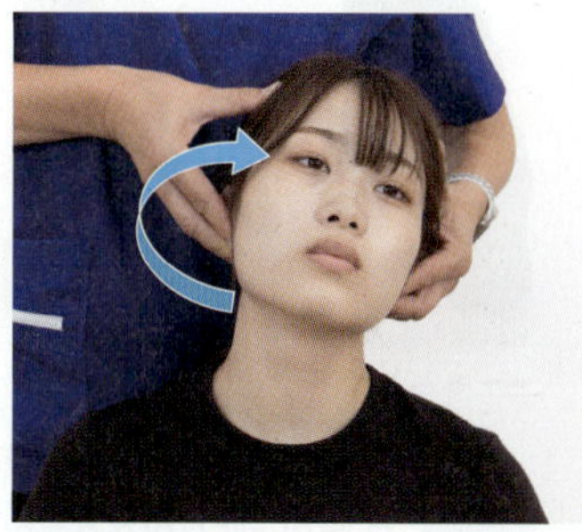
3 마지막으로 회전

그림 2-409 목 부위 패턴(왼쪽으로의 폄) 때 주의할 사항 ②

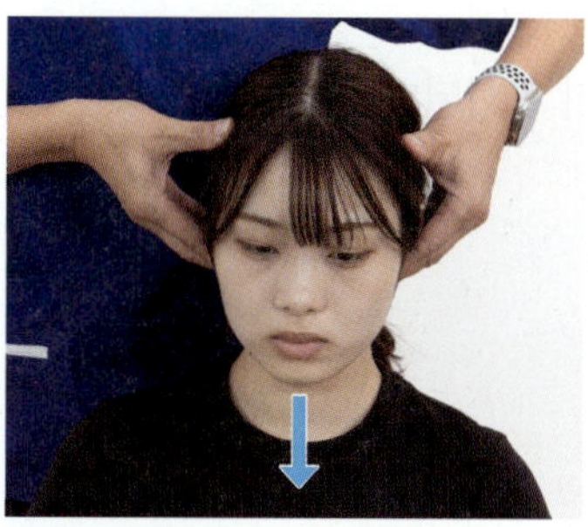
1 늘임도 먼저 굽힘

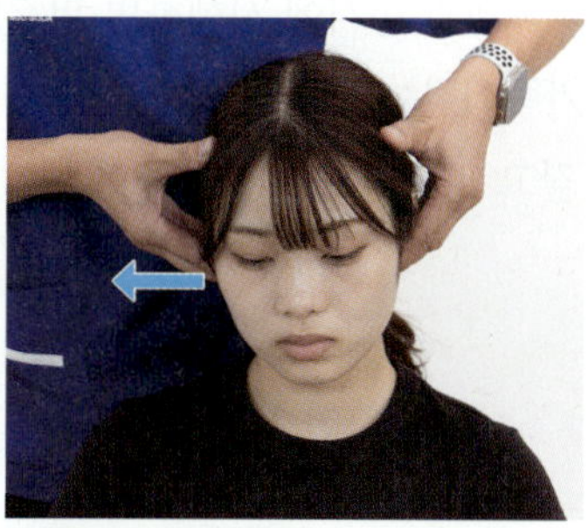
2 다음으로 옆굽힘

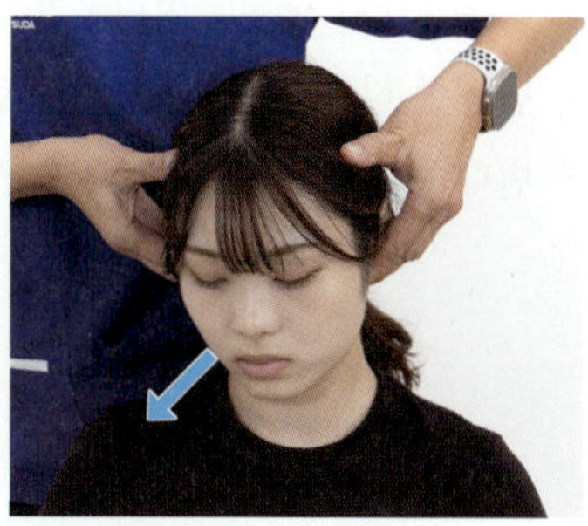
3 마지막으로 회전

그림 2-410 목부위 패턴(왼쪽으로의 폄) 때 주의할 사항 ③

- 구두 지시는 "턱을 올려, 왼쪽 위를 올려다보시오"이지만, 올려다보는 것을 지나치게 의식하면 폄이 지나치게 강하게 나오므로 주의가 필요합니다 그림 2-411.
- 목 부위의 폄이 지나치게 강한 경우가 많으므로 주의가 필요합니다.

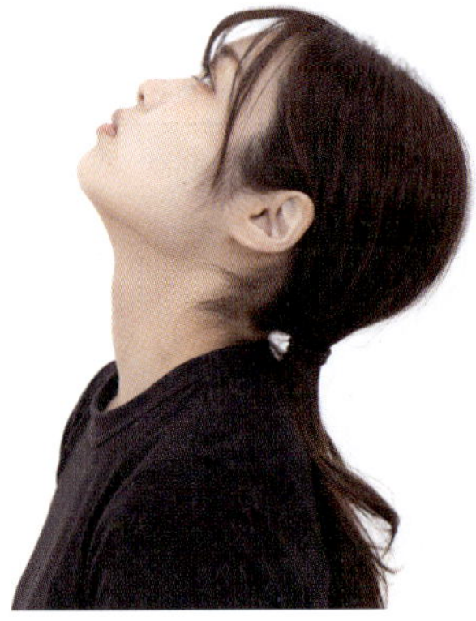

위쪽을 지나치게 올려다보아 폄이 지나치게 나오고 있다.

그림 2-411 목 부위 패턴(왼쪽으로의 폄) 때 주의할 사항 ④

- 팔 패턴 때에 시각을 이용하게 함으로써 목과 몸통이 함께 작용하여 몸통 폄의 강화가 됩니다 그림 2-412.

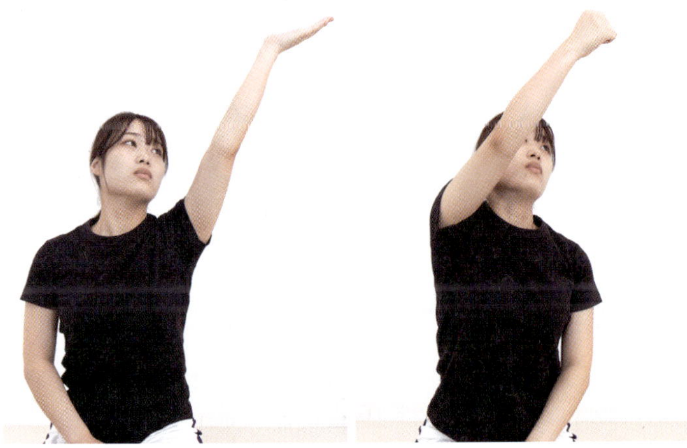

시각을 이용함으로써 팔 패턴과 함께 작용한다.

그림 2-412 팔 패턴 때에 시각을 이용함으로써 몸통 폄의 강화

- 들어 올림(Lifting)에서는 이 패턴이 요소의 일부가 됩니다 그림 2-413.

Check!

들어 올림

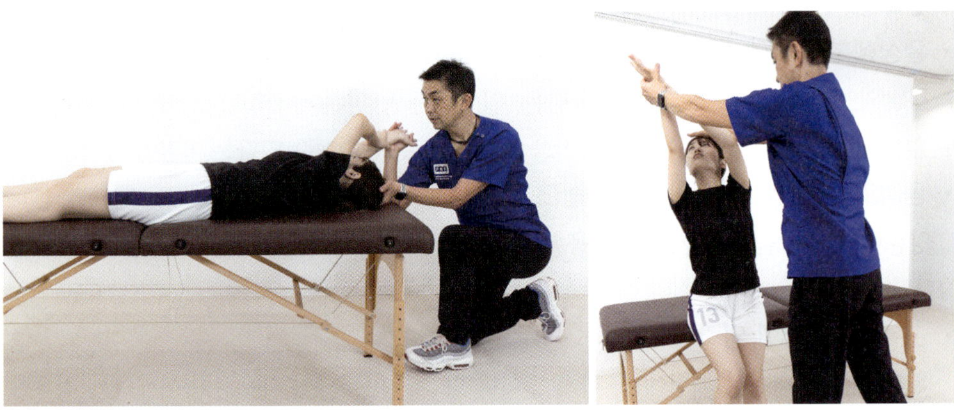

그림 2-413 들어 올림에서는 이 패턴이 요소의 일부가 된다.

7. 양팔 또는 양다리의 움직임을 촉진하고, 신체 각 부위를 촉진하는 패턴

◉ 양측성 패턴

〈양측성 패턴의 이점이란〉

일상생활상의 동작이나 스포츠에서의 동작 등, 양손이나 양발을 사용하는 동작은 수많이 있습니다 그림 2-414.

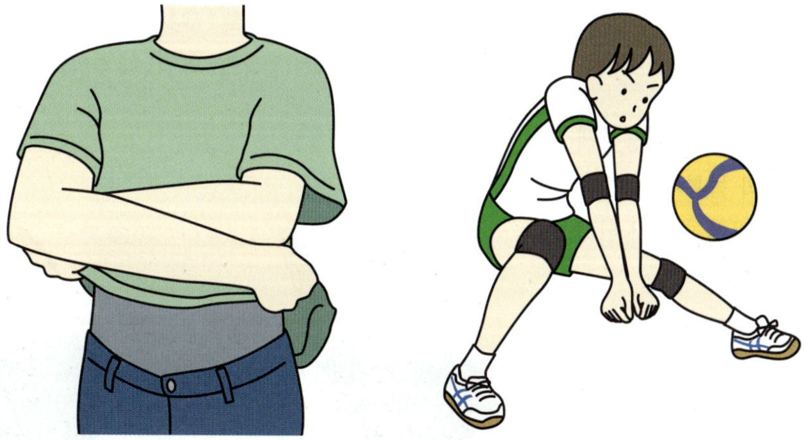

그림 2-414 일상생활에서 자연스럽게 사용하고 있는 양측성 패턴

PNF 패턴에서도 좌우의 팔이나 다리를 동시에 움직이는 방법이 있으며, 그것을 양측성 패턴(Bilateral Patterns)이라 부르고 있습니다.

어디까지나 "좌우"의 팔 또는 다리를 양쪽 사용한다는 의미이기 때문에, 팔과 다리라는 혼합은 양측성 패턴이라 부르지 않으므로 주의하기 바랍니다.

양측성 패턴의 이점은 다음과 같습니다.

- 일상생활 동작에 사용되다

착탈의, 보행, 양손으로 무언가를 잡는, 일어서는 등 양손이나 양발을 사용한 동작은 셀 수 없을 정도로 많습니다. 이러한 동작을 직접적으로 촉진할 수 있다는 이점이 있습니다.

- 몸통의 강화, 방산에 사용하기 쉽다

양손이나 양발을 사용함으로써 몸통의 굽힘 · 폄을 강화하는 데에 사용하는 경우가 있습니다.

- 고유수용감각의 입력

특히 양측성 대칭성 패턴에서, 한쪽 팔이나 다리가 마비되어 사용하기 어렵다는 경우에 양호한 쪽인 반대쪽 팔이나 다리의 움직임을 모방시킨다는 것으로 촉진할 수 있습니다.

〈양측성 패턴의 구성 요소〉

양측성 패턴은 네 가지로 분류됩니다 그림 2-415.

1) 양측성 대칭성 패턴
2) 양측성 대칭성 상반성 패턴
3) 양측성 비대칭성 패턴
4) 양측성 비대칭성 상반성 패턴

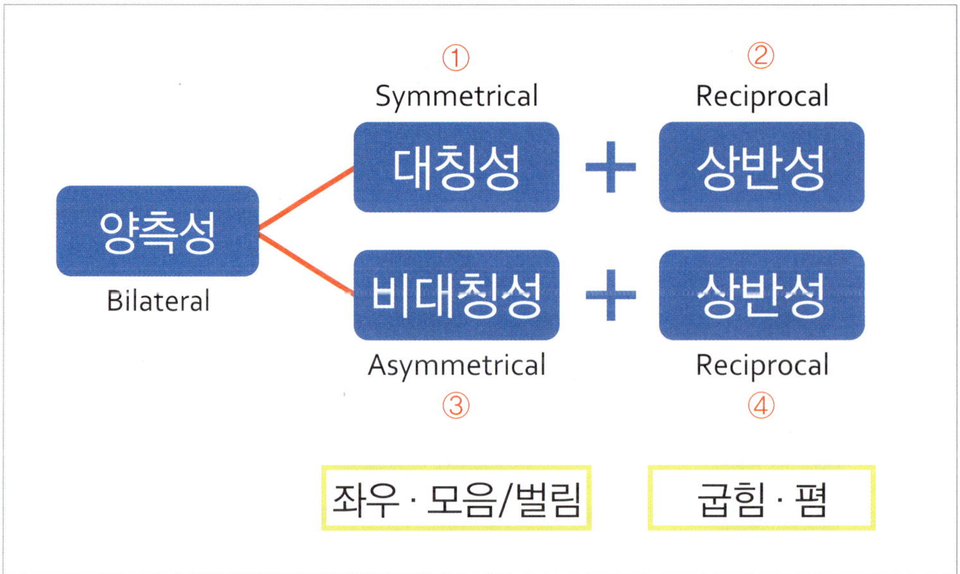

그림 2-415 양측성 패턴의 구성요소

1) 양측성 대칭성 패턴 Bilateral Symmetrical pattern

임상에서 사용되는 경우가 많은 것입니다. "대칭"이란 좌우가 대칭이라는 의미이고, 몸의 정중선(median line)의 좌우 양측이 같은 움직임을 하고 있는 것이 양측성 대칭성 패턴이 됩니다. 예를 들어, 만세를 부를 때, 착탈의를 할 때 손을 몸 앞에서 교차하는, 등을 열거할 수 있습니다 그림 2-416 · 그림 2-417.

양측성 대칭성 패턴의 특징은, 몸통의 옆굽힘과 회전이 상쇄되어 없어진다는 점과, 굽힘 및 폄은 일측성 패턴보다도 강하고, 많이 나온다는 점에 있습니다.

또한, 좌우 같은 동작을 시행함으로써 근육 출력에 좌우 차이가 있는 경우, 강한 쪽을 잡고 약한 쪽만 반복 신장(repeated stretching)이나 등장성 혼합(combination of isotonics)을 시행하는 강조의 타이밍을 시행함으로써 약한 쪽의 강화를 시행하는 것이 가능해집니다. 즉 고유수용감각을 입력하기 쉬운 것이 양측성 대칭성 패턴의 이점이라 생각하고 있습니다 그림 2-418 · 그림 2-419 · 그림 2-420 · 그림 2-421.

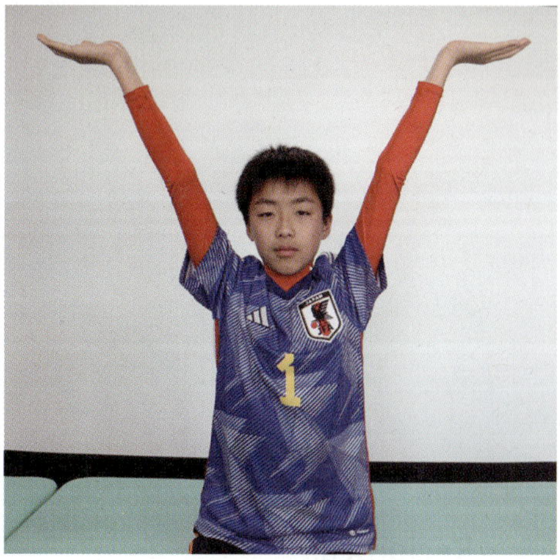
팔 굽힘 · 벌림 · 가쪽회전 패턴

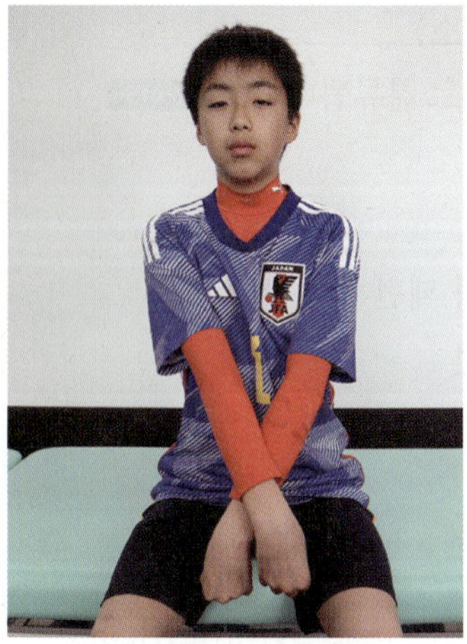
팔 폄 · 모음 · 안쪽회전 패턴

그림 2-416 양측성 대칭성 패턴 ①

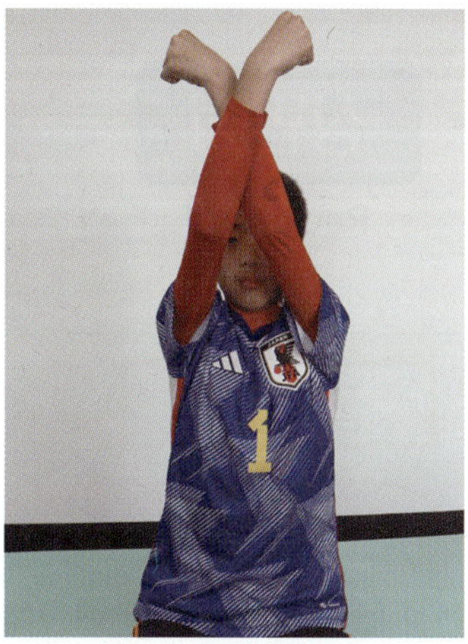
팔 굽힘 · 모음 · 가쪽회전 패턴

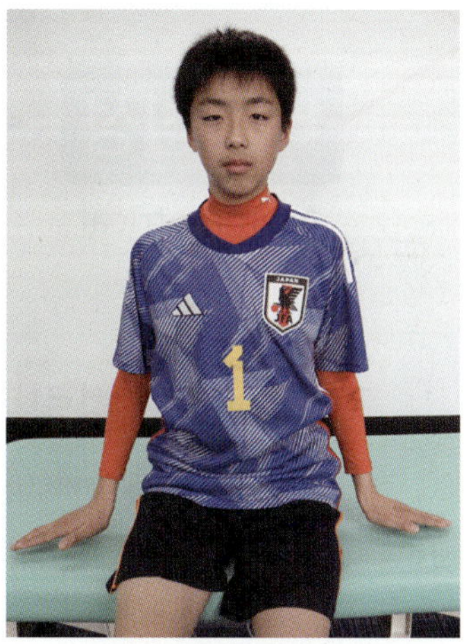
팔 폄 · 벌림 · 안쪽회전 패턴

그림 2-417 양측성 대칭성 패턴 ②

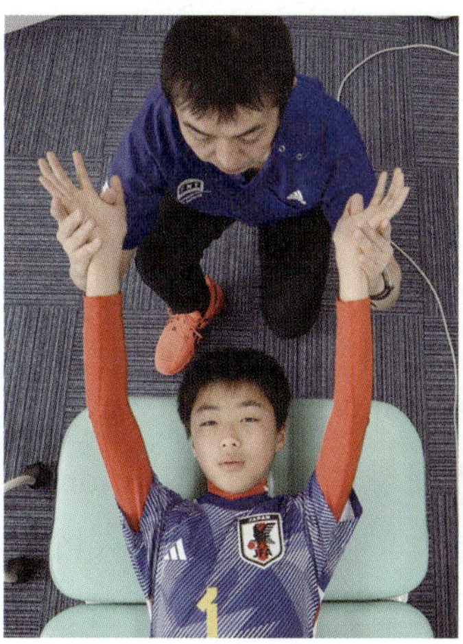
반듯이 누운 자세

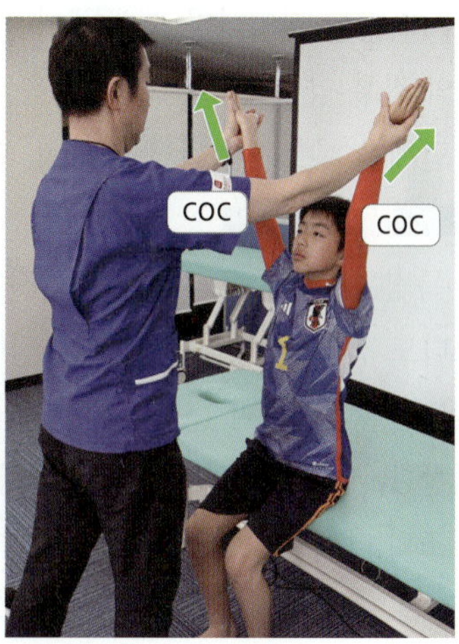

앉은 자세

그림 2-418 팔 굽힘·벌림·가쪽회전의 양측성 대칭성 패턴을 사용한 등근육군의 촉진

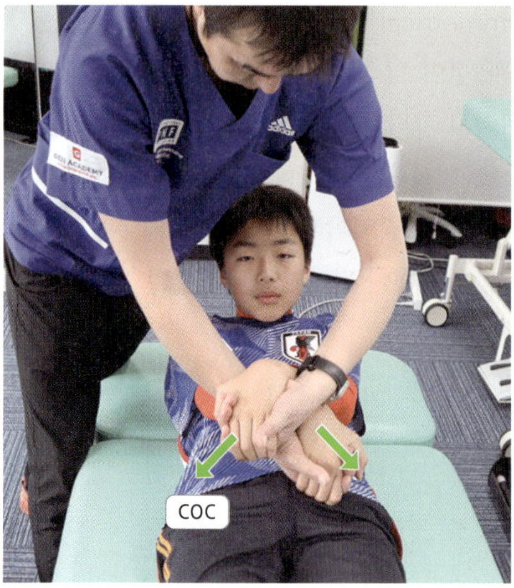

팔 폄 · 모음 · 안쪽회전 패턴

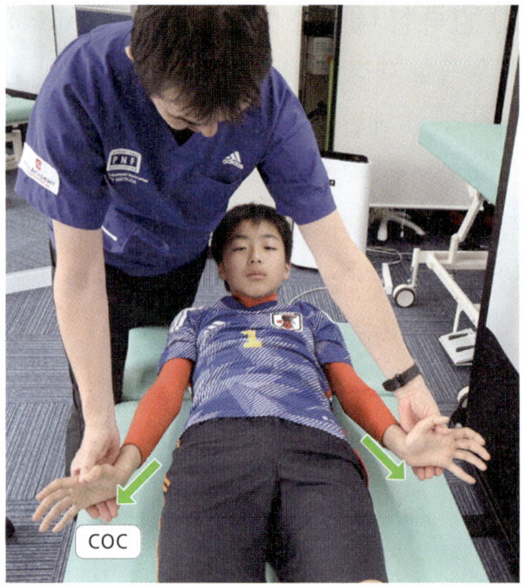

팔 폄 · 벌림 · 안쪽회전 패턴

그림 2-419 양측성 대칭성 패턴을 사용한 복부 근육군의 촉진

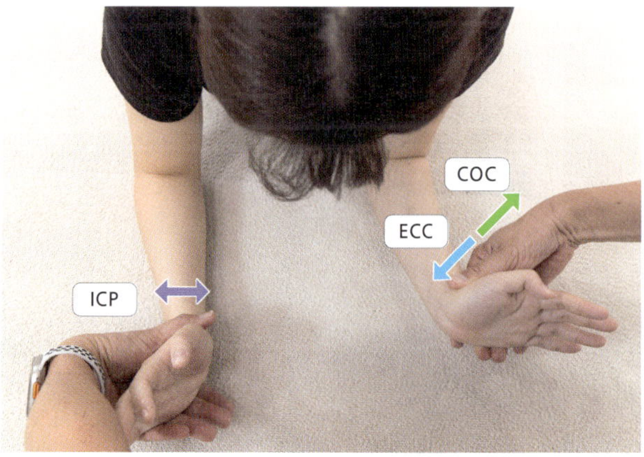

강조의 타이밍
강한 오른쪽은 고정해두고, 약한 왼쪽에 대해 기법을 시행한다.

그림 2-420 양측성 대칭성 패턴을 사용한 어깨관절 가쪽회전근군의 촉진

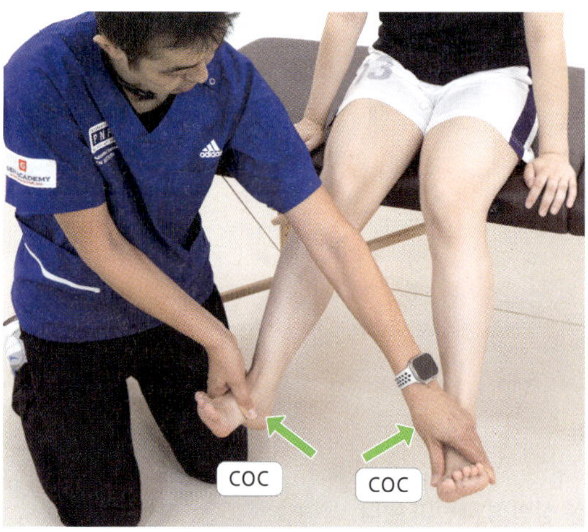

그림 2-421 양측성 대칭성 패턴으로 등쪽굽힘·외반의 강화

2) 양측성 대칭성 상반성 패턴 Bilateral Symmetrical Reciprocal pattern

양측성 대칭성 패턴에서, 어느 한쪽의 굽힘과 폄이 역전되는(시작자세와 종료 자세가 역전되는) 패턴을 양측성 대칭성 상반성 패턴이라고 합니다 그림 2-422.

임상으로는 별로 효과적인 활용 방법은 없지만, 일상생활 동작에서 매우 많이 시행되는 동작이 있습니다. 그것이 바로 보행에서의 양 팔다리 움직임이 됩니다. 좌우의 손, 좌우의 발이 같은 움직임을 상반적으로 시행하고 있는 것이 보행이 됩니다 그림 2-423.

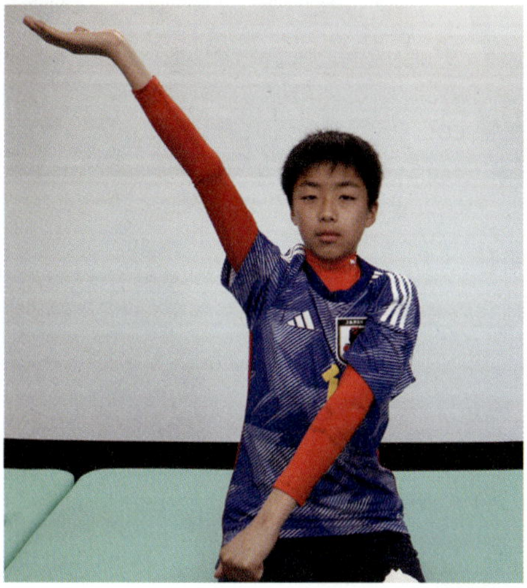

오른팔 굽힘 · 벌림 · 가쪽회전
왼팔 폄 · 모음 · 안쪽회전

그림 2-422 양측성 대칭성 상반성 패턴

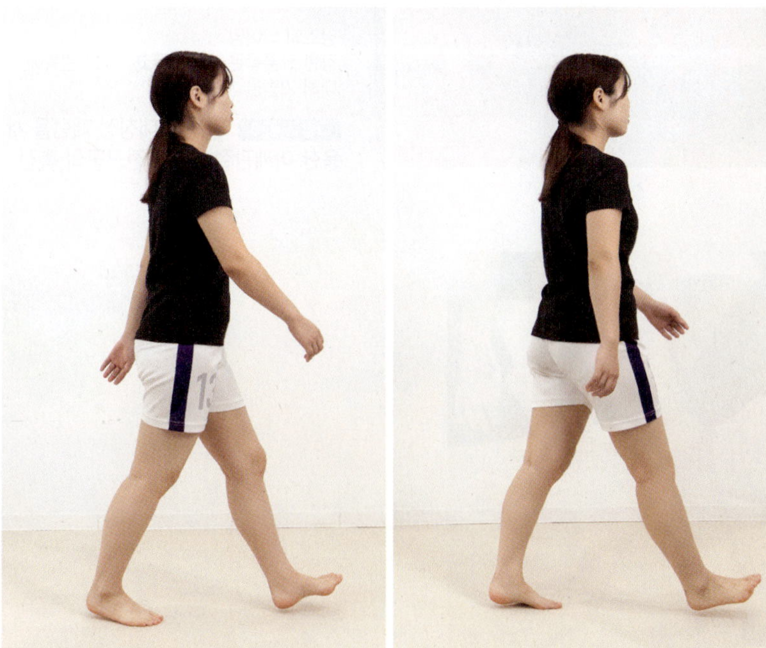

그림 2-423 보행에서는 팔다리 모두 양측성 대칭성 상반성 패턴이 된다.

3) 양측성 비대칭성 패턴 Bilateral Asymmetrical pattern

좌우의 패턴 중, 모음/벌림이 반대가 되는 것을 양측성 비대칭성 패턴이라 합니다.

굽힘 벌림 + 굽힘 모음

굽힘 모음 + 굽힘 벌림

폄 벌림 + 폄 모음

폄 모음 + 폄 벌림

양측성 비대칭성 패턴의 특징은, 옆굽힘 · 회전 · 굽힘 · 폄 등 모든 요소가 일측성 패턴보다도 강하고, 많이 나온다는 것에 있습니다.

손 부위나 발 부위가 같은 방향으로 움직임에도 불구하고 "비" 대칭이라는 혼란스럽기 쉬우나, 몸의 정중선에서 생각하여 좌우가 같은가, 같지 않은가로 생각하도록 합니다 그림 2-424.

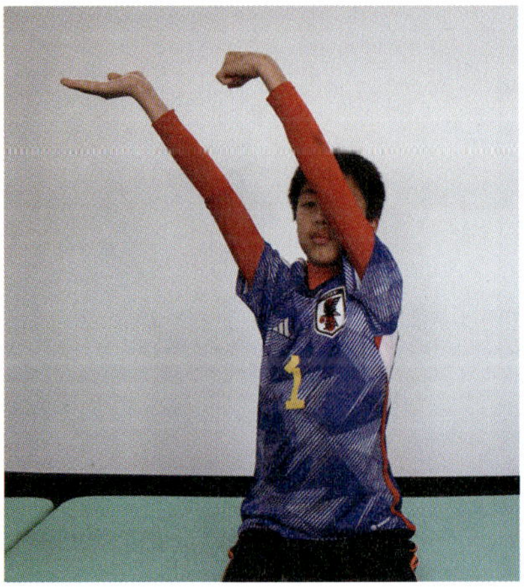

오른팔 굽힘 · 벌림 · 가쪽회전
왼팔 굽힘 · 모음 · 가쪽회전

그림 2-424 양측성 비대칭성 패턴

몸통 패턴인 내려치기(chopping)나 들어 올리기(lifting), 그리고 하부 몸통 패턴은 양측성 비대칭성 패턴을 이용하고 있습니다 그림 2-425 · 그림 2-426 · 그림 2-427.

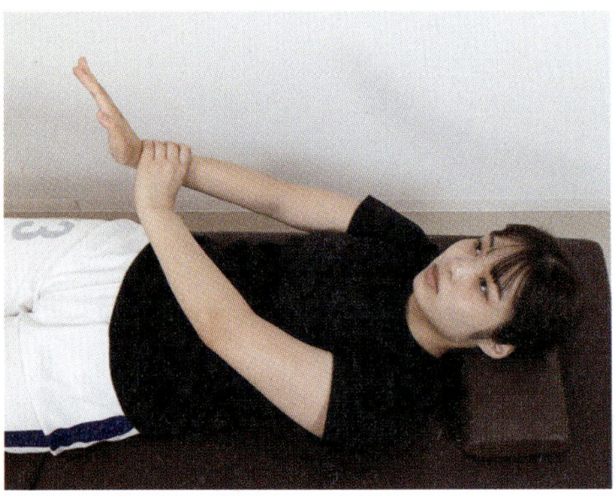

내려치기
오른팔 폄 · 벌림 · 안쪽회전 패턴
왼팔 폄 · 모음 · 안쪽회전 패턴

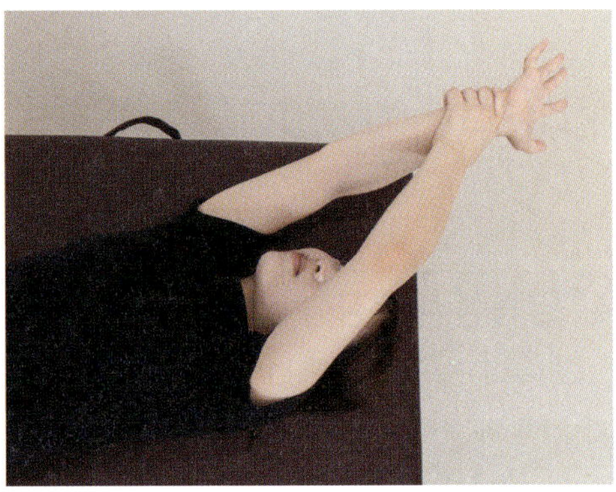

들어 올리기
오른팔 굽힘 · 벌림 · 가쪽회전 패턴
왼팔 굽힘 · 모음 · 가쪽회전 패턴

그림 2-425 내려치기나 들어 올리기는 양측성 비대칭성 패턴을 이용하고 있다.

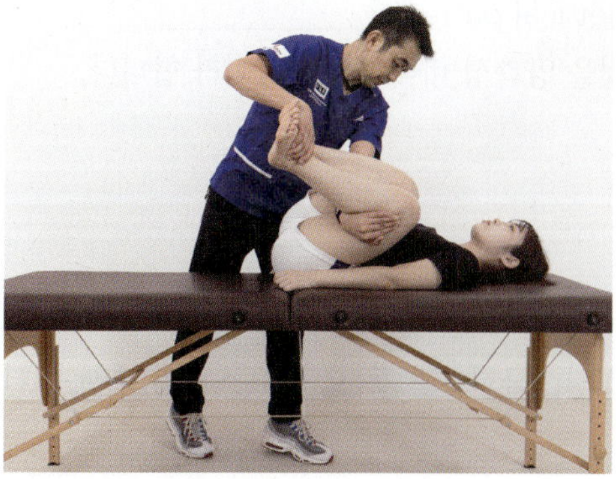

하부 몸통 굽힘 패턴
오른다리 굽힘 · 모음 · 가쪽회전 패턴
왼다리 굽힘 · 벌림 · 안쪽회전 패턴

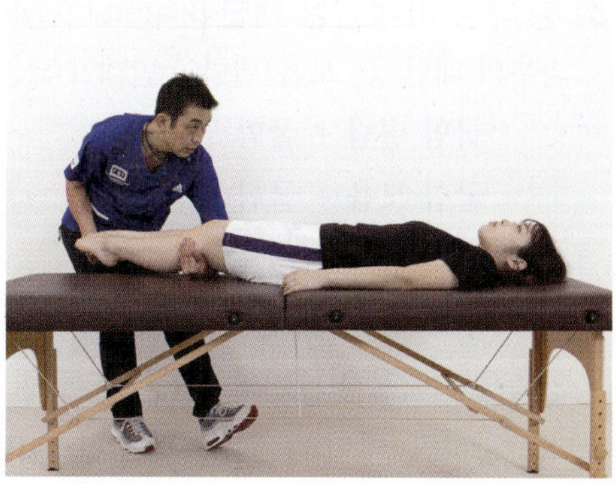

하부 몸통 폄 패턴
오른다리 폄 · 벌림 · 안쪽회전 패턴
왼다리 폄 · 모음 · 가쪽회전 패턴

그림 2-426 하부 몸통 패턴도 다리의 양측성 비대칭성 패턴을 이용하고 있다.

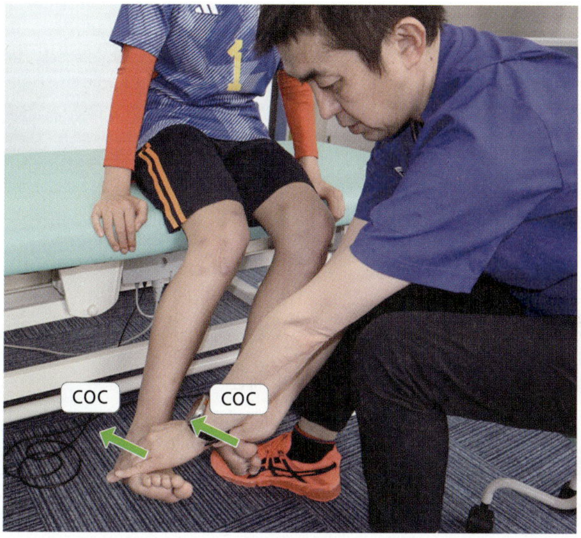

그림 2-427 양측성 비대칭성 패턴을 사용하여 오른쪽 발목관절 등쪽굽힘·외반, 왼쪽 발목관절 등쪽굽힘·내반의 촉진

4) 양측성 비대칭성 상반성 패턴 Bilateral Asymmetrical Reciprocal pattern

양측성 비대칭성 패턴에서, 어느 한쪽의 굽힘과 폄이 역전되는(시작자세와 종료 자세가 역전되는) 패턴을 양측성 비대칭성 상반성 패턴이라고 합니다 그림 2-428.

팔 패턴에서 반대쪽 팔에의 방산, 또는 다리 패턴에서 반대쪽 다리에의 방산은 모두 이 패턴을 이용하고 있다고 생각해도 무방합니다. 그만큼 임상적으로는 많이 사용되는 패턴입니다 그림 2-429 · 그림 2-430 · 그림 2-431.

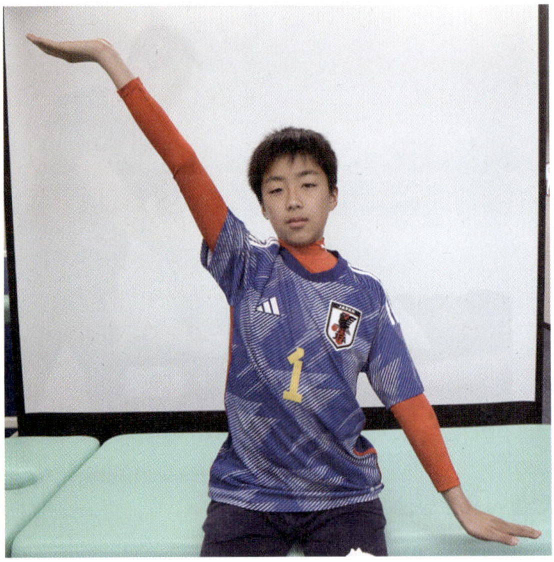

오른팔 굽힘 · 벌림 · 가쪽회전 패턴
왼팔 폄 · 벌림 · 안쪽회전 패턴

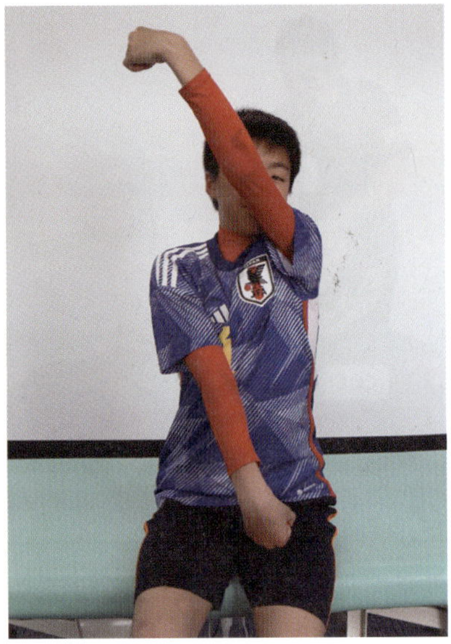

오른팔 폄 · 모음 · 안쪽회전 패턴
왼팔 굽힘 · 모음 · 가쪽회전 패턴

그림 2-428 양측성 비대칭성 상반성 패턴

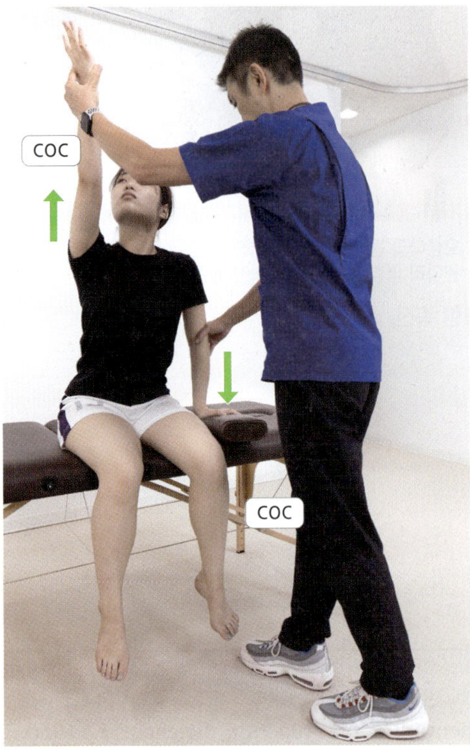

오른팔 굽힘 · 벌림 · 가쪽회전 패턴
왼팔 폄 · 벌림 · 안쪽회전 패턴

그림 2-429 팔 양측성 비대칭성 상반성 패턴을 사용한 방산

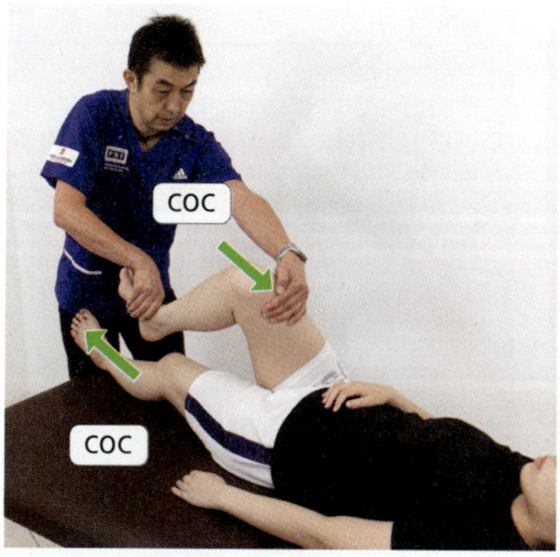

오른다리 굽힘 · 모음 · 가쪽회전 패턴
왼다리 폄 · 모음 · 가쪽회전 패턴

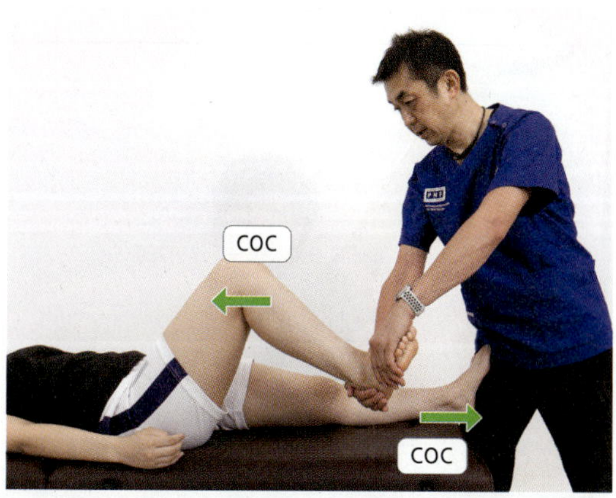

오른다리 굽힘 · 벌림 · 안쪽회전 패턴
왼다리 폄 · 벌림 · 안쪽회전 패턴

그림 2-430 다리 양측성 비대칭성 상반성 패턴을 사용한 방산

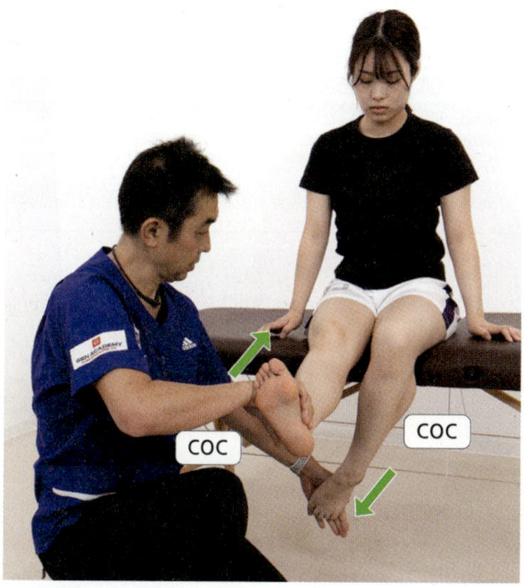

오른다리 굽힘 · 모음 · 가쪽회전 패턴
왼다리 폄 · 모음 · 가쪽회전 패턴

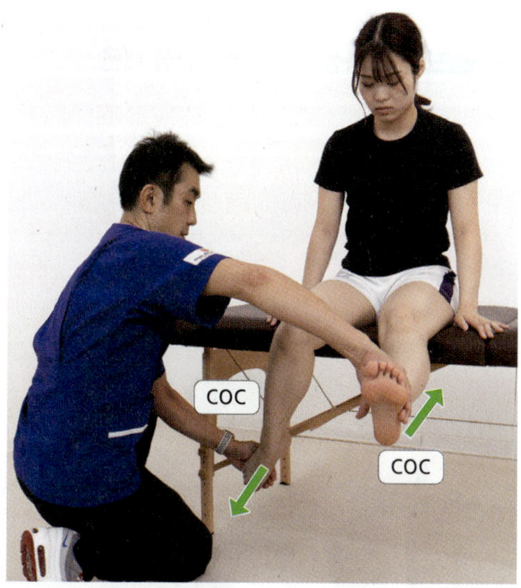

오른다리 폄 · 벌림 · 안쪽회전 패턴
왼다리 굽힘 · 벌림 · 안쪽회전 패턴

그림 2-431 다리 양측성 비대칭성 상반성 패턴을 사용한 촉진

참고 · 인용문헌

1) Knott M, Voss DE(福屋靖子ほか訳)：神経筋促通手技 第 3 版 協同医書出版社 1989
2) Kabat Central mechanisms for recovery of neuromuscular function, Science 112 1950

3장 매트 활동

Mat Activities

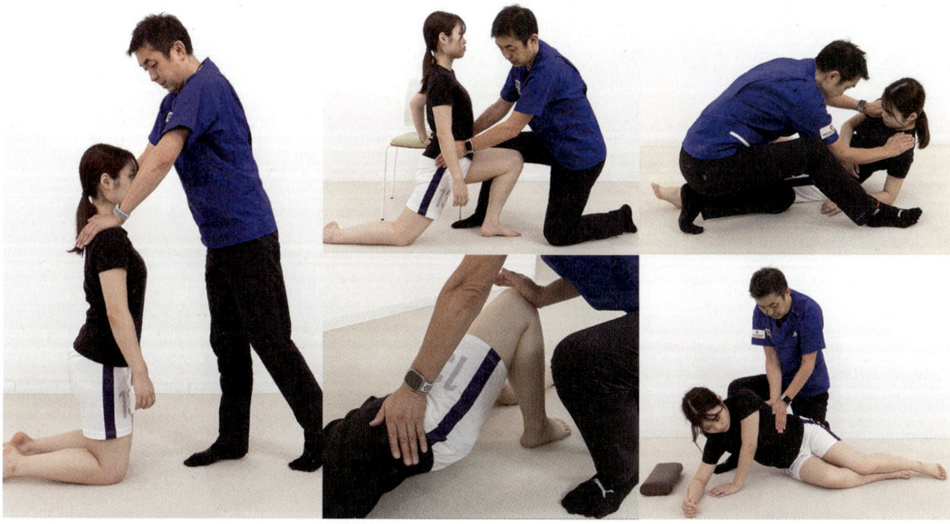

신체 기능을 개선하기 위해서는, 개별 관절의 양적 기능(근력 · 가동범위 등) 및 질적 사용방법을 개선할 뿐만 아니라, 궁극적으로는 활동의 개선으로 이어지게 하는 것이 중요합니다. 이를 위해, PNF에서는 매트 활동을 응용한 치료를 높은 빈도로 시행합니다.

매트 활동이라 하면 기능장애를 나타내는 대상자에게 시행하는 것이라는 이미지가 있을 수 있습니다. 하지만, 바닥에서 자신의 몸을 원하는 대로 움직이기 위해서는 신체의 안정성(Stability)을 만든 다음에 가동성(Mobility)으로 이어져야 하며, 다양한 활동의 개선으로 이어질 수 있는 깨달음과 계기를 제공합니다. 그런 의미에서도, 중증 기능장애를 가진 대상자는 물론이고, 정상급 운동선수에 이르기까지 매트 활동을 응용한 치료는 많은 이점을 갖고 있습니다.

이 항목에서는, 매트 활동의 다양한 응용방법을 소개합니다.

매트 활동의 이점~왜, 매트 활동을 시행하는가?

영아는 몸 구르기(뒤집기)를 하고, 기어 다니기를 하게 되며, 네 발로 기기에서 잡고 서기로 단계를 밟으면서 성장합니다 그림 3-1 . 이 과정의 바닥 위 활동 모두를 매트 활동이라 부릅니다.

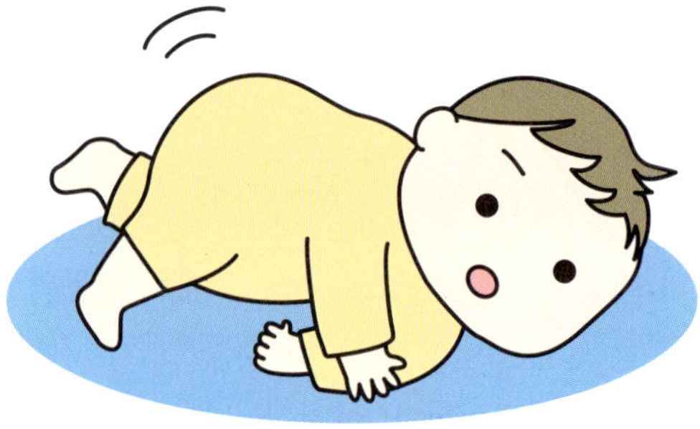

그림 3-1 영아는 단계를 밟으면서 성장한다.

병원 재활치료 현장에서는 바닥 위에 매트를 깔고 활동하는 경우도 있습니다. 또한, 낮은 테이블(low floor platform) 몇 대를 연결하여 넓은 바닥 면을 만들고 있는 시설도 많이 있습니다. 이에 더해서, 폭이 좁은 승강 침대(elevating bed) 위에 있어도 브리지나 네 발기기 등을 시행하는 일도 있을 것입니다. 매트 활동은 매트 위에서 시행하는 활동이라기보다는, 바닥 위 활동 전반을 가리키고 있습니다.

그러면, 왜 매트 활동을 시행하는 것일까요? 국제 PNF협회 인정 교과과정에서 가르치는 내용 중, 치료를 시행하는 데 있어서의 실천적인 실기로서 습득하는 것은, ① PNF 패턴, ② 매트 활동, ③ 보행에 대한 PNF입니다. 특히, 패턴과 비교하면, 매트 활동은 패턴처럼 신체 부위를 어떻게 움직이는가의 운동 지시가 아니라, 옆을 향한다든가, 일어난다는 등의 활동 지시를 내리는 일이 많은 것이 특징입니다. 어떻게 움직이는가라는 지시가 아니라, 활동 그 자체로 지시하는 편이 수준을 불문하고 대상자에게 그 의도가 전달되기 쉬운 이점이 있습니다. 이 때문에, 고유 감각이 저하한 대상자나 구두 지시가 전달되기 어려운 대상자에 대해서는, 매트 활동을 선택하는 경우가 많은 이유가 됩니다.

예를 들면, 엉덩관절 폄이 필요한 사례에 대해서, 패턴을 사용하는가, 매트 활동을 사용하는가, 보행 중재를 사용하는가, 그 판단은 치료사에게 맡겨집니다. 판단 기준은, 각각의 치료사에 따라 달라도 되지만, 대상자에게 어떤 이점이 있는 것을 선택하는 것이 일반적입니다.

이점이라는 관점에서 볼 때, 매트 활동의 이점으로서, 먼저 안전성을 열거할 수 있습니다. 넓은 바닥 면에서 시행하기 때문이라는 것이 그 이유이고, 승강 침대에서는 공포심 때문에 근육 긴장이 올라가기 쉬운 사례 등에는, 매트 활동을 시행하는 것이 좋다고 생각합니다.

그리고, 그 큰 바닥 면을 이용하여 활동을 함으로써, 신체에 접촉하는 면이 넓은, 자기 자신의 체중을 지지하는 면적이 넓다는 이유로 감각 입력을 간단히 할 수 있다는 것도 큰 이점이라 생각됩니다. 특히, 자세지남력장애(postural disorientation)를 나타내어 푸셔 증후군이나 마비 측을 흔들기 시작하는 것이 어려워지는 편마비 사례에는 효과적입니다.

바닥 면에서 자신의 몸을 마음먹은 대로 움직이려면, 중력중심 이동을 하여, 어딘가에 안정성(stability)을 만든 다음에, 가동성(mobility)으로 연결할 필요가 있습니다. 이러한 운동조절(motor control)의 사고방법을 적용시키기 쉬운 것도 매트 활동의 특징이고, 이러한 것 때문에 매트 활동을 보행 개선이나 스포츠 수행능력 향상에 사용하는 것도 가능해집니다. 몸 구르기(뒤집기)도 곤란한 발병 초기의 편마비 사례에서 정상급 운동선수에 이르기까지, 다양한 수준의 대상자에 대해 적응 가능한 매트 활동의 이점으로서 열거할 수 있는 것입니다.

이와 같이, 이점이 많은 매트 활동이지만, 여기서는 국제PNF협회 인정 교과과정에서 가르치는 내용에 준하여, 1. 몸 구르기(뒤집기), 2. 반듯이 누운 자세 활동, 3. 엎드려 누운 자세 활동의 세 가지를 설명합니다 그림 3-2 . 모든 활동은 어떻게 사용하느냐에 따라 여러분의 임상에 많은 도움을 줄 수 있고, 이제까지 어려움을 겪었던 사례를 개선하기 위한 실마리가 된다고 생각합니다. 실제 현장에서 활용하는 것을 상상하면서 읽어나가기 바랍니다.

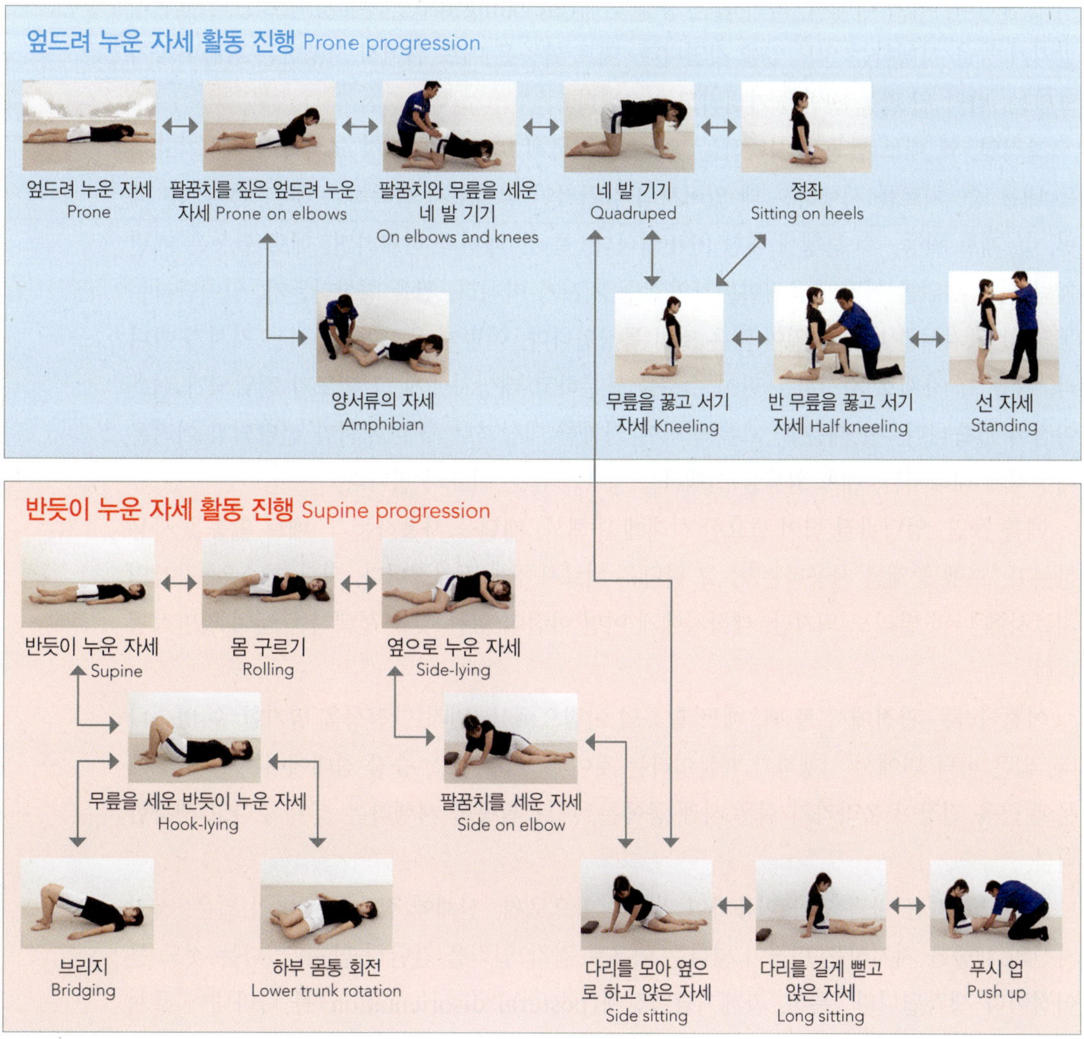

그림 3-2 매트 활동(Mat Activities)

1. 몸 구르기 Rolling

먼저 몸 구르기(뒤집기)라는 활동이 있는데, 인간은 태어나서 반듯이 누운 자세를 취하다가 중력중심이 좌우 어느 쪽인가로 이동하여 옆으로 누운 자세가 됩니다 그림 3-3. 운동발달로 생각하면, 많은 경우는 특별한 훈련을 하지 않아도 자연스럽게 그 활동을 습득하게 되는 활동입니다. 우리 성인들도, 특별히 의식하지 않고 몸 구르기를 할 수 있으나, 거기서 일어나고 있는 것은, 중력중심 이동이 있어, 동작을 가능케 하는 가동성(mobility)이 필요하고, 그리고 활동을 수행하기 위해서는 각각의 타이밍에 필요한 안정성(stability)이 있습니다. 평소에는 의식하는 일이 없지만, 몸 구르기 활동 하나를 예로 들어도, 이러한 운동조절(motor control) 위에서 활동이 수행되는 것입니다.

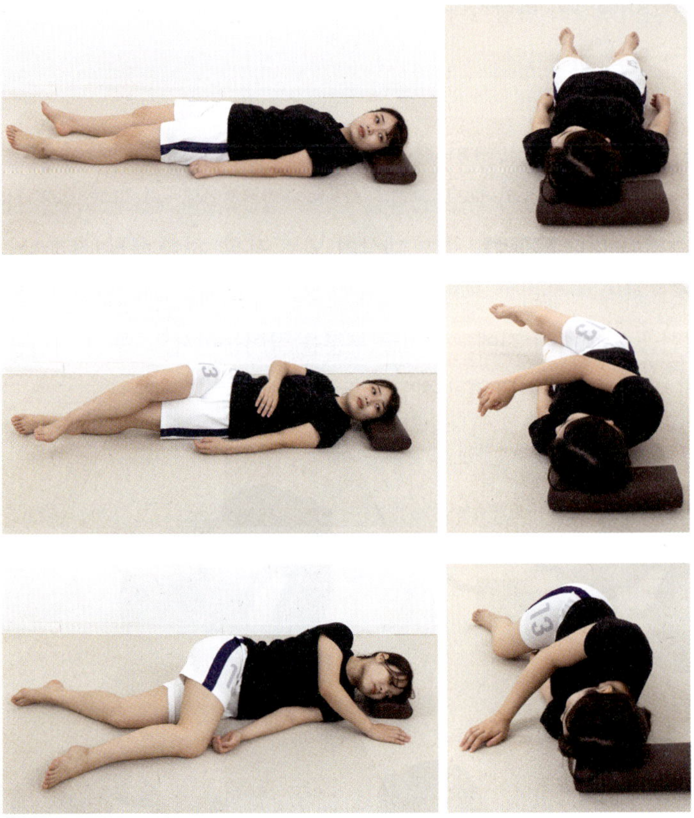

그림 3-3 반듯이 누운 자세에서 왼쪽 옆으로 누운 자세로의 몸 구르기

몸 구르기 활동을 관찰해 보기 바랍니다. 사람에 따라, 팔부터 움직이기 시작하는 사람, 다리부터 움직이기 시작하는 사람, 다리도 굽히는 경우와, 발바닥을 접지하여 펴는(걷어차는) 경우로 나뉩니다. 얼굴은 보통 몸 구르기를 하는 방향을 향하고 있을 것입니다. 요컨대, 중력중심 이동을 어떻게 만들어내는지가 우선 처음으로 시행하는 것이며, 그 다음으로 일어나는 것이 몸을 구르는 쪽의 큰돌기(대전자) 부근에 고정점(안정성)을 만든다는 것입니다. 그러면, 다른 신체 부위가 몸 구르기라는 동작을 시작합니다(가동성).

몸 구르기가 어려운 사례에 대해서, 처음으로 동작을 유도한다고 한다면, 그 대상자의 기능을 최대한으로 이끌어낼 수 있는 방법을 선택합니다. 다수의 패턴 중에서 어느 패턴을 선택하는가는, 치료 효율을 높이는 데 중요하며, 그 선택하는 능력이 치료사의 역량입니다. 필자는 패턴 선택에서의 판단 기준으로서, ① 신체 부위 중에서, 다른 부위보다 힘이 들어가기 쉬운 부위가 있으며, 그 부위를 촉진하는 것이 효과적인지, ② 신체 부위 중 사용되지 않는 부위가 있고, 그 부위를 촉진하는 것이 효과적인지, 이 두 가지를 기초로 생각하도록 하고 있습니다.

그러면, 여기서 PNF 패턴을 이용하여, 주로 복부 근육을 작용시킨 몸 구르기 방법을 구체적으로 설명합니다. 처음에 알려드린 대로, PNF에서의 몸 구르기 연습은, 몸 구르기 자체를 개선시키는 것도 목적의 하나이지만, 최종적으로 지향하는 바는 몸 구르기를 통해 대상자마다 필요한 신체기능의 촉진을 도모하는 것입니다. 그 관점을 갖는 것이 중요하기 때문에, 그것을 염두에 두고, 읽어나가기 바랍니다.

1) 어깨 앞쪽 내림

어깨 앞쪽 내림 패턴은, 앞톱니근(전거근)이 작용하여, 복부 근육에 대한 방산이 들어가기 쉬운 패턴입니다. 그 패턴을 사용하여 복부 근육을 작용시킨 다음에, 몸 구르기를 시행하면 원활하게 시행할 수 있습니다 그림 3-4. 특히 대상이 되는 것은, 하위 등뼈(흉추)가 펴져 가슴우리(흉곽) 아래모서리가 올라가 복부 근육이 들어가기 어려운 사례입니다. 이 경우는 어깨 앞쪽 내림 패턴을 시행하기 전에, "명치끝 부분을 끌어들이시오" 등의 지시를 주어, 하위 등뼈 굽힘을 낸 다음에 시행하면 효과적입니다.

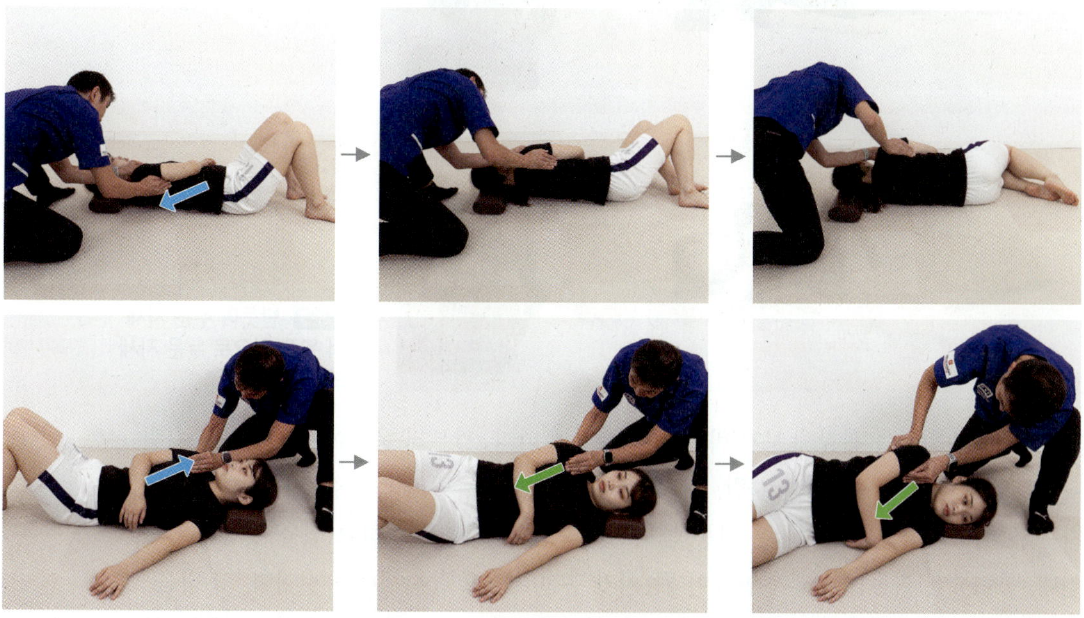

1 어깨 앞쪽 내림 패턴을 사용하여 복부 근육을 활동시킨다.

2 복부 근육 활동을 유지한 채로 몸 구르기 지시를 내리고 그것에 따라간다.

3 옆으로 누운 자세가 될 때까지 따라간다.

그림 3-4 어깨 앞쪽 내림 패턴 조작의 실제 순서

또한, 패턴을 이용한 몸 구르기 모두에 공통되지만, 반드시 시작자세에서 모든 패턴을 시행할 필요는 없으며, 가장 복부 근육이 작용하기 쉬운 곳에서 정적인 수축을 일으킨 다음에 몸 구르기를 하는 것이 쉽고 더 효과적입니다.

일반적으로 패턴의 최종 영역 근처가 복부 근육이 가장 작용하기 쉽기 때문에, 최종 영역 부근에서 힘을 넣게 하여, 몸 구르기를 한다는 방법을 취해보면 좋을 것입니다.

시작하는 자세도 대상자의 능력이나 목적에 따라 바꿔보기 바랍니다. 몸 구르기라는 동작은 반듯이 누운 자세에서 시작하면 중력의 영향을 받아 난이도가 올라갑니다. 근력이 저하하여 있는 대상자에게는, 옆으로 누운 자세 가까이에서 시작하여 서서히 반듯이 누운 자세에 접근해간다는 방법이 좋은 경우도 있습니다.

2) 팔 폄·모음·안쪽회전

어깨 앞쪽 내림 패턴은, 지레의 팔이 짧아 복부 근육이 작용하기 쉬운 반면, 고령자 등에서는 유연성(flexibility)이 부족하여 움직임이 적기 때문에 복부 근육이 효과적으로 작용하지 않는 경우도 있습니다. 이러할 때 지레의 팔을 길게 한 것이, 팔의 폄 · 모음 · 안쪽회전 패턴을 이용한 몸 구르기가 됩니다 그림 3-5 .

치료사의 위치는, 치료 침상에서 시행하는 일반적인 패턴이면 대상자의 어깨 부근에 서서 발 부위 방향을 향하지만, 몸 구르기에서 그 선 위치에서 시행하면 상당히 앞으로 기울어지는 자세가 되어 허리가 손상될 가능성이 있습니다. 대상자가 체격이 좋은 경우 등에서는 더 한층 그렇게 됩니다.

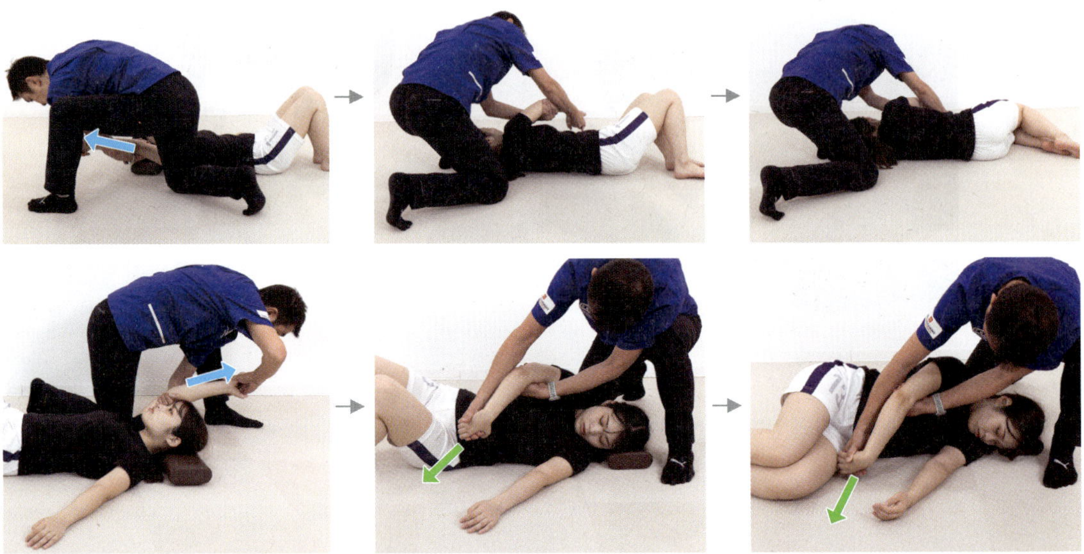

1 폄 · 모음 · 안쪽회전 패턴의 시작 자세

2 패턴의 최종 영역에서 복부 근육의 활동을 얻는다.

3 복부 근육의 활동을 이용하여 몸 구르기를 한다.

그림 3-5 팔 폄·모음·안쪽회전 패턴 조작의 실제 순서

그런데, 두 가지 해결방법이 있습니다. 첫 번째 해결 방법은, 치료사의 선 위치를 바꿔서 대상자의 뒷면이 아니라 앞면에 위치하여, 자신을 향해서 몸 구르기를 하게 하는 방법입니다 그림 3-6 . 이 방법은, 침대 곁에서의 치료나 방문 재활치료 등에서 환경으로서 대상자의 배후에 공간이 없는 경우에도 이용됩니다. 패턴에 충실하게 시행하려고 하면, 손을 쥐게 하는 것이지만, 필자는 그것보다도 앞쪽으로 밀게 하는 것을 중요시하여, 손을 쥐게 하고, 주먹으로 치료사의 손바닥을 밀게 하는 방법을 흔히 사용합니다.

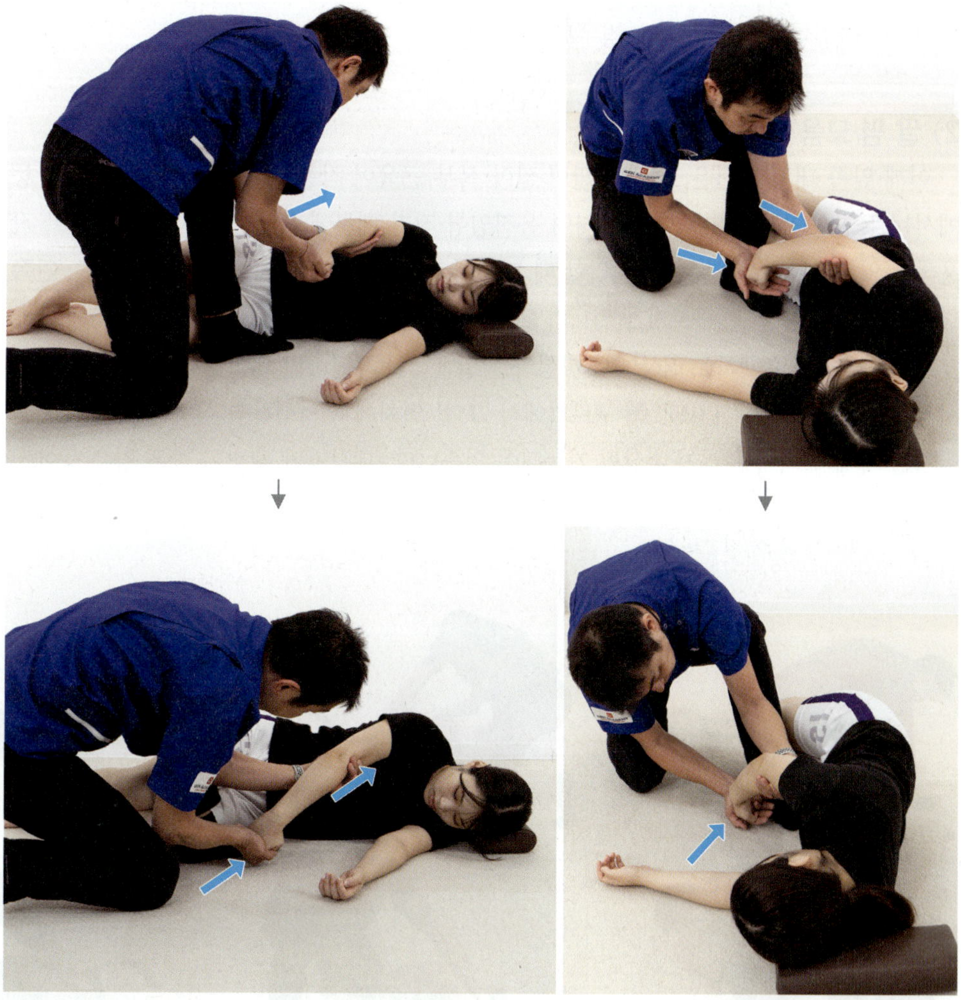

그림 3-6 대상자의 앞에서 시행하는 방법

두 번째 해결 방법은, 팔 패턴의 먼쪽 요소를 사용하지 않는 방법입니다 그림 3-7 . 사진처럼 팔꿈치 부근에 접촉하여 패턴을 시행하고, 복부 근육을 작용시킵니다. 필자의 경험상, 상부 몸통에서는 이 방법이 복부 근육이 가장 작용할 가능성이 높습니다. 위팔 부분만의 짧은 지레의 팔을 사용한 팔 패턴과, 어깨 앞쪽 내림 패턴을 유합시킨 방법이 됩니다.

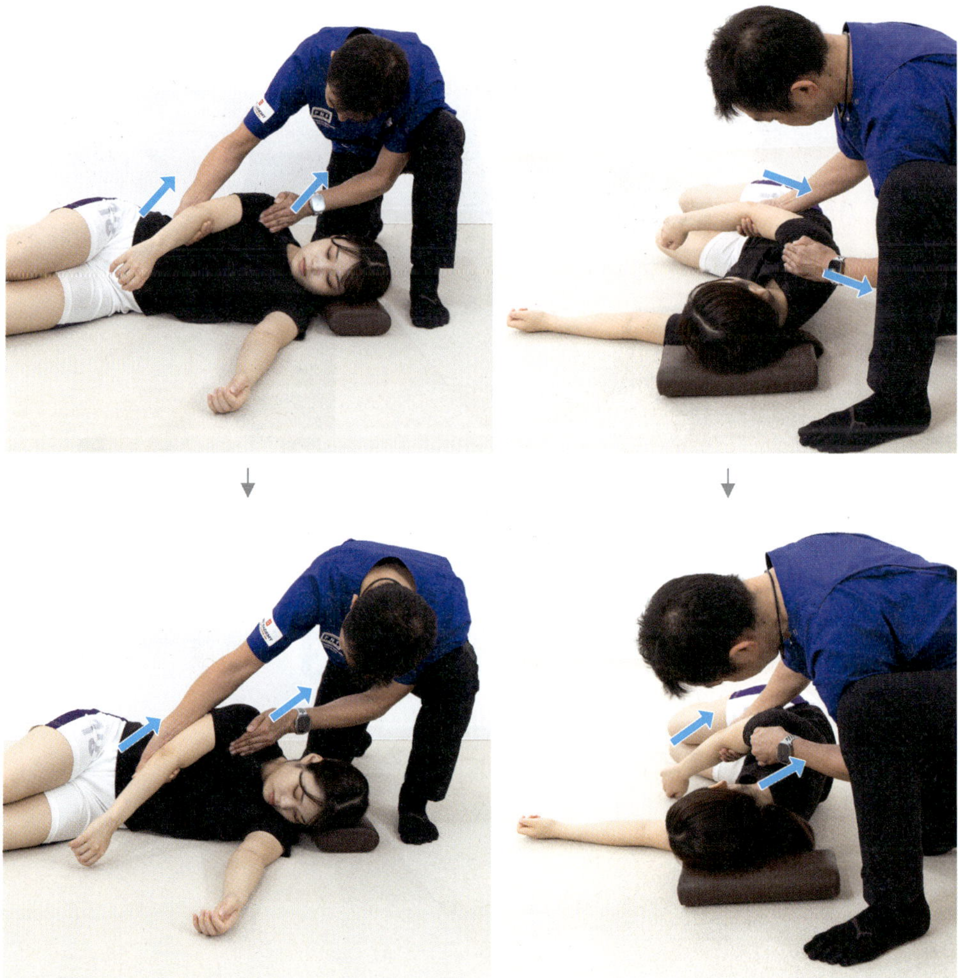

먼쪽 요소를 사용하지 않고, 팔꿈치와 부리돌기(오훼돌기)에서 저항을 가한다.

그림 3-7 팔 패턴의 먼쪽 요소를 사용하지 않는 방법

3) 무릎을 굽히면서 하는 다리 굽힘·모음·가쪽회전

몸 구르기를 할 때의 몸 구르기 방법도 사람마다 다르지만, 하부 몸통 복부 근육군의 기능이 약해, 팔을 크게 흔들어 몸 구르기를 하거나, 발로 차서 몸 구르기를 하는 사람도 많습니다. 이러한 예 등에서, 하부 복부 근육군을 촉진하고 싶은 경우에 사용하기 쉬운 것이 무릎을 굽히면서 하는 다리 굽힘 · 모음 · 가쪽회전 패턴입니다 그림 3-8 .

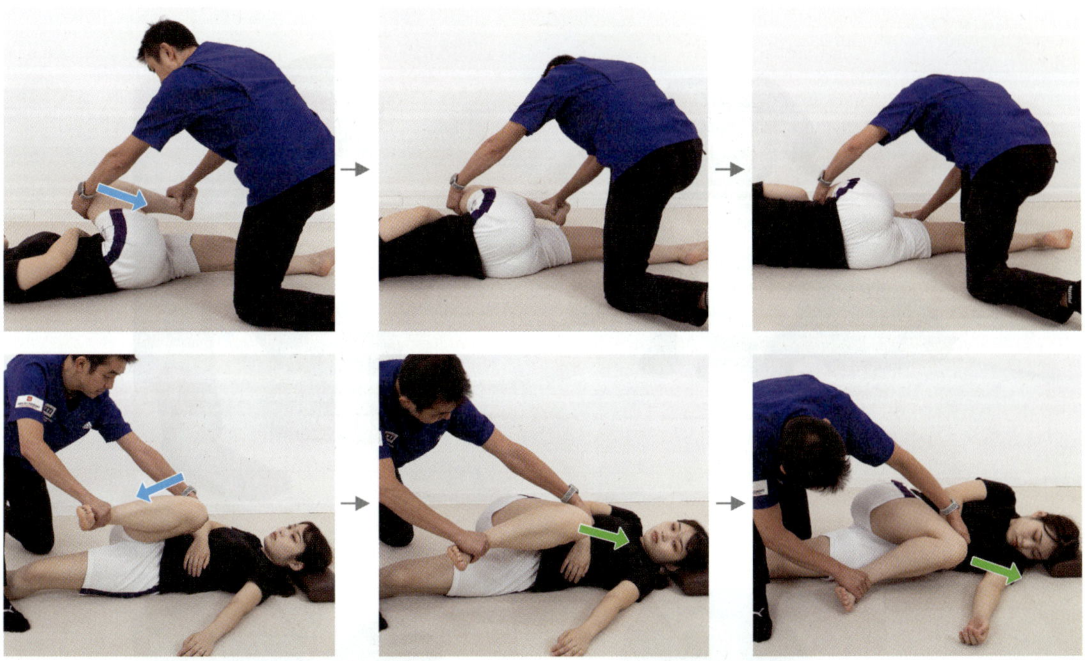

1 무릎을 굽히면서 하는 다리 굽힘 · 모음 · 가쪽회전 패턴의 종료 자세

2 복부 근육의 활동을 얻어 몸 구르기를 한다.

3 옆으로 누운 자세까지 따라간다.

그림 3-8 무릎을 굽히면서 하는 다리 굽힘·모음·가쪽회전 패턴 조작의 실제 순서

이 패턴을 사용할 때는, 몸 구르기를 하는 쪽의 팔은 벌림(외전)을 시켜두지 않으면 몸 구르기 때에 그 손이 방해가 됩니다. 그리고 같은 쪽 팔도 신체 위에 올려놓지 않으면, 몸 구르기를 했을 때에 팔이음뼈(상지대)가 남는 원인이 되기 때문에 주의하기 바랍니다 그림 3-9 .

이에 더해서, 사각지대가 되기 쉬운 것이, 패턴을 시행하지 않을 때의 다리 위치입니다. 벌림(외전)위치로 되면 지지기저면이 형성되어, 그 방향으로 몸 구르기를 하기 어려워집니다. 반대쪽 다리는 정중 위치나, 약간 모음(내전) 위치 정도로 놓아두면 몸 구르기를 하기 쉽습니다.

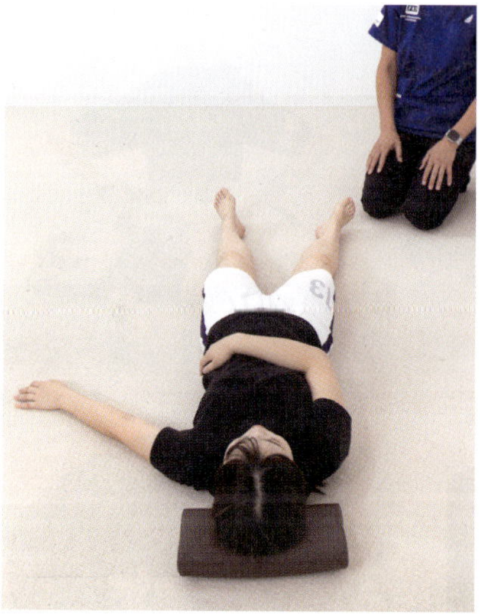

같은 쪽 팔은 복부에 올려놓고, 반대쪽 팔은 벌려(외전) 둔다. 반대쪽 다리는 벌려지지(외전하지) 않도록 한다.

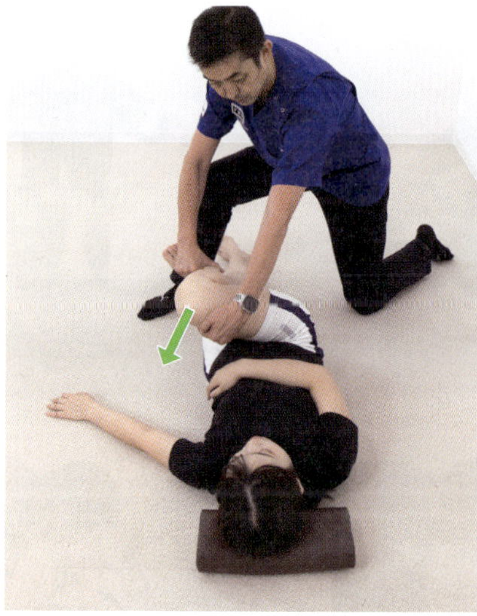

1 무릎을 굽히면서 하는 다리 굽힘 · 모음 · 가쪽회전 패턴의 종료 자세

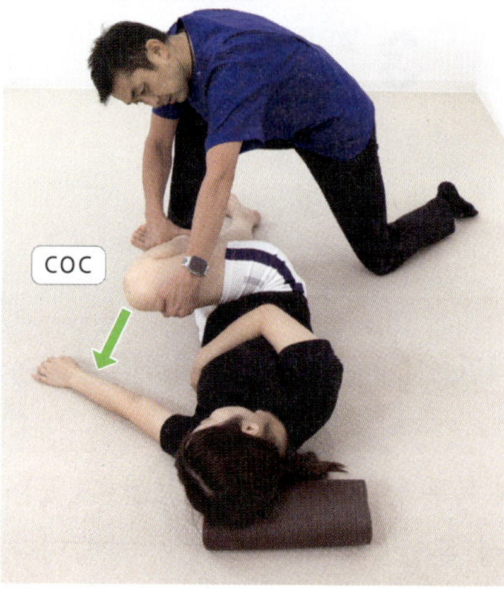

2 복부 근육의 활동을 얻어 몸 구르기를 한다.

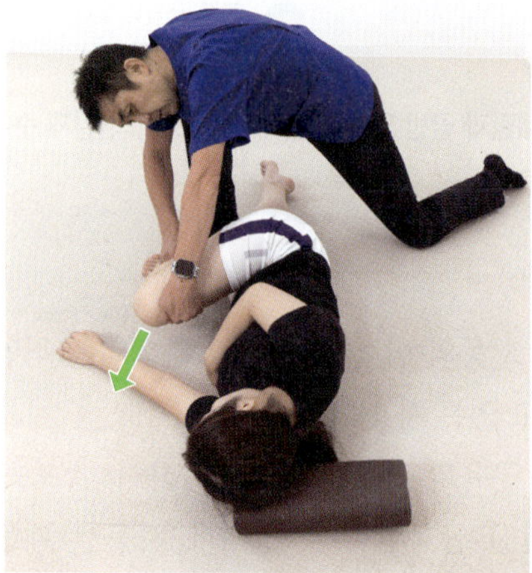

3 옆으로 누운 자세까지 따라간다.

그림 3-9 무릎을 굽히면서 하는 다리 굽힘·모음·가쪽회전 패턴의 주의할 사항

4) 어깨·앞쪽 내림과 골반·앞쪽 올림의 혼합(몸 전체 굽힘)

복부 근육을 작용시켜 몸 구르기를 시키고 싶다면, 우선 먼저 시도해보는 것이, 이 전신 굽힘입니다. 필자는 복부 근육이 어느 정도 작용하는지의 평가에도 자주 사용하고 있습니다.

그 하는 방법은 간단하며, 옆으로 누운 자세에서 조금만 뒤쪽으로 넘어뜨린 반 옆으로 누운 자세를 취하게 하여, "뒤로 넘어뜨리려고 해도 넘어지지 않도록 최선을 다 하십시오"라 말하고 어깨는 앞쪽 내림이 저항을 부리돌기에서, 골반은 앞쪽 올림의 저항을 엉덩뼈능선(장골능)에서 각각 저항을 가합니다 그림 3-10.

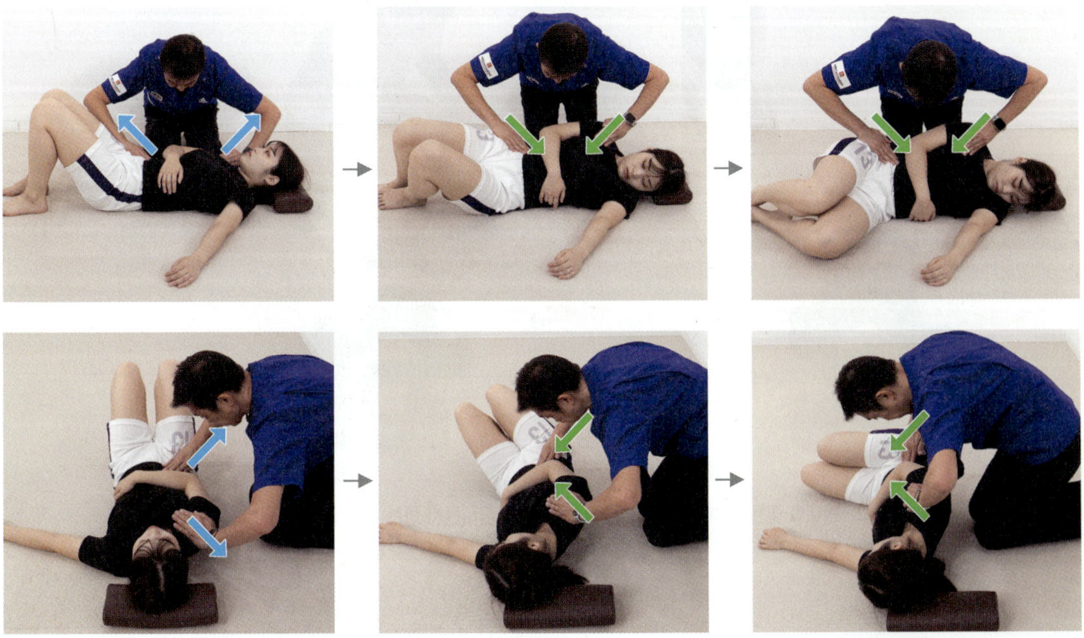

1 부리돌기와 엉덩뼈능선에서 저항을 가한다.

2 복부 근육의 활동을 얻어 몸 구르기를 한다.

3 옆으로 누운 자세까지 따라간다.

그림 3-10 어깨 앞쪽 내림과 골반 앞쪽 내림의 혼합 조작의 실제 순서

매트 활동의 이점인 신체 각 부위의 움직임이 아니라, 전체 동작으로 촉진한다는 것을 구현하고 있는 사용방법입니다.

복부 근육의 작용 여부를 평가하여, 스포츠 선수의 복부 근육 강화에도 사용할 수 있는 것이 전신 굽힘입니다. 강화에 사용할 때는 등장성 혼합을 혼합하는 것이 좋습니다 그림 3-11.

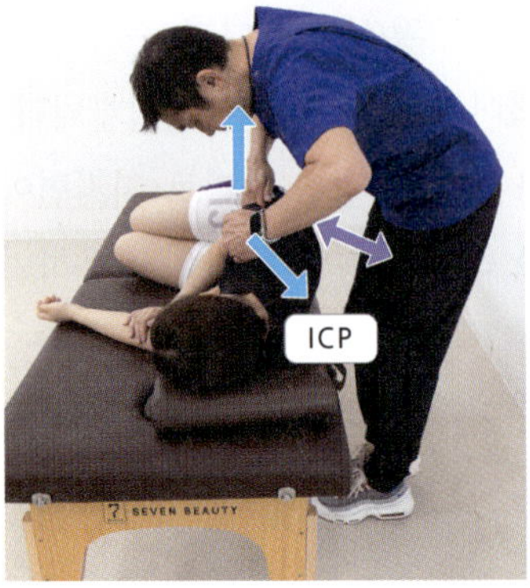

1 등척성 수축

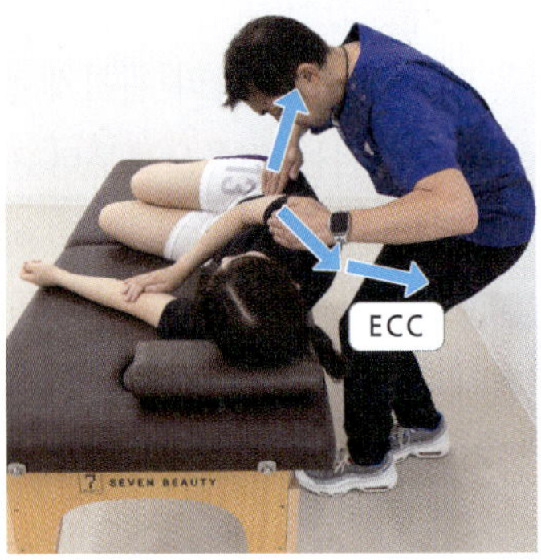

2 원심성 수축

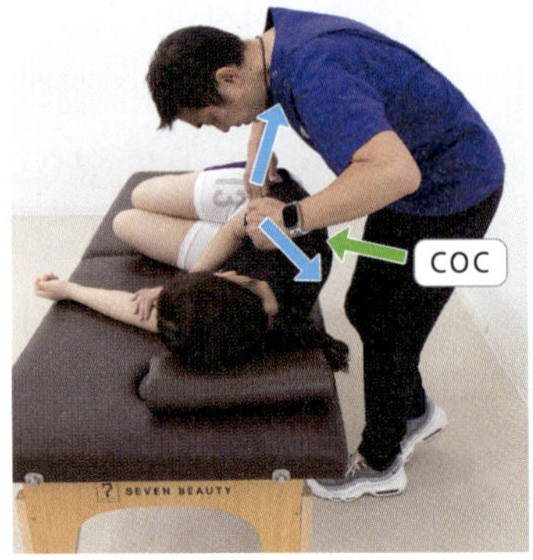

3 구심성 수축

그림 3-11 전신 굽힘에서의 등장성 혼합

또한, PNF에서는 어깨 앞쪽 내림과 골반 앞쪽 올림의 혼합을 전신 굽힘이라 부릅니다. 하지만, 원래 Mass Flexion이란 신체 전신의 굽힘입니다. 따라서, 양 다리를 껴안고 머리 · 목 부위(두경부)도 껴안아 둥글게 되도록 도와주면, 예를 들면 편마비로 인해 폄근 긴장이 매우 높은 경우 등에는 효과적입니다.

또한, 일반적으로 대상자의 뒤쪽에서 시행하지만, 뒤쪽에 위치할 수 없는 경우에는 앞쪽에서 시행하는 방법도 있습니다 그림 3-12 . 이때는 손을 교차시켜도 좋을지도 모릅니다.

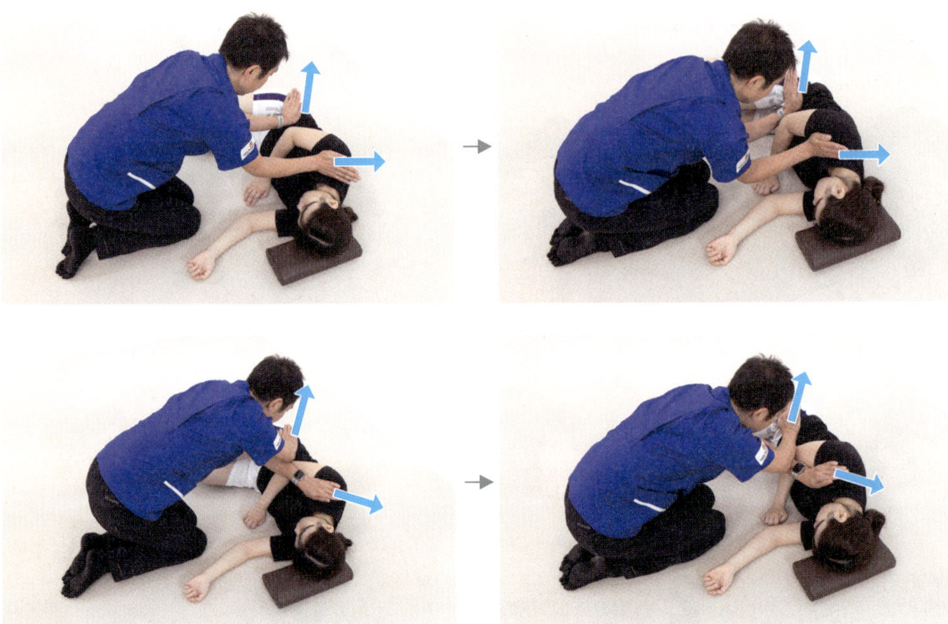

그림 3-12 대상자의 앞면에 위치하여 시행하는 전신 굽힘

5) 어깨·뒤쪽 올림과 골반·뒤쪽 내림의 혼합(몸 전체 폄)

전신 폄(Mass Extension)은 전신 굽힘에 비하면, 임상적 유용성이 그다지 좋지 않습니다. 그것은 옆으로 누운 자세 때의 팔다리 위치가 관련되어 있다고 필자는 생각합니다. 이른바 보통 옆으로 누운 자세에서는 뒤쪽으로부터 저항을 가해도 팔과 다리로 지지면이 만들어져 있어, 손과 발을 밀어붙이는 힘은 나와도 목표로 하는 몸통 폄근군은 작용하기 어렵기 때문입니다 그림 3-13 .

따라서, 옆으로 누운 자세에서 이 방법을 사용하는 것은, 아래가 되는 반대쪽 몸통을 작용시키고 싶을 때 등에 한정됩니다.

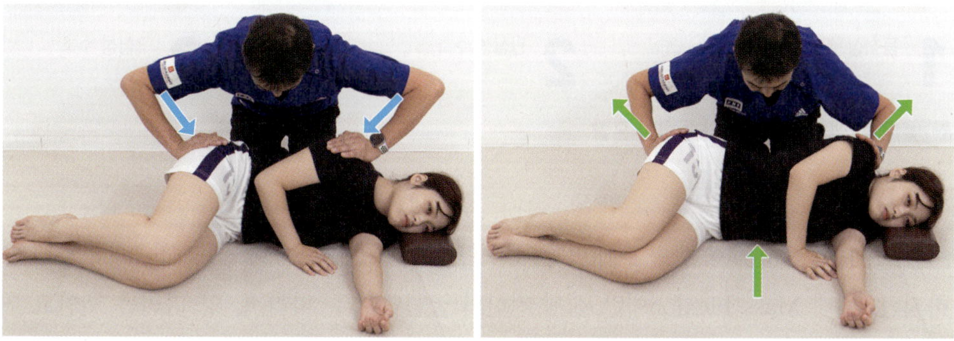

그림 3-13 어깨 뒤쪽 올림과 골반 뒤쪽 내림에 의해 아래쪽 몸통 부위가 작용한다.

이 방법으로 몸통 폄근군을 촉진하고 싶을 때는, 어깨 뒤쪽 올림과 골반 뒤쪽 내림 패턴을 시행한 후에, 양 다리는 폄 위치, 어깨관절은 완전 굽힘 위치가 되도록 전신을 펴게 합니다. 거기서부터 앞쪽으로 천천히 넘어뜨림으로써, 등근육(폄근군)의 원심성 수축을 사용하면 좋을 것입니다 그림 3-14 .

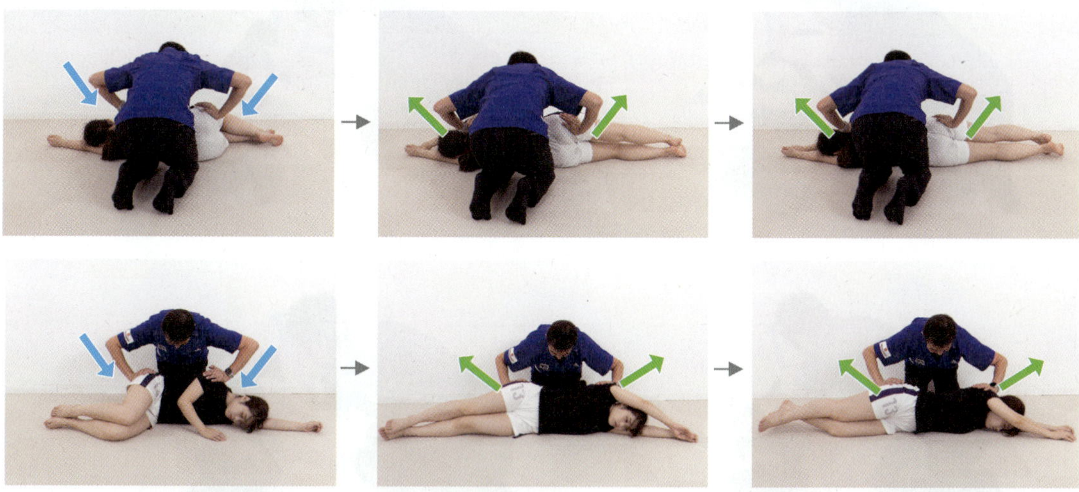

1 어깨뼈 위쪽과 궁둥뼈결절에서 저항을 가한다.

2 등근육의 활동을 얻어 천천히 앞쪽으로 넘어진다.

3 엎드려 누운 자세까지 따라간다.

그림 3-14 어깨 뒤쪽 올림과 골반 뒤쪽 내림의 혼합 조작의 실제 순서

옆으로 누운 자세에서 몸통 폄근군을 촉진하고 싶을 때는, 어깨 뒤쪽 내림 · 골반 뒤쪽 올림을 혼합하는 것이 간단하고 확실하다고 필자는 생각하고 있습니다 그림 3-15 .

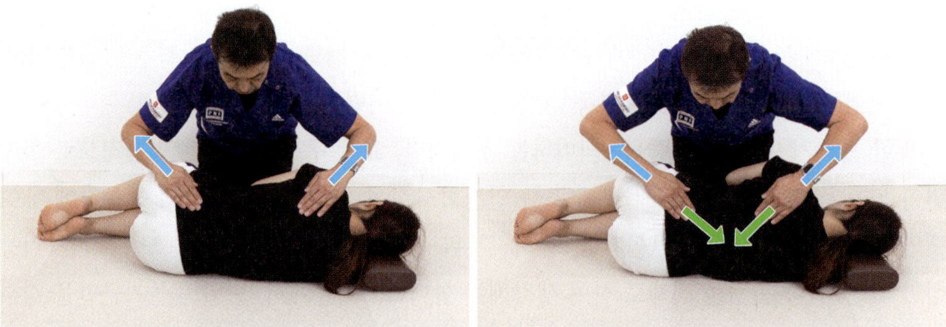

그림 3-15 어깨 뒤쪽 내림과 골반 뒤쪽 올림의 혼합에 의한 몸통 폄근군의 촉진

2. 반듯이 누운 자세 활동 진행 Supine Progression

먼저, 치료사로서, 여러분은 반듯이 누운 자세는 어떠한 자세라 생각합니까? 인간이 잠을 잘 때 가장 취하기 쉬운 자세로, 많은 사람들에게는 안락한 자세라는 견해를 가질 수 있을지도 모릅니다. 그러나, 재활이나 훈련 등 신체를 움직여야 하는 상황에서 안락한 자세가 적절하다고 할 수 있을까요?

편마비의 사례가 폄근 우위로 되는 것은, 반듯이 누운 자세만을 취하고 있기 때문이라고 생각되지 않습니까? 등 부위에서의 많은 감각입력이나 긴장성 미로반사에 의한 영향은 없을까요?

이와는 다른 측면에서도 반듯이 누운 자세의 마이너스 면을 열거할 수 있습니다. 그것은 허리통증, 어깨통증 등의 사례에서는 반듯이 누운 자세라는 자세는 통증을 일으키기 쉬운 자세가 된다는 것입니다.

재활의 현장에서는 많은 대상자가 침대에 있고, 동시에 반듯이 누운 자세로 무언가의 활동을 하고 있는 것을 많이 볼 수 있습니다. 그러나, 반듯이 누운 자세에서 무언가를 시행하는 시간을 길게 잡는 것은, 그 사람의 기능 면에는 직결되지 않는 시간을 길게 하고 있다는 것은 아닌지라 생각하고 있습니다.

앉은 자세나 선 자세에의 준비단계로서, 반듯이 누운 자세를 이용하는 것은 필요합니다. 그러나, 준비는 어디까지나 준비이기 때문에, 시간 배분을 고려하도록 합니다.

이 항목에서는, 실제로 반듯이 누운 자세에서 PNF를 이용한 신체기능의 촉진방법에 대해 설명하지만, 최종적으로 지향하는 바는, 반듯이 누운 자세에서의 연습으로 촉진시킨 기능을 앉은 자세나 선 자세 등의 활동에 연결시키는 것입니다. 이 관점을 염두에 두고, 읽어 나가기 바랍니다.

1) 브리지 Bridge

재활의 현장에서 매우 많이 사용되고 있는 브리지 동작이지만, 대상자를 잘 선정하지 않으면 사실은 의미 없는 활동으로 되어있는 경우도 많지 않은가 필자는 생각합니다. 특히, 편마비 사례에서 근육 출력에 뚜렷한 좌우 차이가 있는 경우, 근육 출력이 있는 쪽이 강하게 작용하는 것은 당연하며, 이러한 때에 아무런 케어도 하지 않고 좌우를 같은 조건으로 시행하는 것은 의미 있는 활동이라고는 말하기 어렵습니다.

또한 브리지란 다리(교량)를 의미하는 것이지만, 교각 구조라는 것은 역학적으로 아랫면이 되는 쪽이 작용함으로써 그 구조를 안정화시킬 수 있습니다. 즉 브리지 동작에서 아랫면이 되는 뒤넙다리근, 큰볼기근, 등허리부위 근육, 어깨관절 폄근군은 모두 작용(가능성이 있는)한다는 것을 전제로 하여 생각해야 합니다. 그 중에서, 만일 큰볼기근만을 강하게 작용시키려고 한다면, 애당초 그 사고방법에 무리가 있다고 생각해야 합니다.

이상의 브리지 동작의 기본에 입각하여, 임상에서 효과적인 브리지 동작의 활용방법을 몇 가지 소개합니다.

i) 기본자세에서의 브리지

먼저 기본적인 자세인데, 무릎관절을 굽힌 반듯이 누운 자세(Hook lying)를 취하고, 발의 위치는 볼기부분을 올렸을 때에 무릎관절의 바로 아래에 발이 놓이는 위치, 종아리가 수직이 되는 위치를 기본으로 합니다 그림 3-16-a .

발 부위를 기본자세보다 멀리 위치시키면 뒤넙다리근이 작용하기 쉬워집니다. 뒤넙다리근의 근력 저하를 나타내는 사람에 대한 자가 훈련에는, 이 발 부위를 뗀 브리지 동작이 간단하고 효과적이 됩니다. 또한 앞에서 언급하였지만, 브리지는 신체 뒷면 근육의 촉진 기법이므로 베개는 기본적으로 사용하지 않는 것이 효과적이라 할 수 있으나, 목적이나 목 부위 정렬의 상태에 따라서는 사용하는 경우도 있습니다 그림 3-16-b .

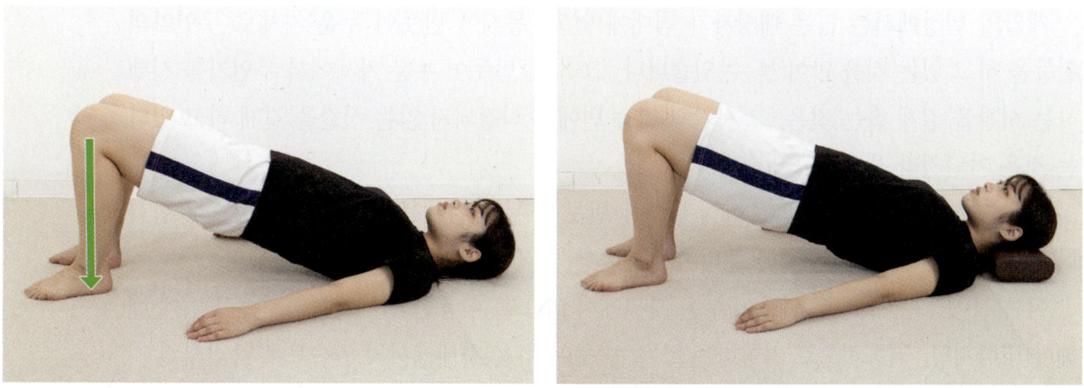

a: 발 부위는 무릎관절의 바로 아래, 종아리는 수직이 된다.　b: 베개의 사용은 목적에 따라 다르다.

그림 3-16 기본자세에서의 브리지

양손은 몸 옆 부분에 두는 것이 일반적이지만, 이렇게 하면 넓은등근이 보상을 하게 됩니다 그림 3-17-a . 따라서, 볼기근육이나 뒤넙다리근의 활동을 목표로 하는 경우에는, 양손을 신체의 앞에서 깍지 끼게 하는 등의 아이디어를 사용하는 것이 좋을 것입니다 그림 3-17-b .

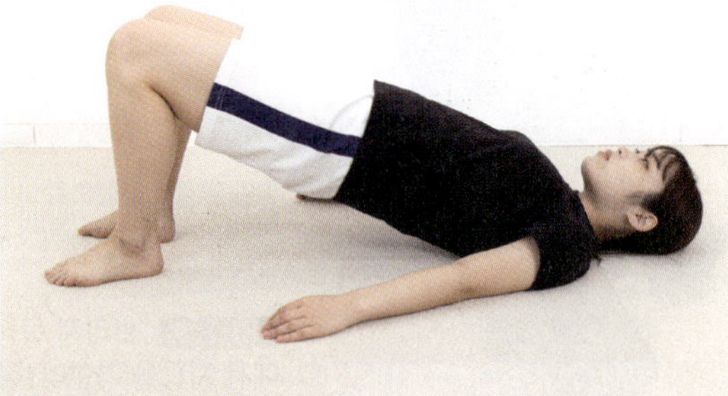
a: 팔을 몸쪽에 두면 넓은등근도 작용한다.

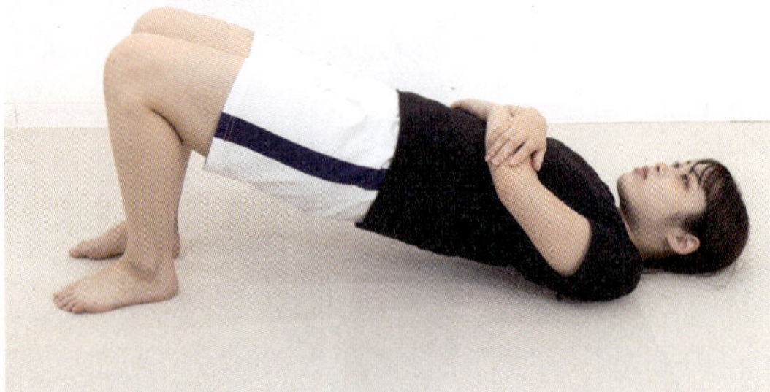
b: 팔을 몸 앞에서 깍지 낌으로써 넓은등근의 작용을 생략한다.

그림 3-17 양손을 신체 앞에서 깍지 끼고 시행하는 브리지

브리지 동작 중에 가능한 한 골반은 앞뒤 경사의 중간위치를 만들 수 있도록 하는 것을 치료사는 유념해야 한다. 그 이유는, 복부 근육을 작용시킨 다음에 엉덩관절 폄근군을 작용시킨다는 것이 브리지 동작의 최대 목적이라 생각하기 때문이다. 이 목적을 달성하기 위해서는, 복부 근육과 볼기근육이 협응하여 활동할 필요가 있으며, 이 복부 근육 · 볼기근육의 협응적인 활동은 일어서기, 선 자세, 보행과 같은 것 등에서 매우 중요합니다.

도수적으로 저항을 주는 경우는 그림처럼 골반의 바로 위에 치료사가 위치하고, 위앞엉덩뼈가시(상전장골극) 부근을 잡고 골반 앞경사 방향으로 저항을 가합니다. 그렇게 하면 복부 근육이 작용합니다 그림 3-18 · 그림 3-19 . 골반을 위쪽으로 들어 올리는 동작에 대한 저항(골반을 아래쪽으로 내리는 저항)은 별로 주지 않아도 좋으며, 그 이유는 무거운 하복부 · 골반을 중력에 거슬러서 들어 올리는 것은, 그것만으로 충분히 부하가 되어있는 경우도 많기 때문입니다.

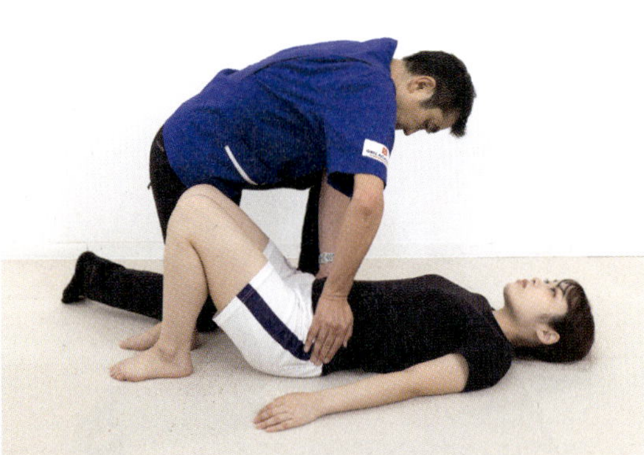
골반 바로 위에 위치한다.

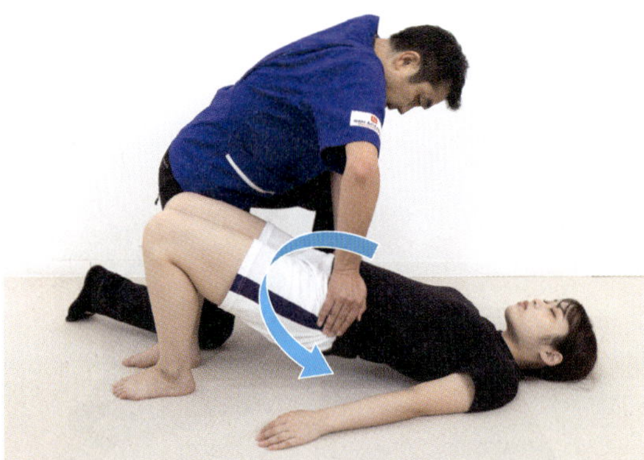
골반 앞경사 방향으로 저항을 가함으로써 복부 근육이 작용한다.

그림 3-18 브리지 동작에서 저항을 가한다(옆에서 본 그림).

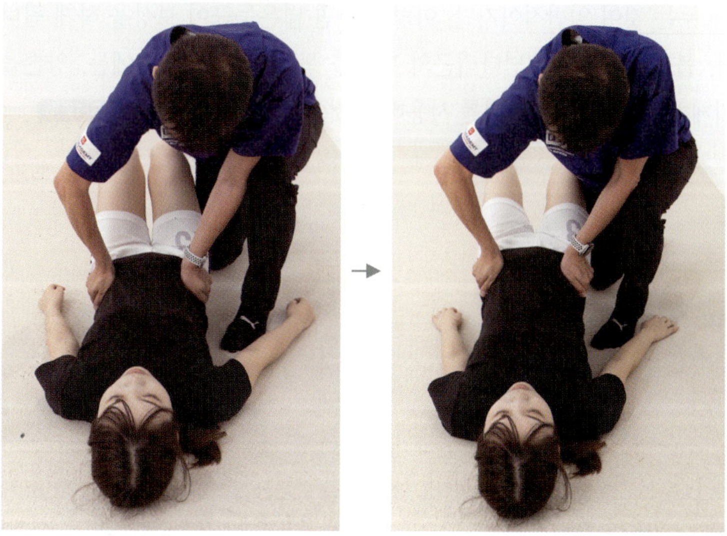

골반 앞경사 방향으로 저항을 가함으로써 복부 근육이 작용한다.

그림 3-19 브리지 동작에서 저항을 가한다(정면에서 본 그림).

ii) 한쪽 다리에 의한 브리지

스포츠 선수 등에게 강화의 목적으로 사용하는 경우는 볼기 부분을 올린 후에 한쪽 발을 들어 올리는 경우도 있습니다 그림 3-20 . 게다가, 그 들어 올린 다리의 무릎을 굽힘 · 폄을 시켜(동적 반전), 특히 폄 때에 저항을 주면, 지지하고 있는 다리에 크게 부하를 가할 수 있습니다.

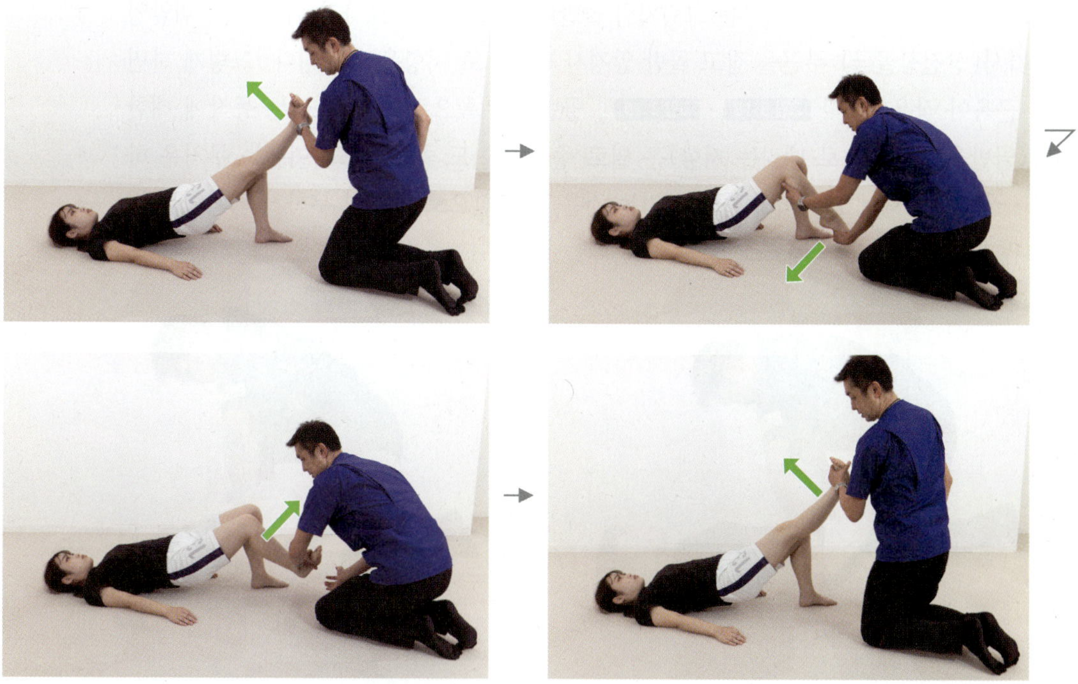

한쪽 발을 들어 올려 동적 반전을 시행한다.

그림 3-20 한쪽 다리 브리지에서의 동적 반전

ⅲ) 기타의 응용

양 무릎 사이에 공을 끼워 볼기 부위를 올리는 방법도 흔히 사용합니다 그림 3-21 . 엉덩관절 모음근(내전근)군을 작용시킴으로써, 복부 근육군의 활동이 촉진되기 때문입니다. 예를 들면, 출산 후에 코어 안정성 저하가 있는 사람 등에게는 특히 효과적입니다. 가능하다면, 거기서부터 한쪽 발을 들어 올리는 경우도 있습니다.

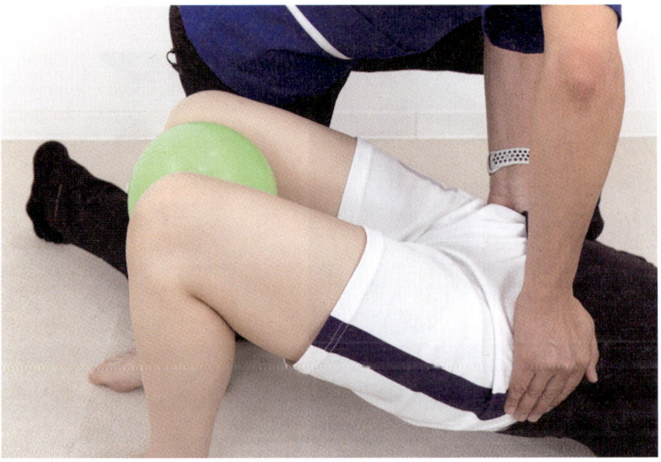

그림 3-21 양 무릎 사이에 공을 끼워 볼기 부위를 올리는 방법

이와는 반대로, 무릎 가쪽에서 저항을 가하여 엉덩관절 벌림으로부터의 몸통 폄근군에 대한 촉진을 목표로 하는 경우도 있습니다 그림 3-22 .

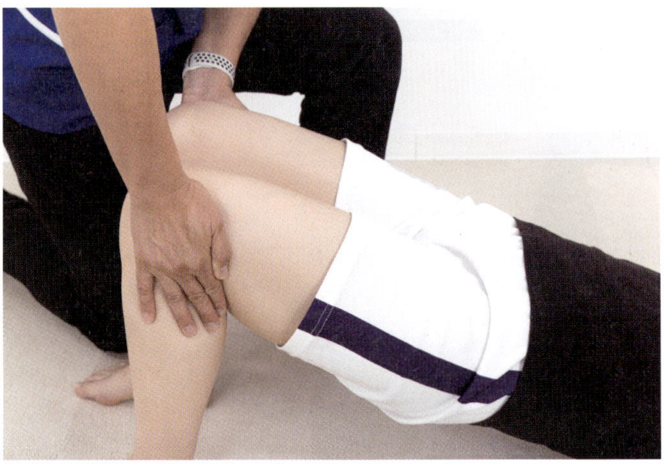

그림 3-22 무릎 가쪽에서 저항을 가하여 볼기 부위를 올리는 방법

편마비의 사례에 대해서는, 필자는 애초에 양쪽 볼기 부위를 모두 들어 올리는 일반적인 브리지는 시행하지 않습니다. 앞에서 언급한 것처럼, 마비쪽 볼기 근육은 작용할 가능성이 낮기 때문입니다. 따라서, 편마비 사례의 경우는, 마비 쪽만 무릎을 굽힘 위치로 하여, 그쪽의 볼기 부위만을 들어 올리게 하는 방법을 시행하고 있습니다 그림 3-23 .

이에 더해서 편마비 사례에서는, 코어 안정성이 저하하여 마비 쪽 입각 시에 가라앉음이 일어나는 경우도 많기 때문에, 무릎에서 엉덩관절로 향해 압축을 가하여 시행합니다.

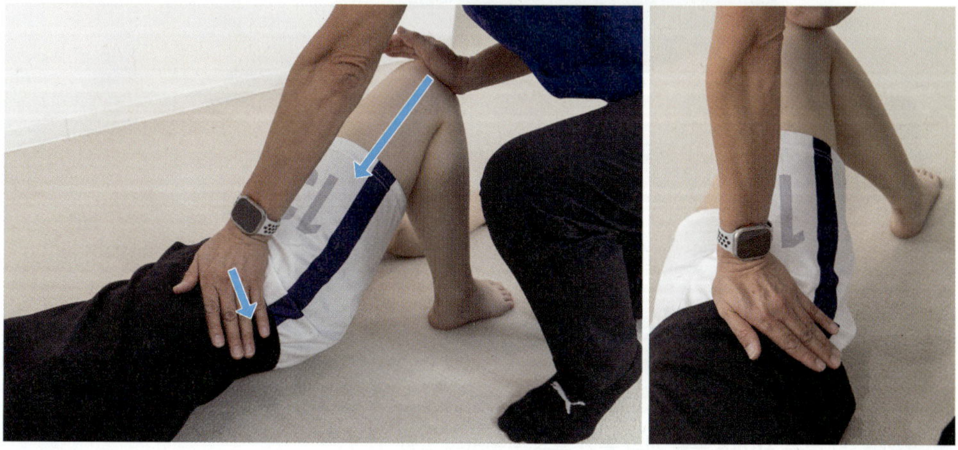

그림 3-23 엉덩관절 폄에 대한 저항과 무릎에서 압축을 가함으로써 코어 안정성을 촉진한다.

이 방법은 큰볼기근만이 아니라 중간볼기근이나 가쪽회전근에 근력 저하를 나타낸 엉덩관절 질환이 있는 사람에게도 효과적이고, 이 경우는 무릎의 가쪽에서 저항을 주면 엉덩관절 벌림 · 가쪽회전에 대한 자극이 됩니다 그림 3-24 .

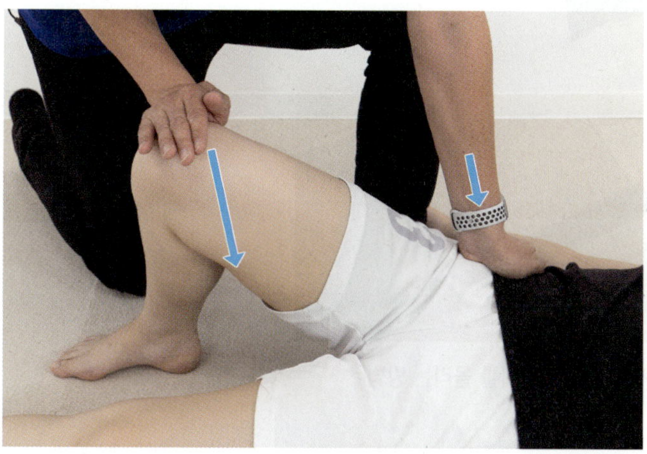

그림 3-24 엉덩관절 벌림·가쪽회전의 근력 저하에 대해서 무릎 가쪽에서 저항을 가한다.

또한, 그 밖에도 골반에 대해 회전방향으로 저항을 가하여 한쪽만을 작용시키는 방법 그림 3-25-a 이나, 머리 옆에 위치하여 발 부위 방향을 향해 시행함으로써 다리의 지지성에 대해 작용하는 등 다양한 방법이 있습니다 그림 3-25-b .

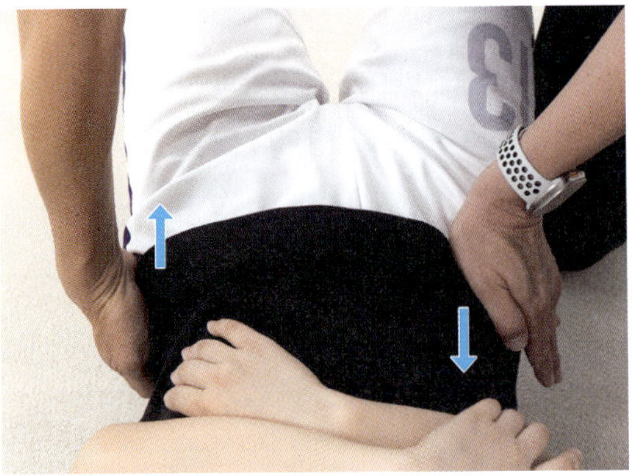

a: 골반 회전방향으로 저항을 가하여 한쪽만을 작용시킨다.

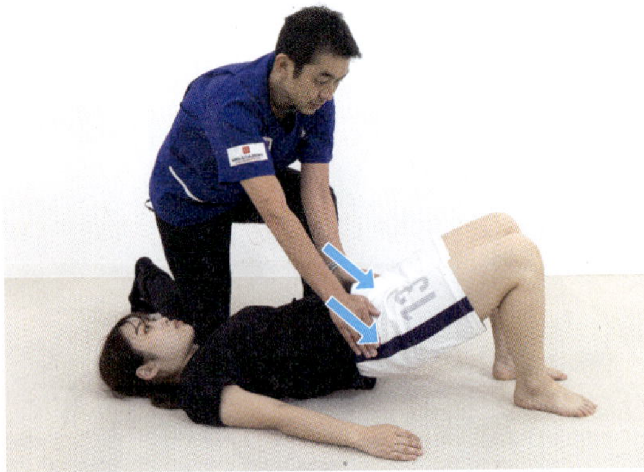

b: 머리 옆에 위치하여 다리 지지성에 대해 작용한다.

그림 3-25 한쪽만을 작용시키는 방법과 다리의 지지성에 대해 작용하는 방법

2) 하부 몸통 회전 Lower Trunk Rotation

반듯이 누운 자세 동작 중에서 브리지와 병행해서 흔히 시행되는 운동입니다 그림 3-26 . 이 하부 몸통 회전(LTR)은, PNF 기법을 혼합하여 시행하면 효과적입니다.

하부 몸통 회전이란, 흉곽에 대해 골반이 회전하는 것을 의미하므로, 무릎을 옆쪽으로 넘어뜨려갈 때, 흉곽이 들려올라갔다고 하면 몸통 회전 운동 자체는 끝나있는 것이 되기 때문에 주의하기 바랍니다.

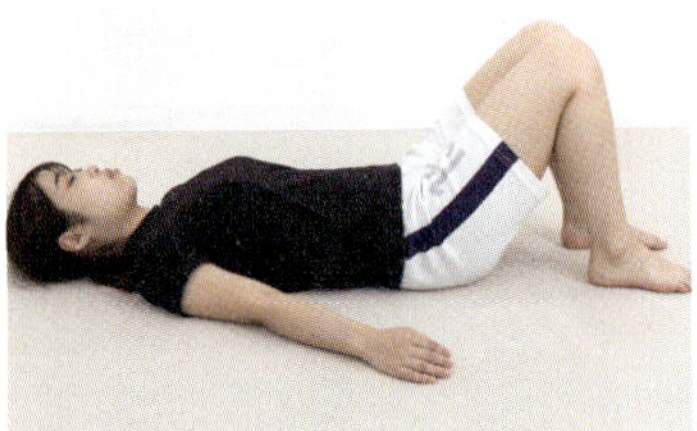

무릎을 세운 반듯이 누운 자세

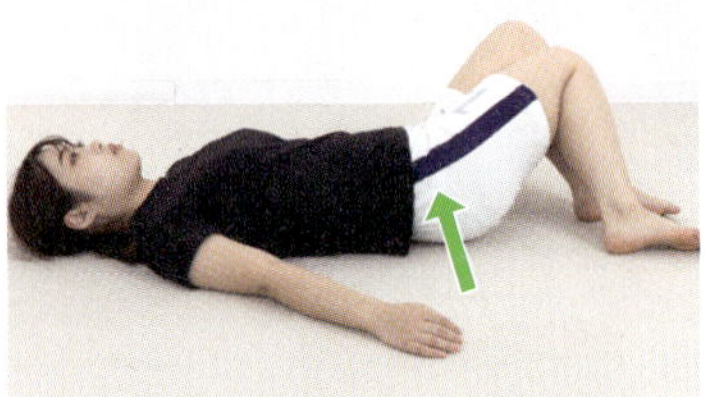

흉곽에 대해 골반이 회전한다.

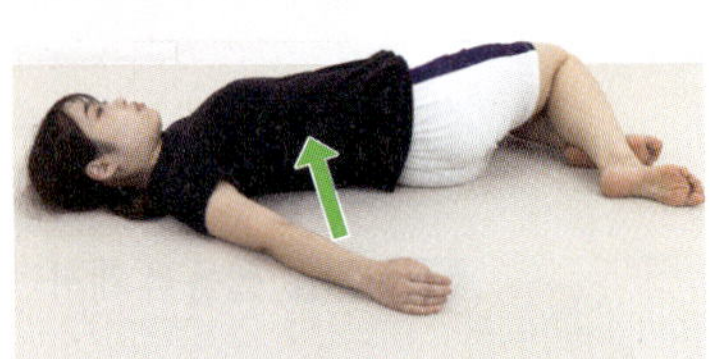

흉곽이 들려 올라가 있으므로
몸통 회전은 끝나 있다.

그림 3-26 하부 몸통 회전 운동

i) 율동적 개시 Rhythmic Initiation

파킨슨병으로 경직이 있어 몸통 회전이 나오기 어려운 경우에 사용됩니다. 치료사의 한쪽 손은 흉곽을 고정하고, 다른 한쪽 손은 양 다리에서 몸통 회전을 유도하는 데 사용합니다. 파킨슨병에 사용하는 경우에는 율동적 개시 제3단계의 저항운동으로 옮겨가면서 동적 반전을 시행하는 것이 일반적입니다.

한쪽 손은 흉곽의 고정에 사용하였기 때문에, 한쪽 손만으로 대상자의 양 무릎을 좌우로 움직이도록 손바닥 면과 아래팔로 사이에 끼우도록 하여 조작합니다 그림 3-27 .

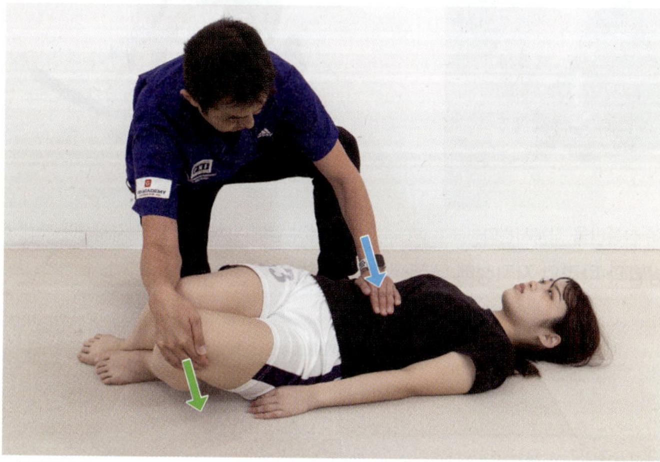

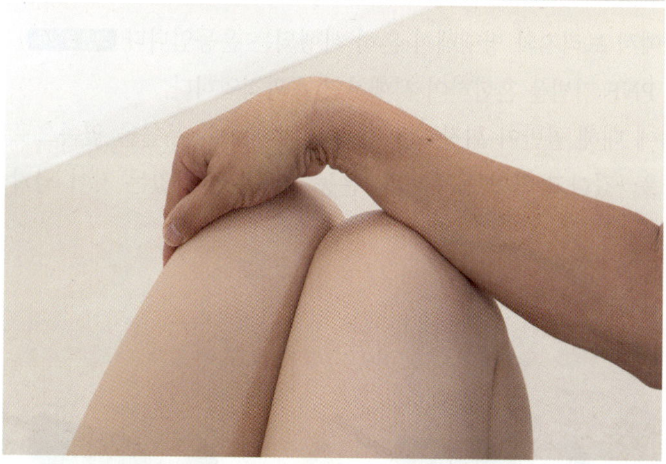

한쪽 손은 흉곽의 고정에 사용하고, 다른 한쪽 손으로 양 무릎을 조절한다.

그림 3-27 율동적 개시

ii) 동적 반전 Dynamic Reversals

파킨슨병 등으로 운동의 전환에 문제가 있는 경우에 율동적 개시에서 이 기법으로 옮겨갑니다 그림 3-28 . 또는 스포츠 선수에서 몸통 회전이 많은 경우의 몸통 강화에 사용하는 경우도 있습니다.

파킨슨병의 경우에는 흉곽과 골반이 분리하여 움직이는 것이 어렵기 때문에, 한쪽 손은 흉곽의 고정에 사용하지 않으면 어렵다는 것에 유념합니다. 이에 반해서 일반 사람이나 스포츠 선수의 강화에 사용하는 경우는, 양손을 다리에 대고 저항을 주는 것이 가능해집니다 그림 3-29 · 그림 3-30 .

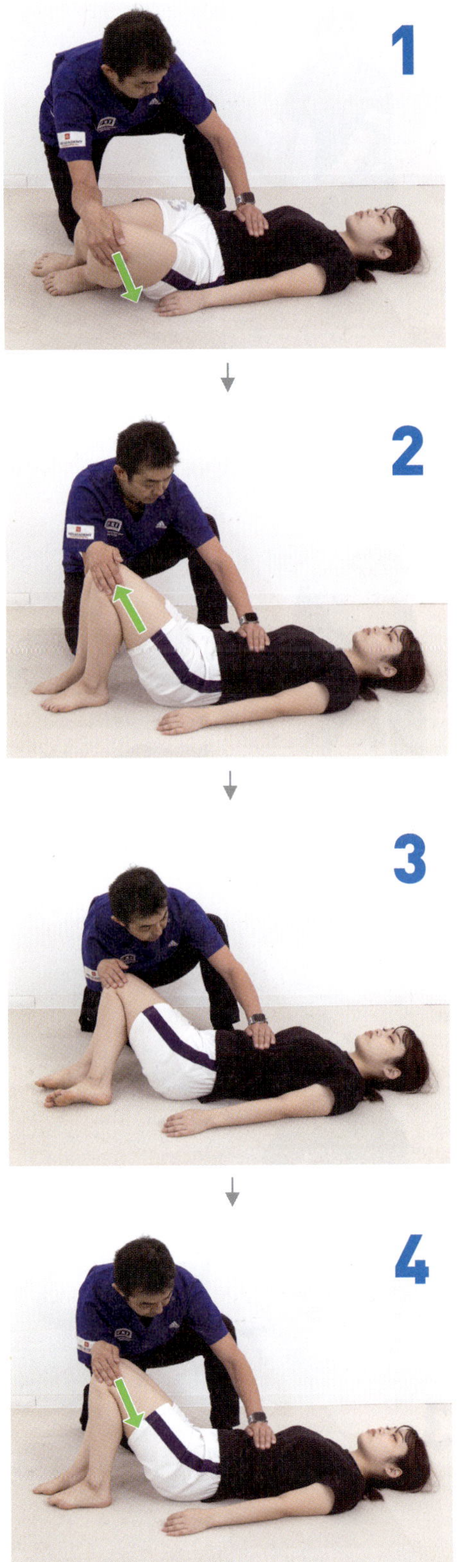

그림 3-28 한손으로 양 무릎을 조절하는 동적 반전

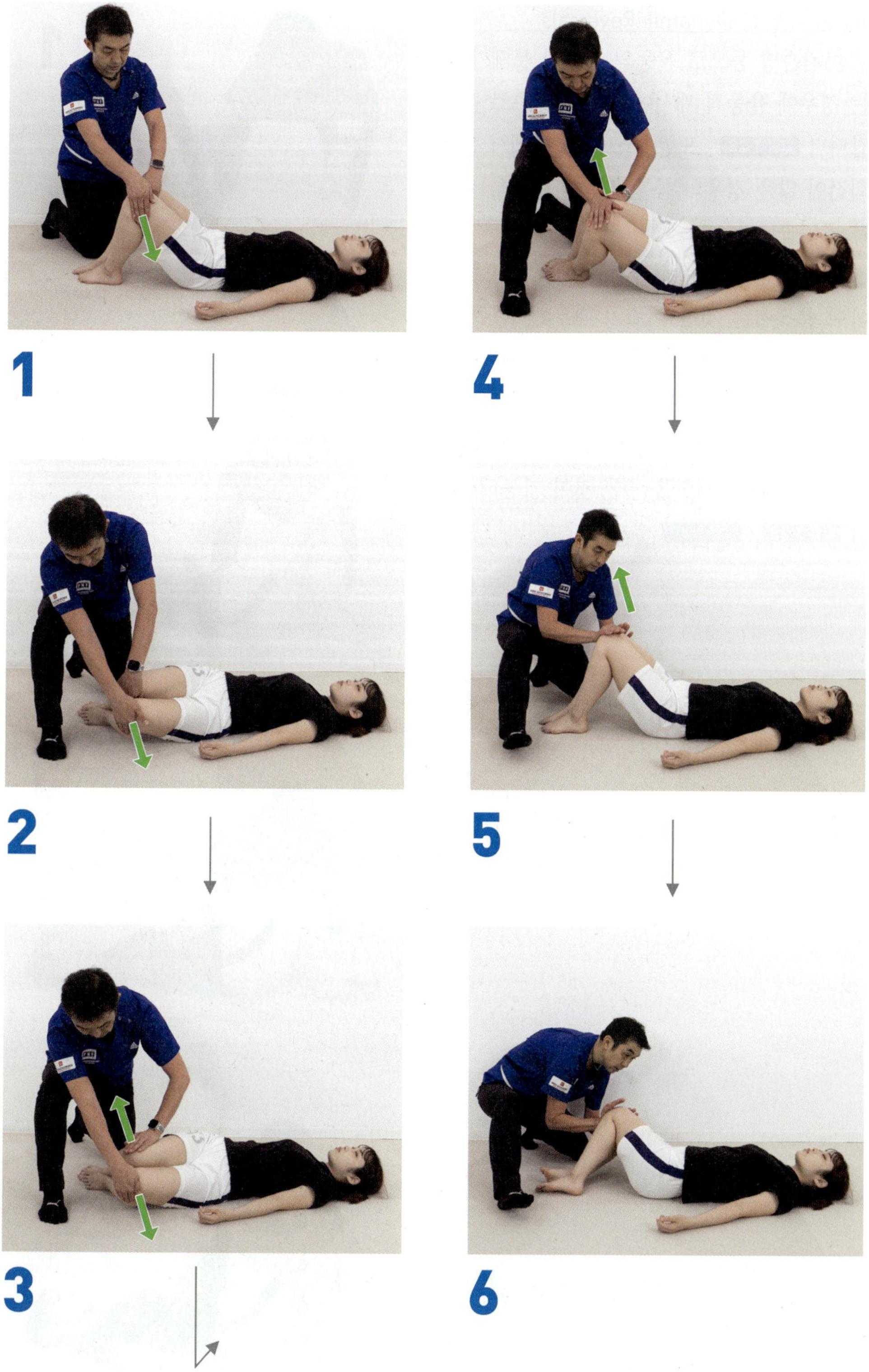

그림 3-29 양손으로 조절하는 동적 반전

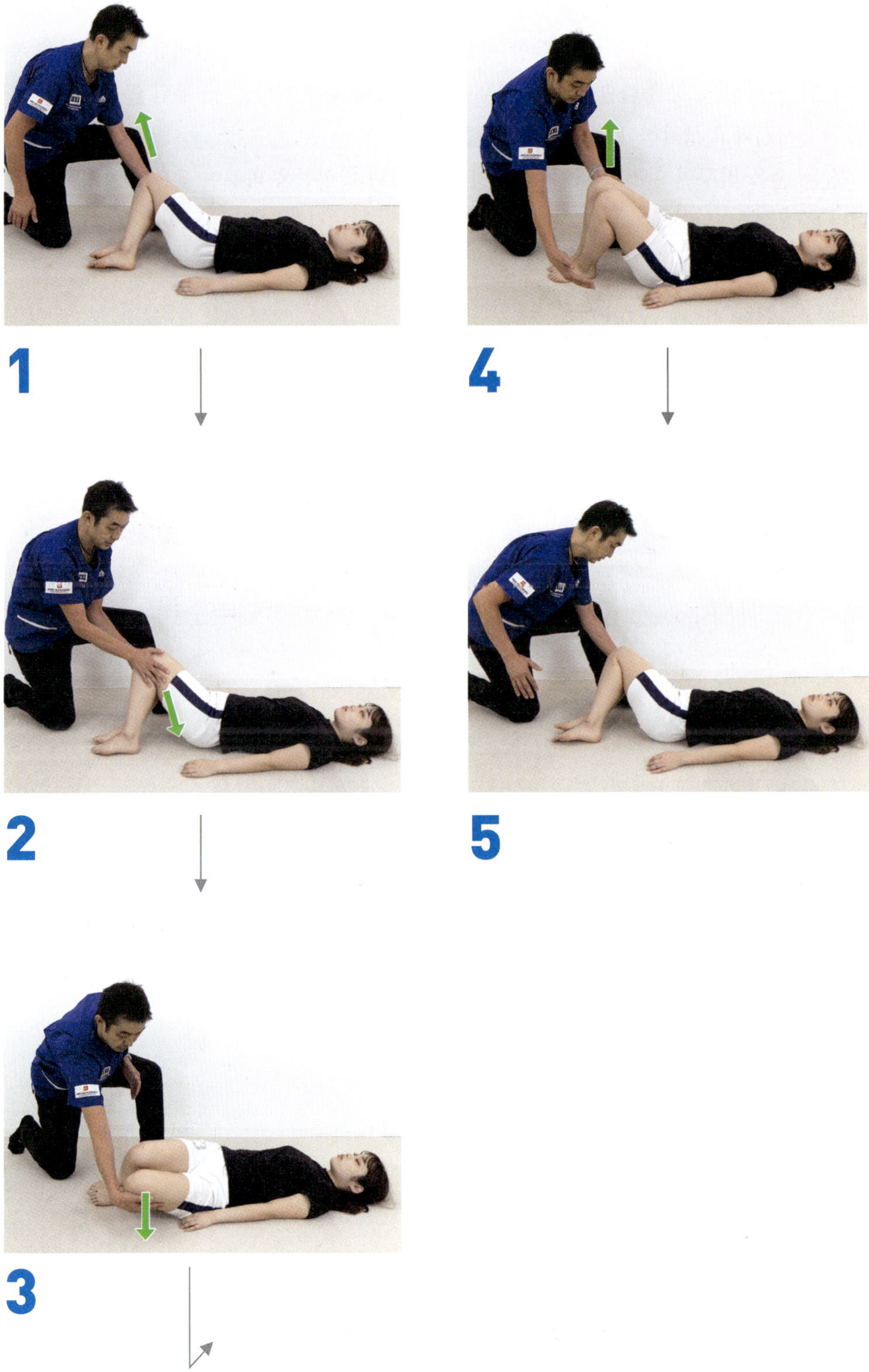

그림 3-30 양손으로 조절하는 동적 반전(또 다른 방법)

ⅲ) 안정적 반전, 율동적 안정화 Stabilizing Reversals, Rhythmic Stabilization

하부 몸통의 안정성을 위해 시행합니다. 무릎관절 몸쪽 부위에서 잡아당기는 저항은 복부 근육을 중심으로, 무릎관절 먼쪽 부위에서 밀도록 하는 저항은 등 부위 근육을 중심으로 작용시킨다고 생각하고 있습니다 그림 3-31 .

잡는 손을 바꾸면 안정적 반전, 바꾸지 않고 압력 방향만을 바꾸면 율동적 안정화가 됩니다 그림 3-32 .

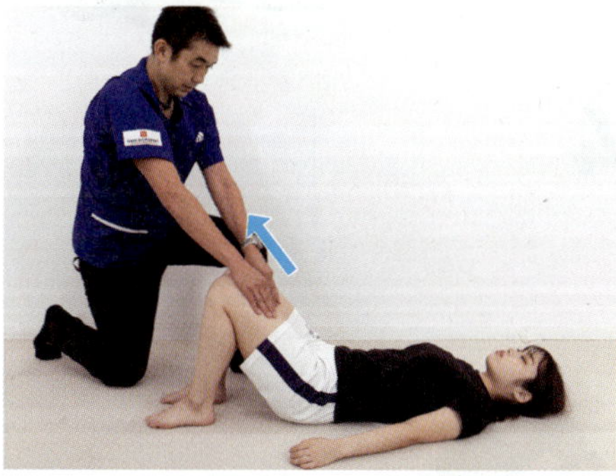

1 복부 근육의 활동

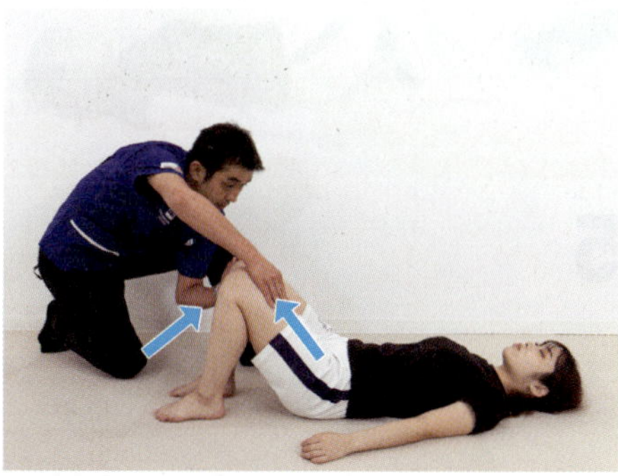

2 한쪽 손씩 바꿔 잡는다.

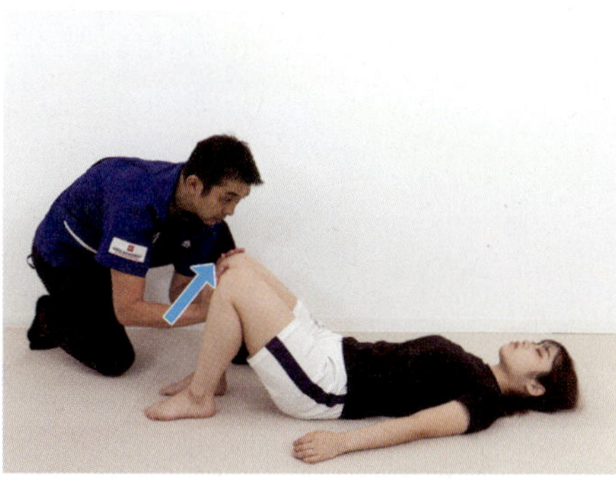

3 등근육군의 활동

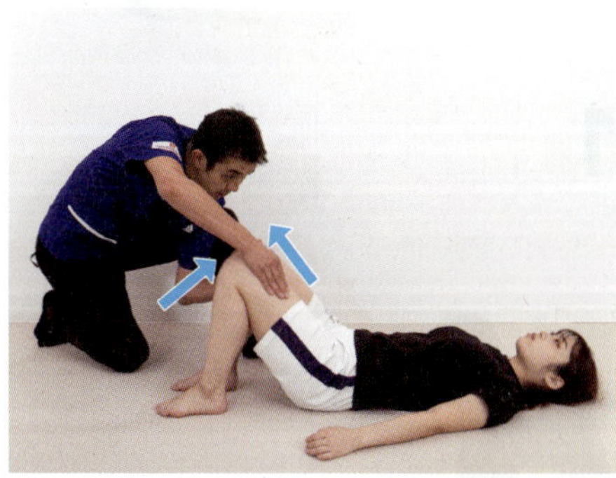

4 한쪽 손씩 바꿔 잡는다.

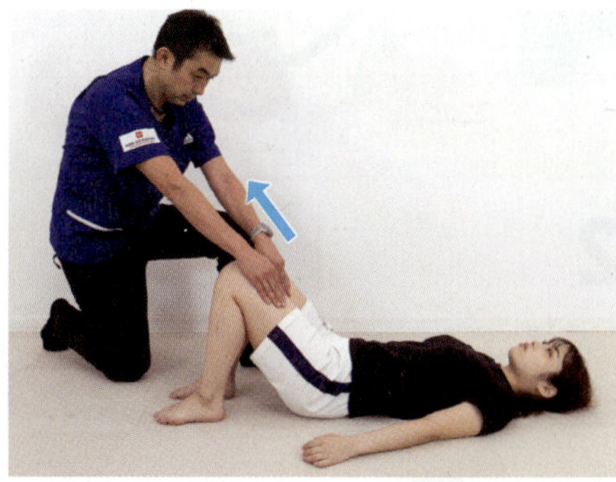

5 복부 근육의 활동

그림 3-31 몸통에 대한 안정적 반전

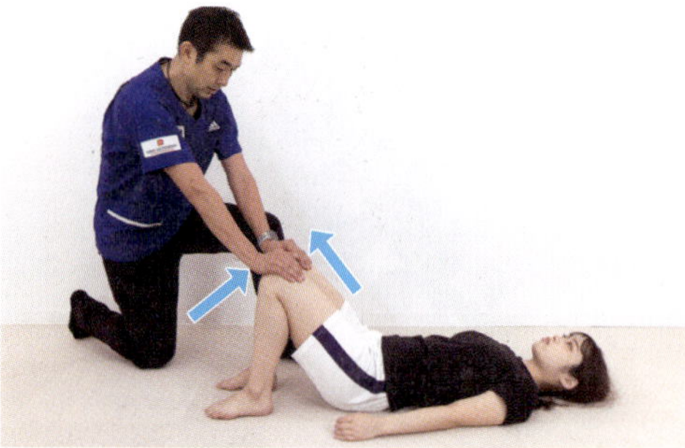
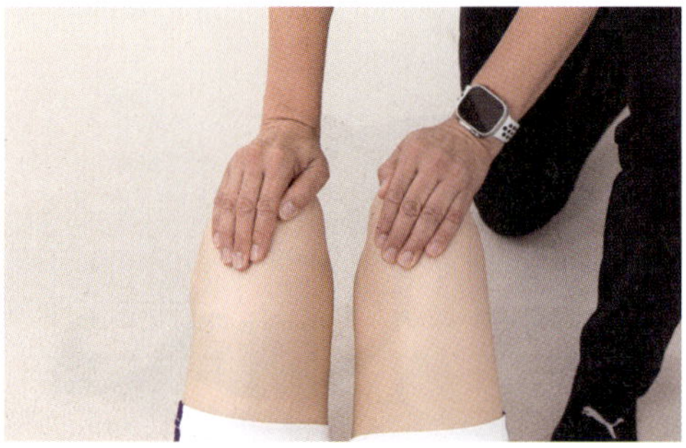

잡는 손을 바꾸지 않고 저항의 압력 방향을 변화시킨다.

그림 3-32 몸통에 대한 율동적 안정화

각각 무릎 주위에서 압력을 가하지만, 엉덩관절 주위 근육만이 작용하고 몸통 근육이 작용하지 않는 경우는, 더 몸쪽 부위의 넓적다리 부분을 잡고 시행하면 좋을 것입니다 그림 3-33 · 그림 3-34.

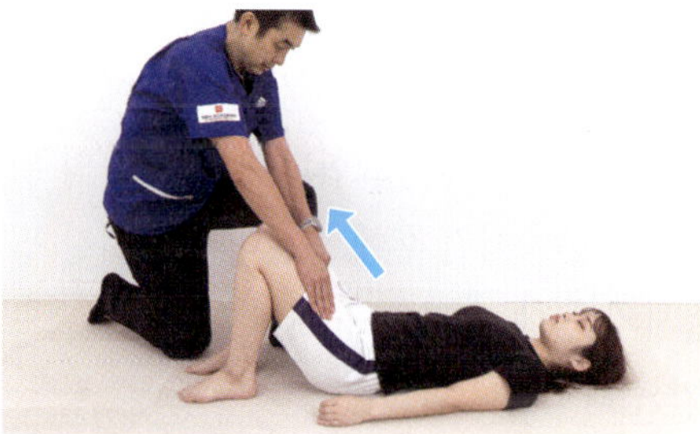

1 복부 근육의 활동

↓

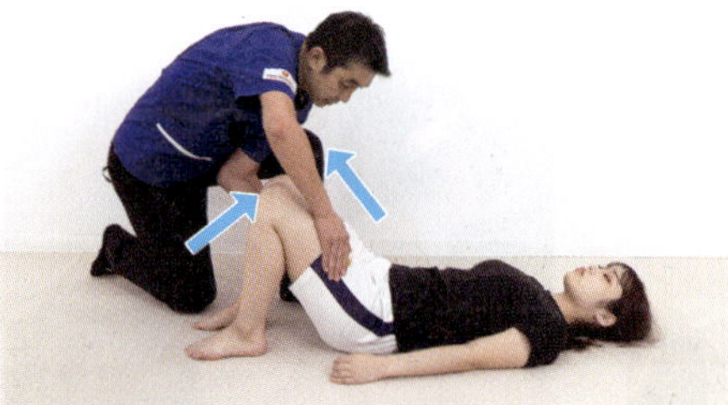

2 한쪽 손씩 바꿔 잡는다.

↓

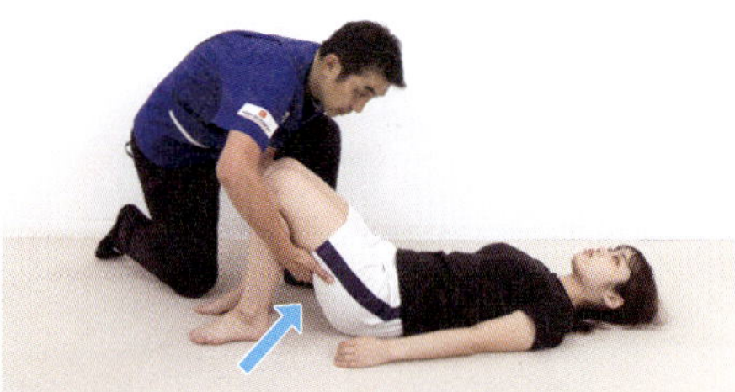

3 등근육군의 활동

↗

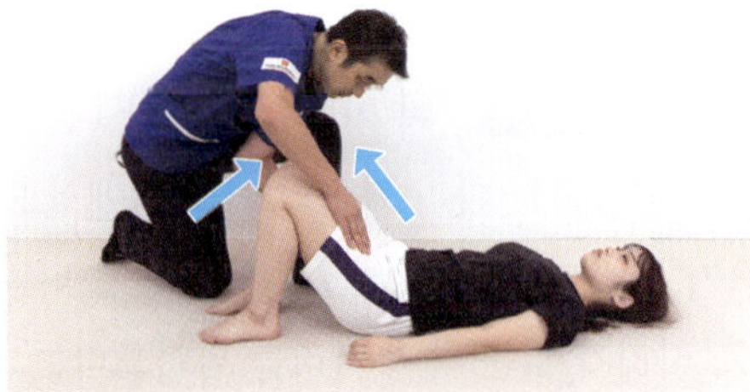

4 한쪽 손씩 바꿔 잡는다.

↓

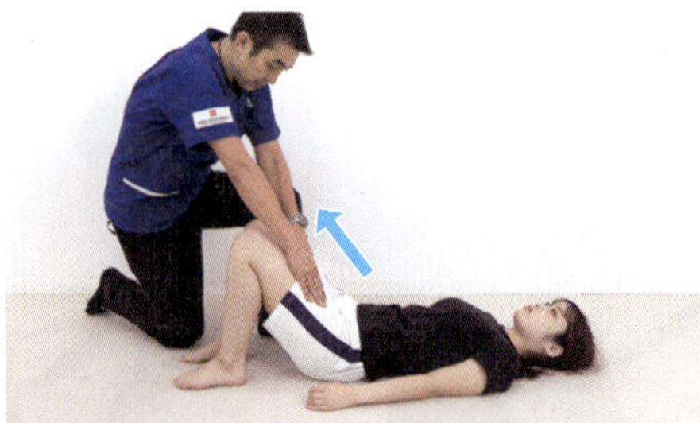

5 복부 근육의 활동

그림 3-33 몸통에 대한 안정적 반전(몸쪽 부위를 잡는 방법)

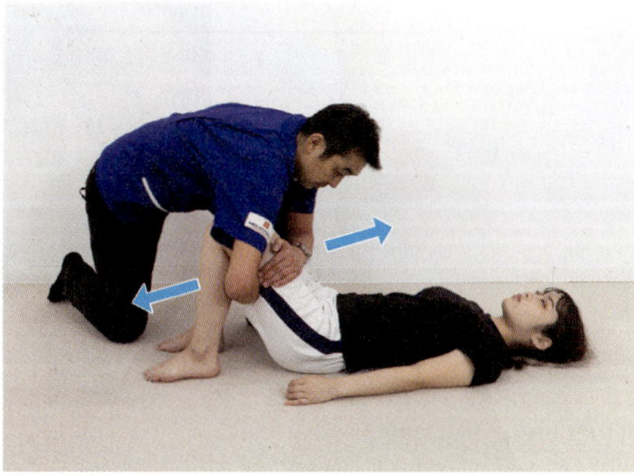

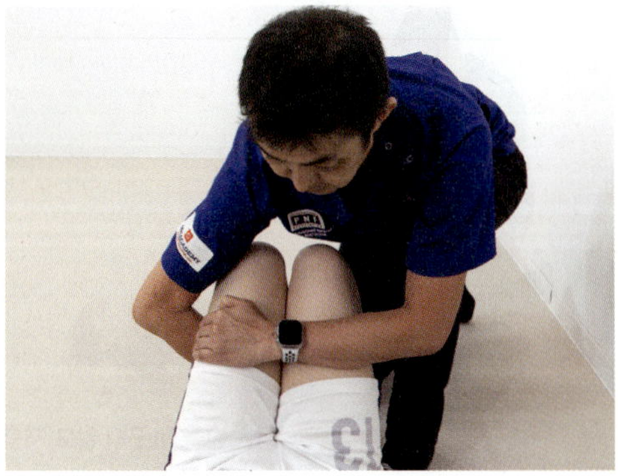

그림 3-34 몸통에 대한 율동적 안정화(몸쪽 부위를 잡는 방법)

iv) 수축 · 이완 및 유지 · 이완 Contract-Relax, Hold-Relax

몸통 회전의 가동범위를 개선하고 싶은 경우, 허리네모근을 신장하고 싶은 경우에 사용됩니다 그림 3-35 . 이 기법을 사용할 때는, 흉곽을 고정하는 것이 중요합니다. 치료사의 위치는 대상자의 다리 좌우의 어느 쪽에서도 가능하지만, 수축시킨 후에 충분히 이완시킬 필요가 있습니다. 따라서, 수축한 후에 다리를 치료사의 몸에 올려놓아 쉬게 할 수 있으므로, 자기가 있는 쪽에 다리를 넘어뜨리는 것이 하기 쉽다고 생각합니다.

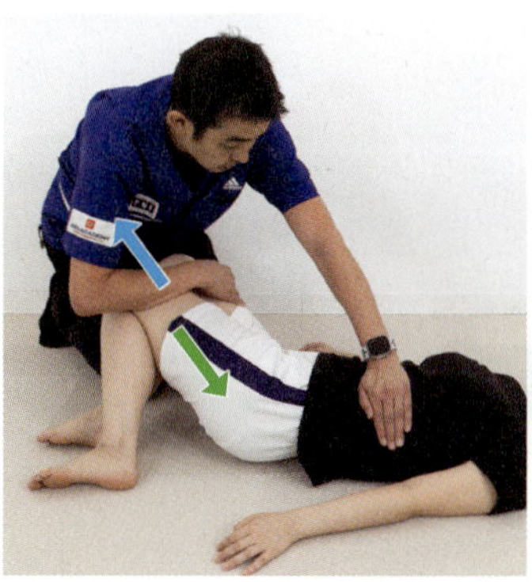

1 되돌아가는 방향으로 힘을 넣게 하여 허리네모근을 수축시킨다.

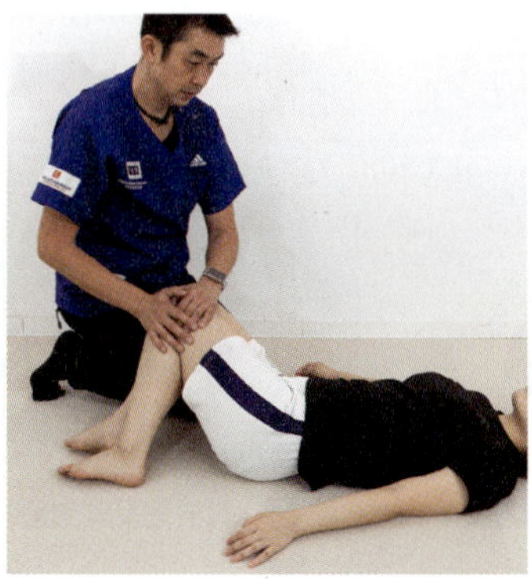

2 치료사의 무릎 위에서 쉬게 한다.

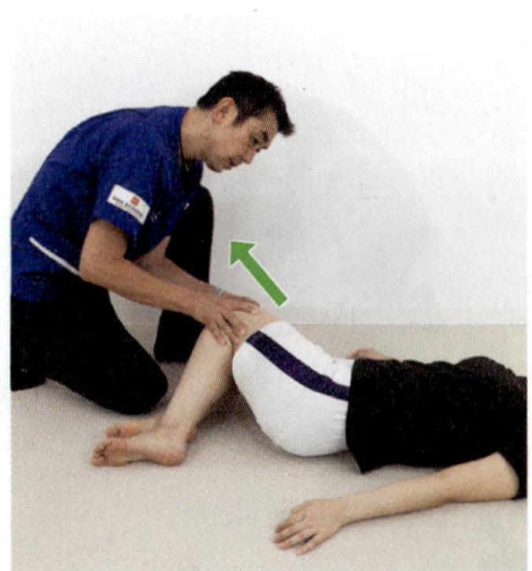

3 새로운 가동범위로 가져간다.

그림 3-35 왼쪽 허리네모근에 대한 수축·이완

v) 등장성 혼합 Combination of isotonics

하부 몸통 회전 중에서 가장 많이 사용되는 것이 이 기법입니다. 허리뼈 척주관협착증 등에서 한쪽의 코어 안정성, 특히 배가로근(복횡근)의 근육출력이 현저하게 손상되어 있는 경우 등에 강화로서 사용합니다.

작용시키고 싶은 복부 근육과는 반대쪽으로 다리를 넘어뜨려가는 동작이 되므로, 치료사는 자기가 있는 방향으로 잡아당기는 쪽에 위치하면 시행하기 쉽습니다 그림 3-36 . 또한, 무릎 주위에 접촉하면 넙다리근막긴장근 등 엉덩관절 주위 근육이 중심으로 작용해버리는 경우에는, 복부 근육을 중심으로 작용시키기 위해, 저항을 더 몸쪽으로 합니다 그림 3-37 .

이 기법을 사용하는 순서로서는, 등척성 수축 → 원심성 수축 → 구심성 수축의 순서로 시행합니다. 운동 범위는 몸통 회전 가동 범위에 맞추지만, 보통 별로 크게 움직이지 않아도 효과가 있습니다. 하위 등뼈(흉추)가 펴져 있는 사례에서는 배가로근보다 허리네모근이 작용해버리는 경우가 있기 때문에 주의가 필요합니다.

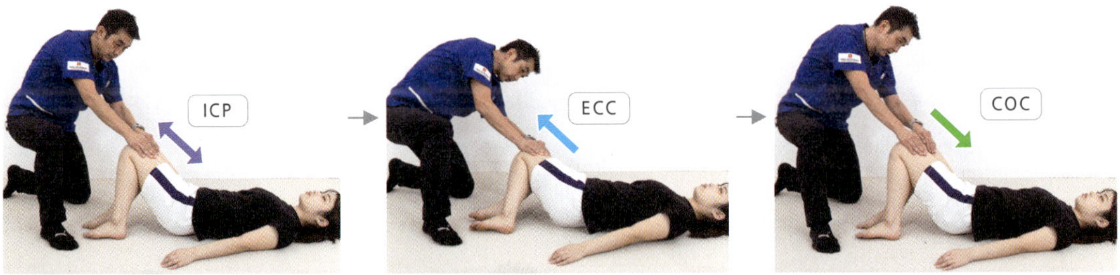

1 등척성 수축을 시행한다.
2 천천히 오른쪽으로 넘어뜨림으로써 원심성 수축을 한다.
3 원래로 되돌아옴으로써 구심성 수축을 한다.

그림 3-36 왼쪽 복부 근육에 대한 등장성 혼합

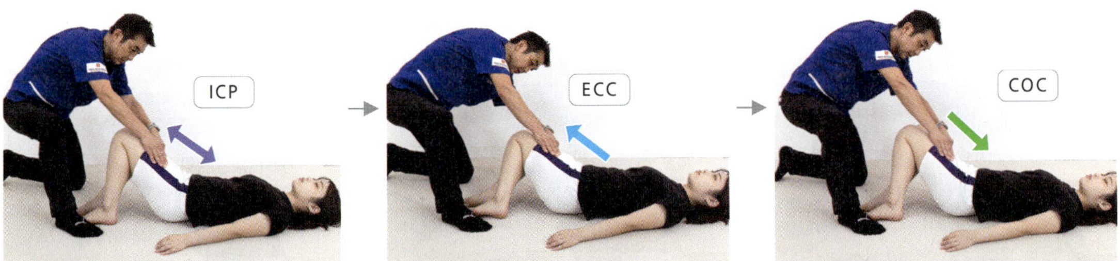

1 등척성 수축을 시행한다.
2 천천히 오른쪽으로 넘어뜨림으로써 원심성 수축을 한다.
3 원래로 되돌아옴으로써 구심성 수축을 한다.

그림 3-37 왼쪽 복부 근육에 대한 등장성 혼합(몸쪽을 잡는 방법)

3) 반듯이 누운 자세에서 일어나기

이 동작은 일어나기를 이용한 복부 근육의 강화라 생각하면 알기 쉽다고 생각합니다. 패턴이라 하면 목 부위 굽힘과 몸통 굽힘 패턴의 혼합이 됩니다 그림 3-38 .

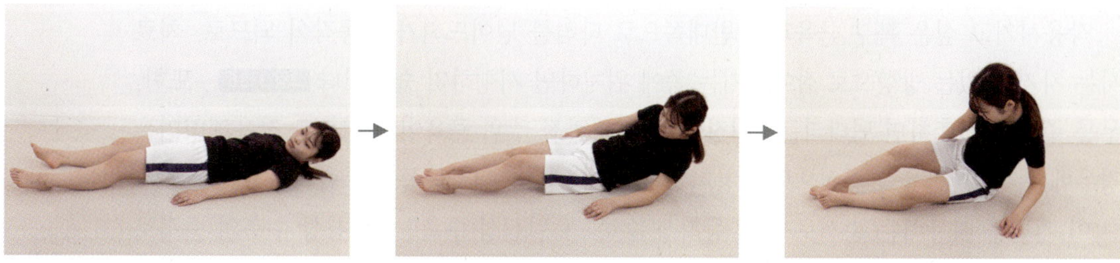

그림 3-38 반듯이 누운 자세에서 일어나기

가장 간단한 것은 양쪽 어깨를 잡고, "일어납시다"라 말을 걸어 일어나기를 촉구합니다. 병상에 누워있는 기간이 길어 근력저하가 두드러진 경우는, 자기의 상체를 중력 하에서 들어 올리는 것만으로도 저항이 되므로, 약간 돕는 것만으로 충분한 경우도 있습니다.

가능하다면 일어나는 것과 반대방향으로 저항을 가합니다 그림 3-39 . 더욱 강화하고 싶은 경우는, 거기서부터 천천히 되돌아옴으로써 원심성 수축을 시킬 수도 있습니다. 대상자의 상태에 맞춰 시행하기 바랍니다.

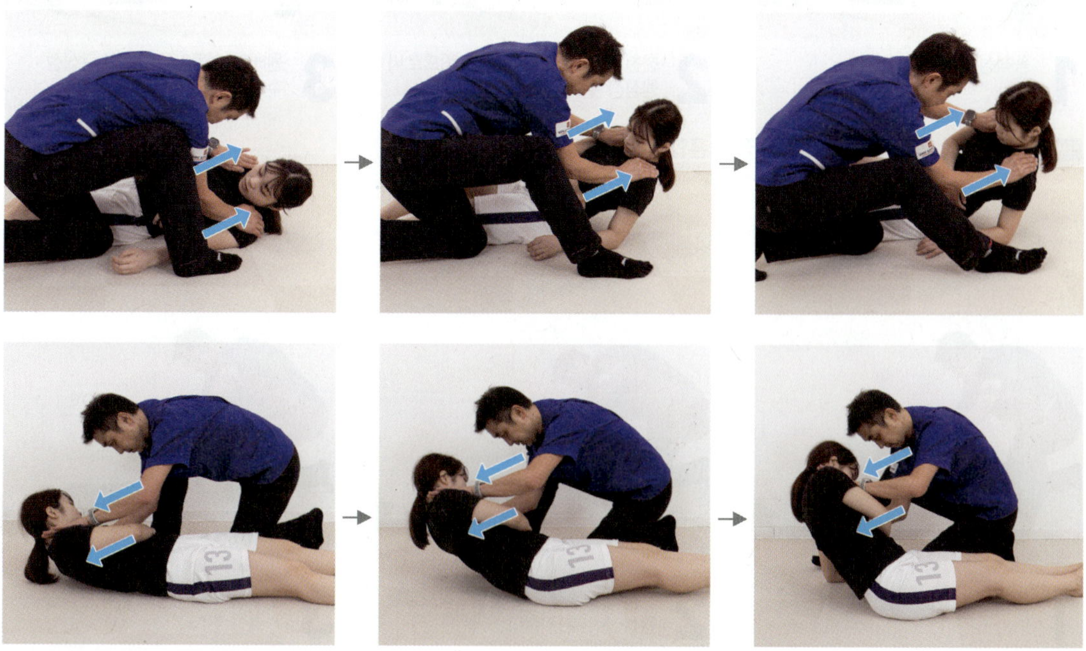

그림 3-39 일어나기 동작에 대해 저항을 가한다.

또한, 팔 폄 · 모음 · 안쪽회전 패턴(p.190 참조)을 사용하는 방법도 있습니다 그림 3-40 . 이 경우, 일어나는 쪽에 있는 팔을 고정하면, 복부 근육에 더욱 힘이 들어가기 쉬워집니다.

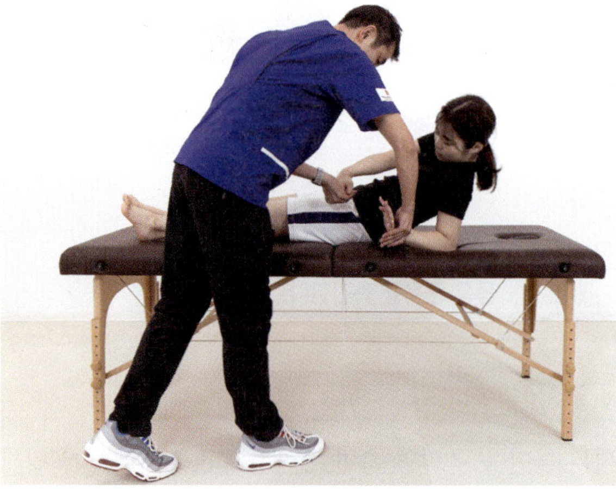

그림 3-40 팔 폄·모음·안쪽회전 패턴을 사용하는 방법

4) 옆으로 누운 자세에서 일어나기

옆으로 누운 자세에서 일어나기는, 반듯이 누운 자세에서 일어나는 것에 비하면 중력의 영향이 적고, 일반적인 일어나기 방법이 됩니다 그림 3-41 .

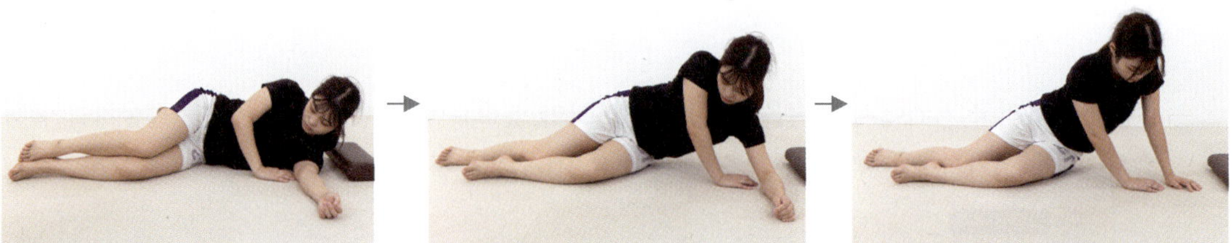

그림 3-41 옆으로 누운 자세에서 일어나기

임상에서, 특히 중요한 것은 편마비의 경우에 마비 쪽을 아래로 한 옆으로 누운 자세에서 일어나는 동작입니다. 따라서 편마비의 사례에서는, 먼저 마비 쪽을 아래로 한 옆으로 누운 자세를 취하게 할 필요가 있습니다. 어깨 통증이 문제가 되는 일이 많지만, 어깨뼈가 바닥 면과 같은 방향이 될 정도의 반 옆으로 누운 자세를 취할 수 있다면 충분히 일어나기 동작이 가능합니다.

위에 있는 비마비 측 팔의 손바닥 면을 짚고, 밀어 올림으로써 일어나지만, 그때 아래에 있는 마비 측 팔도 가능한 한 참여시킵니다 그림 3-42 . 그렇게 함으로써 마비 측 몸통과 팔이음뼈, 팔의 활동성을 올리는 것으로 연결됩니다.

마비 측 팔꿈치를 짚은 옆으로 누운 자세가 될 수 있다면, 거기에서 몸통을 들어 올려 마비 측 팔이음뼈 및 몸통을 촉진할 수도 있습니다.

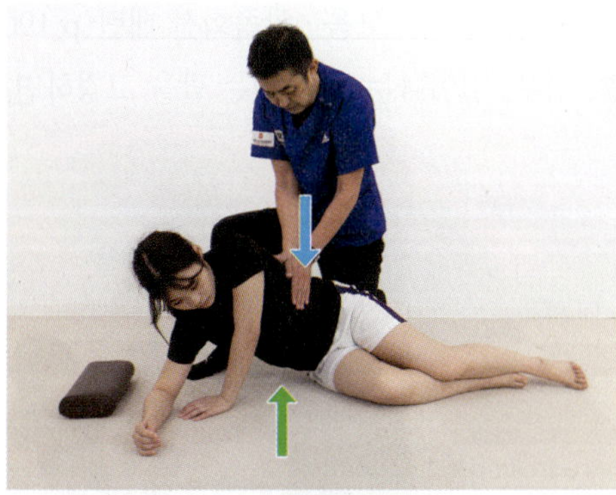

그림 3-42 위쪽에서 저항을 가하여 아래쪽 몸통 근육을 촉진한다.

이 팔꿈치를 짚은 옆으로 누운 자세는 골반을 올리면 측면 브리지(side bridge)가 됩니다 그림 3-43 . 이것은 중간볼기근의 강화로서도 효과적으로 사용할 수 있습니다.

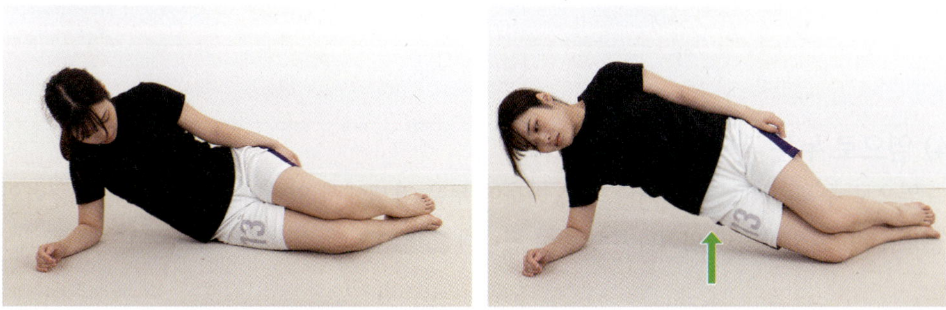

그림 3-43 측면 브리지(side bridge)로 중간볼기근을 촉진한다.

그리고 거기에서 양손을 짚은 다리를 모아 옆으로 하고 앉을 수 있다면, 팔꿈치를 굽혔다가 펴기를 함으로써 위팔세갈래근의 촉진, 위팔두갈래근의 억제도 목표로 할 수 있습니다 그림 3-44 .

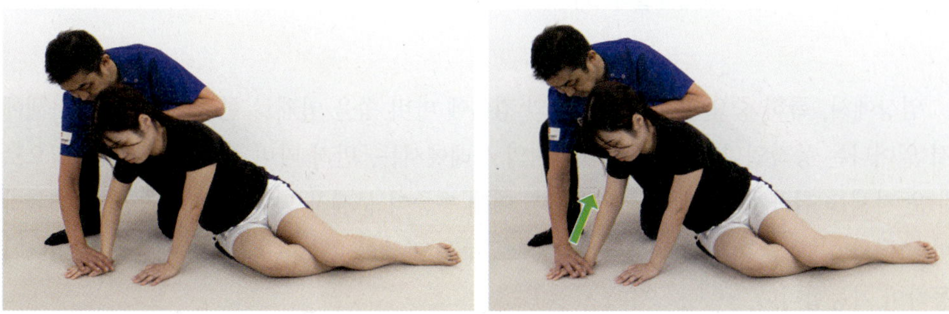

그림 3-44 위팔세갈래근의 촉진, 위팔두갈래근의 억제

다리를 모아 옆으로 하고 앉은 자세로부터의 자세 전환은 두 방향이 있습니다 그림 3-45. 첫 번째는 거기서부터 네 발 기기가 되는 것입니다. 이때 천천히 되돌아옴으로써 엉덩관절 주위 근육의 강화를 할 수 있습니다. 두 번째는 다리를 길게 뻗고 앉은 자세가 되는 것입니다. 마비가 있는 사례에서는, 일어나서 앉은 자세가 된다는 흐름으로 연결되기 때문에, 이 방향으로의 동작도 획득해두면 좋을 것입니다.

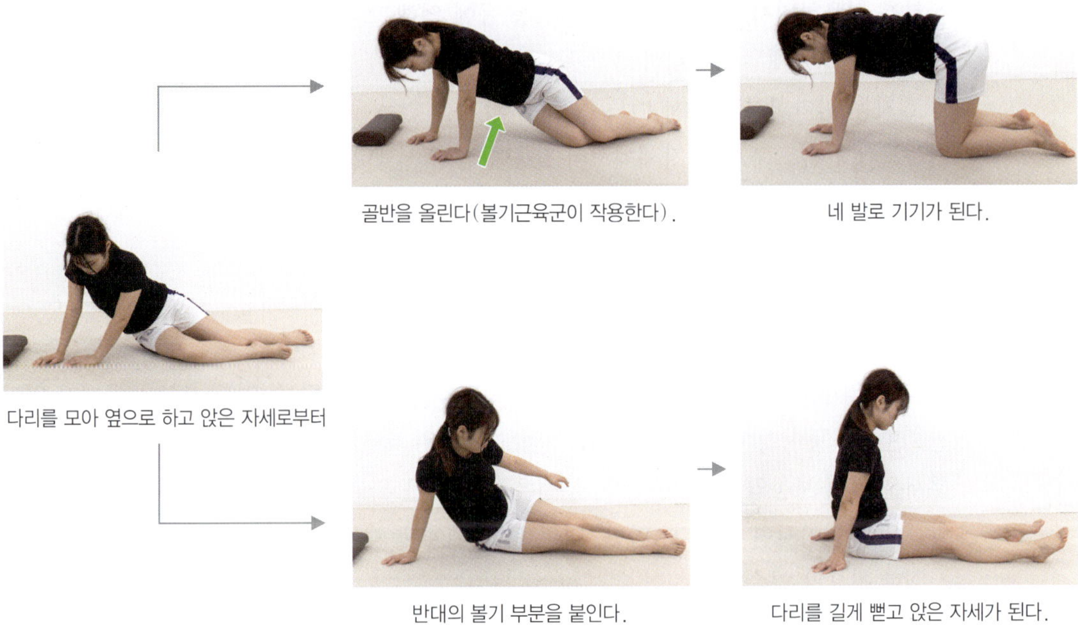

그림 3-45 다리를 모아 옆으로 하고 앉은 자세로부터의 자세 전환

5) 푸시 업 push up

다리를 길게 뻗고 앉은 자세가 되면, 거기서 푸시 업이 가능해집니다 그림 3-46. 특히 척수 손상 등에서 휠체어 등으로 옮겨 탈 때, 이 운동은 필수적입니다. 푸시 업의 촉진은, 양 다리를 잡고 하부 몸통 패턴의 무릎을 굽히지 않고 하는 방법처럼 시행합니다.

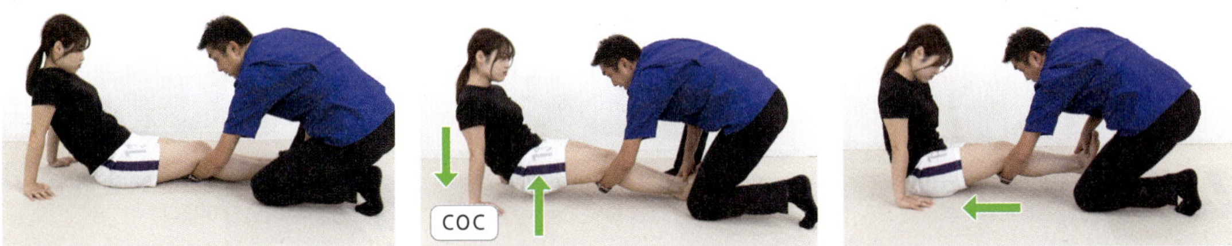

그림 3-46 다리를 길게 뻗고 앉은 자세에서 푸시 업을 촉진한다.

3. 엎드려 누운 자세 활동 진행 Prone Progression

언제나 반듯이 누운 자세를 취하고 있는 대상자로서, 엎드려 누운 자세가 된다는 것은, 그것만으로 고유감각과 신체 기능이 변화할 가능성을 내포하고 있습니다. 예를 들면, 자세 지남력장애(disorientation)로 신체의 정중(midline) 인식이 어긋나있는 경우, 평소와는 다른 중력 정보의 입력, 평소와는 다른 신체 앞면에 대한 하중 감각 입력, 평소와는 다른 복부를 사용하면서 하는 등근육군의 활동 등에 의해 그 후의 신체활동이 변화하는 장면에 직면하는 일은 매우 많습니다.

필자는 편마비 사례에서 어느 정도 움직일 수 있는 경우에는, 반듯이 누운 자세에서의 활동보다도 엎드려 누운 자세에서의 활동을 많이 시행하도록 하고 있습니다. 평소와는 다른 자세, 평소와는 다른 동작을 함으로써, 행동 · 동작 패턴을 바꿀 가능성이 없는 것인지 알아보기 위해서입니다.

1) 옆으로 누운 자세에서 엎드려 누운 자세로

"엎드리시오"라 지시한다면, 자신이 엎드려 누운 자세가 될 수 있는 사람은 문제가 없지만, 편마비 등이 발병한 이래 한 번도 엎드려 누운 자세가 된 일이 없는 사람은, 처음에는 무서운 것이 보통입니다. 이 경우, 우선은 마비 측을 위로 한 옆으로 누운 자세에서 천천히 앞쪽으로 넘어지면 됩니다. 다만, 마비 측 어깨에 통증이 있는 경우에는, 특히 주의 깊게 시행할 필요가 있습니다.

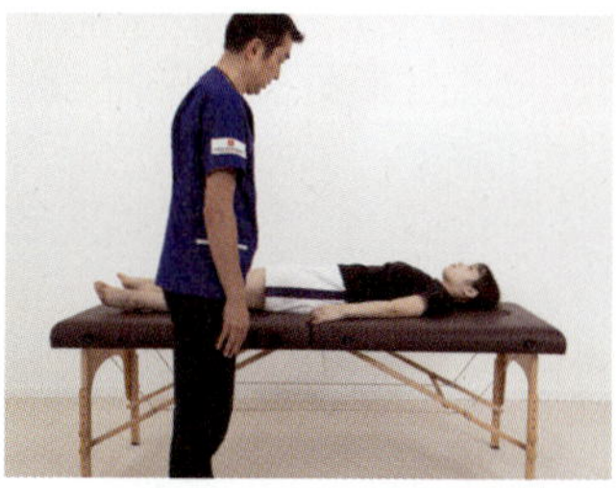

1 오른쪽 편마비 사례에 대해서

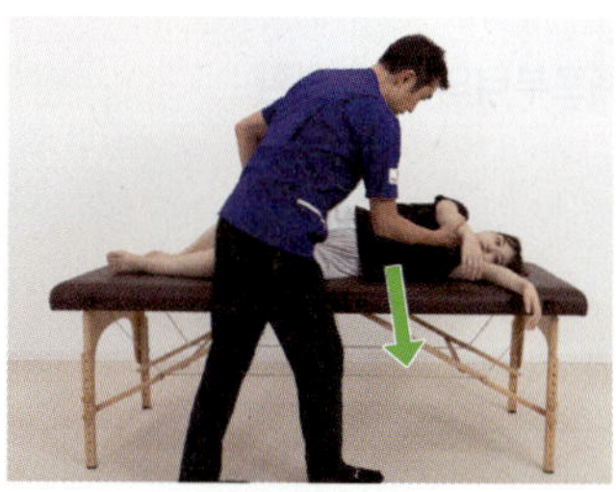

2 비마비 측 방향으로 몸 구르기를 한다.

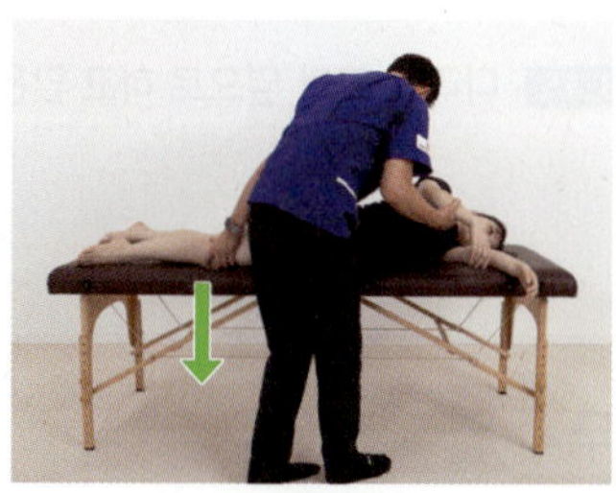

3 다리는 먼저 엎드려 누운 자세로 해둔다.

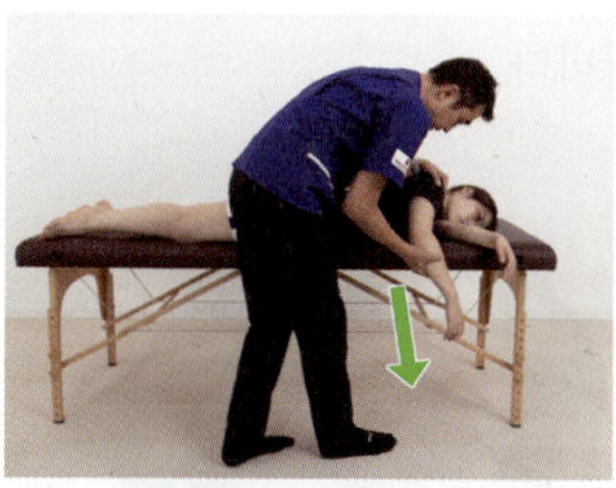

4 오른팔을 유지한 채로 상반신을 엎드려 누운 자세 방향으로

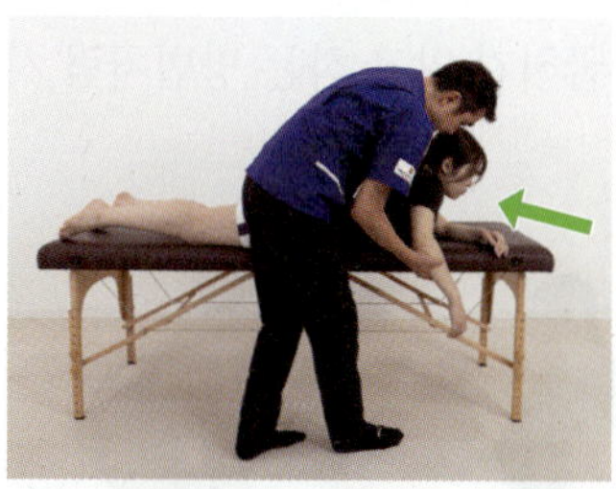

5 머리를 올리고 비마비 측 팔꿈치를 당긴다.

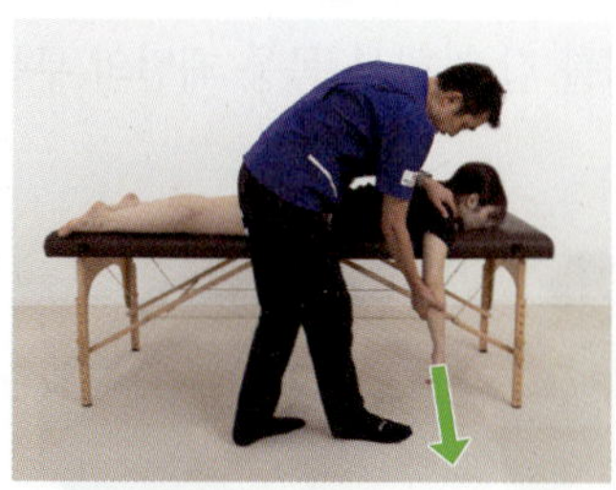

6 오른팔은 아래로 늘어뜨리면 어깨 통증이 나오기 어렵다.

그림 3-47 반듯이 누운 자세에서 엎드려 누운 자세로

엎드려 누운 자세가 되었을 때의 마비 측 팔의 위치가 가장 문제가 되기 때문에, 필자는 흔히 침대 가장자리에서 시행하여, 마비 측 팔을 밖으로 늘어뜨리게 합니다 그림 3-47 . 침대의 높이가 대상자의 팔 길이와 딱 맞으면, 바닥 면에 매트 등을 깔고 온 핸드(on hand)로 할 수도 있습니다.

또는 마비 측 팔에 어느 정도의 수의성 · 지지성이 있는 경우에는, 그대로 팔꿈치를 짚고 상체를 일으킨 강아지 자세(Puppy position)※가 되어버립니다 그림 3-48-a · 그림 3-48-b . 가능하다면, 이른바 만세를 부르는 완전한 엎드려 누운 자세를 취하게 합니다 그림 3-48-c . 그러나, 편마비 사례에서는 완전한 엎드려 누운 자세를 취하는 것은 어려운 경우가 많다는 것에 유념합니다.

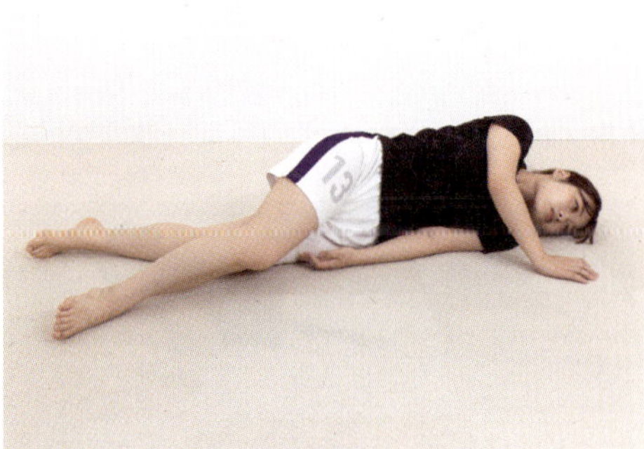

a: 옆으로 누운 자세

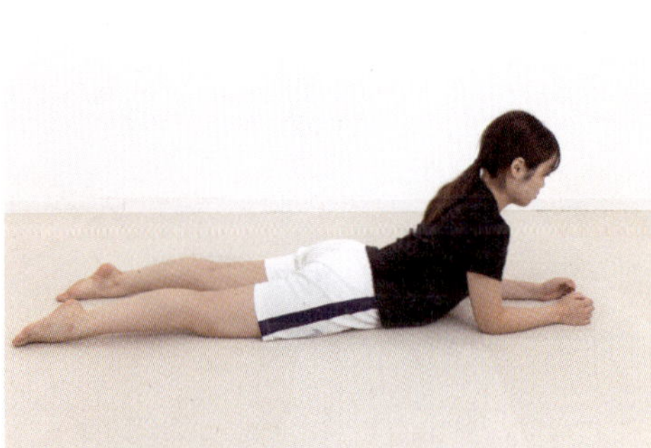

b: 강아지 자세(팔에 수의성 · 지지성이 있는 경우는 그대로 강아지 자세가 되는 것도 가능하다.)

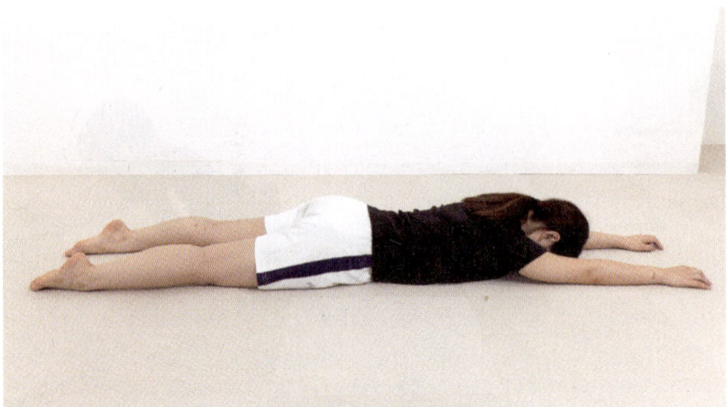

c: 완전한 엎드려 누운 자세. 어깨의 문제가 있는 경우는 어렵다.

그림 3-48 옆으로 누운 자세에서 엎드려 누운 자세로(마비 측 팔에 어느 정도 수의성·지지성이 있는 경우)

※ 주석
"강아지 자세(Puppy position)"의 용어는, 일본에서는 엎드려서 팔꿈치를 짚은 자세라는 의미로 흔히 사용되지만, "Prone on elbows(양 팔꿈치를 짚은 엎드려 누운 자세)"라 말하지 않으면 통하지 않는다는 것을 과거에 몇 번이나 경험한 일이 있습니다.

2) 엎드려 누운 자세에서 양 팔꿈치를 짚고 엎드려 누운 자세(Puppy position)로

양 어깨관절을 최대 굽힘 위치로 한 이른바 만세를 부르고 있는 상황의 엎드려 누운 자세를 취할 수 있다면, 거기서 양 팔꿈치를 당겨서 강아지 자세를 취하게 합니다.

먼저, 치료사 본인이 만세를 부르고 있는 상황인 엎드려 누운 자세에서 양 팔꿈치를 짚은 엎드려 누운 자세가 되기 위해 어떻게 하는지, 시험해보기 바랍니다. 보통, 의식적으로 시행하지 않기 때문에, 어떻게 움직이는 것이 정확한 것인가, 처음에는 모르는 것이 일반적이라 생각합니다. 이 동작에서는 등근육을 사용해서 상부 몸통을 펴고, 양 팔꿈치를 단번에 굽히게 하여 강아지 자세가 되는 "1동작형 그림 3-49 "과 좌우 어느 쪽인가에 중력중심을 이동하여, 체중이 실리지 않은 쪽의 팔꿈치를 먼저 굽히고, 그다음에 이번에는 방금 움직인 팔꿈치 위에 중력중심을 이동하고, 또 한쪽의 팔꿈치를 굽히는 "2동작형 그림 3-50 "으로 갈립니다.

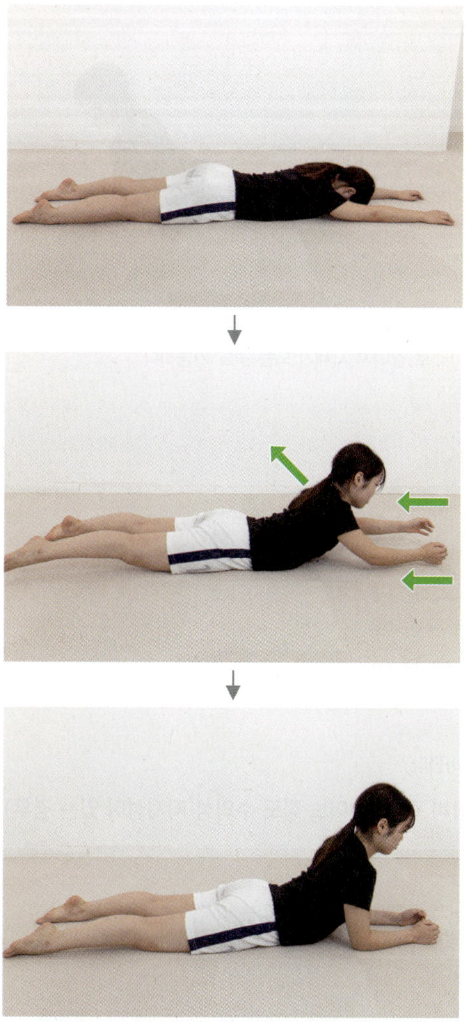

완전한 엎드려 누운 자세에서 등근육을 사용하여 1동작으로 팔꿈치를 짚은 엎드려 누운 자세로

그림 3-49 1동작형

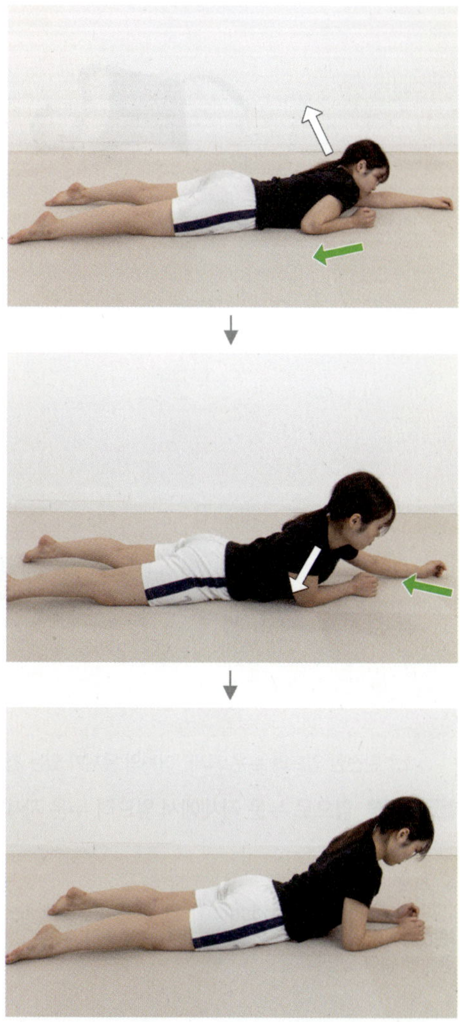

먼저 왼쪽으로 중력중심을 이동함으로써 오른쪽 팔꿈치를 당기고, 그 후 오른쪽으로 중력중심을 이동하여 왼쪽 팔꿈치를 당기는 2동작으로 시행한다.

그림 3-50 2동작형

1동작형을 이용하여 등근육을 강하게 촉진하는 방법으로서는, 손목관절 부근을 잡고 팔꿈치를 굽히면서 하는 팔 폄 · 벌림 · 안쪽회전 패턴(P.220 참조)을 할 때의 저항을 가하는 시행방법이 있습니다 그림 3-51 . 턱을 당기고, 목 부위(Short Neck)를 굽히게 하면서 시행하면, 등근육만이 아니라 동시에 복부 근육도 작용시킨 중에서의 등근육 활동을 시행할 수 있습니다.

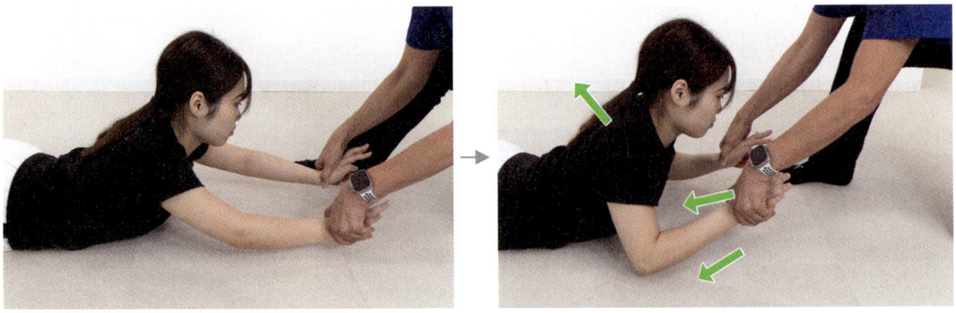

그림 3-51 팔꿈치를 굽히면서 하는 팔 폄·벌림·안쪽회전 패턴을 사용하여 등근육군을 촉진한다.

2동작형을 이용한 방법으로서는, 편마비로 팔의 근육긴장이 높은 사례에 대해서 체중을 싣고 넓은등근을 신장하는 방법이 있습니다 그림 3-52 . 굳이 마비 측에 체중을 실음으로써, 넓은등근의 신장만이 아니라 자세 지남력장애가 있는 사람에게 자세의 방향 부여를 할 수 있습니다.

또는, 예를 들어 수영의 크롤(crawl stroke) 동작으로 앞으로 뻗은 손을 조금이라도 멀리 뻗는 동작을 촉진하기 위해, 다른 한쪽 팔의 팔꿈치 굽힘 · 어깨 내림을 이용하는 방법도 있습니다.

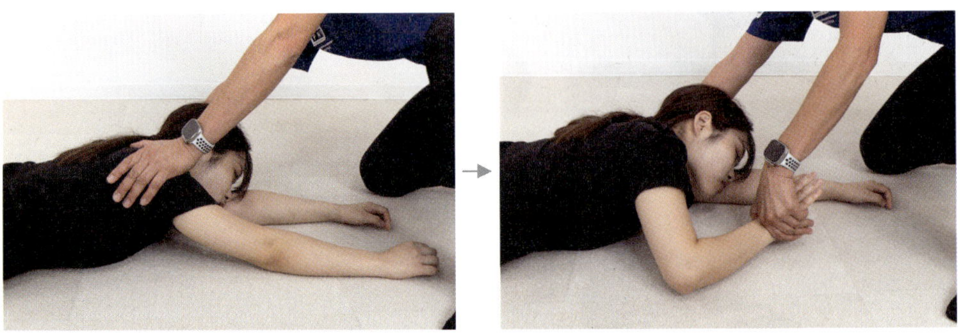

그림 3-52 왼쪽 넓은등근의 신장, 왼쪽으로 체중을 실음으로써 자세의 방향 부여를 한다.

그 밖에도, 엎드려 누운 자세에서 양 팔꿈치를 짚은 강아지 자세가 무의식적으로 시행할 수 있는 간단한 동작이 된다는 치료사들에게도, 임상에서 힌트가 되는 요소가 많이 있습니다. 이러한 관점을 갖는 것은, 치료사에게 중요하다고 필자는 느끼고 있습니다. 여기에 제시된 예 이외에도 대상자에게 시도케 하고 싶은 방법을 적극적으로 찾아보기 바랍니다!

3) 강아지 자세(양 팔꿈치를 짚고 엎드려 누운 자세)에서의 활동

이 자세는, 매트 활동 중에서도 특히 다양한 질환에 대해 다양한 목적으로 사용할 수 있는 가능성을 내포한 자세입니다. 아래에 필자가 임상에서 흔히 시행하고 있는 강아지 자세의 이용방법에 대해 몇 가지 소개합니다. 이들 예를 참고로, 여러분의 임상에서도 강아지 자세로 시행하는 운동의 이용방법에 대해서, 그 밖의 가능성도 생각해보기 바랍니다.

i) 어깨관절의 안정성 향상

어깨관절 탈구 후나 불완전 탈구 등의 불안정성에 대해 안정적 반전 또는 율동적 안정화를 시행할 수 있습니다 그림 3-53 · 그림 3-54 .

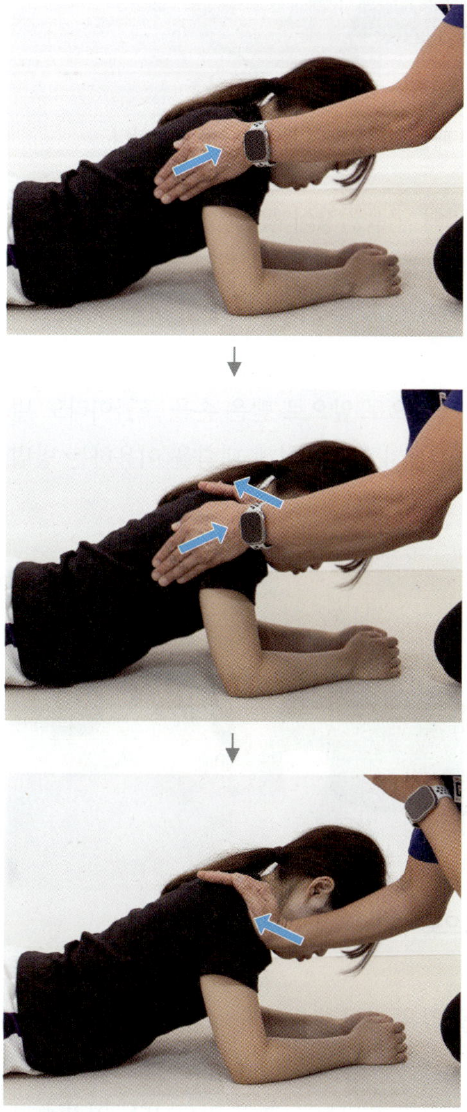

그림 3-53 불안정성이 있는 어깨관절에 대한 안정적 반전

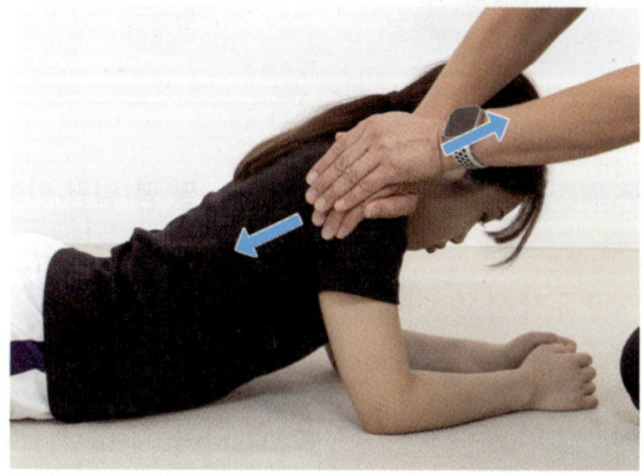

그림 3-54 불안정성이 있는 어깨관절에 대한 율동적 안정화

ⅱ) 앞톱니근의 촉진

어깨관절주위염, 투구장애 어깨, 편마비에서의 마비 측 어깨 등에서 앞톱니근(전거근)의 작용이 약화하여 있는 경우의 강화로서, 등장성 혼합을 시행할 수 있습니다 그림 3-55 .

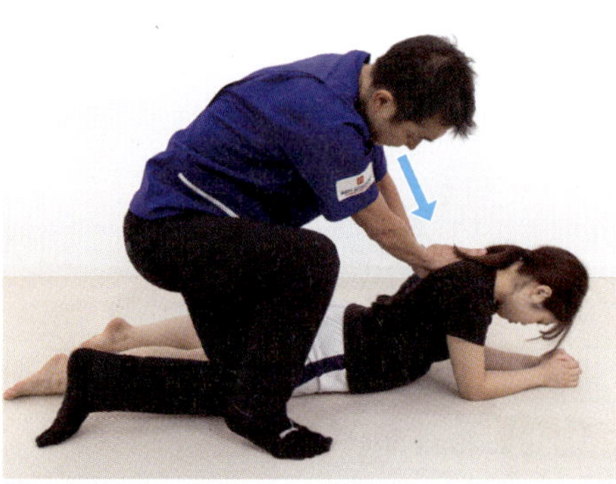

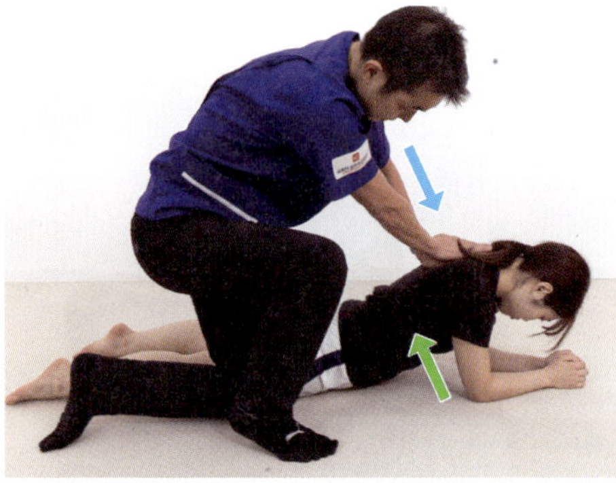

그림 3-55 앞톱니근의 촉진

ⅲ) 어깨관절 가쪽회전근의 강화

상기 질환으로 어깨관절 가쪽회전근 근력 저하에 대해서는, 반대의 강한 쪽은 고정을 하고, 반복 신장이나 등장성 혼합을 시행할 수 있습니다 그림 3-56 . 이 방법은, 강조의 타이밍을 시행하고 있다고 볼 수도 있습니다.

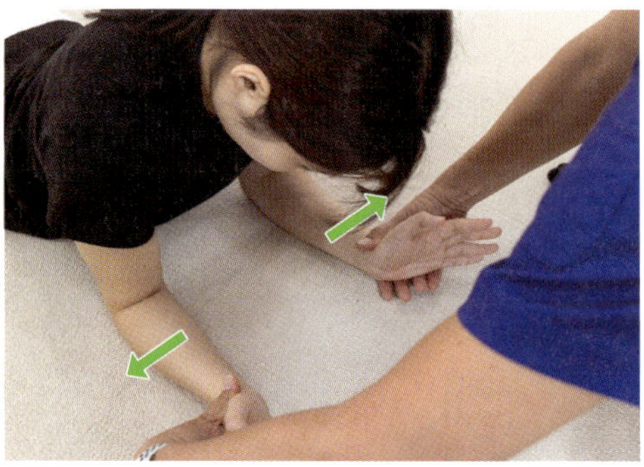

어깨관절 가쪽회전근의 촉진

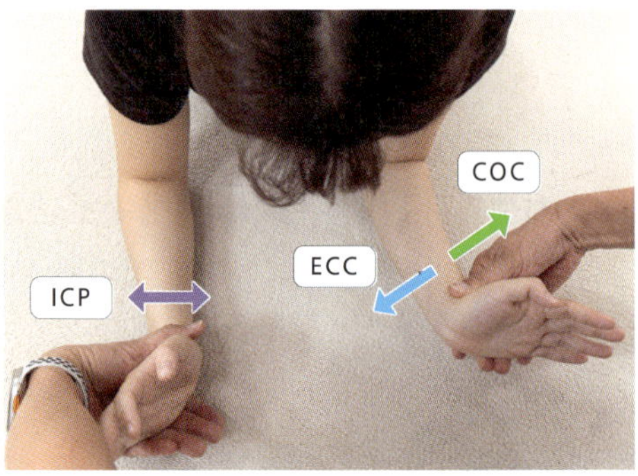

강조의 타이밍
강한 쪽은 고정해두고,
약한 왼쪽에 대해 기법을 시행한다.

그림 3-56 어깨관절 가쪽회전근의 강화

ⅳ) 복부 근육군의 촉진

양 무릎은 붙인 채로, 복부를 10cm 정도 들어 올리면 복부 근육이 작용합니다 그림 3-57-a. 특히, 척주관협착증 등으로 배가로근(복횡근)이 약화된 경우에 효과적입니다. 스포츠 선수 등의 복부 근육이나 어깨관절 주위근육의 강화에 이용하는 경우는, 복부를 들어 올린 상태에서 한 손을 앞쪽으로 들어 올리는 방법도 있습니다 그림 3-57-b .

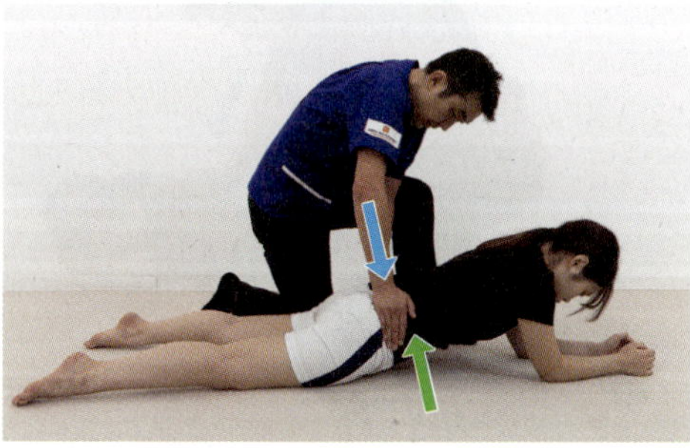

a: 복부 근육의 촉진

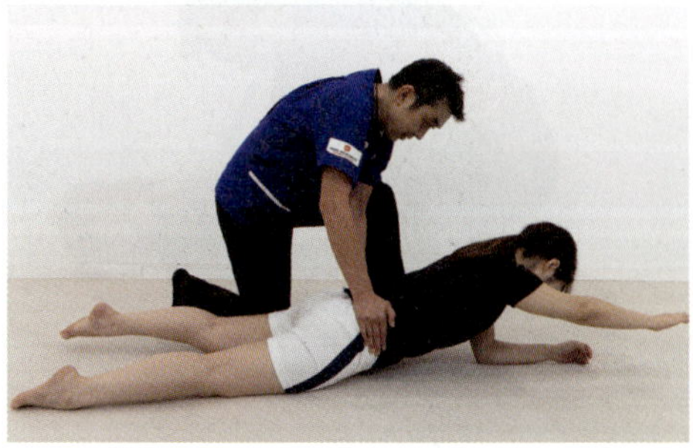

b: 한손을 올리는 경우도 있다.

그림 3-57 복부 근육군의 촉진

ⅴ) 양서류의 자세에서의 응용

강아지 자세에서 어느 쪽인가의 다리를 굽힘 · 벌림을 하고 무릎도 굽히게 하면, 기어가는 것 같은 자세가 됩니다 그림 3-58 . 이 자세를 "양서류의 자세"라 부르고 있습니다.

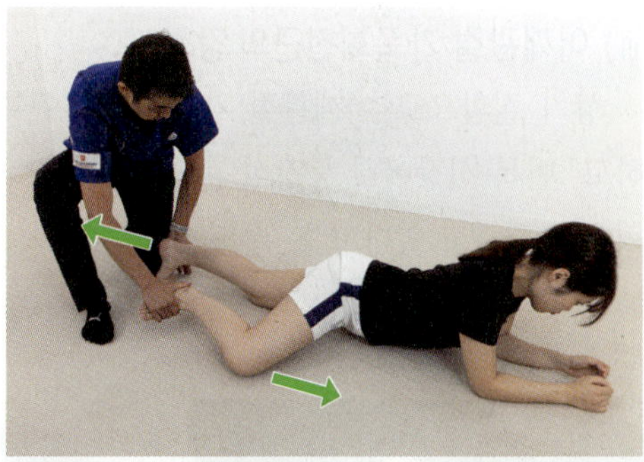

그림 3-58 양서류의 자세

이 자세에서 발 부위를 붙인 채로 무릎을 들어 올림으로써, 엉덩관절 벌림 · 가쪽회전의 강화가 됩니다 그림 3-59 . 엉덩관절 벌림 · 가쪽회전이 약화하는 변형성관절증 등에 효과적입니다.

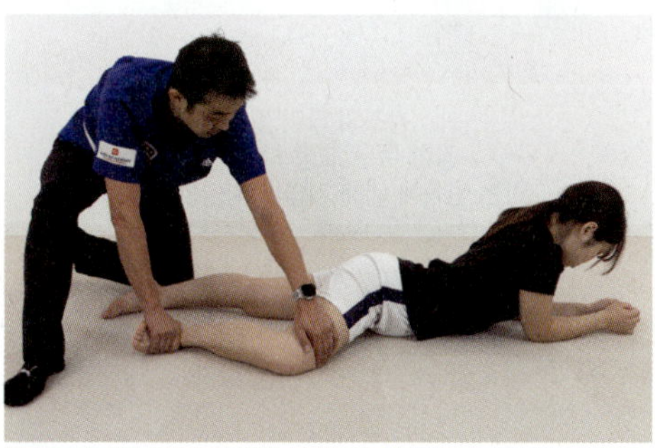

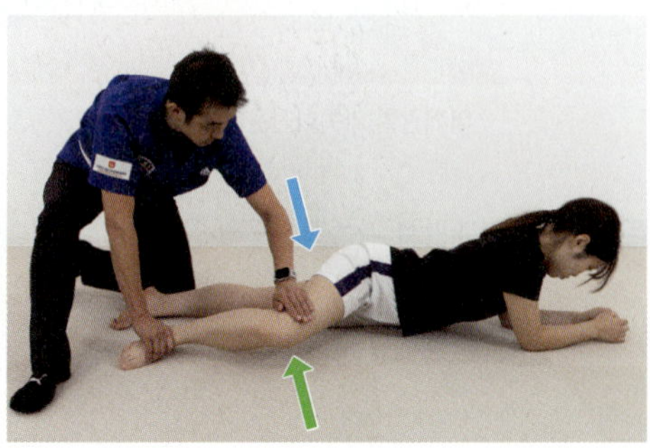

그림 3-59 엉덩관절 벌림·가쪽회전의 촉진

또한, 굽힌 다리와 같은 쪽 팔꿈치를 굽힘으로써 척주가 크게 C만곡(C curb)이 되어, 척추측만증 등에 사용할 수도 있습니다 그림 3-60 .

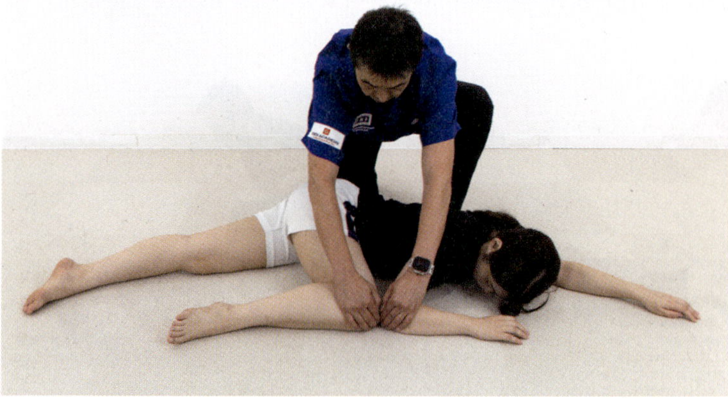

C만곡을 만드는 것에 의해 척추 측만증에 대해 반대쪽 움직임을 만들 수 있다.

그림 3-60 척추 측만증 등에 사용하는 방법

4) 강아지 자세에서 양 팔꿈치와 양 무릎을 꿇은 네발 기기 자세를 거쳐 네 발로 기어가기까지

강아지 자세에서 골반을 크게 들어 올리고, 거기에서 무릎을 한쪽씩 접근시키거나 또는 팔꿈치를 한쪽씩 접근시키면, 양 팔꿈치와 양 무릎을 꿇은 네 발로 기어가기(On elbows and knees)라는 자세가 됩니다 그림 3-61 . 무릎을 한쪽씩 내미는 동작을 통해 큰볼기근 · 중간볼기근을 촉진할 수 있습니다.

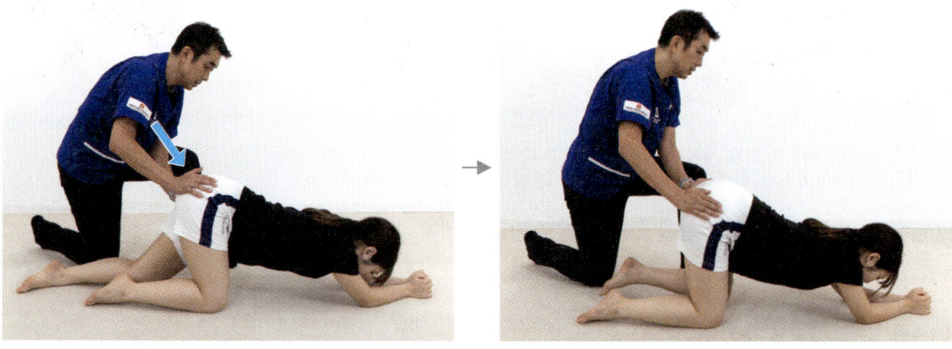

그림 3-61 오른쪽 무릎으로 중력중심을 이동함으로써 오른쪽 큰볼기근·중간볼기근이 작용한다.

또한, 팔꿈치를 한쪽씩 당기는 동작 중에, 볼기 부위에서 대각선 방향으로 저항을 줌으로써, 어깨세모근을 강화할 수도 있습니다 그림 3-62 . 필자의 경험으로는, 목뼈 수술 후 C5 마비로 어깨세모근의 약화가 있는 사례에는 효과적이었습니다. 덧붙이면, 양 팔꿈치와 양 무릎을 꿇은 네 발로 기어가기는 또한, 경륜 선수의 자전거 타기 시의 자세에 가깝다는 것 때문에, 경기 중 몸통에서 골반의 자세 교정에도 효과적이었던 경험도 있습니다.

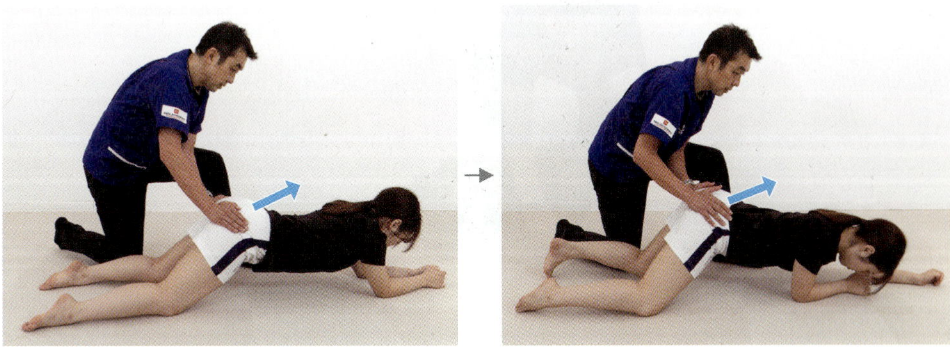

그림 3-62 왼쪽 팔꿈치로 중력중심을 이동함으로써 왼쪽 어깨세모근이 작용한다.

이 자세에서 네 발로 기어가기가 되기 위해서는, 한쪽(사진은 왼쪽)으로의 중력중심 이동과 반대쪽(사진에서는 오른쪽)의 손바닥 면에 의한 지지, 그리고 왼쪽(반대쪽)으로의 중력중심 이동에서의 오른쪽 손바닥 면에 의한 지지라는 순서가 됩니다 그림 3-63 . 팔꿈치를 약간 굽힌 상태에서의 굽혀 펴기는, 편마비에서 위팔두갈래근의 긴장이 높아 위팔세갈래근이 작용하기 어려운 사례에도 사용합니다.

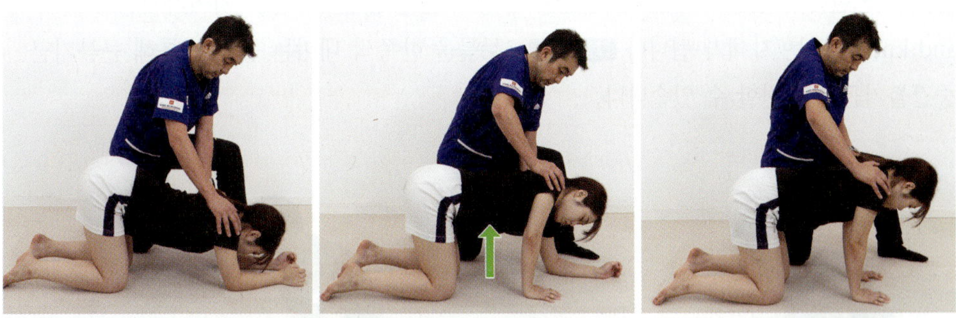

팔꿈치와 무릎을 꿇은 네 발로 기어가기에서 한쪽으로 중력중심을 이동하고, 손바닥 면을 짚는다. 거기서 반대쪽으로 중력중심을 이동하여 다른 한쪽의 손바닥 면도 짚고 네 발로 기어가기를 한다.

그림 3-63 양 팔꿈치와 양 무릎을 꿇은 네 발로 기기 자세에서 네 발로 기어가기로

5) 네 발로 기어가기에 의한 활동

인간이 과거에 네 발로 이동하고 있었다는 것을 생각하면, 양손과 양 무릎으로 몸을 지탱한다는 네 발로 기기 자세는, 어찌 보면 자연스런 자세이며, 거기서 할 수 있는 촉진 방법도 많이 있습니다.

먼저, 네 발로 기기의 기본자세를 생각해봅시다. 손바닥은 어깨 바로 아래, 즉 팔은 수직으로 되고, 무릎은 엉덩관절의 바로 아래, 즉 넓적다리는 수직으로 됩니다 그림 3-64-a .

그리고, 어깨관절이 가쪽회전을 하여 팔꿈치가 잠겨있다고 하면, 안쪽회전을 하여 잠김을 푸십시오 그림 3-64-b . 허리뼈는 약간 폄, 등뼈(흉추)는 약간 굽힘, 목뼈는 약간 폄 위치(아래로 향한 채로 머리를 올리는)로 하여, 거기까지 수정하면 네 발로 기기 자세를 취하고 있는 것만으로 에너지가 필요한 것을 느낄 수 있을 것입니다.

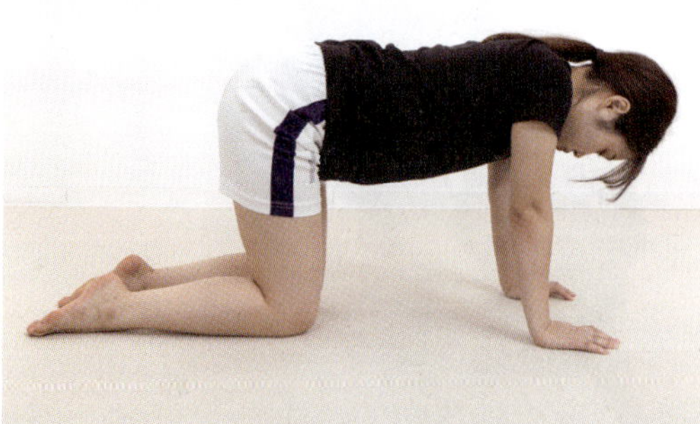
a: 네 발로 기기의 기본자세

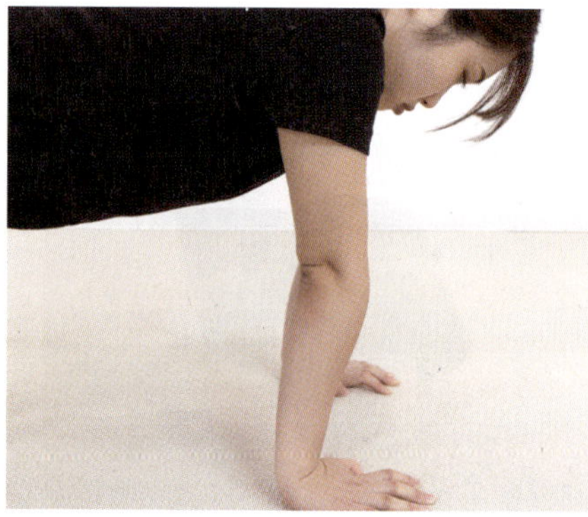
b: 어깨가 가쪽회전을 하여 팔꿈치가 잠겨(고정되어) 있다.

그림 3-64 네 발로 기기

아래에 네 발로 기어가기에 의한 촉진을 몇 가지 소개합니다.

i) 어깨관절 굽힘 활동의 촉진

뒤쪽으로 넘어짐으로써, 하중 자세(CKC: 닫힌 사슬 운동)에서의 어깨관절 굽힘 활동을 촉진하게 됩니다 그림 3-65 . 비하중 자세(OKC: 열린 사슬 운동)라면 통증이 출현하는 것 같은 어깨관절주위염이 있는 사람에게도, 이 움직임이라면 어깨 올림의 보상 없이, 통증도 적어 굽힘의 활동을 할 수 있습니다.

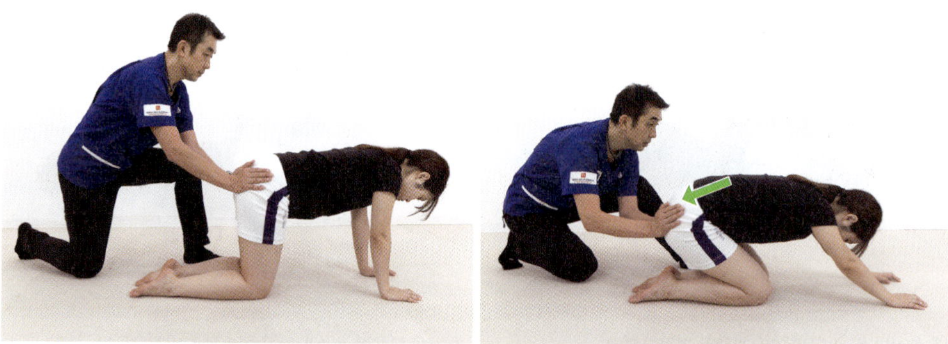

네 발로 기기 자세에서 뒤쪽으로 넘어짐으로써 어깨관절 굽힘의 가동범위를 확보한다.

그림 3-65 네 발로 기기 자세로 어깨관절 굽힘 활동을 촉진한다.

똑바로 뒤쪽으로 넘어지면 어깨관절 굽힘뿐이지만, 비스듬한 대각선으로 넘어지면 굽힘 · 벌림이나 굽힘 · 모음의 움직임을 이끌어낼 수도 있습니다 그림 3-66 . 다만, 종중력(중력에 따르는) 활동이기 때문에 근육활동을 활성화하는 데는 적합하지 않습니다. 가동범위 제한의 개선을 주된 목적으로 하여 이용하면 좋을 것입니다.

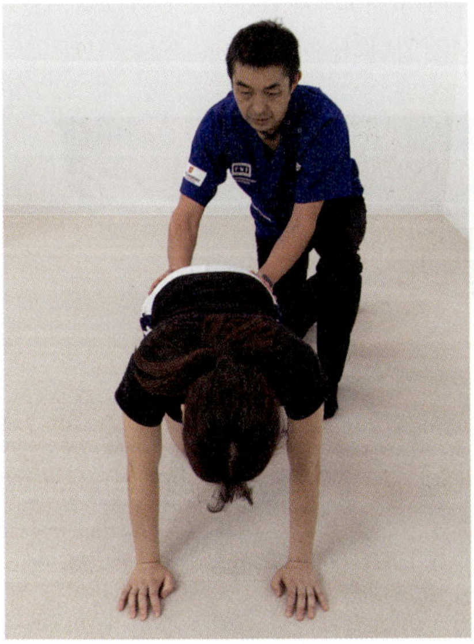

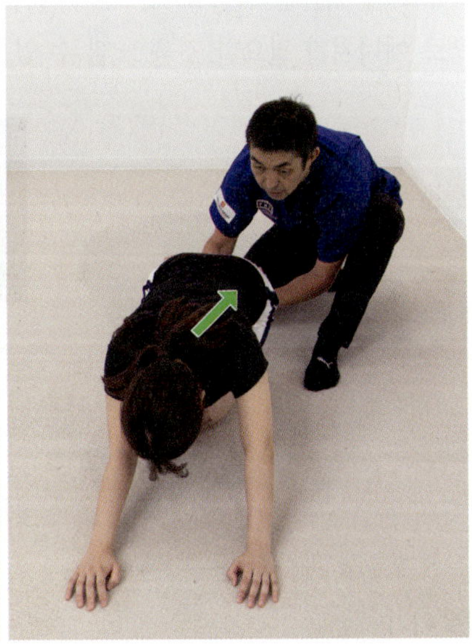

비스듬히 넘어짐으로써 오른쪽 어깨는 굽힘 · 벌림, 왼쪽 어깨는 굽힘 · 모음이 나온다.

그림 3-66 네 발로 기기 자세에 의한 어깨관절 굽힘·벌림이나 굽힘·모음의 촉진

ii) 어깨세모근의 촉진

어깨세모근의 근육활동을 일으키고 싶은 경우는 네 발로 기어가기 자세를 유지한 채로 볼기 부위에서 비스듬히 대각선 방향의 저항을 주어 등척성 수축을 일으킵니다 그림 3-67 . 더욱 강하게 작용시키고 싶은 경우는, 비스듬히 앞쪽으로 천천히 넘어짐으로써, 어깨세모근이 원심성 수축을 일으켜 근력 강화를 목표로 할 수 있습니다.

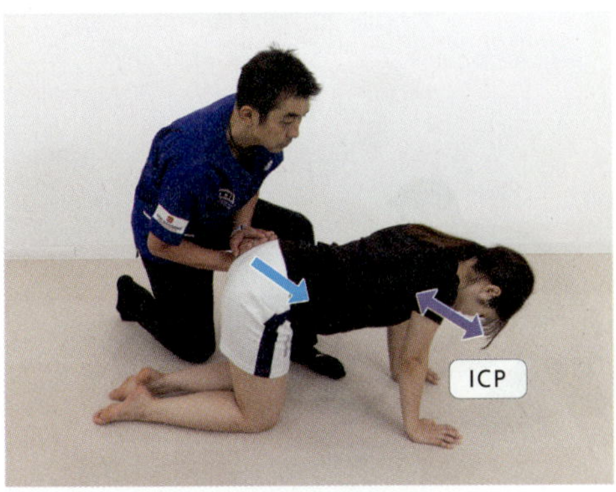

오른쪽 비스듬히 앞쪽으로 저항을 가함으로써 오른쪽 어깨세모근의 등척성 수축을 일으킨다.

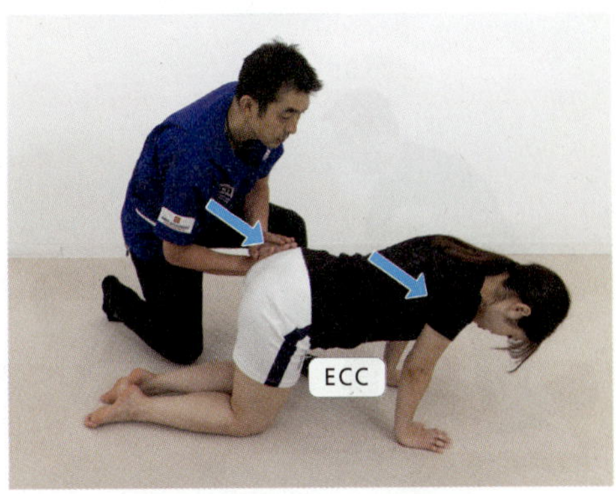

천천히 오른쪽 비스듬히 앞쪽으로 넘어짐으로써 원심성 수축을 일으킨다.

그림 3-67 어깨세모근의 촉진

ⅲ) 배가로근의 촉진

네 발로 기어가기 자세를 유지한 채로 중력중심을 움직이지 않고, 어느 쪽인가 한쪽 무릎을 아래로 밀어붙이게 합니다 그림 3-68 . 그렇게 함으로서 밀어붙인 쪽의 배가로근이 작용합니다. 척주관협착증 등으로 배가로근의 작용에 좌우 차이가 있는 경우는, 한쪽은 무난하게 밀 수 있는데도 또 한쪽은 "밀고 있는 감각을 모른다"라는 말을 듣는 일이 있습니다.

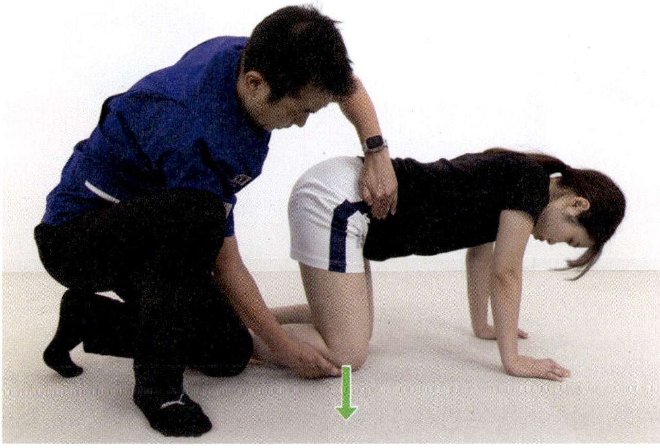

오른쪽 무릎을 바닥 면에 밀어붙임으로써 배가로근의 수축을 얻는다.
치료사의 왼손은 수축을 촉각으로 인지하려 하고 있다.

그림 3-68 배가로근의 촉진

ⅳ) 균형 연습으로서의 응용

손발을 올려서 균형 연습을 할 수 있습니다. 오른손과 왼발이라는 비스듬히 대각선의 조합을 좌우 양쪽 시행합니다 그림 3-69 . 좌우 차이가 큰 경우는, 한쪽 배가로근의 작용이 현저하게 나쁘다는 것을 시사합니다. 이 운동은, 혼자서도 시행할 수 있는 활동이므로 자율적인 훈련에도 적합합니다.

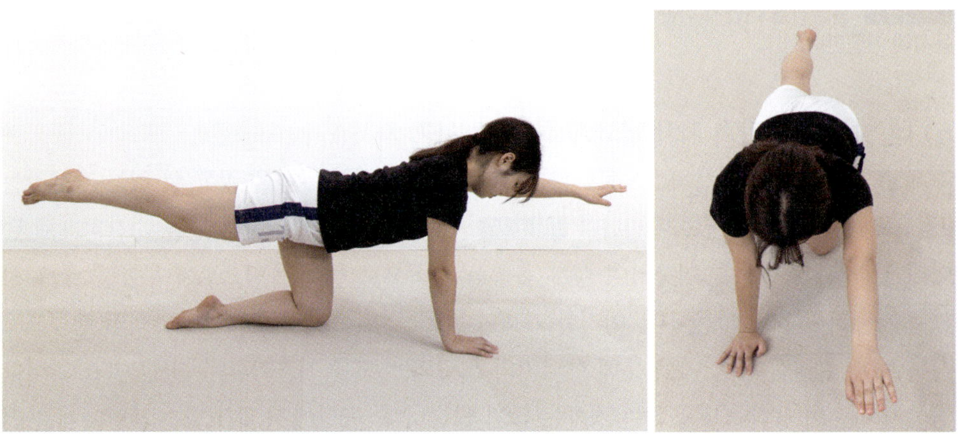

그림 3-69 비스듬히 대각선으로 팔다리를 올린다.

비스듬한 대각선이 아니고 오른손과 왼발과 같이 세로의 조합으로 시행하면, 균형 동작으로 더욱 난이도가 높아져, 몸통근육을 작용시키는 데 적합한 경우도 있습니다 그림 3-70 .

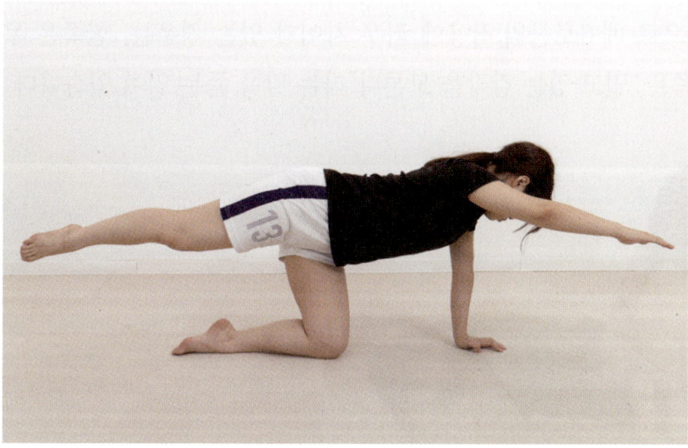

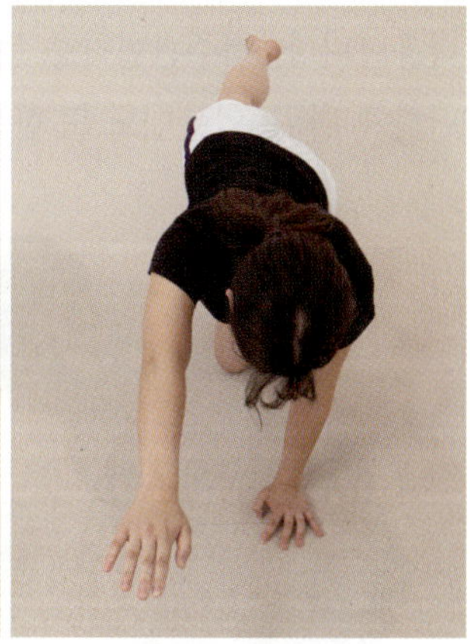

그림 3-70 같은 쪽 팔다리를 올린다.

또한, 동적 안정성을 얻기 위해, 팔꿈치를 펴면서 하는 팔 굽힘 · 벌림 · 가쪽회전(p.186 참조)과, 무릎을 펴면서 하는 다리 폄 · 벌림 · 안쪽회전(p.284 참조)을 동시에 시행하는 경우도 있습니다 그림 3-71 .

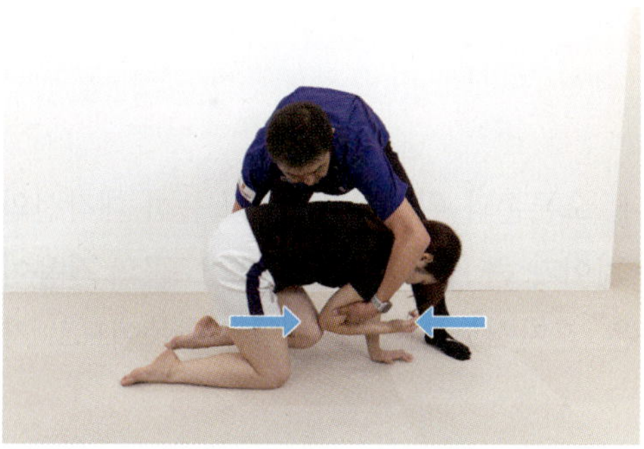

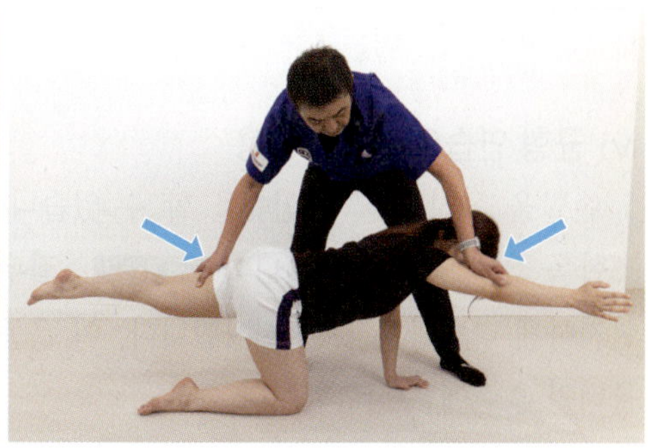

그림 3-71 팔꿈치를 펴면서 하는 팔 굽힘·벌림·가쪽회전과, 무릎을 펴면서 하는 다리 폄·벌림·안쪽회전을 동시에 시행한다.

6) 네 발로 기어가기 자세에서 무릎 꿇고 서기 자세(kneeling)로

양손과 양 무릎이라는 4점으로 지지하고 있는 자세에서 무릎을 꿇고 서 있는 자세라는 2점으로 지지하는 자세로 바뀝니다 그림 3-72 . 보통은 양손으로 바닥 면을 순간적으로 밀어내어, 약간의 반동을 이용하여 상부 몸통을 뒤쪽으로 들어 올림으로써 무릎을 꿇고 서 있는 자세가 될지도 모릅니다. 이러한 기세나 반동을 이용하는 동작은, 일반적인 행동으로서는 매우 합리적이며, 이를 통해 에너지와 노력의 소모를 최소화할 수 있습니다. 그러나 임상에서는 이 동작을 사용하는 경우는 많지 않습니다. 균형에 문제가 있는 사람에게는 어려운 동작이고, 쉽게 할 수 있는 사람에게는 너무 쉬운 동작이 되기 때문입니다.

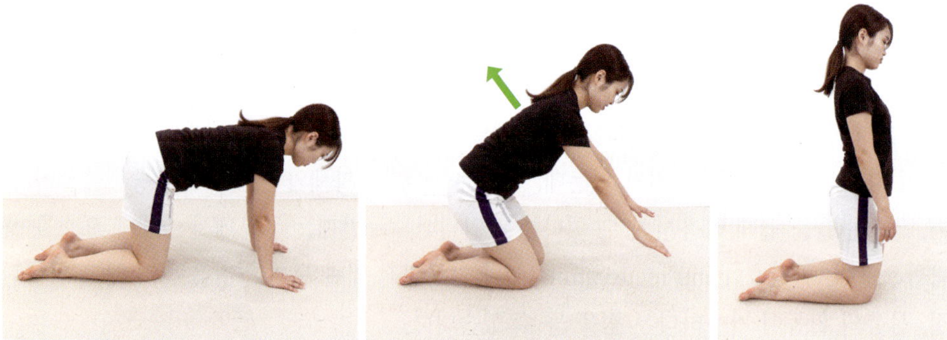

바닥 면을 밀고, 반동을 이용하여 무릎을 꿇고 서기 자세가 된다.

그림 3-72 네 발로 기어가기 자세에서 무릎 꿇고 서기 자세로

무릎을 꿇고 서기 자세에서 정좌(sitting upright), 정좌에서 무릎을 꿇고 서기 자세로 하는 방법도 있습니다 그림 3-73 . 특히, 정좌에서 무릎을 꿇고 서기 자세를 취함으로써 엉덩관절 폄을 기대한다는 사고방법도 있지만, 실제로는 주로 넙다리네갈래근이 작용하는 경우가 많습니다.

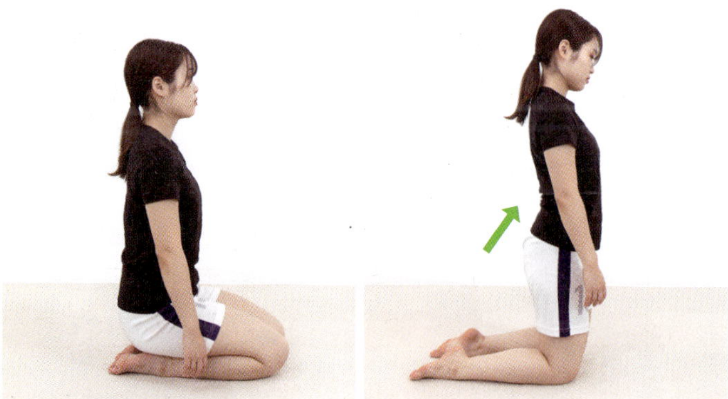

그림 3-73 정좌에서 무릎을 꿇고 서기 자세로

따라서, 넙다리네갈래근에 마비가 있는 척수 손상 사례 등에 사용되기도 합니다. 하지만, 사용 빈도는 많이 높지 않습니다 그림 3-74 .

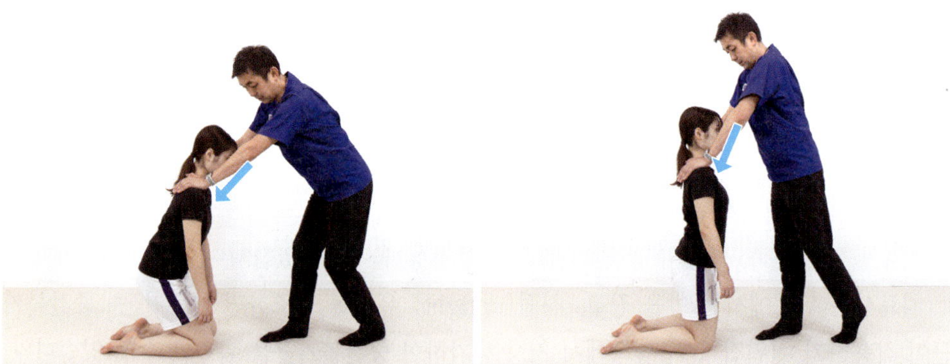

그림 3-74 무릎을 꿇고 서기 자세에서의 촉진 방법(넙다리네갈래근이 작용하기 쉽다)

7) 무릎을 꿇고 서기 자세에서의 활동

무릎을 꿇고 서기 자세가 되는 활동은, 일상생활에서는 많이 사용하지 않는 활동일 수 있습니다. 하지만, 임상에서는 무릎을 꿇고 서기 자세에서의 활동은 매우 유용하며, 잘 활용하면 대상자의 기능을 효과적으로 이끌어낼 수 있습니다.

이 자세의 이점은 두 가지가 있는데, 첫째는 서 있는 자세와 비슷하지만 중력중심이 낮아, 엉덩관절을 쉽게 작용시킬 수 있다는 것입니다. 두 번째는 무릎에서 아래쪽 요소를 생략함으로써, 반장슬(genu recurvatum)이나 발목관절 내반 등의 영향을 받지 않고 엉덩관절, 몸통의 활동이 가능하다는 점을 들 수 있습니다.

주의할 점은, 무릎을 꿇고 서기 자세가 되었을 때에 무릎과 무릎 사이가 넓어, 넓은 지지기저면(wide base)이 되어 있으면, 중력중심 옆쪽 이동을 하기 어려워지기 때문에, 무릎의 위치를 확인하는 것이 좋을 것입니다 그림 3-75 .

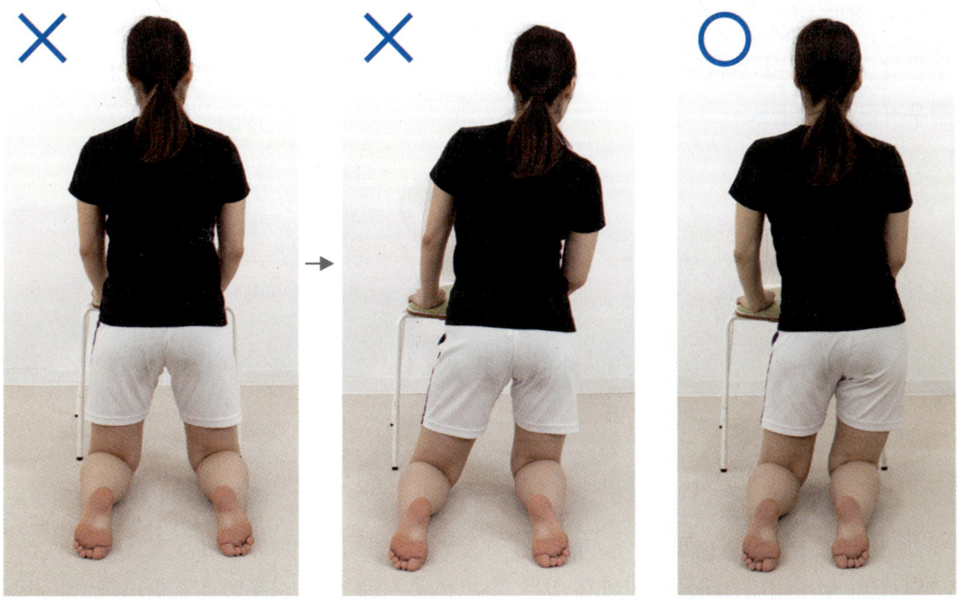

무릎이 벌어져 넓은 지지기저면으로 되어 있으면 중력중심을 이동하기 어렵다.

넓은 지지기저면이 되지 않고 엉덩관절 벌림근이 원심적으로 작용한다.

그림 3-75 무릎을 꿇고 서기 자세에서의 활동

i) 중간볼기근과 몸통의 항중력 폄근의 촉진

플랫폼이나 의자를 앞에 놓고 무릎을 꿇고 서기 자세가 되어, 손을 앞으로 짚습니다 그림 3-76-a . 이렇게 함으로써 앞으로 넘어지는 것을 예방할 수 있고, 옆쪽 이동 등의 연습이 쉬워집니다. 여기서부터 편마비 사례인 경우라면 마비 쪽으로의 중력중심 이동, 중간볼기근의 원심성 수축, 몸통의 항중력 폄(코어 안정성)을 낼 수 있습니다.

치료사는 뒤쪽에서 골반을 잡고, 직립(upright) 유지를 보조하면 큰볼기근 · 중간볼기근이 작용하기 쉬워집니다. 옆쪽에서 저항을 가하여 중간볼기근을 촉진할 수도 있습니다. 그림 3-76-b .

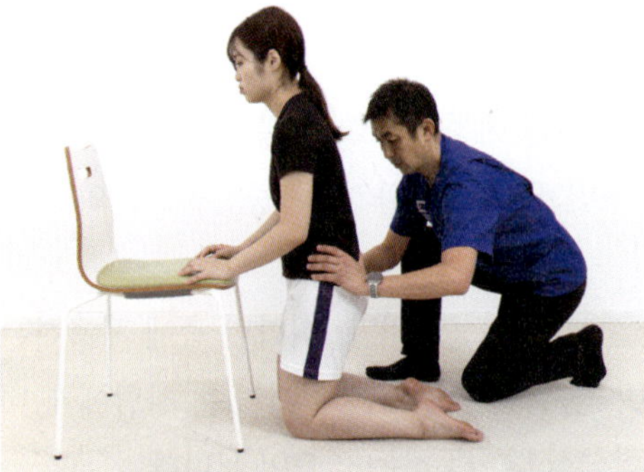

a: 플랫폼이나 의자를 앞에 놓고 무릎을 꿇고 서기 자세가 되어, 손을 앞으로 짚는다.

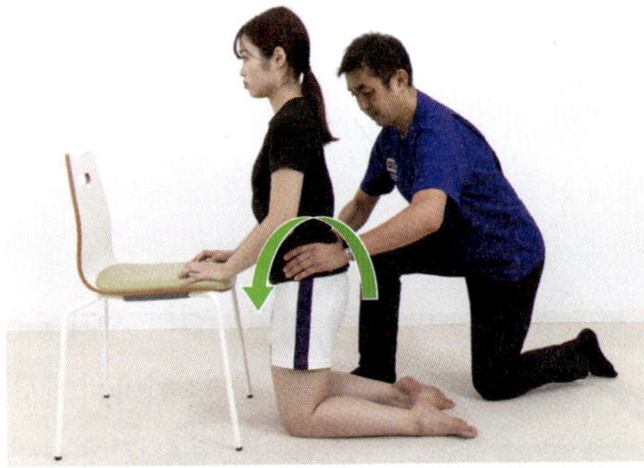

b: 치료사는 뒤쪽에서 골반을 잡고, 직립 자세로 한다.

그림 3-76 손을 앞으로 짚은 무릎을 꿇고 서기 자세

오른쪽으로 중력중심을 이동시켜, 오른쪽 어깨에서 압축을 가함으로써, 몸통의 지지성을 높일 수 있습니다 그림 3-77 .

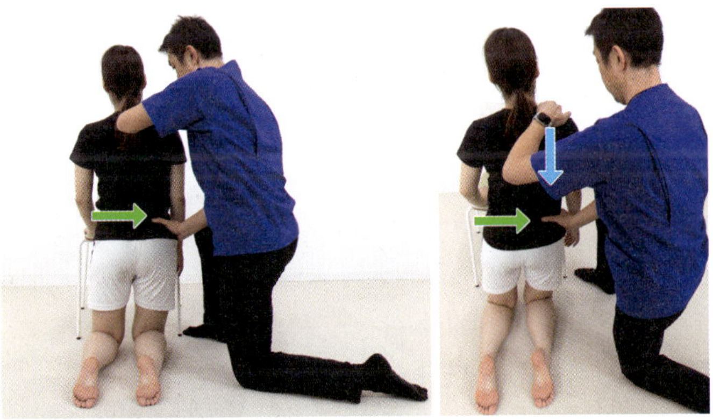

오른쪽으로 중력중심을 이동시켜, 어깨에서 압축을 가한다.

그림 3-77 몸통 지지성의 촉진

또한, 오른쪽으로 중력중심을 이동시켜, 왼쪽 골반에서 저항을 가함으로써, 지지하는 쪽인 오른쪽 중간볼기근의 활동을 더욱 높일 수 있습니다 그림 3-78 .

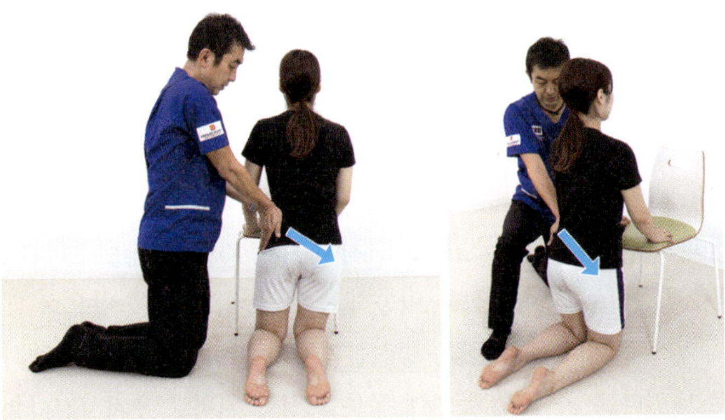

왼쪽에서 저항을 가함으로써 오른쪽 중간볼기근을 촉진한다. 약간 비스듬히 앞에서 미는 것에 의해 중간볼기근과 큰볼기근의 겹치는 부분을 목표로 할 수도 있다.

그림 3-78 지지하는 쪽(오른쪽) 중간볼기근의 촉진

ii) 큰볼기근·중간볼기근의 원심성 수축 촉진

마비가 있는 증상사례는, 볼기근육군의 원심성 수축이 잘 되지 않는 경우가 많습니다. 이러한 사례에서는, 예를 들면 오른쪽으로 중력중심을 이동시키고, 왼쪽 골반에 비스듬히 대각선 뒤쪽으로 저항을 가함으로써 지지하는 쪽인 오른쪽 큰볼기근 · 중간볼기근의 원심성 수축이 일어납니다 그림 3-79 .

이 방법은, 마비 측 엉덩관절의 지지성을 높일 때에 사용하지만, 비마비 측에 사용하는 것도 효과적입니다. 예를 들면, 편마비에서 마비 측 발끝이 걸리는 일이 있는 사람에게 비마비 측 중간볼기근을 원심성으로 작용시켜 중력중심을 이동하는 연습이 됩니다.

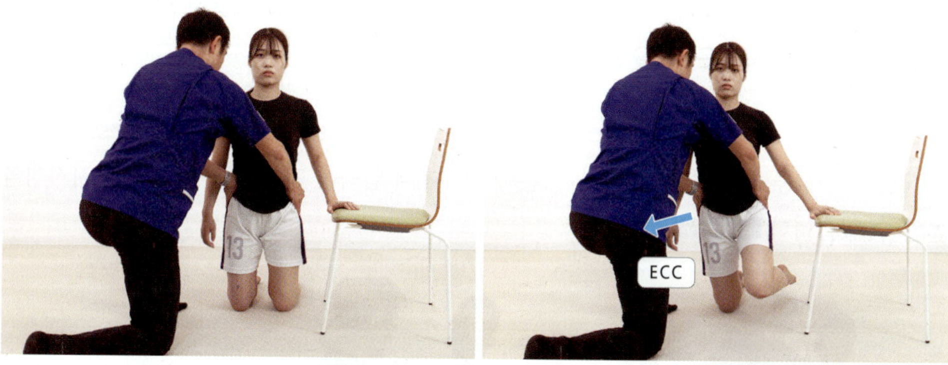

오른쪽 큰볼기근 · 중간볼기근의 원심성 수축을 낸다.

그림 3-79 큰볼기근·중간볼기근의 원심성 수축의 촉진

iii) 엉덩관절 조절에 의한 균형 능력 향상

한쪽 발을 올려서, 무릎을 꿇고 한쪽 다리 서기를 시키는 경우도 있습니다 그림 3-80 . 일반적인 한쪽 다리 서기에서는 문제가 없는 대상자라도, 무릎을 꿇고 한쪽 다리 서기가 어려운 일은 흔히 있습니다. 이것은 발목관절 조절을 사용할 수 없게 되는 것과 연관성이 있으며, 주로 발목관절 조절을 사용하는 대상자에서는 특히 균형을 잡기 어려워집니다. 따라서, 엉덩관절 조절을 통해 균형 능력을 향상시키고 싶은 경우에는 매우 효과적입니다.

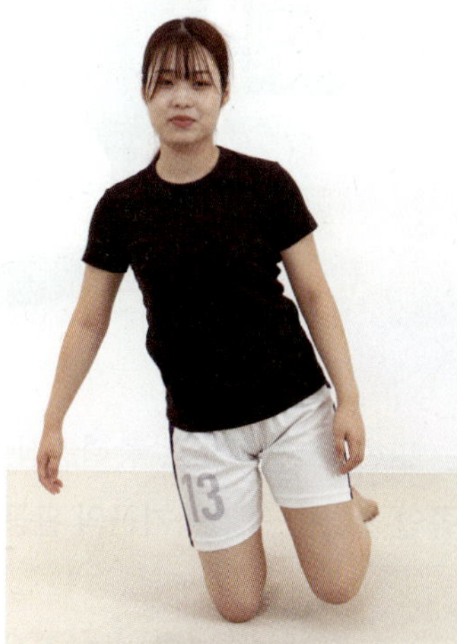

무릎에 의한 한쪽 발 서기

그림 3-80 엉덩관절 조절을 통한 균형 능력의 향상

8) 무릎을 꿇고 서기 자세에서 반 무릎을 꿇고 서기 자세(Half Kneeling)로

무릎을 꿇고 서기 자세에서 한쪽으로 중력중심을 이동하고, 또 한쪽의 발을 앞으로 내밀면 반 무릎을 꿇고 서기 자세가 됩니다 그림 3-81 . 중간볼기근의 원심성 수축을 시행하고, 또한 동시에 발을 앞으로 내민다는 큰 동작 동안에 몸통을 정중 위치로 유지시킨다는

것이 이 동작의 주된 취지입니다.

앞으로 내미는 쪽의 발은 등쪽굽힘을 강하게 시행하지 않으면 이 동작의 수행이 어려워지기 때문에, 발목관절 등쪽굽힘을 시키고자 할 경우에 사용하기도 합니다. 동적인 동작이기 때문에, 마비가 중증인 경우 등에는 시행하지 않습니다.

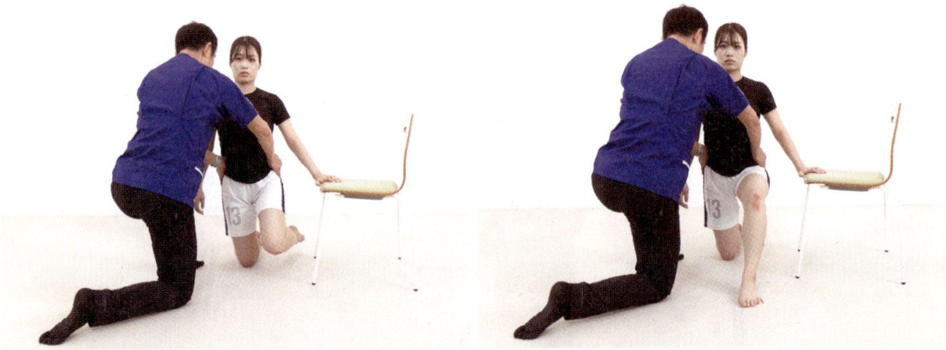

그림 3-81 무릎을 꿇고 서기 자세에서 반 무릎을 꿇고 서기 자세로

9) 반 무릎을 꿇고 서기 자세에서의 활동

반 무릎을 꿇고 서기 자세에서의 활동도 다양하지만, 지지 기저면이 좁아 불안정해지기 쉽기 때문에, 보통은 앞으로 발을 내민 쪽의 손을 플랫폼이나 의자 등에 놓고 3점 지지로 활동을 시행하는 경우가 많습니다. 아래에 반 무릎을 꿇고 서기 자세에서의 촉진을 몇 가지 소개합니다.

i) 엉덩허리근의 신장

신체를 앞쪽으로 이동함으로써 엉덩관절 굽힘근군을 신장할 수 있습니다 그림 3-82 . 이때, 더 효과적으로 엉덩허리근(장요근)을 신장하기 위해, 골반을 뒤쪽으로 경사지게 하여 복부 근육이 작용한 상태에서 신체를 앞으로 이동시키면 좋습니다. 이것은 과도한 허리뼈 전만을 억제하는 효과도 있습니다.

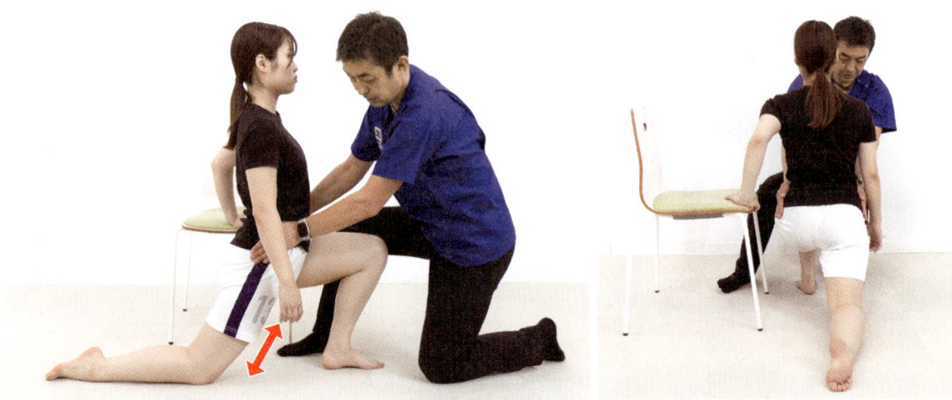

중력중심을 앞쪽으로 이동함으로써 엉덩허리근, 넙다리네갈래근의 신장을 얻는다.

그림 3-82 엉덩허리근의 신장

ii) 넙다리근막긴장근의 신장

또한, 넙다리근막긴장근을 신장시키고 싶을 경우는, 먼저 발의 위치를 안쪽으로 위치시켜 엉덩관절 가쪽회전 자세를 취하고, 또한 동시에 신체를 똑바로 앞쪽이 아니라 반대쪽으로 회전시키도록 넘어뜨리면 강하게 신장됩니다 그림 3-83 .

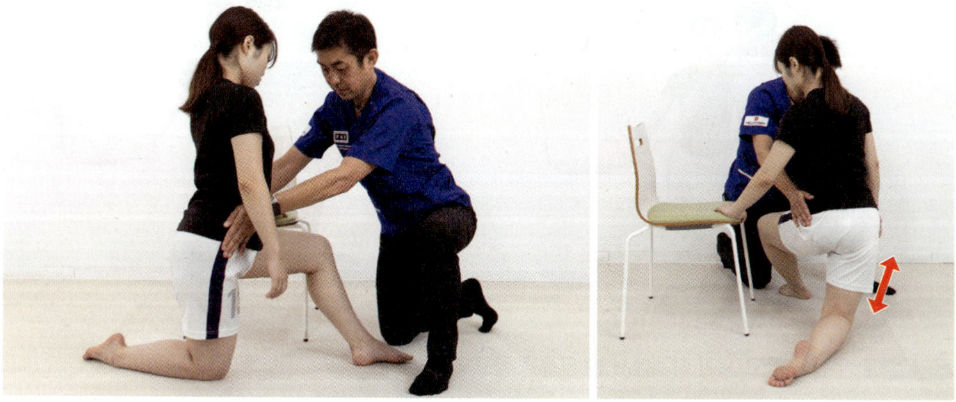

그림 3-83 넙다리근막긴장근의 신장

iii) 중간볼기근의 촉진

발을 내밀고 있는 쪽의 골반을 일단 내리게 하고 그림 3-84-a , 골반을 끌어올리게 하면 무릎을 꿇고 있는 쪽의 중간볼기근의 활동이 됩니다 그림 3-84-b . 여기서 천천히 골반을 내리면, 중간볼기근의 원심성 수축이 됩니다. 골반을 끌어올려 중간볼기근을 작용시킨 상태에서 앞쪽으로의 중력중심 이동을 함으로써, 보행의 입각단계를 위한 중간볼기근의 활동을 촉진할 수 있습니다 그림 3-84-c . 보행 시의 골반이 뒤쪽으로 당겨지는 사례는 임상에서는 매우 많은데, 이러한 사례에 대한 개선에 도움이 되는 방법이 됩니다.

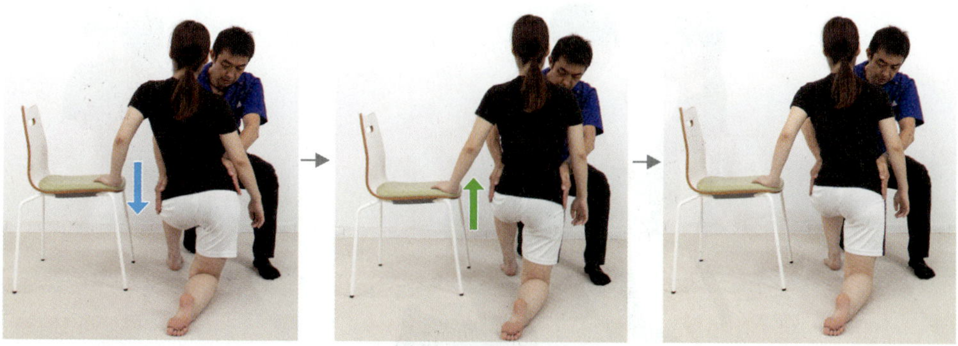

a: 일단 골반을 내리게 한다.

b: 골반을 올림으로써 오른쪽 중간볼기근이 활동한다.

c: 그대로 앞쪽으로 중력중심을 이동한다.

그림 3-84 중간볼기근의 촉진

10) 반 무릎을 꿇고 서기 자세에서 일어서기

매트 활동의 마지막은 반 무릎을 꿇고 서기 자세에서 일어서기를 시행하여, 걷는 동작으로 이어집니다. 일어서기는 앞쪽으로 일어서는 것과 뒤쪽으로 일어서는 것이 있습니다.

앞쪽으로 일어서는 경우 치료사는 대상자의 앞쪽에 서서, 어깨에서 가볍게 압력을 가하여 운동을 촉진하도록 합니다 그림 3-85 . 앞으로 내민 쪽의 넙다리네갈래근이나 큰볼기근을 중심으로 항중력근의 활동을 높일 수 있습니다.

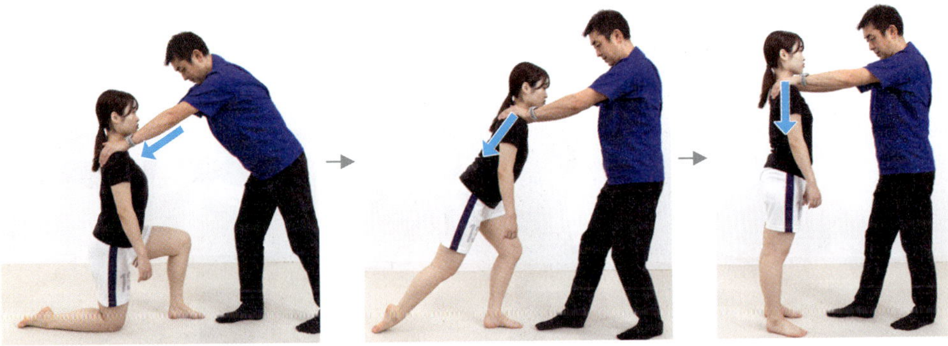

그림 3-85 반 무릎을 꿇고 서기 자세에서 일어서기(앞쪽으로)

뒤쪽으로 일어서는 경우는 치료사는 대상자의 뒤쪽에 서서, 골반에서 가볍게 압력을 가하여 운동을 촉진하도록 합니다 그림 3-86 . 무릎을 꿇고 있었던 쪽의 넙다리네갈래근을 중심으로 항중력근의 활동을 높일 수 있습니다.

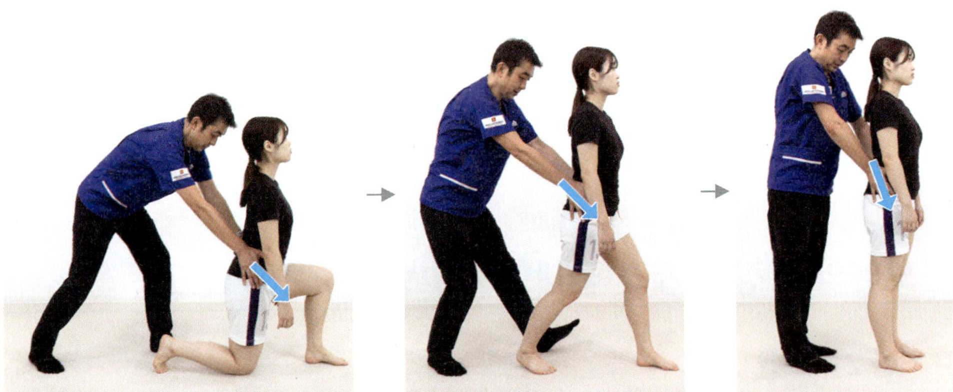

그림 3-86 반 무릎을 꿇고 서기 자세에서 일어서기(뒤쪽으로)

4장 보행에 대한 PNF

PNF for Gait

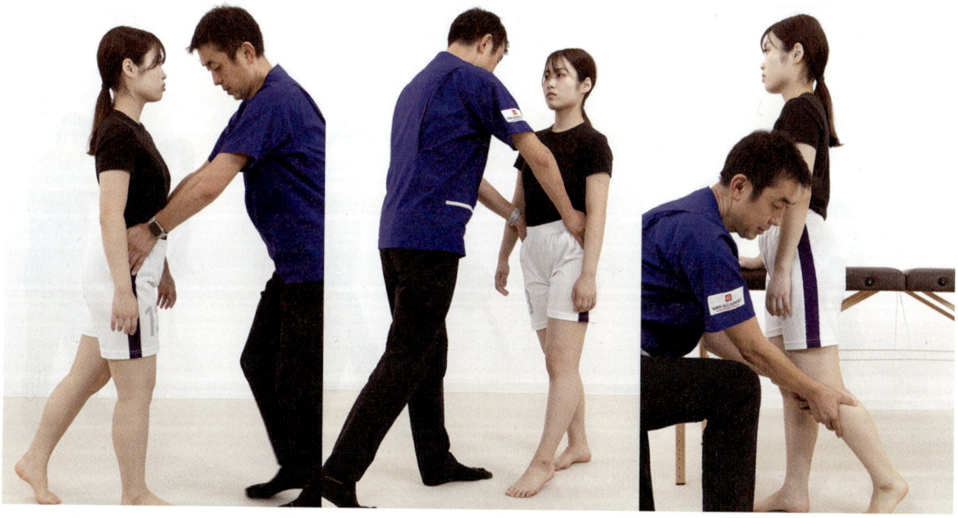

우리들 치료사는, 다양한 기능의 상실로 인해 어려워진 활동을 다시 습득하게 하는 것을 매일 목표로 하고 있습니다. 그중에서도 보행 활동의 개선과 획득은, 대상자의 요청이 가장 많은 부분입니다. 따라서, 우리들은, 왜 그 대상자는 그러한 비정상 보행을 하기에 이르렀는지, 적절한 기능 평가와 동작 분석을 시행하여, 운동역학과 운동생리학의 관점에서 이해할 필요가 있습니다. 그런 다음에, 대상자 개개인의 니즈에 상응한 보행기능 개선을 도모하는 것이 중요합니다.

PNF에서는, 보행을 개선하기 위한 다양한 촉진 방법이 있습니다. 어떠한 방법도 여러분의 임상에 힌트를 준다고 생각합니다.

1. 보행의 특징과 개선에 대한 사고방식

1) 직립 2족 보행

지금으로부터 약 700만 년 전, 인류는 직립 2족 보행을 시작했다고 합니다. 이렇게 오랜 시간 동안 인류는 계속 걸어온 셈인데, 우리는 대부분, 생후 약 1년이 지나면 걷기 시작합니다. 걷는다는 것은 한 지점에서 다른 지점으로 이동할 수 있게 되는 것입니다. 사회 속에서 살아가기 위한 수단으로서, 보행은 우리에게 중요한 것이며, 그것이 많은 대상자에게

"다시 걷고 싶다"는 재활치료의 목표가 되는 이유이기도 합니다.

2) 정상 보행(Normal Gait)이란?

Normal Gait라고 들으면, 보통 "정상 보행"이라 번역한다고 생각합니다. 그러나 "여러분의 보행은 정상 보행이라고 할 수 있습니까?"라고 질문하면 여러분은 무엇이라고 대답할까요? 곰곰이 생각해보면, "정상"이란 도대체 무엇을 의미하는지 알 수 없게 됩니다. 더 많은 인간이 거의 비슷한 신체 사용법을 하고 있다고 본다면, Normal을 정상이라 번역하는 것이 아니라 "표준"이라고 생각하면 잘 어울립니다.

보행이란 이동의 수단이기 때문에, 기본적으로는 걸을 수 있다면 그것으로 충분하다는 것이 필자의 생각입니다. 그러면서 더 오래 걷고 싶다, 통증 없이 걷고 싶다, 멋있게 걷고 싶다 등 대상자의 소원이 있는 경우에, 그것을 실현하기 위한 방법을 고민하는 것이 우리 치료사의 역할이라 생각할 수 있습니다.

"첫 걸음은 어느 쪽 발부터 내딛나"라든가, "발을 착지할 때는 발꿈치부터"라든가, "얼굴을 드시오" 등의 지시는, 이동이라는 수단으로서 생각했을 때에는, 사실상 큰 의미를 갖지 않는 지도(instruction)일지도 모릅니다. 치료사는 항상 대상자의 입장에 서서, 그 사람의 입장에서 생각하고 그 사람에게 다가가서 생각했으면 합니다.

3) 보행분석

보행분석에 국한되지 않고, 동작 전반에 대한 분석에 대해 처음부터 아무런 어려움 없이 할 수 있고, 그것이 가장 숙련되어 있어 자신 있다고 말하는 치료사는 그리 많지 않다고 생각합니다. 동작은 하나하나가 다 다르고, 그것을 잘라내어 말로 설명하는 것은 쉬운 일이 아니라고 생각합니다. 하지만, 필자는 물리치료사를 "동작을 분석하고 문제의 원인을 추론하여 해결방법을 제시하는 신체 전문가"라고 정의하고 있으며, 보행을 포함한 동작을 분석한다는 것은 매우 중요하다고 생각하고 있습니다.

보행분석의 기본 항목은 다음 두 가지라고 생각합니다.

① 현상의 관찰(오른쪽 어깨가 내려가 있다, 반장슬이 된다, 리듬에 좌우 차이가 있다 등)

② 어느 보행단계에서 신체 부위의 어디가 원래의 움직임이나 작용과 다른지를 파악한다.

보충설명을 하자면, 현상의 관찰만으로 끝나지 않고, 그 현상을 보면서 항상 그것이 무엇에 의해 일어나고 있는지 생각하도록 하는 것이 중요합니다.

4) 보행단계에 대해서

보행단계는 크게 입각단계(Stance phase)와 유각단계(Swing phase)로 구분됩니다. 그림 4-1.

입각 초기의 초기 접촉(IC: Initial contact)과 부하 반응기(LR: Loading response)

에서 하는 일은, 체중을 이어받는 것과 앞쪽 추진력을 유지하는 것입니다.

그 후의 입각 중기(MSt: Mid stance)부터 입각 말기(TSt: Terminal stance)까지는 한쪽 다리로 지지하는 것이 일이 됩니다.

유각단계에서의 일은 유각 쪽 다리를 전진시키는 것이 됩니다.

● 시상면(Sagittal plane)

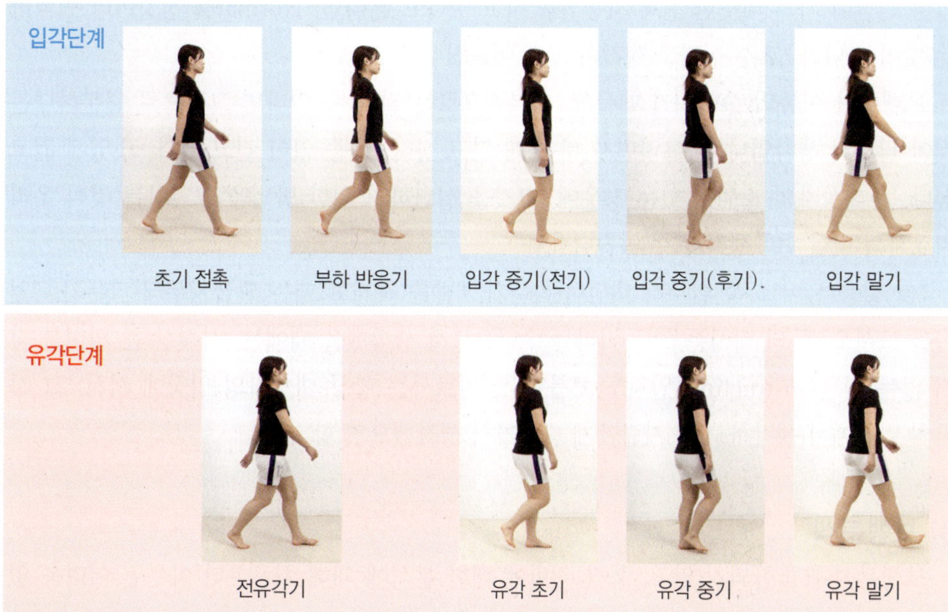

● 이마면(Frontal plane)

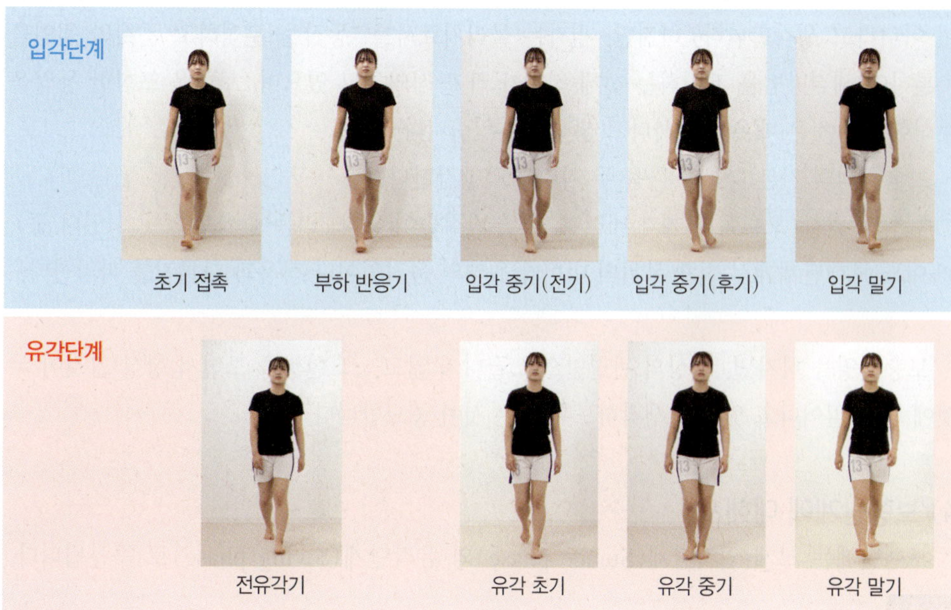

그림 4-1 보행단계는 크게 입각단계와 유각단계로 구분된다.

보행분석이라는 관점에서 보면, 특히 중요한 단계는 부하 반응기입니다. 그 이유는 다음과 같습니다.

- 보행주기 중에 주요 근육 작용의 피크 점이 집중한다 그림 4-2 .
- 넙다리네갈래근, 앞정강근(전경골근)의 원심성 수축을 필요로 한다.
- 0.1초라는 짧은 시간에 종료된다.

따라서, PNF에서의 보행 치료에서는, 주로 부하 반응기를 바꾸기 위한 촉진 기법이 많습니다. 이것을 바탕으로, 다음 항목부터 보행을 개선하기 위한 구체적인 촉진 기법을 소개하고자 합니다.

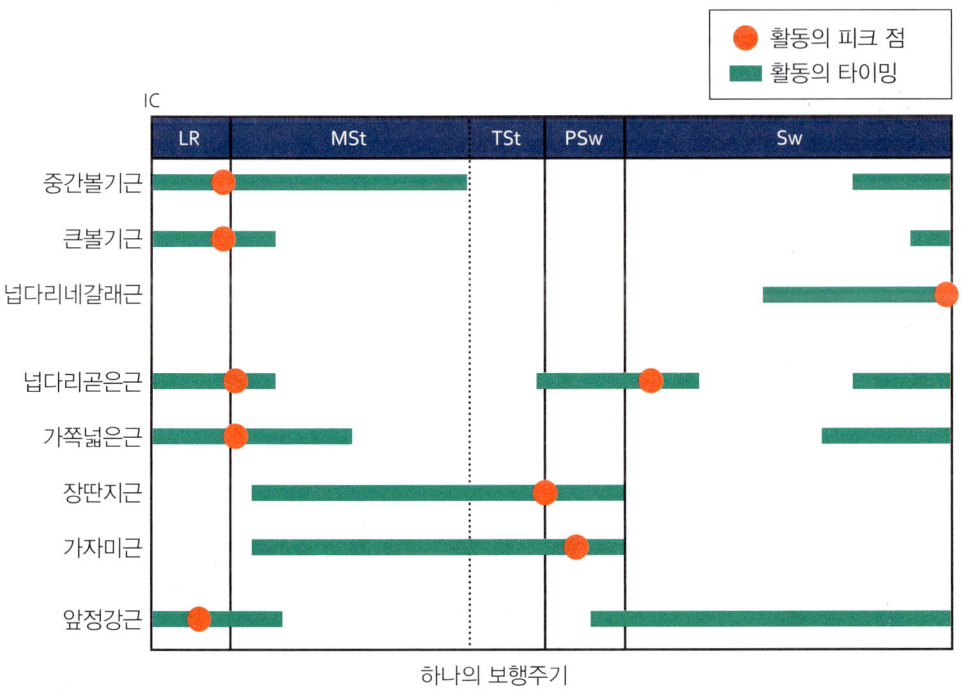

(医學書院「臨床にいかす表面筋電図」2020에서 인용)

그림 4-2 보행주기에서의 근육활동 타이밍과 피크 점

2. 보행의 치료

PNF에서의 보행 치료는 다양한 자세와 조건을 활용하고 있습니다. 일반적으로 치료는 "앉은 자세"부터 시작되고, "일어서기", "선 자세", "한쪽 발 서기", "일자로 선 자세", "앞 방향 보행", "옆 방향 보행", "뒤 방향 보행", "교차성 보행"의 평가와 치료로 옮겨가고 있습니다 그림 4-3 . 이것에 의해, 각각의 자세나 조건을 최대한으로 활용하여, 보행의 구성 요소를 촉진할 수 있습니다.

이 항목에서는, 필자가 실제로 시행하고 있는 각각의 자세와 조건을 사용한 평가와 치료를 소개하고 있으며, 필자가 시행하고 있는 촉진의 목표를 이해하면서 읽기 바랍니다. 이들의 방법은, 보행의 개선에 국한되지 않고, 다양한 동작에 응용할 수 있다는 것을 알았으면 합니다.

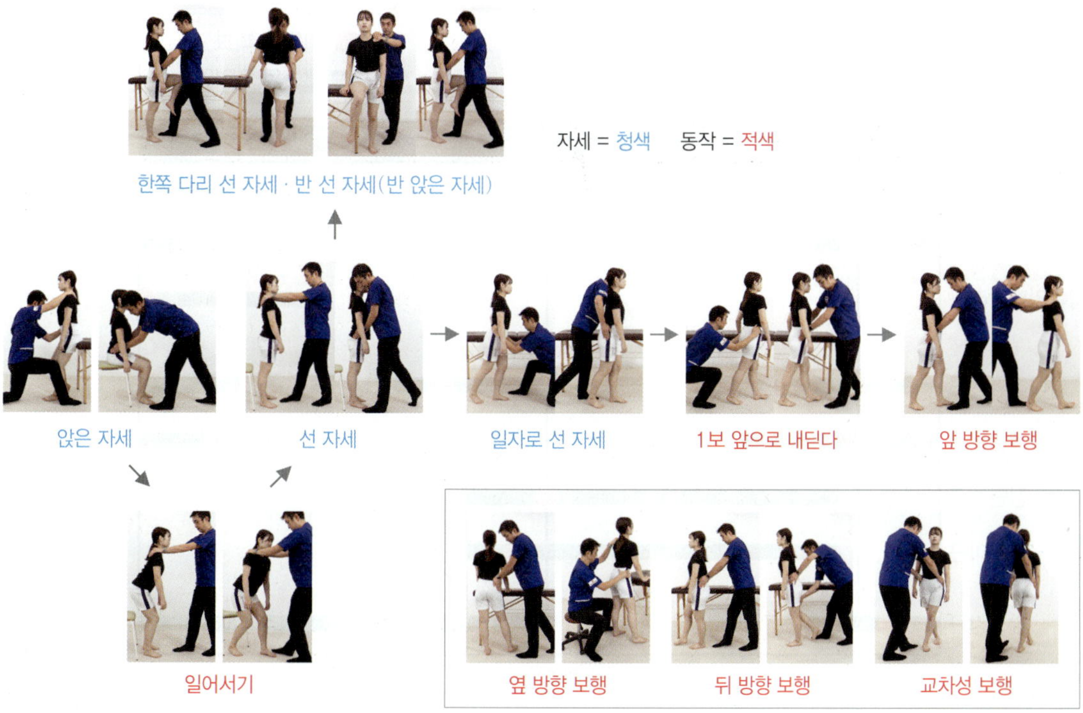

그림 4-3 PNF에 의한 보행 치료의 순서

1) 앉은 자세에서의 평가와 치료

보행 치료는, 일반적으로 앉은 자세에서 시작됩니다. 보행에 관한 치료를 반드시 앉은 자세에서 시작한다는 의미는 아니며, 앉은 자세에서의 활동을 보행에 활용할 수 있다는 관점에서 앉은 자세 치료를 보행 치료의 기초로서 파악하고 있습니다. 이와 같이 앉은 자세에서의 치료에는, 다양한 동작을 촉진하는 역할이 있습니다. 여러분도 앉은 자세에서의 치료를 보행 이외에도 활용할 가능성에 대해서도 생각해보기 바랍니다. 다양한 동작에 대한 응용을 할 수 있다는 것을 인지할 것이라 생각합니다.

앉은 자세에서의 치료를 시행하는 경우, 우선 기본이 되는 것이 "양호한 앉은 자세"를 안다는 것입니다. 그러면 "양호한 자세"란, 어떠한 앉은 자세라고 여러분은 생각합니까? "골반을 직립(upright)으로 하시오"란, 치료사가 흔히 사용하는 키워드인데, 그렇다면, 직립이란 무엇을 기준으로 하여 생각하면 좋을까요?

그 해답으로서, Austin은 "위앞엉덩뼈가시(상전장골극: ASIS)가 두덩뼈(치골)의 바로 위에 있는 위치가 골반 앞뒤 경사의 중간위치"라 언급하고 있습니다.[1)] 이와 같이, 언어화할 수 있는 지표가 있음으로 해서, 어느 자세로 유도하면 좋은지를 알기 쉬워집니다 **그림 4-4**.

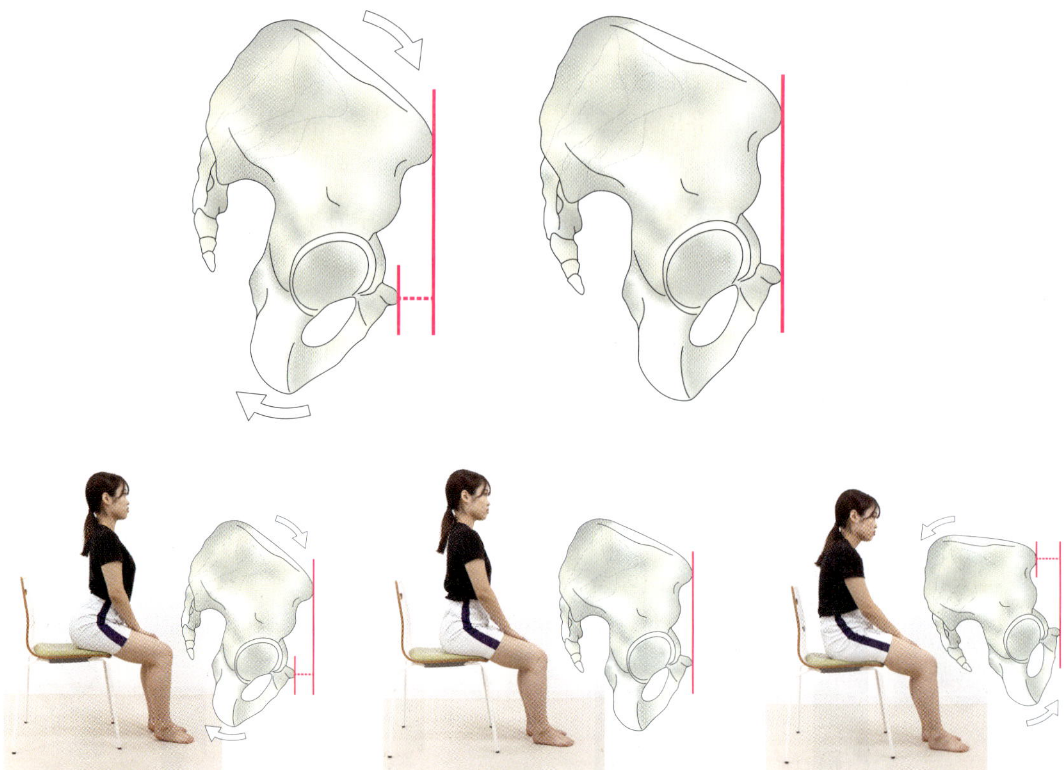

골반 앞경사 = ASIS가 두덩뼈보다 앞쪽에 있다.

골반 중간위치 = ASIS가 두덩뼈 바로 위에 있다.

골반 뒤경사 = ASIS가 두덩뼈보다 뒤쪽에 있다.

그림 4-4 앉은 자세에서의 골반 정렬 평가(시상면)

필자는 대상자를 가장자리에 걸터앉은 자세로 하였을 때에 뒤쪽에서 골반을 잡고, 가능한 한 직립으로 합니다 그림 4-5-a . 그러한 다음에 골반과 흉곽의 위치관계를 확인하거나, 좌우로 중력중심 이동(Scooting)을 하여 좌우 차이를 확인합니다 그림 4-5-b . 이때 ASIS가 얼마만큼 두덩뼈의 바로 위에 접근할 수 있는지를 끝까지 확인하는 것도 하나의 평가가 됩니다. 고령자 등에서는 반드시 중간위치를 취할 수 있는 것은 아니지만, 그렇다고 해서 전혀 직립 방향으로 움직일 수 없다는 일도 별로 없습니다.

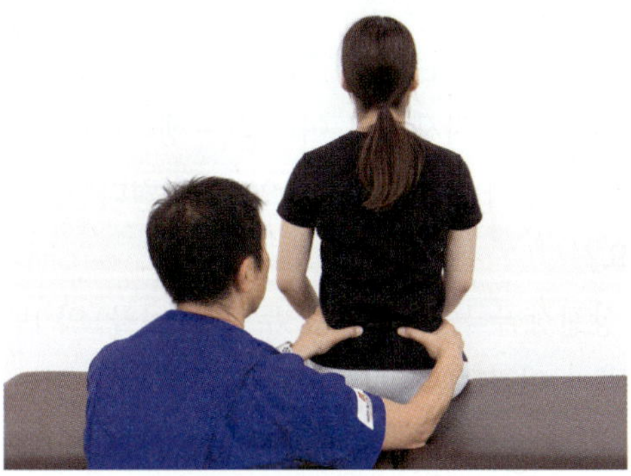
a: 뒤쪽에서 골반을 직립으로 하여 위치를 관찰한다.

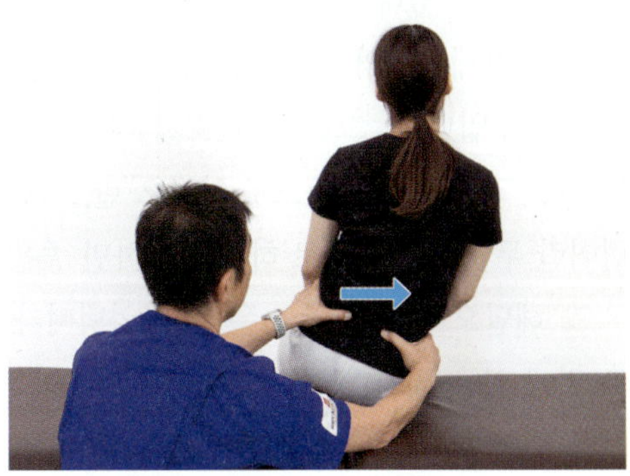
b: 그대로 오른쪽 궁둥뼈로 중력중심을 이동한다(Scooting)

그림 4-5 앉은 자세에서의 골반 정렬 평가(이마면)

i) 앉은 자세에서 몸통 안정성을 높이다

양호한 앉은 자세로 유도하였으면, 몸통의 안정성을 높여갑니다. 앉은 자세에서 몸통 안정성을 높이기 위해, 필자는 안정적 반전이나 율동적 안정화를 사용합니다 그림 4-6 · 그림 4-7 · 그림 4-8 · 그림 4-9 . 이때, 팔이음뼈와 부리돌기 주위에서 시행하는 경우와, 복장뼈(흉골) 부근과 그 바로 뒤의 등뼈(흉추) 부근에서 시행하는 경우, 흉곽 하부를 잡고 시행하는 경우가 있습니다.

임상적으로는 편마비 사례 등 좌우 어느 쪽인가의 안정성이 없는 경우도 많고, 그 경우는 한쪽에 대해서만 안정성을 위한 기법을 시행합니다.

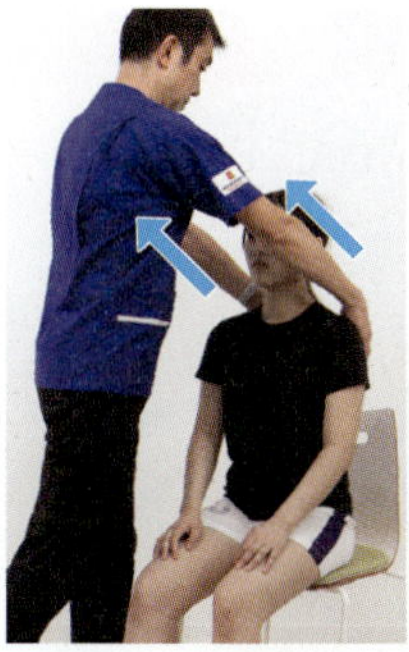
1 등 근육군에 대한 자극

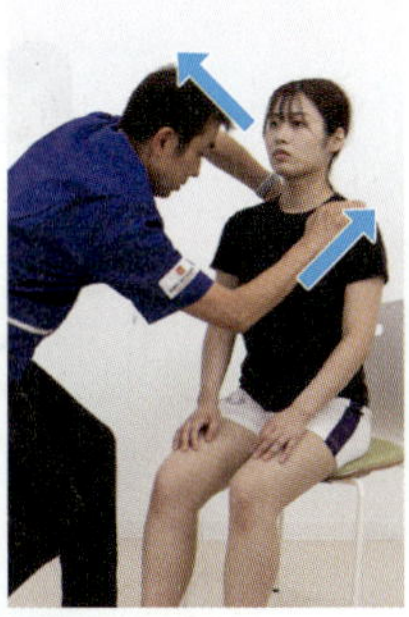
2 한손씩 바꿔 쥐다.

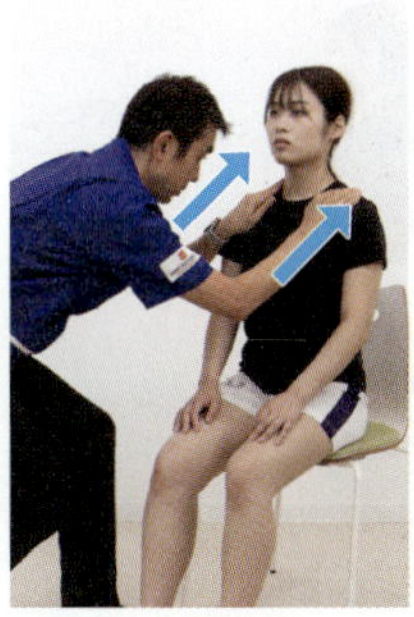
3 복부 근육군에 대한 자극

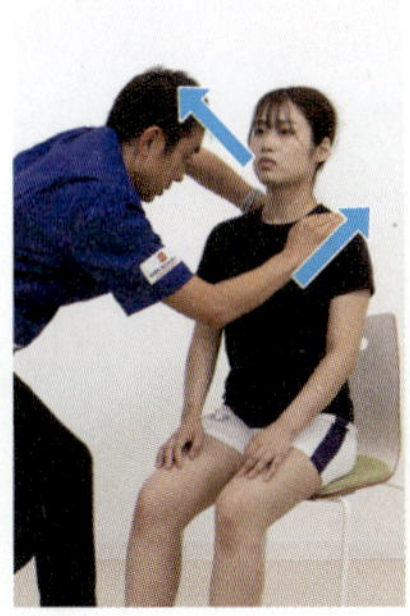
4 한손씩 바꿔 쥐다.

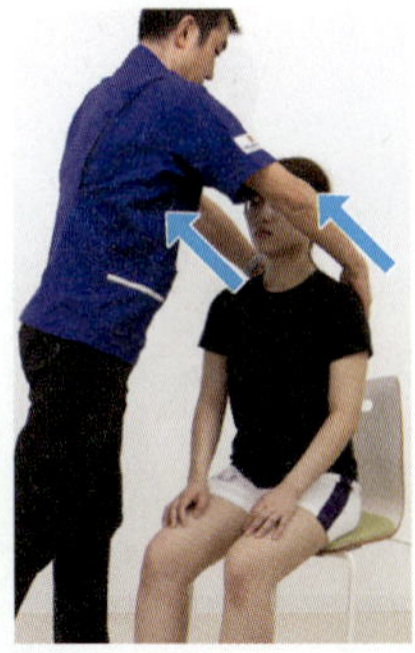
5 등 근육군에 대한 자극

그림 4-6 몸통에 대한 안정적 반전

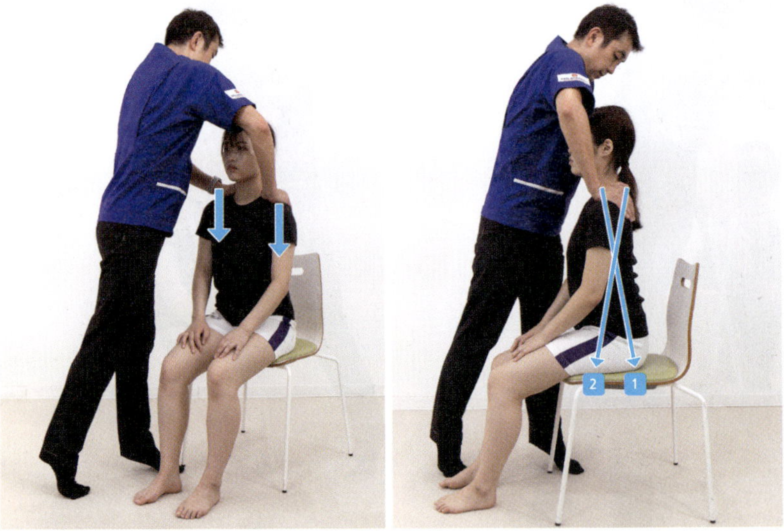

복부 근육에 대한 압력(1)과 등 근육에 대한 압력(2)

그림 4-7 몸통에 대한 율동적 안정화

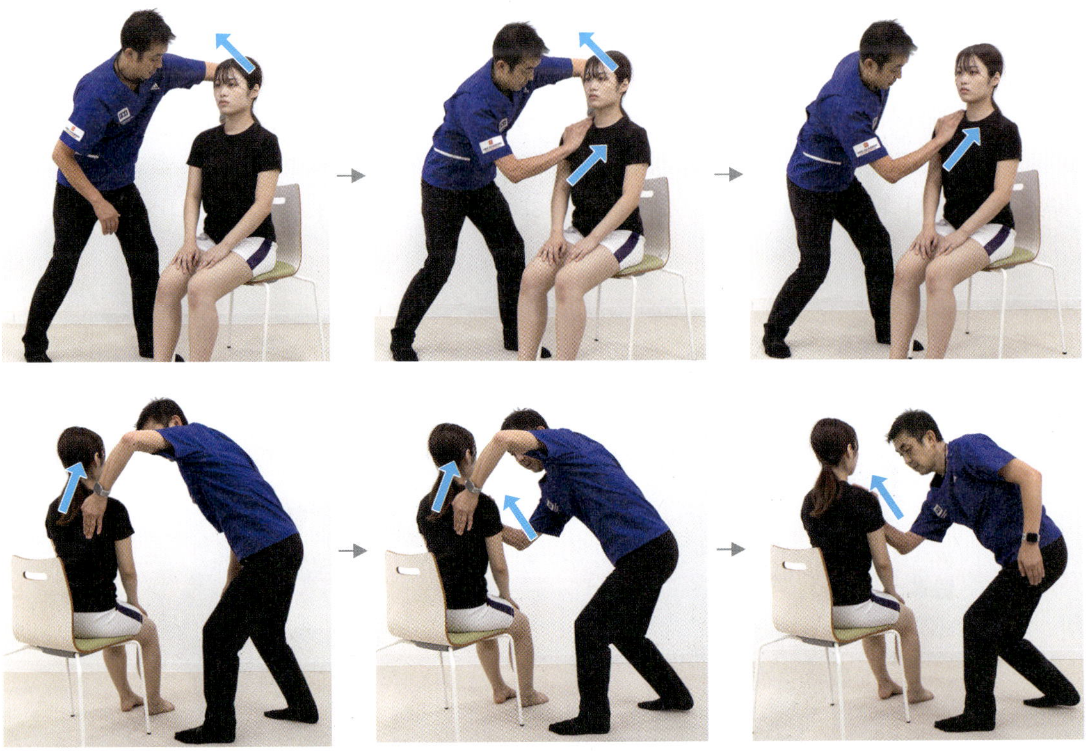

1 등 근육에 대한 저항

2 좌우의 손을 바꿔 쥐어 복부 쪽으로

3 복부 근육에 대한 저항

그림 4-8 오른쪽 팔이음뼈에서 몸통에 대한 안정적 반전

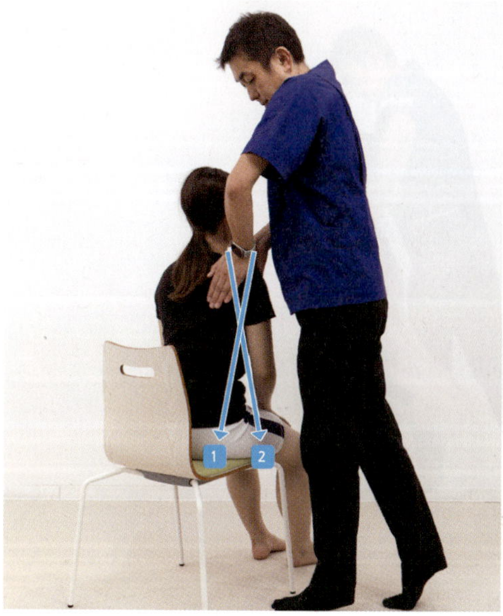

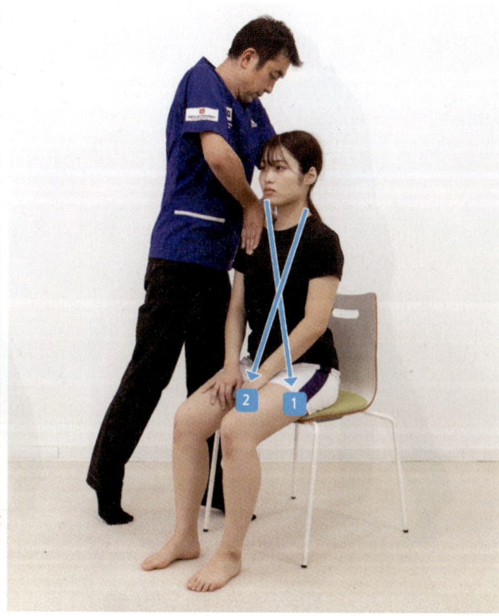

복부 근육에 대한 압력(1)과 등 근육에 대한 압력 (2)

그림 4-9 오른쪽 팔이음뼈에서 몸통에 대한 율동적 안정화

ii) 앉은 자세에서 몸통의 운동성을 내기 위한 몸통 패턴

몸통 패턴은, 굽힘의 좌우 방향, 폄의 좌우 방향 등 모두 4개 방향이 있습니다. 앉은 자세에서 굽힘을 하는 경우 종중력(중력에 따르다)이 되어 근력 강화 등은 기대할 수 없지만, 폄근 우위의 편마비인 경우 등 앞쪽으로 절을 할 수 없는 경우 등에는 효과적인 운동이 됩니다 그림 4-10 . 신발을 신을 때의 동작이라고 생각하면 이해하기 쉽습니다.

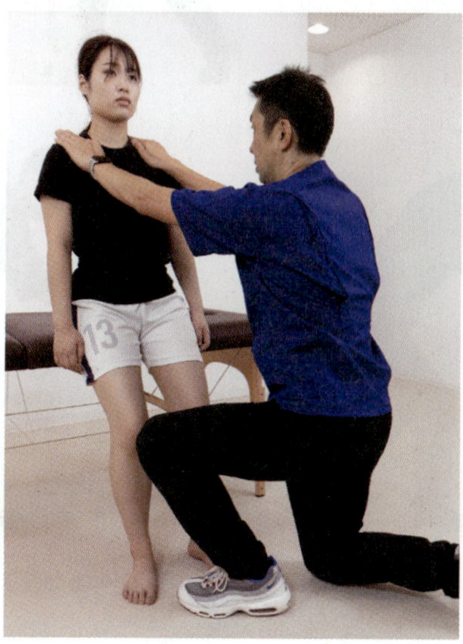

→

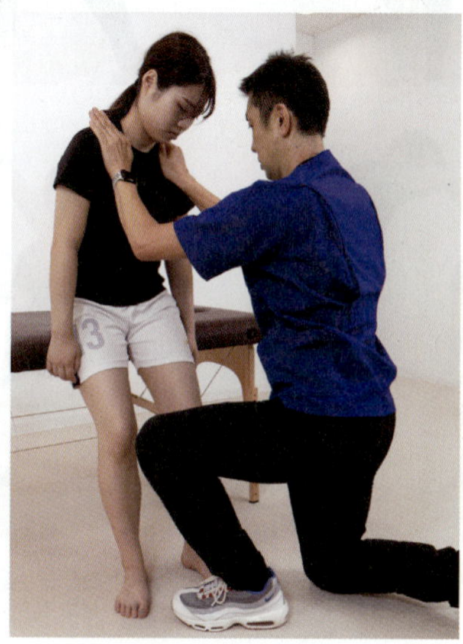

그림 4-10 앉은 자세에서 몸통의 운동성을 내기 위한 몸통 굽힘 패턴의 실제 순서

한편, 앉은 자세에서의 몸통 폄 패턴은 범용성이 높습니다 그림 4-11 . 등근등 경향이 있는 사람에게 직접적으로 몸통 폄근군을 촉진하거나, 다리를 밀어붙이는 방향의 방산을 목표로 하여 사용하기도 합니다. 이 방법은, 큰볼기근의 촉진을 위해 사용할 수도 있습니다.

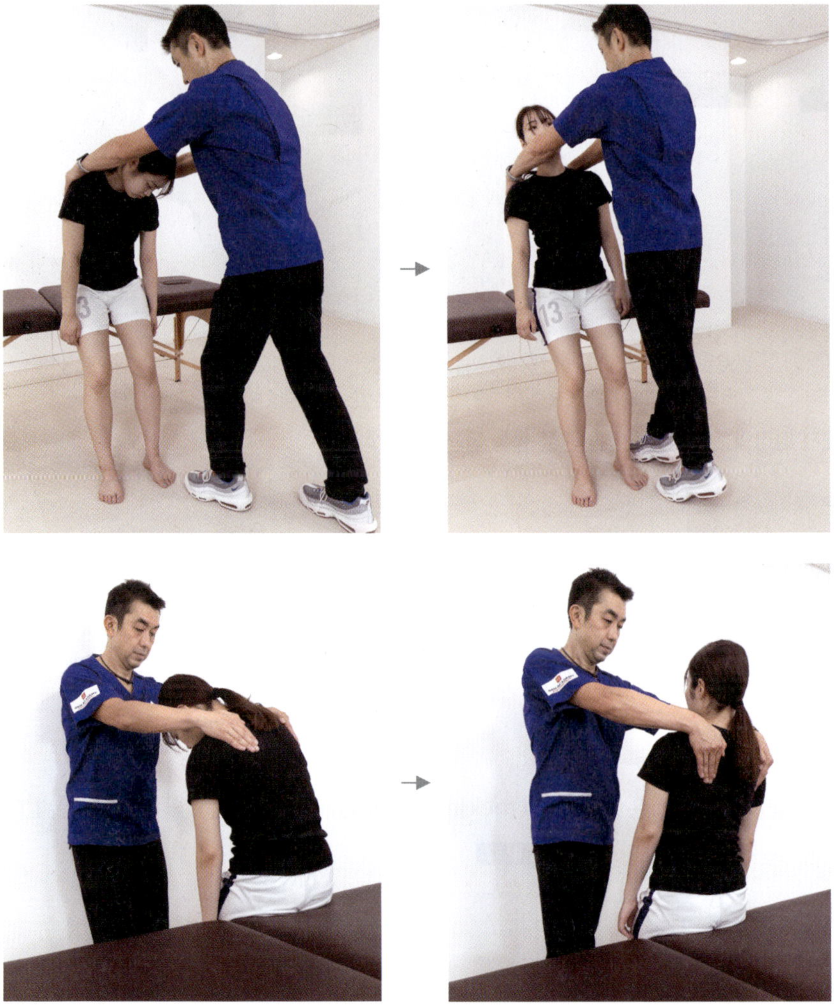

1 대각선상에 서서, 좌우의 팔이음뼈 부근을 만진다.

2 몸통을 폄 · 옆굽힘 · 회전 방향으로 운동시켜 저항을 가한다.

그림 4-11 앉은 자세에서의 몸통 폄 패턴의 실제 순서

ⅲ) 높은 앉은 자세(high sitting position)에서 다리의 지지성이나 엉덩관절 · 몸통 폄근군의 강화

앉은 자세에서의 활동은 너무 간단하고, 선 자세에서의 활동은 너무 어려운 경우의 선택지로서, 높은 앉은 자세가 있습니다 그림 4-12 . 편마비 사례의 입각단계에서 무릎이 잠겨버리는 경우, 변형성엉덩관절증의 사례에서 볼기근육군이 약화하여 있는 경우 등에 효과적입니다.

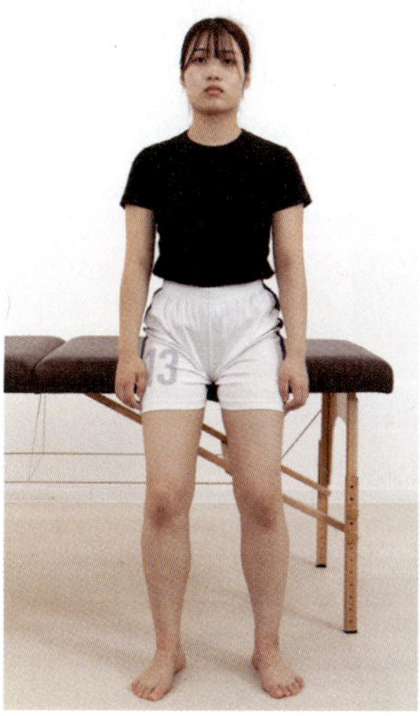

높은 앉은 자세

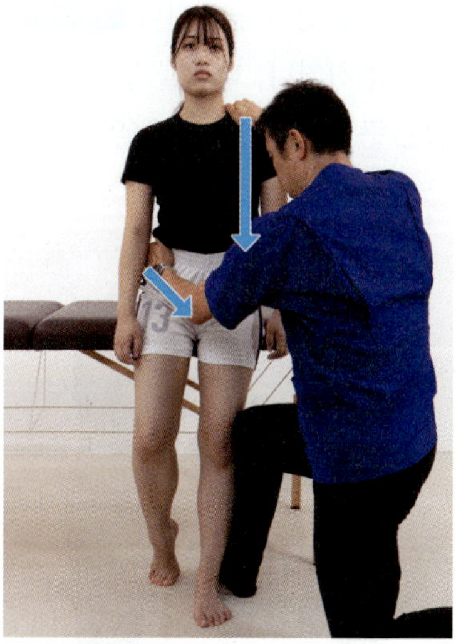

왼손은 왼쪽 중간볼기근에 대한 저항을 가하고, 오른손은 몸통에 대한 압축 자극을 가한다.

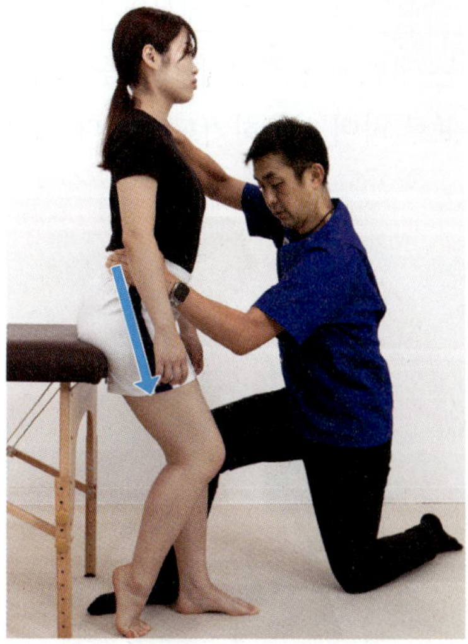

왼손의 저항을 발 부위 방향으로 하면 무릎 잠김에 대한 치료도 할 수 있다.

그림 4-12 높은 앉은 자세에서 다리의 지지성이나 엉덩관절·몸통 폄근군의 강화

2) 선 자세에 대한 준비

이 항목에서는 일어서서 선 자세가 되기 전에, 필요한 요소를 끌어내는 방법을 몇 가지 소개합니다. 이들 동작이 보행이나 이동(transfer) 등 움직임이 있는 동작으로 연결되는 경우도 많습니다.

i) 골반의 락킹 rocking

여기서 말하는 락킹이란 흔들이의자(rocking chair)에서 사용하는 락킹으로, 골반이 앞뒤로 기울어지는 동작을 말합니다 그림 4-13 .

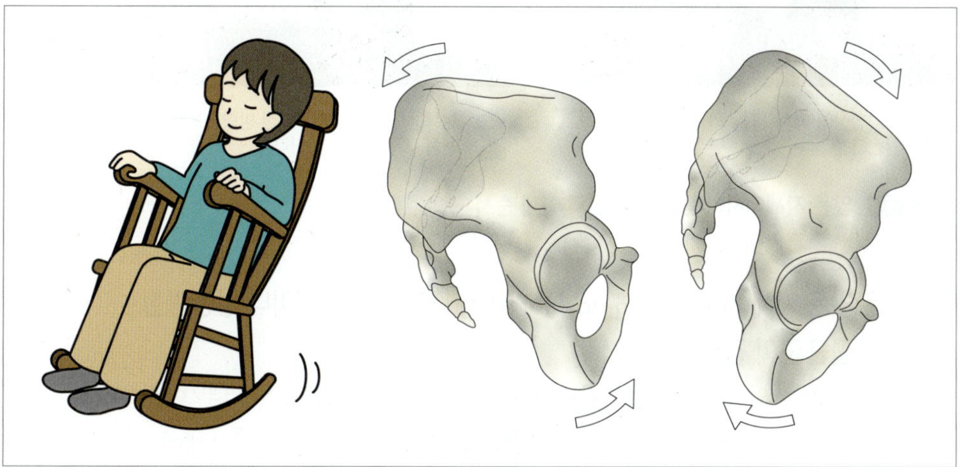

흔들이의자와 골반의 rocking

그림 4-13 골반의 락킹(rocking)

일반적으로, 힘이 빠진 앉은 자세에서는 골반은 뒤로 기울어지기 때문에, 골반을 똑바로 세우는 동작이라 이해해도 틀리지 않습니다.

일어서기 전의 단계로서, 다음의 스쿠팅(scooting(p.410 참조))을 하기 전, 또는 앉은 자세에서 코어 안정성을 작용시키고 싶을 때, 골반을 직립시킨다는 것은 중력에 지지 않도록 몸을 펴게 하는 근력을 작용시키는 데 매우 중요한 움직임이 됩니다. 필자는 대상자의 뒤에서 골반을 잡고, ASIS와 위뒤엉덩뼈가시(PSIS)를 사이에 끼우는 것처럼 잡아, PSIS 부근에 댄 엄지손가락을 밀어올림으로써 직립(upright)을 만드는 일이 많습니다 그림 4-14-a.

대상자의 앞쪽에 위치하여 골반을 끌어올리는 방법에서는, 대상자의 팔을 치료사의 어깨에 올려놓으면 팔의 무게가 없어져 직립을 만들기 쉬워지기 때문에, 몸통 근육이 매우 약한 사람들에게 권장합니다 그림 4-14-b.

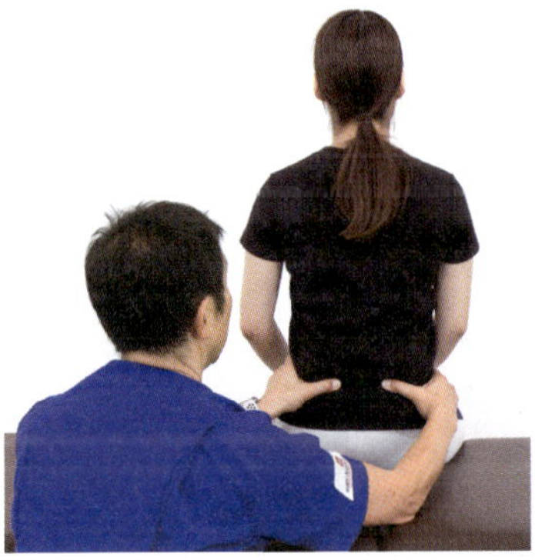

a: 대상자의 뒤쪽에서 골반을 직립으로 한다.

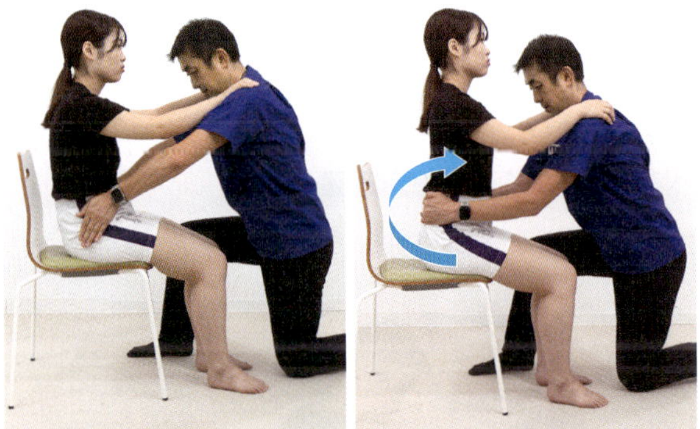

b: 대상자의 앞쪽에서 골반을 직립으로 한다.

그림 4-14 골반의 직립

골반의 "앞" 경사이기는 하지만, 치료사의 감각으로서는 아래에서 "위"로 들어 올리는 것처럼 끌어올리면 코어 안정성이 작용하기 쉽습니다 그림 4-15.

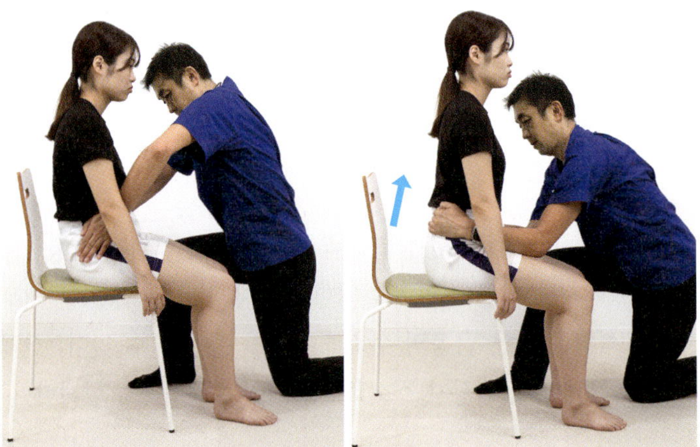

앞 경사이기는 하지만 "앞"보다 "위"라는 방향으로 끌어올린다.

그림 4-15
골반 직립을 끌어올리는 이미지

대상자에 따라서는 골반을 직립시키면 그 위쪽에 있는 하위 등뼈도 펴져버려, 흉곽 아래모서리가 올라가는 사람이 있습니다. 이 경우는, 대상자의 옆쪽에서 골반의 직립과 하위 등뼈 굽힘을 만드는(흉곽 아래모서리를 죄는) 것이 필요합니다 그림 4-16 .

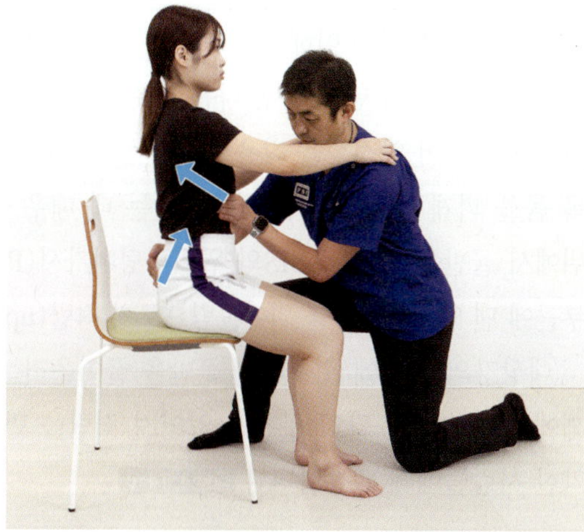

그림 4-16 허리뼈 폄과 동시에 하위 등뼈 굽힘을 만든다.

또한, 뒤넙다리근이 매우 강하게 단축되어 있는 경우에는, 이 움직임만으로 근육을 신장할 수도 있습니다 그림 4-17 .

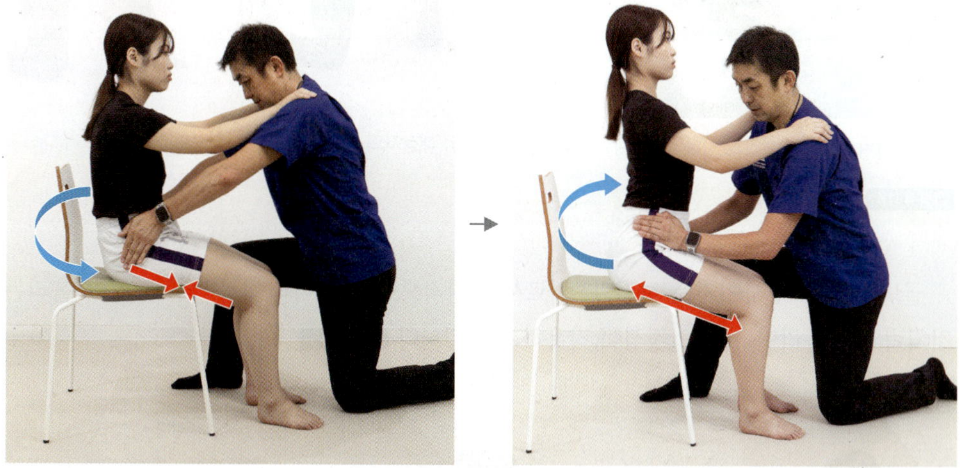

그림 4-17 뒤넙다리근은 단축 위치에서 신장 위치로

ii) 스쿠팅 Scooting

스쿠팅이란, 골반의 직립을 유지하면서, 중력중심을 좌우로 이동시켜 앞뒤로 진행하는 동작을 말합니다. 이 동작은 치료에서 다양한 질환의 다양한 문제에 사용할 수 있는 매우 유용한 방법입니다. 또한, 이 움직임은 많은 근육의 수축과 신장을 촉진할 수 있어, 신체의 유연성 및 균형감각 개선에 효과적이며, 대상자 스스로가 움직이는 것이 중요합니다.

① 좌석 면(seat surface) 이동의 스쿠팅 그림 4-18 · 그림 4-19

좌석 면을 앞쪽이나 뒤쪽으로 이동할 때에 사용합니다(직접적 적응). 골반으로 걷고 있는 것 같은 상태를 상상하면 좋다고 생각합니다. 가장자리에 걸터앉은 자세에서도 할 수 있으며, 다리를 길게 뻗고 앉은 자세로 하면 난이도가 올라가 스포츠 선수 등의 몸통 훈련에도 사용할 수 있습니다.

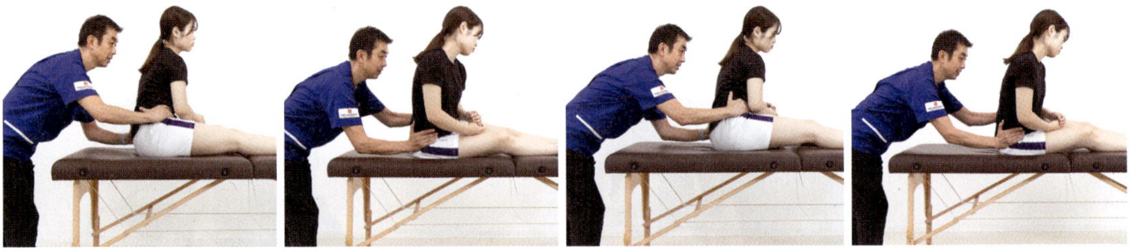

그림 4-18 다리를 길게 뻗고 앉은 자세에서의 앞쪽으로의 스쿠팅으로 저항을 가한다.

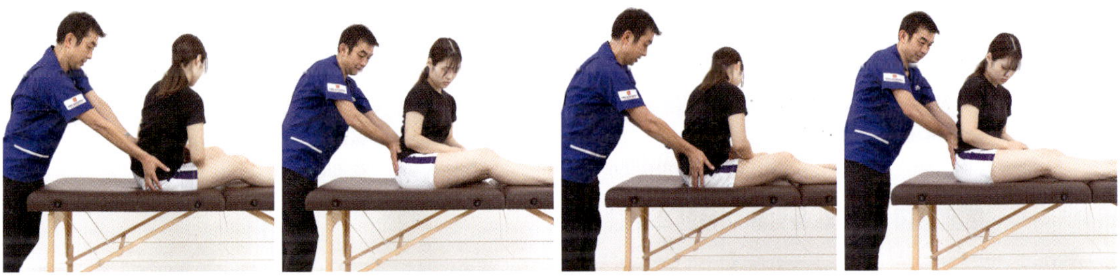

그림 4-19 다리를 길게 뻗고 앉은 자세에서의 뒤쪽으로의 스쿠팅으로 저항을 가한다.

② 어깨 앞쪽 올림을 이용한 스쿠팅 그림 4-20

허리뼈 척주관협착증 사례 등에서 좌우 어느 쪽인가의 코어 안정성이 현저하게 손상되어 있는 경우의 촉진으로서 시행할 수 있습니다. 가능하다면 어깨 앞쪽 올림의 방향으로 항중력 폄을 하게 하여, 반대방향으로 저항을 가할 수도 있습니다.

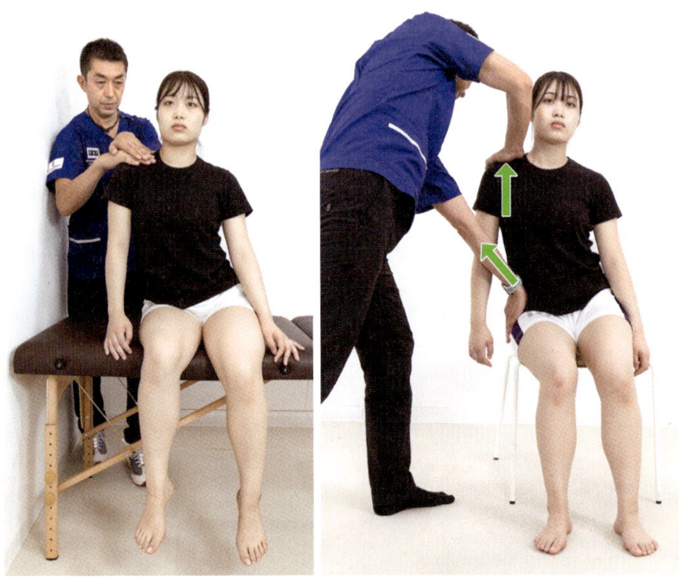

어깨 앞쪽 올림에 저항을 가한다.

그림 4-20 어깨 앞쪽 올림을 이용한 스쿠팅

③ 골반의 올림을 이용한 스쿠팅 그림 4-21

편마비 사례에서 마비 측으로 중력중심 이동이 어렵고, 선 자세 · 보행에서도 마비 측으로 올라탈 수 없는 경우의 준비로서 시행할 수 있습니다. 이 경우는, 몸통 지지성이 별로 없을 것으로 예상되기 때문에, 치료사는 마비 측에 위치하여 지지하면서 시행하는 경우가 많습니다.

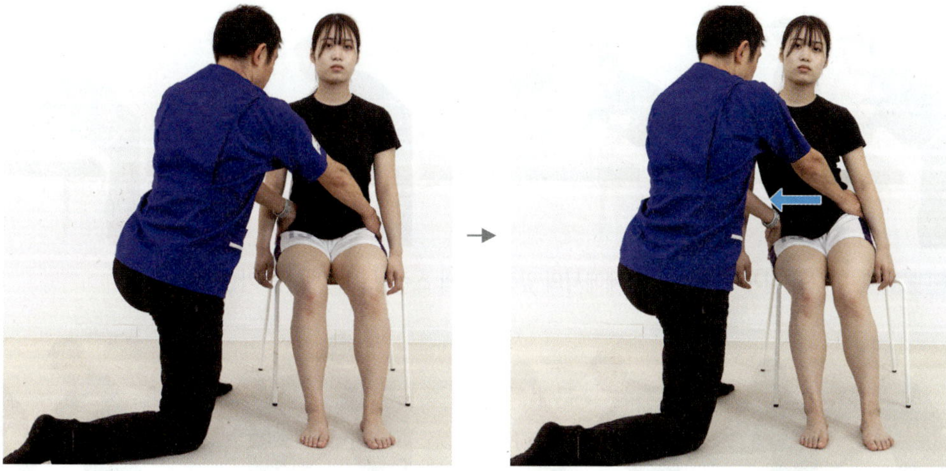

마비 측에 위치하여 중력중심 이동을 지지한다.

그림 4-21 골반의 올림을 이용한 스쿠팅

④ 밸런스 볼(balance ball)을 이용한 스쿠팅 그림 4-22

편마비로 자세 지남력장애가 있어, 비마비 측에 올려놓으면 힘이 들어가 버리는 경우에 대해, 앉은 자세 수준에서 좌우의 중력중심 이동을 가르치는 일이 있습니다. 이 운동이 어려운 사례에서는 앞쪽에 밸런스 볼을 안고 지지기저면을 증가시켜 시행하는 것도 효과적이라 생각하고 있습니다. 그래도 어려운 경우에는 매트 활동의 좌우로 몸 구르기를 하는 등을 먼저 하는 것이 좋을 것입니다.

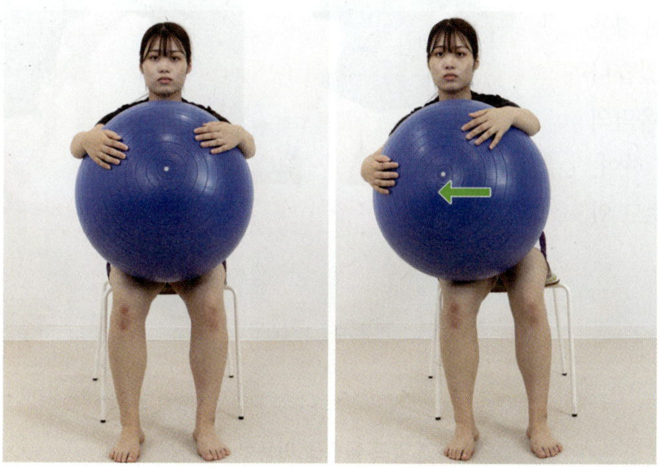

밸런스 볼을 껴안은 스쿠팅. 밸런스 볼은 지지기저면을 증가시키기 위해 사용한다.

그림 4-22 밸런스 볼을 이용한 스쿠팅

3) 일어서기

일어서기를 시행하는 이유로서 크게 두 가지로 나뉩니다. 하나는, 일어서기 그 자체를 목적으로 하는 경우입니다. 다른 하나는, 일어서기라는 동작을 이용하여 특정의 목적, 예를 들면 엉덩관절 폄근 근력의 강화 등을 목적으로 하여 시행하는 경우가 있습니다.

개인적으로는 일어서기 그 자체를 가르치는 경우보다는, 일어서기라는 동작을 이용하는 것이 많다는 느낌이 듭니다.

i) 일어서기 동작의 분석

우리들은 평소에 아무렇지도 않게 일어서지만, 그 동작은 중력 하에서의 치밀한 중력중심 이동과 중력에 거스르는 근육 활동, 그리고 신체 각 부위의 협응성을 필요로 하는 매우 어려운 동작의 하나라 생각합니다.

무언가를 잡아당기면서 일어서는 환자에 대해 잡아당기지 않도록 주의하는 것이 아니라 치료사라면 "왜 사람은 잡아당겨 일어서는 것일까?"라 생각하는 사고 회로(사고방식)를 가져야 합니다.

일어서기 동작은 아래의 4단계로 나뉩니다 그림 4-23 .

1단계: 굽힘 모멘트
2단계: 이동(transfer) 모멘트
3단계: 폄 모멘트
4단계: 선 자세에서의 안정

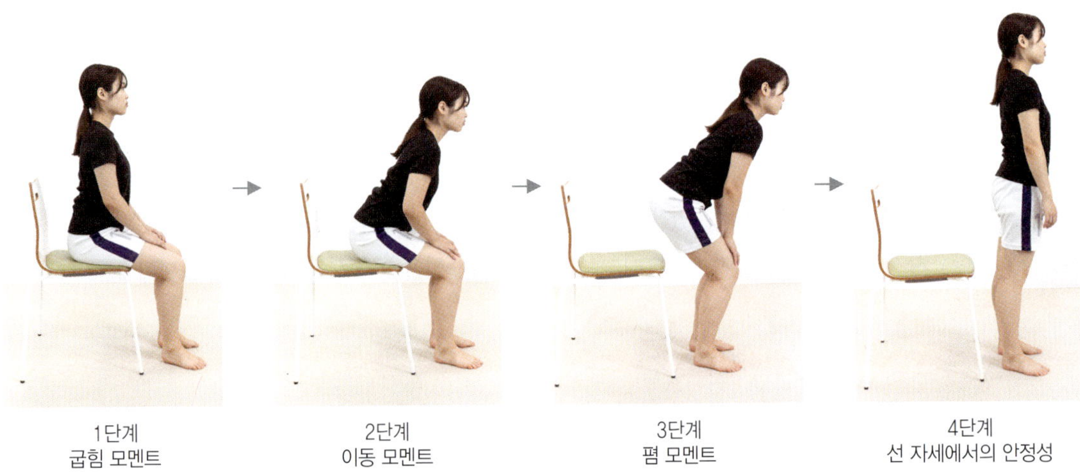

그림 4-23 일어서기 동작의 분석

1단계(굽힘 모멘트)는, 22%가 순수한 엉덩관절 굽힘, 나머지 78%가 몸통 굽힘으로 이루어진다고 합니다. 이 단계가 순조롭게 이루어지지 않는 이유는, 골반이 지나치게 뒤로 기울어져 엉덩관절 굽힘이 만들어지지 않음으로써 중력중심이 앞쪽으로 이동할 수 없다는 것과, 몸통 폄근군의 작용이 지나치게 강하여 몸통 굽힘이 만들어지지 않는 것으로 크게 구분할 수 있습니다. 또한, 몸통 폄근군과 엉덩관절 폄근군의 원심성 수축을 필요로 하는 어려운 단계이기도 합니다.

2단계(이동 모멘트)에서는, 볼기 부위, 넓적다리 뒷면, 발바닥에 분산되어 있었던 중력중심을 발바닥으로 50% 옮기는 것이 최대의 일이 됩니다. 기본적으로는 머리 부위, 상부 몸통의 중력중심이 양 발로 만드는 지지기저면에 들어가면 바로 위쪽으로 올라가는 3단계(폄 모멘트)로 옮겨간다는 것이 일반적인 일어서기가 됩니다.

3단계(폄 모멘트)가, 가장 많은 근육활동을 필요로 합니다. 그것은 중력에 거슬러 신체 중력중심의 위치를 끌어올리지 않으면 안 되기 때문입니다.

자리에 여러분이 앉아 있다고 하면, 일어서보기 바랍니다. 그리고 주위 사람의 일어서기를 관찰해보십시오. 일어서기에도 개인차가 있고, 올바른 일어서기 등은 존재하지 않는다는 것을 알게 됩니다. 그곳에 있는 것은 그 사람의 일어서기에 불과합니다. 재빠르게 서 보고, 그 후에 천천히 일어서보십시오. 머리의 위치가 상당히 다르다는 것을 인지하지 않습니까?

그러면 보통 시행하고 있는 여러분의 그 속도는, 왜 그 속도인지? 생각해보기 바랍니다.

4단계(선 자세에서의 안정)는, 순수하게 생각하면 일어서기 동작에 들어가지 않고, 그 후의 선 자세라는 자세로 분류되어도 좋을지 모릅니다. 다만, 동작의 연속성과 그 후에 보행으로 연결된다는 것을 생각하면 일어선 후에, 안정하여 서 있을 수 있다는 것은 중요한 능력이 됩니다. 일어섰을 때에, 발생한 앞 위쪽으로의 중력중심 이동을 어딘가에서 멈춰서 딱 알맞은 선 자세로 유지시킨다는 것은 제법 어려운 동작입니다.

- **발 부위의 위치에 따른 일어서기 동작의 차이**

발 부위가 자기 앞에 있는 경우, 상부 몸통 · 머리 부위의 중력중심이 발 부위에서 만드는 지지기저면 안에 들어가기 쉬워져 앞쪽으로의 중력중심 이동이 적어도 됩니다 그림 4-24-a . 한편, 발 부위가 더 앞에 있을수록, 상부 몸통 · 머리 부위의 중력중심을 발 부위에서 만드는 지지기저면 안에 넣기 위해, 더 앞쪽으로 중력중심을 이동시킬 필요가 있습니다 그림 4-24-b .

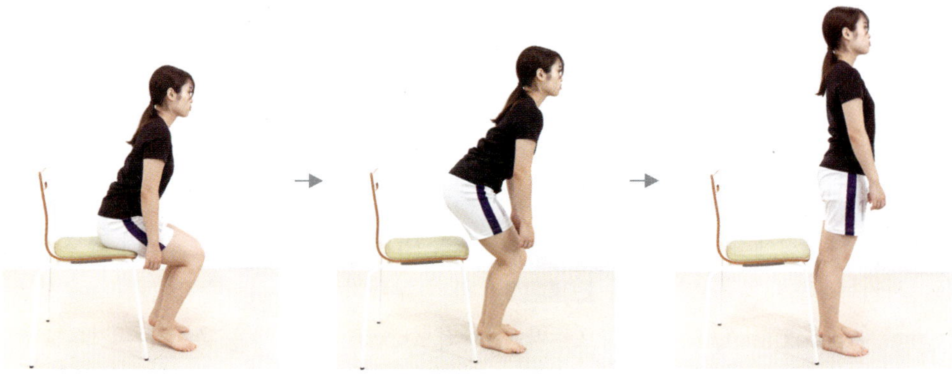

a: 발 부위가 자기 앞에 있는 경우의 일어서기

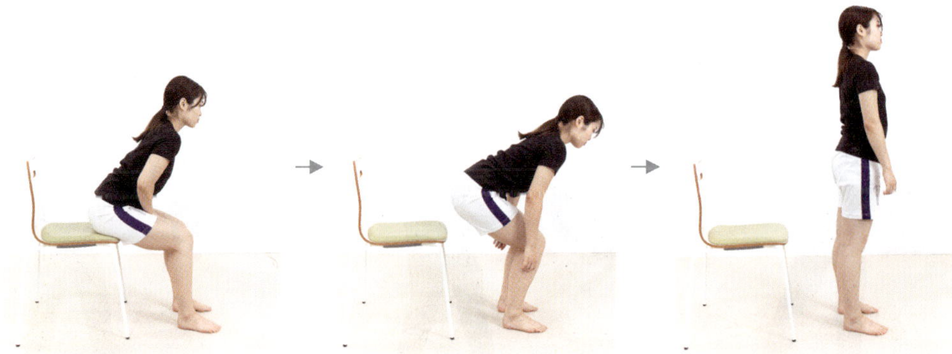

b: 발 부위가 더 앞에 있는 경우의 일어서기

그림 4-24 발 부위의 위치에 따른 일어서기 동작의 차이

• 좌석 면의 높이에 따른 일어서기 동작의 차이

또한, 좌석 면이 높아지는 것에 의해서도 중력중심 앞쪽 이동을 적게 할 수 있습니다. 특히 일어서기가 어려운 대상자에 대해서는 발 부위의 위치나 좌석 면의 높이는 치료사가 조정할 필요가 있을 것입니다 그림 4-25 .

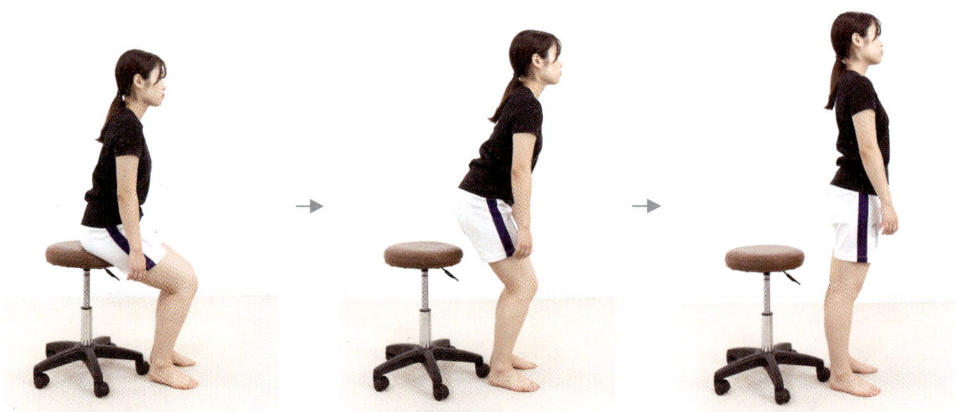

그림 4-25 높은 좌석 면에서 일어서기 동작

ii) 일어서기 동작의 촉진

일어서기 동작을 촉진하려면, 어깨에서 압력을 가하는 방법과 골반을 유지하여 압력을 가하는 방법이 있습니다.

① 어깨에서 압력을 가하는 방법

몸통의 직립자세가 곤란한 대상자에 대해서는, 어깨에서 압력을 가함으로써 폄 자세를 유지시키는 것을 목표로 합니다 그림 4-26 . 볼기 부위가 떨어지는 순간에 신속한 압축(Quick Approximation)을 가함으로써, 반사적으로 일어서는 것을 촉진하는 경우도 있습니다.

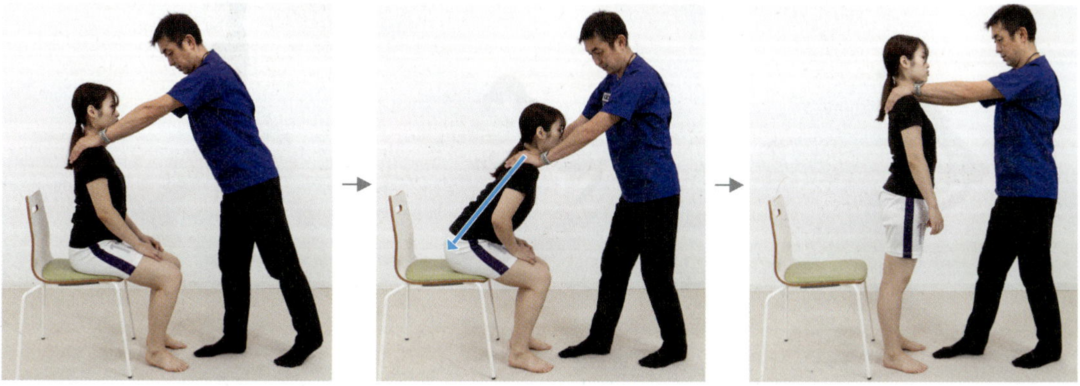

어깨에서 압력을 가하는 일어서기 동작의 촉진. 볼기 부위가 떨어지는 순간에 압축을 가하는 경우도 있다.

그림 4-26 어깨에서 압력을 가하는 방법

또한, 선 자세에서 앉은 자세로 되돌아가는 동작을 사용하여 등장성 혼합을 사용하면 무릎 폄근군이나 엉덩관절 폄근군의 촉진을 할 수 있습니다 그림 4-27 .

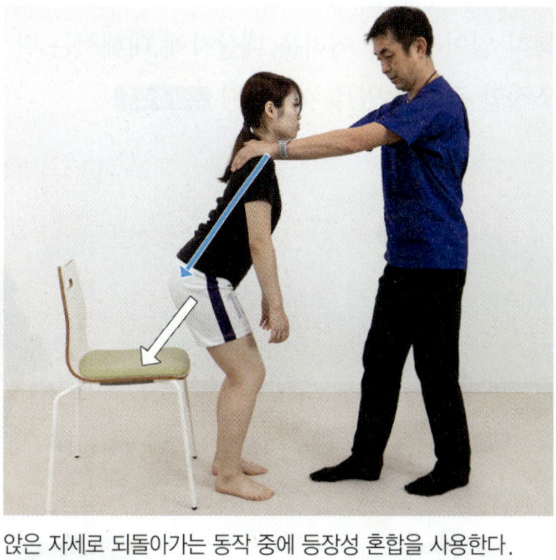

앉은 자세로 되돌아가는 동작 중에 등장성 혼합을 사용한다.

그림 4-27 앉은 자세로 되돌아가는 동작 중에 어깨에서 압력을 가하는 방법

② 골반을 잡고 압력을 가하는 방법

골반에서 압력을 가하는 방법은, 골반의 직립을 유지시키고자 할 경우에 시행합니다 그림 4-28 . 일어선 후에 다리의 지지성을 얻기 위해, 골반에서 압축을 가하는 경우도 있습니다. 골반을 잡은 상태의 일어서기는 치료사의 몸이 방해가 되어 일어서기가 어려울 가능성이 있기 때문에 주의한다.

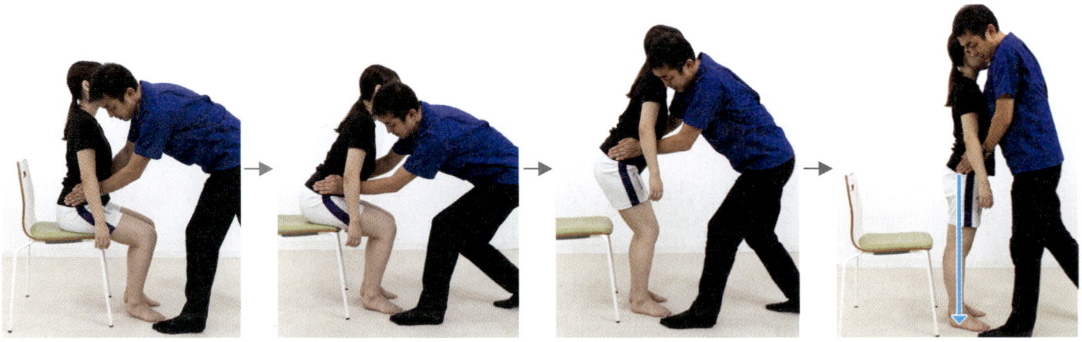

골반에서 압력을 가하는 일어서기 동작의 촉진. 치료사의 몸이 방해가 되지 않도록 한다.

일어선 후에 압축을 가하는 경우도 있다.

그림 4-28 골반을 잡고 압력을 가하는 방법

③ 응용편(한쪽 발을 당겨 일어서기)

한쪽 발을 당겨서 일어섬으로써, 당긴 쪽의 다리가 강조되어 일어설 수 있습니다 그림 4-29 .

편마비의 사례 등에서 마비 측을 별로 사용하지 않는 일어서기를 하는 경우 등에 이용합니다. 또한, 몸통을 회전시키면서 서는 것에 의해 항중력 폄을 촉진하는 경우도 있습니다. 이 경우 어깨에서 압력을 가하는 것이 좋습니다.

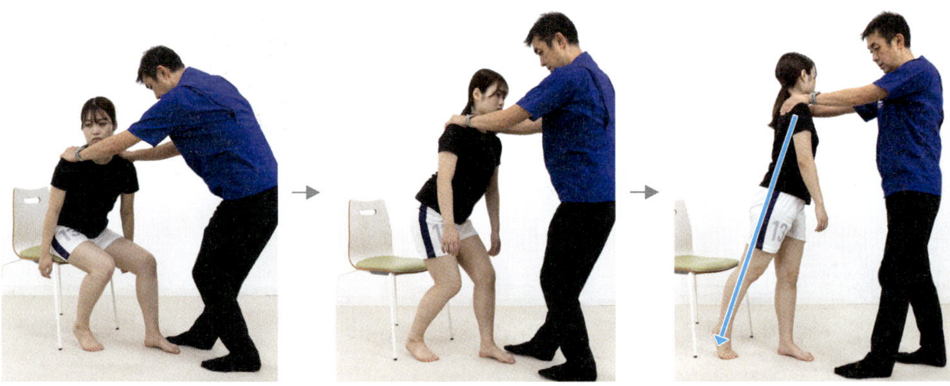

오른쪽 다리를 자기 앞으로 당겨, 오른쪽 다리에 의한 일어서기를 강조한다. 또한 회전도 추가하여 항중력 폄을 이끌어낸다.

그림 4-29 한쪽 발을 당긴 일어서기

일어서기 동작을 사용해서 엉덩관절 폄을 강하게 작용시키고자 하는 경우는, 위에서 언급한 한쪽 발을 당겨 회전시켜서 하는 일어서기에 대해 골반에서 압력을 가하면 좋을 것입니다.

4) 선 자세에서의 평가와 치료

평소의 임상에서, 필자는 보행 치료가 중심인 대상자에 대해서는, 먼저 선 자세를 취하게 하고, 그 일어서는 방법, 선 자세를 평가하는 것부터 치료를 시작하는 경우가 많습니다. 걸을 수는 있어도 서 있을 수는 없다는 사례의 사람도 드물게 오십니다. 중력 하에서 서 있는 자세를 유지하는 것은, 건전한 사람이 생각하는 만큼 간단하지는 않은 사례도 있다는 것을 시사해주고 있는 것인지도 모릅니다.

선 자세에서 먼저 관찰할 수 있는 것은, 3평면상의 정렬이 됩니다. 즉, 머리 부위 · 흉곽 · 골반 · 다리의 위치 관계를 보고 무언가 인지하게 되는 것이 없는지를 생각하는 것입니다.

시상면에서는 특히, 골반이 뒤로 기울어 내려가고, 등뼈가 펴, 목은 앞쪽으로 돌출하여 있는 사례가 많으므로, 그 부분은 항상 주시하고 있습니다 그림 4-30 .

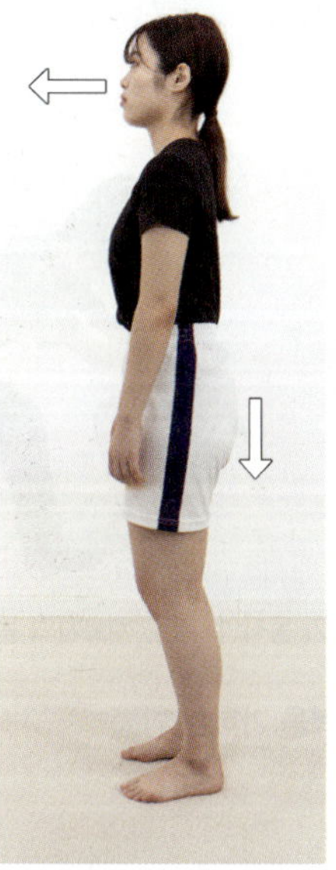

골반이 뒤로 기울어 내려가 있다.

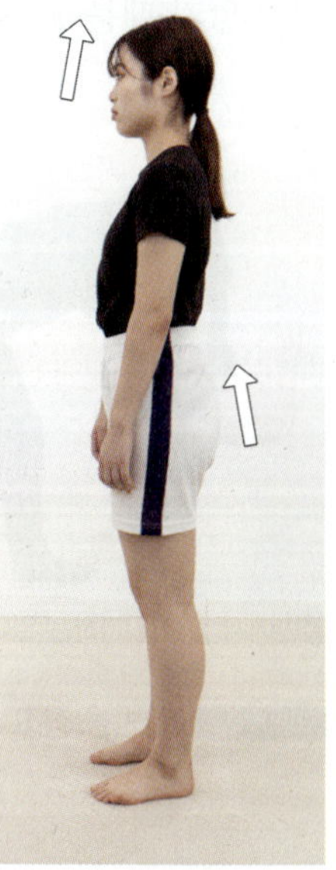

골반이 직립으로 되어 있다.

그림 4-30 선 자세에서의 골반 정렬 평가(시상면)

골반에 대해 흉곽이 크게 좌우 방향으로 흔들리고(sway) 있는 사례도 많이 볼 수 있습니다. 좌우로의 편위는 뒤쪽에서 보면 알기 쉽습니다 그림 4-31 .

그리고 어떠한 편위라도, 필자는 먼저 그것을 도수적으로 원래의 위치로 접근시켜봅니다. 그렇게 함으로써, 그 수정된 자세를 본인이 어떻게 생각하는지를 반드시 확인합니다. 사람에 따라서는 위화감을 느끼는 사람도 있고, 사람에 따라서는 매우 편하다고 느끼고, 때로는 다리 통증이 그 자리에서 경감하는 경우도 있습니다. 반드시 대상자에게 질문하여, 대상자 자신이 다른 사람이 아닌 자기 자신이 치료를 한다는 것을 유념하도록 합니다.

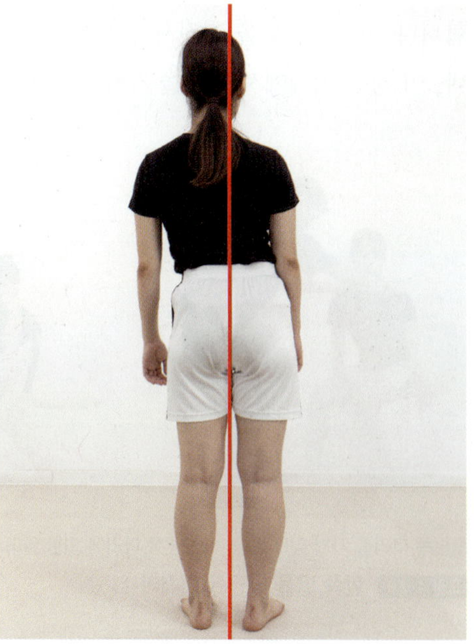

흉곽이 골반에 대해 왼쪽으로 흔들리고 있다.

그림 4-31 선 자세에서의 정렬 평가(이마면)

또한, 자세를 촬영하여 정중선에서의 편위가 있거나, 좌우 어깨 높이의 차이나 머리 위치 등을 보기 쉽게 관찰하기 위해 iPad의 "그리드 선 Pro"라는 어플리케이션을 흔히 사용하고 있습니다 그림 4-32 . 자세를 설명할 때 매우 도움이 됩니다.

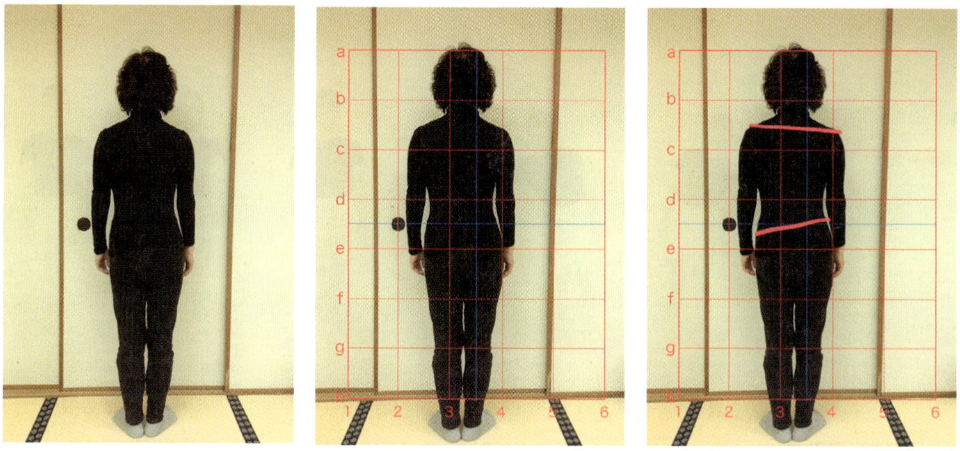

원래의 영상　　그리드 선을 추가　　어깨 높이, 골반 높이를 기입

그림 4-32 그리드선 Pro를 사용한 자세 해석

선 자세가 되기 전부터 평가는 시작되고 있습니다. 일어설 때에 바로 설 수 있는가, 어디를 잡고 일어서려고 하는가, 양 발에 중력중심을 균등하게 싣고 설 수 있는가, 등을 관찰합니다.

그리고 선 자세가 된 후는, 좌우로 중력중심을 이동할 수 있는가, 발의 폭을 좁게 하여 서면 어떻게 되는가(다리를 붙인 선 자세), 눈을 감아도 서 있을 수 있는가(눈을 감은 선 자세), 일자로 선 자세(세로 방향으로 발을 가지런히 한다)를 취할 수 있는가, 등을 평가합니다 그림 4-33 .

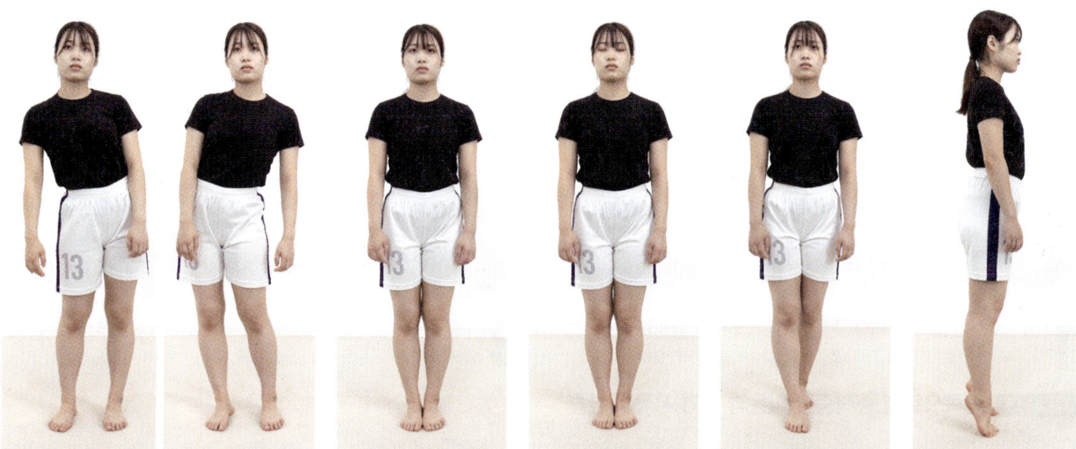

좌우로의 중력중심 이동　　다리를 붙이고 선 자세　　눈을 감고 선 자세　　일자로 선 자세　　종아리 올리기 (calf raise)

그림 4-33 선 자세에서의 평가 ①

또한, 발꿈치를 들어 올리는 종아리 올리기(calf raise)를 할 수 있는지, 앞쪽이나 옆쪽으로 팔 뻗기(reach)를 할 수 있는지, 골반만을 앞뒤 좌우로 흔들 수 있는지, 한쪽 발로 서기는 가능한지, 한 발짝 앞으로 내딛을 수 있는지, 그 자리에서 제자리걸음을 할 수 있는지 등도 평가합니다 그림 4-34 .

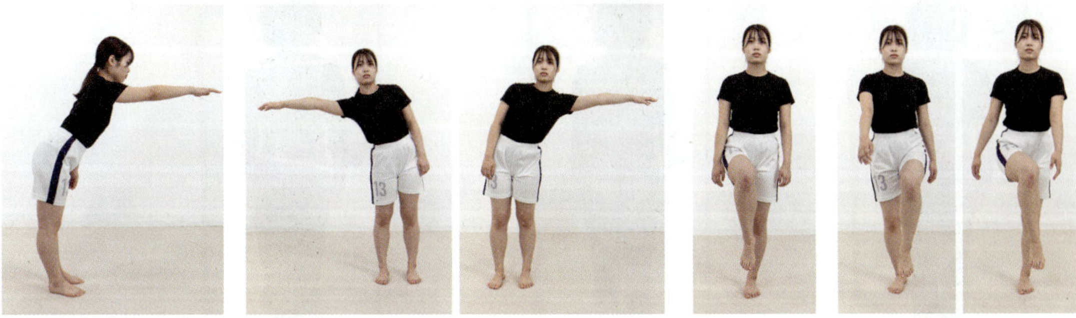

앞쪽으로의 팔 뻗기 동작 / 옆쪽으로의 팔 뻗기 동작 / 한쪽 다리 선 자세 / 제자리걸음 동작

그림 4-34 선 자세에서의 평가 ②

이와 같이, 일어서서 선 자세에서 확인할 수 있는 것은 매우 많습니다. 위에 열거한 모든 것을 시행하는 일은 별로 없으며, 대상자의 운동기능을 간편하게 평가하기 위해서는, 선 자세라는 자세가 최적이라고 생각합니다.

실제로는, 선 자세에서의 치료는 그다지 많지 않고, 한쪽으로의 중력중심 이동과 걷기 시작하는 연습이 주가 됩니다 그림 4-35 .

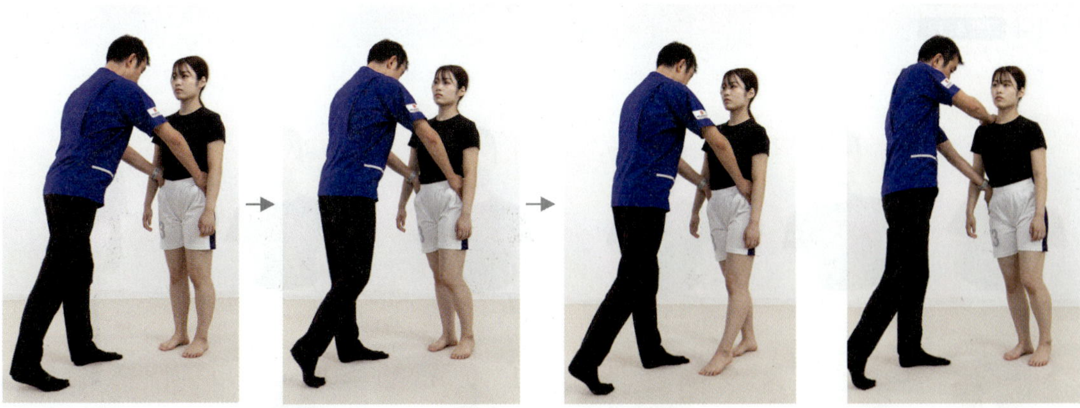

1
2 오른쪽 다리로 중력중심 이동
3 왼쪽 다리를 한걸음 내딛다.
어깨와 골반에서 압축

그림 4-35 한쪽으로의 중력중심 이동과 걷기 시작의 연습

보행의 입각단계와 유각단계에서는, 문제점이 유각단계에 표출되는 것이 많다고 생각합니다. 실제로, 회복단계에 있는 편마비 사례에서도, 발끝이 걸린다는 고민을 갖고 있는 사람이 매우 많습니다. 그러나, 그 본질적인 원인을 유각단계에서만 찾는 것이 아니라, 입각단계와의 연관성에서 생각하는 것이 중요합니다. 예를 들어, 편마비 사례에서 발끝이 걸린다는 문제점에 대해서, 마비 측 엉덩관절 · 무릎관절 굽힘이나 발목관절 등쪽굽힘을 열심히 만들려고 노력하는 치료사도 많지 않을까요? 실제로 여러분은 발을 내밀 때에 그렇게 열심히 들어 올리고 있는 것일까요?

필자는 해결책의 하나로서, 선 자세를 취한 대상자의 뒤쪽에서 흉곽 또는 어깨를 잡고, 내밀고 싶은 발과는 반대방향의 비스듬히 앞으로 중력중심을 이동시킵니다 그림 4-36 . 그렇게 함으로써 적당히 힘이 빠져 있으면, 내미는 쪽의 무릎은 쿵하고 무릎이 꺾일 것이고, 그렇게 되면 몸통을 회전시키면 다리가 저절로 앞으로 나옵니다. 몸통 회전은 오른발을 앞으로 내밀고 싶으면 오른쪽 회전, 왼발을 내밀고 싶으면 왼쪽 회전, 요컨대 팔의 흔들기를 만들어내는 것 같은 회전이 됩니다. **이 "비스듬히 앞쪽으로 중력중심을 이동한 다음에 몸통을 회전한다."는 조작을 익히면 놀라울 정도로 발을 휘두를 수 있습니다.**

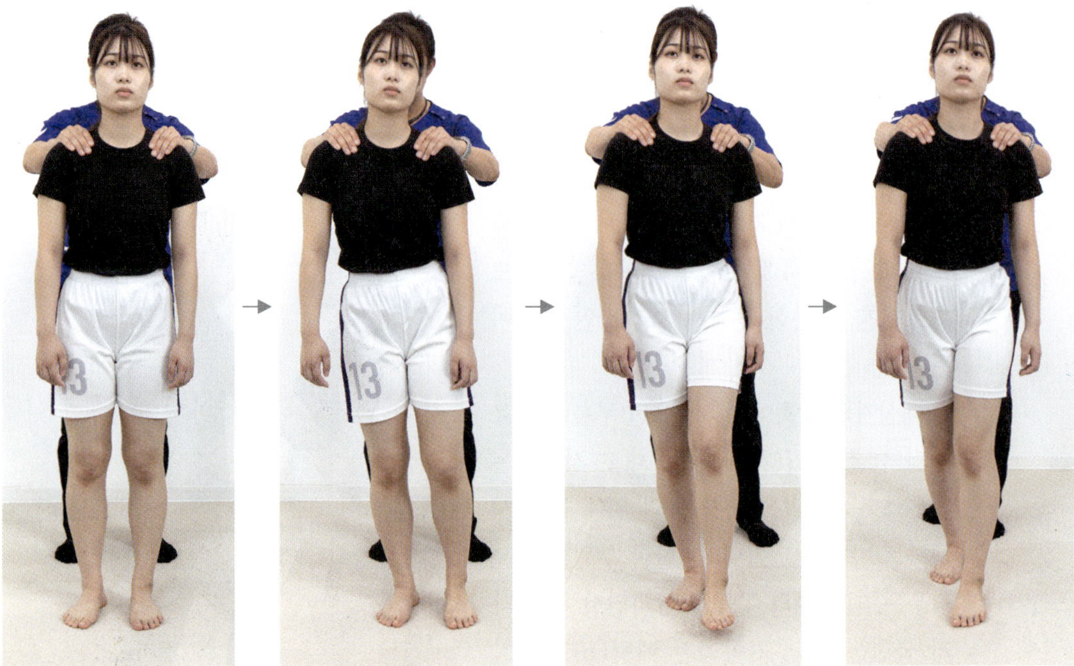

1 양 어깨를 잡다.

2 오른쪽 앞쪽으로 중력중심을 이동(왼쪽무릎은 꺾인다)

3 몸통을 왼쪽으로 회전

4 자연스럽게 왼쪽다리가 나오게 된다.

그림 4-36 왼쪽다리를 휘두르기 위한 동작

"1보 앞으로 내딛는 쪽 골반은 아래로 처진다"는 것을 알지 못하면, 걷기 시작이나 발끝 걸림을 치료할 수 없습니다 그림 4-37 [2].

마비 측 다리의 흔들어 내딛기 문제는, 즉 비마비 측 입각의 문제가 되는 것이므로, 왜 비마비 측인데 체중 부하를 할 수 없는가, 근력이 없는 것인가, 신체의 정중선이 인식되어 있지 않은 것인가, 아니면 애초에 흔들어 내딛기 방법을 잊어버린 것인가를, 치료사는 생각해야 합니다.

이상의 것을 바탕으로, 필자가 실제로 시행하고 있는 선 자세에서의 치료를 아래에 소개합니다.

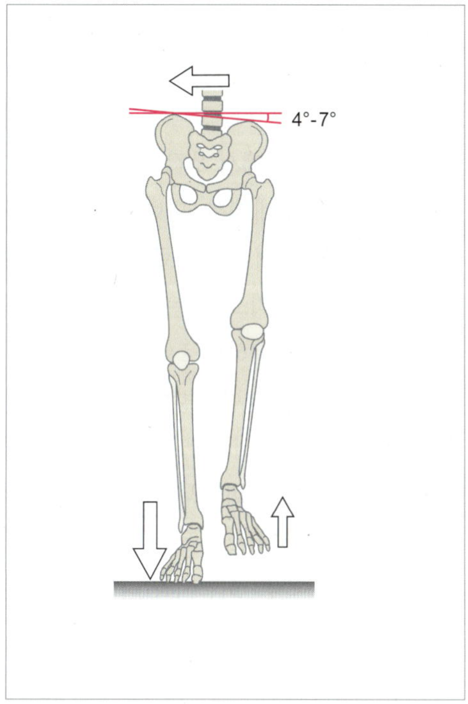

그림 4-37 1보 앞으로 내딛는 쪽 골반은 아래로 처진다.

i) 한쪽 다리 선 자세

마비 질환 사례에는 적합하지 않을지도 모르지만, 가능한 경우는 효과적인 운동이 됩니다.

대상자의 앞쪽에 서서, 올린 무릎을 치료사의 샅굴 부위(서혜부)에 대고 시행하는 경우와, 올린 발을 탁자 등의 위에 놓고 시행하는 방법이 있습니다. 샅굴 부위를 대는 경우는, 대상자의 무릎을 굽히면서 하는 다리 굽힘 · 모음 · 가쪽회전 패턴(p.259 참조)의 위치를 의식합니다 그림 4-38.

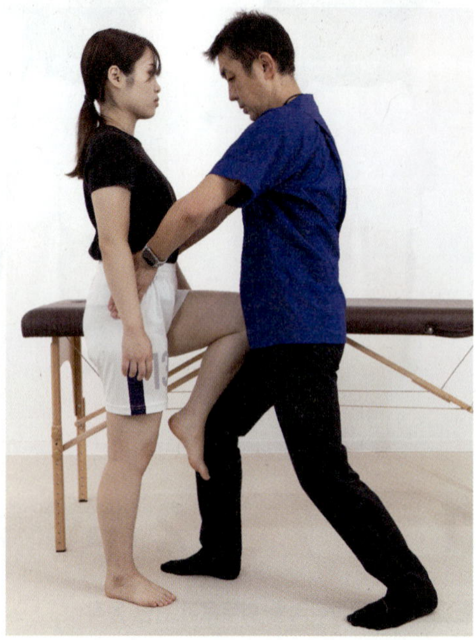

치료사의 샅굴 부위를 대상자의 무릎에 댄다.

그림 4-38 한쪽 다리 선 자세에서의 치료

이 자세에서 주로 시행할 수 있는 것은, 입각 중기(MSt)에서 입각 말기(TSt)의 촉진이 되고, 특히 선 자세 상황에서의 중간볼기근의 활동을 목표로 하여 시행하는 경우가 많습니다.

올린 발 쪽 골반을 일단 끌어내리고, 거기서 끌어올림으로써 입각 쪽 중간볼기근이 작용하고, 천천히 내림으로써 원심성 수축이 됩니다. 또한 골반을 끌어올려, 중간볼기근이 작용한 상태에서 중력중심을 앞쪽으로 이동하여 보행 시와 마찬가지의 상태를 만들 수도 있습니다 그림 4-39 .

한쪽 발을 들어 올리기 때문에, 골반이 뒤로 기울기 쉽지만, 가능하다면 직립 유지에 유념하면 중간볼기근도 작용하기 쉽습니다.

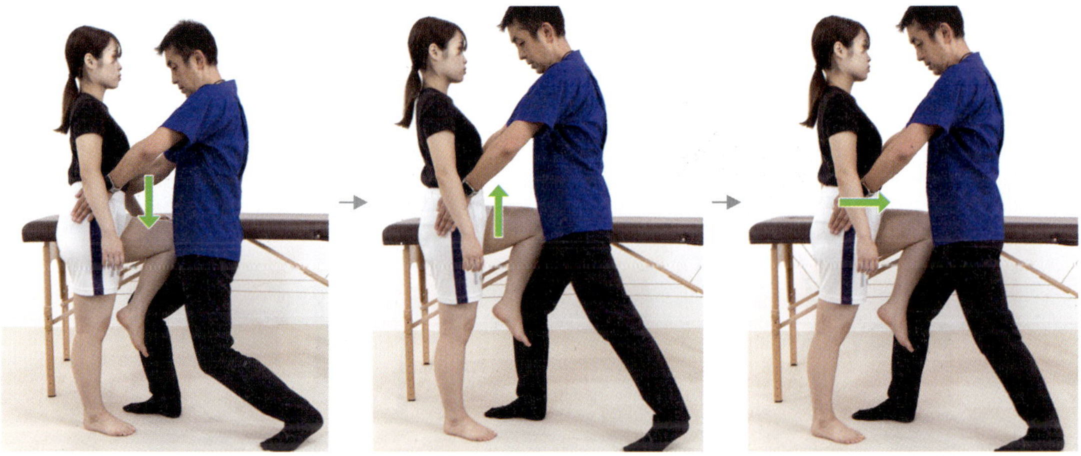

1 올린 발 쪽 골반을 일단 내린다.

2 골반을 올림으로써 입각 쪽 중간볼기근을 작용시킨다.

3 그대로 앞쪽으로 중력중심을 이동할 수도 있다.

그림 4-39 입각 중기에서 입각 말기의 촉진(시상면)

또한, 한쪽 다리 선 자세는 지지기저면이 적고 불안정해지기 쉽기 때문에, 올린 발쪽의 손을 평행봉이나 침대에 올려놓고 시행하는 것이 일반적입니다 그림 4-40 .

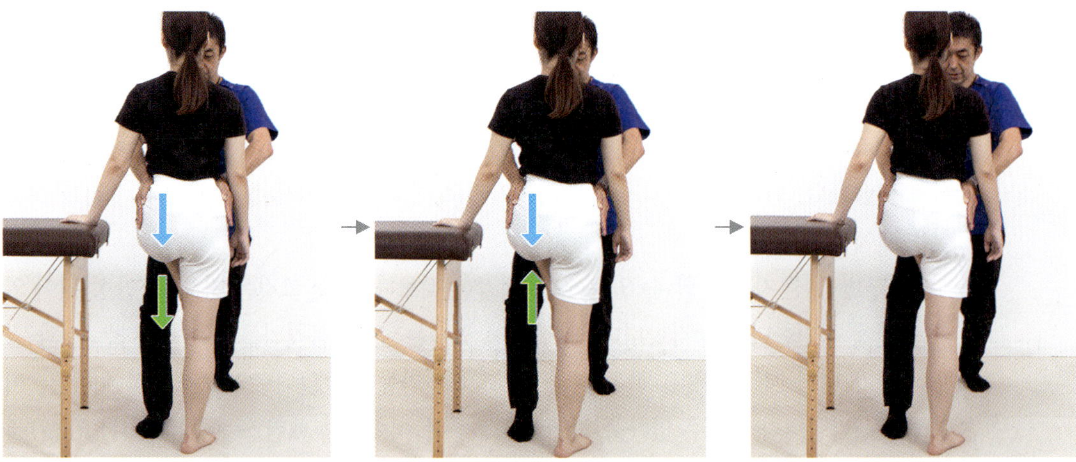

1 올린 발 쪽 골반을 일단 내린다.

2 골반을 올림으로써 입각 쪽 중간볼기근을 작용시킨다.

3 그대로 앞쪽으로 중력중심을 이동할 수도 있다.

그림 4-40 입각 중기에서 입각 말기의 촉진(이마면)

ii) 반쯤 선 자세 Half Standing

한쪽 다리 선 자세와 가깝지만, 조금 더 안정된 자세라는 것이 이 자세가 됩니다. 반쯤 서고, 반쯤 앉는다는 의미에서는 "반쯤 앉은 자세(Half Sitting)"라 부를 수 있습니다 그림 4-41 .

편마비 사례 등에 시행하면, 공포심으로 상부 몸통 중력중심을 과도하게 침대 안쪽에 두게 되어, 몸의 중력중심이 발에 실리지 않는 경우가 종종 있습니다. 이러한 경우에는, 이 자세가 적합하지 않다고 생각하고 다른 방법을 생각하는 것이 좋을 것입니다.

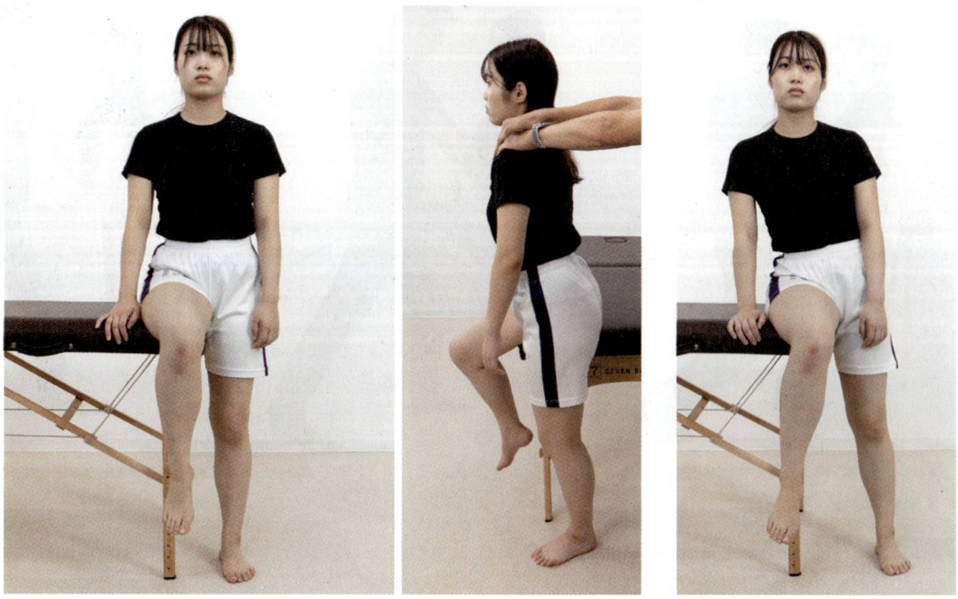

반쯤 선 자세(반쯤 앉은 자세)

과도하게 침대 안쪽에 올라타지 않도록 주의가 필요하다.

그림 4-41 **반쯤 선 자세**

이 자세의 이점은, 선 자세에서는 아무래도 비마비 측에 체중이 실리는 사례 등에, 공포심을 적게 하여(비마비 측은 앉아 있기 때문에), 마비 측 발바닥에 체중을 실을 수 있는 점에 있습니다. 한쪽 다리 선 자세와 마찬가지로, 입각 중기에서 입각 말기의 촉진을 하고 싶은 때에는 적합합니다.

다만, 반쯤 선 자세로 할 수 있는 일은 생각한 것보다 적고, 그것은 자세가 "안정"되어 있다는 것에 기인한다고 생각합니다. 안정되어 있다는 것은, 움직임을 낼 수 없다는 것과 같은 의미가 되기 때문입니다. 한쪽 다리 선 자세가 가능하면 앞뒤로의 중력중심 이동은, 어렵다고 생각합니다. 할 수 있다고 하면, 입각기 쪽 어깨 · 팔 패턴, 들어 올리기(lifting)를 사용한 다리 지지성 향상이나 중간볼기근 촉진 그림 4-42 , 종아리세갈래근의 경련 억제를 목적으로 한 원심성 수축 활동 등이 됩니다 그림 4-43 .

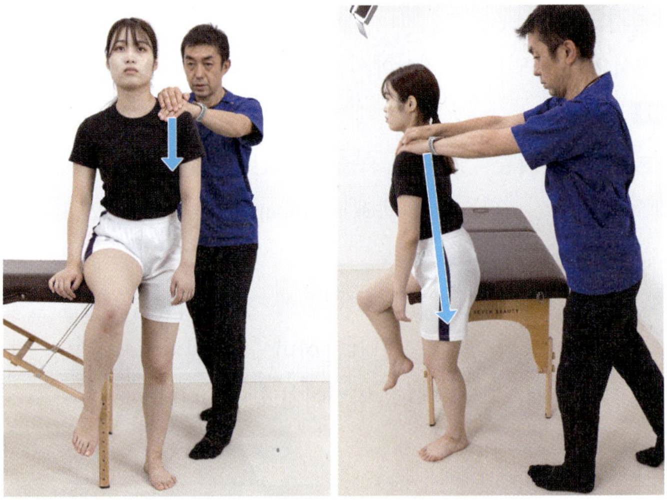

어깨 앞쪽올림을 사용하여 다리 지지성을 향상시킨다.

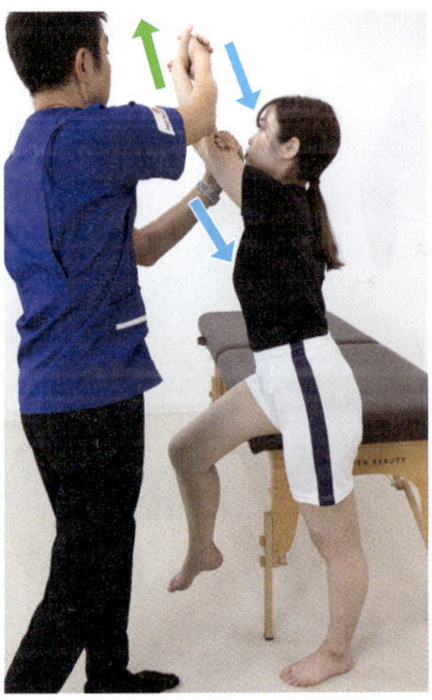

팔의 굽힘 · 모음 · 가쪽회전 패턴을 사용한다.

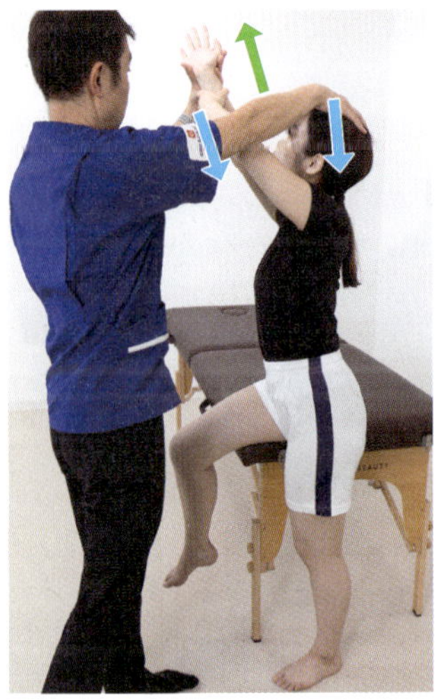

들어 올리기(lifting)를 사용한다.

그림 4-42 입각 측의 어깨·팔 패턴, 들어 올리기를 사용한 다리 지지성 향상의 촉진

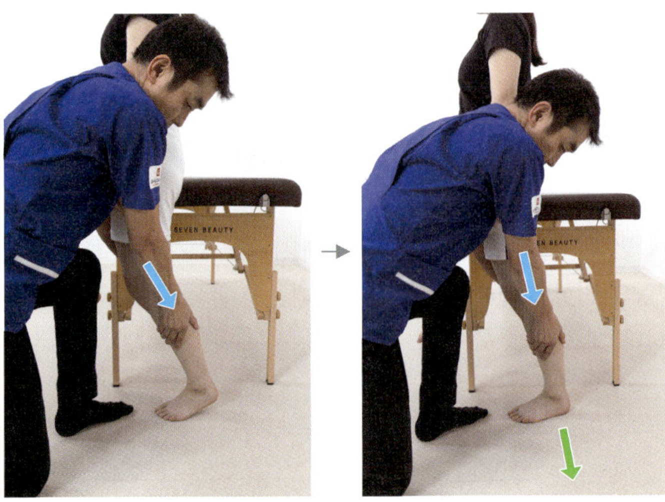

그림 4-43 종아리세갈래근의 경련 억제를 목적으로 한 원심성 수축활동

ⅲ) 일자로 선 자세(부하 반응기의 촉진)

1보 앞으로 내디딘 자세에서의 활동입니다. 임상에서는 초기 접촉에서 부하 반응기의 촉진에서 사용합니다 그림 4-44 .

부하 반응기의 연습에서는, 우선은 최종적인 위치, 무릎이 약간 굽혀져 있는 위치로 가져가서, 어느 위치가 적정한지를 가르칩니다. 이때, 복제(replication)를 사용하면 효과적입니다.

그리고, 발끝을 올린 위치, 즉 초기 접촉의 위치로 한 다음에, 천천히 중력중심을 앞쪽으로 이동시키면서, 앞발 부분을 붙이며, 무릎도 굽힙니다(이미 굽힘 위치에서 초기 접촉하여 있고 더욱 굽힙니다. 각도는 8°에서 15°로 한다고 일컬어지고 있습니다).

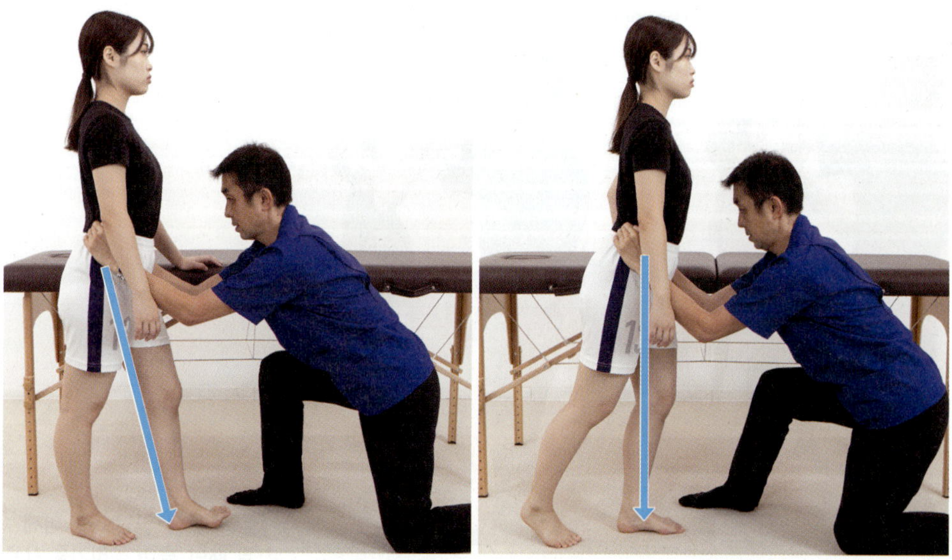

부하 반응기의 촉진. 무릎은 초기 접촉 시에 이미 약간 굽혀져 있고, 더욱 굽힌다.

그림 4-44 일자로 선 자세(부하 반응기의 촉진)

그 동작을 반복해서 할 수 있게 되면, 이번에는 유각 말기, 즉 발을 띄운 자세에서 초기 접촉부터 부하 반응기까지 보행단계를 점차 넓혀가고 마지막에는 반대쪽 다리를 휘두르기 시작하는 단계까지 가져갑니다 그림 4-45 · 그림 4-46 .

치료사의 저항으로서는, 골반 뒤쪽보다 앞 아래쪽으로 끌어내리도록 시행합니다. 무릎 꺾임을 유발하는 것 같은 방향의 저항에 대해서, 넙다리네갈래근의 원심성 수축에서 등척성 수축을 시키기 위해서입니다.

치료사는 대상자의 앞 아래쪽에 위치하여, 끌어내리는 것 같은 저항을 가하거나 그림 4-45 , 뒤쪽에 위치하여 밀어내리는 것처럼 저항을 가합니다 그림 4-46 . 일반적으로, 이 촉진 방법이 필요한 것은, 무릎이 꺾여버릴 정도로 넙다리네갈래근의 근력이 저하하여 있는 경우거나, 반대로 편마비 등으로 인해 허리가 잠겨 버린(locking) 사례입니다. 덧붙이면, 보다 지지하기 쉽다는 의미에서는 대상자의 앞쪽에 있는 방법이 현실적이라 할 수 있습니다.

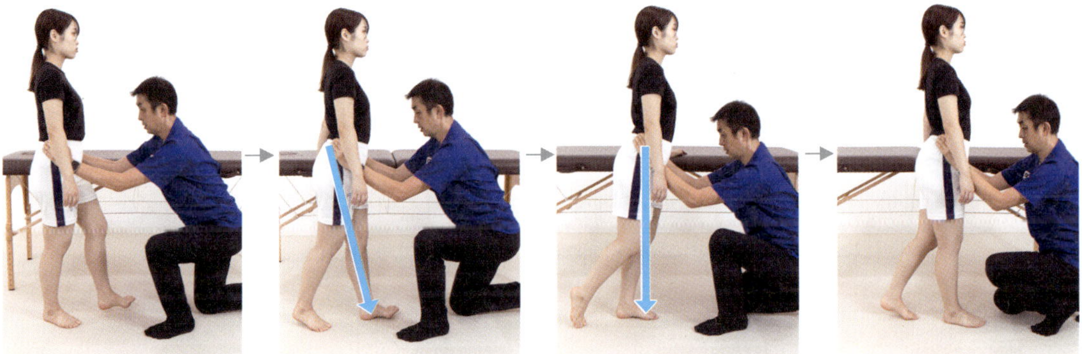

그림 4-45 대상자의 앞 아래쪽에 위치하여, 끌어내리는 것 같은 저항을 가하는 방법

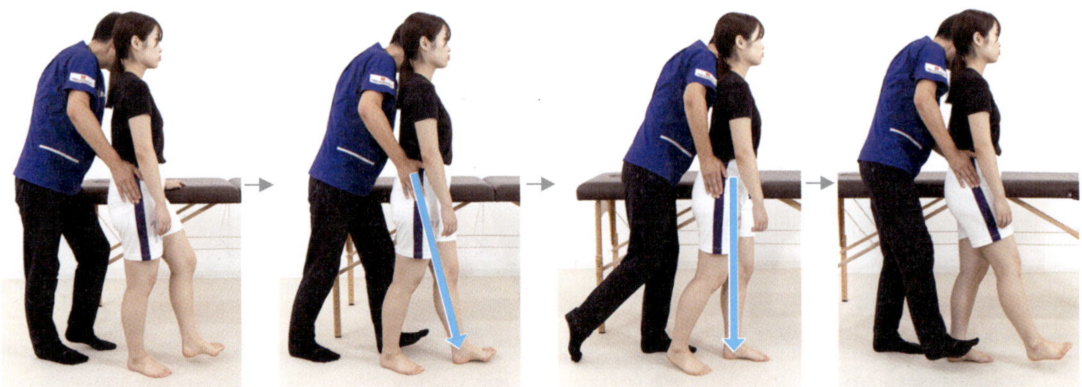

그림 4-46 대상자의 뒤쪽에 위치하여, 밀어내리는 것 같은 저항을 가하는 방법

5) 보행동작을 이용한 평가와 치료

i) 한 걸음 one step (입각 중기 및 유각단계의 촉진)

일자로 선 자세에서 1보 내딛는 동작의 연습이며, 입각 쪽으로 체중을 싣기 어려울 때, 또는 골반에 대해 흉곽이 옆쪽으로 흔들리고 있는 것을 수정하고 싶은 경우 등에 사용합니다. 치료사가 선 위치는 앞쪽에 서는 방법과 뒤쪽에 서는 방법이 있습니다. 접촉할 부위는 골반이나 어깨가 됩니다.

① 골반에 접촉하는 방법

유각 쪽 다리를 휘두르는 순간에 치료사의 체중을 가함으로써, 입각 쪽에는 압축, 유각 쪽 복부 근육에는 빠른 신장(quick stretching)이 가해집니다. 휘두르는 타이밍을 가르칠 때나 바꾸고 싶을 때 등에 사용하면 효과적입니다 그림 4-47 · 그림 4-48 . 치료사의 위치는, 앞에서도 뒤에서도, 어느 쪽에서의 조작도 가능합니다. 대상자의 상황에 맞춰서, 선택하면 좋을 것입니다.

또한, 1보 앞으로 내딛게 할 때에, 치료사는 자신의 발을 동시에 1보 당기면, 대상자와의 거리나 주고 있는 압력이 일정하게 유지되므로 권장합니다.

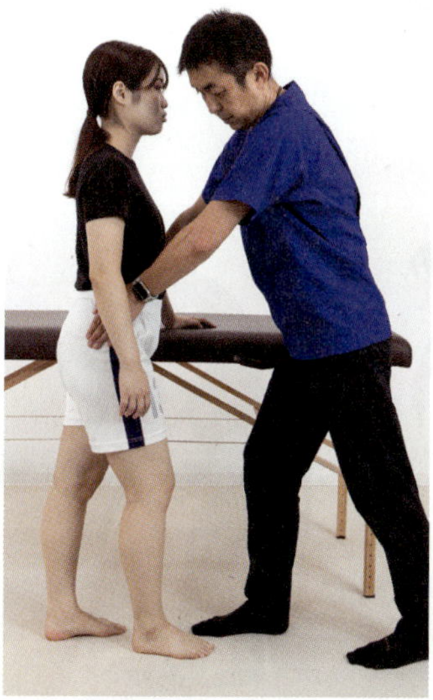

오른쪽 다리 방향으로
중력중심을 이동한다.

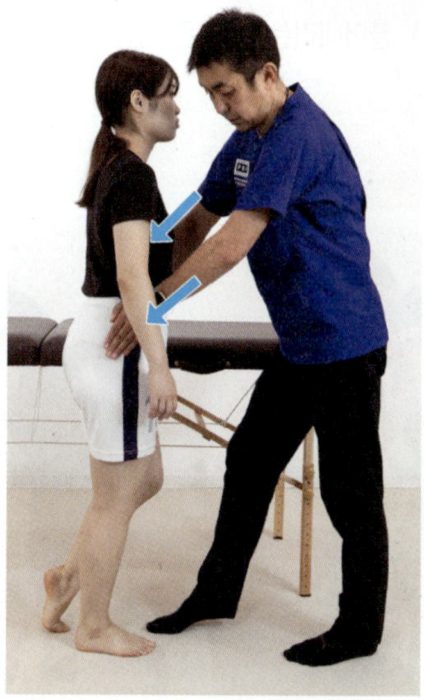

휘두르는 순간에 체중을 가한다.
(오른손) 유각 쪽으로 빠른 신장을 한다.
(왼손) 입각 쪽으로 압축한다.

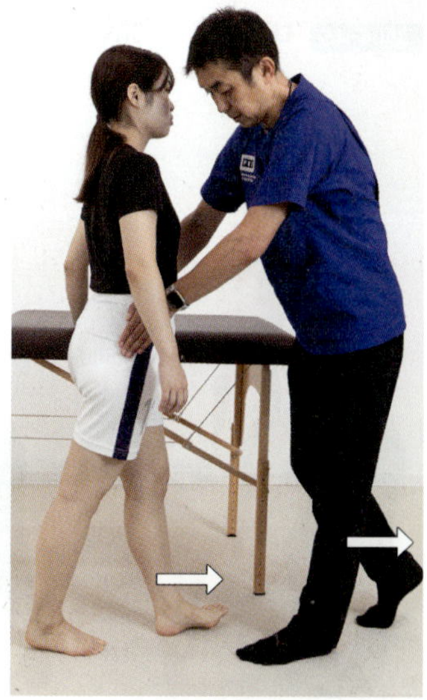

1보 내딛게 함과 동시에 1보 당긴다.

그림 4-47 골반에 접촉하는 방법(앞쪽에서)

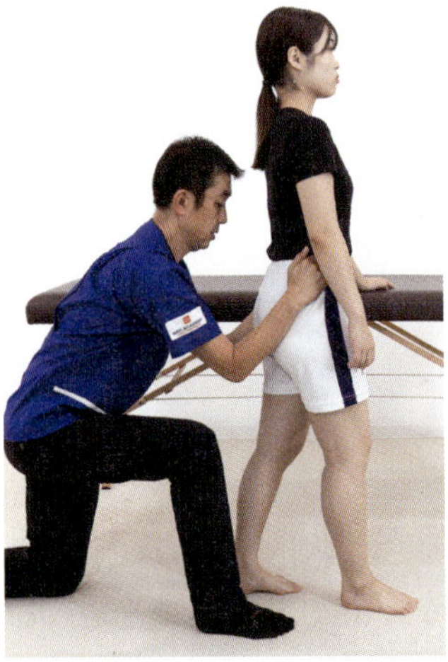

오른쪽 다리 방향으로
중력중심을 이동한다.

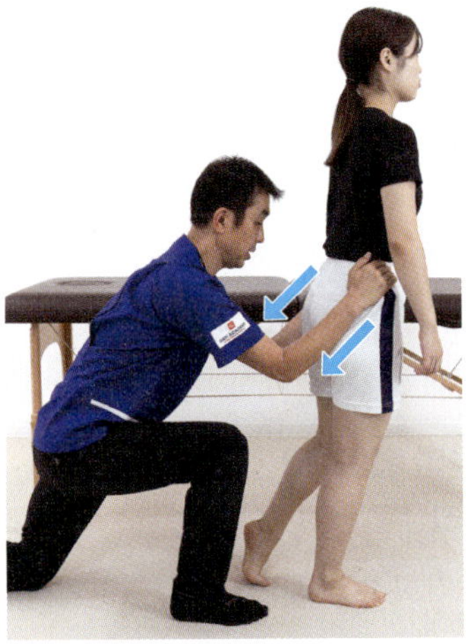

휘두르는 순간에 체중을 가한다.
(왼손) 유각 쪽으로 빠른 신장을 한다.
(오른손) 입각 쪽으로 압축한다.

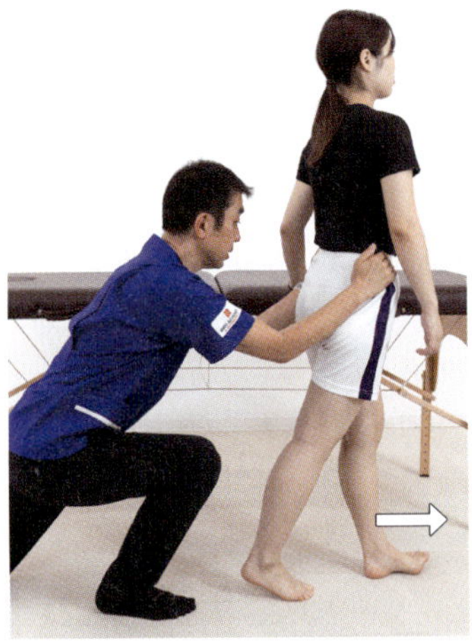

왼쪽 다리를 휘두른다.

그림 4-48 골반에 접촉하는 방법(뒤쪽에서)

② 어깨에 접촉하는 방법 그림 4-49

어깨에서 조작할 때는, 1보 내딛는 순간에 몸통을 회전(유각 쪽 어깨를 뒤쪽으로 당기다, 입각 쪽 어깨를 앞으로 내밀다)시키면 자연스럽게 발을 내딛기 쉽습니다.

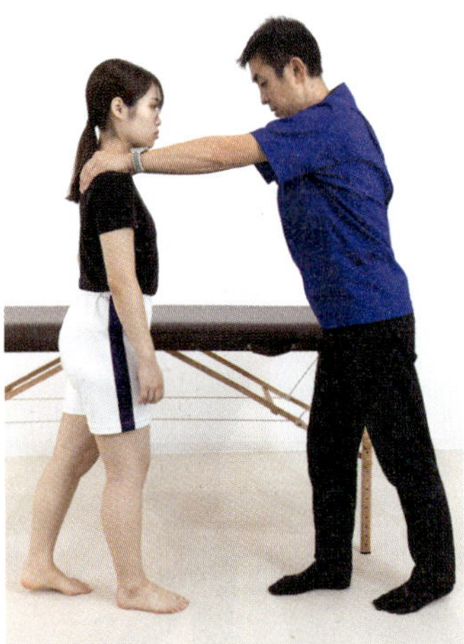

오른쪽 다리 방향으로
중력중심을 이동한다.

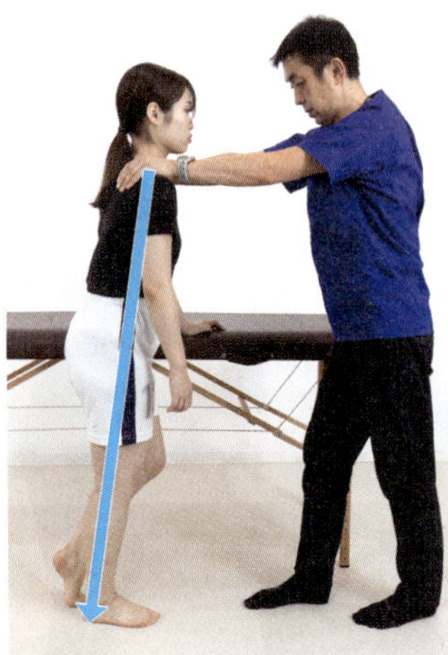

휘두르는 순간에 입각 쪽으로 압축한다.

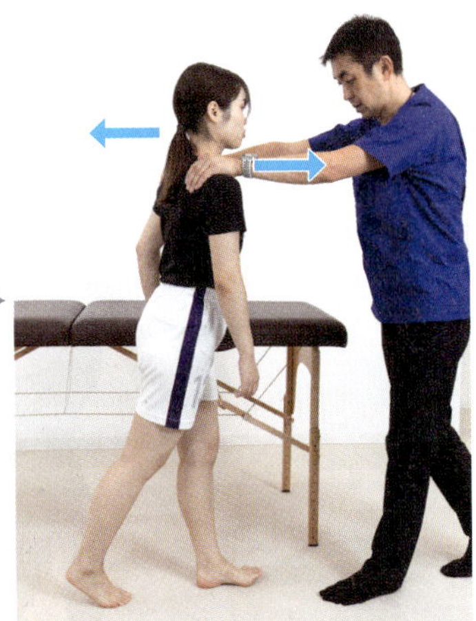

오른쪽 어깨를 앞쪽으로 내밀고,
왼쪽 어깨를 뒤쪽으로 당김으로써
몸통 회전을 유도하면 휘두르기 쉽다.

그림 4-49 어깨에 접촉하는 방법

ii) 앞쪽 보행(앞쪽에서의 접촉: Forward Gait from forward)

기본적으로는 한 걸음(one step)이 되면, 그 동작을 그대로 지속하는 것인 앞쪽 보행이 됩니다. 앞쪽에서의 보행 중재에서는 골반에 접촉하는 경우와 부리돌기 주변에 접촉하는 경우가 있습니다. 골반에의 접촉은 복부 근육을 작용시키기 쉬운 반면, 상부 몸통의 정렬 불량이나 몸통 회전 부족 등에는 대응할 수 없다는 특징이 있기 때문에, 몸통 정렬이나 몸통 회전 등에 문제가 없는 사례에 사용합니다.

① 골반에 접촉하는 방법 그림 4-50

자연스런 보행을 이끌어내려면, 발을 휘두르는 순간에 휘두르는 발쪽의 골반을 약간 뒤쪽으로 당기도록 압력을 강화하는 것입니다. 그렇게 함으로써 몸통 회전과 그에 수반하는 팔의 휘두르기가 일어납니다. 잘 되지 않으면 오른발과 오른손이 동시에 나오는 것 같은 부자연스런 보행이 되어버리는 경우가 있습니다.

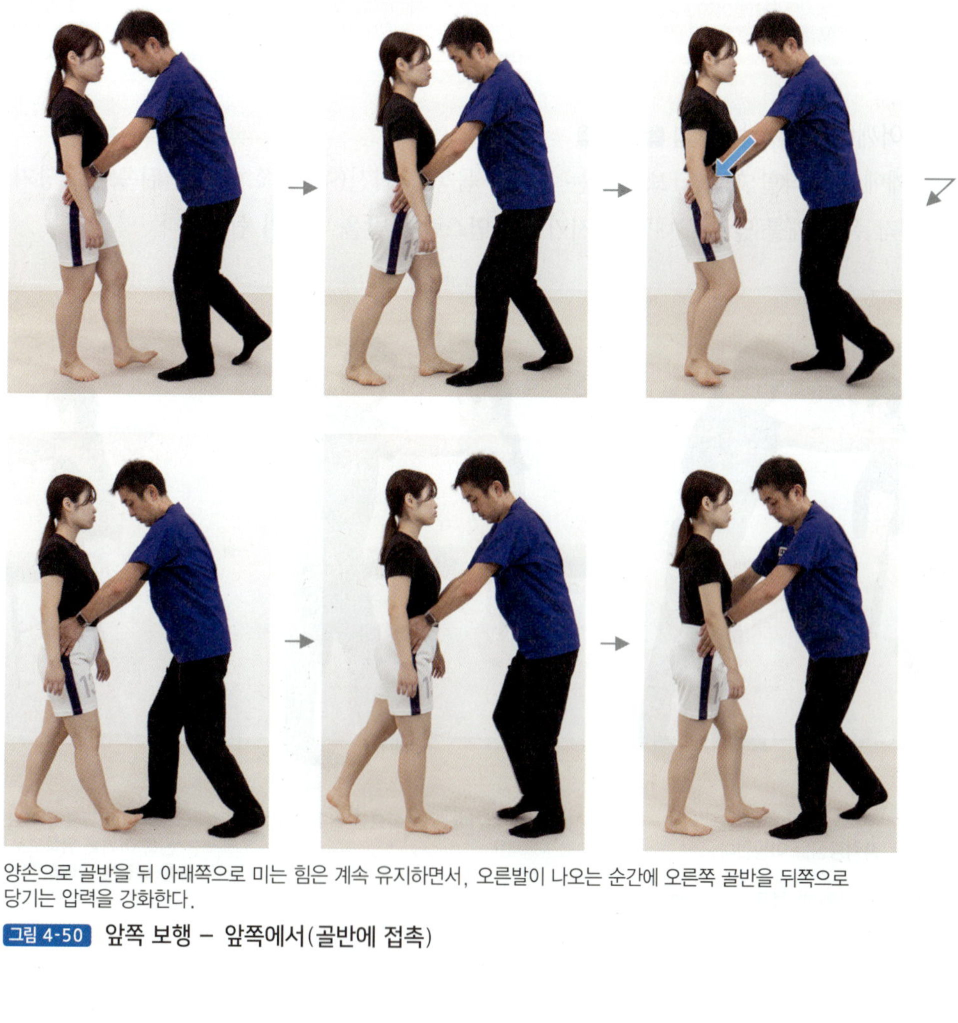

양손으로 골반을 뒤 아래쪽으로 미는 힘은 계속 유지하면서, 오른발이 나오는 순간에 오른쪽 골반을 뒤쪽으로 당기는 압력을 강화한다.

그림 4-50 앞쪽 보행 – 앞쪽에서(골반에 접촉)

② 부리돌기 주변에 접촉하는 방법 그림 4-51

부리돌기에서의 접촉은, 앞쪽 중력중심(앞발 부분 중력중심)을 만들기 쉽다는 이점이 있어, 몸통 회전도 유도하기 쉽습니다. 이 경우도 발을 내딛는 순간에 내딛는 쪽의 어깨를 뒤쪽으로 미는 압력을 강화하면, 몸통의 회전을 이끌어낼 수 있어 발을 내밀기 쉬워집니다.

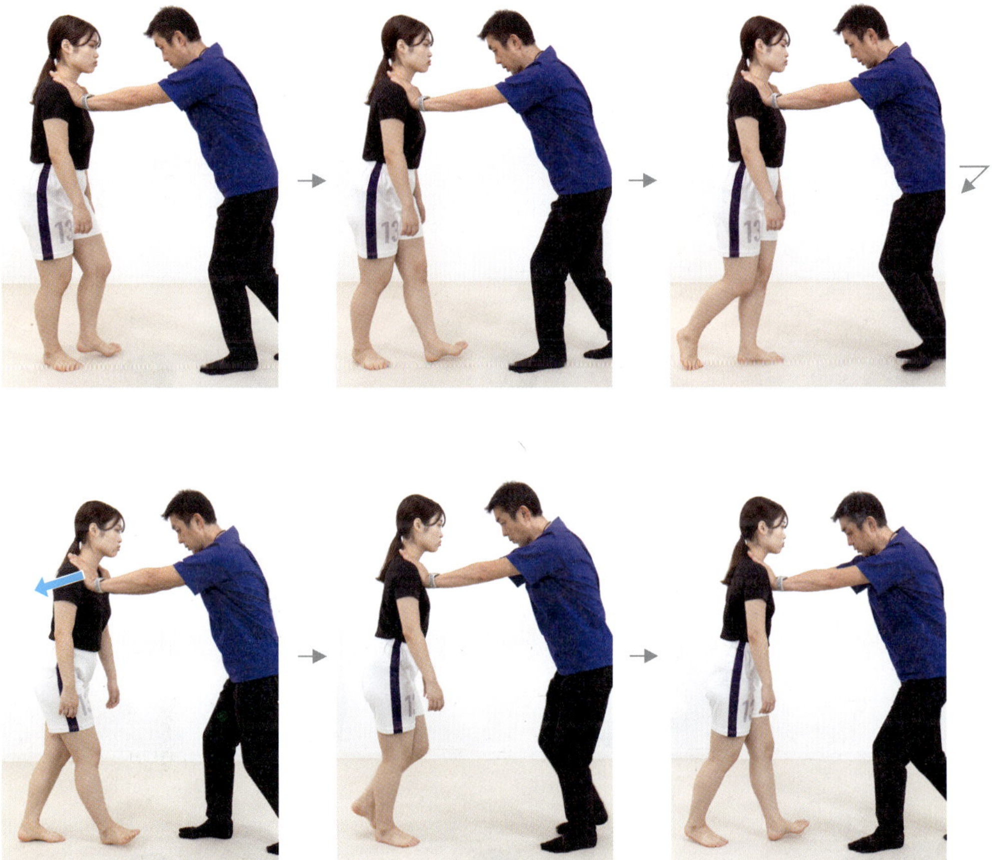

양손으로 부리돌기에서 뒤쪽으로 미는 힘은 계속 유지하면서, 오른발이 나오는 순간에 오른쪽 부리돌기를 뒤쪽으로 당기는 압력을 강화한다.

그림 4-51 앞쪽 보행 – 앞쪽에서(부리돌기에 접촉)

앞쪽에서 접촉하는 보행 치료는, 치료사가 뒷걸음질을 하게 되어, 약간 위험하다는 것과, 앞에 사람이 있으면 걷기 어렵다고 느끼는 사례가 있을지도 모릅니다. 그러나, 앞발 부분 중력중심을 만들기 쉬운 이점이 있어, 걷어차기를 강하게 한 경우 등에 사용하면 좋을 것입니다.

ⅲ) 앞쪽 보행(뒤쪽에서의 접촉: Forward Gait from backward)

임상적으로는 뒤쪽에서 앞쪽 보행을 유도, 촉진하는 경우가 많습니다. 특히 보행하기 전에, 선 자세 부분에서 시행한 앞쪽 방향으로의 중력중심 이동과 몸통 회전으로 한쪽 발을 내딛고, 그대로 걷게 하는 경우가 많습니다.

접촉은 어깨를 잡는 방법, 흉곽을 잡는 방법, 골반을 잡는 방법의 세 가지가 있습니다. 각각 이점과 결점이 있으며, 그 사례에 맞는 목적에 부응하는 잡기 방법이라면, 어디를 잡아도 좋다고 생각합니다. 한쪽 손은 흉곽, 또 한쪽의 손은 골반을 잡는 등의 방법도 흔히 시행합니다.

① 어깨에 접촉하는 방법 그림 4-52

어깨를 잡는 방법은, 몸통 회전을 유도하기 쉽다는 등의 이점이 있습니다. 흉곽이 좌우 방향으로의 정렬이 어긋난 경우, 수정하면서 걷게 할 수 있습니다. 또한, 어깨에서 압축을 가할 수도 있습니다.

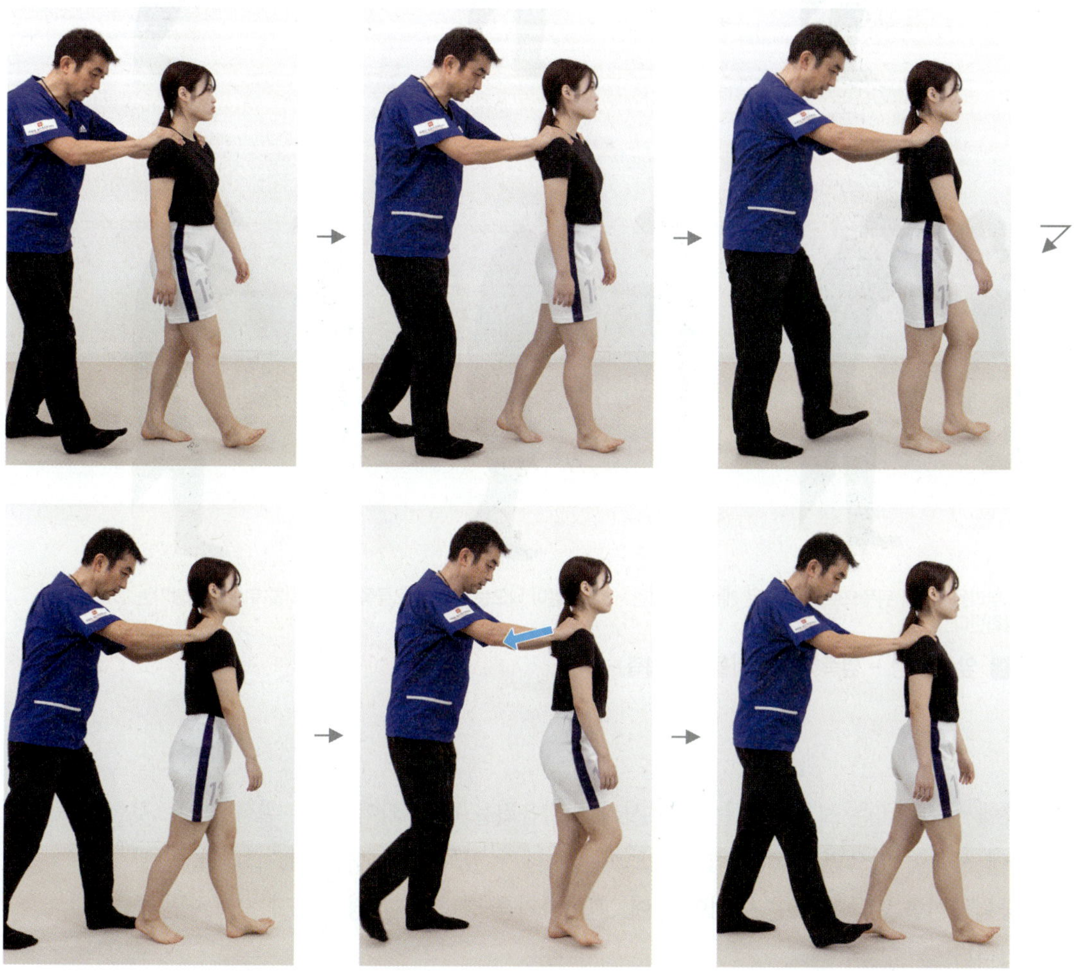

양손으로 부리돌기에서 뒤쪽으로 당기는 힘은 계속 유지하면서, 오른발이 나오는 순간에 오른쪽 부리돌기를 뒤쪽으로 당기는 압력을 강화한다.

그림 4-52 앞쪽 보행 – 뒤쪽에서(어깨에 접촉)

② 흉곽에 접촉하는 방법 그림 4-53

흉곽을 잡는 방법은, 흉곽을 위쪽으로 끌어올려 원래의 정렬에 접근시켜 걸을 수 있습니다. 이렇게 함으로서, 보행 시의 다리 통증이 없어지는 허리 부위 척주관협착증의 환자에 많은 도움을 경험했습니다. 게다가, 몸통 회전을 유도하기도 쉬운 이점도 있습니다.

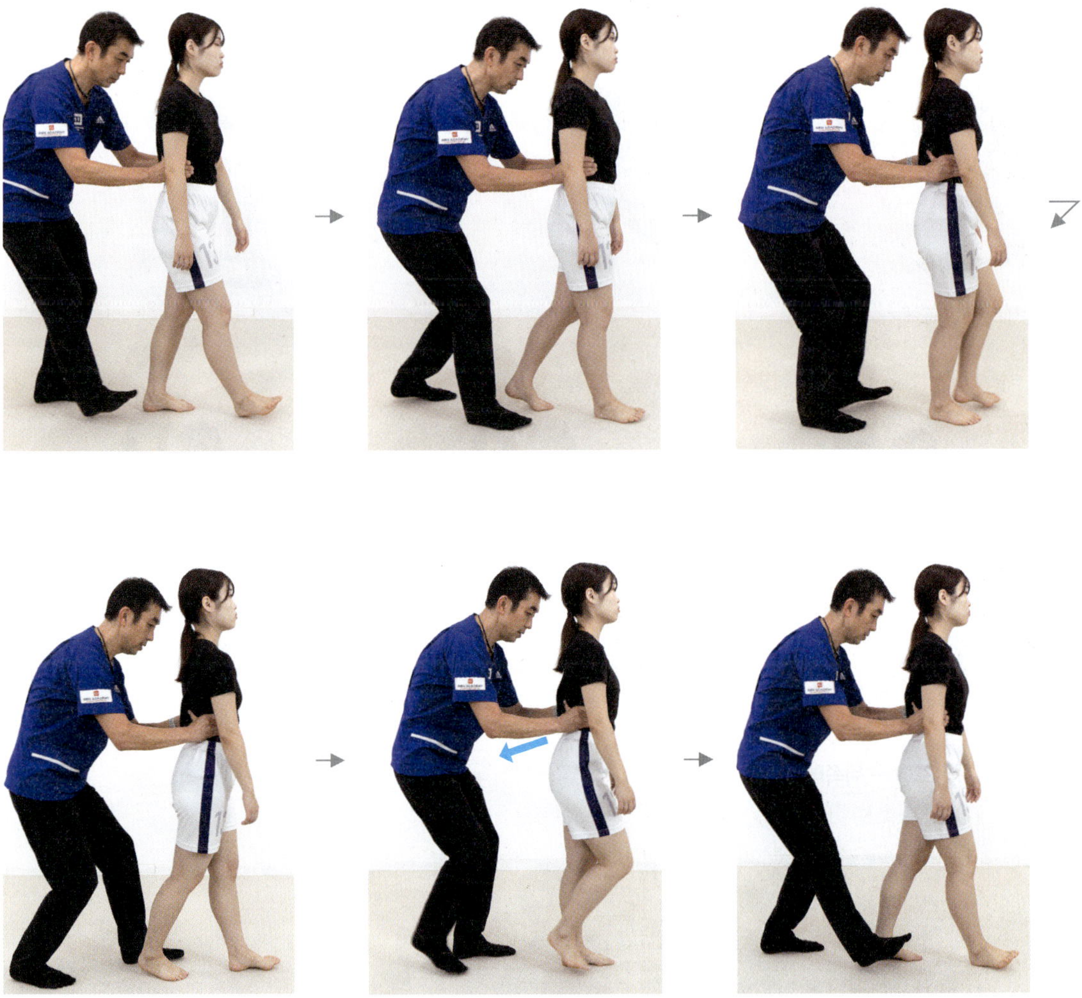

흉곽에서 뒤쪽으로 당기는 힘은 계속 유지하면서, 오른발이 나오는 순간에 오른쪽 흉곽을 뒤쪽으로 당기는 압력을 강화한다.

그림 4-53 앞쪽 보행 – 뒤쪽에서(흉곽에 접촉)

③ 골반에 접촉하는 방법

골반을 잡는 방법은, 골반을 직립으로 유지할 수 있고, 코어 안정성을 작용시킨 상태에서 걸을 수 있게 됩니다 그림 4-54 . 골반의 옆쪽 이동이 부족하지 않고 뒤시엔느 보행으로 되어있는 경우에 골반의 옆쪽 이동을 보조할 수도 있습니다. 실제의 임상 장면에서는, 편마비의 증상사례 등에 대해서 보행의 촉진을 시행할 수도 있게 됩니다 그림 4-55 .

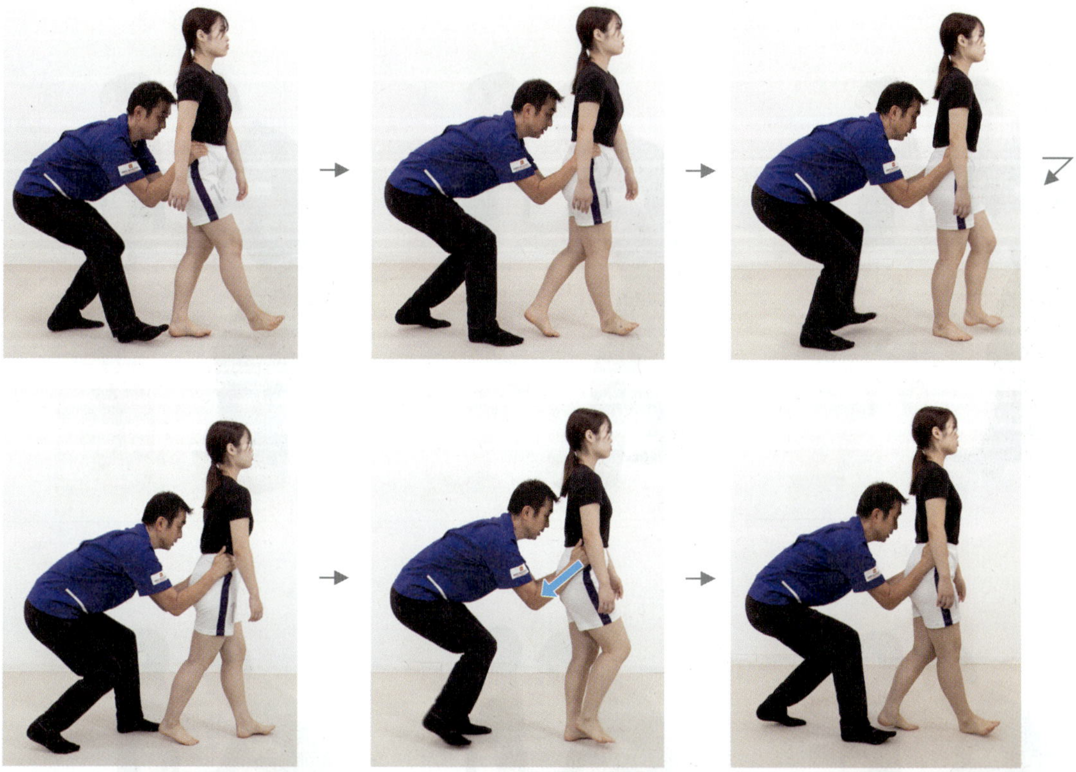

골반에서 뒤쪽으로 당기는 힘은 계속 유지하면서, 오른발이 나오는 순간에 오른쪽 골반을 뒤쪽으로 당기는 압력을 강화한다.

그림 4-54 앞쪽 보행 – 뒤쪽에서(골반에 접촉)

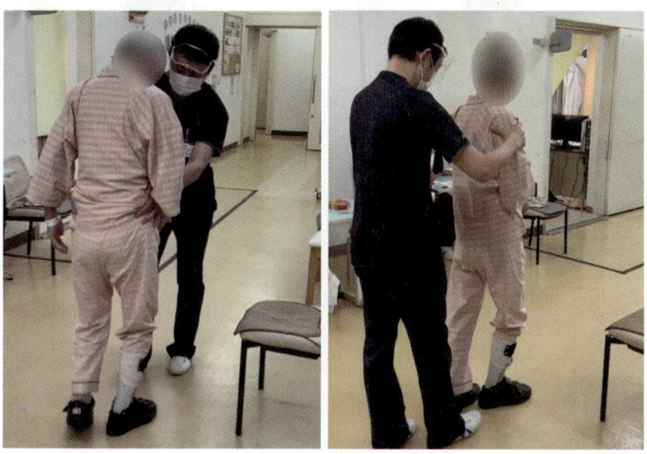

그림 4-55 실제의 임상 장면에서 오른쪽 편마비 사례에 대해 보행을 촉진한다.

ⅳ) 옆쪽 보행, 옆쪽으로의 스텝 Sideward Gait, Side step

영화관이나 경기장의 의자 좌석으로의 이동 등에 옆으로 걷기를 하는 일은 있어도, 일상적으로 옆쪽 보행으로 이동하는 사람은 없습니다. 그렇다면, 옆쪽 보행을 치료 중에 시행하는 이유는 무엇일까요?

답은 중간볼기근의 촉진, 한쪽 발에 중력중심을 이동했을 때의 항중력 폄 활동의 촉진이 됩니다. 엉덩관절 수술 후, 뇌졸중 편마비 등으로 보행 시에 트렌델렌부르크(Trendelenburg) 징후나 뒤시엔느(Duchenne) 징후를 나타내는 경우에, 그 대책으로서 시행하는 경우가 많습니다.

실제로 시행할 때는, 평행봉이나 높낮이 침대에 손을 짚게 하여 시행하는 것이 일반적이지만, 앞으로 손을 짚는 방법이 좋은 경우와 뒤로 손을 짚는 방법이 좋은 경우가 있습니다.

앞으로 손을 짚는 방법

앞으로 손을 짚는 이점은, 넘어질 염려가 적어 안심이 된다는 것, sway back 자세의 사례는 앞으로 손을 짚음으로써, 자세가 정중선이 되는 것을 볼 수 있습니다 그림 4-56-a .

뒤로 손을 짚은 방법

뒤로 손을 짚는 이점은, 엉덩관절 굽힘에 의한 넓적다리근막긴장근의 보상을 내기 어렵게 하는 점에 있습니다 그림 4-56-b . 다만 sway back 자세의 사례에서는, 자세가 강화되기 때문에 적합하지 않은 일이 많습니다 그림 4-56-c .

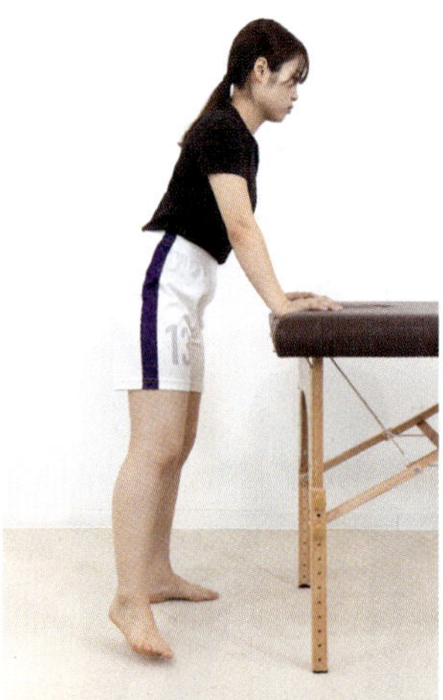

a: 엉덩관절을 굽혀서, 넓적다리근막 긴장근의 보상을 사용하고 있다.

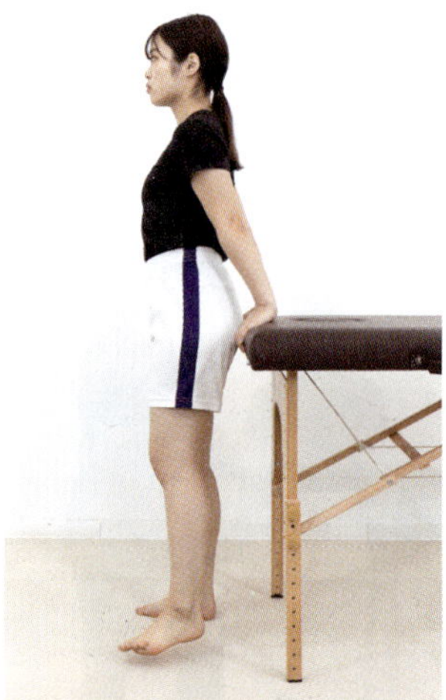

b: 정렬이 양호하여 엉덩관절 벌림을 시행할 수 있다.

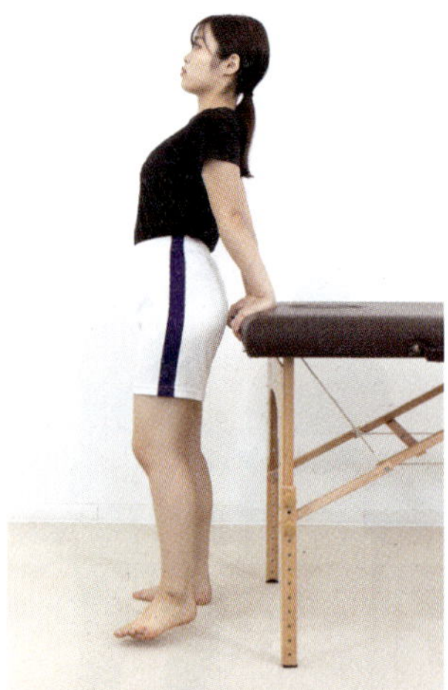

c: sway back 자세가 강화되어 있다.

그림 4-56 옆쪽 보행, 옆쪽으로의 스텝

치료사의 선 위치는, 아래의 세 가지가 있습니다.

① 작용시키고 싶은 중간볼기근의 반대에 위치하는 경우

작용시키고 싶은 중간볼기근의 반대쪽 골반을 내림 방향으로 저항을 가함으로써, 중간볼기근의 촉진을 도모합니다 그림 4-57 . 반대쪽에 위치함으로써, 치료사는 자신의 체중을 사용해서 밀음으로써 저항을 가할 수 있습니다. 힘이 센 스포츠 선수 등에 사용하려면 이 방법이 좋을 것입니다.

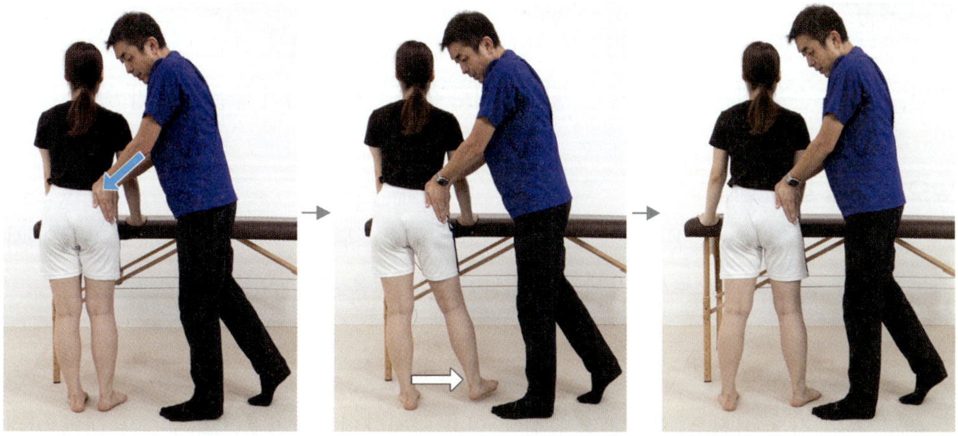

골반을 옆쪽 · 아래쪽으로 밀어내려 반대쪽 중간볼기근을 작용시킨다.

그대로 옆쪽으로 스텝을 시킨다.

그림 4-57 작용시키고 싶은 중간볼기근의 반대에 위치하는 경우

치료사는 발을 사용하여 다리에서 엉덩관절 벌림으로 저항을 가할 수 있는 것도 이 선 위치의 이점입니다 그림 4-58 . 그대로 등장성 혼합을 시행하면, 더 한층 중간볼기근이 작용합니다.

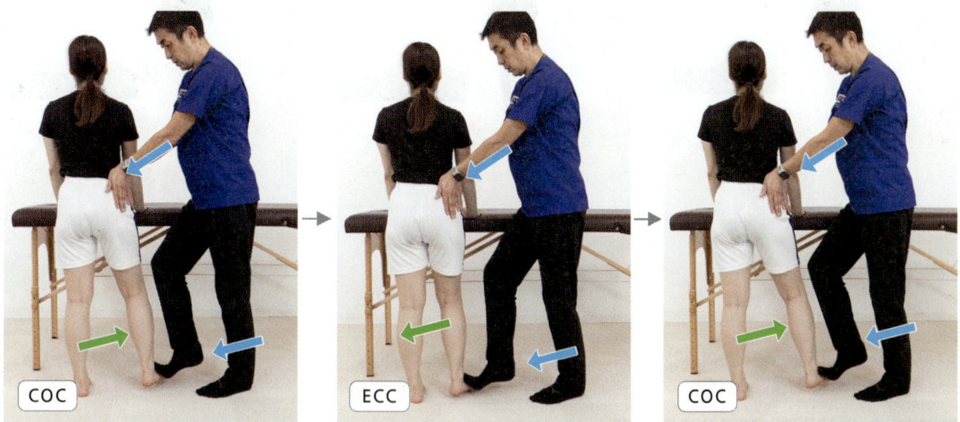

골반을 옆쪽 · 아래쪽으로 밀어내리는 저항을 가한 채로, 발 부위 옆쪽에서 엉덩관절 벌림에 대한 저항을 발로 가하는 구심성 수축 · 원심성 수축 · 등척성 수축을 시킨다(등장성 혼합).

그림 4-58 다리에의 저항을 사용한 중간볼기근의 촉진

② 대상자의 앞쪽 또는 뒤쪽에 위치하는 경우

대상자를 앞쪽 또는 뒤쪽에서 보는 것을 통해, 흉곽 좌우방향 위치의 어긋남이나 몸통 옆굽힘의 보상을 눈으로 실제로 확인할 수 있다는 이점이 있습니다 그림 4-59 . 또한, 뒤쪽에서 시행하면 골반의 직립을 유지한 채로 옆쪽으로의 스텝을 시행할 수도 있습니다.

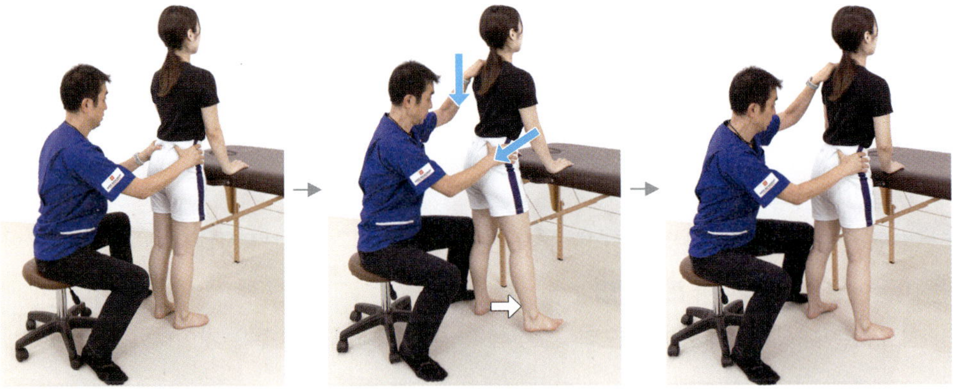

골반의 직립을 만든다.

오른손으로 골반을 옆쪽 · 아래쪽으로 밀어 왼쪽 중간볼기근을 작용시킨다. 왼손으로 어깨에서 압축을 가한다.

그대로 옆쪽으로 스텝을 시킨다.

그림 4-59 대상자의 뒤쪽에 위치하는 경우

③ 작용시키고 싶은 중간볼기근 쪽에 위치하는 경우

치료사는 자신의 바로 앞으로 골반을 당기게 됩니다 그림 4-60 . 편마비 등으로 무릎이 잠기기 쉬운 사람에 대해서, 자신의 무릎으로 사이에 끼워 조절하거나, 어깨에서 압축을 가하기 쉽다는 이점이 있습니다.

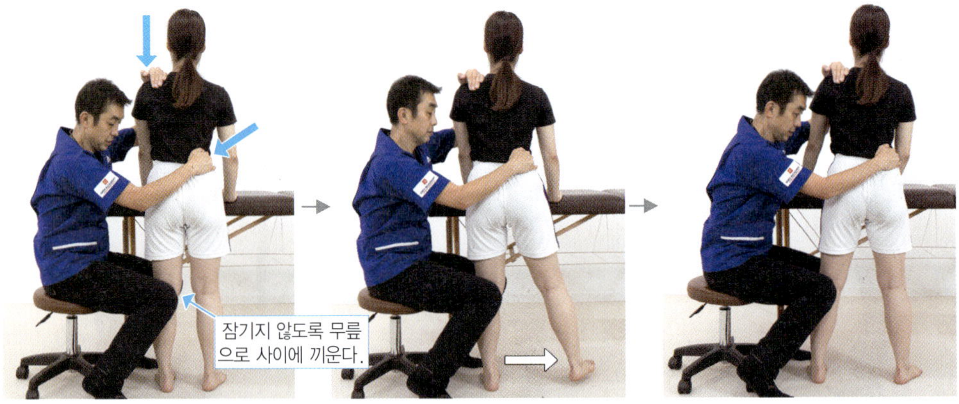

골반을 옆쪽 · 아래쪽으로 끌어내려 자신이 있는 쪽의 중간볼기근을 작용시킨다. 왼손으로 압축도 가한다.

그대로 옆쪽으로 스텝을 시킨다.

그림 4-60 작용시키고 싶은 중간볼기근 쪽에 위치하는 경우

v) 뒤쪽 보행 Backward Gait

치료 중에 뒤쪽 보행을 시행하는 이유로서는, 우선 보행의 변화도(variation)를 증가시키는 것을 열거할 수 있습니다. 일상생활 동작에서 계속해서 뒤쪽으로 걷는 장면은 없어도, 화장실 동작 후에 1보 뒤로 물러서거나, 사람과 부딪힐 것 같을 때 조금 뒤로 물러서는 동작은 흔히 있습니다.

임상적으로는 대상자의 뒤쪽에 위치하여 앞쪽 보행을 시행하고, 그대로 뒤쪽 보행을 촉진하는 경우가 많습니다. 뒤쪽에 서는 것에 의해 넘어짐의 위험성을 제거할 수 있습니다.

뒤쪽 보행에서의 접촉은, 다음의 두 가지 방법이 있습니다.

① 골반에서의 접촉

골반의 직립 유지를 가능케 하여, 몸통 코어 안정성을 작용시킨 상태에서, 엉덩관절 폄을 이끌어낼 수 있습니다 그림 4-61 .

치료사는 대상자가 1보 내딛으면, 그것에 맞춰 1보 내디디면 좋을 것입니다.

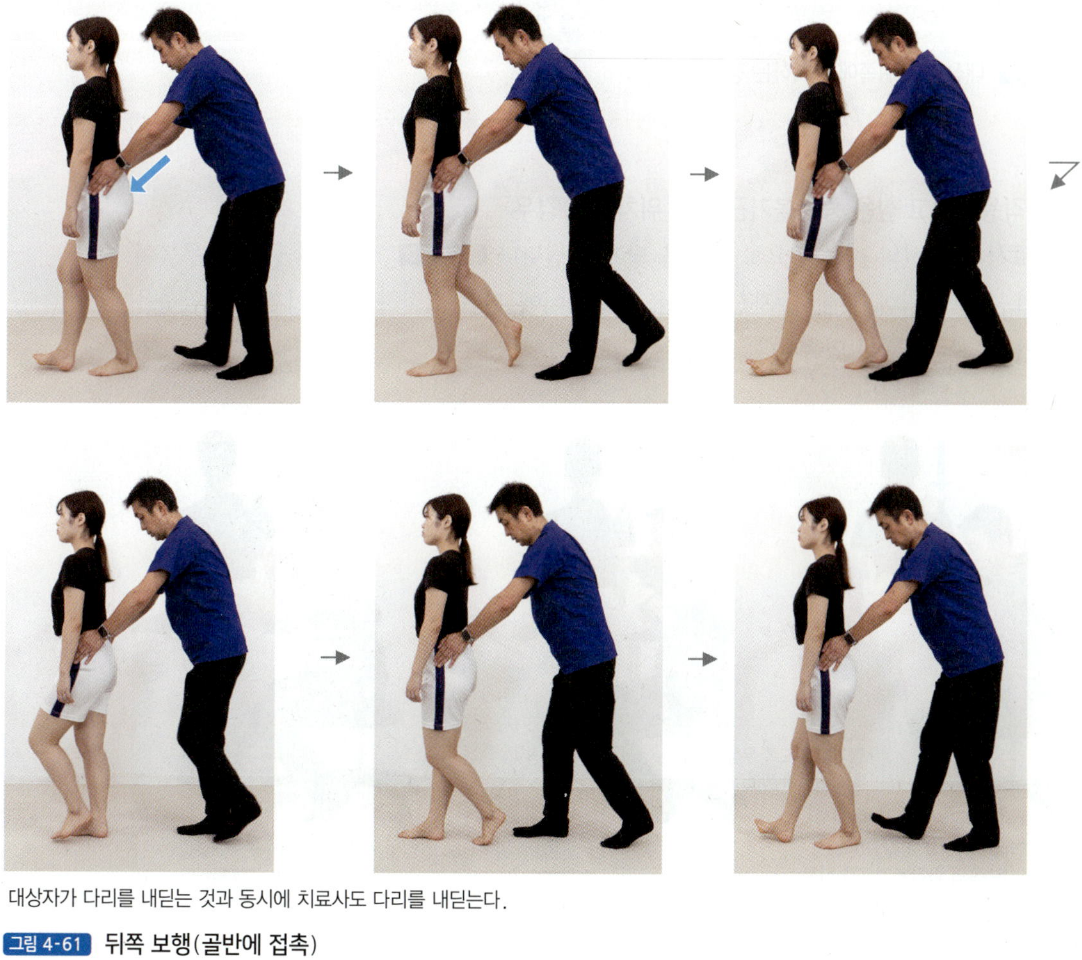

대상자가 다리를 내딛는 것과 동시에 치료사도 다리를 내딛는다.

그림 4-61 뒤쪽 보행(골반에 접촉)

② 어깨에서의 접촉

특히, 몸통 회전을 강조하고 싶은 경우 등에는, 어깨에서 접촉하는 것이 좋을 것입니다 그림 4-62. 다만, 뒤쪽 보행은 앞쪽 보행과는 달리, 모든 사람이 몸통을 회전시켜 상반적으로 걷는 것은 아니기 때문에 주의합니다. 지금까지 교육에 참가한 수많은 사람을 관찰한 결과, 뒤쪽 보행은 오른손과 오른발이 동시에 뒤쪽으로 내딛는 사람도 많이 볼 수 있었습니다.

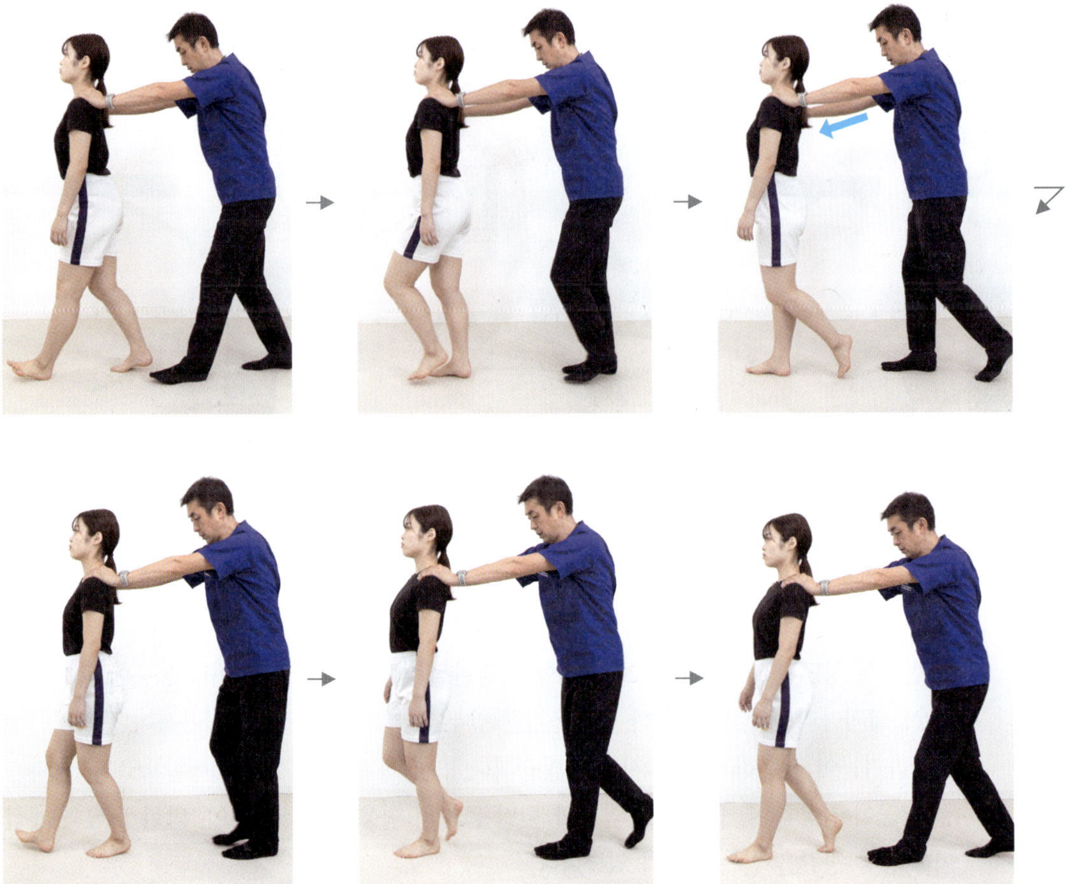

내딛는 순간에 내딛는 다리 쪽의 어깨를 앞쪽으로 밀어 몸통 회전을 강조한다.

그림 4-62 뒤쪽 보행(어깨에 접촉)

또한, 일반적인 보행 시의 입각 말기에서 앞발 부위 체중이 불충분하여 그 후의 유각 초기(ISw)에서 발끝이 걸리는 사례에 대해서, 뒤쪽으로 스텝을 함으로써 앞발 부위 체중을 만들고, 그 후 종아리세갈래근에 대해 빠른 신장을 가함으로써 내딛기가 쉬워지는 경우가 있습니다 그림 4-63.

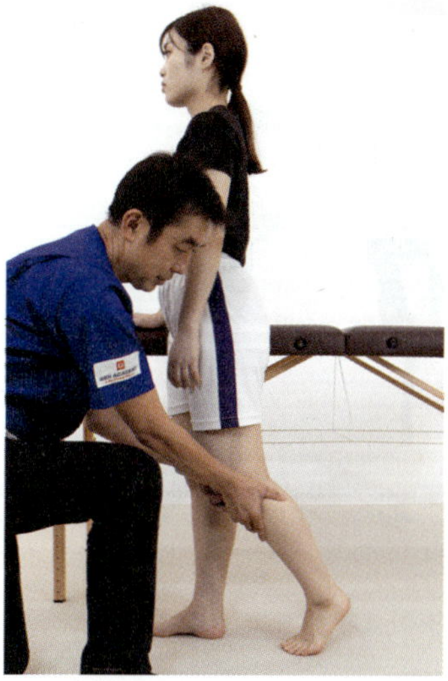

1 뒤쪽으로 스텝을 하여 앞발 부위 체중을 만든다.

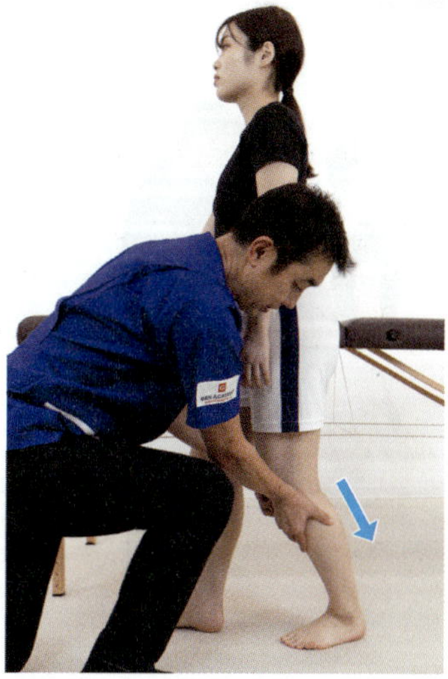

2 밀어내림으로써 종아리세갈래근에 빠른 신장을 가한다.

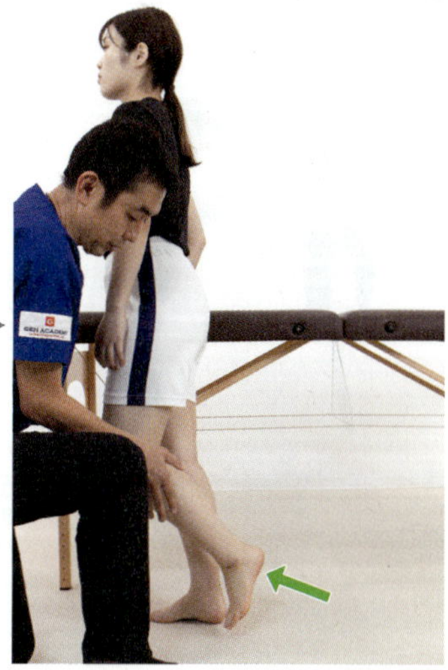

3 내딛게 한다.

그림 4-63 **유각 초기의 촉진**

변형성 엉덩관절증 등으로 보행 시에 엉덩관절 앞쪽이 막힌 느낌이나 통증이 출현하는 경우, 넓적다리근막긴장근이나 중간볼기근 앞부분 섬유가 과도하게 작용하여 큰볼기근 · 중간볼기근이 작용하지 않는 사례가 많습니다. 그때에 뒤쪽 보행을 시행함으로써, 엉덩관절 폄근이 작용하여, 엉덩관절 앞면과 뒷면 근육의 협응성이 개선되어, 막힌 느낌의 개선이나 통증 경감을 얻는 경우가 있습니다.

vi) 교차성 보행 Braiding, Cross steps

브레이드(Braid)란 "묶다, 꼬다"라는 의미이고, 앞쪽 또는 뒤쪽으로, 발을 교차시켜 발의 스텝을 하는 동작을 브레이딩(Braiding)이라 합니다. 이 동작을 시행함으로써, 예를 들면 방향을 전환할 때의 동작이 적어도 된다는 이점이 있습니다 그림 4-64 .

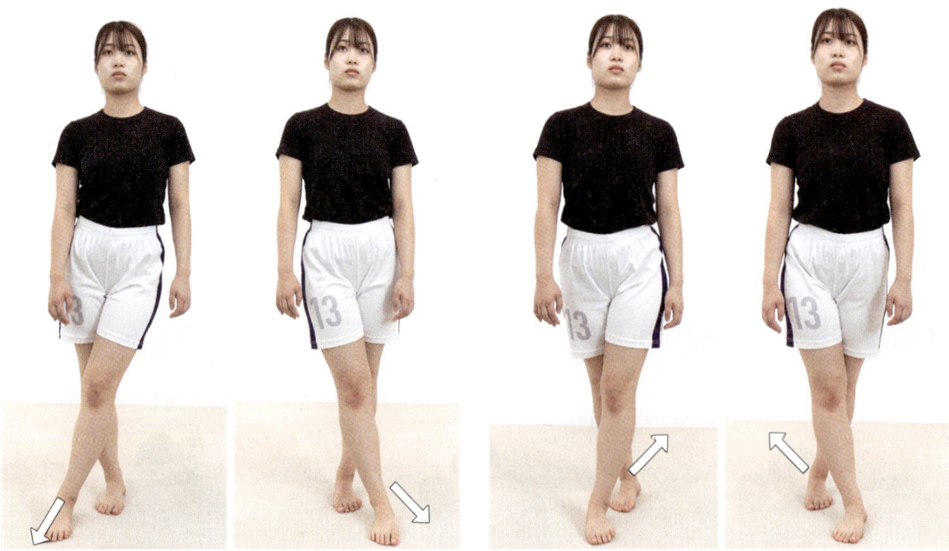

앞쪽으로의 교차보행
Braiding Forward

뒤쪽으로의 교차보행
Braiding Backward

그림 4-64 교차성 보행

교차성 보행의 촉진을 시행하는 경우는, 일반적인 앞쪽으로의 스텝이나 뒤쪽으로의 스텝에 비해 좌우 방향으로의 중력중심 이동이 커지므로, 치료사는 자신의 선 위치에 주의할 필요가 있습니다 그림 4-65 · 그림 4-66 · 그림 4-67 .

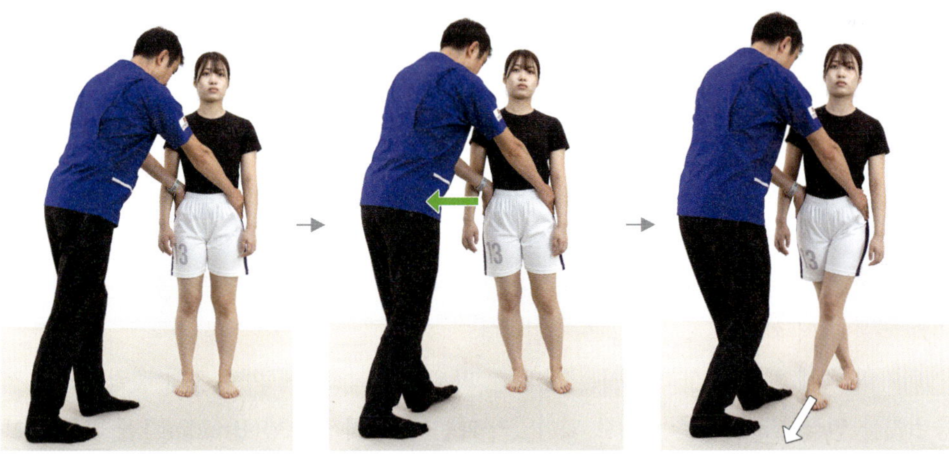

보통의 스텝보다 약간 옆쪽에 위치한다.

오른쪽으로의 중력중심 이동을 낸다.

왼쪽 다리를 1보 내딛는다.

그림 4-65 앞쪽으로의 교차성 보행(오른쪽 앞쪽에서 유도)

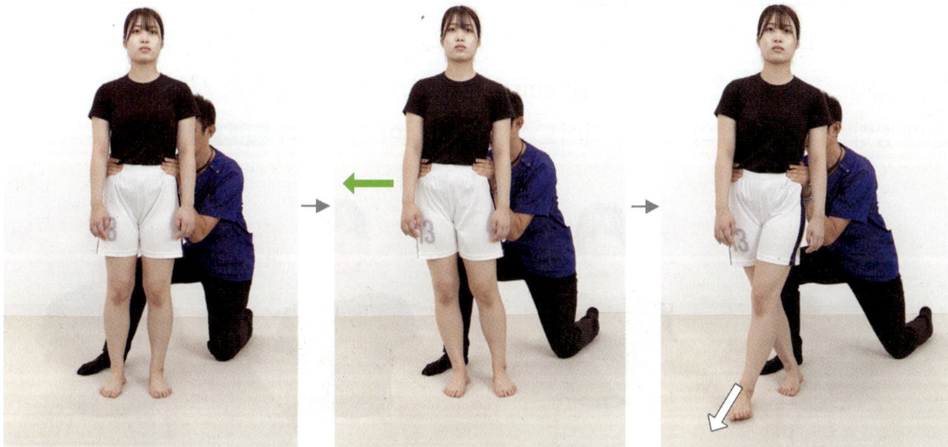

대상자의 왼쪽 뒤쪽에 위치한다. / 오른쪽으로의 중력중심 이동을 낸다. / 왼쪽 다리를 1보 내딛는다.

그림 4-66 **앞쪽으로의 교차성 보행(왼쪽 뒤쪽에서 유도)**

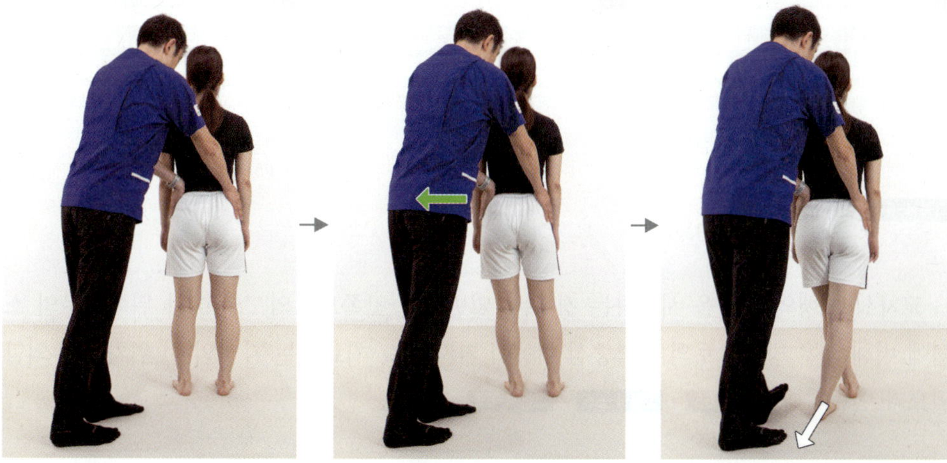

보통의 스텝보다 약간 옆쪽에 위치한다. / 왼쪽으로의 중력중심 이동을 낸다. / 오른쪽 다리를 1보 내딛는다.

그림 4-67 **뒤쪽으로의 교차성 보행(왼쪽 뒤쪽에서 유도)**

특히 이 동작을 필요로 하는 것은, 편마비 등으로 넓은 지지기저면이 되어 서는 사례입니다. 마비 쪽의 지지성이 부족하여, 중간볼기근의 원심성 수축을 할 수 없는 것 때문에 이 동작을 할 수 없는 경우는 우선은, 마비 쪽으로 체중을 싣고, 그리고 중간볼기근을 작용시키는 것을 먼저 획득하는 것이 좋을 것입니다.

비마비 쪽에 체중이 실리지 않는 사례는, 자세 지남력장애에 의해 몸의 중력중심의 정중위치를 인식하기 어려운 상태로 되어있기 때문에, 교차성 보행(Braiding)을 하는 것보다 매트 동작으로 좌우 방향으로 몸 구르기를 하는 등, 온몸으로 중력을 느끼는 것 같은 활동을 먼저 시행하는 것이 좋다고 생각합니다.

그러한 활동 후에 이 동작을 시행하는 경우는, 예를 들면 밸런스 볼(balance ball)을 껴안고 시행함으로써 지지기저면을 증가시켜 시행할 수 있습니다 그림 4-68 .

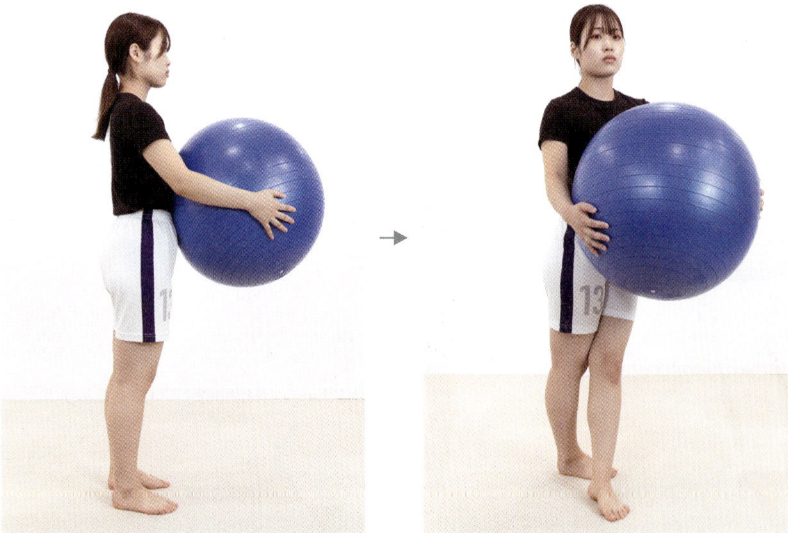

그림 4-68 밸런스 볼을 껴안은 교차성 보행

위에서 언급한 밸런스 볼을 껴안은 스텝은, 골반과 흉곽이 같은 방향으로 움직이고 있기 때문에, 몸통 회전은 별로 나오지 않습니다.

파킨슨병 등과 같이, 굳이 몸통 회전을 많이 내고 싶은 경우는, 손을 침대 등에 올려놓고 상부 몸통이 고정된 상태를 만들면 좋을 것입니다 그림 4-69 .

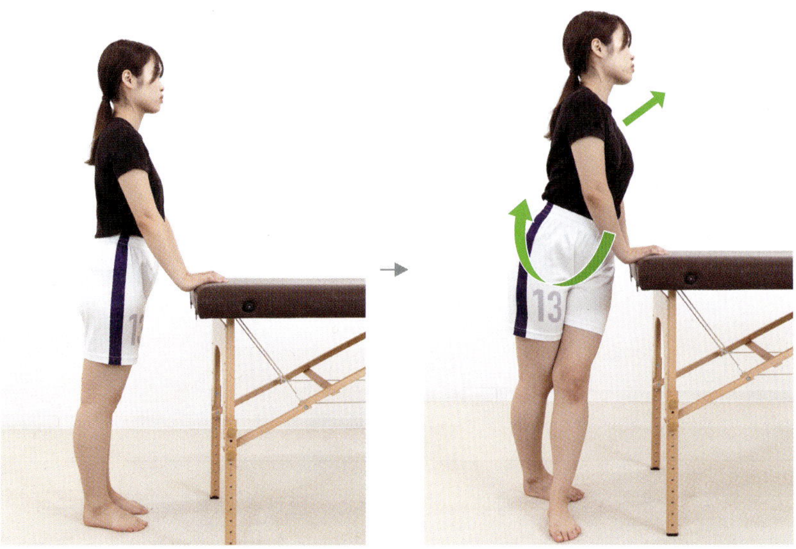

그림 4-69 교차성 보행(몸통 회전을 많이 내고 싶은 경우)

ACL 재건술 후 등에서 스포츠 복귀를 목표로 하는 경우, 보행처럼 한 방향으로만 스텝을 하는 것이 아니라, 온갖 방향으로 스텝을 밟는 연습을 시행할 필요가 있습니다. 한쪽 발로 서서, 4방향으로 발을 뻗어가는 연습은 임상에서 흔히 시행합니다 그림 4-70 . 대상자의 수준이 높으면, 불안정판(unstable plate) 등의 위에서 시행하는 것도 좋을 것입니다.

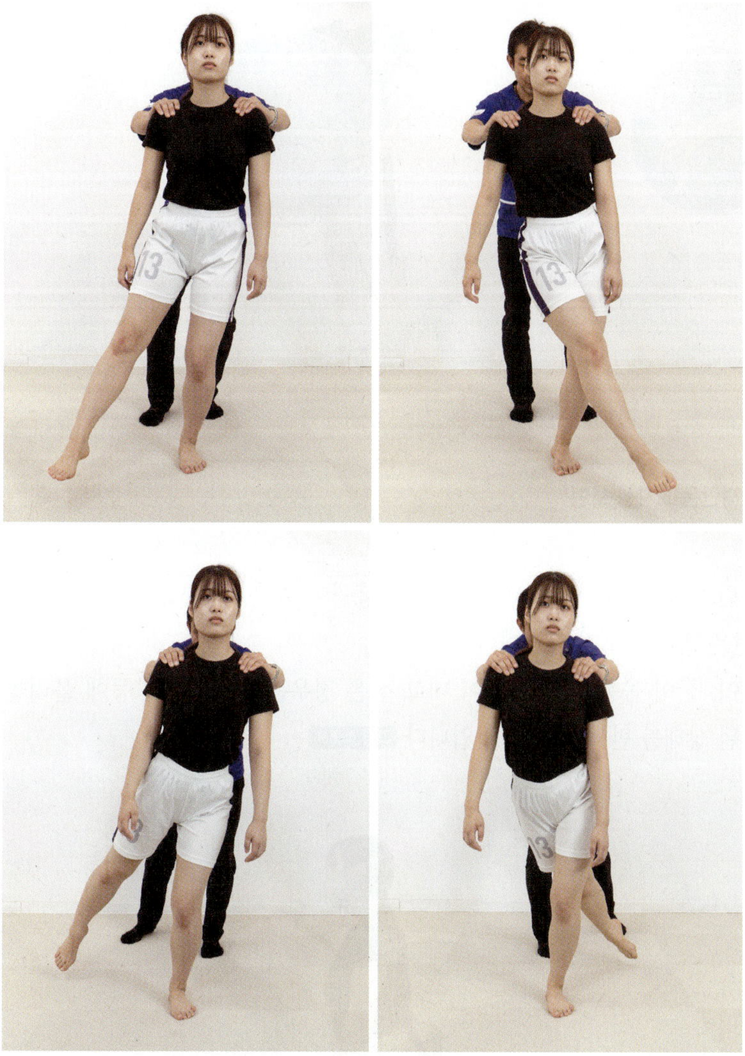

그림 4-70 오른발을 4개 방향으로 뻗는다.

참고 · 인용문헌

1) 山崎敦 · 他 : オーチスのキネシオロジー 身体運動の力学と病態力学 原著第2版 . ラウンドフラット . 2012

2) Kirsten Gotz−Neumann : 観察による歩行分析 . 株式会社医学書院 . 2005. pp.155.

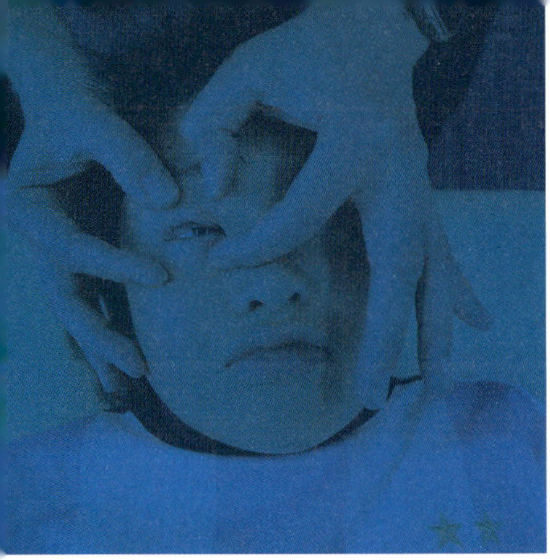

Part

3

제Ⅲ부

생명기능 에 대한 PNF

1장 얼굴운동에 대한 중재

2장 턱관절에 대한 중재

3장 호흡에 대한 중재

4장 혀에 대한 중재

5장 삼킴에 관련된 중재

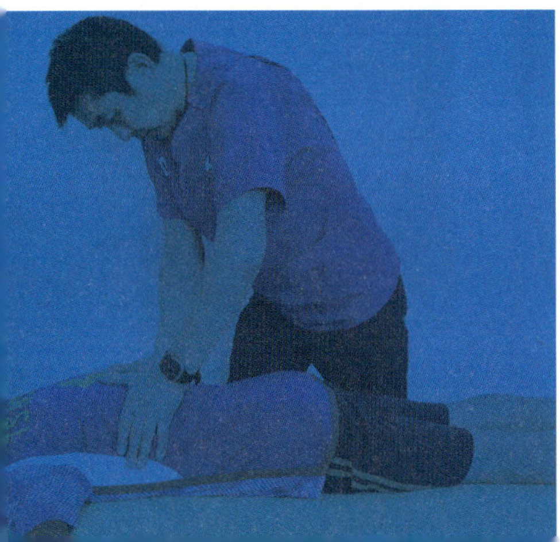

1장 얼굴운동에 대한 중재

서문

PNF에서의 생명기능에 대한 중재란, 얼굴운동의 촉진, 호흡에 대한 중재, 혀에 대한 중재, 삼킴에 관여하는 중재의 총칭입니다. 직접적으로 얼굴신경마비, 호흡장애, 삼킴 장애를 치료하는 것은 물론, 간접적으로 다양한 목적에 사용할 수도 있는 영역이 됩니다. 재활치료에서의 대상자는 누구나가 반드시 팔다리나 몸통을 자유로이 움직일 수 있는 것은 아니며, 그러한 경우의 임상이란 항상 "무엇을 할 수 있는지"를 생각하는 모색의 연속입니다.

이제부터 소개하는 생명기능에 대한 중재는, 팔다리나 몸통의 기능부전이 있어, 할 수 있는 것이 적은 대상자라도, 무언가 중재할 수 있는 방법이 없을까를 고민하는 계기가 될 것입니다. 이것이 바로 PNF 철학에서 말하는 긍정적인 접근법을 구현한 것입니다.

얼굴운동 촉진이란 얼굴신경마비, 특히 말초성 얼굴신경마비(Bell's palsy)의 치료라 생각해도 무방합니다. PNF는 원래 마비 회복을 돕기 위해 개발된 기법이며, 얼굴근육 마비에 대해서도 그 회복을 촉진하기 위한 몇 가지 방법이 있습니다.

• 주의할 사항

먼저 얼굴은 매우 민감한 부위이기 때문에 부드럽게 만지도록 유념하기 바랍니다. 그리고 기본적으로는 얼굴의 움직임은 좌우 대칭이므로, 움직임이 좋은 쪽 움직임을 모방시킵니다 그림 1-1. 그러나, 주의해야 할 것은 잘 움직이는 쪽이 너무 많이 움직인다는 것입니다. 대상자가 열심히 움직일수록 그렇게 되기 쉽기 때문에 건전한 쪽의 과다 활동에는 신경을 쓰도록 합시다.

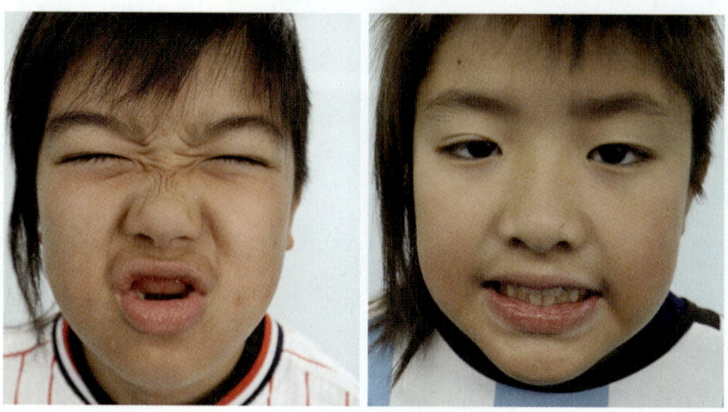

그림 1-1 얼굴근육은 좌우 대칭의 움직임을 갖는다.

• 얼음(ice)의 사용

얼굴근육의 치료에는, 근육을 자극하기 위한 냉각 자극을 사용하는 경우도 있습니다. 크리커가 있으면 그것을 사용하지만, 필자는 단지 덩어리얼음을 사용하고 있습니다 그림 1-2 · 그림 1-3 . 마비가 되어 움직임이 무디어져 있는 근육에 대해서 문지르는 것처럼 얼음으로 쓰다듬고, 그 후에 물방울을 닦아내며, 그런 다음에 근육을 신장하여 움직임을 이끌어낸다는 순서가 됩니다.

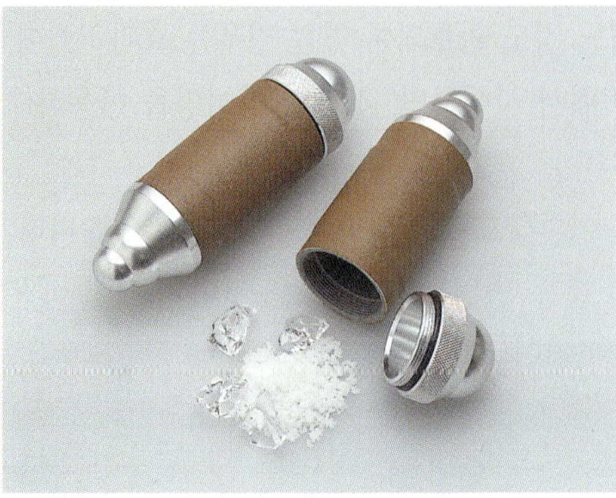

크리커(일본 메딕스 사)

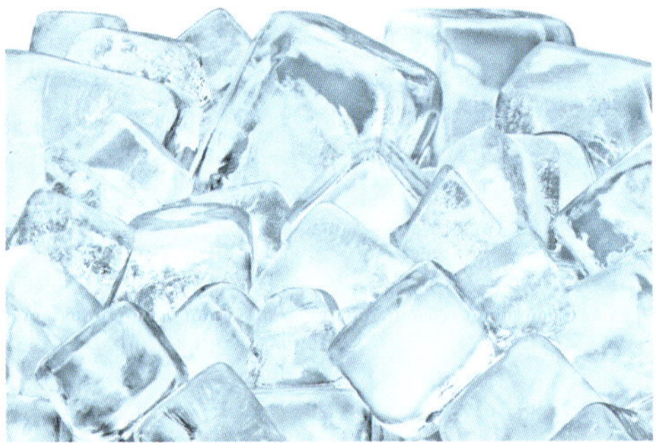

덩어리얼음

그림 1-2 얼굴근육의 치료에 사용하는 냉각 자극

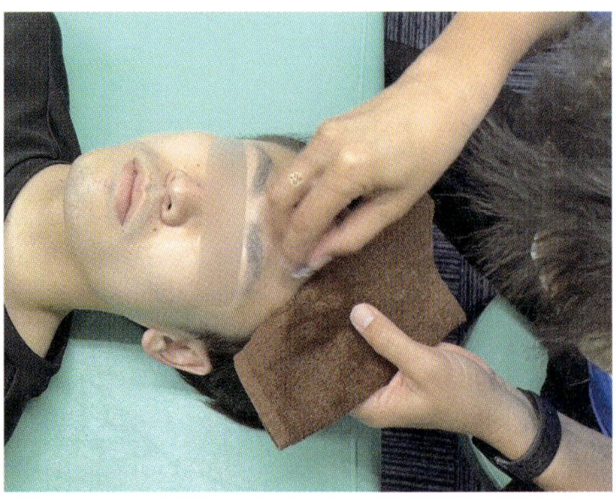

이마근육(전두근)에 대한 얼음 자극

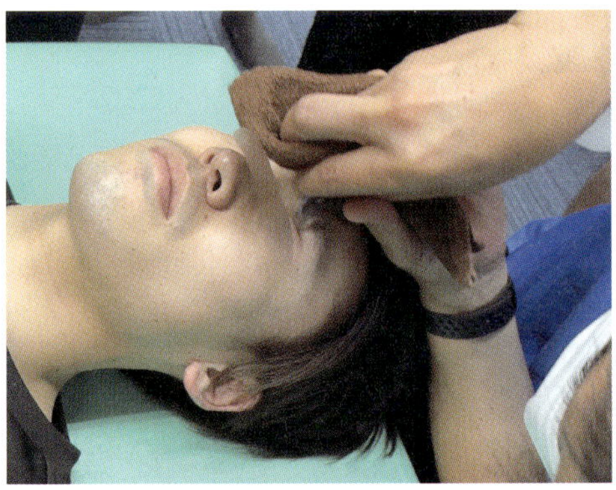

눈둘레근(안륜근)에 대한 얼음 자극

그림 1-3 얼굴근육에 대한 냉각 자극

• PNF 기법의 이용

얼굴근육에 관한 PNF 패턴이라는 것은 없습니다. 다만, PNF 기법을 활용할 수 있습니다. 특히, 율동적 개시(rhythmic initiation)는 마비에 의해 움직이기 힘든 근육에 대해, 현 상황에서는 얼마만큼 수의성이 있는지를 평가하거나, 능동 보조운동으로 운동을 이끌어낼 수 있는 효과적인 기법이 됩니다.

마비된 근육의 촉진을 목표로 하는 경우는, 초기 신장(initial stretching)도 효과적입니다. 그것을 적절히 사용하려면, 각 얼굴근육의 주행에 대해 어느 정도 숙지하고 있어야 합니다. 재신장(re–stretching)도 운동 범위가 어느 정도 확보되어 있는 경우는 효과적이며, 반대쪽 움직이기 쉬운 쪽의 움직임을 손으로 멈춰서 시행하면, 강조의 타이밍을 이용하고 있다고도 할 수 있습니다.

등장성 혼합(combination of isotonics)은, 이론상으로는 효과적이라 할 수 있습니다. 그러나, 실제로는 얼굴근육에 의해 만들어지는 운동 범위는 그다지 큰 것이 아니기 때문에, 원심성 수축을 시키는 것은 어렵다고 해도 될 것입니다.

1. 실제의 중재

아래에 얼굴신경마비의 치료에서 시행하는 주된 근육에 대한 촉진 방법을 소개합니다 그림 1-4 .

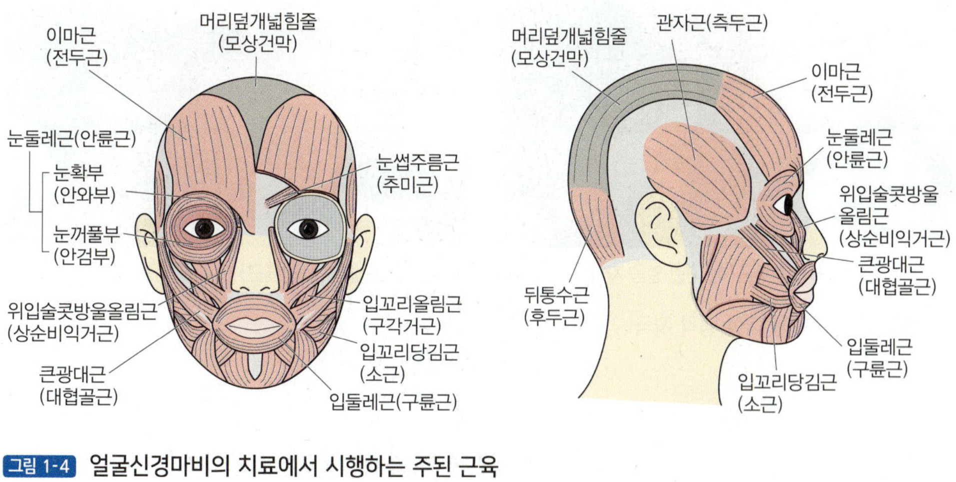

그림 1-4 얼굴신경마비의 치료에서 시행하는 주된 근육

1) 이마근(전두근)

이마근은, 이마에 생기는 가로방향 주름을 만들고, 눈썹을 들어 올리는 근육입니다 그림 1-5 . 눈썹 높이에 좌우 차이가 생겨 외관상 위화감으로 연결되기 쉬워, 치료의 대상이 되기 쉬운 근육입니다.

구두 지시: "눈썹을 올리시오. 놀란 표정을 하시오. 이마에 주름을 잡으시오."

저항: 이마 부분에 손가락 끝 바닥으로, 아래쪽 · 약간 안쪽 방향으로 저항을 가합니다 그림 1-6-a .

유의할 점: 눈을 뜨고 시행하면 움직임이 나오기 쉽기 때문에, 경우에 따라서는 "눈을 크게 뜨시오"라 지시하는 것도 효과적입니다. 또한, 이 운동에서는 목 부위의 폄, 몸통 폄 방향의 방산이 나옵니다 그림 1-6-b .

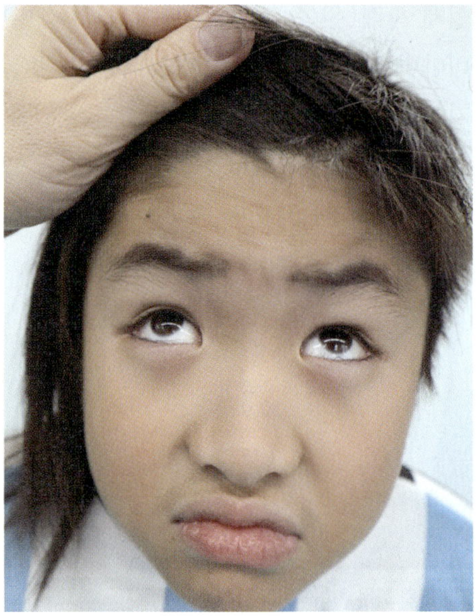

이마근에 의해 눈썹을 들어 올린다.

그림 1-5 이마근의 작용

이마근의 이는곳(기시부: origin)은 머리털이 나는 언저리 부근이 아니라 조금 더 위쪽에 있는 머리덮개널힘줄의 언저리를 늘이게 하는(elongation) 경우는 눈썹에서 이는곳까지를 떼어놓도록 하는 것이 요점입니다.

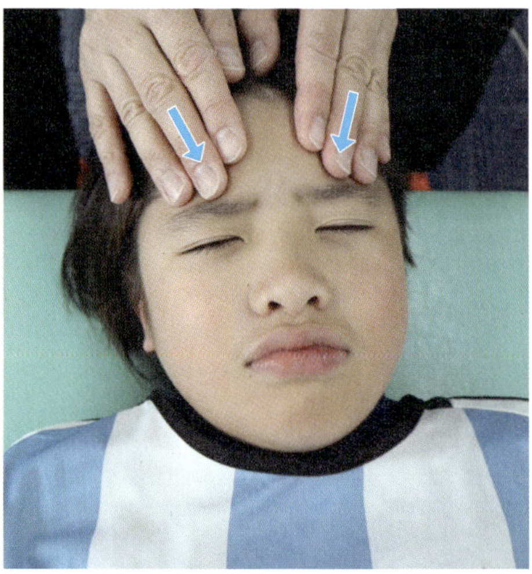

a: 아래쪽 · 약간 안쪽으로 늘인다.

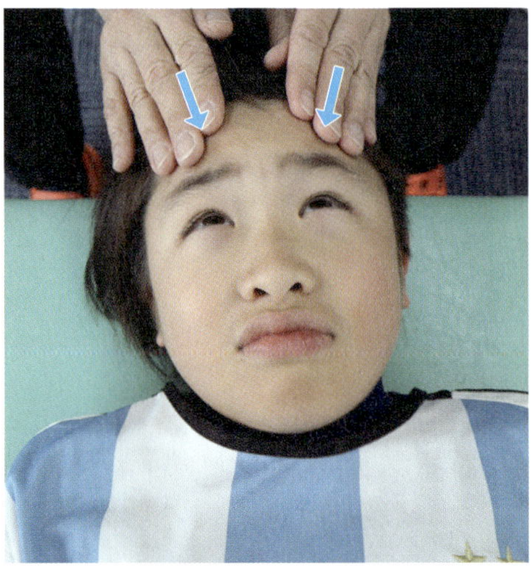

b: 눈썹을 들어 올리는 운동에 대해 저항을 가한다.

그림 1-6 이마근에 대한 저항

실제 사례(왼쪽 얼굴신경마비): 얼굴 마비의 실제 사례에서는, 두 눈썹을 올리려고 해도 비마비 측(오른쪽)의 이마 부위에만 주름이 관찰되고, 마비 측(왼쪽)에는 주름이 관찰되지 않아, 왼쪽 눈썹의 올림도 작다는 것을 알 수 있습니다 그림 1-7 .

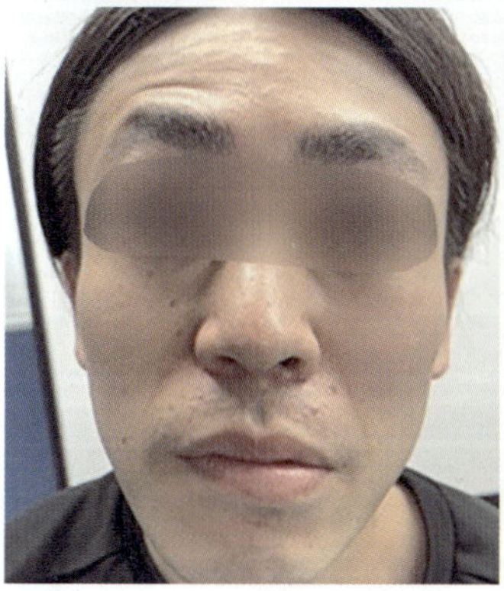

이마근의 좌우 차이 (왼쪽은 작용하고 있지 않다) 입꼬리올림근의 좌우 차이 (왼쪽 입꼬리가 내려간다)

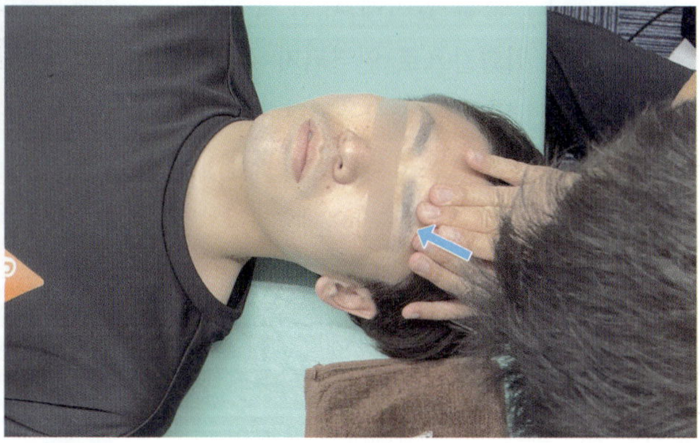

이마근의 촉진

그림 1-7 실제 사례(왼쪽 얼굴신경마비)

2) 눈썹주름근(추미근)

눈썹주름근은, 이른바 미간(눈썹활사이)의 주름을 만드는 근육입니다. 얼굴신경마비에서는 별로 치료 대상으로는 되지 않지만 이마근의 길항근으로서 소개합니다. 하는 방법에 따라서는 미간의 주름이 눈에 띄지 않도록 하는 것도 가능할지도 모릅니다.

구두 지시: "눈살을 찌푸리시오. 노려보듯이"

저항: 눈썹의 안쪽 가장자리를 양 방향에서 대각선으로 비스듬히 위쪽 방향으로 당겨 올리도록 저항을 가합니다 그림 1-8-a .

유의할 사항: 저항에 대항하여, 눈썹을 찌푸리는 방향으로의 운동을 반복해서 시행시킵니다 그림 1-8-b . 이때, 복부 근육군으로의 방산이 나옵니다.

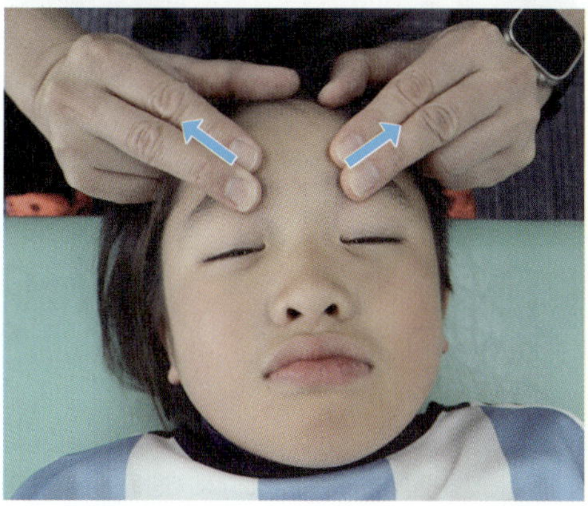

a: 비스듬히 위쪽으로 떼어 놓는 것처럼 늘인다.

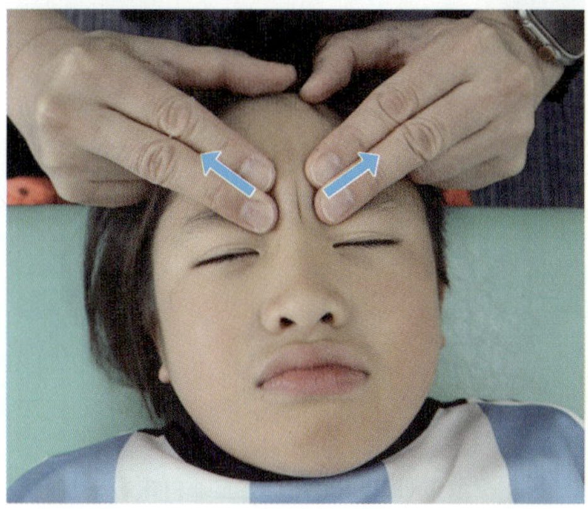

b: 미간의 주름을 만드는 동작에 대해 저항을 가한다.

그림 1-8 눈썹주름근에 대한 저항

3) 눈둘레근(안륜근)

눈둘레근은, 눈을 감을 때에 사용되는 근육입니다. 얼굴신경마비에서는 눈을 감는 것이 어려워지고, 안구의 건조에 의해 눈물이 멈추지 않게 되는 등 큰 문제가 되는 경우가 있습니다.

구두 지시: "눈을 감으시오"

저항: 위아래의 눈꺼풀을 위아래로 떼어내는 것처럼 저항을 가합니다. 안구에 압력을 주지 않도록 주의하십시오. 또한 콘택트렌즈 착용의 경우는 벗겨지지 않도록 주의가 필요합니다.

유의할 사항: 눈을 감는 데는 가볍게 눈을 감는(보통의 깜빡임) 것, 강하게 눈을 감는(눈에 먼지가 들어갔을 때 등의 동작) 것의 두 가지 동작이 있습니다 그림 1-9 . 중증의 마비로 눈을 감는 것이 어려운 경우에는, 강하게 눈을 감는 연습을 반복함으로써, 가볍게 눈을 감았을 때에 눈을 감을 수 있도록 합니다.

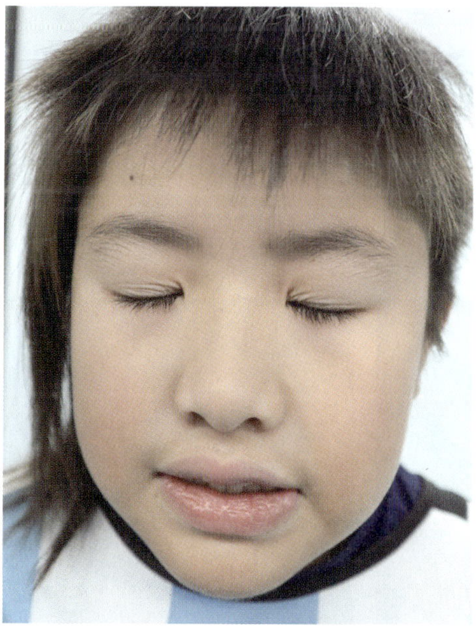
가볍게 눈을 감는다(보통의 깜빡임)

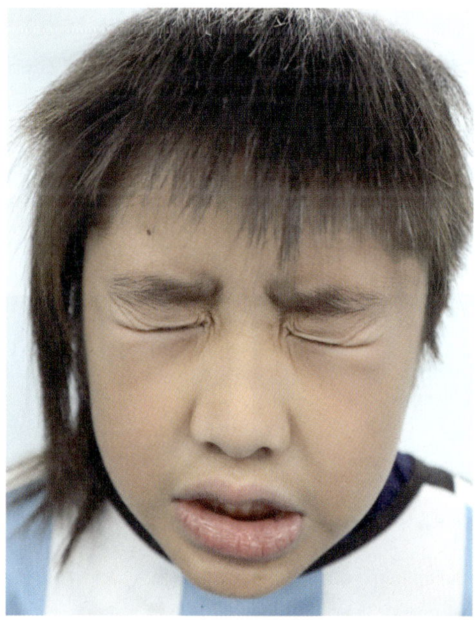
강하게 눈을 감는다(먼지가 들어갔을 때 등)

그림 1-9 눈을 감는 동작에서 유의할 사항

얼굴신경마비로 한쪽 눈을 감기 어려운 경우는, 양손으로 한쪽 눈에 대해 시행합니다. 이 경우, 4개의 손가락으로 사방으로 떼어내는 것처럼 늘임(elongation)과 저항을 가하십시오 그림 1-10 . 두 눈에 시행하는 경우는 각각 2개의 손가락으로 눈을 벌리도록 늘임과 저항을 가하게 됩니다 그림 1-11 .

저항은 너무 강하게는 가할 수 없어, 운동을 보조하는 정도로 시행하는 것이 요점입니다.

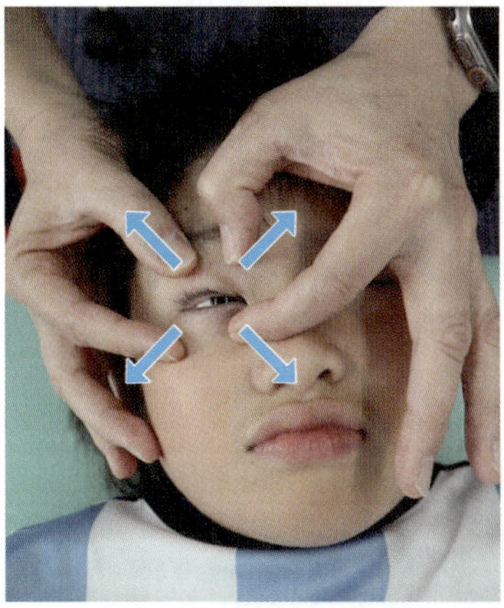

사방으로 늘인다.

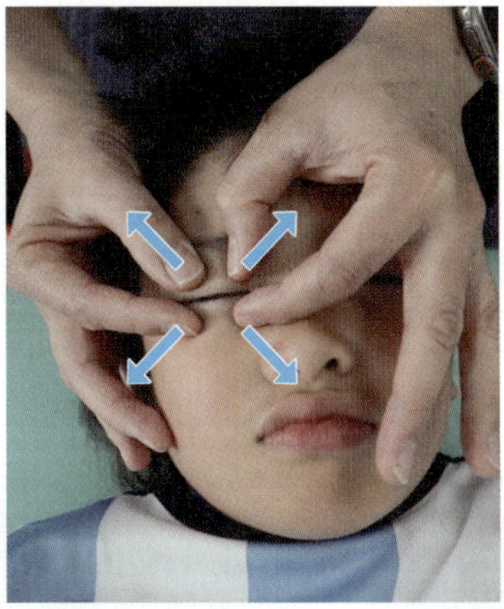

가벼운 눈을 감는 동작에 저항을 가한다.

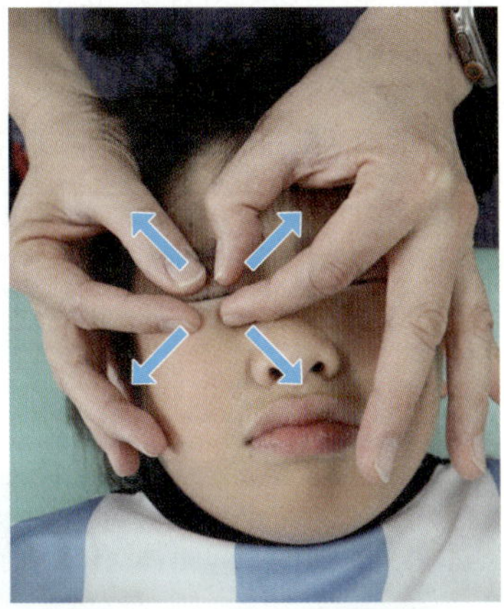

강한 눈을 감는 동작에 저항을 가한다.

그림 1-10 한쪽 눈둘레근에 대한 저항

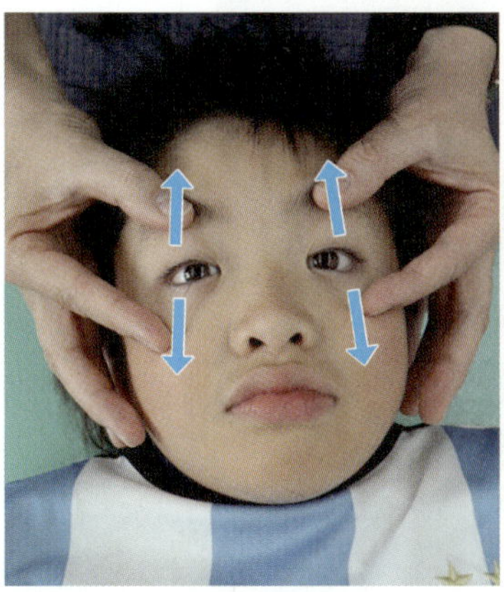

각각의 눈을 뜨도록 늘인다.

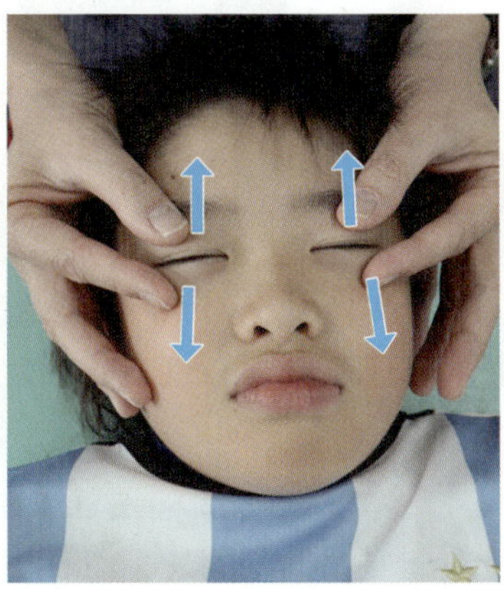

가벼운 눈을 감는 동작에 저항을 가한다.

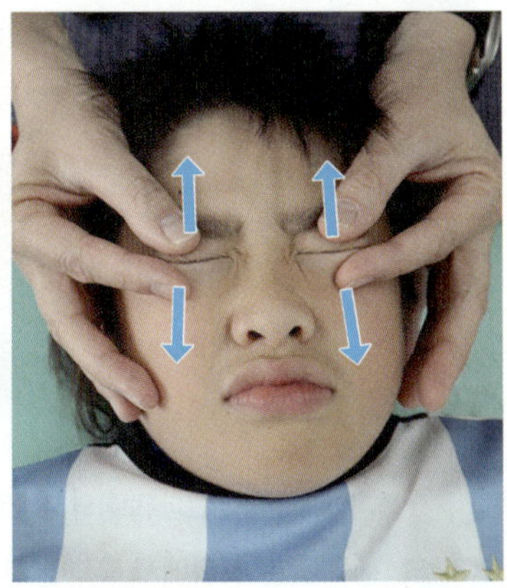

강한 눈을 감는 동작에 저항을 가한다.

그림 1-11 양쪽 눈둘레근에 대한 저항

실제 사례(왼쪽 얼굴신경마비): 얼굴신경마비의 실제 사례에서는, 눈을 강하게 감으려고 해도 마비 측(왼쪽)은 강하게 감기지 않아 좌우 차이가 있다는 것을 알 수 있습니다 그림 1-12 .

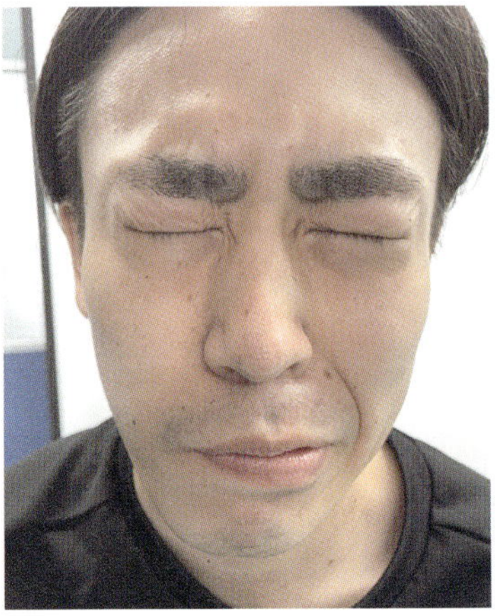

눈둘레근의 좌우 차이
(강하게 눈을 감으면 왼쪽이 약하다)

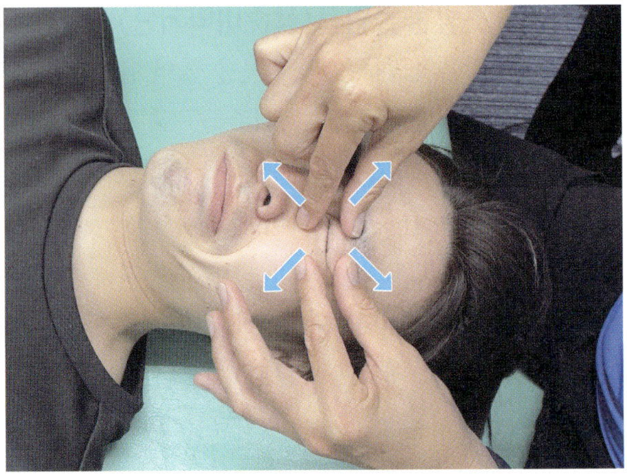

눈둘레근의 촉진

그림 1-12 실제 사례(왼쪽 얼굴신경마비)

4) 위눈꺼풀올림근(상안검거근)

위눈꺼풀올림근은, 눈을 뜨게 하는 근육입니다. 얼굴신경마비에서는 눈을 뜨는 것보다 눈을 감는 것이 문제가 되기 쉬운 인상이 있으나, 임상에서는, 눈을 뜨기 어려워지는 것이 문제가 되는 사례를 만나는 일은 있습니다.

구두 지시: "눈을 뜨시오"

저항: 눈꺼풀을 아래쪽으로 내리도록 늘이고, 위눈꺼풀에 저항을 가합니다 그림 1-13-a .

유의할 사항: 큰 근육은 아니므로 이 움직임의 저항도 운동을 보좌하는 정도로 시행하는 것이 요점입니다 그림 1-13-b . 또한, 콘택트렌즈가 벗겨지기 쉬우므로, 장착하고 있는지 반드시 확인하고 시행하도록 합니다.

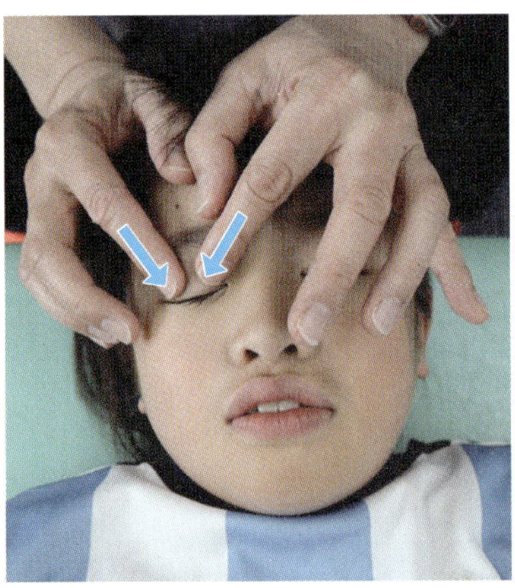

a: 눈꺼풀을 아래쪽으로 내리도록 늘인다.

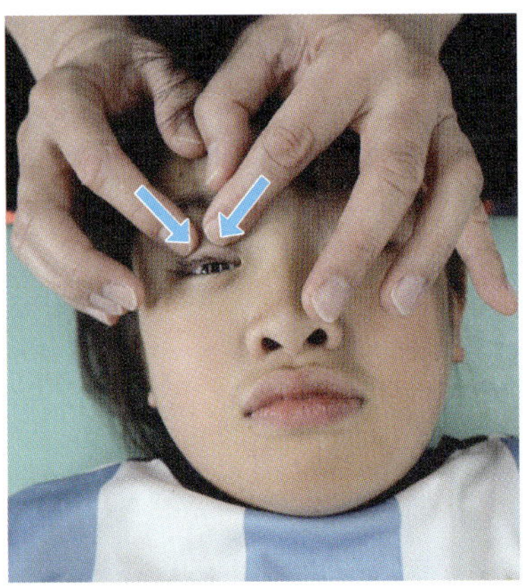

b: 눈을 뜨는 동작에 가벼운 저항을 가한다.

그림 1-13 위눈꺼풀올림근에 대한 저항

5) 위입술콧방울올림근(상순비익거근)

위입술콧방울올림근은, 콧방울을 들어 올리는 근육입니다 그림 1-14 . 눈썹주름근과 공동으로 작용하는 경우가 많습니다. 불쾌한 표정을 나타내는 근육인데 마비에 의해서 작용하지 않게 되면, 코 근육(비근)이 휘어져 매우 눈에 띄게 됩니다. 또한, 마비가 중증이 되면 코 막힘 상태로도 되므로, 얼굴 신경마비의 치료에서는 이 근육의 치료를 흔히 시행합니다.

구두 지시: "코를 당겨 올리시오. 코에 주름을 잡으시오"

저항: 코의 옆에서 아래쪽 · 안쪽으로 늘이고, 위쪽 · 바깥쪽으로 당겨 올리는 움직임에 대해 저항을 가합니다 그림 1-15-a .

유의할 사항: 저항에 대항하여, 코를 당겨 올리는 방향으로의 운동을 반복해서 시행시킵니다 그림 1-15-b .

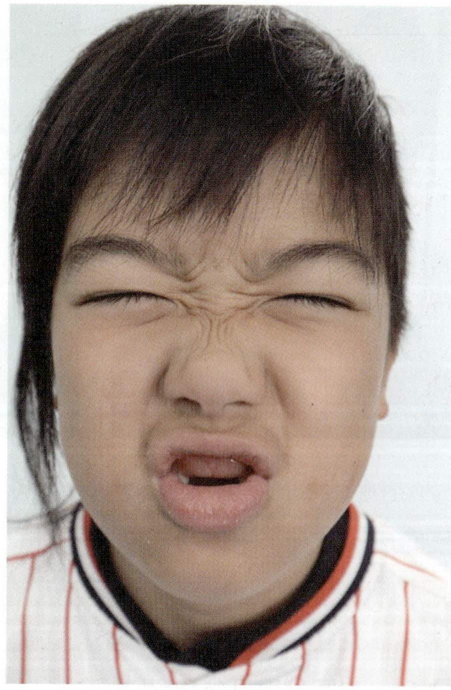

위입술콧방울올림근에 의해 콧방울을 올린다.
눈썹주름근 · 윗입술올림근도 동시에 작용하고 있다.

그림 1-14 윗입술콧방울림근의 작용

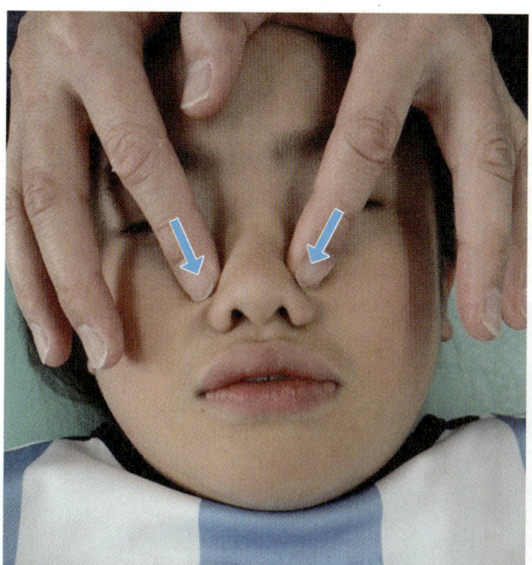

a: 콧방울을 아래쪽 · 안쪽으로 늘인다.

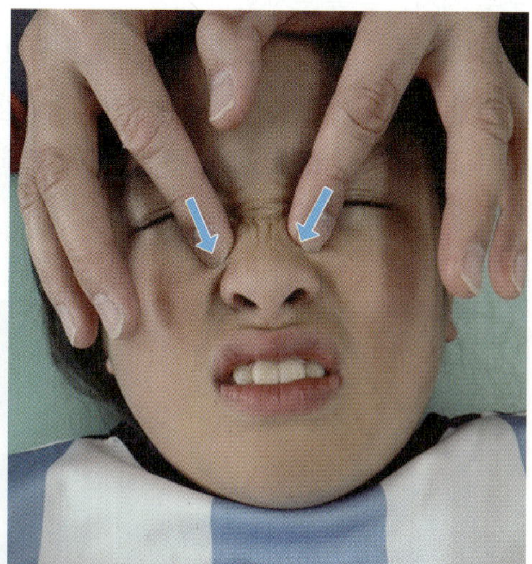

b: 위쪽 · 바깥쪽으로의 움직임에 대해 저항을 가한다.

그림 1-15 윗입술콧방울울림근에 대한 저항

6) 입꼬리당김근(소근)과 큰광대근

입꼬리당김근과 큰광대근은, 웃을 때나 "이~"라는 말을 할 때 뺨(cheek)을 들어 올리는 근육입니다. 보조개를 만드는 근육이라고도 일컬어지고 있습니다 그림 1-16 . 항중력근이므로 얼굴신경마비에서는 팔자주름(marionette lines)이 사라지고 뺨이 아래로 내려와 보이기 때문에, 높은 빈도로 치료를 필요로 하는 근육입니다.

구두 지시: "웃으시오. 이~라 말하시오".

저항: 뺨을 안쪽 · 아래쪽으로 늘이고, 바깥쪽 · 위쪽으로의 움직임에 대해 저항을 가합니다 그림 1-17-a .

유의할 사항: 저항에 대항하여 "이~"하고 뺨을 당겨 올리는 방향으로의 운동을 반복해서 시행시킵니다 그림 1-17-b .

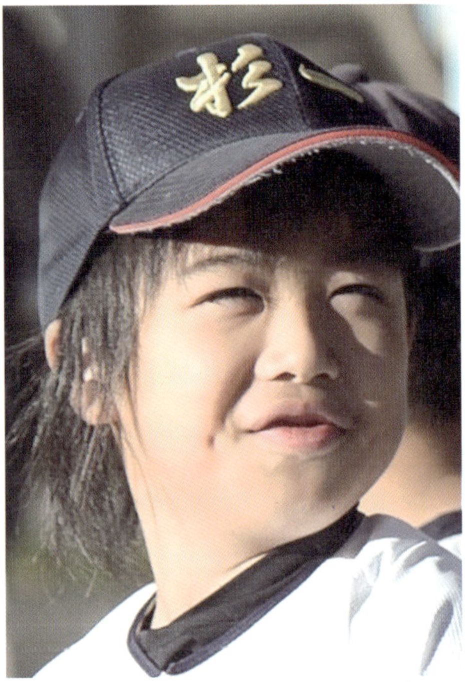

그림 1-16 입꼬리당김근에 의해 만들어진 보조개

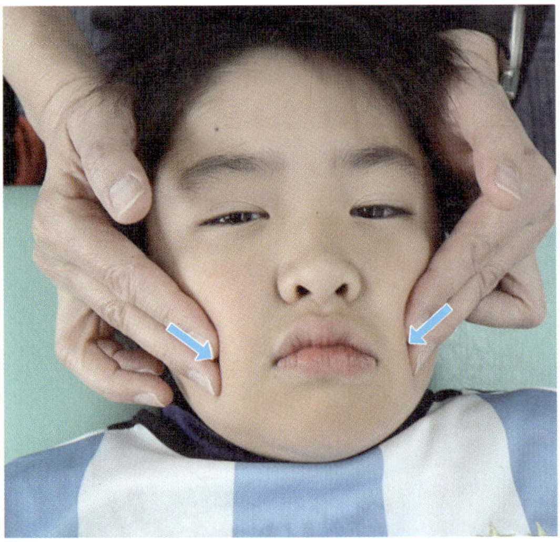

a :뺨을 안쪽 · 아래쪽으로 늘인다.

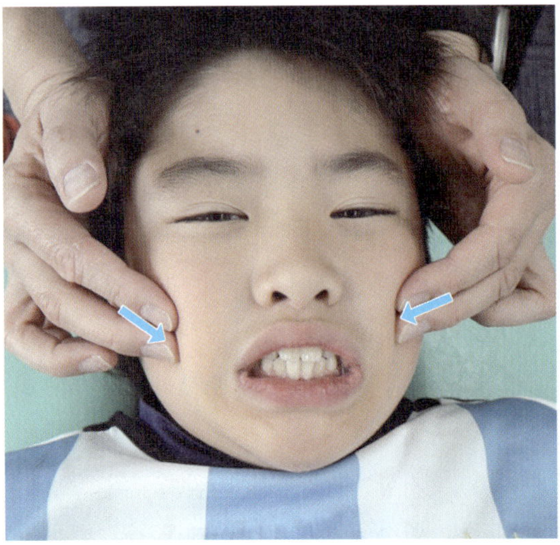

b: 바깥쪽 · 위쪽으로의 움직임에 대해 저항을 가한다.

그림 1-17 입꼬리당김근과 큰광대근에 대한 저항

실제 사례(왼쪽 얼굴신경마비): 얼굴신경마비의 실제 사례에서는, 마비 측 뺨을 당겨 올리는 것이 약하다는 것을 알 수 있습니다 그림 1-18 .

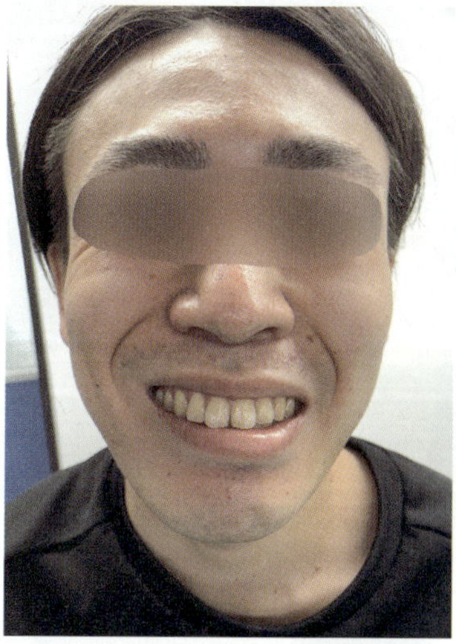
입꼬리당김근, 큰광대근의 좌우 차이
(왼쪽 뺨을 당겨 올리는 것이 약하다)

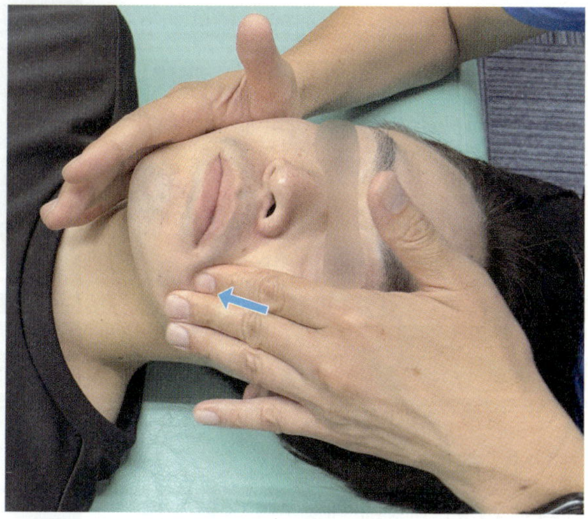
입꼬리당김근, 큰광대근의 촉진

그림 1-18 실제 사례(왼쪽 얼굴신경마비)

7) 입둘레근(구륜근)

입둘레근은, 입을 다물거나, 입을 오므리는 근육입니다 그림 1-19 . 마비가 있으면, 군침을 흘리는 일이 있으므로 치료를 필요로 하는 경우가 많습니다. 또한, 마비에 의해 한쪽만이 움직임이 나빠지면, 입술의 정점이 중앙이 되지 않는 경우가 있습니다.

구두 지시: "입을 오므리시오. 우~라고 말하시오"

저항: 윗입술을 바깥쪽 · 위쪽으로, 아랫입술을 바깥쪽 · 아래쪽으로 떼어놓는 것처럼 늘이고, 중앙으로 산(입술의 정점)을 만드는 것 같은 움직임에 대해 반대 방향으로 저항을 가합니다 그림 1-20-a .

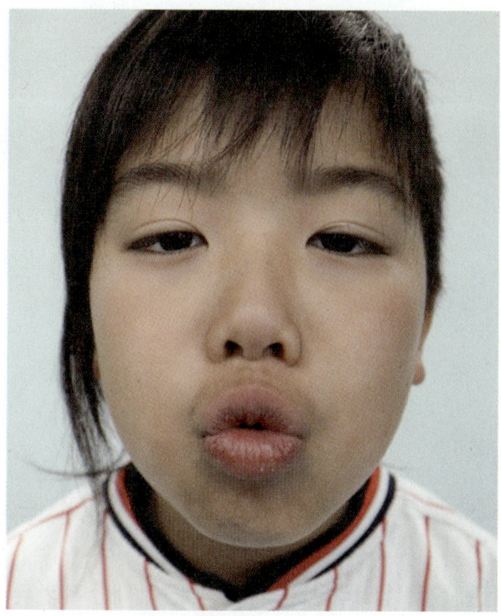
입둘레근으로 입을 오므리는 동작

그림 1-19 입둘레근의 작용

유의할 사항: 저항에 대항하여, "우~"라 입을 오므리는 방향으로의 운동을 반복해서 시행시킵니다 그림 1-20-b .

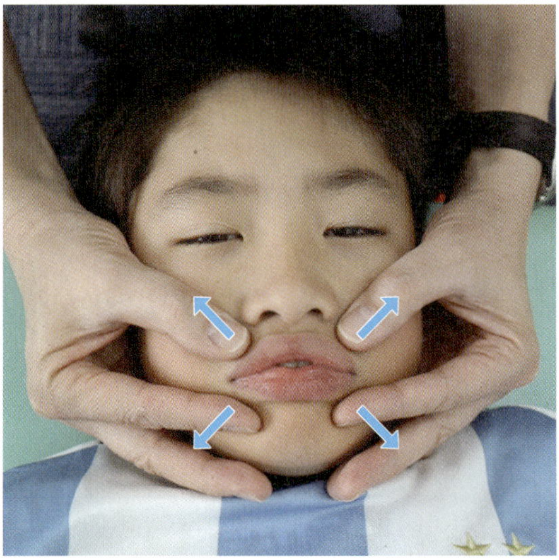

a: 윗입술을 바깥쪽 · 위쪽으로, 아랫입술을 바깥쪽 · 아래쪽으로 늘인다.

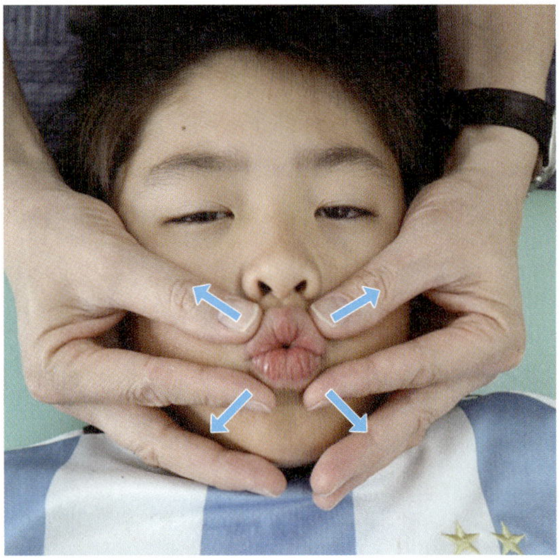

b: 입을 오므리는 동작에 대해 반대 방향으로 저항을 가한다.

그림 1-20 입둘레근에 대한 저항

실제 사례(왼쪽 얼굴신경마비): 얼굴신경마비의 실제 사례에서는, 입을 오므리려고 해도 마비 측(왼쪽)을 잘 오므릴 수 없어, 입술 중앙이 왼쪽으로 전위하여 있음을 알 수 있습니다 그림 1-21 .

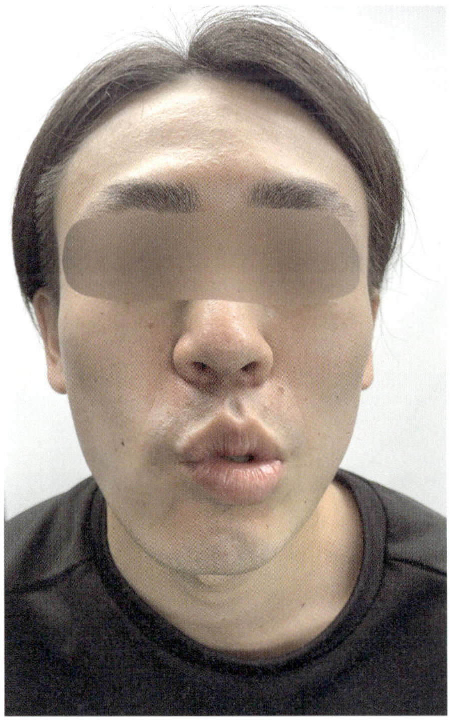

입둘레근의 좌우 차이
(입술 중앙이 왼쪽으로 다가간다)

그림 1-21 실제 사례(왼쪽 얼굴신경마비)

8) 입꼬리올림근(구각거근)

입꼬리올림근은, 입꼬리를 올리는 근육입니다. "입가를 꽉 다물다" 등이라 표현되고 자부심 등을 표현합니다 그림 1-22 . 얼굴신경마비에서는 한쪽만 입꼬리가 내려가는 사례가 있으므로, 그 경우에는 치료가 필요합니다.

구두 지시: "입언저리를 위로 올리시오. 작게 웃으시오."

저항: 입꼬리를 안쪽 · 아래쪽으로 눌러서 내리는 방향으로 늘이고, 바깥쪽 · 위쪽으로 들어 올리는 동작에 대해서 저항을 가합니다 그림 1-23-a

유의할 사항: 저항에 대항하여, 위로 올리는 방향으로의 운동을 반복해서 시행시킵니다 그림 1-23-b .

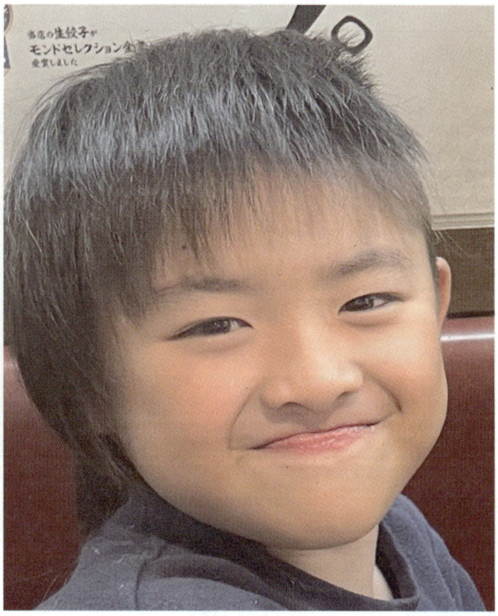

입꼬리올림근에 의해 입언저리를 꽉 다문다.

그림 1-22 입꼬리올림근의 작용

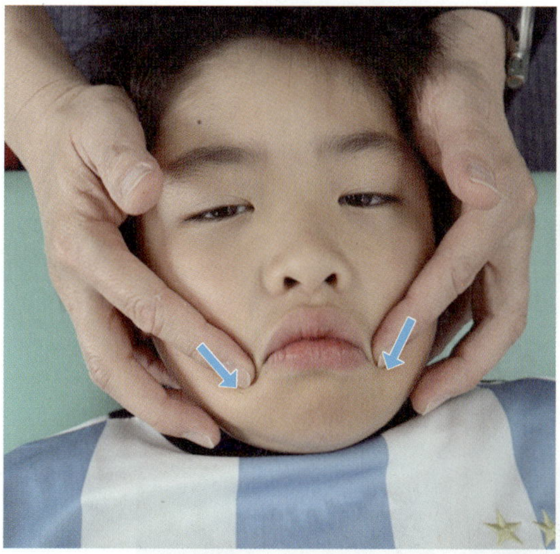

a: 입꼬리를 안쪽 · 아래쪽으로 늘인다.

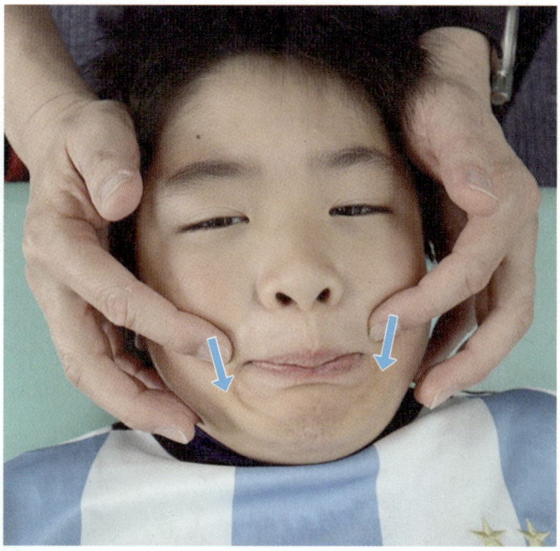

b: 입꼬리를 당겨 올리는 동작을 시행하여 반대 방향으로 저항을 가한다.

그림 1-23 입꼬리올림근에 대한 저항

9) 볼근(협근)

볼근(협근)은, 빨대 등으로 강하게 빠는 동작을 할 때에 사용하는 근육입니다. 입둘레근의 촉진을 위해, 보조적으로 이 근육을 촉진하는 경우가 있습니다. 설압자(tongue depressor)를 사용하여 누르게 하거나, 고무장갑을 낀 손가락을 빨게 할 수도 있습니다.

구두 지시: "양쪽 볼을 빠는 것처럼 하시오. 설압자를 안으로 미시오"

저항: 빠는 동작에 대해 볼 안쪽으로 저항을 줍니다 그림 1-24-a .

유의할 사항: 저항에 대항하여 입언저리를 빨아들이는 방향으로의 운동을 반복해서 시행시킵니다 그림 1-24-b .

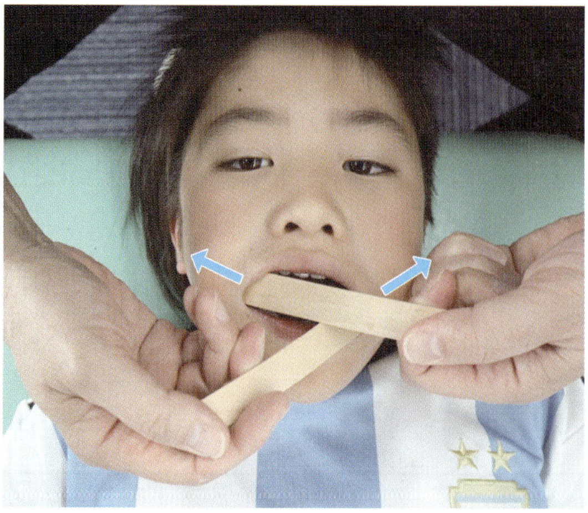

a: 설압자로 볼 안쪽을 밀어내는 것처럼 늘인다.

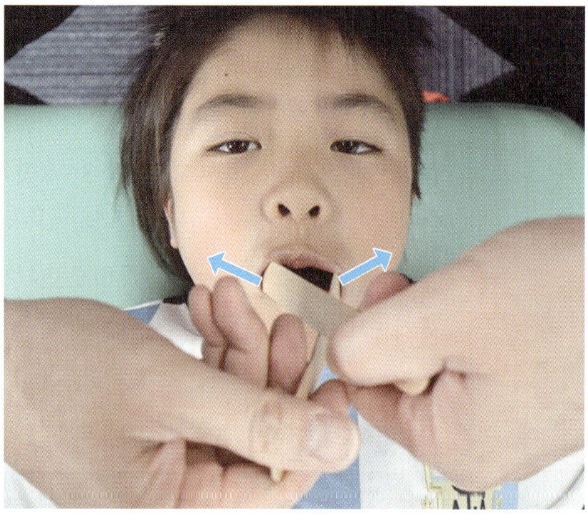

b: 입을 오므려 빠는 동작에 대해 설압자로 저항을 가한다.

그림 1-24 볼근에 대한 저항

10) 깨물근(교근), 관자근(측두근), 뒤통수근(후두근)

이들의 근육은, 스트레스 상태에 있을 때에 경결(단단히 굳어짐)을 일으키기 쉬운 근육입니다. 높은 스트레스 상태에서 자율신경의 균형이 무너져 교감신경 우위가 되어 밤에 잠들지 못하는, 이빨을 갈거나 이빨을 무의식적으로 악물거나 하는 상태 때에 마사지를 시행함으로써, 교감신경 우위의 상태를 개선할 수 있는 경우도 있습니다 그림 1-25 .

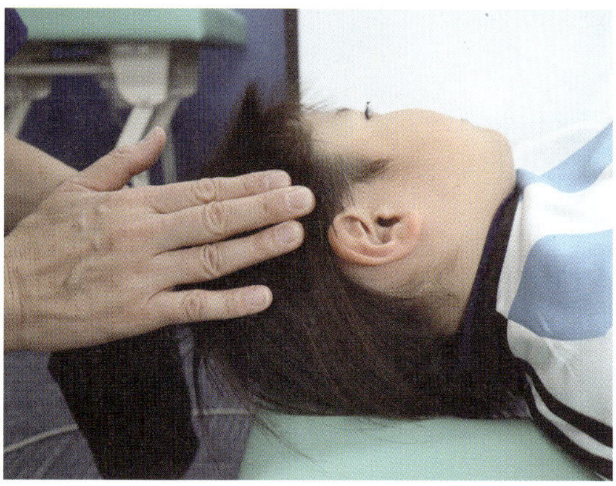

관자근에 대한 마사지

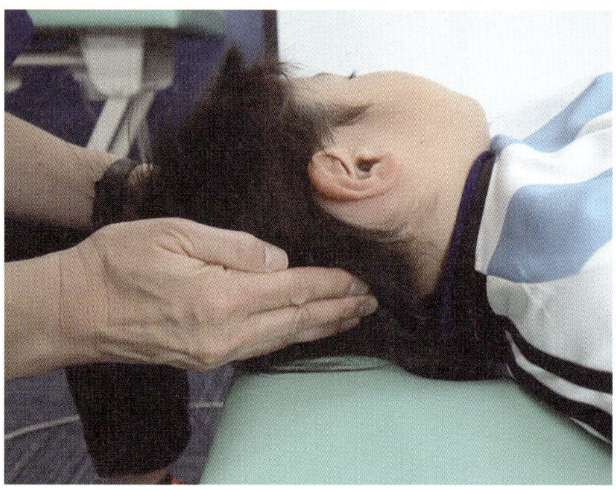

뒤통수근에 대한 마사지

그림 1-25 관자근이나 뒤통수근에 대한 마사지

2장 턱관절에 대한 중재

근래의 PNF에서는 턱관절에 대한 중재도 빈번히 시행하게 되었습니다. 교육 참가자에게 "턱관절증이라 진단을 받았는가, 진단을 받지 않았어도 무엇인가 턱에 문제가 있는 사람이 있습니까?"라고 물으면 3~4명에 1명의 비율로 손을 드는 경우도 있습니다. 그만큼 턱에 문제가 있는 사람이 많습니다. 필자는 이제까지 턱관절에 불편을 호소하는 증상사례에 대해 중재를 시도해온 경험으로부터, 턱에서 전신으로 악영향을 미치고 있는 일은 결코 적지 않다고 느끼고 있습니다.

1. 턱관절의 관찰과 특징

대상자에게 반듯이 누운 자세로 눕게 하여, 머리 위에서 턱을 관찰하면 좌우 방향(이마면 상)에서 좌우 차이가 있는 경우가 많습니다. 그리고 많은 경우, 턱 끝 즉 아래턱이 정중선 상에 있고, 목 부위가 어느 쪽인가로 옆굽힘을 하고 있습니다 그림 2-1 . 아래턱은 그네와 같은 것으로 중력에 대해 수직으로 매달려 있어, 턱관절 주위 근육의 좌우 어느 쪽인가에 단축 등이 있는 경우, 위턱, 즉 머리 부위가 옆굽힘을 함으로써 아래턱의 정중을 유지하고 있다고 생각됩니다 그림 2-2 .

턱관절의 이러한 전위는, 머리–목 부위(두경부)에 보상을 초래하고, 나아가서는 신체의 다른 부위에 영향을 미치는 일이 있다고 느끼고 있습니다. 허리통증, 흉곽과 골반 위치의 어긋남, 몸통의 비틀림 등이, 원인을 추적하면 턱관절에 도달하는 경우가 있습니다.

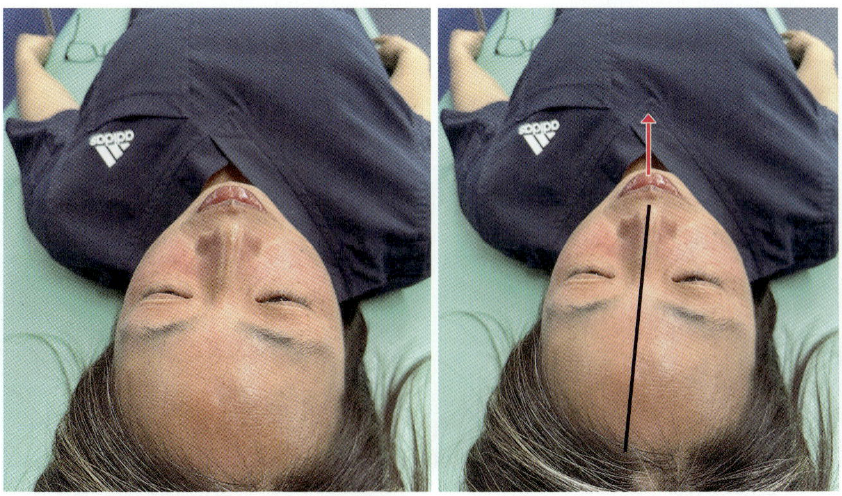

위쪽에서 관찰하면 아래턱이 정중이고 목 부위는 왼쪽으로 옆굽힘을 하고 있다.

그림 2-1 반듯이 누운 자세에서의 턱관절 관찰

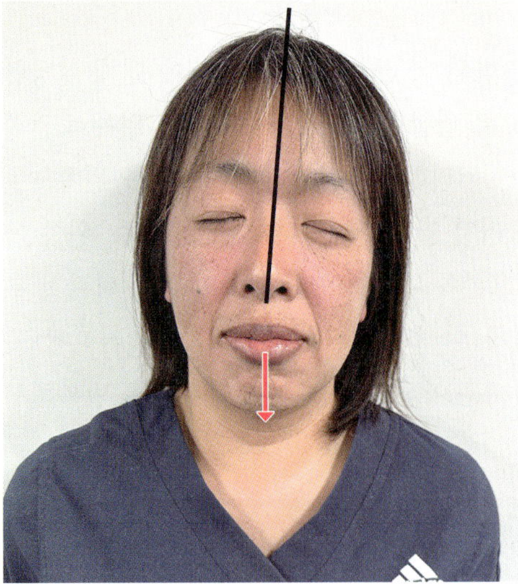

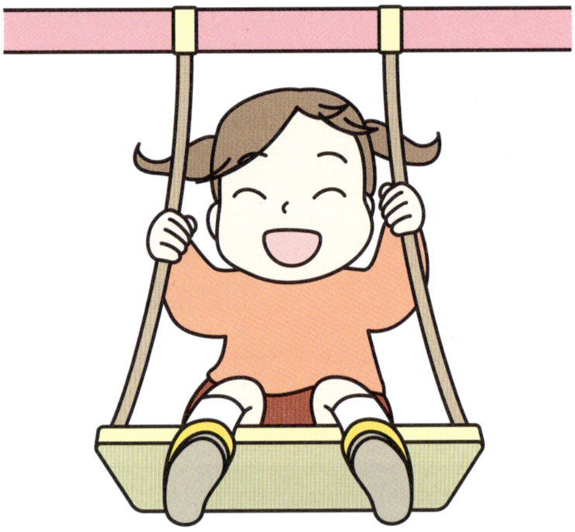

정면에서 보아도 동일하다.

그림 2-2 정면에서 본 턱관절의 관찰

2. 중재방법

여기서는 턱관절 움직임의 평가와 위치 정렬의 수정 방법을 간단히 소개합니다.

1) 능동운동의 확인

우선 턱관절의 능동운동을 시행합니다. 아래턱을 앞쪽으로 내밀게 하고, 좌우로 움직여서 좌우 차이가 있는지를 확인합니다. 예를 들면, 그림 2-3의 예에서는 오른쪽으로의 가동성이 적어, 아래턱이 왼쪽으로 전위하여 있을 가능성을 시사하고 있습니다.

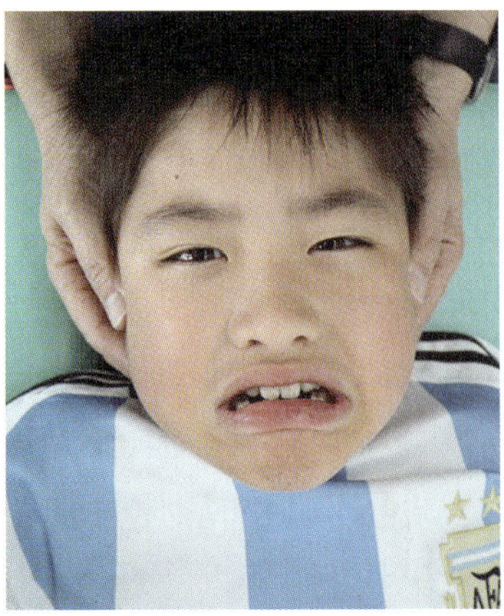

아래턱을 앞쪽으로 내민다.

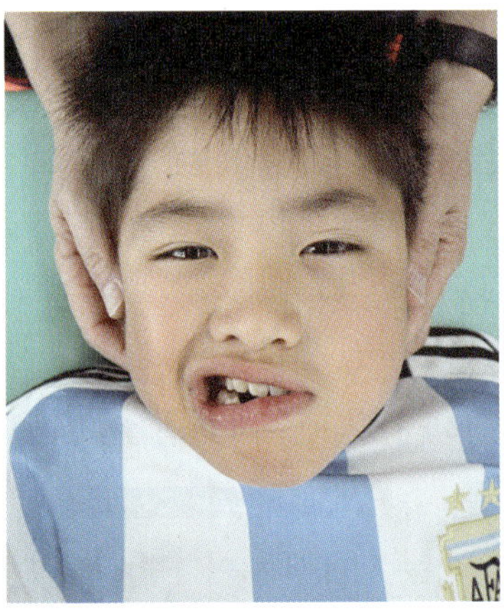

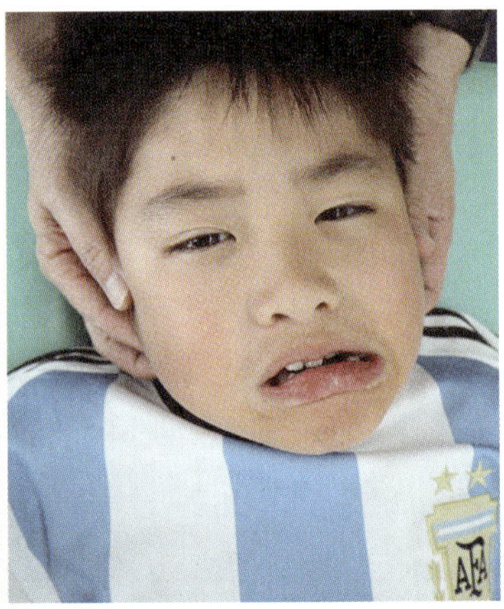

그대로 좌우로 움직여서 좌우 차이의 유무를 확인한다(오른쪽으로의 가동성이 적다).

그림 2-3 턱관절 능동운동의 확인

2) 이마면(전두면)의 수정

다음으로 이마면에서의 위치 어긋남(좌우 방향의 어긋남)의 수정 방법에 대해 설명합니다. 아래턱이 정중선에 있고 목 부위가 왼쪽으로 옆굽힘을 하고 있는 경우, 왼쪽 턱관절 부근의 근육이 단축하여 있는 경우가 많습니다. 이러한 경우, 일단, 목 부위를 왼쪽으로 옆굽힘을 시키고, 왼쪽 아래턱을 아래쪽으로 눌러서 밑으로 내립니다 그림 2-4-a . 왼쪽 아래턱을 눌러서 밑으로 내린 상태에서, 목 부위 오른쪽 옆굽힘을 하게 하면 왼쪽 턱관절 부근의 근육은 신장됩니다 그림 2-4-b . 이것은, 먼쪽(아래턱뼈)을 고정하고 몸쪽(머리뼈)을 움직이게 되므로, 보상이나 통증이 나타나기 어려운 이점이 있습니다. 이 운동을 반복해서 시행함으로써, 이마면의 전위를 수정해갑니다.

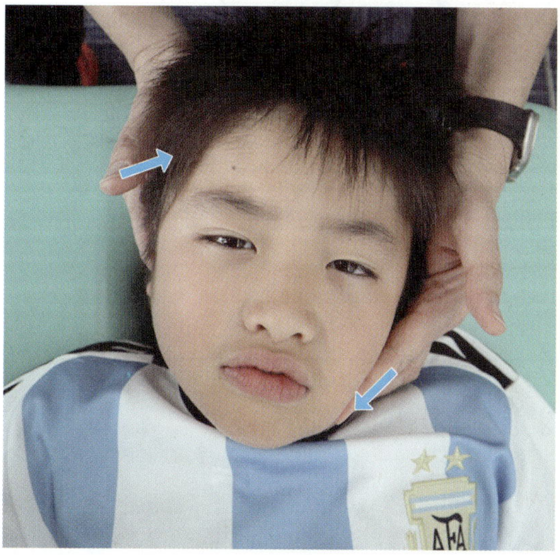

a: 일단, 목 부위를 왼쪽으로 옆굽힘을 시키고, 왼쪽 아래턱을 아래쪽으로 눌러서 밑으로 내린다.

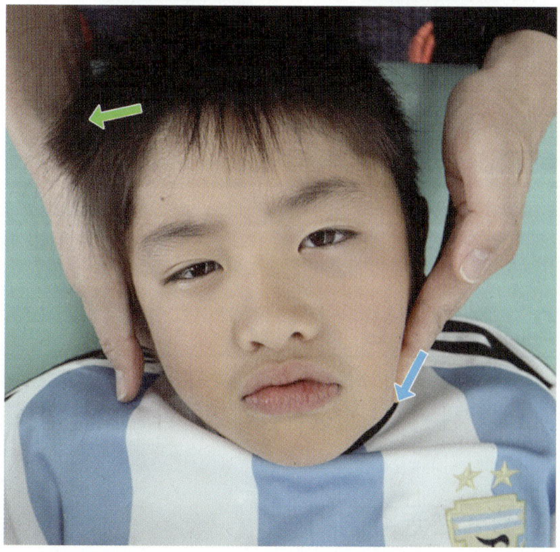

b: 아래턱을 눌러서 밑으로 내리는 힘은 그대로 고정에 사용한다. 목 부위를 오른쪽으로 옆굽힘을 하게 함으로써 왼쪽 턱관절 부근의 근육이 신장된다.

아래턱 끝이 왼쪽을 향하고, 목 부위가 왼쪽으로 옆굽힘이 되어 있는 경우의 이마면 위의 수정 방법

그림 2-4 이마면의 수정

3) 수평면의 수정

같은 요령으로 수평면 상의 어긋남(어느 쪽인가의 턱이 뒤쪽으로 당겨져 있다)에 대해서도 중재를 시행합니다. 아래턱을 정중으로 하였을 때에 머리 위치가 오른쪽 회전을 하고 있는 경우, 아래턱이 왼쪽으로 당겨져 있다는 것을 시사하고 있습니다. 이 경우, 일단 아래턱이 당겨진 왼쪽 방향으로 목 부위를 회전시켜 두고 그림 2-5-a , 아래턱에 댄 오른손을 고정점으로 하여, 능동운동으로 오른쪽으로 회전시킵니다. 그렇게 하면 턱관절을 끌어들이고 있는 근육을 신장할 수 있습니다 그림 2-5-b . 이 방법도 먼쪽을 고정하고, 몸쪽을 능동운동으로 움직이고 있다는 점에서는 이마면 상의 수정과 동일합니다.

수평면 상에서의 어긋남은, 반듯이 누운 자세에서 턱뼈각(하악각) 높이로 평가할 수도 있습니다.

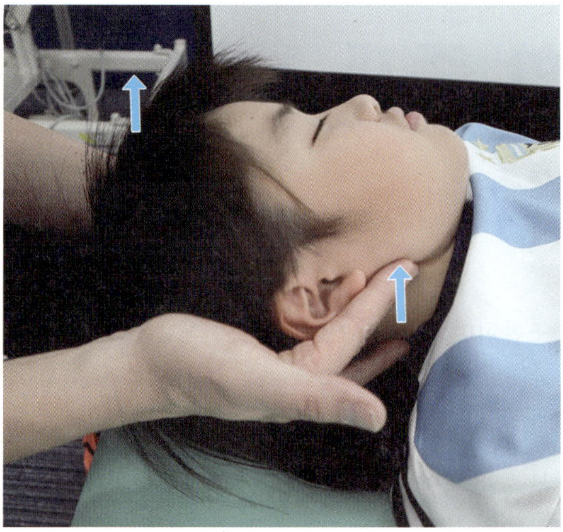

a: 오른손은 턱뼈각을 잡고 일단 목 부위
왼쪽 회전 방향으로 가져간다.

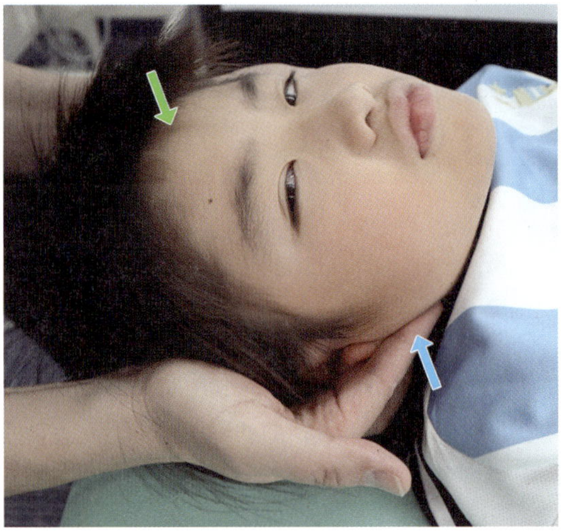

b: 오른쪽 턱뼈각을 밀어 올리는 힘은 그대로 고정에 사용한다.
목 부위를 오른쪽 회전을 하게 함으로써
오른쪽 턱관절 부근의 근육이 신장된다.

오른쪽 턱관절이 왼쪽에 대해 뒤쪽으로 당겨져 있는 경우의 수평면 상에서의 수정 방법

그림 2-5 수평면의 수정

턱관절 정중선에서의 어긋남은 주로 이마면과 수평면에서 일어난다고 필자는 생각하고 있습니다. 좌우 어느 쪽으로 턱이 향하고 있는가, 좌우 어느 쪽으로 끌어들임이 있는가를 관찰하는 것이 중요합니다.

흥미로운 것은, 예를 들어 턱이 오른쪽으로 향하고 있는 경우가 있다고 하여, 반드시 오른쪽으로 끌어들임이 있는 것은 아니라는 것입니다. 이를 바탕으로, 실제로는 아래와 같은 패턴이 있다고 생각합니다.

① 아래턱을 정중으로 하였을 때에 목 부위가 오른쪽으로 옆굽힘을 하고 있고, 오른쪽 턱관절에 끌어들임이 있는 경우
② 아래턱을 정중으로 하였을 때에 목 부위가 오른쪽으로 옆굽힘을 하고 있고, 왼쪽 턱관절에 끌어들임이 있는 경우
③ 아래턱을 정중으로 하였을 때에 목 부위가 왼쪽으로 옆굽힘을 하고 있고, 왼쪽 턱관절에 끌어들임이 있는 경우
④ 아래턱을 정중으로 하였을 때에 목 부위가 왼쪽으로 옆굽힘을 하고 있고, 오른쪽 턱관절에 끌어들임이 있는 경우

임상에서는 ①~④의 모든 증상 사례가 존재하고, 이마면 상의 단축이 있는 쪽이 반드시 끌어들임이 있는 것은 아니며, 끌어들임은 반대쪽으로 일어나는 예도 경험합니다. 따라서 섣부른 판단을 하지 말고 주의 깊게 관찰하고, 평가에 기초하는 중재를 시행하기 바랍니다.

3장 호흡에 대한 중재

호흡운동은 불수의운동과 수의운동의 조합이며, 일반적으로 1분 동안에 12회~18회 호흡한다고 일컬어지고 있습니다. 들숨(흡기)은 가로막(횡격막) 등에 의한 능동운동, 날숨(호기)은 자연 날숨인 경우는 중력에 의한 흉곽의 낙하에 의해 이루어지고 있습니다. 노력성 날숨인 경우는 능동운동이 되고, 복부 근육군이나 목 부위 굽힘근군과의 공동운동이 됩니다.

PNF를 포함한 운동 중에서, "숨을 언제 쉬는 것입니까", "숨을 멈추고 시행하는 편이 좋습니까" 등, 호흡에 관한 질문을 받는 일이 많습니다. 인간은 의식적으로 시행할 수 있는 것이 하나밖에 없으며, 두 가지를 동시에 시행하는 것은 복합 과제가 되어, 그 중 하나의 과제는 무의식적으로 시행한다고 일컬어지고 있습니다. 따라서, 호흡에 의식을 사용하는 것은 아깝다고 필자는 생각하고 있습니다. 따라서, 혈압 문제 등 숨을 멈추는 것이 명백히 문제인 경우를 제외하고 의식하지 않도록 부탁드립니다. 이러한 것을 바탕으로, 무의식적으로 적절한 호흡을 할 수 있도록 하는 것이 필요합니다.

아래에, 필자가 PNF을 사용하여 시행하고 있는 호흡에 대한 중재 방법을 설명합니다.

1. 가슴우리(흉곽)의 구조와 운동

- 흉곽의 구성:

  호흡운동을 관장하는 흉곽은, 흉부 추체, 갈비뼈(늑골), 갈비연골(늑연골), 복장뼈(흉골)로 구성되어 있습니다.

- 흉곽의 기능:

  흉곽의 기능으로서, 호흡에 수반하는 갈비뼈의 움직임을 설명합니다.

상위 갈비뼈: 들숨 때는 갈비뼈, 복장뼈가 위쪽으로 들려올라가고, 날숨 때는 갈비뼈, 복장뼈가 아래쪽으로 내려갑니다. 이 움직임은, 펌프 손잡이의 움직임과 유사하다는 것 때문에, "펌프 손잡이 운동"이라 불리고 있습니다 그림 3-1-a .

하위 갈비뼈: 들숨 때는 갈비뼈가 위쪽 및 옆쪽으로 들려올라가고, 날숨 때는 갈비뼈는 아래 안쪽으로 내려갑니다. 이 움직임은 양동이 손잡이의 움직임과 유사하다는 것 때문에, "양동이 손잡이 운동"이라 불리고 있습니다 그림 3-1-b .

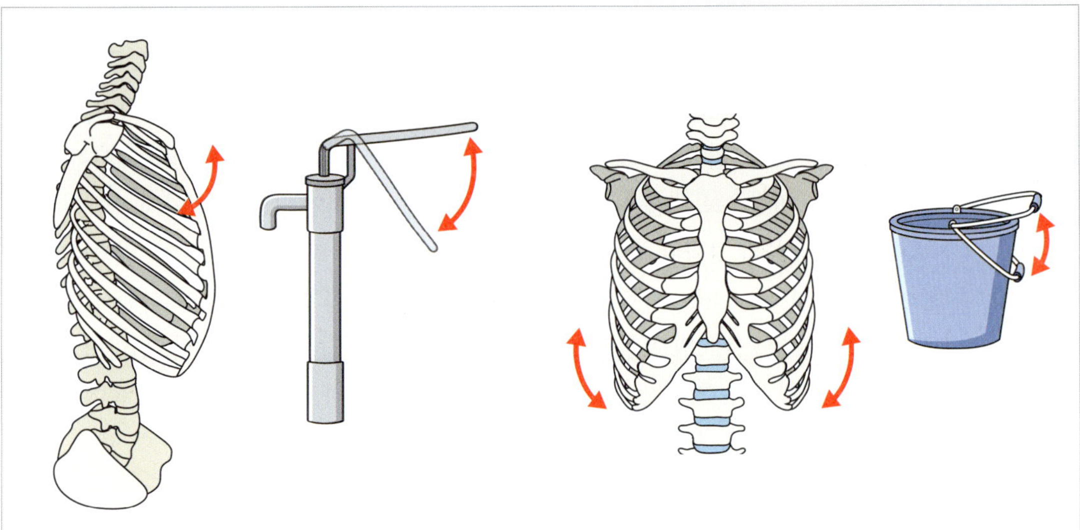

그림 3-1 상위 갈비뼈와 하위 갈비뼈 움직임의 차이

2. 호흡에 관여하는 근육

호흡운동은, 주로 불수의운동이지만, 다음의 근육이 들숨과 날숨에 관여하고 있습니다.

들숨: 가로막, 바깥갈비사이근(외늑간근), 속갈비사이근(내늑간근)의 갈비연골 부분

보조적인 근육: 목빗근(흉쇄유돌근), 목갈비근(사각근), 앞톱니근(전거근), 등세모근(승모근), 넓은등근(광배근), 척주세움근군(척주기립근군), 큰가슴근(대흉근), 상·하 뒤톱니근(상·하 후거근), 큰·작은마름근(대·소능형근)

날숨: 갈비연골 부위를 제외한다(속갈비사이근, 배곧은근[복직근), 배바깥빗근[외복사근], 배속빗근[내복사근], 배가로근[복횡근])

3. 직접적 적용과 간접적 적용

호흡 중재에는 직접적 적용과 간접적 적용이 있습니다. 직접적 적용이란, 호흡기능에 직접 중재하는 것을 가리킵니다. 예를 들면, 1회 환기량의 증대, 흉곽의 가동성 확대, 기침을 하기 위한 폐활량의 증대 등이 목적이 됩니다. 질환으로서는 간질성 폐렴이나 코로나 감염증 후의 폐 기능 저하에 대해 중재하는 것은 매우 중요한 의미를 갖습니다.

이에 반해서, 간접적 적용이란, 호흡기능 이외를 목적으로 호흡활동을 사용하는 것을 말합니다. 예를 들면, 통증이 있는 경우의 이완, 척주나 어깨의 가동범위 확대, 근육긴장의 정상화, 복부 근육군이나 가로막, 코어 안정성의 촉진, 편마비 등에서의 척추주의근의 이완 등에 사용됩니다.

4. PNF 기본적 원리와 기법의 이용

얼굴근육과 마찬가지로 호흡 중재에도 PNF 패턴은 존재하지 않습니다. 다만, 기본적 원리나 PNF 기법을 활용함으로써 호흡운동도 촉진할 수 있습니다. 이 항목에서는, 필자의 임상경험을 바탕으로 호흡운동을 촉진하기 위한, 효과적인 방법을 몇 가지 소개합니다.

먼저, 호흡근육의 강화나 흉곽의 운동을 유도하기 위해 저항을 사용할 수 있습니다. 초기 신장(initial stretching)은 들숨을 촉진하는 데 도움이 됩니다. 이에 더해서, 재신장(re-stretching)도 흉곽의 운동을 유도하는 데 사용하는 경우가 있습니다. 편마비 등으로 흉곽의 움직임에 좌우 차이가 있는 경우, 좋은 쪽을 억제하고 움직임이 나쁜 쪽에만 재신장을 사용하는 것이 강조의 타이밍에 대한 방법의 응용이 됩니다.

5. 실제의 중재

1) 반듯이 누운 자세

• 복식호흡의 촉진 그림 3-2

복부에 손을 대고 들어 올리는 것처럼 호흡을 하는 방법이 있습니다. 복부 근육의 기능이 상당히 약하고 갈비활(늑골궁)이 들려올라가 있는 것 같은 대상자에게 시행합니다. 복부에 가해지는 압력은 그다지 강한 압력을 가하지 않고, 숨을 들이마실 때 의식적으로 들어 올리도록 합니다.

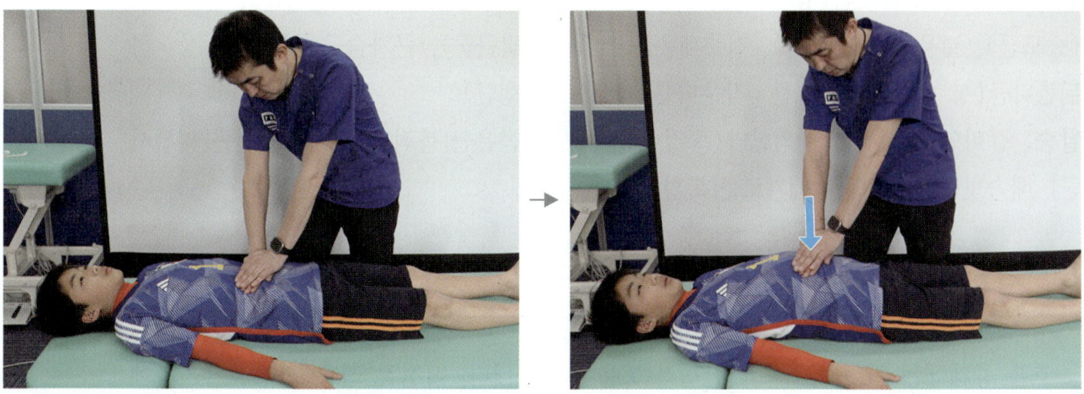

복부 근육의 작용이 약한 사람에 대해서 복부에 압력을 가하고, 그곳을 들어 올려 숨을 들이마시게 한다.

그림 3-2 복식호흡의 촉진

• 하위 갈비뼈의 조작 그림 3-3

하위 갈비뼈에서의 저항이나 기법을 이용함으로써 흉곽 전체의 움직임을 만들어 내는 것이 가능해집니다. 하위 갈비뼈가 뻗는 것(주행)에 맞춰서 흉곽을 잡고, 날숨에 맞춰서 갈비뼈를 아래쪽 · 안쪽으로 조이는 것처럼 누릅니다. 말하자면 날숨을 보조하고 있는 것 같은 형태입니다. 그렇게 함으로써, 그 후의 들숨 양이 증대하는 것이나, 흉곽 전체가 위쪽으로 당겨져 올라가 있는 것 같은 대상자에 대해서, 갈비사이근을 이완한다는 의미가 있습니다. 이 방법은, 호흡 중재에서는 가장 많이 시행되는 방법입니다.

숨을 다 내쉬었을 때, 갈비뼈를 최대한 아래쪽으로 내리고(늘임; elongation), 거기서 초기 신장을 가하면 그 후 단숨에 공기가 폐에 들어갑니다. 1회 환기량의 증대를 목표로 할 때에 사용합니다. 그 후, 숨을 들이마시는 도중에 재신장을 가하는 방법이나, 가볍게 저항을 가하는 방법도 있습니다. 상대방의 능력이나 목적에 따라 구분해서 사용해보기 바랍니다.

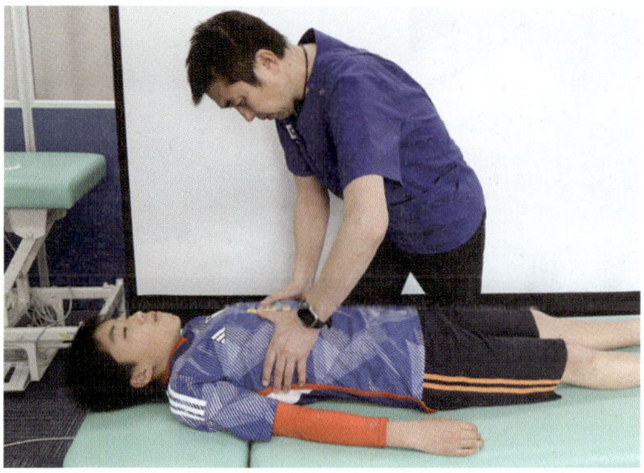

→

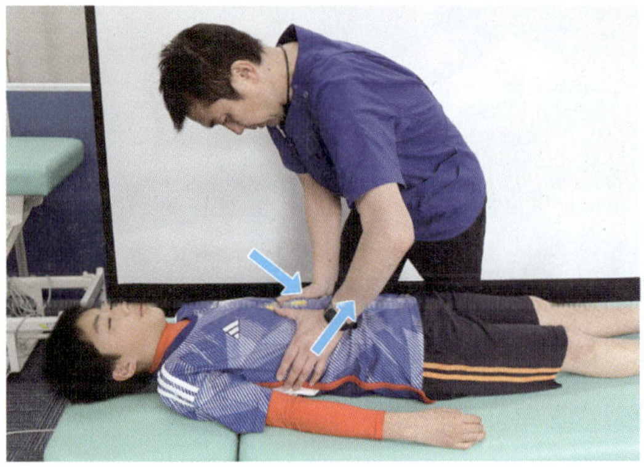

갈비뼈가 뻗는 것(주행)에 맞춰서 손을 대고 아래쪽 · 안쪽으로 조이는 것처럼 누른다.

그림 3-3 하위 갈비뼈의 조작

• 상위 갈비뼈의 조작 **그림 3-4**

상위 갈비뼈에 대해 조작하는 경우는, 빗장뼈(쇄골) 아래에서 시행합니다. 치료사는 대상자의 머리 위에 위치하면 조작하기 쉽습니다. 예를 들면, 흉곽출구증후군으로 손에 저림이 나타나는 경우, 갈비뼈가 올라가 흉곽 출구를 좁게 만들 수 있습니다. 이러한 증상사례에는 상위 갈비뼈에서의 중재가 효과적입니다.

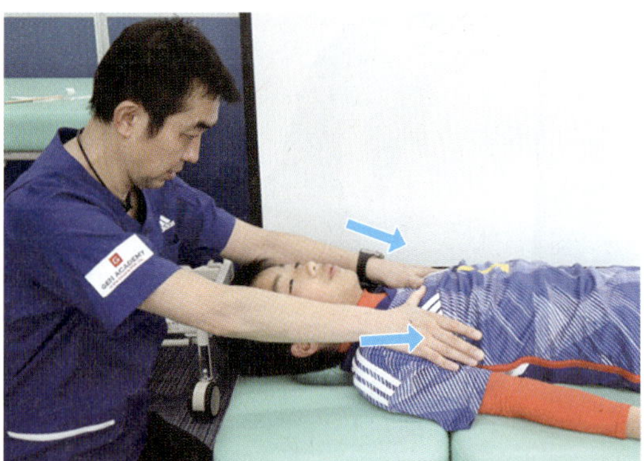

빗장뼈 아래에 손을 대고 아래쪽으로 끌어내린다.

→

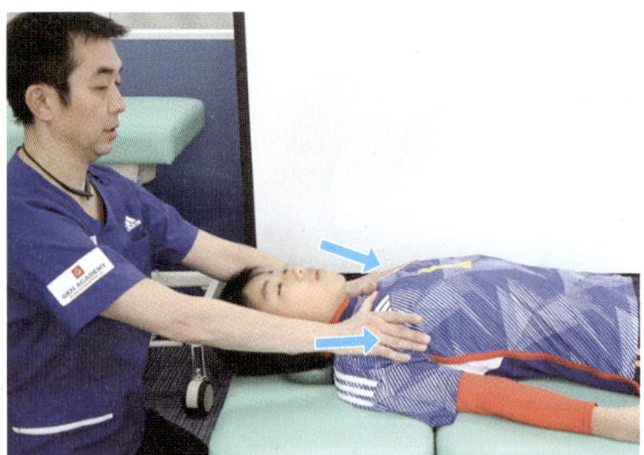

들려 올라가는 움직임의 반대 방향으로 저항을 가한다.

그림 3-4 상위 갈비뼈의 조작

• 복장뼈의 조작 그림 3-5

복장뼈에 대해서 조작하는 경우도, 역시 대상자의 머리 위에 위치하여 시행하는 방법도 있습니다. 흉곽이 위쪽으로 들려올라간 것 같은 복부 근육이 작용하고 있지 않은 대상자에게 시행합니다. 다만, 여성이 대상자인 경우, 남성 치료사가 시행할 수 없으므로 주의하기 바랍니다.

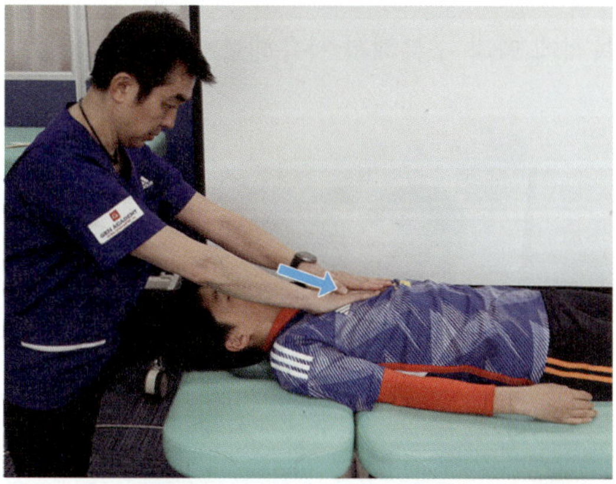

복장뼈에 손을 대고 아래쪽으로 끌어내린다.

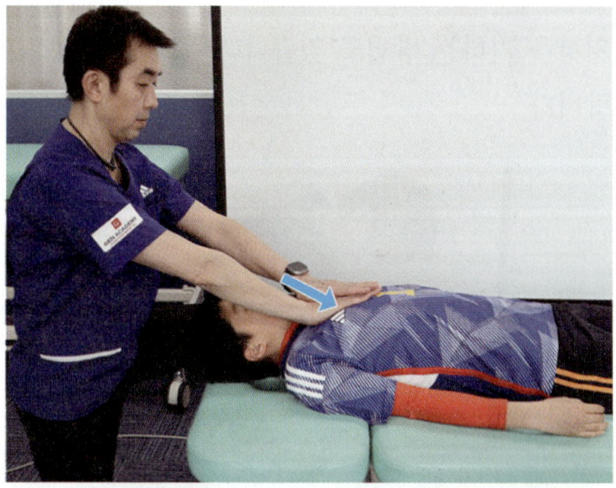

들려 올라가는 움직임의 반대 방향으로 저항을 가한다.

그림 3-5 복장뼈의 조작

2) 옆으로 누운 자세

• 가로막의 촉진 그림 3-6

코어 안정성이 저하된 대상자에게 가로막을 촉진하고 싶은 경우에, 들숨에 맞춰서 들어 올리는 갈비뼈를 눌러서 밑으로 내리는 저항을 가하는 경우가 있습니다. 밑으로 되어있는 쪽의 몸통 근육을 작동시키고 싶은 경우도 동일한 방법으로 촉진할 수 있습니다.

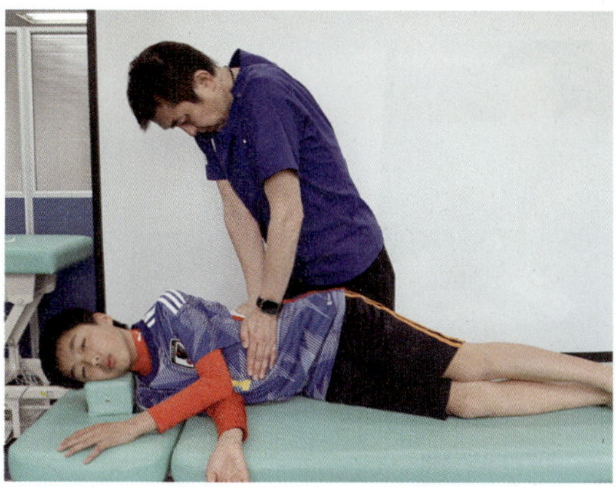

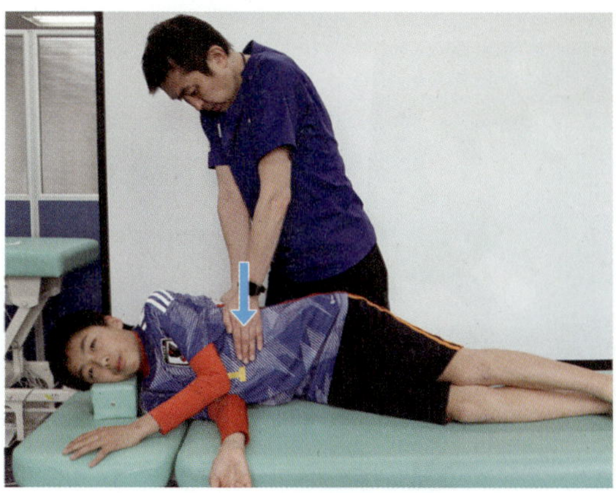

들숨에 맞춰서 올리는 갈비뼈를 눌러서 밑으로 내린다.

그림 3-6 가로막의 촉진

• 복부 근육군의 촉진 그림 3-7

복부 근육군 약화에 의해 갈비활이 올라가 있는 경우, 날숨에 맞춰서 하위 갈비뼈를 아래쪽 · 안쪽으로 눌러서 밑으로 내리는 움직임을 보조합니다.

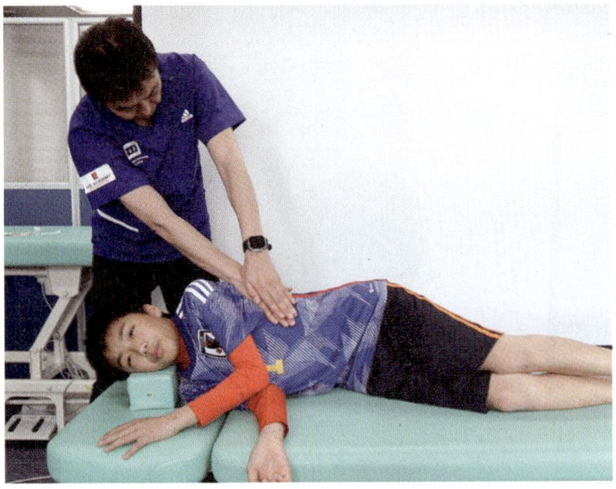

갈비활이 올라가는 쪽의 갈비뼈 측면을 잡는다.

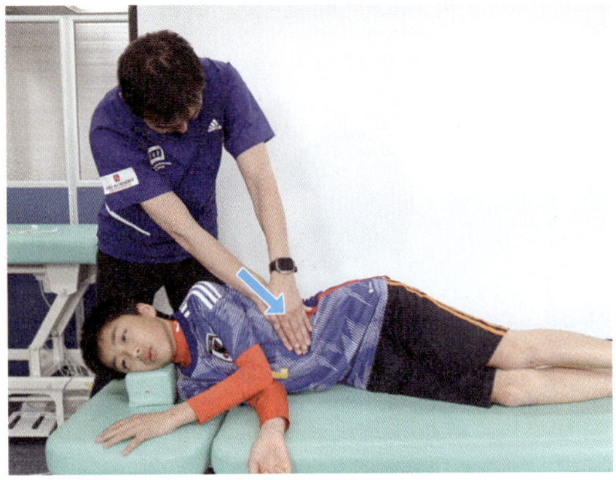

날숨에 맞춰서 아래쪽 · 안쪽으로의 움직임을 보조한다.

그림 3-7 복부 근육군의 촉진

• 척추 주위 근육의 근육긴장 완화 그림 3-8

편마비 등에 의한 척추 주위 근육의 과다 긴장에 대해서는, 날숨에 맞춰서 척추 주위 근육을 가시돌기에서 떼어내도록 보조합니다.

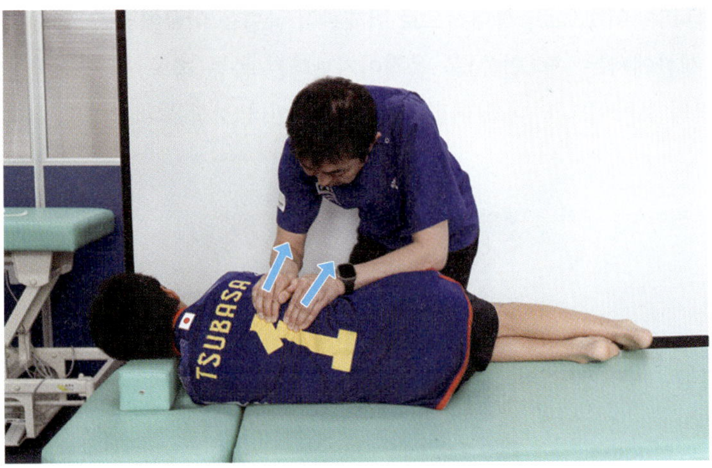

날숨에 맞춰서 척추 주위 근육을 가시돌기에서 떼어낸다.

그림 3-8 척추 주위 근육의 근육긴장 완화

• 허리네모근의 신장 그림 3-9

허리네모근(요방형근)이 단축된 경우에도 호흡을 사용하는 경우가 있습니다. 들숨으로 흉곽이 올라가는 것에 맞춰서 허리네모근을 누름으로써 신장하는 방법입니다. 허리네모근은 허리통증이 있는 경우에 경직되기 쉬운 대표적인 근육이지만, 마사지나 지압 등의 수동적 자극으로 통증도 나타나기 쉽습니다. 호흡을 이용함으로써 통증이 심한 경우에는, 대상자에게 자신의 들숨 양으로 조절이 가능하다는 의미에서 좋은 방법이라 생각합니다.

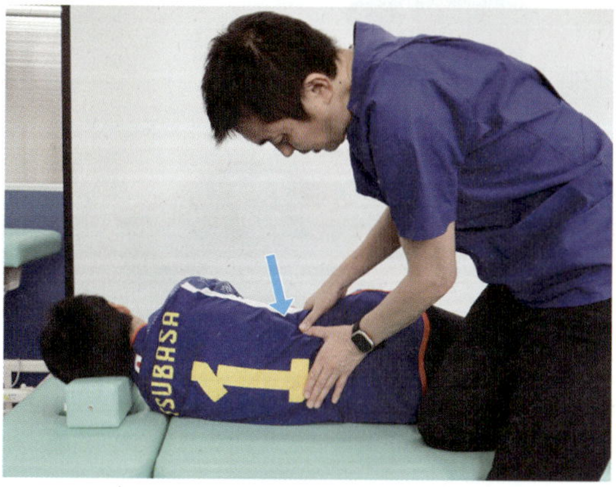

경직된 허리네모근을 누른다.

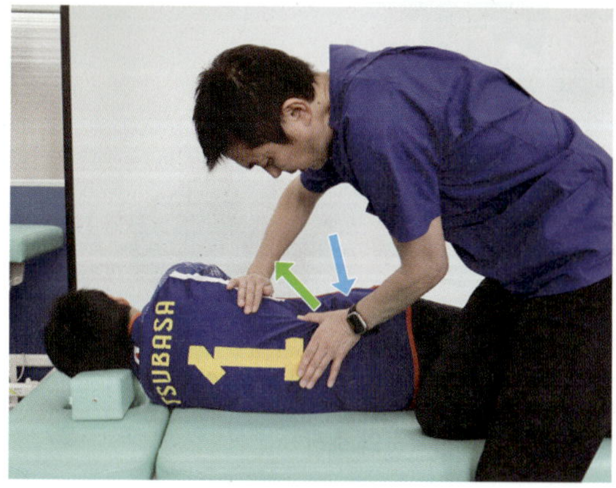

허리네모근에 대한 누름을 유지하면서 들숨으로 흉곽이 올라가게 한다.

그림 3-9 허리네모근의 신장

• 어깨관절 가동성의 촉진 그림 3-10

어깨 가동범위 제한, 특히 어깨관절 굽힘을 등뼈(흉추) 폄으로 보상하고 있는 것 같은 증상 사례에 대해서, 들숨으로 흉곽과 팔을 일단 당겨 올리고, 날숨으로 팔은 고정, 흉곽을 끌어내리는 보조를 합니다. 이것으로, 상대적으로 어깨관절 굽힘을 이끌어낼 수 있습니다. 어깨관절 가동범위 제한에서는, 팔(먼쪽)을 움직이기보다는 몸통(몸쪽)을 움직이는 것이 통증이나 어깨 올림의 보상이 나타나기 어렵습니다. 통증이나 보상을 관찰하면서 시행하면 좋을 것입니다.

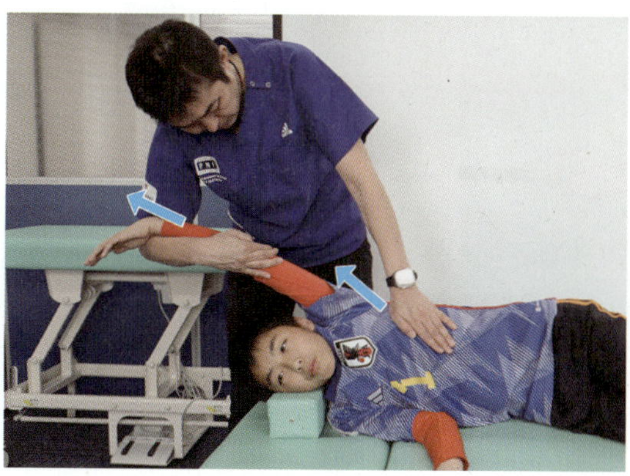
들숨으로 일단 팔도 흉곽도 올리게 한다.

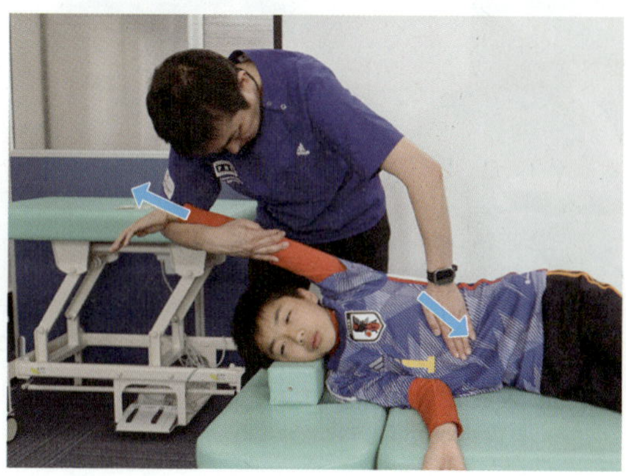
팔은 그 위치를 유지한 채로, 날숨으로 흉곽을 내린다.

그림 3-10 어깨관절 가동성의 촉진

• 하위등뼈 굽힘 가동성의 촉진 그림 3-11

하위등뼈 폄이 강하고 sway back 자세로 되어 있는 경우에도 날숨을 이용해서 하위등뼈 굽힘을 낼 수 있습니다.

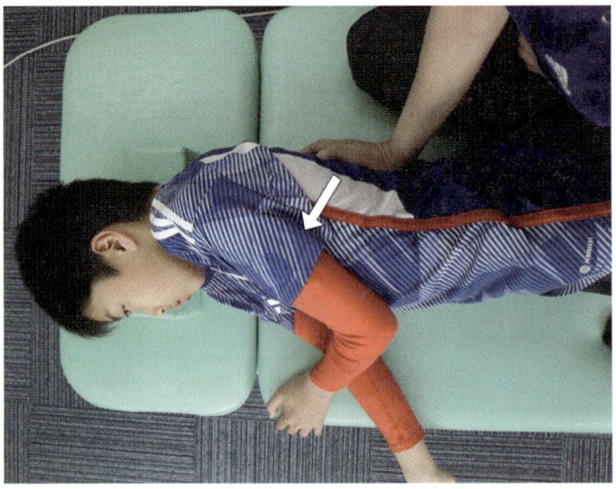

하위등뼈가 펴져 있다.

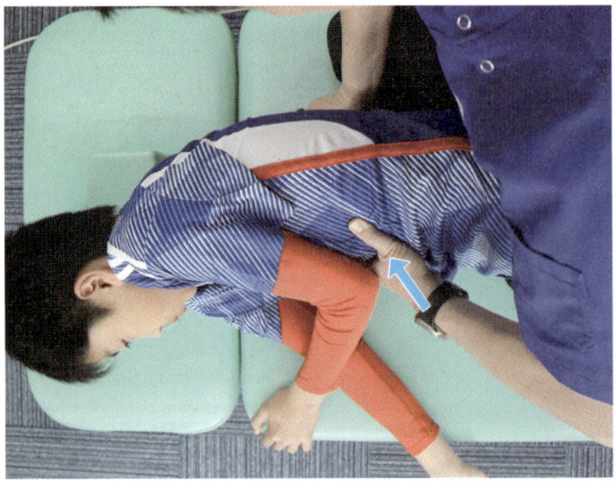

날숨에 맞춰서 굽히게 한다.

그림 3-11 하위등뼈 굽힘 가동성의 촉진

3) 엎드려 누운 자세

엎드려 누운 자세는 흉곽의 움직임 자체가 적기 때문에, 호흡 중재의 기회는 적습니다. 다만, 갈비뼈를 눌러 밑으로 내릴 때에 이용하는 경우가 있습니다.

• 갈비뼈 끌어내리기 그림 3-12

갈비뼈 옆 부분에 손을 대고 날숨에 맞춰서 아래쪽 · 안쪽으로 눌러 밑으로 내리는 방법이 있습니다. 절박호흡 경향이 있는 대상자에서 갈비뼈가 위쪽으로 당겨 올라가 있는 경우에 앞쪽이나 옆쪽에서의 눌러 밑으로 내림에 맞춰서 시행하는 경우가 있습니다.

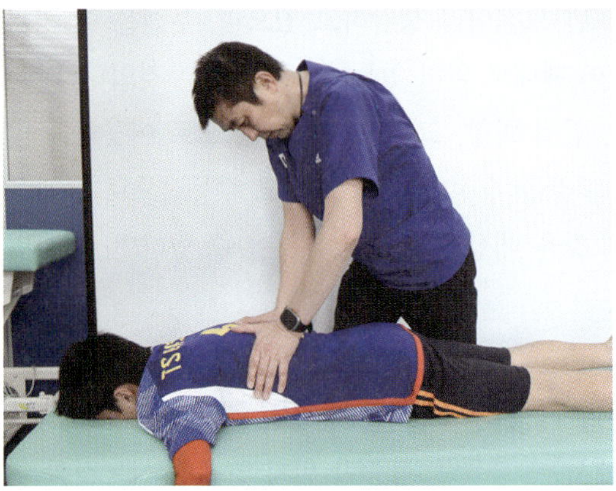

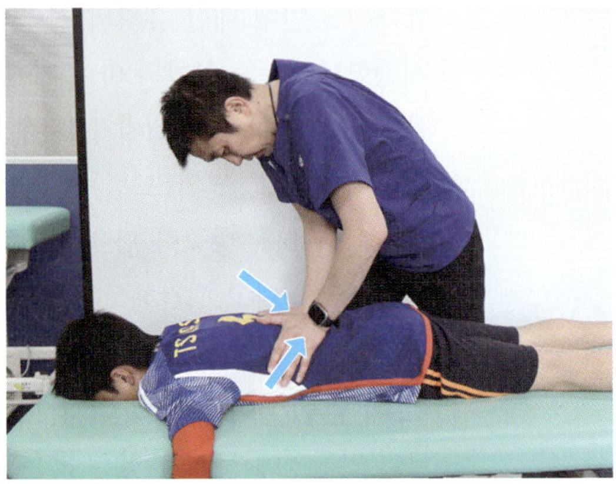

갈비뼈 옆 부분에 손을 대고 날숨에 맞춰서 아래쪽 · 안쪽으로 조이는 것처럼 누른다.

그림 3-12 갈비뼈의 끌어내리기

• 갈비뼈 사이의 확대 그림 3-13

어깨뼈 안쪽 부분의 갈비사이근에 과다 긴장이 있는 경우에, 호흡에 맞춰서 갈비뼈와 갈비뼈 사이를 넓게 하기 위한 중재를 하는 경우가 있습니다. 이 경우, 들숨 때에 경직되어 있는 부분의 갈비뼈를 아래쪽으로 눌러 내립니다.

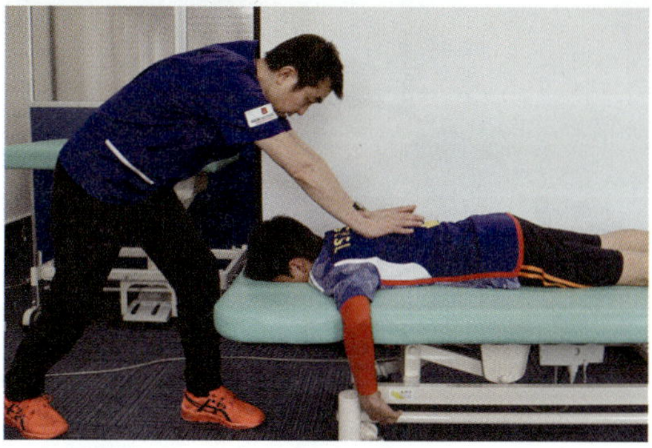
→
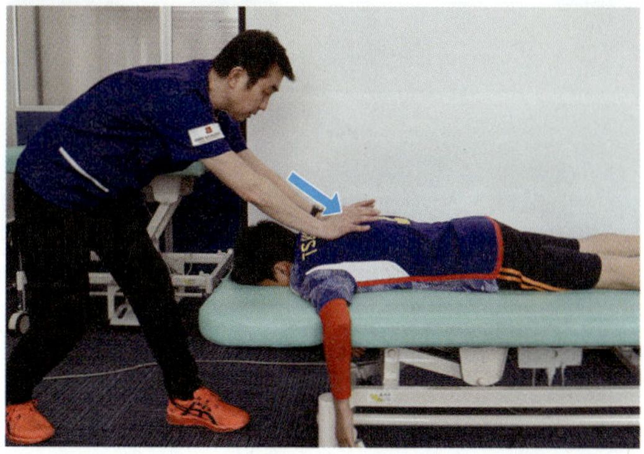

들숨에 맞춰서, 경직된 부분의 갈비뼈를 눌러 밑으로 내린다.

그림 3-13 갈비뼈 사이의 확대

6. 가로막(횡격막)에 대한 중재

가로막에 대해 중재할 필요가 있는 경우는 두 가지 경우가 있습니다.

하나는, 코어 안정성이 현저하게 결여되어 가로막이 잘 기능을 하지 않는 경우입니다. 이것은 허리 부위 척주관협착증, 출산 후 얼마 경과하지 않은 시기, 발병한지 얼마 안 되는 편마비 등의 증상 사례에서 흔히 볼 수 있습니다.

또 하나는, 가로막이 과다 긴장의 경우입니다. 이것은 근육긴장이 높은 편마비나 만성 요통환자 등에서 흔히 관찰됩니다. 어느 경우도, 어떻게 가로막을 작동시키는지가 요점입니다.

필자는 골반에 대한 흉곽의 정렬이 중요한 요점이라 생각하고 있으며, 우선은 이 평가를 시행합니다. 즉, 골반의 바로 위에 흉곽이 제대로 얹혀 있는가를 확인하는 것입니다.

골반에 대한 흉곽의 위치가, 좌우 방향, 앞뒤 방향, 그리고 회전 방향으로 어긋나지 않은지를 확인하고, 전위(드팀)가 있다면, 그것을 수정합니다. 그리고 수동적으로 흉곽을 들어 올림으로써, 항중력 폄을 시행하고 그것을 대상자 자신이 유지할 수 있다면, 가로막은 작동하고 있다고 생각해도 될 것입니다.

1) 코어 안정성이 저하하여 가로막이 잘 기능하지 않는 사례의 경우 그림 3-14

코어 안정성에 문제가 있는 많은 사례에서는, 흉곽을 항중력 위치로 유지하는 것이 어려워집니다. 특히 좌우 어느 쪽인가에 체중을 실은 앉은 자세를 취하게 하면, 어느 쪽인가가 신체를 전혀 지지할 수 없을 정도로 코어 안정성이 저하한 사례를 만나는 일이 있습니다. 이러한 사례에는 호흡 특히 들숨을 시행하고, 가장 공기를 많이 들이마신 상태에서 숨을 멈추고, 그것에 저항을 가한다는 방법을 시행합니다. 옆으로 누운 자세에서 흉곽에 직접 저항을 가하는 경우도 있고, 앉은 자세에서 어깨에서 압축을 가함으로써 가로막의 작용을 기대할 수도 있습니다.

반듯이 누운 자세에서 갈비활 하부에 엄지손가락을 대고, 들숨 때에 그것을 누름으로써 저항으로서 사용하고 어깨에서 압축 자극을 가함으로써 코어 안정성 촉진을 시행하는 경우가 있습니다.

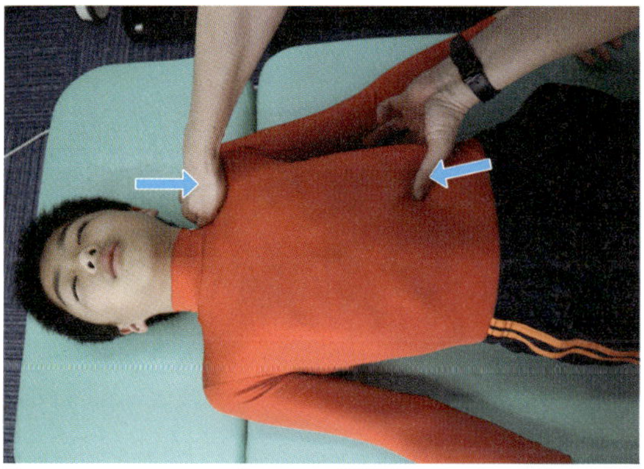

들숨에 맞춰서 갈비활 하부에서 저항을 가함과 동시에 어깨에서 압축 자극을 가한다.

그림 3-14 코어 안정성이 저하하여 가로막이 잘 기능하지 않는 사례에 대한 조작

2) 가로막의 과다 긴장에 의해 잘 기능하지 않는 사례의 경우 그림 3-15

가로막에 대한 중재의 또 하나의 사례는, 1)과는 정반대로 가로막이 긴장하여 경직된 것이 문제인 사례입니다. 근육긴장이 높은 편마비나 만성요통 환자 등에 많이 관찰되고, 허리네모근의 과다 긴장을 수반하는 경우가 대부분입니다. 이러한 경우에는 원래라면 날숨으로 가로막은 완화될 것이므로, 이에 맞춰 갈비활에서 안쪽으로 밀어 올리는 것처럼 압력을 가하는 것을 몇 번인가 반복함으로써 이완하는 경우가 있습니다. 좌우 양쪽 가로막을 목표로 하는 경우도 있고, 어느 쪽인가 한쪽만이 움직임이 나쁘고 딱딱한 경우에는 한쪽만 시행합니다.

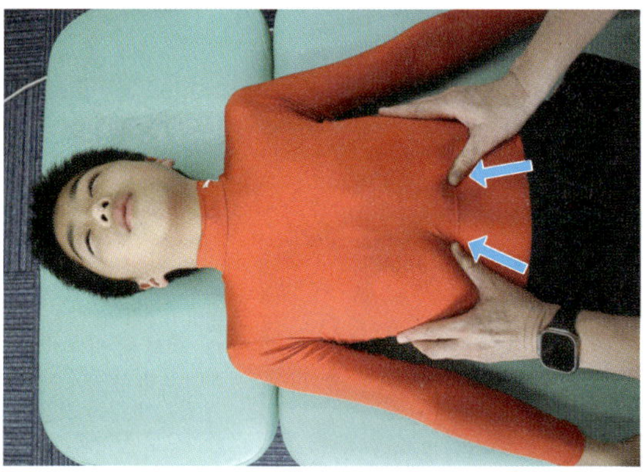

날숨에 맞춰 갈비활 하부에서 안쪽으로 밀어 올림으로써 가로막을 이완시킨다.

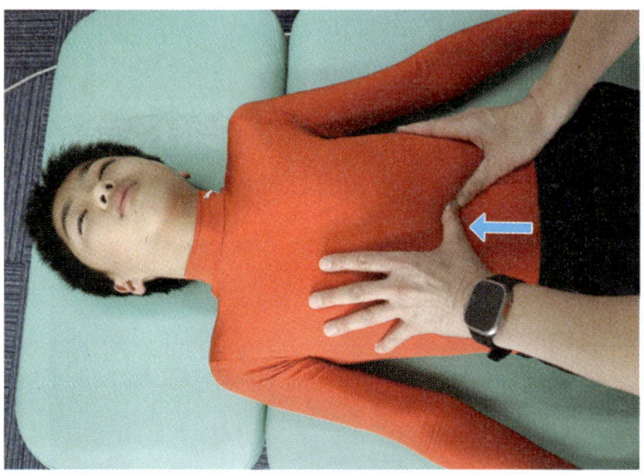

한쪽에만 시행하는 경우도 있다.

그림 3-15 가로막의 과다 긴장에 의해 잘 기능하지 않는 사례에 대한 조작

4장 혀에 대한 중재

혀에 대한 중재라고 하면, 많은 치료사는 고개를 갸우뚱합니다. 그러나 혀의 중재에는 다양한 임상 응용 가능성이 있으며, 현재는 다음과 같은 적응증이 있다고 생각합니다.

- 각성 수준이 낮은 대상자에게 혀를 통해 자극을 주고 싶은 경우
- 혀의 긴장도에 좌우 차이가 있어, 발음에 문제가 있는 경우
- 뇌졸중 편마비 등으로 흡인이 의심되고, 흡인성 폐렴 예방을 위해 음식덩어리 형성, 혀 뒤쪽으로 보내기 위해 혀의 사용하기 쉬운 상태를 촉진하고 싶은 경우
- 파킨슨병 등으로 혀의 긴장이 높아, 식사시간이 지나치게 길어지는 경우

1. 실제의 중재

거즈(gauze)나 설압자를 사용합니다. 거즈를 사용하는 경우에는 물에 담근 후에 사용합니다. 혀는 부드럽게 만지도록 합니다. 혀가 많이 들어간 경우, 거즈로 혀를 잡고 앞쪽으로 끌어내는 방법이 있습니다. 또한 좌우의 긴장 차이가 있는 경우에는, 당긴 후 좌우 어느 쪽인가 딱딱하여 잡아당기기 힘든 방향을 중심으로 잡아당깁니다 그림 4-1 · 그림 4-2 .

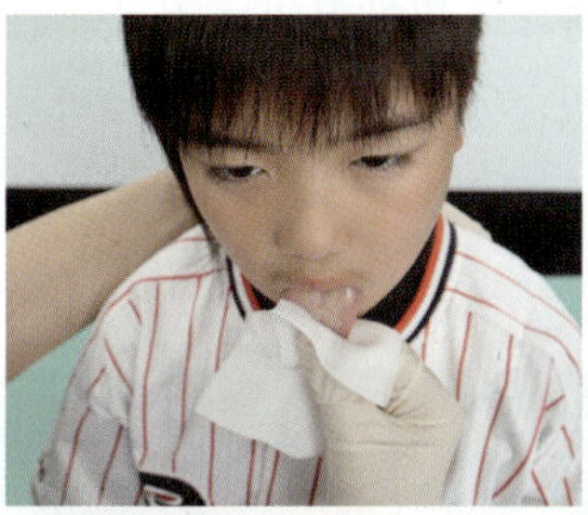
혀를 앞쪽으로 끌어낸다.

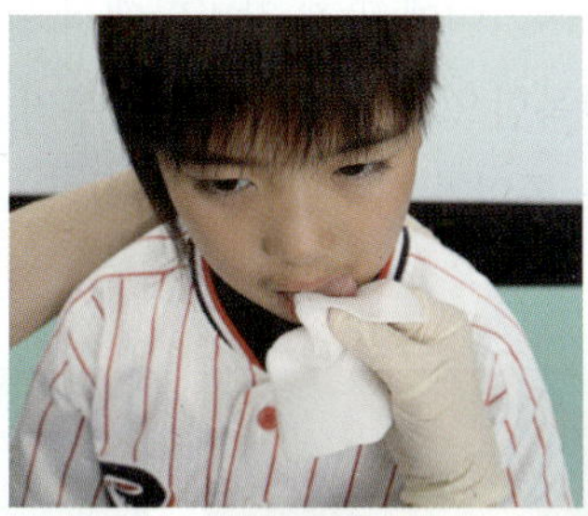
왼쪽 방향으로 잡아당긴다.

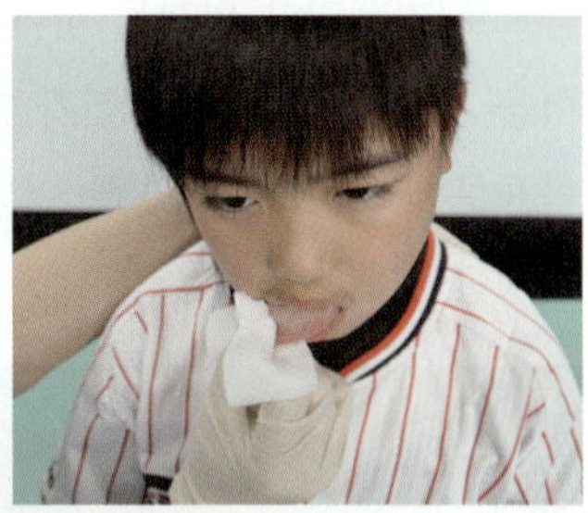
오른쪽 방향으로 잡아당긴다.

그림 4-1 혀에 대한 실제의 중재

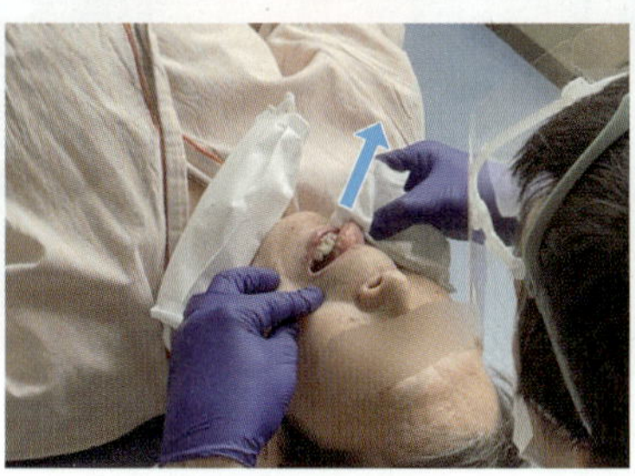
오른쪽 방향으로 잡아당긴다.

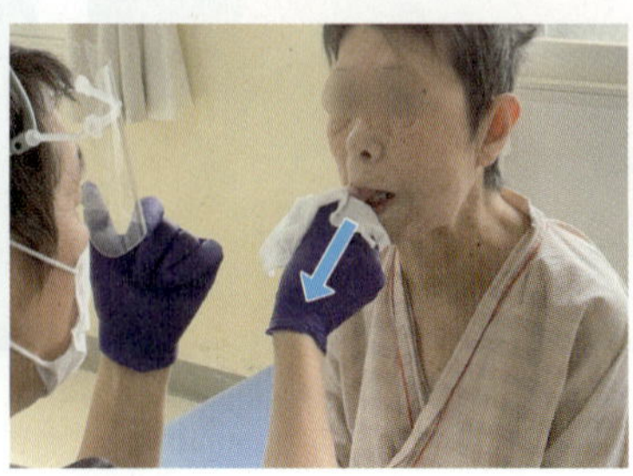
혀를 앞쪽으로 끌어낸다.

회복기 병원에서, 왼쪽 편마비 환자에 대한 중재. 왼쪽 혀 뒤쪽의 긴장이 높아 발음에 문제가 있기 때문에 혀를 오른쪽으로 잡아당긴다.

그림 4-2 왼쪽 편마비 환자에 대한 실제의 중재

능동 운동을 어느 정도 할 수 있는 경우는, 설압자를 이용하여 눌러주는 운동을 시행합니다 그림 4-3 . 단순히 앞으로 내밀기, 코를 만지는 것처럼 위쪽으로, 턱을 만지는 것처럼 아래쪽으로 그림 4-4 , 좌우로 내밀기 그림 4-5 등 다양한 방향으로 혀를 내밀도록 지시합니다. 혀의 기능이 저하하여 있는 증상 사례의 대부분은 어느 방향으로 운동성이 저하되어 있는지 인식하지 못합니다. 따라서 이와 같은 운동을 촉진하면서, 어느 방향으로의 운동성이 저하하여 있는지를 증상 사례와 함께 되먹임을 하면서, 모든 방향으로의 운동성을 끌어낼 수 있도록 합니다.

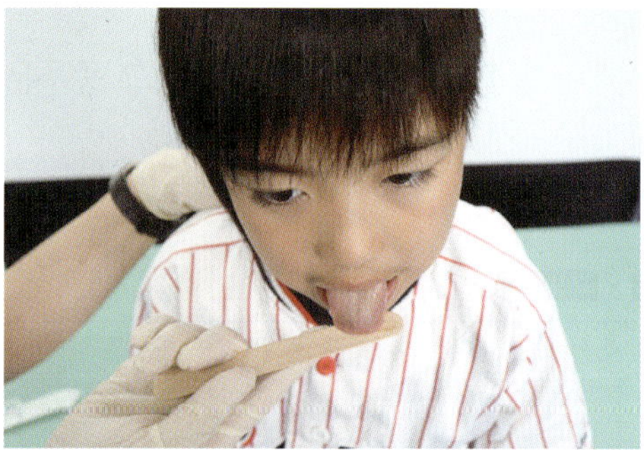

허로 설압자를 밀게 한다.

그림 4-3 능동 운동을 어느 정도 시행할 수 있는 경우는 설압자를 밀게 하는 운동

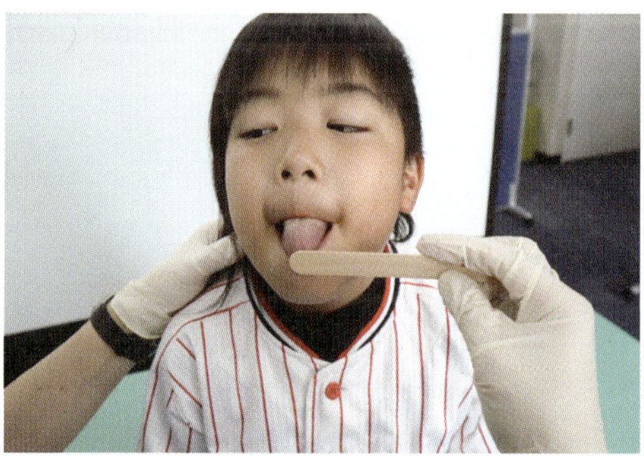

허로 턱을 접촉하게 한다.

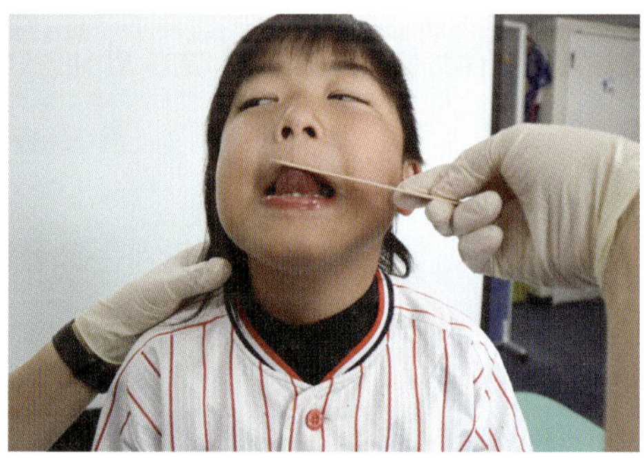

허로 코를 접촉하게 한다.

그림 4-4 설압자를 밀게 하는 운동(상하)

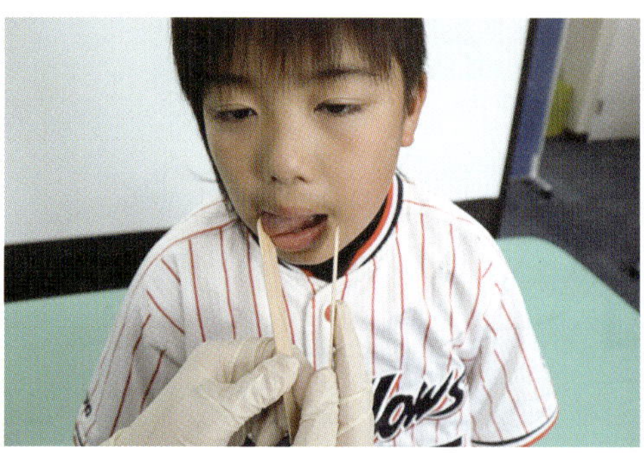

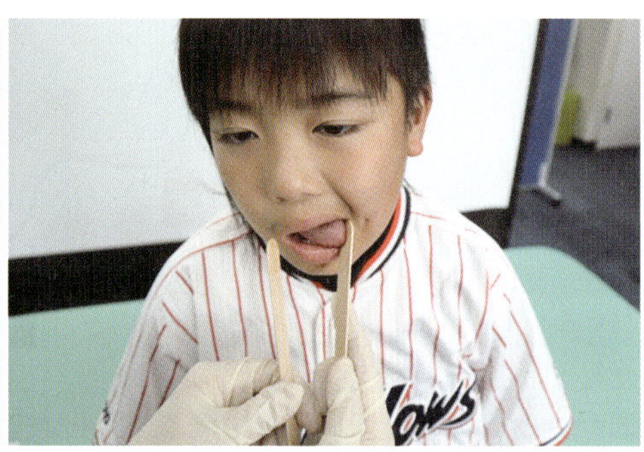

좌우의 설압자에 접촉하도록 한다.

그림 4-5 설압자를 밀게 하는 운동(좌우)

5장 삼킴에 관련된 중재

흡인성 폐렴은 생명에 관련되는 문제이며, 직종에 관계없이 삼킴이나 흡인에 대한 최소한의 지식을 갖고, 자신의 직업영역으로서 흡인을 피하기 위해 무언가를 할 수 있는지를 생각할 필요가 있습니다.

삼킴은 부분적인 수의운동과, 부분적인 반사작용에 의해 조절되고 있으며, 그 중추는 숨뇌(연수)에 있습니다.

1. 음식물 섭취 · 삼킴 동작 그림 5-1 · 그림 5-2

1) 음식물의 인식
2) 입으로 보내기 … 전 구강 단계
3) 씹기와 음식물덩어리 형성
4) 혀 뒤쪽 · 인두에 보내기 … 구강 단계
5) 인두 통과, 식도로 보내기 삼킴 반사 … 인두 단계
6) 식도 통과 … 식도 단계

- 구강 단계, 인두 단계, 식도 단계는 조금씩 서로 겹쳐 있다.

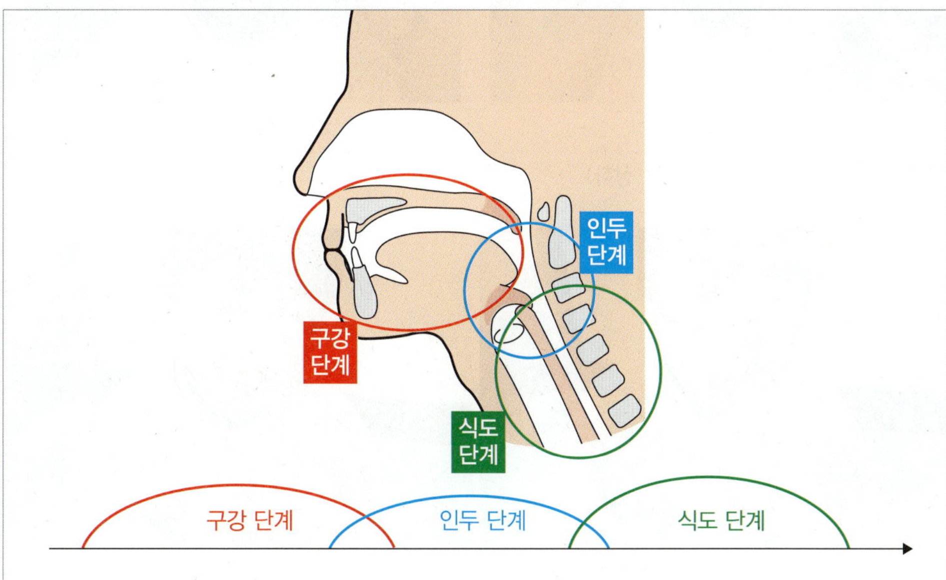

그림 5-1 삼킴의 3단계(Schultz A. et. al. 1979에서 인용)

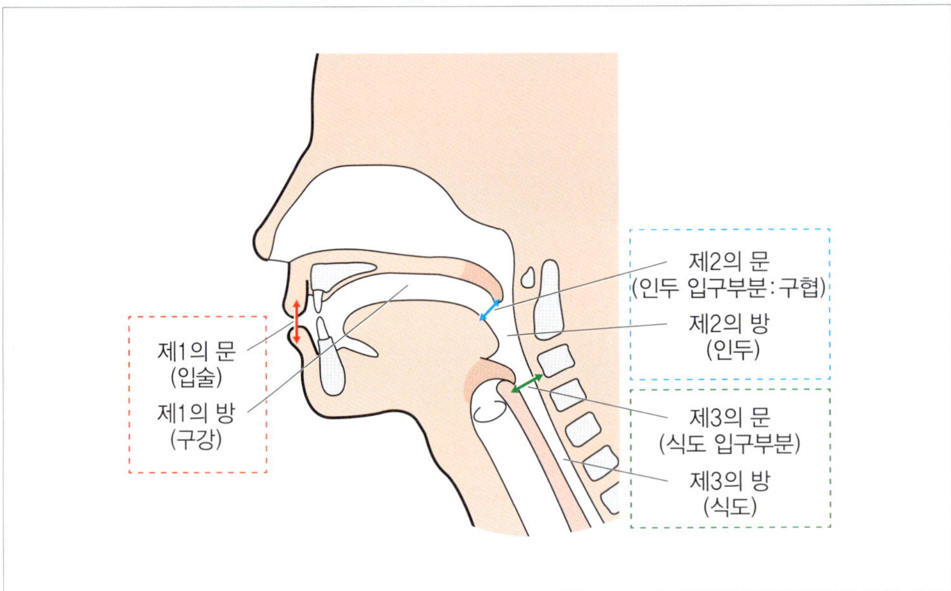

그림 5-2 음식물이 통과하는 3개의 문(door)과 3개의 방(room)

2. 삼킴을 좌우하는 것

1) 인지 – 먹을 준비가 되어 있는가? 그림 5-3

예를 들면, 낮과 밤이 뒤바뀌는 주야역전 현상으로 낮에 멍하니 있다거나, 몸 상태가 너무 안 좋아 음식을 먹을 수 있는 상황이 아니거나, 애초에 음식을 먹을 수 있는 상황이 아닐 때 누구에게나 일어날 수 있습니다. 우선은 먹을 수 있는 상황인가를 확인합니다.

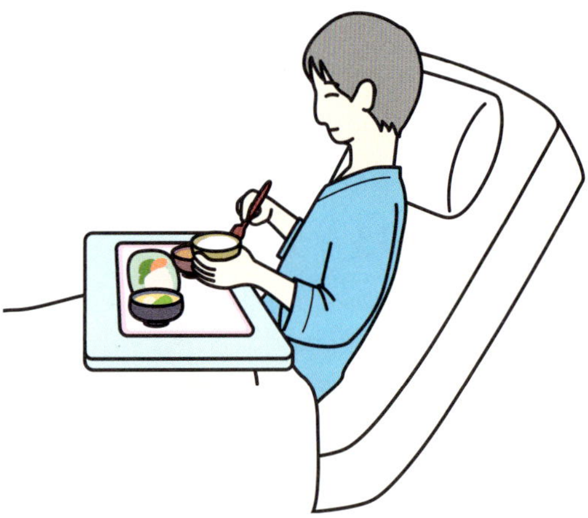

그림 5-3 음식물의 인지

2) 자세·머리의 위치

이 점이 가장 흡인에 작용하는 것이 아닐까 필자는 생각합니다. 둥근등(척추후굴증)이나 머리 앞쪽돌출(Forward head) 등, 많은 사람이 이른바 중간 자세라는 자세를 취할 수 없는 상황 속에서, 음식물을 섭취하면, 흡인을 일으키기 쉽게 합니다. 따라서, 현 상황에서 최선의 자세는 어디인지를 찾아야 한다고 생각합니다.

3) 근육긴장, 목뿔뼈(설골)·방패연골(갑상연골)의 움직임

목이나 턱관절 주위의 근육긴장에 이상이 있으면, 흡인을 일으키기 쉽게 합니다. 목의 긴장이 높으면 목뿔뼈(설골) 주위 근육의 좌우 차이가 있어 움직임이 나빠져 있을 가능성도 있습니다. 이 경우에는 마사지나 스트로크(stroke) 등을 시행할 필요가 있습니다. 또한, 목이나 턱관절 주위의 근육긴장만이 아니라, 전신의 근육 긴장에도 신경을 써야 합니다.

여기서는 아래에 방패연골(갑상연골)의 스트로크를 소개합니다.

- 삼킴의 촉진방법(방패연골의 스트로크) 그림 5-4

방패연골 부근의 경직이 있어, 움직임이 제한되어 있는 경우에 그것을 제거하는 방법을 스트로크라 부르고 있습니다. 목뿔뼈 · 방패연골 부근의 근육을 부드럽게 쓰다듬는 것처럼 마사지를 하여, 방패연골을 아래쪽으로 내리고, 삼킴에 맞춰 신속하게 위쪽으로 당겨 올립니다.

4) 턱관절의 상황

얼굴의 항목에서 본 턱관절의 위치 정렬의 수정을 시행할 필요가 있을지도 모릅니다. 필요하다면, 턱관절에 대한 중재(p.460~참조)를 시행합니다.

5) 혀의 기능, 긴장

혀의 움직임이 나빠 음식물덩어리를 형성할 수 없을 가능성도 생각할 수 있습니다. 필요하다면, 혀에 대한 중재(p.474~참조)를 시행합니다.

6) 구강 내의 환경

건조나 오염, 음식물 찌꺼기 등 다양한 구강 내 문제도 있을 수 있습니다.

7) 삼킴 반사가 일어나고 있는가?

위에서 언급한 모든 항목에 문제가 없음에도 불구하고 잘못 삼키는 경우, 어떤 원인에 의해 삼킴 반사가 일어나지 않을 수 있습니다. 이 경우에는 입을 통한 섭취에 집착하지 말고 어떤 형태로든 좋으니 영양을 섭취하는 방향으로 방향을 전환할 필요가 있습니다.

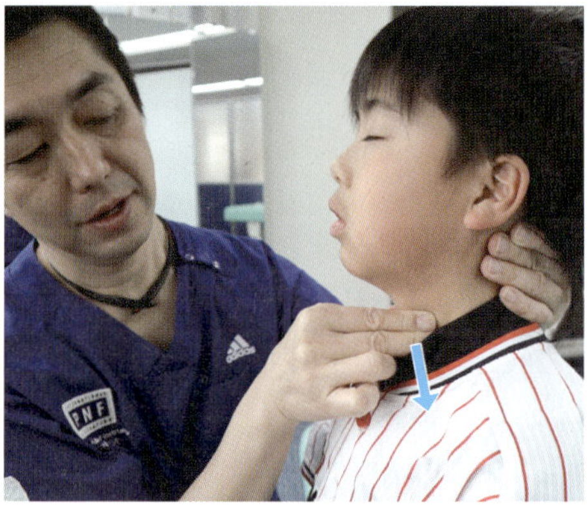

일단 방패연골을 끌어내리시오.

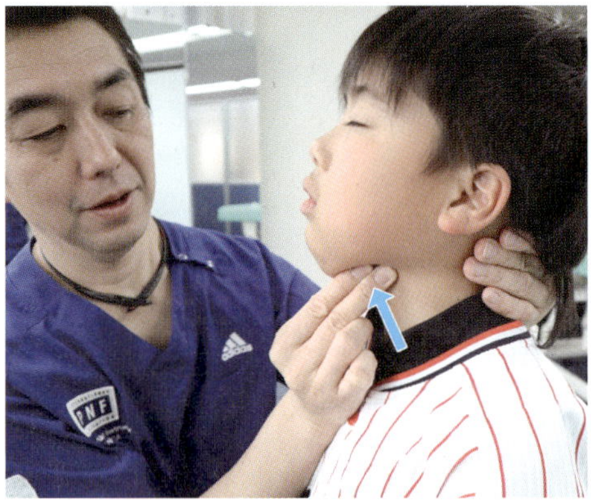

삼킴과 함께 신속하게 당겨 올린다.

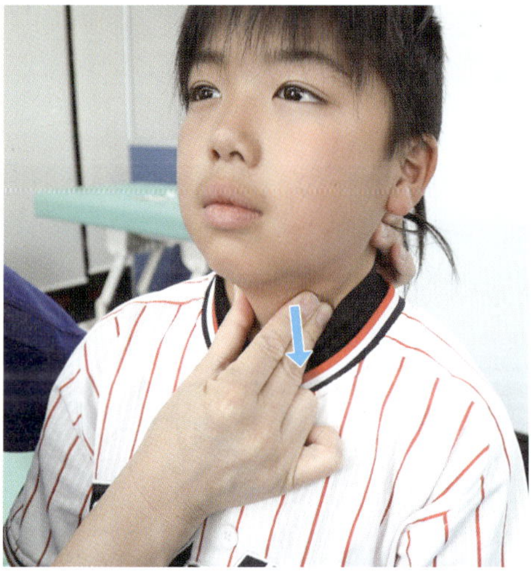

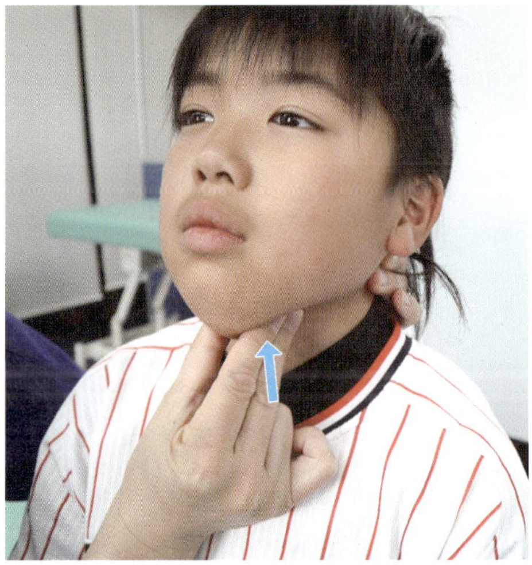

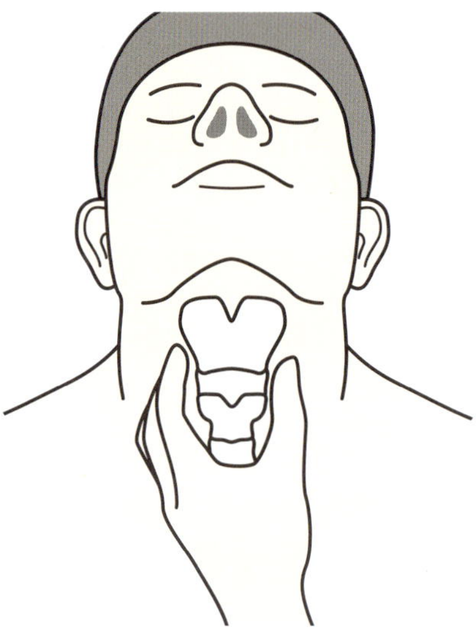

그림 5-4 삼킴의 촉진방법(방패연골의 스트로크)

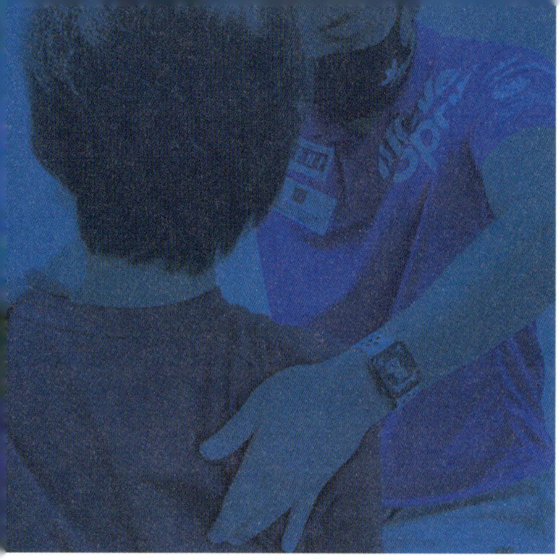

Part 4

제Ⅳ부 평가와 치료의 실제

1장 PNF에서의 평가와 치료

2장 치료의 실제 사례

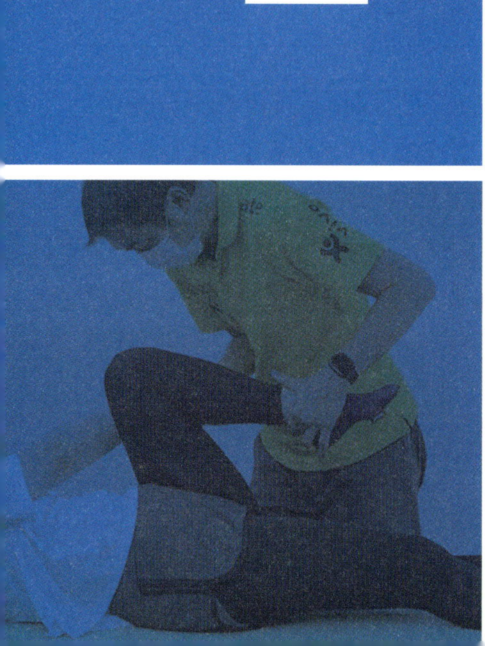

Part 4

제Ⅳ부 평가와 치료의 실제

1장 PNF에서의 평가와 치료

Evaluation and Treatment in PNF

서문

우리 치료사들이 치료를 진행하는 절차로서, 반드시 평가가 있고, 그리고 평가에 근거한 치료가 있습니다. 이것은 물론 PNF도 마찬가지입니다. PNF라고 하면 흔히 시술이나 기법에 집중하기 쉽지만, 모든 시술과 기법은 적절한 평가를 바탕으로 이루어집니다. 하지만, 어떤 시술도, 어떤 기술도 적절한 평가를 바탕으로 이루어질 때 비로소 효과를 발휘할 수 있습니다. 예를 들어, PNF의 패턴이나 기법이 있고, 그것을 잘 사용할 수 있게 되었다고 하더라도, 적절한 평가에 근거하여 사용되지 않는다면, 아무런 의미가 없습니다.

이 항목에서는, 필자가 평소 임상에서 대상자를 앞에 두었을 때, 어떻게 생각하고 어떤 식으로 치료를 진행하는지를 소개합니다. 이 사고방법이나 치료를 진행하는 절차는 근골격계 질환이나 중추질환 등의 질환을 불문하고, 연령과 성별 등의 배경도 불문하고, 재활과 트레이닝, 컨디셔닝 등의 틀에도 구애받지 않는 보편적인 것이라 필자는 생각하고 있습니다. 즉, 어떠한 대상자가, 어떠한 문제와 고민을 갖고 있다 해도, 이 사고 방법을 적용해야 한다는 것을 의미합니다.

1. ICF에 기초한 평가와 치료

2001년에 WHO 총회에서 채택된 ICF(International Classification of Functioning, Disability and Health, 국제기능장애건강분류) 그림 1-1 은, "건강의 구성요소에 관한 분류"이며, 그 전신인 ICIDH(국제장애분류, 1980)가 "질병의 귀결(결과)에 관한 분류"이었던 것에 반해, 새로운 건강관을 제기하는 것이 되었습니다.

그 목적을 한마디로 말하자면, "살아가는 것의 전체상을 보여주는 공통 언어"라 할 수 있습니다. 임상 현장에서는, 다양한 사람들이 다양한 질병을 앓고 있으며, 각각의 사회적인 배경과 개인적 요인에 에워싸여 살아가고 있습니다. 그중에서 무엇이 최선인가를 생각하는 데 있어, 많은 직종이 공통 언어로서 생각하는 기반이 되는 것이라 필자는 생각합니다.

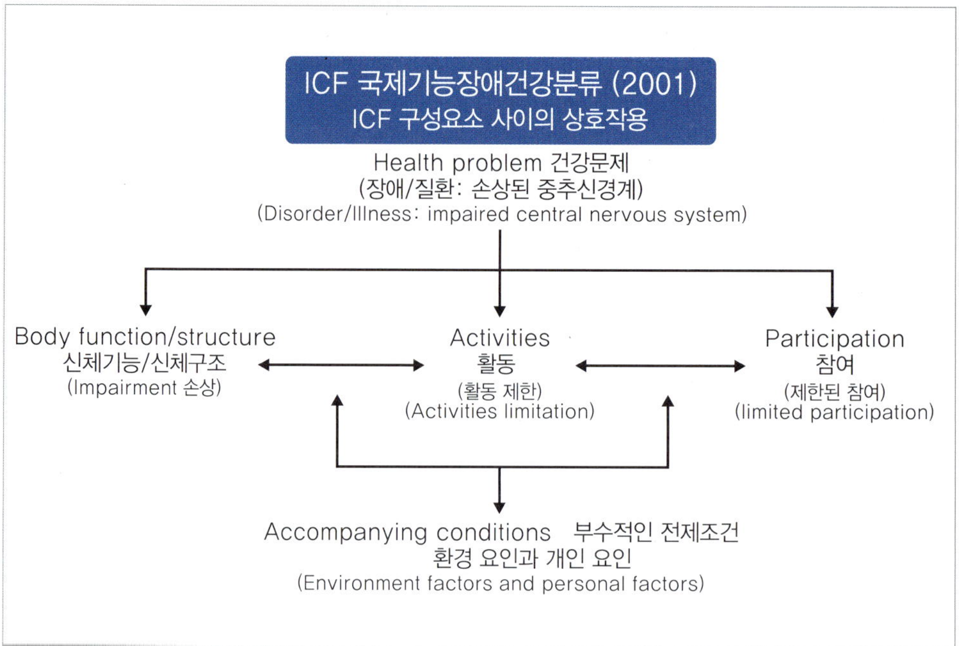

그림 1-1 ICF 국제기능장애건강분류(2001)

ICF는 세 가지 "생활 기능"이 기반으로 되어 있습니다. 즉 신체 기능 · 신체 구조(functions and structure), 활동(Activity), 그리고 참여(Participation)입니다. "생활 기능"에서, 이 세 항목으로 나눈 파악 방법이 세계 공통의 개념으로 되어 있으나, 의외로 올바르게 이해하고 있지 않은 치료사도 적지 않은 것이 현 상황입니다. 이를 바탕으로, 아래에 세 가지 항목의 내용에 대해 설명합니다.

1) 생활 기능

i) 신체 기능 · 신체 구조(생물 수준 · 생명 수준)

생명 유지와 직접 관계되는 신체 · 정신 기능과 구조에 대한 것을 말합니다. 이것은 "신체 기능"과 "신체 구조"를 합친 것입니다. "신체 기능"이란, 예를 들면 손발의 움직임, 정신 기능, 시각 · 청각, 내장 기능 등이 됩니다. "신체 구조"란 손발의 일부, 심장의 일부 등 신체 부분을 말합니다.

재활 분야에서는, 예를 들면 팔다리 마비, 근력저하, 통증, 감각 장애 등이 이 항목에 해당됩니다. 이 항목은 다음의 활동 수준에서, "할 수 없는 것", "할 수 있지만 어려운 것"의 원인이 됩니다.

따라서, **"어느 부위(신체 구조)"의 "어떠한 기능(신체 기능)"이 문제인지를 명확히 함으로써, 치료 대상을 분명히 할 수 있습니다.** 그리고 거기서부터 치료사로서 무엇을 해야 할 것인지가 보이기 시작합니다.

ⅱ) 활동(개인수준 · 생활수준)

생활 행동, 즉 생활상의 목적을 갖고 일련의 동작으로 구성되는 구체적인 행위를 말합니다. 이것은 온갖 생활 행위를 포함하며, 실용 보행 및 기타 ADL만이 아니라, 요리, 청소 등의 가사 행위 · 직업상의 행위 · 여가 활동(취미나 스포츠 등)에 필요한 행위 · 취미 · 생활상 필요한 행위가 모두 포함됩니다.

재활치료에서는 대부분의 경우, 주된 호소가 여기에 해당됩니다. 예를 들어, "다시 걷고 싶다", "젓가락을 마비 쪽으로도 사용하고 싶다", "통증 없이 달리고 싶다" 등, 특히 외래에서 재활을 필요로 하는 경우에는, 주된 호소 사항이 그대로 활동 수준에서의 문제(활동 제한)가 되는 경우가 많습니다.

급성기 재활치료에서는, 활동 수준의 문제가 그 시점에서는 아직 명확하게 정리할 수 없는 경우도 있습니다. 그 시점에서는, 여하튼 지금보다도, 어제보다도 신체 기능을 가능한 한 개선하는 것이 목적이면 좋다고 생각합니다. 그러나, 그 대상자의 병 전 활동 수준이나 요구되는 신체 능력 등을 알고 있다면, 지금 여기서 무엇을 위해 노력하는 것이 현 상황에서는 최선인지는 파악해두어야 합니다.

ⅲ) 참여(사회 수준 · 인생 수준)

가정이나 사회에 참여하고, 거기서 역할을 수행하는 것을 참여 수준이라 부릅니다. 예를 들면, 업무에 복귀하는, 골프를 치는, 반상회의 활동에 참여하는, 부모의 간병을 하는 등을 예로서 들 수 있습니다. **참여란, 사회 참여만이 아니라, 주부로서 또는 어버이로서 가정 내 역할을 수행하는 것이나, 직장에서의 역할, 또는 취미를 위해 참여하는, 스포츠에 참여하는, 지역사회 조직 안에서 역할을 수행하는 등, 문화적 · 정치적 · 종교적 등의 집단에 참여하는 등의 넓은 범위의 것이 포함됩니다.**

재활치료에서는, 예를 들면 계단을 오른다는 활동 수준에 대해서, 자택의 계단을 오를 수 있다면 가사가 모두 가능한 경우가 있습니다. 또한, 평소에 사용하는 전철역의 계단을 오를 수 있으면 회사에 통근할 수 있게 되는 경우도 있습니다. 즉, 활동 제한의 개선과 참여 수준은 밀접한 연관성이 있다는 것을 알 수 있습니다. 이와 같이, 동일한 동작이라도, 그것이 사회배경 안에 있으면, 참여 수준을 넓히게 됩니다. 병원 내의 재활치료실 등은, 그 대상자의 일반적인 사회생활을 영위하는 장소가 아니라, 어디까지나 일시적인 장소라는 것을 잊지 말아야 합니다.

국제PNF협회에서는, 연례 학회의 테마를 "촉진에서 참여로(From Facilitation to Participation)"라고 한 일도 있으며, 단순한 촉진이 아니라 참여 수준까지 고려한 치료를 테마로 하고 있습니다. 이러한 사고방법을 우리들 PNF 강사도 다시 한 번 명심해야 한다고 생각합니다.

2) 부수적인 전제조건

또한 ICF에서는, 어쨌든 위에서 언급한 세 가지 "생활 기능"에만 주목하기 쉽지만, 그 이외에도 "부수적인 전제조건"도 있습니다. 즉 "환경적 요인과 개인적 요인"이 그것입니다.

i) 환경적 요인 Environmental Factors

환경적 요인이라 하면 자칫 건물, 도로, 교통수단, 자연환경과 같은 물적인 환경만을 생각하기 쉽지만 그것만이 아닙니다. ICF는 인적 환경(가족, 친구, 직장 동료 등), 태도나 사회적 의식으로서의 환경(사회가 생활기능이 저하한 사람을 어떻게 바라보는가, 어떻게 대하는가, 등), 그리고 제도적 환경(의료, 보건, 복지, 간병, 교육 등의 서비스 · 제도 · 정책)도 포함하여, 폭넓게 환경을 파악하고 있습니다.

우리들이 임상에서 **만나는 대상자들은 각각 다른 환경적 요인의 과제가 있고, 누구 한 사람도 같은 환경의 사람은 없습니다.** 이것은 즉 모두가 각각 다른 사정을 갖고 있다는 것을 의미합니다. 우리들 의료 종사자는, 그들의 다양한 사정을 핑계로 삼아서는 안 된다고 명심할 필요가 있습니다.

ii) 개인적 요인(Personal Factors) - 개성의 존중

개인적 요인이란, 그 사람 고유의 특징을 말합니다. 연령, 성별, 민족, 생활내력(직업 경력, 학력, 가족력 등등), 가치관, 생활양식, 등의 예를 들 수 있습니다. 이 개인적 요인은 "개성"에 가까운 것이며, 그 대상자의 개성을 존중해야 한다는 것이 강조되고 있습니다.

필자의 임상에서도 정말 다양한 대상자가 있다는 것을 매일 통감합니다. 예를 들면, 통증에 대한 문턱값(역치) 하나만 보더라도 사람에 따라 전혀 다릅니다. 일반적으로는, 여성이 통증에 잘 견딘다고 일컬어지고 있으나, 여성이라도 통증에 약한 사람이 있는가 하면, 남성에서도 통증에 강한 사람이 있습니다.

필자는 "개별성"이라는 키워드를 강습회 중에 자주 언급합니다. **임상에서는 개별성이 있는 것이 보통이며, 그 대상자에 맞춰서 그 개인의 만족을 위해 우리 의료인들은 고민해야 한다고 생각합니다.** "이 정도면 괜찮겠지"라는 수준은 의료인이 생각하는 수준과 대상자가 생각하는 수준은 반드시 일치하지 않을 수 있습니다. 그것이 개별성입니다. 나의 가치관을 상대방에게 강요해서는 안 됩니다.

2. 평가와 치료의 흐름

이제까지 ICF의 사고 방법에 대해 설명하여왔는데, 이제부터 이 사고 방법에 기초한 평가와 치료에 대해 설명합니다. 필자가 실제의 임상에서 시행하고 있는 평가와 치료는, 다음의 항목입니다. 이것이 실제 치료의 흐름이며, 필자는 어느 대상자를 진료할 때도 이 흐름을 따라 평가와 치료를 진행합니다 표 1-1 .

표 1-1 평가와 치료의 항목

(1) 진단명
(2) 활동 제한(Activity Limitation: AL)
(3) 원인이 되는 손상의 가설(Hypothesis of Causal impairment: CI)
(4) 활동 제한을 위한 검사
(5) 원인이 되는 손상을 위한 검사
(6) 치료에서 힌트가 되는 아이디어
(7) 실제 치료의 전개
(8) 원인 손상에 대한 재검사
(9) 활동 제한을 위한 재검사
(10) 고찰 · 다음 번 치료를 위해 · 가정운동(home exercise)의 지도

1) 진단명

보험 의료에서 시행하는 재활치료라면 필수 항목으로, 재활 대상자에게는 무언가의 진단명이 붙습니다. 즉, 무언가의 질병이 있고, 그로 인해 기능저하나 생활상의 장애 요인이 존재할 경우, 우리 치료사들에게 재활치료 처방이 나옵니다.

다만, 여기서 주의해야 할 것이 있습니다. 그것은, **실제로 재활치료를 시행함에 있어서, 진단명이 "○○○○"이니까 이 재활치료를 한다는 것 같은 단순한 끼워 맞추기 작업을 하지 않는 것입니다.** 그림 1-2 .

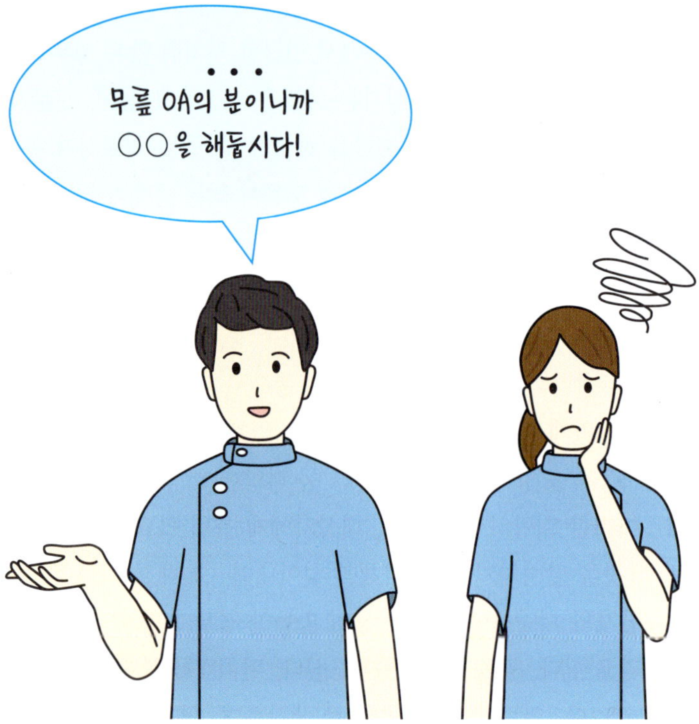

그림 1-2 진단명으로 치료 프로그램을 결정해서는 안 된다.

고려해야 할 것은, 그 진단명에서 예측되는 기능저하는 무엇인지를 생각하는 것, 그리고 그것이 실제로 일어나고 있는 것과 차이가 있는지, 없는지를 파악하는 것입니다. 당연히 그 당시의 현재 병력 이외에, 과거에 관련되는 병력이 있으면 그것을 확인합니다. 영상으로 알 수 있는 것과 시진 · 촉진 · 문진으로 확인할 수 있는 것이 반드시 일치하지 않는다는 것은, 의료 종사자라면 누구나가 알고 있는 사항입니다. 추측, 편견, 선입관, 이들은 임상에서 치료사의 눈을 흐리게 하는 큰 적입니다.

특히 중추신경 질환에 대해서, 필자는 뇌의 기능적 국소화 등 미세한 부위의 손상에 따른 예후 예측 등은, 너무 신뢰하지 않도록 하고 있습니다. 인간에게는 누구라도 가능성이 있고, 특히 뇌에 관해서는, 블랙박스라고도 불릴 만큼 100% 해명되어 있는 것은 아니기 때문입니다. 이제까지의 임상 경험에서, 영상으로는 설명할 수 없는 것 같은 회복을 보인 많은 사례가 그것을 알려주었습니다. 뇌에 대해서 틀림없이 말할 수 있는 것은 **"체념하면 그 이상의 회복은 기대할 수 없다"**라는 극히 당연한 것뿐입니다.

2) 활동 제한 Activity Limitation: AL

ICF의 활동 수준에서의 제한을 말하며, 앞에서 언급한 것처럼 많은 경우는 대상자의 주된 호소가 이에 해당합니다. 즉, 재활 대상자는 이것을 해결하고 싶어, 전문가를 찾게 됩니다. 따라서, 방법이 무엇이든, 이 활동 제한을 해결할 수 있는 치료사가 유능한 치료사이고 해결할 수 없는 치료사는 적어도 대상자에게 도움이 되는 존재가 되지 않는다는 것입니다.

재활 분야에서의 활동 제한은, 다양합니다. 자립 보행을 할 수 없는, 계단을 내려갈 때 무릎이 아픈, 마비가 있어 식사를 능숙하게 할 수 없는 등, 다양한 문제(활동 제한)가 존재합니다. 대상자와의 대화를 심화시키면, 다시 보통으로 걸을 수 있게 되고 싶다, 통증 없이 계단을 내려갈 수 있게 되고 싶다, 통근을 할 수 있게 되고 싶다, 손자손녀를 안을 수 있게 되고 싶다, 식사동작을 양손으로 하고 싶다 등 다양한 희망사항이 있다는 것을 알 수 있습니다 그림 1-3 . 이러한 희망사항 중에서, 대상자에게 특히 필요성이 높은 활동은 무엇인가를 생각하고, 그것을 달성하기 위한 과제를 찾아내어, 그 해결책을 대상자와 함께 모색합니다. 또한, 대상자의 희망사항은 ADL상의 활동인 경우가 많지만, 스포츠 선수의 경우가 되면, 빨리 달리고 싶다, 공을 멀리 던지고 싶다, 펀치력을 붙이고 싶다 등 경기에 따라 희망사항이 달라집니다. 의료라는 관점만으로 생각하면, 약간 위화감을 느끼는 희망사항일지도 모릅니다. 그러나, 어느 쪽도 활동 제한으로서 생각하면, 그 대상자의 희망사항이라는 의미에서는 같은 것이 됩니다.

이것이 **치료나 재활치료라는 틀이 되건, 트레이닝이나 컨디셔닝이라는 틀이 되건, 활동 제한을 해결한다는 것이 우리 치료사들의 최대의 사명입니다.**

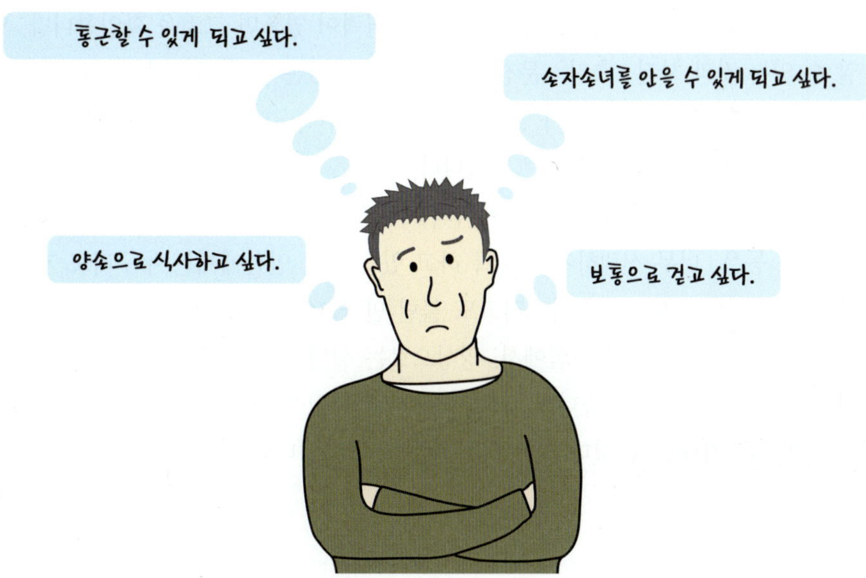

그림 1-3 대상자의 다양한 희망사항

3) 원인이 되는 손상의 가설 Hypothesis of Causal Impairment: CI

활동 제한이 명확해지면, 그 다음에 시행하는 것이 왜 그 활동 제한이 일어나 있는지, 그 원인을 찾는 것입니다. ICF 중의 신체 기능 · 신체 구조 중에서 원인을 찾는 것입니다 그림 1-4 . **임상적 추론(Clinical Reasoning)이 중요하다고 흔히 일컬어지고 있으나, 활동 제한에서 원인이 되는 손상을 생각하는 것은 다름 아닌 임상적 추론입니다.**

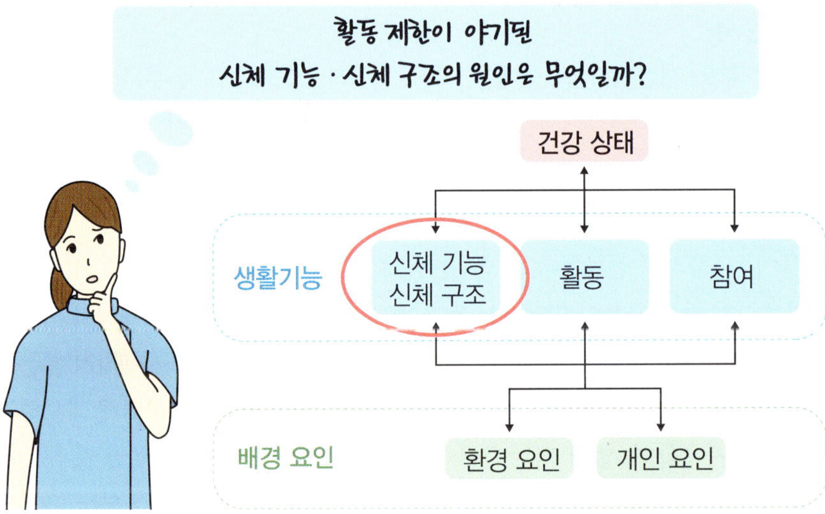

그림 1-4 ICF의 신체 기능 및 신체 구조에서 원인을 찾는다.

i) 주요 원인의 가설

그 원인이 되는 요인인데, 원인이 되는 것은 하나라고는 할 수 없습니다. 여러 가지 원인이 복잡하게 얽혀 하나의 활동 제한을 유발합니다. 그렇다면 가장 큰 원인은 무엇인지, 먼저 해결해야 할 원인이 되는 요인은 무엇인지를 생각하는 것이 중요합니다. 즉, 여러 가지가 있는 활동 제한의 원인 중에는 주요 원인과 보조적 또는 부차적 원인이 있을 수 있습니다. 따라서, **우선 활동 제한을 유발하는 주요 요인인 것을 찾아내는 것은 치료사로서 중요한 기술이며, 이것은 치료사가 하는 일의 묘미이기도 합니다.**

예를 들어, 계단을 내려갈 때 무릎이 아픈 사례가 있었다고 해서, 그 원인이라 생각되는 것은 넙다리네갈래근의 근력 저하, 큰 · 중간볼기근 근력 저하, 종아리세갈래근 근력 저하, 몸통 근력 저하, 이들 근육의 근육출력 타이밍의 지체, 무릎 외반 정렬(있다고 하면 어느 근육의 단축이 원인인가), 발목관절 등쪽굽힘 제한, 몸 중력중심이 뒤쪽에 남는 고유감각 저하 등 가능성을 생각하면 끝이 없습니다. 이들 가능성 중에서, 실제의 계단 층계 내려가기 동작을 보거나, 문진을 하거나, 촉진을 하는 중에 원인이 되는 것 중, 최우선으로 치료해야 할 주요 원인을 찾아갑니다.

필자가 시행하고 있는 국제 PNF협회 인정 기초과정에서의 치료 실습에서는, 4일간에 걸쳐 실제 사례(환자/대상자)에 대해 2~3명이 치료 계획부터 실제의 치료까지 시행하게 하지만, 우선 원인이 되는 요인으로서 무엇이든 괜찮으니 하나를 열거한다는 것을 목표로 내걸고 있습니다. 실제의 임상에서는, 우선 원인이 되는 요인을 열거하는 것부터 연습하면 좋을 것입니다. 그리고, 그 중에서 특히 무엇이 주요 원인인지를 파악할 수 있는 능력을 가설 검증을 통해 키워가는 것이 필요하다고 필자는 생각합니다.

ii) 가설의 순서

여러 가지 활동 제한의 원인 중에는, 주요 원인과, 보조적 또는 부차적 원인이 있다는 것을 설명했지만, 실제 치료에서는 반드시 주요 원인부터 시작해야 하는 것은 아닙니다. 모든 일에는 적절한 순서가 있고, 순서를 잘못 선택하면 올바른 선택을 하더라도 정답에 도달하지 못할 수도 있습니다.

예를 들어, 근골격계 질환에서, 근육 단축으로 인해 근육의 정렬이 잘못되어, 사용하는 근육과 사용하지 않는 근육이 발생하는 일은 흔히 있습니다. 이러한 사례에서 사용하지 않는 근육이 동작을 방해하는 주요 원인이라 생각한 경우에도, 갑자기 사용하지 않는 근육을 작동시키려고 해도 잘 되지 않을 수 있습니다. 애초에 정렬 불량으로 인해 과도하게 작용하는 근육이나 사용할 수 없게 되는 근육이 생기기 쉽기 때문입니다. 이런 경우에는, 우선 단축된 근육을 이완시키고 위치관계(정렬)를 바로 잡은 후, 사용할 수 있는 근육을 작동시키는 것이, 목표로 하는 근육을 효과적으로 촉진할 수 있습니다. 위치 관계를 바로잡는 것만으로도 사용되지 않던 근육이 작동하기 시작하는 경우도 종종 볼 수 있습니다. 이렇게 모든 일의 순서가 있고, **가설의 순서를 정하는 것도 임상 추론의 하나가 되는 것입니다.**

iii) 가설의 주의할 사항

원인이 되는 요인의 가설을 세울 때에 주의해야 할 것이 있습니다. ICF에서의 신체 기능 · 신체 구조가 그 항목에 해당되지만, "구조"와 "기능"이란 완전히 다른 것이라는 것에 주의해야 합니다.

"구조"란 **"신체 부위"**를 말하고, 신체 중의 어느 부위인지를 가리키고 있습니다. 즉, 넙다리네갈래근, 종아리세갈래근과 같은 근육이거나, 무릎관절, 엉덩관절과 같은 관절이거나, 고유 감각이나 자세 지남력장애의 경우는 뇌가 됩니다.

그리고 "기능"이란 **"작용"**에 대한 것이기 때문에, 넙다리네갈래근(구조)의 근력저하나 무릎관절(구조)의 폄 제한 등의 표현이 이에 해당합니다.

이와 같이 원인이 되는 요인을 생각할 때는, 어느 "신체부위"의 어떠한 "작용"이 부족한지를 생각하면 좋을 것입니다. 임상의 현장에서, 대상자의 무엇을 개선하고 있는지가 명확하지 않은 치료사를 관찰하면, **"신체 부위"**와 **"작용"**의 어느 쪽인가의 관점이 결여되어 있는 경우가 많다고 필자는 느끼고 있습니다. 예를 들어, 몸통에 문제가 있다 해서 아무튼 몸통을 치료하고 있는 치료사는 흔히 볼 수 있습니다. 그러나 관찰해보면, 몸통의 어떠한 **"작용"**(기능)에 문제가 있는지를 잘 생각하지 않는다는 것은 흔히 있는 일입니다. 이 경우는, 어떠한 **"작용"**(기능)에 문제가 있는지의 관점이 빠져 있다고 말할 수 있습니다.

또한, 협응성에 문제가 있기 때문이라고 설명하지만, 무엇과 무엇이 협응하지 못하는지 파악하지 못하는 경우도 종종 있습니다. 이 경우는, 어느 **"신체 부위"**(구조)에 문제가 있는지의 관점이 빠져있다고 할 수 있습니다.

위와 같은 헷갈림은, 특히 젊은 치료사에게는 흔히 있는 일입니다. 따라서, ICF의 신체 기능 · 구조 수준에 적용시켰을 때에, 무엇이 가장 문제가 되어 활동 수준의 어려움을 일으키는지를, 항상 어느 **"신체 부위"**의, 어떠한 **"작용"**이 부족하여 있는가라는 관점에서 생각하도록 지도하고 있습니다.

4) 활동 제한을 위한 검사

활동 제한과 원인이 되는 요인의 가설이 세워지면, 치료 전 상태를 기록으로 남기기 위해 검사를 시행합니다. "활동 제한을 위한 검사"는, 그 활동이 어떻게 제한되어 있는지를 증명하기 위한 것이며, 가능한 한 실제의 활동일 것이 바람직합니다.

예를 들어, 계단을 내려갈 때 무릎이 아프다는 활동 제한이라면, 통증의 정도를 VAS나 NRS로 점수화하는 것이 검사가 됩니다. 또는 20cm의 층계 차이면 아프고, 16cm면 괜찮다는 것처럼, 어느 정도의 높이에서 통증이 나타나는지도 검사로서는 객관성이 있습니다 그림 1-5-a .

어깨가 아파 빨래를 양손으로 널 수 없다는 활동 제한이라면, 실제의 빨래를 너는 동작을 시행하고, 바닥에서 몇 cm까지의 높이라면 통증 없이 올릴 수 있는지를 측정합니다 그림 1-5-b .

아무튼, 활동을 "할 수 없다"는 상태를 나타낸다는 것이, 활동 제한을 위한 검사의 중요한 부분이 됩니다.

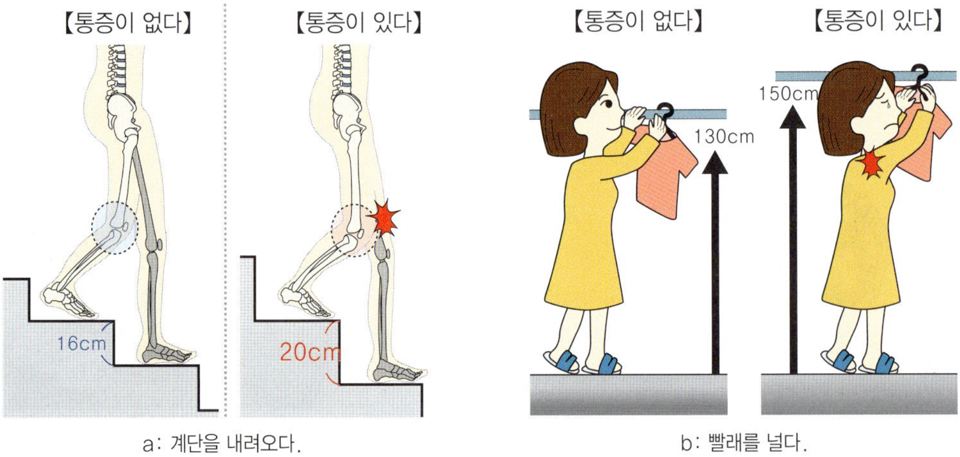

그림 1-5 활동 제한을 위한 검사

5) 원인이 되는 손상을 위한 검사

활동 제한을 위한 검사가 실제의 활동을 시행하여 평가하는 것에 반해서, "원인이 되는 요인의 검사"는, 우선 무엇이 원인이 되는 요인의 가설이 되는지를 특정하지 않으면 시작되지 않습니다.

관절가동범위 제한이 원인이라고 가정하면 그 가동범위를 측정하고, 근력 저하가 원인이라고 가정하면 근력을 측정하는 것입니다. 필자는 근력을 측정할 때에, namba(南波) 제작소에서 제작한 Power gage를 사용하고 있습니다 그림 1-6 . MMT로 3에서 4로 상승했다 등의 표기로는 대상자 본인에게 전달되기 어렵지만, 5kgf였던 것이 중재 후에 8kgf가 되었다고 말하면 대상자의 동기부여가 높아집니다.

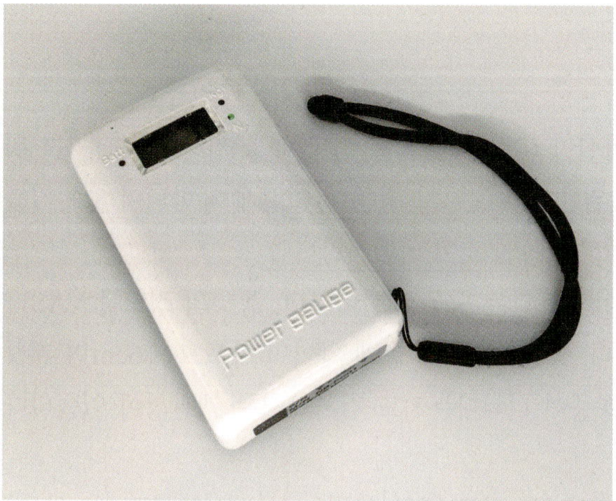

namba제작소 "Power gage"
¥19,800(세금 포함)

그림 1-6 근력 측정(namba제작소에서 제작한 Power gage)

최근에는 무선 근전계(wireless electromyograph)도 소형 경량화가 되어, 근육 출력 타이밍의 지체가 원인이 되는 요인인 경우의 문제의 가시화에 도움이 되고 있습니다. 근전계(TS-MYO)는 iPad나 iPhone으로 측정할 수 있기 때문에, 영상과 데이터가 동기화될 필요가 없어 매우 간단하게 근육의 출력을 측정할 수 있습니다 그림 1-7 · 그림 1-8 .

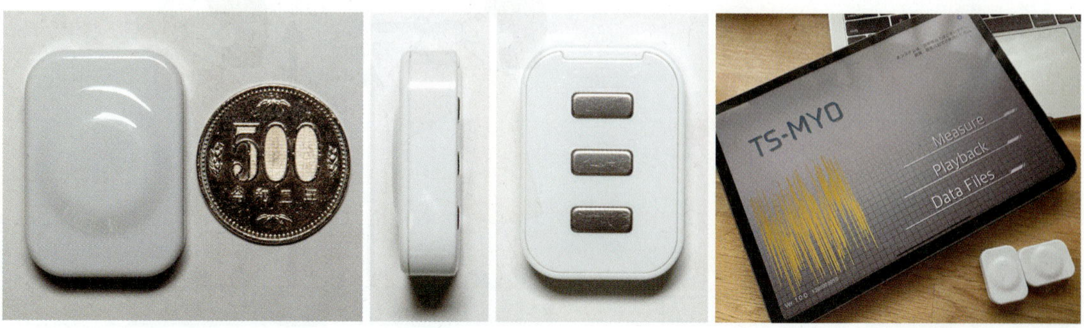

근전계(TS-MYO) (トランクソリューション주식회사)

그림 1-7 무선 근전계 "TS-MYO"

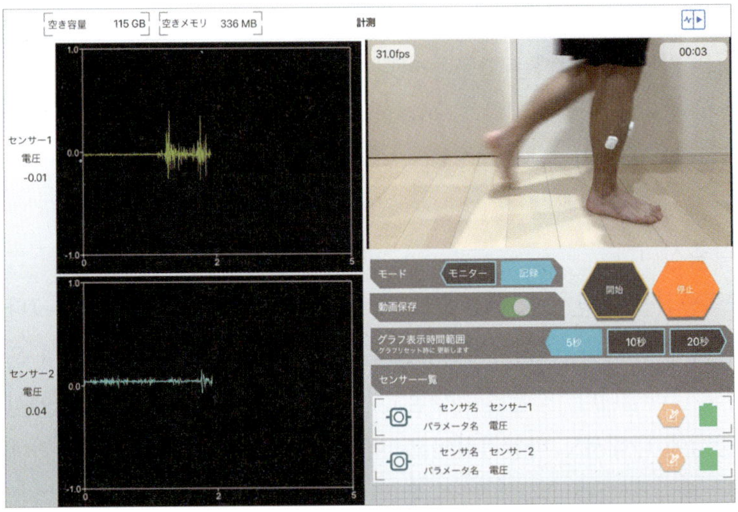

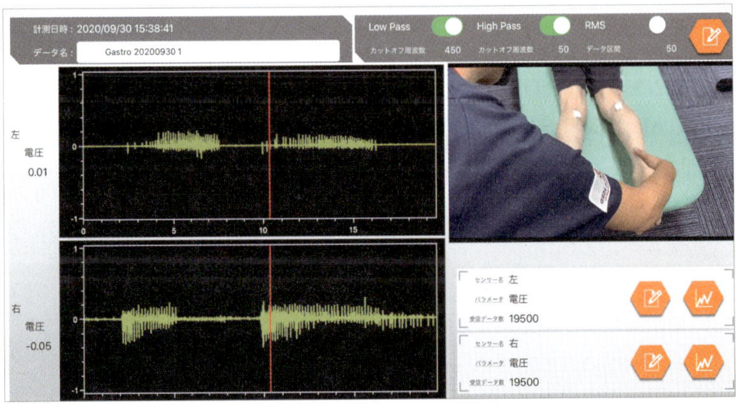

근전계(TS-MYO)를 사용한 장딴지근 안쪽갈래(비복근내측두)의 측정(무릎 굽힘 운동 때)
왼쪽 변형성 무릎관절증으로 왼쪽의 활동이 저하하여 있다.

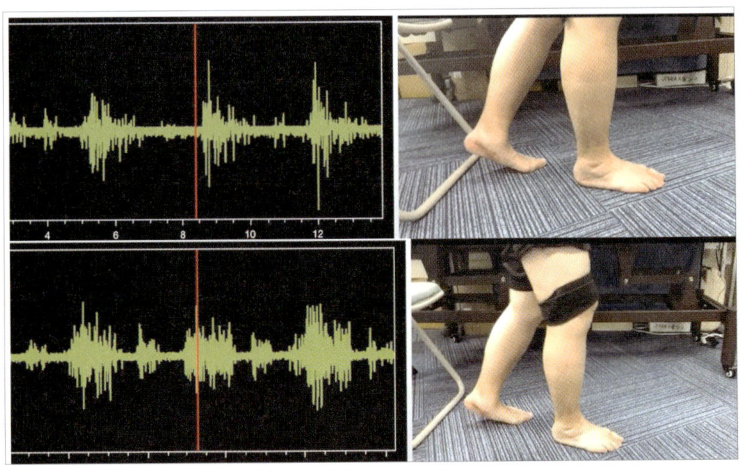

부하 반응기에서의 안쪽넓은근의 작용을 본다(오른쪽 변형성 무릎관절증).
(위) PNF 시행 전: 안쪽넓은근의 활동이 지체하여 있다.
(아래) PNF 시행 후: 안쪽넓은근이 작동하고 있다.

그림 1-8 "TS-MYO"를 사용한 근육 출력의 측정

6) 치료에서 힌트가 되는 아이디어

실제 치료 현장에서는 천천히 생각하는 항목은 아니지만, 항상 고려해야 할 요점이라고도 말해야 하는 것이, 바로 이 아이디어입니다. 아래에 소개하는 아이디어의 관점을 바탕으로, 어떤 치료를 할 것인가를 고찰해 보겠습니다.

ⅰ) 지지기저면과 중력중심

지지기저면이나 중력중심을 어떻게 설정하는지를 생각하면서 치료하는 치료사는, 그다지 많지 않을지도 모릅니다. 그러나, 지지기저면이 넓은지, 좁은지에 따라, 안정성이나 운동성은 달라 치료효과도 달라집니다. 또한 중력중심도 누운 자세에서는 낮고, 선 자세에서는 높아집니다. 중력중심에 대해서도 마찬가지이고, 어느 높이에서 운동을 시행하는가에 따라, 같은 운동이라도 의미가 다릅니다. 따라서 우리들 치료사는 대상자의 상황에 따른 지지기저면과 중력중심의 환경 설정을 고려할 필요가 있는 것입니다.

지지기저면이 넓다는 것은, 침대 위에서의 누운 자세 수준의 치료라는 것이 되고, 즉 중력중심이 낮은 운동을 의미합니다. 재활치료실에 데리고 오면, 우선은 반듯이 누운 자세를 취하는 것이 일상(routine)이 되어있지는 않습니까? 이러한 주위에 있는 치료사도 그렇게 하고 있다는 이유로, 무심코 루틴이 되어있는 경우가 많습니다 그림 1-9 . 그래도, 왜 처음에 반듯이 누운 자세인가? 원래 누운 자세 수준에서 시작할 필요가 있는 것인가? 이러한 것을 항상 추론하면서, 대상자에게 최상의 환경을 고려하는 치료사이었으면 합니다.

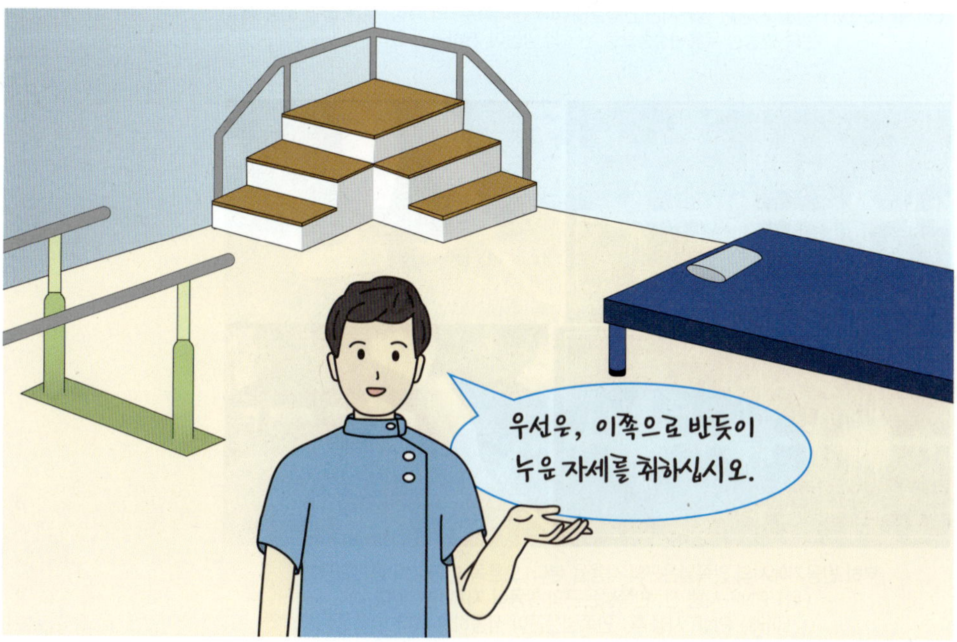

그림 1-9 일상(routine)으로 되어있는 치료 프로그램

ii) 열린 운동연쇄(OKC) / 닫힌 운동연쇄(CKC)

몸쪽(근위)을 고정하고 먼쪽(원위)을 움직이는 것이 OKC 그림 1-10-a, 그 반대로 먼쪽을 고정하고 몸쪽을 움직이는 것이 CKC가 됩니다 그림 1-10-b. 무릎을 펴면서 하는 다리의 폄 · 벌림 · 안쪽회전 패턴은 OKC이지만, 마찬가지 활동을 CKC로 시행하면, 일어서기가 됩니다. 어떤 활동을 시행하였다면 대개의 경우, OKC이면 CKC, CKC이면 OKC라는 반대의 활동이 존재합니다. 잘 목표를 세운 활동을 이끌어낼 수 없을 때는, 이것을 반대로 하면 잘 되는 경우도 있습니다.

또한, 편마비 사례에서는 신체의 몸쪽 부위가 낮은 긴장, 먼쪽 부위가 과다 긴장인 경우도 적지 않습니다. 우선은 몸쪽 부위의 활동성을 올린 다음에 팔 뻗기(reach) 동작 등 먼쪽 활동을 하는 등 치료 방향성의 순서도 고려해야 합니다. 이러한 것을 이해하면, 예를 들어 몸쪽 부위의 긴장을 이끌어내고 싶은 사례에서, OKC의 운동에서는 긴장을 이끌어낼 수 없는 경우, CKC의 운동을 선택할 수 있습니다.

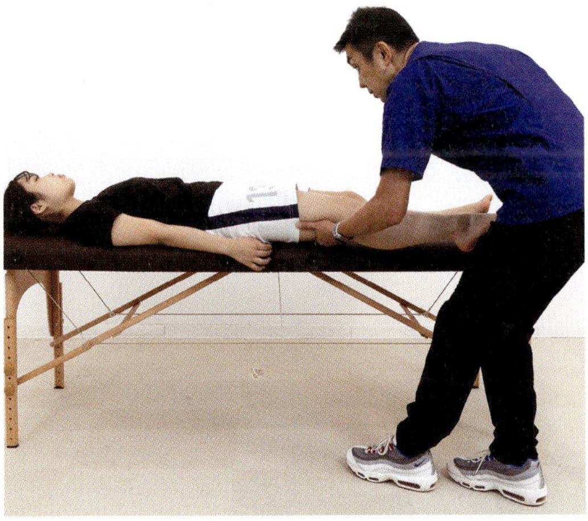

a: 열린 운동연쇄

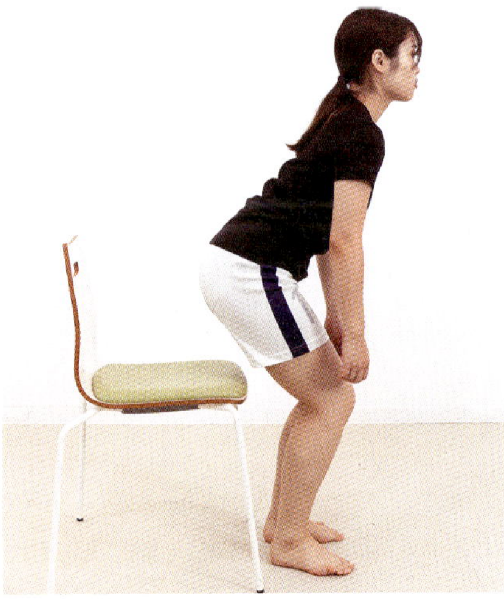

b: 닫힌 운동연쇄

그림 1-10 열린 운동연쇄와 닫힌 운동연쇄

iii) 정적(static) / 동적(dynamic)

필자는 많은 시설의 재활치료실을 보아왔습니다. 시설에 따라서 활기가 있는 재활치료실도 있는가 하면, 조용한 재활치료실 등 다양합니다. 그리고 많은 외국인 강사의 치료도 견학하였는데, 대개 외국인의 치료는 다이내믹하고 일본인의 치료는 조용합니다. 어느 쪽만이 좋다고는 말할 수 없으나, 보행과 움직임을 수반하는 것이 목표인 경우, 조용한 치료만으로 괜찮은 것일까…라 생각하였으면 합니다.

대상자의 상태나, 시행시키는 운동의 종류에 따라서, 분위기를 바꿀 필요가 있습니다. 예를 들어, 여러분이 여러분 가족의 보행 연습을 할 때에, 치료사가 아무 말 없이 촉진을 가하고 있다면 어떻게 느낍니까? 동적으로 연출하면서 촉진하는 쪽이 많은 자극이 입력되고, 할 마음이나 활기도 일어난다고 생각하지 않습니까. 반대로, 상황에 따라서는 조용한 분위기에서 시행하는 쪽이 효과적인 경우도 있을 것입니다. 즉, 우리 치료사들은 언제나 그 장소의 분위기를 의식하면서, 선택적으로 치료를 진행시키는 것이 필요합니다.

iv) 직접적/간접적

장애가 있는 부위를 직접적으로 치료하는가, 그렇지 않으면 간접적으로 치료하는가도 고려해야 할 점입니다. 간접적 치료가 좋다고 생각되는 경우는, 예를 들어 마비가 있어 직접적으로는 움직이게 할 수 없는, 통증이 있어 직접 움직이면 아픈 사례 등이 상정됩니다 그림 1-11 . 운동을 능숙하게 이끌어낼 수 없을 때에, 직접적으로 운동을 이끌어내는 것이 좋은지, 또는 간접적으로 이끌어내는 것이 좋은지, 이러한 관점이 있는 것만으로 치료의 선택지를 증가시킬 수도 있습니다.

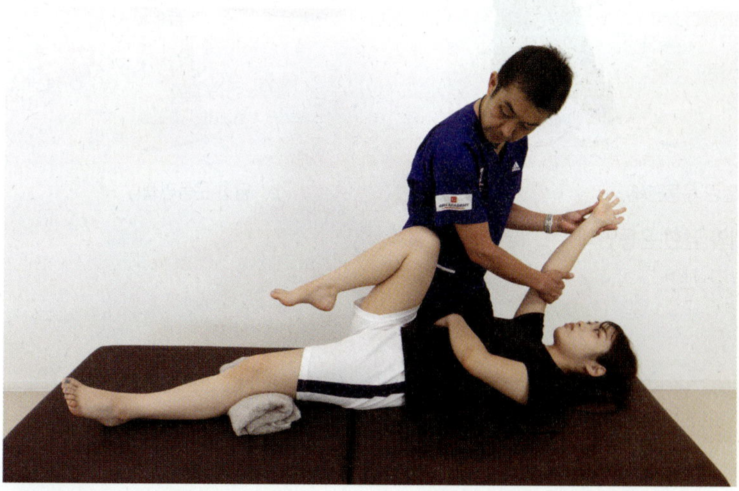

그림 1-11 간접적 치료

v) 항중력/종중력(중력을 따르는)

중력에 대해 대항하는지, 아니면 따르는 것인지도 큰 고려사항입니다. 예를 들어, 웅크림(squat) 동작을 하고 있을 때, 엉덩관절 폄근군은 항중력 활동을 하고 있으나, 굽힘근군은 종중력 활동을 하고 있습니다 그림 1-12 . 항중력 활동 쪽이 부하가 커서 힘든 것 같은 이미지를 갖게 될지도 모릅니다. 그러나, 실제로는 종중력 활동 쪽이 운동을 인식하는 것이 대상자에게는 어려운 일이 많고, 부적절한 보상이 발생하거나, 목표로 한 것과는 다른 근육 활동이 일어나기 쉽기 때문에 주의가 필요합니다.

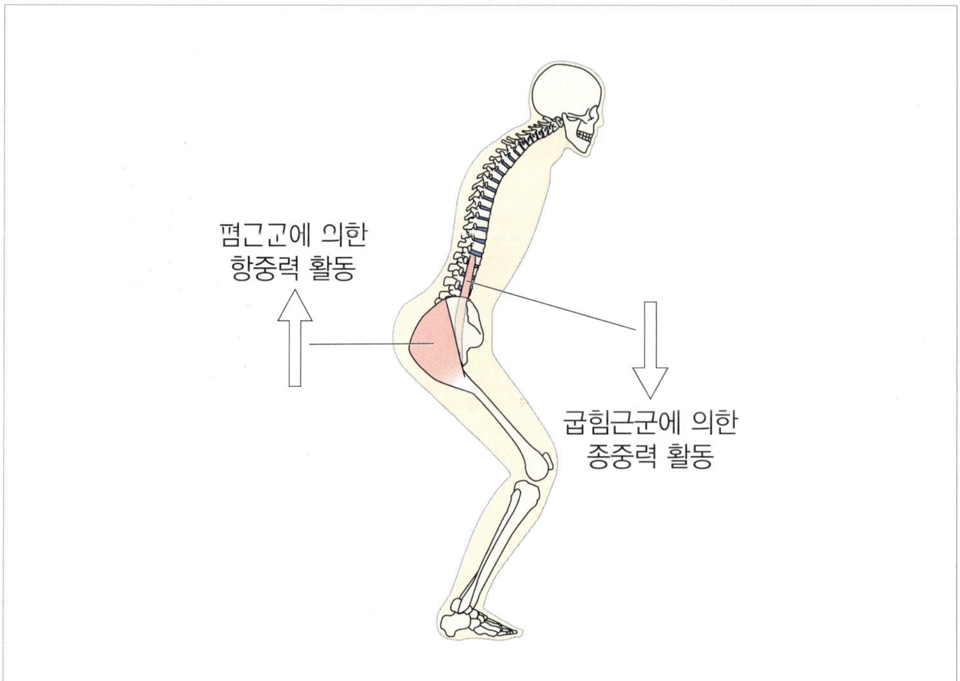

그림 1-12 웅크림(squat) 동작에서의 항중력 활동과 종중력 활동

7) 실제의 치료 전개

이제까지, 치료 대상을 무엇으로 하는지를 "신체부위", "작용"의 측면에서 평가를 해왔습니다. 실제의 치료는, 어떤 자세에서 시행하는가, PNF 패턴, 매트 활동, 보행 중재의 세 가지 중에서 무엇을 시행하는지를 치료사가 대상자의 상황에 따라서 선택합니다. 그리고, 선택한 운동을 최대한으로 활용하기 위해, 어떤 기법을 사용하는지를 치료사가 결정합니다.

이러한 실기 및 기법을 선택한 후, 필자는 특히 **i) 자세**, **ii) 패턴 · 활동**, **iii) 기법**의 세 가지를 배려하여, 실행하고 있습니다.

i) 자세 Position

같은 패턴의 운동을 시행시키는 경우에도, 침대 위에서 시행시키는가, 앉은 자세에서 시행시키는가, 선 자세에서 시행시키는가에 따라, 그 의미가 달라집니다 그림 1-13 .

예를 들어, 어깨의 앞쪽 올림 패턴을 시행하는 경우, 보통은 옆으로 누운 자세 등에서 시행합니다. 그러나, 보행 입각단계에 깊이 내려감이 있는(가라앉는) 사례에 사용하는 경우는, 항중력 자세에서의 활동을 촉구하면서, 이 운동을 시행하는 경우도 많이 있습니다. 예를 들면, 가장자리에 걸터앉은 자세에서 한쪽 궁둥뼈(좌골)로 중력중심 이동을 하고 있는 동안에 시행하거나, 선 자세에서 입각 쪽에 시행함으로써 보행 시 입각단계에서의 깊이 내려감의 개선을 도모할 수 있습니다.

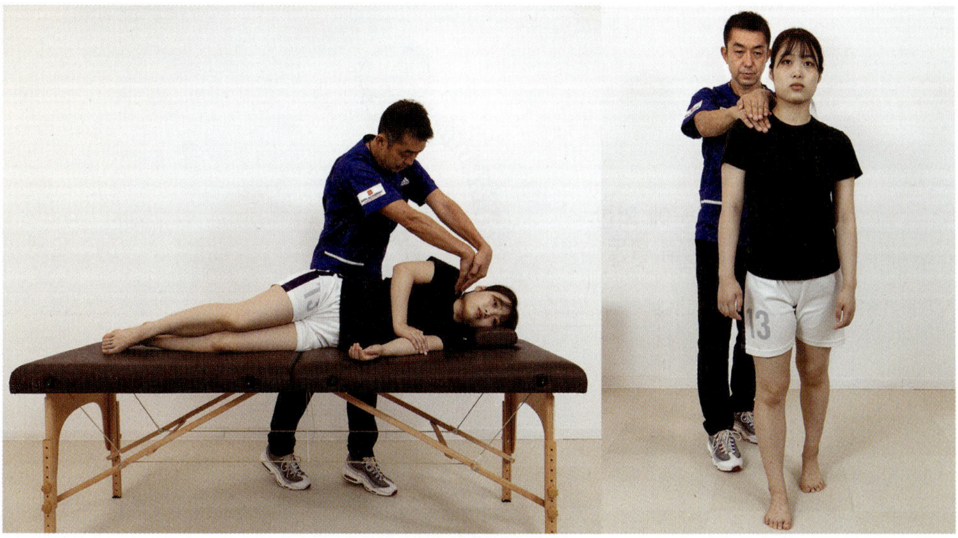

그림 1-13 같은 패턴의 운동에서도 자세에 따라 그 의미가 달라진다.

ii) 패턴 · 활동 Pattern · Activity

개선하고자 하는 동작과 대상자의 상태에 따라, 패턴과 활동에는 배려가 필요합니다. 어디까지나, 패턴에만 집착하지 말고, 매트 활동, 보행 중재(앉은 자세에서 보행까지의 접근법)의 세 종류 중에서 무엇을 시행하는가를 고려하여 선택하는 것을 잊지 말아야 합니다. 요컨대 "무엇을 시행하는지"를 임상의 실행에서 반복하여 고민하는 것이 중요합니다.

눈앞의 대상자를 치료할 때, 제Ⅱ부에서 소개한 실기 중 어떤 것을 사용할 수 있을까요? 운동 연쇄를 이용하여 보다 강력한 근육수축을 얻고 싶다면 패턴을 이용합니다. 큰 동작으로 감각 입력을 하거나 중력을 이용하여 체중부하를 이용한 자극을 주고 싶다면 매트 활동을 사용합니다. 그리고 보다 실제 기능적 동작에 가까운 자세로 촉진하는 것이 적절하다고 판단되면 앉은 자세나 일어서기, 선 자세 등의 보행 치료가 선택지로 꼽힙니다.

이와 같이 많은 선택지 중에서 순간적으로 무엇을 할 것인지 선택하는 것은 익숙하지 않아 무서울지도 모릅니다. 그러나, 많은 경험을 쌓음으로써, 보다 효과적인 선택을 할 수 있게 됩니다.

ⅲ) 기법 Techniques

개선하고자 하는 동작의 과제를 해결하기 위해, 치료사는 다양한 기법을 구사합니다. 예를 들어, 몸쪽 관절의 안정성을 개선하고자 하는 것이라면, CKC에서 율동적 안정화 등의 기법을 사용하는 것이 효과적입니다 그림 1-14-a . 그 밖에 신장성이 요구되는 상황에서는 수축 · 이완 등의 기법을 효과적으로 사용합니다 그림 1-14-b .

기법은 대상자의 문제점을 해결하기 위해 선택하는 것이기 때문에, 그때의 치료의 큰 테마가 되기도 합니다. 실제 치료에서는, 기법의 선택부터 생각하는 경우도 많아, 치료 효과에 그만큼 중요한 요소를 차지하고 있는 경우도 있습니다.

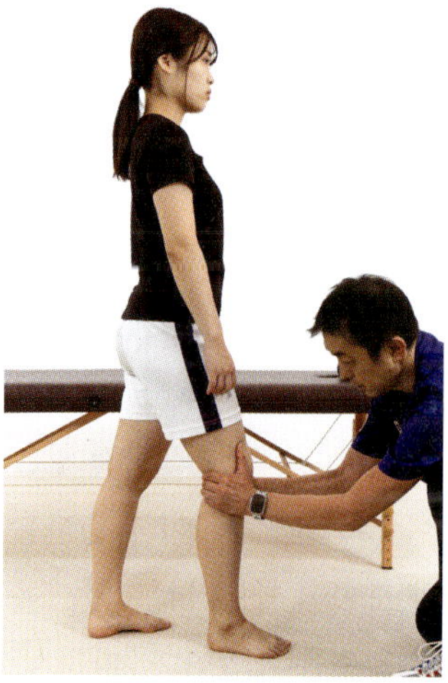

a: 몸쪽 관절의 안정성을 개선하고자 하는 경우, CKC에서 율동적 안정화 등의 기법을 사용한다.

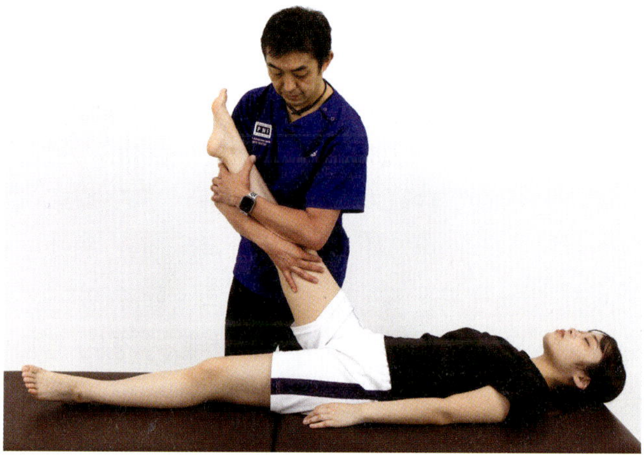

b: 신장성이 요구되는 장면에서는 수축 · 이완 등의 기법을 사용한다.

그림 1-14 개선하고자 하는 동작의 과제 해결을 위해 다양한 기법을 구사한다.

이상과 같이, PNF 강사는 보다 적절한 실기나 기법을 선택하여, 대상자의 상태, 상황, 그때의 환경에 따라 효과적인 치료를 시행합니다.

교육장에서의 질문이, "자기의 시설에서는 1명의 환자에 대해서 1단위 20분밖에 치료할 수 없는데, 그러할 때에 어떻게 치료를 구성하면 좋겠습니까?"라는 내용의 질문을 자주 받습니다. 주어진 시간이 몇 분이든 간에, 그 시간 내에서 최선을 다하는 것이 전문가라고 필자는 생각합니다. 20분에는 20분의 하는 방법이 있고, 60분에는 60분의 하는 방법이 있습니다. 시간이 짧으면 짧을수록 정말 중요한 것을 엄선하여 하나를 시행하면 좋다는 것입니다. 시간이 길면 좋은 치료를 할 수 있다는 것은 아닙니다. 우리 치료사들은, 항상 그때에 놓인 상황 속에서, 최상의 성과를 낼 것이 요구되고 있는 것이라고 필자는 생각하고 있습니다.

8) 원인이 되는 손상을 위한 재검사

치료가 끝나면, 우선은 원인이 되는 요인의 가설에 대한 재검사를 시행하여, 자기의 치료 결과를 확인합니다. 이 검증 작업은 매우 중요합니다. 그 이유는, 가설에 기초한 치료가 효과적이었나, 그렇지 않았는가를 치료사 자신이 되먹임을 하는 것은, 자신의 성장에서 매우 중요하기 때문입니다. 우리 치료사들은 이러한 가설 검증의 반복이, 분야를 불문하고 필요하다는 것을 잊어서는 안 된다고 필자는 생각합니다.

물론, 인간이기 때문에 처음과 마지막에 검사를 하면 두 번째 쪽이 더 노력하는 경향이 있어, 저절로 좋은 결과가 나오는 경우도 많습니다. 따라서, 이러한 것을 빼고 결과를 받아들이는 정도의 겸손함이 필요합니다.

9) 활동 제한을 위한 재검사

다음으로, 활동 제한에 대한 재검사를 시행하여, 이번 치료가 대상자에게 유익하였는지 아닌지를 확인합니다. 예를 들어, 팔이 올라가지 않아 빨래를 널 수 없는 사례에서는, 치료 후에 빨래를 너는 동작 동안에, 팔이 올라가는 것이 얼마만큼 변화하였는지를 확인합니다.

치료를 시행한 후에 그 결과를 확인하는 것은, 때로는 두려움을 느끼는 일이 있을지도 모릅니다. 그러나, 여기서 주의하고자 하는 것은, 원인이 되는 요인의 재검사가 좋아졌다고 해서, 반드시 활동 제한도 좋아졌다고는 할 수 없다는 것입니다. 결과가 수반되지 않는다는 것을 두려워하지 않는 것이 중요한데, 이 경우, 원인이 되는 요인의 가설이 틀렸다는 것만으로, 다음번은 다른 가설을 세우면 되는 것입니다. 하나의 가설이 틀렸다는 것은, 올바른 해답으로 한걸음 접근하였다는 것을 의미한다고 생각할 수도 있는 것입니다. 따라서, 그때의 치료가 헛된 것이었다고는 필자는 생각하지 않습니다.

치료란 이러한 가설 검증작업의 연속이며, 누구도 같은 길을 가는 일은 없습니다. 그래서 임상은 즐거운 것입니다.

10) 고찰·다음번 치료를 위해·가정운동(Home exercise)의 지도

치료가 끝났다면, 마지막으로 결과를 보고 다음번은 어떻게 할 것인지를 고민합니다. 이 과정도 매우 중요합니다. 좋은 결과이든, 나쁜 결과이든, 고찰을 하는 것은 필요합니다. 특히, 좋은 결과였을 때일수록, 다음번은 더 잘하기 위해 어떻게 하면 되는지를 고심하는 경우도 적지 않습니다. **좋은 결과이니까 같은 내용을 반복하면 된다는 것은 결코 아니며, 거듭나는 도전을 계속하는 것, 이것 또한 전문가로서 살아가는 데 절대 필요한 요소가 됩니다.**

필자는 이제까지의 임상경험에서 단 한 번도 그 치료에 100% 만족한 적이 없습니다. 좋아졌다 해도, 더 빨리, 대상자에게 더 편안하게 좋아지는 방법이 있었던 것은 아닌지 되돌아보기 때문입니다. 이와 같은, 더욱더라는 자세를 잊지 않고 앞으로도 매일의 임상에 임하고자 생각합니다.

이제까지의 흐름을 임상 추론으로서 흐름도(flowchart)로 만들었으나 참고하시기 바랍니다 그림 1-15 . 여러분의 임상에서도 이 차트의 흐름에 따라 가설 검증을 반복해보기 바랍니다. 가설 검증을 반복하는 과정에서, 생각하는 치료의 전개가 넓어지고, 여러분의 성장을 도와줄 것입니다.

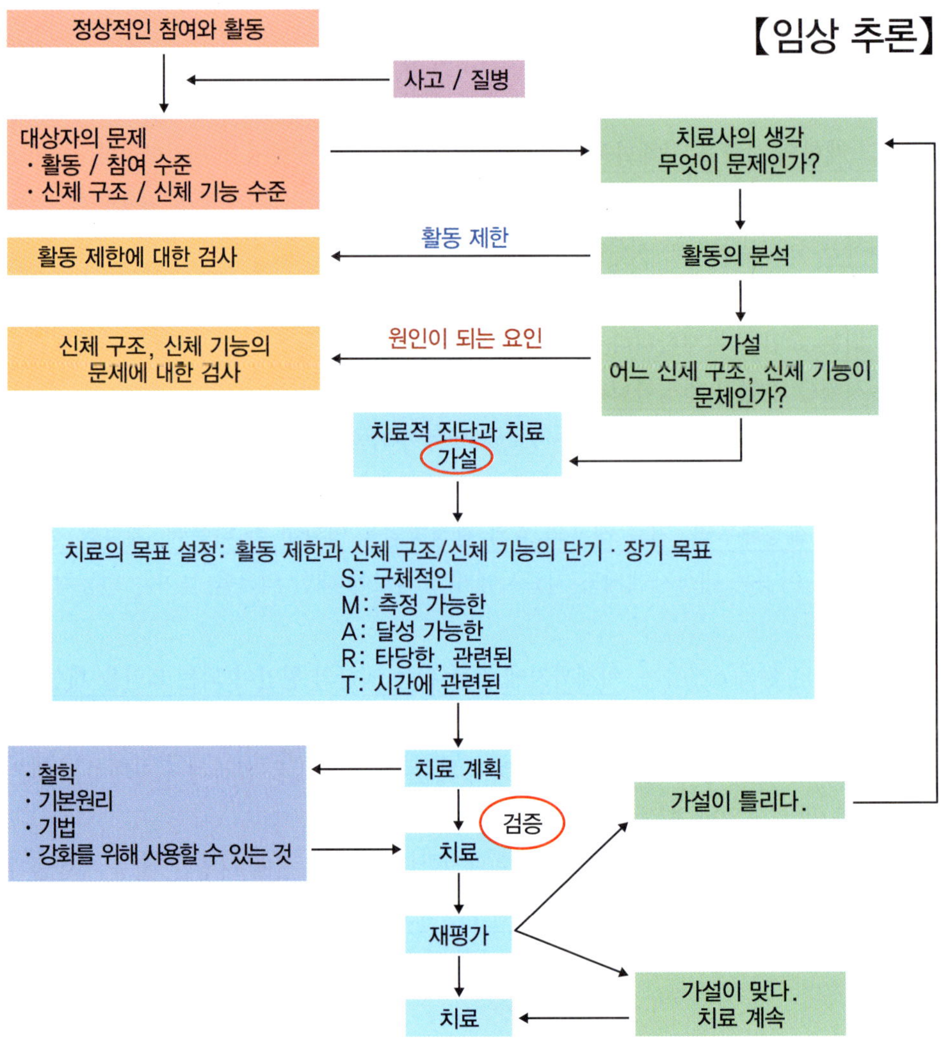

그림 1-15 임상 추론(clinical reasoning)

3. 평가 및 치료 계획표 활용

1) 평가 및 치료 계획표

이 장의 마지막에 IPNFA® 코스 시스템에서 사용하고 있는 "평가 및 치료 계획표"를 소개하고자 합니다. 이 계획표를 활용하면, PNF의 개념을 보다 실용적으로 임상에 접목할 수 있다고 생각합니다 표 1-2 .

이 표의 내용에 대해서는, 여기까지 읽어주신 분이라면 이해할 수 있다고 생각하지만, 특히 중요한 점에 대해서만 보충설명을 드리고자 합니다.

먼저 표 1-2 ②의 항목 4에서는, 가장 개선해야 할 "활동 제한"을 결정합니다. 그런 다음에, 그 제한의 상황을 구체화하기 위해 어떠한 검사를 시행할지를 결정합니다. 실제 임상에서는, 막연하게 목표를 세우는 것이 아니라, 명확히 언어화하는 것이 중요하며, 이 표에 기재하는 것을 반복하는 것은 이를 위한 훈련이 됩니다.

표 1-2 ②의 항목 5에서는, 활동 제한의 원인이 되는 요인을 열거하고, 그중에서 주요 원인이 되는 요인을 기재합니다. 게다가, 그 원인이 되는 요인을 구체화하기 위해 어떠한 검사를 시행할 것인지 결정합니다. 이 경우도 마찬가지로, 활동 제한이 결정되었다 해도, 그것을 개선하기 위해 막연하게 운동치료를 하는 것이 아니라, 원인을 명확히 언어화함으로써, 우리들이 해야 할 것이 무엇인지 알 수 있게 되는 것이 중요합니다. 항목 4와 항목 5에서 검사를 결정해두면, 치료 전후의 효과 판정방법을 명확히 한 다음에, 치료를 전개할 수 있습니다. 이것은 대상자에게도 치료사에게도 치료에 대한 의욕을 높이는 원동력이 됩니다.

표 1-2 ③의 항목 6에서는, 이제까지에 정한 활동 제한의 원인이 되는 요인을 개선하기 위한 치료계획을 구체적인 과정을 따라 기술해 나갑니다. 목표/이유/목적/자세/패턴/동작이나 활동/기법 등 상당히 세밀하게 기술하기 때문에, 이 과정을 반복해서 시행하는 것은, 치료계획을 세우기 위한 훈련이 됩니다.

표 1-2 ④의 항목 7에서는, 치료 효과를 판정합니다. 치료 전에 시행한 "활동 제한을 위한 검사"와 "원인이 되는 요인을 위한 검사"가, 치료 후에 어떻게 변화하였는지를 확인합니다. 실제 임상에서는, 매일의 임상에서 치료 전후의 효과 판정을 시행하는 경우도 있습니다.

표 1-2 ④의 항목 9에서는, 이제까지의 치료에서 효과가 높았던 운동치료를 선택하여, 대상자가 스스로 시행할 수 있도록 가정 프로그램(자가 훈련)을 기술합니다.

표 1-2 ① 평가 및 치료 계획표

PNF: 평가 및 치료 계획

치료사: 날짜:

대상자 이름: 진단명:

연령: 세(여성□ 남성□) 직업(원래의 직업):

복약: 취미:

기타 관련되는 정보(합병증, 금기 등)

1. 대상자의 주된 호소/소망은 무엇입니까?(ADL에 관련되는 것, 신체 기능 · 구조 수준이 참여 ~~수준~~에서)

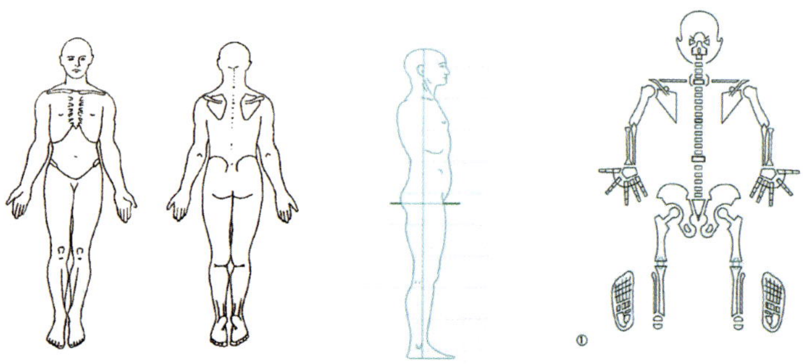

2. 병력(발병, 발병에서 현재까지의 상황, 기왕력이나 기타 관련되는 정보)

표 1-2 ② 평가 및 치료 계획표

3. 활동(ADL: 대상자의 원래의 기본적인 활동성은 어떠한 것이었습니까?

4.1. 하나의 활동 제한을 정하십시오. 이 코스 중에서 개선시키고자 생각하는 것이 됩니다.

4.2. 그 활동 제한에 대해서, 어떠한 검사를 시행합니까?

5. 설정한 활동 제한의 원인이 되는 신체기능 · 구조 수준을 찾아내기 위한 신체 평가방법은 어떠한 것이 됩니까?
신경학적/정형외과학적 검사, 특정 검사, 기타
(ROM 검사, 근력검사, 근육 긴장, 통증, 감각……)

5.1. 신체 평가를 시행하고, 4.1.에서 설정한 활동 제한을 일으키고 있는 원인이 되는 요인은 무엇이라고 가설을 세웁니까?(신체기능 · 구조 수준)

5.2. 그 원인이 되는 요인에 대해서, 어떠한 검사를 시행합니까?

표 1-2 ③ 평가 및 치료 계획표

6. 치료 계획 (첫날의 신체 평가를 시행한 후에 설정)

금기/위험신호(Red flags)/주의신호(Yellow flags)?

6.1. 대상자에게 강한 신체 부분, 신체 기능 · 구조나 잠재 능력은 어떠한 것이 있습니까?(긍정적 접근방법)

6.2. 전체적인 여러분의 치료 전략을 기재하십시오.

6.3. 활동 제한과 원인이 되는 유인에 대한 치료 계획을 작성하십시오 (2일째 이후에 시행해가는 것)

목표/이유/목적	자세	패턴/동작이나 활동	기법	강조하는 기본적 원리/수단	기타	계획표

표 1-2 ④ 평가 및 치료 계획표

7. 치료 전후에 시행한 검사 결과는 어떠하였습니까?

7.1. 활동 제한을 위한 검사:

7.2. 원인이 되는 요인을 위한 검사:

검사 순서

활동 제한을 위한 검사	1일차		2일차		3일차		4일차	
	전	후	전	후	전	후	전	후
원인이 되는 요인을 위한 검사								

가설은 동일한 상태 그대로이다 □ 또는, 새로운 가설: ____________

8. 3일차, 4일차의 치료에서의 거듭나는 발전은 있습니까?

9. 가정 프로그램(자가 훈련):

10. 더욱 앞을 내다보고, 장기적인 전망이 있으면 기재하십시오. :

2) 기본적인 활동성

또한, IPNFA® 코스 시스템에서는 다음의 "기본적인 활동성"과 "신체기능 원인이 되는 요인 체크리스트"를 활용하고 있습니다 표 1-3 · 표 1-4 . 대상자의 상태를 더 세밀하게 이해하는 것이나, 원인이 되는 요인을 특정하는 과정에서, 이러한 평가의 활용이 여러분의 도움이 될 것입니다. 꼭 활용해보기 바랍니다.

표 1-3 기본적인 활동성

기본적인 활동성

이 리스트는 일상생활상의 기본적인 동작의 리스트입니다. 혹시 여러분의 대상자에게 해당하는 것이 있으면 적절히 보완하시기 바랍니다.

활동	자립 √ = 정상 M = 수정(어떻게)	보조가 있으면 가능 (감시, 약간의 보조, 중등도의 보조, 상당한 보조)	불가
몸 구르기			
일어나기			
앉은 자세 유지			
일어서기 좌석에 앉기			
선 자세 유지			
일자로 선 자세 한쪽다리 선 자세			
보행			
속보 달리기			
계단 오르기			
계단 내려오기			
몸 단정히 하기 (어떠한 동작인지 기재하시오)			
팔의 활동 (어떠한)			

표 1-4 신체기능 - 원인이 되는 요인의 체크리스트

신체기능 – 원인이 되는 요인의 체크리스트

1. 수동적 관절 가동범위(ROM)
   - 근육성
     - ○기능적 / 구조적 단축
     - ○긴장에 의한 것/강성
   - 결합조직
     근막, 관절주머니 등
   - 신경성
   - 피부(흉터조직)
   - 종창, 림프 부종

2. 근력 – 근 지구력
   - 신경학적
   - 억제적
   - 위축
   - 심장계(9. 참조)
   - 혈관계(9. 참조)
   - 호흡기계(10. 참조)

3. 협응성
   - 시간적 / 공간적 패턴
   - 단일 근육(Intramuscular)
   - 근육끼리(Intermuscular)
   - 기인성(dexterity), 정밀도, 기술
   - 속도

4. 균형
   - 안뜰계(5. 참조)
   - 협응성(3. 참조)
   - 근력(2. 참조)
   - 근육긴장(6. 참조)
   - 감각(5. 참조)
   - ROM(1. 참조)

5. 감각
   - 고유수용감각
   - 촉각
   - 시각
   - 안뜰감각
   - 청각

6. 근육 긴장
   - 낮은 긴장
     - ○자세근육 긴장
   - 과다 긴장
     - ○경직
     - ○고축
     - ○반사성 과다 긴장
   - 긴장이상(dystonia)
   - 과다활동성 반사

7. 통증 → 어느 구조에 의한 것인가
   - 최종 범위
   - 통증호(painful arc)
   - 하중부하에 의한 것
   - 염증성
   - 신경성
   - 근육성
   - 관절성
   - 기타

8. 신경심리학적 기능
   - 감정:
     불안, 공포, 우울, 부조화
   - 집중
   - 행위상실증(실행; apraxia)
   - 언어상실증(실어; aphasis)
   - 공간적 / 시간적 지남력
   - 신체에 대한 인식
   - 인지 장애
   - 기타

9. 호흡 · 순환기 계통
   - 혈류 기능
   - 힘 / 지구력

10. 허파(폐) 계통
    - 호흡
    - 힘 / 지구력

2장 치료의 실제 사례

여기서는, 필자가 PNF의 개념을 적용하여 대상자의 평가와 치료를 어떻게 시행하고 있는지에 대해, 근골격계 질환, 중추신경 질환, 스포츠 수행능력에 대한 세 가지 실제 사례를 통해 소개하고자 합니다.

1. 실제 사례 ① 근골격계 질환

> 진단명: 오른쪽 어깨관절주위염
> 활동 제한: 배구 경기의 스파이크 때 오른쪽 어깨 통증
> 원인이 되는 요인: 등세모근 하부섬유의 근육출력 저하

우선, 근골격계 질환의 실제 사례를 소개합니다. 이 사례에서는, 어깨관절 통증을 주된 호소로 필자를 찾아왔습니다. ADL에서도 통증은 있으나, 특히 배구 경기의 스파이크를 칠 때 통증이 있었습니다.

1) 활동 제한을 위한 검사

이 사례의 활동 제한은, 배구 경기의 스파이크 때 어깨관절 통증이 있었기 때문에, 실제로 스파이크 동작을 시행시켜 보았습니다. 그 결과, NRS에서 6/10이라는 결과가 나왔습니다 그림 2-1 .

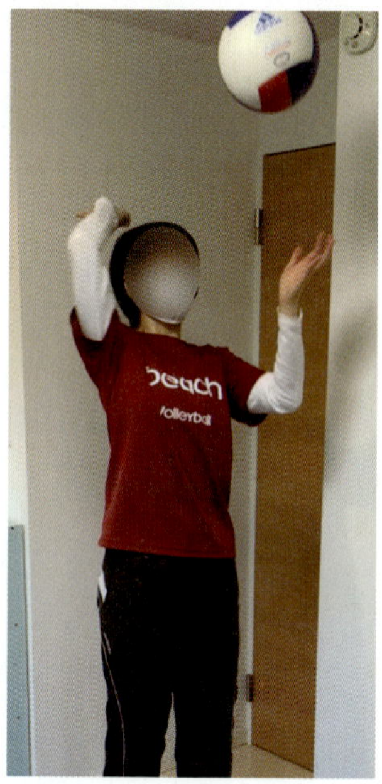

그림 2-1 활동 제한을 위한 검사 (스파이크 동작)

2) 원인이 되는 요인을 위한 검사

이 사례의 어깨관절 통증은, "어깨관절 뒤쪽 부분"에 있었습니다. 스파이크 동작의 자세를 취하게 하여, 좌우를 비교해 보았더니, 오른쪽 어깨뼈 내려감 및 후퇴의 움직임이 부족하다는 것을 알았습니다. 그래서, 어깨뼈 내림 및 후퇴가 부족함으로써, 어깨위팔관절(견갑상완관절)에 과도한 벌림과 수평 폄의 움직임이 발생하여, 이것이 통증으로 이어진 것으로 고찰하였습니다.

이러한 고찰을 바탕으로, 어깨뼈 주위 근육을 평가한 결과, 등세모근 하부섬유를 좌우로 비교했을 때 통증 부위의 근육출력이 현저하게 저하하여 있으며, 이것이 주요 원인이 되는 요인이라고 가설을 세웠습니다.

실제의 검사 그림 2-2: 엎드려 누운 자세에서 손을 뒤통수 부위에 대고 팔꿈치를 올린다.

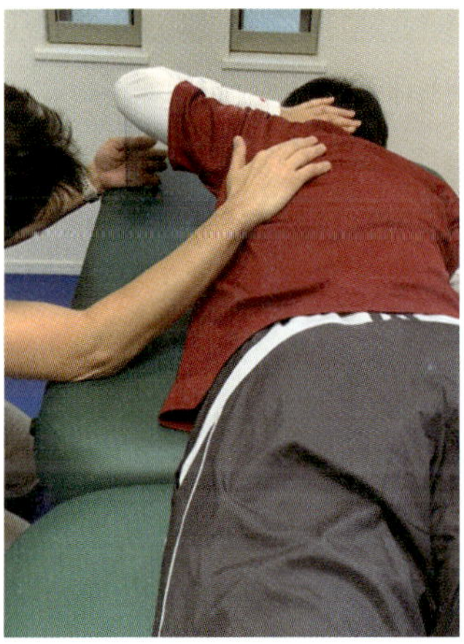

(좌) 17cm

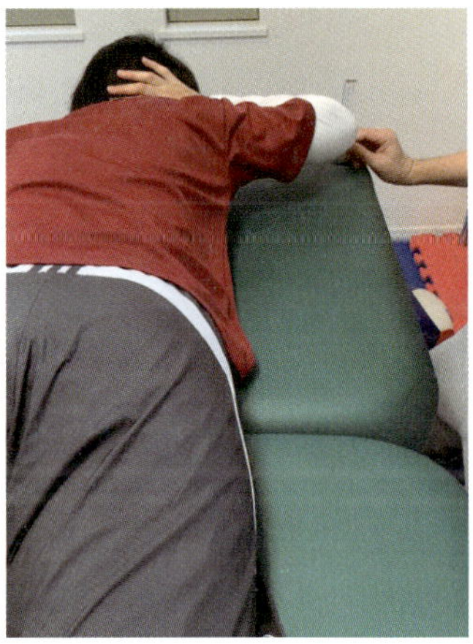

(우) 9cm

그림 2-2 원인이 되는 요인을 위한 검사

3) PNF를 사용한 실제의 치료 전개

위에서 기술한 것까지의 평가를 바탕으로, 아래에 기술하는 PNF를 시행하였습니다.

- **어깨 앞쪽 내림의 시작자세에서 작은가슴근(소흉근)에의 수축 · 이완(Contract · Relax)**

그림 2-3

목적: 어깨뼈 후퇴 · 내림의 가동범위를 확보하여 등세모근 하부섬유의 근육출력 발휘에 대한 준비를 합니다.

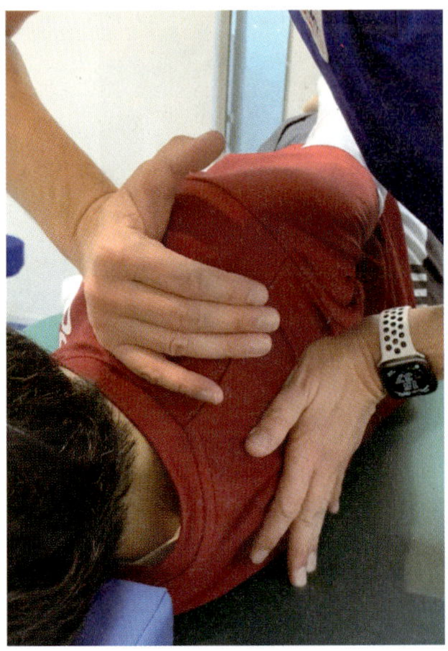

그림 2-3 오른쪽 작은가슴근에 대한 수축· 이완

- 어깨 뒤쪽내림의 최종 범위에서 복제 (Replication) 그림 2-4

목적: 어깨뼈 후퇴 · 내림의 새로운 최종 범위를 인식시킵니다.

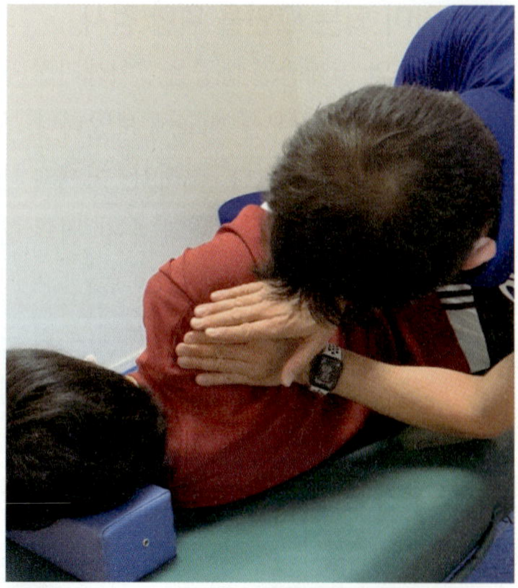
그림 2-4 어깨 뒤쪽내림을 이용한 복제

- 팔 폄 · 모음 · 안쪽회전 + 굽힘 · 벌림 · 가쪽회전의 동적 반전(Dynamic Reversal) 그림 2-5

목적: 스파이크 동작을 위해 팔 굽힘 · 어깨뼈 후퇴 · 내림의 움직임을 촉진합니다.

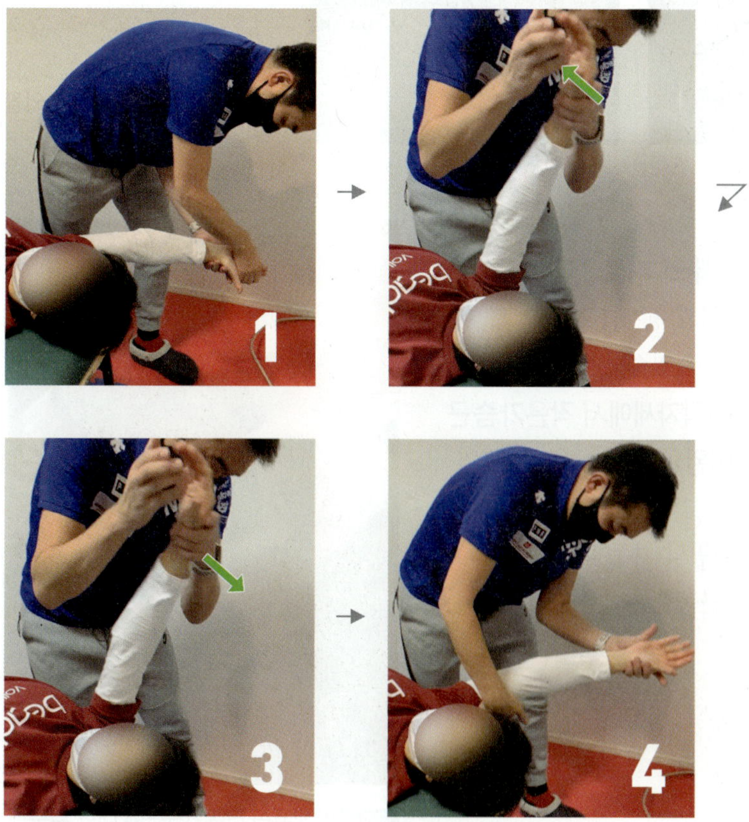

그림 2-5 팔 폄·모음·안쪽회전 + 굽힘·벌림·가쪽회전의 동적 반전

- 왼쪽 어깨 앞쪽 올림 + 오른쪽 어깨 뒤쪽·내림의 등장성 혼합(Combination of Isotonics) 그림 2-6

목적: 보다 실제 자세에 가까운 상태에서 강한 왼쪽 어깨 앞쪽 올림을 이용하여 오른쪽 어깨 후퇴 · 내림 강화를 시행합니다.

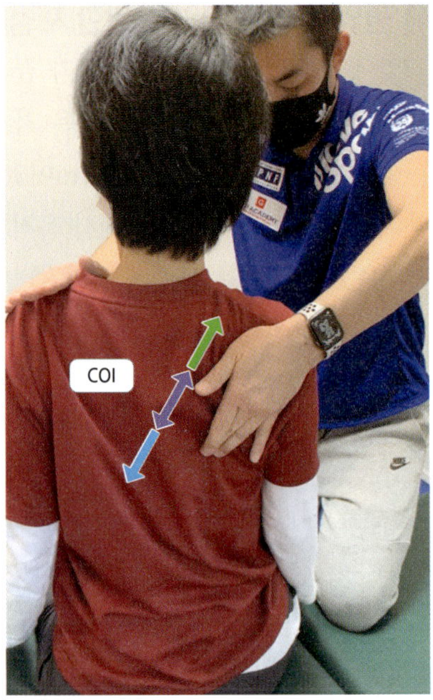

그림 2-6 왼쪽 어깨 앞쪽 올림 + 오른쪽 어깨 뒤쪽·내림의 등장성 혼합

- 실제의 스파이크 동작을 어깨뼈 뒤쪽·내림을 의식해서 시행하는 율동적 개시 (Rhythmic Initiation) 그림 2-7

목적: 실제의 스파이크 동작에서 어깨뼈 뒤쪽 · 내림의 움직임을 이끌어냅니다.

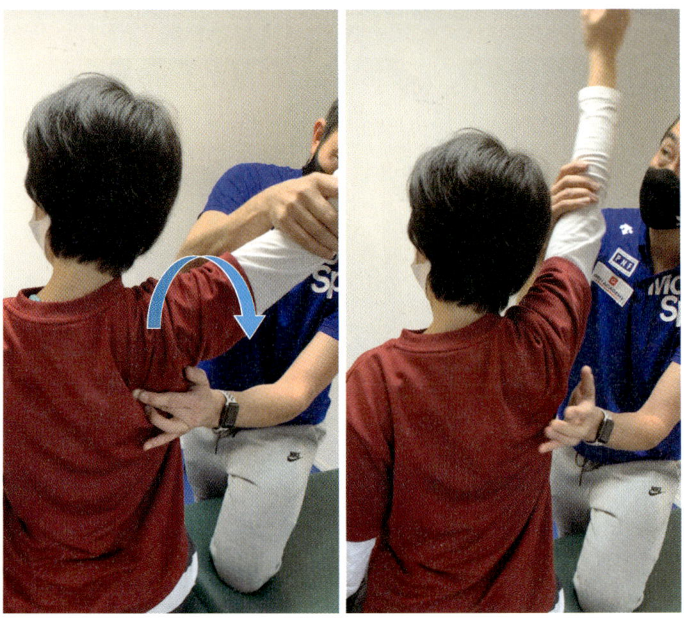

그림 2-7 어깨뼈 뒤쪽·내림의 움직임을 의식해서 시행하는 율동적 개시

4) 원인이 되는 요인을 위한 재검사

앞에서 설명한 것처럼, 치료가 끝나면, 원인이 되는 요인의 변화를 진단하는 재검사를 시행합니다 그림 2-8 . 엎드려 누운 자세에서 손을 뒤통수 부위에 대고 팔꿈치를 들어 올리는 검사가, PNF 시행 전은 9cm이었던 것에 반해, PNF 시행 후는 20cm 이상 올라갔으며, 본인도 "처음에는 도중에서 움직임이 멈춰버려 힘이 들어가지 않는 느낌이 있었지만, 지금은 저항 없이 부드럽게 올라갑니다"라고 언급하였습니다.

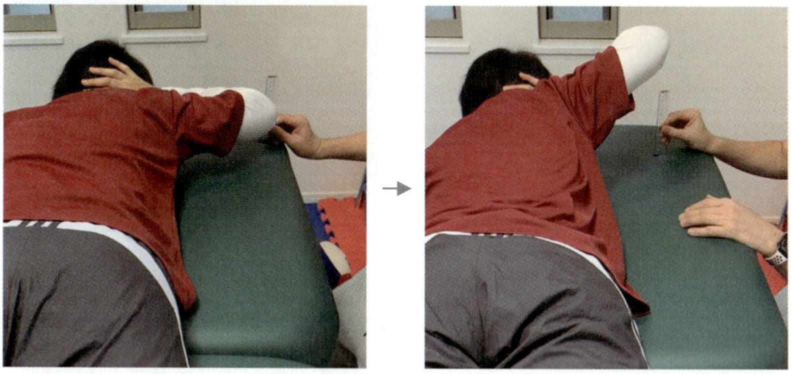

PNF 시행 전 9cm → PNF 시행 후 20cm 이상

그림 2-8 원인이 되는 요인을 위한 재검사

5) 활동 제한을 위한 재검사

마지막으로, 활동 제한에 대한 재검사로서, 스파이크 동작의 통증 변화를 확인합니다 그림 2-9. 그 결과, PNF 시행 전에 NRS가 6/10이었던 것에 반해서, PNF 시행 후는 NRS가 2/10으로 개선되었습니다. 아직 통증이 약간 남아 있으나, 본인은 "이 정도면 강하게 칠 수 있을 것 같습니다"라고 언급하였습니다.

게다가, 자가 훈련을 지도하여, 지속적으로 통증 상황에 따라 스파이크 동작의 운동량을 조정하도록 지도하였습니다.

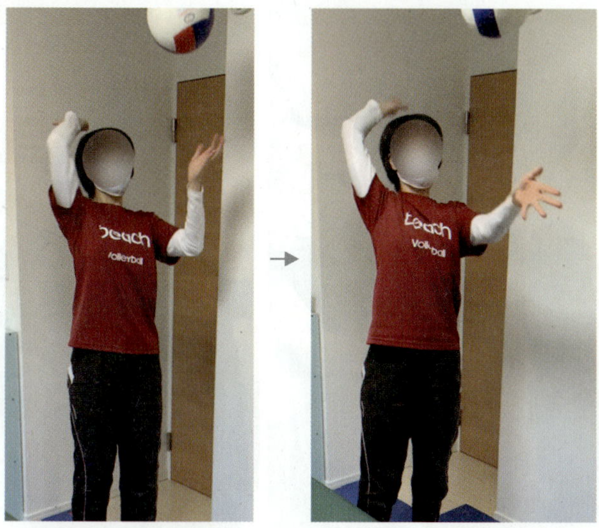

PNF 시행 전 6/10 → PNF 시행 후 2/10

그림 2-9 활동 제한을 위한 재검사

2. 실제 사례 ② 중추신경 질환

진단명: 뇌졸중 왼쪽 편마비(촬영 시 발병에서 1년 3개월 경과)
활동 제한: 선 자세에서 붙잡지 않고 바지를 입는 것이 어렵다.
원인이 되는 요인: 왼쪽 엉덩관절 굽힘근군 근육출력 저하

이 사례는, 비교적 가벼운 왼쪽 편마비이고 독립보행은 가능합니다. 그러나, 마비 측 왼쪽다리의 힘이 잘 들어가기 어렵다고 느끼고 있으며, 그 대표적인 예로서 "선 자세에서 붙잡지 않고 바지를 입는 것이 어렵다"라고 설명해주었습니다.

1) 활동 제한을 위한 검사

활동 제한을 위한 검사로서, 실제로 선 자세에서 바지를 입는 동작을 시행시켰습니다 그림 2-10 . 그 결과, 비마비 측 오른발은 쉽게 바지에 발을 통과시킬 수 있었으나, 마비 측 왼쪽다리는 바지에 발을 통과시킬 수 없었습니다. 그 이유로서, 오른쪽 지지성 문제보다도 왼쪽다리를 잘 굽힐 수 없어 바지에 발을 넣을 수 없었다고 추측하였습니다.

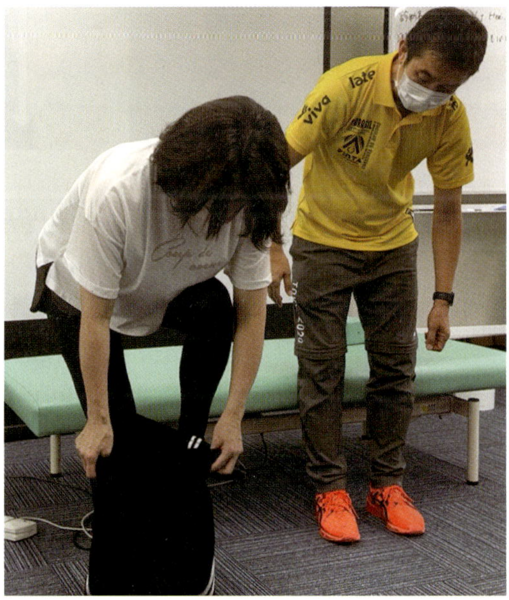

실제의 동작: 왼쪽다리를 넣을 수 없다.

그림 2-10 활동 제한을 위한 검사(선 자세에서 바지를 입는 동작)

2) 원인이 되는 요인을 위한 검사

위에서 언급한 활동 제한을 위한 검사로부터, 마비 측 능동운동에서의 엉덩관절 굽힘 가동범위와 근력이 부족한 것이 원인이라고 가설하고, 원인이 되는 요인을 위한 검사로서 아래 두 가지 검사를 시행하였습니다.

실제의 검사 ①: 능동운동에서의 가동범위 그림 2-11

엉덩관절 굽힘 능동 가동범위를 평가하기 위해, 선 자세에서 "발을 최대한 올릴 수 있는 곳까지 올리고, 다 올린 곳에서 벽에 접촉하십시오"라고 지시하였습니다. 이 검사를 시행하였더니, 비마비 측인 오른쪽 56cm, 마비 측인 왼쪽 41cm로 큰 차이가 있었음을 알게 되었습니다.

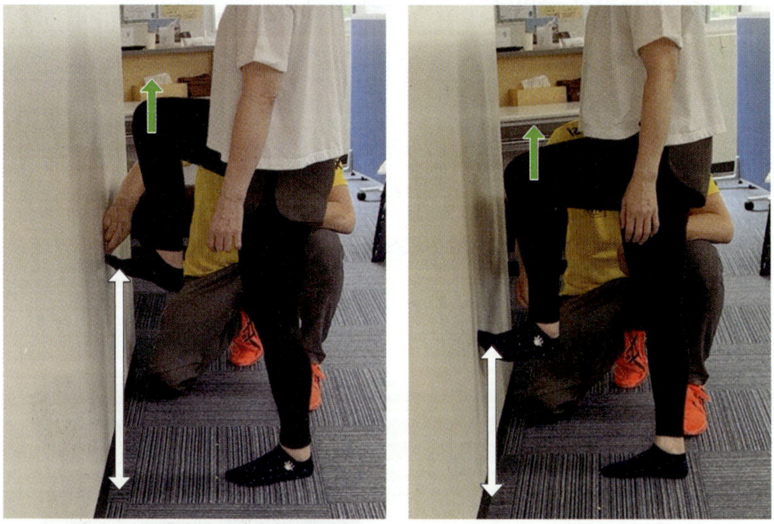

오른쪽 56cm　　　왼쪽 41cm

그림 2-11 능동운동에서의 엉덩관절 굽힘 가동범위(발끝으로 벽에 접촉하다)

실제의 검사 ②: 엉덩관절 굽힘 근력 그림 2-12

다음으로, 엉덩관절 굽힘 근력을 Power gauge(namba[南波] 제작소 제품)를 사용하여 정량적으로 측정하였습니다. 그 결과, 비마비 측 오른쪽은 6.2kgf이고, 마비 측 왼쪽은 2.7kgf이며, 엉덩관절 굽힘 근력에도 큰 차이가 있다는 것을 알았습니다.

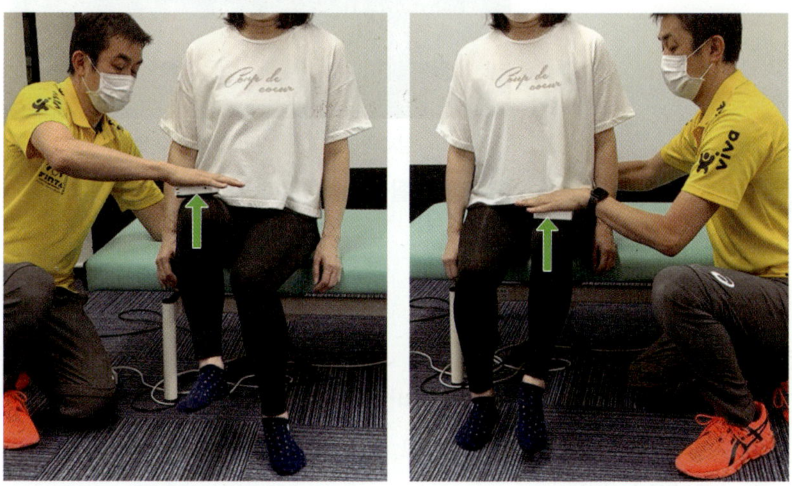

오른쪽 6.2kgf　　　왼쪽 2.7kgf

그림 2-12 엉덩관절 굽힘 근력의 측정

3) PNF를 사용한 실제의 치료 전개

앞에서 언급한 평가를 바탕으로 하여, 마비 측 왼쪽 엉덩관절 굽힘의 능동운동을 촉진하기 위해, 아래의 PNF를 시행하였습니다.

- 오른팔 폄·모음·안쪽회전 패턴을 이용하여 왼쪽 엉덩관절 굽힘·모음으로의 방산

그림 2-13

목적: 강한 요소인 오른팔의 폄 · 모음 · 안쪽회전 패턴의 운동을 시행함으로써, 방산을 이용하여 엉덩관절 굽힘을 촉진합니다. 이와 같이, PNF에서는 강한 요소인 운동의 방산을 이용하여, 약한 요소인 운동을 이끌어내는 일은 흔히 있습니다.

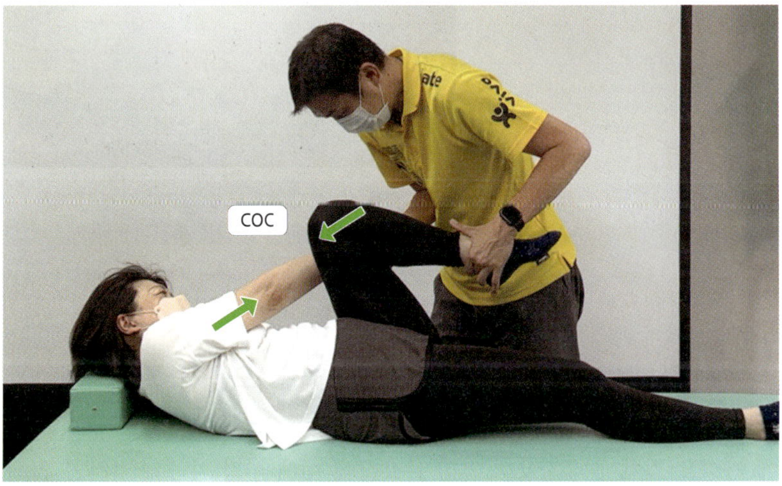

그림 2-13 오른팔 폄·모음·안쪽회전 패턴을 이용하여 왼쪽 엉덩관절 굽힘·모음으로의 방산

- 앉은 자세에서 몸통 굽힘 패턴을 이용한 엉덩관절 굽힘으로의 방산 그림 2-14

목적: 뇌혈관 질환 등으로, 마비 측 능동운동을 잘 이끌어낼 수 없는 경우, 몸쪽에서 운동을 이끌어내면, 그 운동을 잘 이끌어낼 수도 있습니다. 이 사례에서도 먼쪽 부위에서 움직이는 것이 아니라 몸쪽 부위를 움직임으로써, 복부근육의 작용을 이용하여 방산이 일어나 엉덩관절 굽힘을 촉진할 수 있습니다.

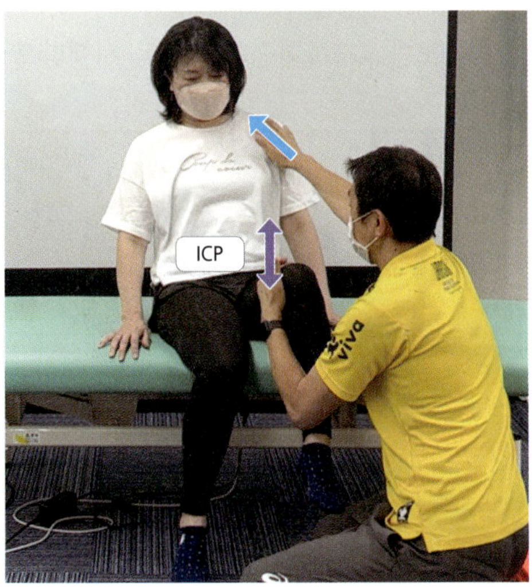

그림 2-14 앉은 자세에서 몸통 굽힘 패턴을 이용하여 엉덩관절 굽힘으로의 방산

• 앉은 자세에서 발을 양손으로 만지는 동작을 통해 엉덩관절 굽힘을 촉진하다 그림 2-15 .

목적: 몸을 뒤로 기울이게 하여 엉덩관절 굽힘이 나오기 쉬운 상황으로 해두고, 양손으로 발을 만지는 동작을 통해 엉덩관절 굽힘을 촉진합니다.

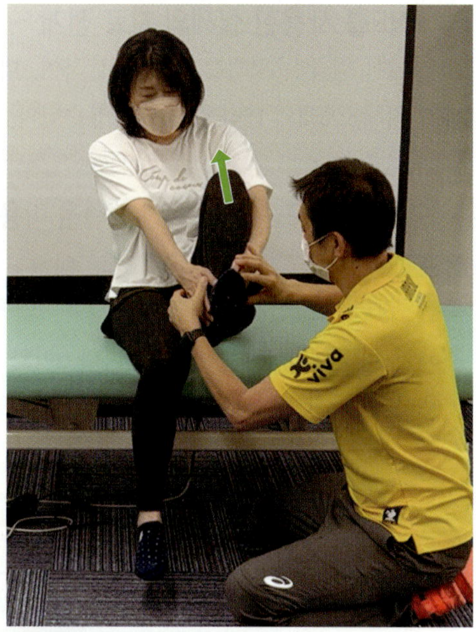

그림 2-15 앉은 자세에서 발을 양손으로 만지는 동작을 통해 엉덩관절 굽힘을 촉진

• 침대에 손을 짚은 선 자세에서 무릎을 굽히면서 하는 굽힘·모음·가쪽회전 패턴에 대해 초기 신장(Initial Stretching)을 가하다 그림 2-16 .

목적: 보다 실제에 가까운 자세에서 작용이 약한 근육군에 대해 신장 자극을 가하기 위해, 침대에 손을 짚은 선 자세에서 엉덩관절 굽힘 운동을 촉진합니다. 구체적으로는, 침대에 손을 짚은 선 자세에서 다리의 폄 · 벌림 · 안쪽회전 자세를 시작자세로 하여, 여기서부터 초기 신장을 가하여, 근육 내의 고유수용기를 자극합니다. 그 후에, 무릎을 굽히면서 하는 굽힘 · 모음 · 가쪽회전의 운동을 시행함으로써 엉덩관절 굽힘 운동을 촉진합니다.

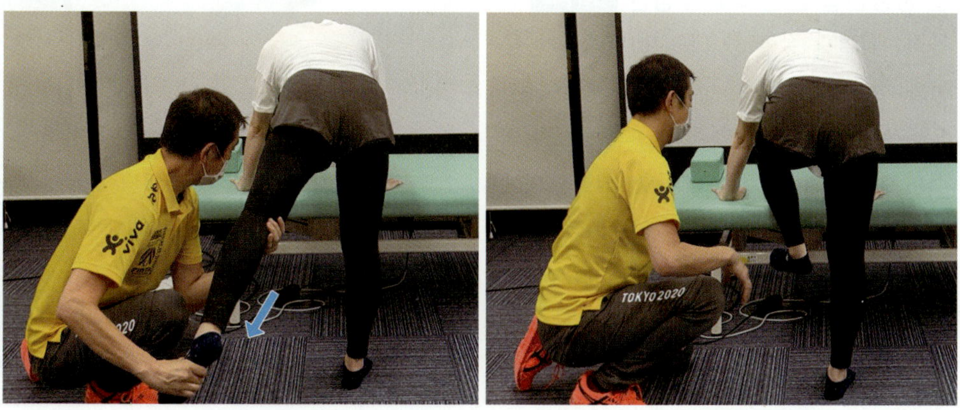

그림 2-16 침대에 손을 짚은 선 자세에서 무릎을 굽히면서 하는 굽힘·모음·가쪽회전 패턴에 대해 초기 신장(Initial Stretching)을 가하다.

4) 원인이 되는 요인을 위한 재검사

치료가 끝났으면, 원인이 되는 요인의 가설에 대한 재검사를 시행합니다.

실제의 검사 ①: 능동운동에서의 가동범위 그림 2-17

엉덩관절 굽힘 능동 가동범위를 평가하기 위한 검사이지만, 선 자세에서 발을 들어 올려 발끝으로 벽에 접촉하게 하면, PNF 시행 전은 41cm였던 것에 반해, PNF 시행 후는 57cm 이상이 되어 좌우 차이가 완전히 없어졌습니다. 이 즉시적인 결과에, 저도 놀랐습니다.

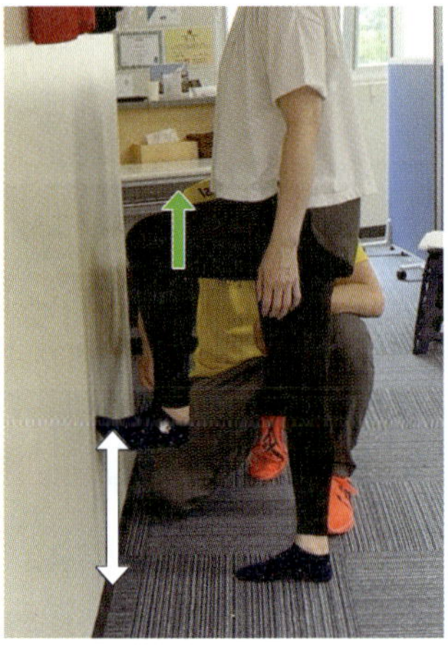
PNF 시행 전: 왼쪽 41cm

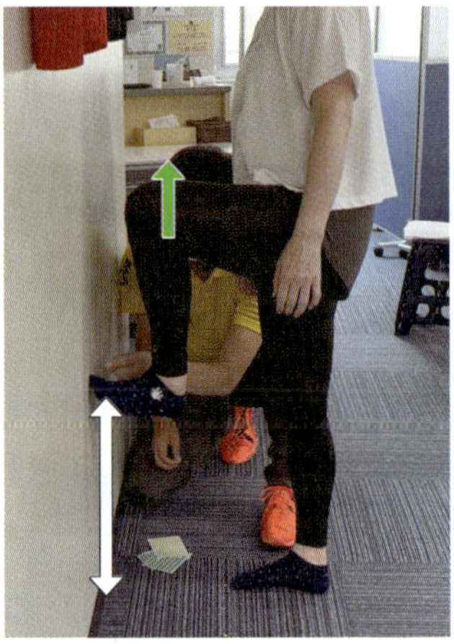
PNF 시행 후: 왼쪽 57cm

그림 2-17 원인이 되는 요인을 위한 재검사(능동운동에서의 엉덩관절 굽힘 가동범위)

실제의 검사 ②: 엉덩관절 굽힘 근력 그림 2-18

다음으로, 엉덩관절 굽힘 근력을 Power gauge(namba[南波]제작소 제품)를 사용하여 재차 측정하였습니다. 그 결과, 좌우 차이는 아직 있기는 하지만, 마비 측 왼쪽은 2.7kgf에서 3.7kgf까지의 개선을 얻을 수 있었습니다. 이 결과로부터, 근력만이 아니라 엉덩관절의 굽힘을 최종 범위까지 사용할 수 있게 되었다는 것이, 특히 큰 성과였다고 생각하였습니다.

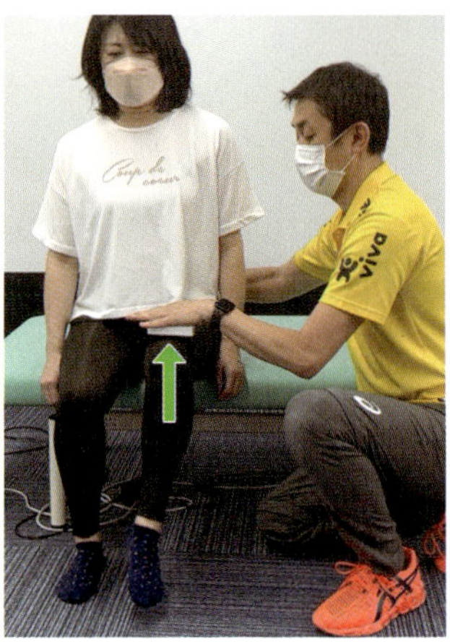
PNF 시행 전: 왼쪽 2.7kgf

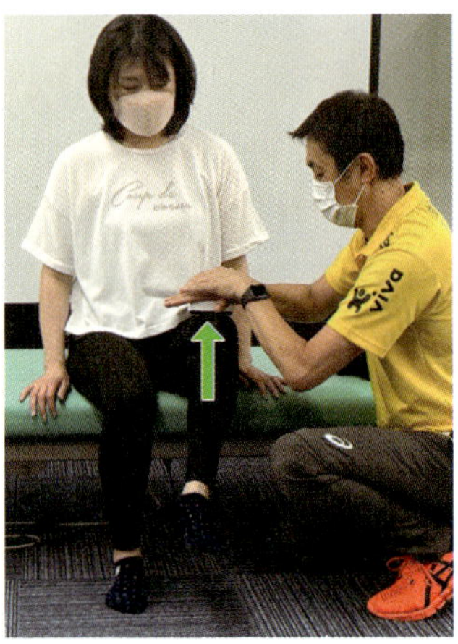
PNF 시행 후: 왼쪽 3.7kgf

그림 2-18 엉덩관절 굽힘 근력의 측정(재평가)

5) 활동 제한을 위한 재검사

마지막으로, 활동 제한에 대한 재평가로서, 선 자세에서 바지를 입는 동작의 변화를 확인하였습니다. 그 결과, PNF 시행 후는 마비 측 왼쪽 발을 쉽게 바지에 넣을 수 있게 되었습니다 그림 2-19 . 이 동작의 변화에는 나도 모르게, 둘이서 승리의 포즈를 취하였습니다.

이 변화의 이유로서, 가설대로 오른쪽 지지의 문제보다도 왼쪽 다리를 잘 굽힐 수 없는 것이 원인이었다고 검증할 수 있었습니다. 또한, 이 사례의 경우, 엉덩관절 굽힘의 근력보다도 굽힘의 최종 범위까지 사용할 수 있는 근육 출력을 낸다는 것을 목표로 하는 것이 중요하다는 것도 알게 되었습니다. 이와 같이, 가설 검증을 통해 대상자마다 진정한 목표를 이해해 가는 것이 우리 치료사들에게 요구되고 있습니다.

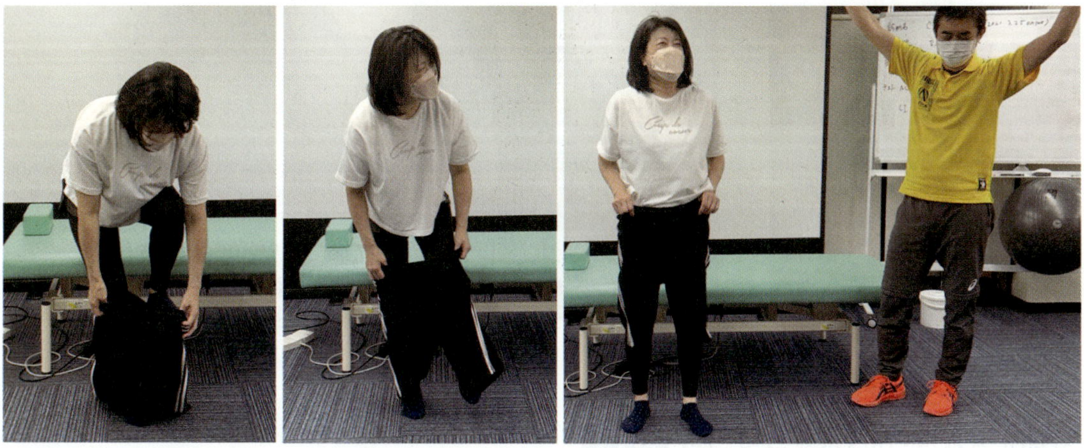

그림 2-19 활동 제한을 위한 재검사(왼쪽다리를 넣을 수 있게 되었다)

3. 실제 사례 ③ 스포츠 수행능력에 대한 중재

진단명: 길랑-바레증후군(Guillain-Barre Syndrome)
(발병에서 1년 반 경과하여 축구도 문제없이 할 수 있는 수준)
활동 제한: 오른쪽 반신의 몸동작이 무디다. 상대방 선수에게 뒤처지는 장면이 있다.
원인이 되는 요인: 오른쪽 반신, 특히 발바닥에서 다리 · 몸통에 걸친 근육 출력 반응속도의 저하

이 사례는, 청각장애가 있어 듣지 못하는 축구선수입니다. 1년 반 전에 길랑-바레증후군이 발병하여, 필자의 시설에 왔을 당시에는 이미 경기 복귀가 되어있었습니다. 그러나, 복귀한 다음에 "오른쪽 반신의 몸동작이 무뎌져, 상대방 선수의 컷백(cut back)을 따라잡을 수 없는 일이 많아졌다" 등의 호소가 있어, PNF의 시술을 희망하여 필자를 찾아왔습니다.

보통의 의료시설에서 근무하고 있는 치료사에게는, 이러한 호소가 무엇을 의미하고 있는지 짐작도 가지 않을지 모릅니다. 또한 이러한 과제를 해결하는 것이, 우리들의 업무 범주가 아니라고 생각할지도 모릅니다. 그러나, 스포츠 세계에서는 이러한 호소는 매우 많이 있고, 이러한 선수의 요망에 대해, 그 활동을 제한하는 것은 무엇인가? 그 원인이 되는 요인은 무엇인가?를 가설하고, 치료로서 우리들이 무엇을 할 수 있는지를 추구함으로써, 선수의 요망사항을 이루어줄 수 있는 경우가 흔히 있습니다. 물론, 보통의 의료시설에서는, 할 수 없을지도 모릅니다. 그러나, 우리들의 가능성으로서, 이 일련의 과정을 아는 것, 더 말하자면 이 일련의 과정이 가능해지는 것은, 결국은 근골격계 질환, 중추신경 질환의 사례 개선으로도 이어지는 평가 · 치료의 기술을 습득하는 것과 같다고 필자는 생각합니다.

1) 활동 제한을 위한 검사

문진에서 "특히 좌우로의 움직임에 문제를 느낀다"라는 호소가 있었기 때문에, 활동 제한을 위한 검사로서, 미니 장애물(mini-hurdle)을 이용한 반복 옆 뛰기를 시행시키고, 그 시간을 측정하였습니다 그림 2-20 . 그 결과, PNF 시행 전 23.72초/10 왕복이었습니다.

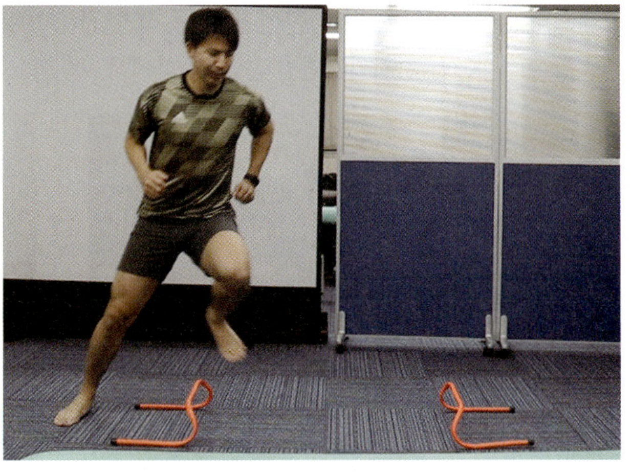

1m 간격으로 놓은 미니 장애물을 이용한 반복 옆 뛰기 23.72초/10 왕복

그림 2-20 활동 제한을 위한 검사(미니 장애물을 이용한 반복 옆 뛰기)

2) 원인이 되는 요인을 위한 검사

"상대방 선수의 컷백을 따라잡지 못하는 경우가 많아졌다"라는 호소로 인해, 시각정보 입력에서 근육이 반응하기까지의 시간, 및 오른쪽 반신의 복합적인 협응력이 저하된 것이 원인이라는 가설을 세우고, 원인이 되는 요인에 대한 검사로서 BLAZEPOD※를 이용하여 신체 전체의 반응을 측정하였습니다 그림 2-21 . 이 검사는 여러 개의 포드(POD) 중 빛나는 포드의 버튼을 차례로 눌러 반응 속도를 측정하는 검사입니다. 이 검사는 시각적 정보로부터 근육이 빠르게 반응하고, 나아가 몸 전체의 협응적인 운동이 요구되기 때문에 "신체의 민첩성"을 평가하기에 적합하다고 생각하였습니다. 측정 결과, PNF 시행 전 19회/30초였습니다.

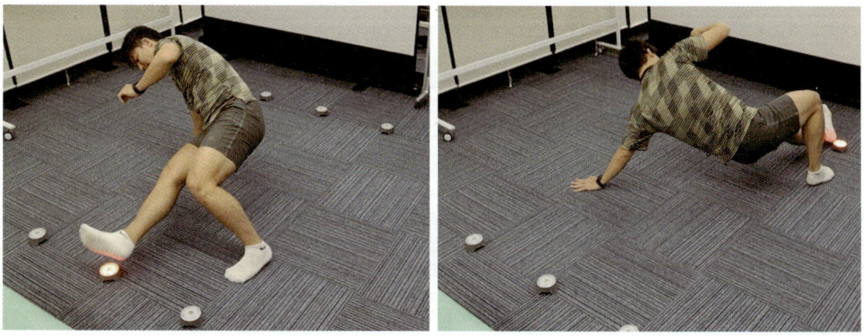

무작위로 빛나는 POD를 오른쪽의 것은 왼발로, 왼쪽의 것은 오른발로 접촉한다. 19회/30초

그림 2-21 원인이 되는 요인을 위한 검사(BLAZEPOD를 이용하여 신체 전체의 반응을 측정한다)

※ BLAZEPOD(블레이즈포드)란, 빛나는 POD(포드)라 불리는 버튼을 여러 개 배치하고, 버튼이 빛나는 순서대로 POD를 누르거나, 정해진 색상의 POD를 터치하여, 신체나 반사신경은 물론, 두뇌와 정신까지도 단련할 수 있는 훈련 도구(training tool)를 말한다.

3) PNF를 이용한 실제의 치료 전개

위의 평가를 바탕으로 근육의 반응 속도와 전신의 협응 운동을 촉진하기 위해, 아래의 PNF을 시행하였습니다.

- **전신 굽힘과 전신 폄의 동적 반전(Dynamic Reversal) (좌우 양쪽)** 그림 2-22

목적: 지지기저면이 큰 환경 하에서, 전신의 근육을 크고 빠르게 사용할 수 있도록 합니다.

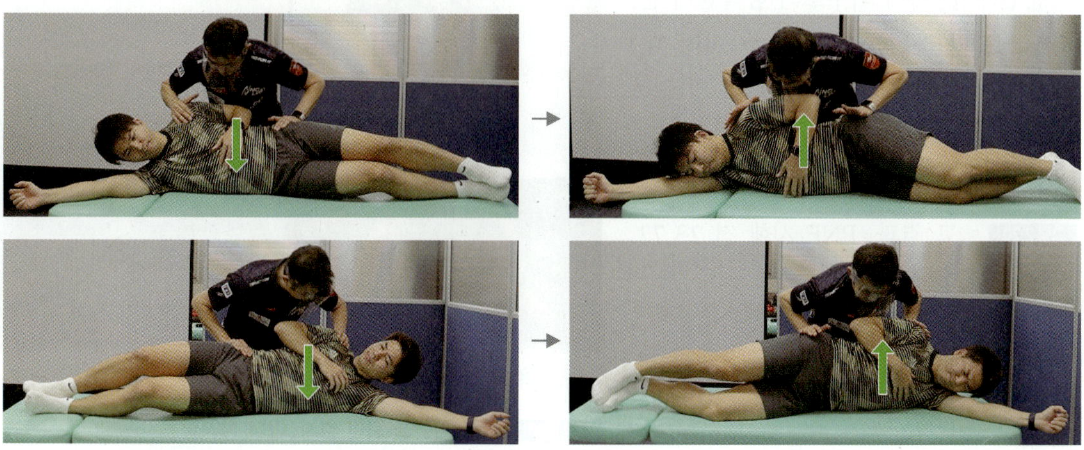

그림 2-22 전신 굽힘과 전신 폄의 동적 반전(좌우 양쪽)

- 팔 폄·모음·안쪽회전과 다리 굽힘·모음·가쪽회전의 혼합(좌우 양쪽) 그림 2-23
  팔과 다리의 패턴을 혼합하면서, 등장성 혼합과 함께 사용합니다.

목적: 특히 오른쪽 엉덩관절 굽힘에서 몸통 굽힘의 근육출력 저하에 대해, 근육활동을 촉진합니다.

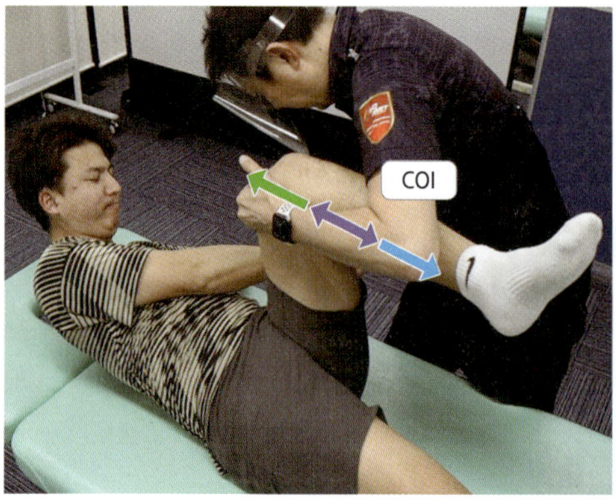

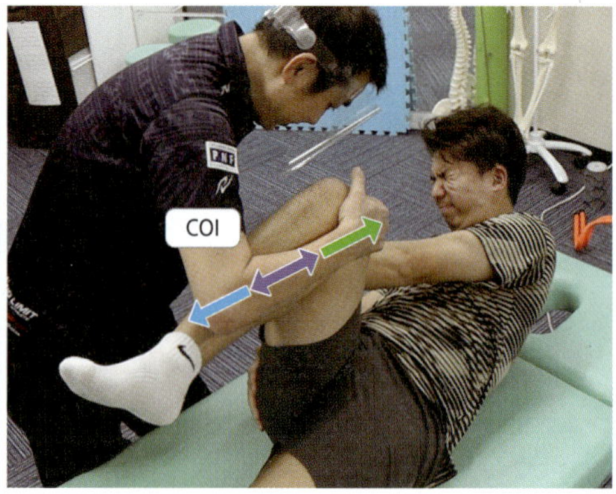

그림 2-23 팔 폄·모음·안쪽회전과 다리 굽힘·모음·가쪽회전의 혼합(좌우 양쪽) 등장성 혼합과 함께 사용한다.

- 양 다리를 들어 올린 채로 몸통에 대해 안정적 반전(Stabilizing Reversal), 율동적 안정화(Rhythmic Stabilization) 그림 2-24 · 그림 2-25

목적: 몸통의 안정성을 향상시킵니다.

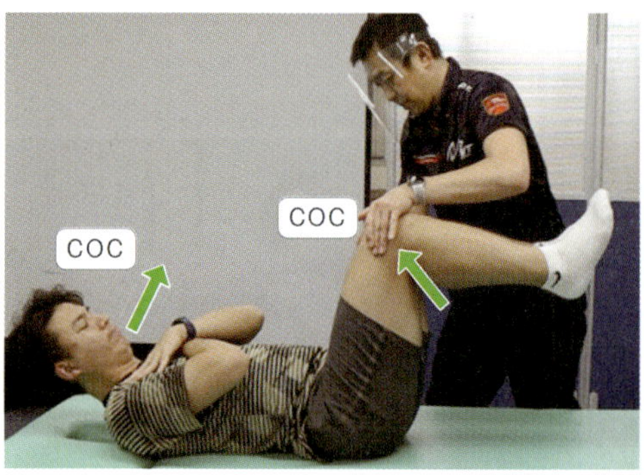

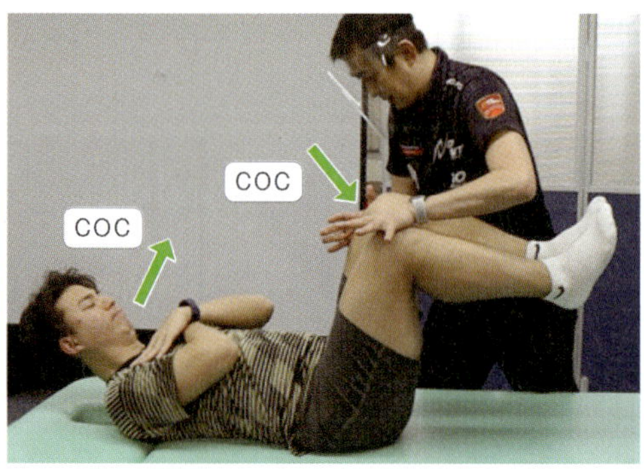

그림 2-24 양 다리를 들어 올린 채로 몸통에 대해 안정적 반전

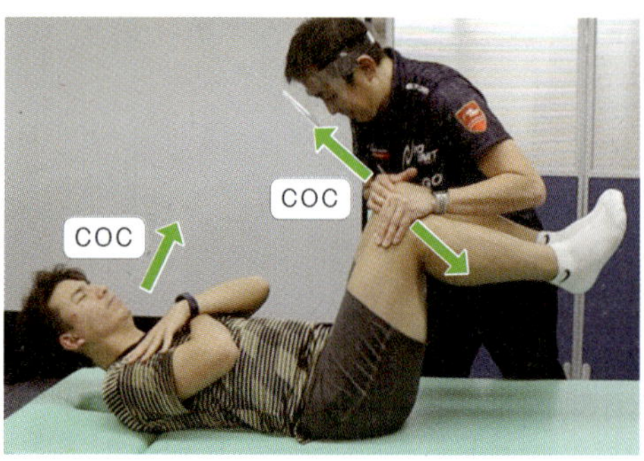

그림 2-25 양 다리를 들어 올린 채로 몸통에 대해 율동적 안정화

- 앉은 자세에서 한쪽 궁둥뼈에 체중을 실은 상태에서 몸통에 대해 안정적 반전

그림 2-26

목적: 궁둥뼈를 지지한 상태에서 신체를 조절하는 능력을 촉진합니다.

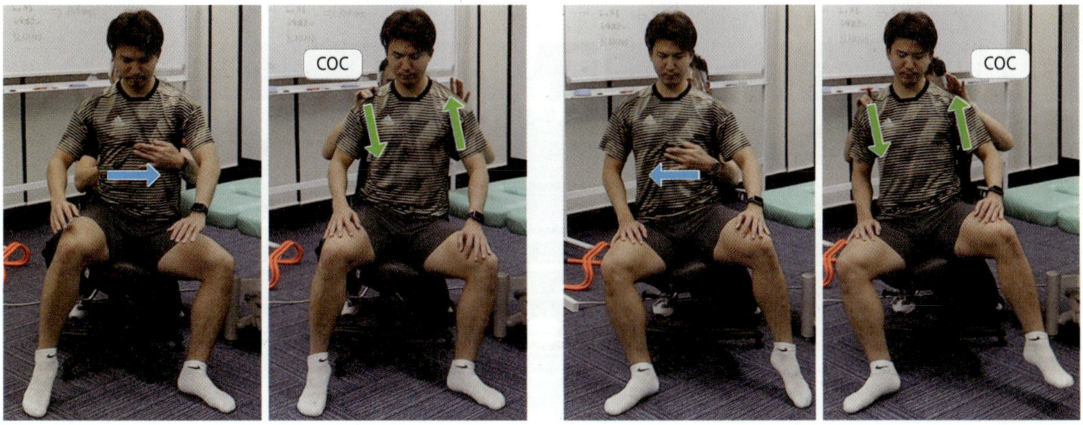

그림 2-26 좌우 어느 쪽인가의 궁둥뼈에 체중을 실은 상태에서 몸통에 대해 안정적 반전

- 좌우 어느 쪽인가의 손을 짚고 점프 동작에 신속한 압축을 가한다 그림 2-27 · 그림 2-28.

목적: 신속한 전신 반응을 이끌어내기 위해 시행합니다. 오른손을 짚고 시행하였을 때가 반응이 무디기 때문에, 오른쪽을 중점적으로 시행합니다.

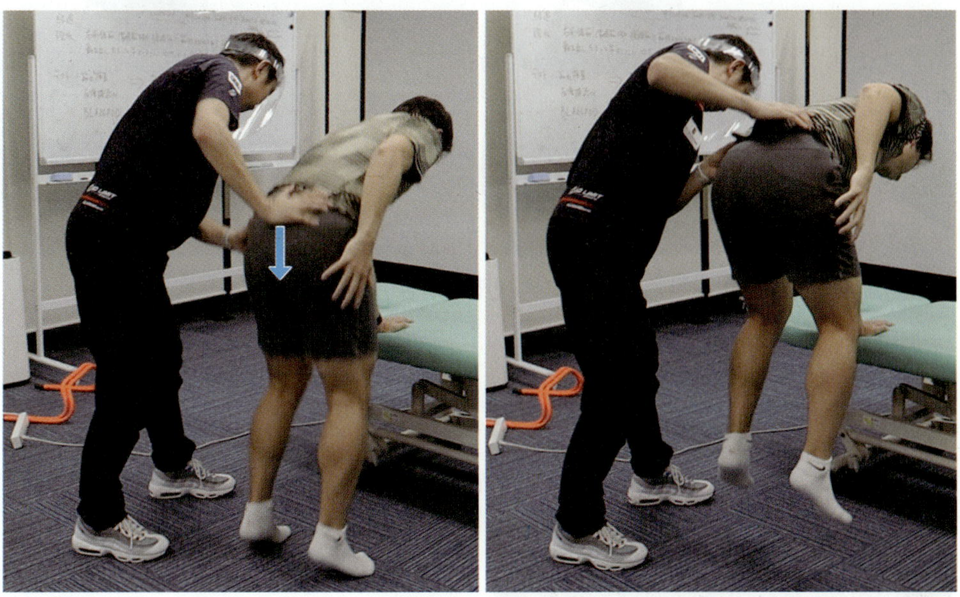

그림 2-27 왼손을 짚고 점프 동작(신속한 압축을 가한다)

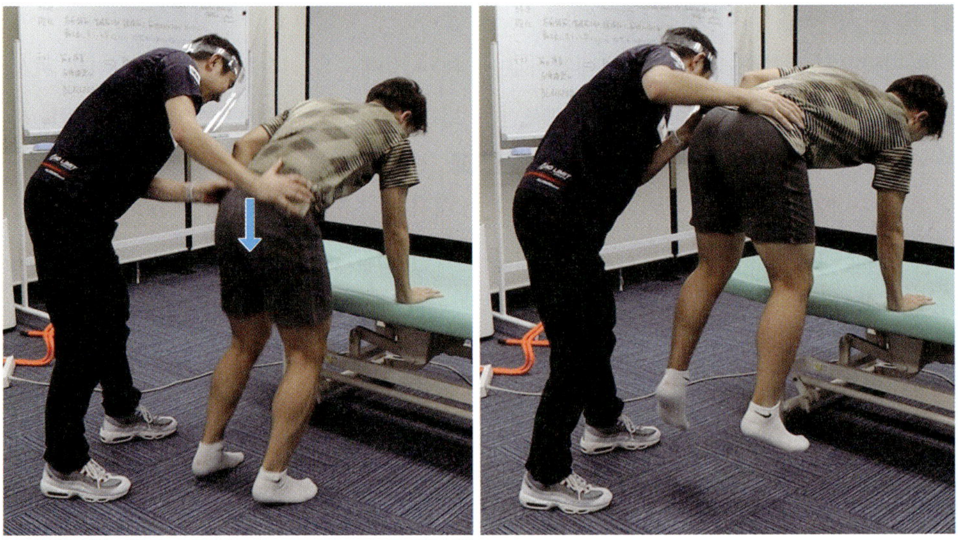

그림 2-28 오른손을 짚고 점프 동작(신속한 압축을 가한다)

4) 원인이 되는 요인을 위한 재검사

치료가 끝나면, 원인이 되는 요인의 가설에 대한 재검사를 시행합니다.

BLAZEPOD를 이용한 반응 검사를 재차 시행하였더니, PNF 시행 전은 19회/30초이었으나, PNF 시행 후는 24회/30초까지 대폭적으로 개선되었습니다 그림 2-29 . 저도 "분명히 몸이 움직이기 쉬워졌다"라고 언급해주었습니다.

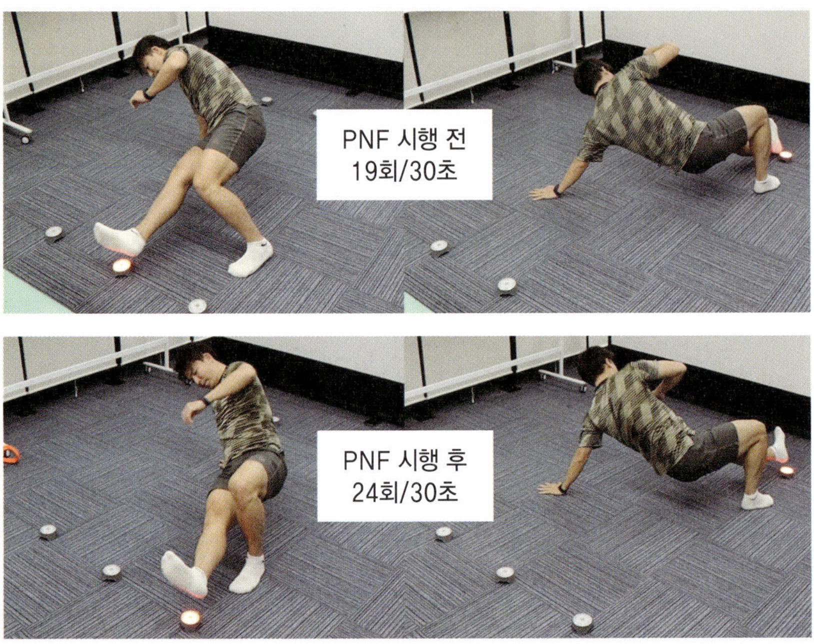

BLAZEPOD를 이용한 반응 속도의 측정
무작위로 빛나는 POD를 오른쪽의 것은 왼발로, 왼쪽의 것은 오른발로 접촉한다.

그림 2-29 원인이 되는 요인을 위한 검사(BLAZEPOD를 이용한 반응 속도의 측정)

5) 활동 제한을 위한 재검사

마지막으로, 활동 제한에 대한 재검사로서, 미니 장애물을 이용한 반복 옆 뛰기의 변화를 확인하였습니다. 그 결과, PNF 시행 전은 23.72초/10왕복이었던 것에 반해, PNF 시행 후는 21.75초/10왕복이 되었습니다 그림 2-30 .

이 검사에서는 개선이 있었기는 하지만, 그 개선은 소폭적인 것이었습니다. 그러나 본인의 감각으로서, 상당히 신체의 민첩성이 되돌아온 느낌을 얻었기 때문에, 단순한 좌우의 움직임이라기보다는, 시각정보로부터 신속하게 근육이 반응할 수 없다는 것을 "무디다(민첩성이 나쁘다)"고 느끼고 있었는지도 모릅니다.

우리들은 스포츠 수행능력의 개선에 대해, 선수의 주관적인 호소를 항상 운동학적인 관점에서 가설하여 개선으로 유도할 필요가 있습니다. 이를 위해서도, 가설 검증을 반복함으로써 그 선수의 호소가 무엇을 의미하고 있는가, 그 사고력을 지속적으로 연마하여, 어느 사례에도 적절한 치료를 제공할 수 있도록 성장해가는 것이 중요하다고 필자는 생각합니다.

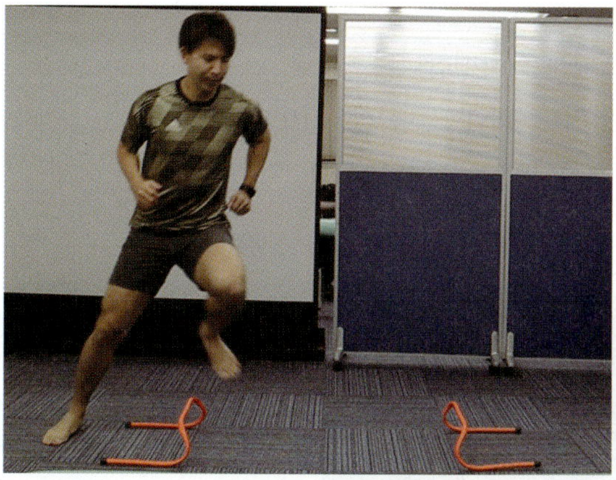
PNF 시행 전: 23.72초/10 왕복

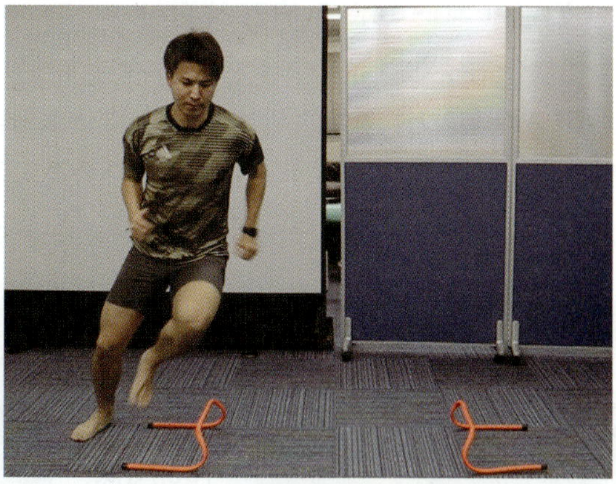
PNF 시행 후: 21.75초/10 왕복

그림 2-30 활동 제한을 위한 재검사(1미터 간격으로 놓은 미니 장애물을 이용한 반복 옆 뛰기)

특별제공 자료

PNF의 역사

고유수용성 신경근 촉진법(PNF)은, 1940년대 중반에 미국 · 워싱턴 DC에 있는 Kabat–Kaiser Institute for Neuromuscular Rehabilitation에서 발전하였습니다. 이 개념은 의사이자 신경생리학자인 Herman Kabat와 물리치료사인 Margaret(Maggie)Knott에 의해 기초가 마련되었습니다.

당초 PNF가 발전해가는 데 있어 주요 대상이 된 것은, 소아마비(polio)나 다발성 경화증 등과 같은 마비를 주 증상으로 하는 질환이었습니다. 따라서, PNF의 핵심이 되는 저항과 근육의 신장(stretching) 등은 마비된 근육을 어떻게 움직일 수 있게 할 것인지가 출발점이 되고 있습니다.

PNF의 초기 개념은, Herman Kabat의 다음과 같은 말에서 비롯되었다고 합니다. "모든 인간에게는 미개발된 잠재력이 있다(Every human beings has untapped potentials.)" 즉, PNF는 인간의 잠재력을 이끌어내는 것을 목적으로 발전해 왔다고 할 수 있습니다. 따라서 우리 PNF 강사들은, 근골격계 질환의 통증 개선, 중추신경질환의 마비 측 협응력 개선, 스포츠 수행능력 향상 등, 어떤 요구사항에 대해서도 항상 그 대상자가 그 시점에서 보유하고 있는 잠재력을 최대한 이끌어내기 위해 최선을 다합니다.

PNF의 이론적 기초 중 일부는 신경생리학자 Sherrington의 연구를 기반으로 하고 있고, 또한 일부는 동작 분석과 운동 학습을 기반으로 구성되어 있습니다. 다음은 PNF의 역사와 그 연표를 소개합니다. 이 연표를 보면, 우리 선조들이 어떤 길을 걸어왔는지 이해할 수 있을 것입니다.

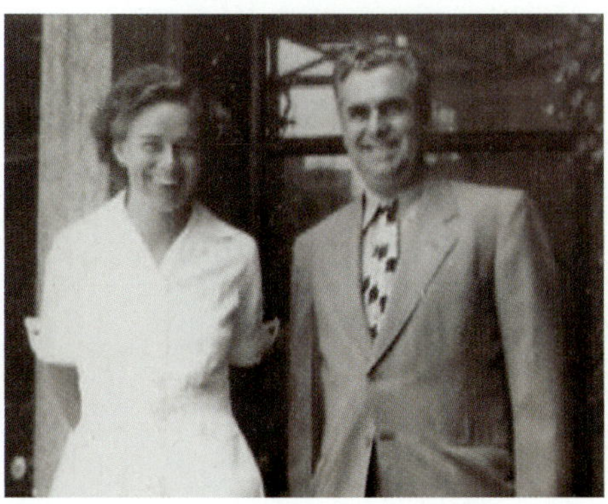
그림 1-1 Maggie Knott와 Herman Kabat

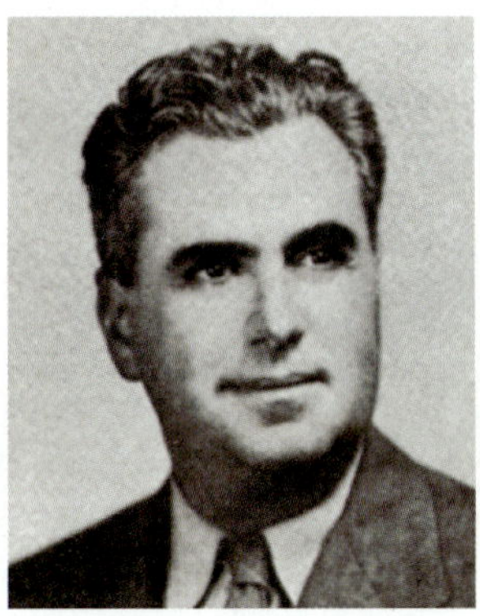
그림 1-2 의사·Herman Kabat

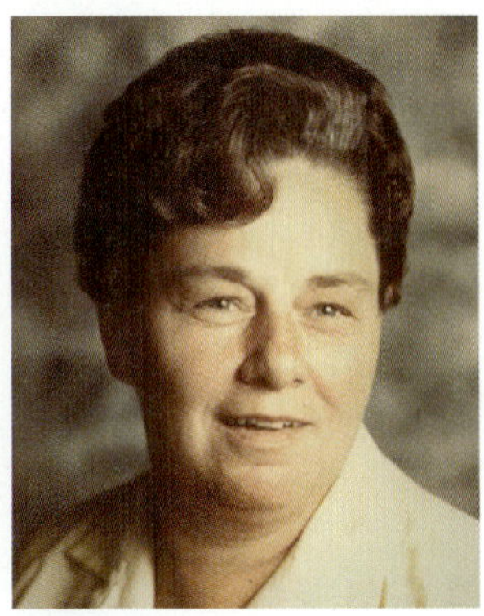
그림 1-3 물리치료사·Maggie Knott

연표

1945 Dr. Kabat가 물리치료사인 Maggie Knott를 고용하다.

1946 Dr. Kabat가 워싱턴 DC에 있는 Kabat–Kaiser Institute for Neuromuscular Rehabilitation의 의학부장이 되다.

1948 캘리포니아의 Vallejo로 옮기다.

1951 Vallejo에서 최초의 PNF 교육이 개최되다.

1961 Dr. Kabat가 지속적 유도(successive induction), 상반신경 지배 및 상반억제, 방산과 같은 Sherrington의 신경생리학에서의 연구에 기초한 기법을 개발하고, 패턴이 발전하고, 확립되다.

〈1950년 당시의 기법 6종〉

- 최대 저항(maximal resistance)
- 율동적 안정화(rhythmic stabilization)
- 빠른 반전(quick reversal)
- 수축 · 이완(contract relax)
- 유지(holding)
- 신장(stretch)

〈1951년에 추가된 3종의 기법〉

- 느린 반전(slow reversal)
- 느린 반전 유지(slow reversal hold)
- 유지 · 이완 · 능동적 동작(hold relax active motion)

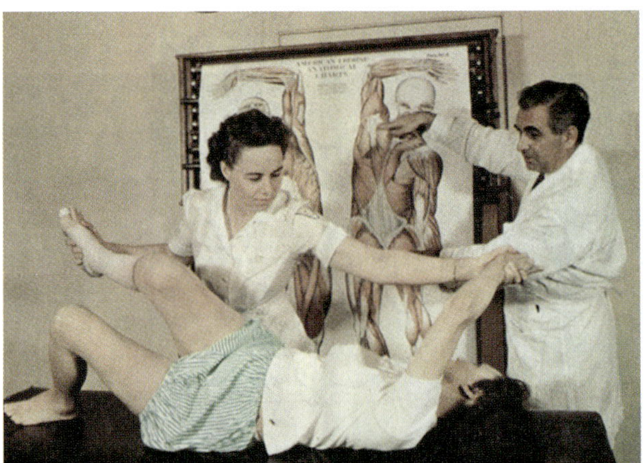

그림 1-4 Maggie Knott와 Herman Kabat에 의한 치료

연표

1952 도로시 보스(Dorothy Voss)가 팀에 참여하다.
Vallejo에서 3개월~6개월 과정이 시행되다.
Knott와 Voss가 해외에서 PNF를 가르치기 위해 여행을 떠나다.

1954 Dr. Kabat가 Vallejo를 떠나다.

1956 최초의 PNF 서적 「Proprioceptive Neuromuscular Facilitation」이 Knott와 Voss에 의해 출판되다.

1968 상기 서적의 제2판이 출판되어, 새로이 「매트」, 「보행」, 「자기관리훈련(self-care training)/일상생활동작(ADL)」의 항목이 추가되다.

1978 Maggie Knott 별세

1981 최초의 PNF 강사 과정이 개최되다.

1985 International PNF Instructor group이 결성되다.

1990 국제PNF협회 International PNF Association(IPNFA®)가 결성되다.

1994 Dr. Kabat 별세

1997 일본 최초의 IPNFA® 과정 개최

1999 市川繁之, 아시아에서 최초의 IPNFA® 강사(instructor)가 되다.

2005 IPNFA® Meeting Japan 개최(유럽과 미국 이외에서 최초로 개최)

2010 松田現, IPNFA® 강사가 되다.

2016 松田現, IPNFA® 상급 강사가 되다.

2018 GEN ACADEMY(주식회사 In the Groove PNF) 개설

2021 GEN ACADEMY 시술 부분을 PNF 재활센터라 명명

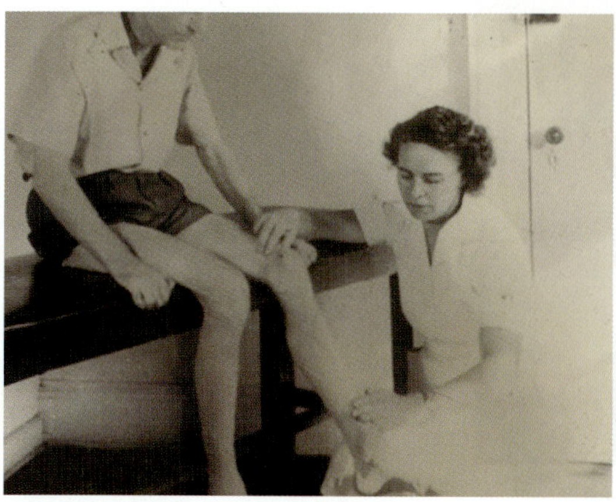

그림 1-5 Maggie Knott에 의한 치료

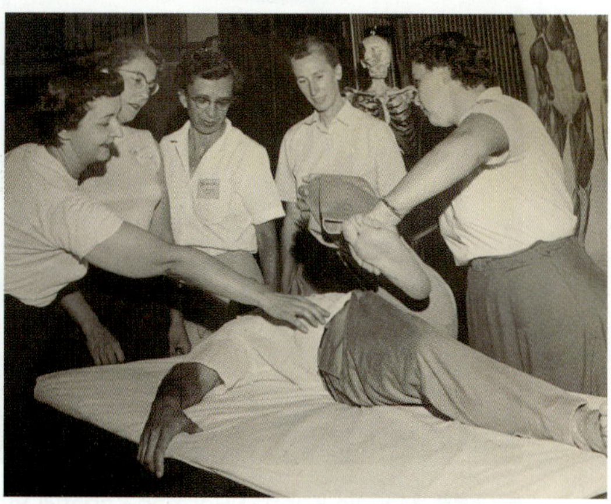

그림 1-6 Maggie Knott에 의한 패턴의 교습

IPNFA® 코스 시스템에 대해서

IPNFA® 코스 시스템에 대해서도 설명합니다. 국제PNF협회(IPNFA®) 그림 1-7 은 PNF의 보급·발전을 목적으로 하여 설립된 단체입니다. 매년 IPNFA® Meeting을 개최하여, 아래에 기술하는 목적을 수행하기 위한 활동을 하고 있습니다 표 1-1 .

그림 1-7 국제PNF협회(IPNFA®)

표 1-1 IPNFA® 코스 시스템의 목적

〈 목적 〉

- PNF의 임상적 이용에 대한 세계적인 발전을 추진한다:
- PNF 기법의 교육에 대한 연속성과 표준성을 유지한다.
- 기초와 응용을 학습하는 학생들을 위한 PNF 코스 교재의 연속성과 표준성을 유지한다.
- 새로운 PNF 강사의 교육과 훈련
- PNF의 이론과 실행에 대한 연구를 추진한다.
- PNF 개념의 추가적인 개발에 관여한다.
- PNF의 임상적 실행에서 신경생리학 및 기타 관련이 있는 분야(ICF, 신경 가소성 등)의 발전에 관여한다.
- PNF를 가르치는 데 필요한 임상적 및 교육적 표준을 유지하기 위해, 동료 평가(peer review)를 발전시킨다.

IPNFA®에서는, 아래의 코스 시스템을 구축하여 PNF의 보급에 노력하고 있습니다. IPNFA® 인정 코스의 수강 자격은 물리치료사·작업치료사·의사가 됩니다.

IPNFA® 코스는 레벨 1에서 레벨 5까지의 단계가 있으며, 기초 코스에서는 레벨 1 및 2의 단계를 75시간 이상에 걸쳐서 학습합니다 표 1-2 . 이것은 PNF라는「도구」를 모두 소개하고, 전수하는 자리라고 할 수 있습니다.

그 후, 상급 과정에서 레벨 3~레벨 5까지의 단계를 각각 37시간에 걸쳐 학습합니다. 상급 과정에서는 기초 과정에서 얻은 도구를 실제의 증상 사례에 어떻게 사용하는지, 철저하게 논의하고 기법 논의를 심화시킵니다.

표 1-2 기초 과정의 커리큘럼

〈PNF1(37시간) + PNF2(37시간) = IPNFA® 기초 과정〉

- PNF란(개론, 역사, 기본적 원리와 순서)
- PNF 기법(전 10종)
- 패턴(팔, 다리, 몸통, 목 부위, 팔이음뼈, 다리이음뼈, 양측성)
- 매트 활동(몸 구르기, 반듯이 누운 자세 활동, 엎드려 누운 자세 활동)
- 보행 치료(앉은 자세, 일어서기, 선 자세, 한쪽다리 선 자세, 발 내딛기 동작, 앞쪽 보행, 옆쪽 보행, 뒤쪽 보행)
- PNF에서의 평가와 치료(강사에 의한 치료 시범, 참가자에 의한 치료 실습)

상급과정의 레벨 5를 수강하고 인정되면, 「국제PNF협회 인정 PNF 치료사」가 될 수 있습니다 그림 1-8 .

그 후, IPNFA® 인정 국제 강사의 과정도 마련되어 있습니다. 일본에는 6명의 국제 강사가 재적하고 있으며(2023년 현재), 필자인 마쓰다 겐(松田現)은, 국제 강사의 한 사람입니다. 우리들 PNF 국제 강사는, PNF의 발전과 보급에 진력하고 있습니다.

상세한 것은 홈페이지를 참조하시기 바랍니다.

국제PNF협회(IPNFA®)
홈페이지

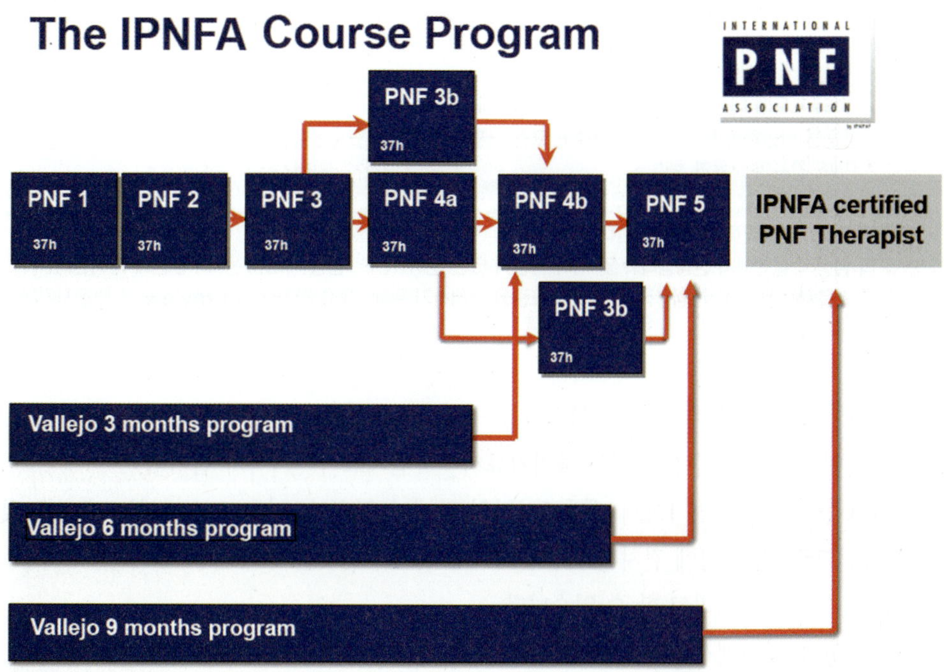

그림 1-8 IPNFA® 인정 국제 교육 과정 프로그램

GEN ACADEMY에 대해서

필자는 현재, 도쿄도 내에서 GEN ACADEMY라는 강습회 시설을 운영하고, IPNFA® 인정 과정이나 복습 공부모임, 각종 세미나 등을 개최하고 있습니다 그림 1-9 .

GEN ACADEMY
In the Groove PNF, Inc.

IPNFA® 기초과정(10일간)은 연간 5회, 상급 과정 PNF3(5일간)은 연간 3회의 페이스로 시행하고 있으며, PNF4나 PNF5도 외국으로부터의 강사를 초빙하여 수시로 개최하고 있습니다. 이 책을 읽고 PNF에 흥미를 가지신 분이나, 필자로부터 직접 PNF를 학습하고 싶다고 희망하는 분은, 꼭 과정 수강을 검토하셨으면 합니다. 상세한 것에 대해서는, 이래의 홈페이지를 참조하시기 바랍니다. 또한 과정에 대한 질문도 아래의 홈페이지 "문의"에서 접수하고 있으므로 기탄없이 연락하시기 바랍니다.

GEN ACADEMY
홈페이지

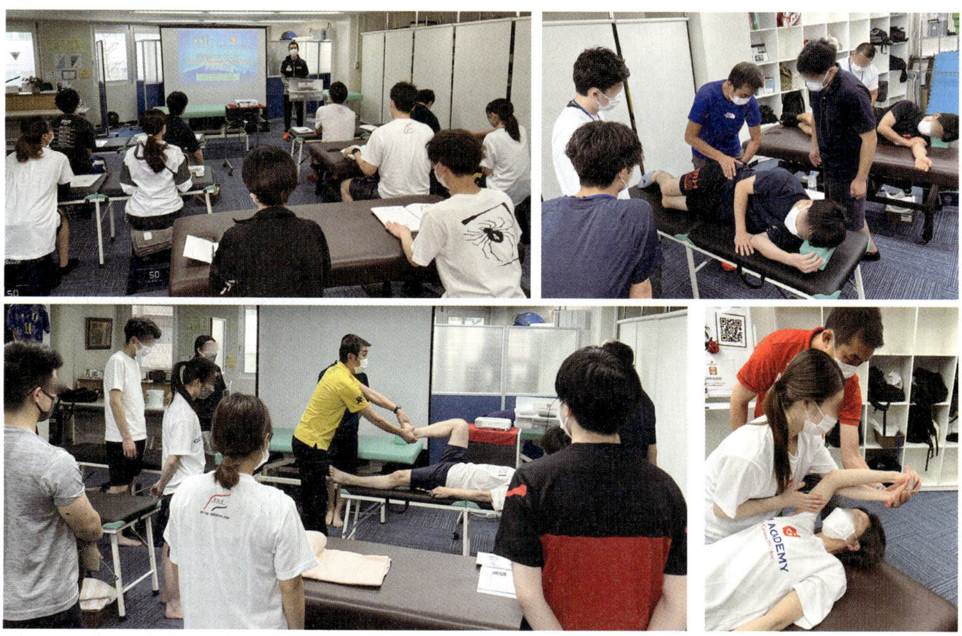

그림 1-9 GEN ACADEMY에서의 교육 모습

PNF 재활센터에 대해서

또한, 강습회를 개최하고 있지 않는 동안은 같은 장소에서 PNF 재활센터로서 자기비용 재활시설의 활동을 시행하고 있습니다.

PNF 재활센터
POWERED BY GEN ACADEMY

뇌졸중 후유증, 근골격계 질환으로 인한 통증, 각종 수술 후 재활 등 남녀노소 불문하고 재활이 필요한 분들이 많이 방문하고 있습니다. 실제로 시행하고 있는 시술을 직접 보고 싶은 치료사에게 자신이 진료하고 있는 사례를 함께 보는 것은 특히 유익한 학습이 될 것입니다. 시술비용은 본인 부담이지만, 희망하시는 분들은 아래 홈페이지의 「문의」를 통해 부담 없이 연락주시기 바랍니다 그림 1-10 · 그림 1-11 .

PNF 재활센터
홈페이지

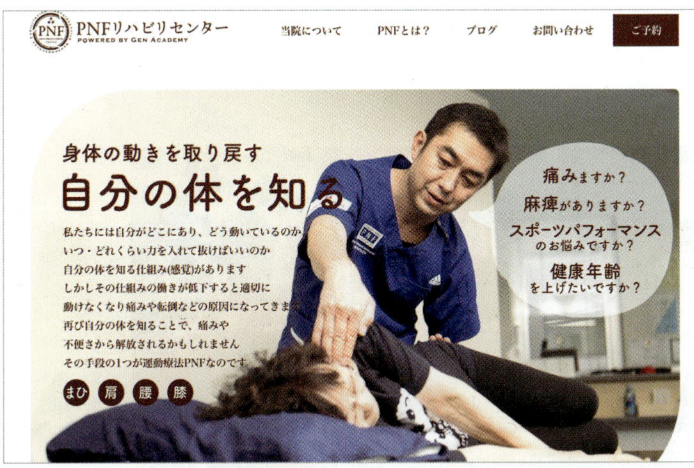

그림 1-10 PNF 재활센터 홈페이지

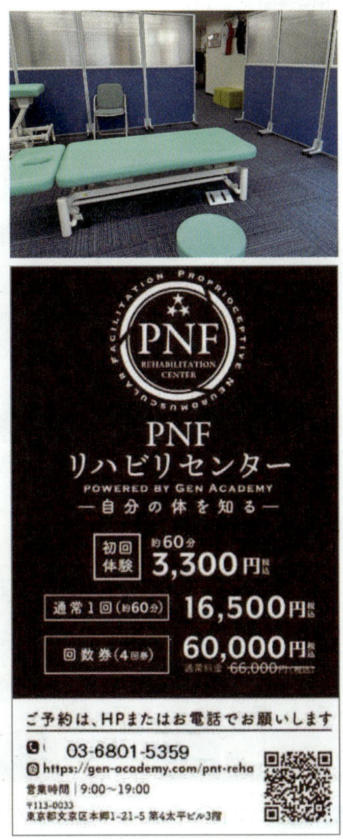

그림 1-11 PNF 재활센터

후기

어느 일본 전통 예능의 스승은 후계자인 아들이 대대로 스승으로부터 물려받은 배역에 자기만의 해석을 가미하는 것에 대해 "전통을 계승한다는 것은 스승과 똑같은 연기를 하는 것이 아니기 때문에 그것으로 충분하다"고 말했습니다. 그 전통 예능만큼 역사는 짧지만 PNF도 1940년대부터 시작된 전통 있는 개념입니다. 그러나 현재에 이르기까지 똑같은 방법을 계승하여 이어져 온 것은 아니며, PNF의 장점을 유지하면서 대상자의 개별성에 따른 조정(arrange), 치료사에 의한 조정, 또는 시대적 배경에 의한 조정을 반복하면서 발전해 왔습니다.

내가 항상 교육에서 수강생들에게 이야기하는 것은 "치료사로서 대상자에게 도움이 되는 존재가 되라"는 것입니다. 재활치료이든 훈련이든 대상자의 신체적 변화를 일으키는 최종 책임자는 대상자 본인이며, 우리 치료사는 그저 보조자에 불과합니다. 그 점을 명심하고 겸손한 마음으로 대상자를 대할 것을 당부합니다. 눈앞의 대상자로부터 어려운 과제가 주어졌을 때, 이 책에 기술된 내용이 반드시 도움이 될 것입니다. 그 도움으로 여러분이 대상자에게 유익한 존재가 되었을 때, 저는 무한한 기쁨을 느낄 것입니다. 그리고 이 책을 읽거나 보는 것만으로는 도저히 이해가 안 되는 것이 있거나, 실제로 몸으로 체험하고 배우고 싶다면 주저하지 말고 GEN ACADEMY에 오셔서 국제PNF협회 인증 과정을 수강해 보시기 바랍니다. 거기에는 분명 새로운 발견과 깨달음, 그리고 도움이 많이 있을 것입니다. 언제나 여러분을 기다리고 있습니다.

물리치료사로 26년, IPNFA® 강사로 13년의 경험을 가진 제가 PNF에 대해 제가 가진 모든 것을 정리한 것이 이 책입니다. 앞으로도 새로운 깨달음과 새로운 생각이 떠오르겠지만, 현재 시점에서의 집대성이 완성되었습니다.

"運動と医学の出版社"의 소노베 토시하루(園部俊晴) 선생님, 야기 타가히로(八木孝洋) 씨, 소마 케이타(相馬啓太) 씨에게 큰 도움을 받았습니다. 이 회사의 협조 없이 이 책을 세상에 내놓는 것은 불가능했습니다. PNF를 통해 이제까지 축적한 것을 서적으로 만드는 것은 내 꿈 중의 하나였습니다. 그 꿈을 이루게 해준 것, 이 은혜는 평생 잊지 못할 것 같습니다.

이 책의 많은 사진에서 모델이 되어준 조카 히나(日菜)에게 감사의 마음을 전합니다. 이 책 집필 이전부터 YouTube의 "PNF 채널"에서 오랫동안 모델 활동을 해준 그녀도 지금은 사회인이 되어 활약하고 있습니다.

마지막으로, 이 책에도 모델로 등장해주고, 매일매일 내 삶의 에너지의 원천이 되어주는 가족, 츠바사(翼), 아키라(晃), 소라(空) 3형제와 항상 응원해주고 있는 아내 유미코(祐美子)에게 감사의 마음을 전합니다.

2023년 9월
松田 現

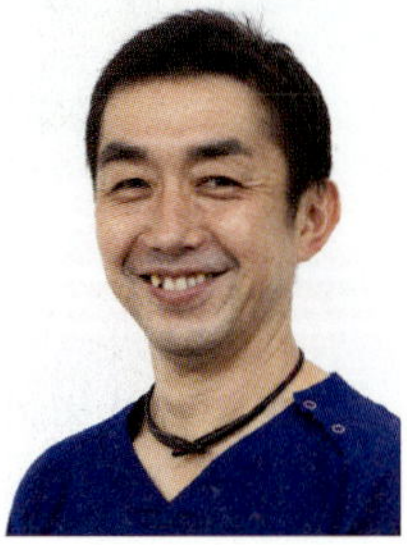

松田 現(마쓰다 겐)

물리치료사
국제PNF협회 인정 상급 강사

일본 이시카와(石川)현 가나자와(金沢)시에서 출생, 가나가와(神奈川)현 이세하라(伊勢原)시에서 성장

【취득한 자격】
- 물리치료사(1997년 전문학교 사회의학기술학원 야간부 물리치료학과 졸업)
- 교육학 석사(1998년 릿쿄(立教)대학 대학원 교육학 전공 석사과정 수료)
- 국제PNF협회(IPNFA®) 인정 상급 강사
- 일본축구협회(JFA)공인 C급 코치, GK-Level1 코치, 4급 심판원
- 근막 도수조작(Fascial Manipulation®) Level 2 수료
- FBL Klein-Vogelbach course Part2 수료
- 키네시오테이핑 인정 트레이너

전문학교 졸업 후, 물리치료사로서 도쿄도 내의 일반병원에 근무하고, 급성기~만성기까지의 다양한 질환에 대한 경험을 쌓다. 그 후 프리랜서가 되어 일본국내, 해외(독일)에서 PNF를 학습하다. 2006년부터 자기비용 진료시설인 PNF 연구소에서 근무하고, 중추신경 질환, 정형외과 질환에 대한 시술과 더불어 프로스포츠 선수에 대한 컨디셔닝과 트레이너 활동도 하다. 2010년부터 일본에서 두 번째의 국제PNF협회 인정 강사로서 교수 활동을 하다. 독일, 오스트리아, 브라질, 네덜란드, 헝가리 등 세계 각국에서 매년 1회 시행되는 IPNFA®Meeting에 거의 매년 참가하여, 세계의 최신 정보를 받아들여 항상 한층 더 갈고닦고(brushup) 있다. 현재, 일본국내 각지에서의 연수회나 한국, 유럽에서의 강습 활동 등 활동 분야를 넓히고 있다. 또한, 회복기 재활병원에서 비상근 직원으로서 근무하고, 기술적인 연찬에도 노력하고 있다.